HANDBUCH DER MEDIZINISCHEN RADIOLOGIE

ENCYCLOPEDIA OF MEDICAL RADIOLOGY

HERAUSGEGEBEN VON · EDITED BY

L. DIETHELM   F. HEUCK

O. OLSSON   H. VIETEN   A. ZUPPINGER

BAND/VOLUME XIX
TEIL/PART 5

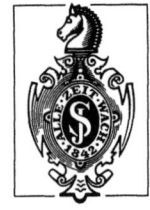

SPRINGER-VERLAG
BERLIN · HEIDELBERG · NEW YORK · TOKYO 1984

SPEZIELLE STRAHLENTHERAPIE MALIGNER TUMOREN

TEIL 5

RADIATION THERAPY OF MALIGNANT TUMOURS

PART 5

VON · BY

H. BÜNEMANN · H. FROMMHOLD · H.-P. HEILMANN
H. RÖSLER · P. VERAGUTH · E. WALTHER
C. WIELAND

REDIGIERT VON · EDITED BY

H.-P. HEILMANN
HAMBURG

MIT 116 ABBILDUNGEN (140 EINZELDARSTELLUNGEN)
WITH 116 FIGURES (140 SEPARATE ILLUSTRATIONS)

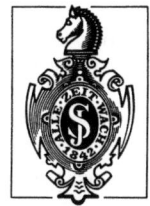

SPRINGER-VERLAG
BERLIN · HEIDELBERG · NEW YORK · TOKYO 1984

Professor Dr. H.-P. Heilmann
Allgemeines Krankenhaus St. Georg
Hermann-Holthusen-Institut für Strahlentherapie
Lohmühlenstraße 5, D-2000 Hamburg 1

ISBN-13: 978-3-642-82089-2   e-ISBN-13: 978-3-642-82088-5
DOI: 10.1007/978-3-642-82088-5

CIP-Kurztitelaufnahme der Deutschen Bibliothek

Handbuch der medizinischen Radiologie: Encyclopedia of medical radiology / hrsg. von L. Diethelm ... –
Berlin; Heidelberg; New York; Tokyo: Springer. Teilw. mit d. Erscheinungsorten Berlin, Heidelberg, New York. NE: Diethelm, Lothar [Hrsg.]; PT
Bd. 19. → Spezielle Strahlentherapie maligner Tumoren

Spezielle Strahlentherapie maligner Tumoren: Radiation therapy of malignant tumours. –
Berlin; Heidelberg; New York; Tokyo: Springer (Handbuch der medizinischen Radiologie; Bd. 19)
Teilw. mit d. Erscheinungsorten Berlin, Heidelberg, New York. NE: PT
Teil 5. Von H. Bünemann ... Red. von H.-P. Heilmann. – 1984. ISBN-13: 978-3-642-82089-2

Gesamtherstellung: Universitätsdruckerei H. Stürtz AG, Würzburg
21 22/31 30-54 32 10

Mitarbeiter von Band XIX/5 – Contributors to Volume XIX/5

Dr. H. Bünemann, Allgemeines Krankenhaus St. Georg, Hermann-Holthusen-Institut für Strahlentherapie, Lohmühlenstraße 5, D-2000 Hamburg 1

Professor Dr. H. Frommhold, Universitätsklinik für Radiologie, Anichstraße 35, A-6020 Innsbruck

Professor Dr. H.-P. Heilmann, Allgemeines Krankenhaus St. Georg, Hermann-Holthusen-Institut für Strahlentherapie, Lohmühlenstraße 5, D-2000 Hamburg 1

Professor Dr. H. Rösler, Inselspital, Abteilung für Nuklearmedizin der Universität, Freiburgstraße, CH-3010 Bern

Professor Dr. P. Veraguth, Inselspital, Klinik für Strahlentherapie der Universität, CH-3010-Bern

Dr. E. Walther, Universitätsinstitut für Medizinische Radiologie, Abteilung für Radio-Onkologie, Kantonsspital, CH-4031 Basel

Professor Dr. C. Wieland, Klinikum der Universität, Strahlenklinik, Voßstraße 3, D-6900 Heidelberg 1

Vorwort

Die Strahlentherapie der otorhinolaryngologischen Tumoren sowie der Tumoren des Respirationstraktes stellt eine der wichtigsten Aufgaben des Radioonkologen dar. Er ist hier wesentlicher Partner im Rahmen der interdisziplinären Onkologie und betreut gemeinsam mit dem Otorhinolaryngologen, dem Chirurgen oder Pulmologen die Patienten.

In einzelnen Bereichen, so beim kleinzelligen Bronchus-Karzinom, ist eine enge Kooperation zwischen medizinischer Onkologie und Radioonkologie Voraussetzung einer sinnvollen Behandlung.

Eine umfassende Darstellung der strahlentherapeutischen Möglichkeiten im Rahmen des Gesamtbildes der Erkrankungen der HNO-Tumoren und der Tumoren des Respirationstraktes bildet damit ein wertvolles Hilfsmittel für jeden Arzt, der mit der Behandlung dieser Tumoren befaßt ist.

Die radiologischen Möglichkeiten in der Behandlung der malignen Schilddrüsentumoren stellen ein Thema dar, bei dem besonders dringend eine fachkundige zusammenfassende Darstellung erforderlich wurde. Auch dieses Kapitel wird nicht nur dem Radioonkologen, sondern anderen, mit den Erkrankungen der Schilddrüse befaßten Ärzten eine wertvolle Hilfe sein.

Hamburg   H.-P. HEILMANN

Preface

Radiotherapy of otorhinolaryngolic tumors and tumors of the respiratory tract is one of the most important responsibilities of radio-oncologists. They are major partners in interdisziplinary oncology and treat patients together with otorhinolaryngologists, surgeons, and pulmologists.

In special problems, such as small-cell bronchial carcinoma, close cooperation between radio-oncologists and medical-oncologists is a precondition of meaningful treatment. The possible applications of radiology in treating malignant thyroid tumors also require a comprehensive expert discussion.

A presentation of the possibilities for radiotherapy within a general view of tumors of the ears, nose, and throat, of the respiratory tract and thyroid is thus a valuable aid to every physician concerned with treating these tumors.

Hamburg   H.-P. HEILMANN

Inhaltsverzeichnis – Contents

Die Strahlentherapie der Struma maligna

Von

H. Rösler und E. Walther

Mit 20 Abbildungen und 6 Tabellen

A. Historischer Überblick

Erste therapeutische Röntgenbestrahlungen der malignen Struma gehen in die frühen Jahre des Jahrhunderts zurück (Morton 1903; Pfahler 1910). 1922 empfiehlt Pfahler die postoperative Nachbehandlung, wie auch die alleinige Strahlentherapie. Portman (1927) sah eine „tatsächliche Verbesserung der Überlebensrate", wenn maligne Schilddrüsentumoren routinemäßig postoperativ nachbestrahlt worden waren.

Bis in die 30er Jahre hinein wurde daneben die Brachytherapie entwickelt, wobei Radium-Träger sowohl für die interstitielle Applikation im Tumor selbst wie auch für die Einlage ins Operationsbett entwickelt wurden (Morton 1922; Toland u. Kroger 1930). Eine Variante stellten Hutter et al. (1965) vor: sie spickten undifferenzierte Tumoren mit ^{222}Radon-Gold-Seeds.

Übersichten, die das unterschiedliche biologische Verhalten der besonderen Tumorgruppen bewiesen, waren zunächst anhand kleinerer Fallzahlen, später aus der Mayo-Klinik anhand von 774 Patienten (aus dem Zeitraum 1907–1938) erschienen. Diese sorgfältig kontrollierten Studien (Pemberton u. Black 1939; Portmann 1941; Mabille 1961) ließen feststellen, daß die therapeutischen Spätergebnisse nach Nachbestrahlung nicht beweisbar besser waren als bei Nichtbestrahlten. Die Arbeitshypothese, nach der die perkutane Strahlentherapie Erfolge haben müßte, weil sie nach vermeintlich „radikaler Operation", die dennoch und notwendigerweise verbliebenen Tumorreste und -nester im Schilddrüsengewebe selbst, in den Lymphspalten und in Lymphknoten zerstören oder devitalisieren könnte, war durch diese Langzeitbeobachtungen in Frage gestellt worden.

Auch die Einführung der Hochvolttherapie vermochte die 5-Jahres-Überlebensquote nicht, die nach 10 Jahren nur leicht zu verbessern (Tubiana et al. 1969). Nicht einmal die in dieser Technik erreichbare Herddosis von 5000 cGy (= rad) (gegenüber im Mittel 2800 cGy in der konventionellen Therapie) konnte den postulierten „prophylaktischen" Effekt der Nachbestrahlung bei diesen Patienten beweisen.

Dagegen wurden die kurativen, wie auch die palliativen Wirkungen der Strahlentherapie bei unvollständiger Tumorentfernung und in inoperabler Situation gesichert (Franssilla 1971; Jacobs u. Greenfield 1978) und ihre kombinierte Anwendung zusammen mit der Radiojodtherapie erarbeitet (Pochin et al. 1954; Halnan 1965; Horst 1961; Kagan et al. 1974; Tubiana et al. 1975).

Heute steht immer noch die Operation am Anfang der Behandlung. Aber schon der Chirurg muß seinen Eingriff so zu führen versuchen, daß entweder auf eine Folgetherapie überhaupt verzichtet werden kann, oder aber für diese, besonders für die Behandlung mit

^{131}J-Radiojod beim differenzierten Karzinom, optimale Voraussetzungen gegeben sind. Daneben ist die Substitution des Myxödems bei entfernter Drüse mit Schilddrüsen-Hormon sicherzustellen. In letzter Zeit gewinnt überdies die Chemotherapie an Bedeutung (GOTTLIEB et al. 1972).

So ist heute eine Kombination mehrerer Behandlungsmethoden die Regel. Die Wirkung einer jeden einzelnen Maßnahme wird immer schwerer beweisbar sein, ein Dilemma, das noch verstärkt wird durch die Tatsache, daß bei kleinen Fallzahlen und wegen der schon spontan meist langen Überlebenszeiten der Erkrankten, Therapieeffekte nicht einfach zu belegen sind. Prospektive Studien, die in der Lage wären, wenigstens in weiteren Jahrzehnten Teilwirksamkeiten dieses vielgliedrigen therapeutischen Armentariums zu definieren, verbieten sich schon aus ethischen Gründen, weil jede Maßnahme, zumindest in ihren kurzfristigen Erfolgen, gesichert ist und deshalb in randomisierten Studien nicht ausgeschlossen werden darf.

Es bleibt auch heute, und dies trotz aller methodischen Verbesserungen der letzten 20 Jahre, die Prognose von der Art des Tumors, seinem Stadium bei Erstdiagnose, aber auch von Alter und Geschlecht des Erkrankten deutlich mehr abhängig als von der durchgeführten Behandlung (STANBURY 1969a; HALNAN 1969; STROETGES 1976; BYAR et al. 1979).

B. Die normale Schilddrüse

I. Embryonalentwicklung

Am Ende der 3. Embryonalwoche, früher als bei allen anderen endokrinen Drüsen, wird die Schilddrüsenanlage als Epithelknospe am Boden des Schlunddarms und knapp distal der Membrana buccopharyngica, d.h. zwischen der 1. und 2. Schlundtasche sichtbar (SHEPARD 1975). Sie ist schon jetzt zweilappig (GRAY et al. 1976) und hat engen Kontakt mit dem Endothel des sich entwickelnden Herzens. Mit dessen Absenkung wird auch die Schilddrüse kaudalwärts verlagert, bleibt aber bis zum 2. Monat noch über einen offenen Ductus, danach über ein fibröses, bandförmiges Residuum mit dem Foramen caecum verbunden. Erst jetzt, nachdem die definitive Lage erreicht ist, beginnt die Ausdifferenzierung des Drüsenepithels (Ende der 7. Embryonalwoche), wobei die Blutgefäße bis zum Ende des 1. Embryonalmonats eingewachsen waren (TAKI 1958).

Reste dieses Ductus thyreoglossus können später als Thyreoglossus-Zyste, mediane Halsfistel oder als akzessorische Schilddrüse (Lobus pyramidalis) in Erscheinung treten; die ursprüngliche Abgangsstelle am Boden des Schlunddarmes bleibt auch später als Foramen caecum am Zungengrund sichtbar.

Zwischen dem 65. und 81. Gestationstag kann erste Kolloidbildung nachgewiesen werden, es entstehen primitive Follikel, aus denen sich in lebhafter Teilung alle späteren Follikel ableiten. Nach neueren Untersuchungen ist jetzt die Fähigkeit zur Thyreoglobulin-Synthese vorhanden; Jodierung und Thyroxin-Ausschüttung in das fötale Blut sind die nächstfolgenden Schritte, die erworben werden (Übersicht bei NUNEZ u. GERSHON 1978). Die Schilddrüsenanlage erreicht nun bald ihr Geburtsgewicht, wobei weniger die weitere Zellvermehrung, als vielmehr die Zunahme des Follikelinhaltes die letzte Größenzunahme bestimmt.

Die menschlichen C-Zellen wandern, wahrscheinlich am Ende des ersten Gestationsmonats, aus der Neuralleiste zunächst in die Gegend des Ultimobranchialkörpers (5. Schlundtasche) ein und gelangen mit diesem in die Schilddrüse. Sie verteilen sich in der auswachsenden Schilddrüse entlang einer imaginären Achse durch beide Schilddrüsenlappen (JANZER 1978). Sicher enthält die menschliche Schilddrüse im Embryonalstadium erheblich mehr C-Zellen als die des Erwachsenen, wie auch die funktionelle Aktivität, abgeschätzt aus der Produktion von Sekretgranula, deutlich höher ist vor der Geburt. Noch unter der Entbindung ist der Gehalt der C-Zellen an Serotonin und Kalzitonin sehr hoch, fällt dann aber schnell auf die Werte beim Erwachsenen ab. (Übersicht und Einzelheiten bei NUNEZ u. GERSHON 1978.)

II. Anatomie

1. Anatomie

Die Schilddrüse ist ein zweigelapptes Organ, das bei Erwachsenen zwischen 25 und 50 g schwer ist. Unterhalb und seitlich vom Kehlkopf, beidseits von den Aa. carotides communes eingerahmt, liegen rechter und linker Lappen, die im kaudalen Anteil durch einen mehr oder weniger breiten Isthmus verbunden sind. Dieser liegt in Höhe des 2.–4. Trachealringes. In etwa 30% persistieren Reste des Ductus thyreoglossus als sogenannter Lobus pyramidalis.

Von ventral her ist die Drüse von der Lamina superfacialis und von der L. praetrachealis der Halsfaszie bedeckt. Die bindegewebige Organkapsel ist mit dem Drüsenparenchym, in das sie Septen entsendet, fest verwachsen. Eine zweite fibröse Kapsel, die größtenteils mit der L. praetrachealis verschmilzt, bildet einen allseitig geschlossenen Sack um die Drüse. Er schließt die 4 Epithelkörperchen mit ein. Aus diesem kann das Organ operativ herausgeschält werden („intrakapsuläre Ausräumung" gegenüber der Totalexstirpation, bei der die Capsula fibrosa mitentfernt wird).

Die arterielle Blutversorgung erfolgt bds. über die A. thyreoidea superior (aus der A. carotis externa – seltener communis) und die A. thyreoidea interior (aus dem Truncus thyreocervicalis der A. subclavia), sowie über die unpaare, nicht konstant angelegte A. thyreoidea ima (aus der Aorta direkt oder aus dem Truncus brachiocephalicus).

Die „Wurzeln" des *Lymphsystems* stellen blindsackförmige Kapillaren im interfollikulären Bindegewebe zwischen einzelnen Follikelgruppen dar. Sie sind von der Basalmembran durch einzelne Bindegewebsfasern und Blutkapillaren getrennt. Die intralobulären Kapillaren sammeln sich in trabekulären Lymphgefäßen, die im interlobulären Bindegewebe bis zur Kapsel verlaufen, wo sie in große, oft sinusartig erweiterte Lymphgefäße innerhalb der zwei Kapselblätter münden. Diese extrathyreoidalen Kapsel- und mit den Blutbahnen verlaufenden Lymphgefäße bilden leiterartige Lymphgefäßnetze (WENZEL 1972).

Die Lymphgefäße vereinen sich zu zwei Hauptsträngen. Ein kranio-lateraler drainiert zum tiefen seitlichen Halslymphstrang, ein kaudaler zu den prätrachealen Lymphknoten. Die Lymphonoduli cervicales profundi bilden eine Kette von 20–30 Knoten, die längs der V. jugularis interna aufgereiht sind. Die obere Gruppe (Lnn. cervicales profundi craniales) liegt kranialwärts der Teilung der A. carotis communis, die untere (Lnn. cervicales profundi caudales – sive supraclaviculares) liegt in der Fossa supraclavicularis. Zusammen bilden sie ein Geflecht, den Plexus jugularis, das in den Truncus jugularis übergeht. Nach in vivo-Untersuchungen kann dieser Plexus erste Station einer metastatischen Absiedelung sein (TAYLOR 1966; FISCH 1968; FEIND 1972); er stellt aber auch die Verbindung her zu den Lymphknoten im Retrosternalraum (Lnn. sternales und Lnn. mediastinales ventrales), zum Truncus mediastinalis ventralis, sowie kranialwärts zu den im Kieferwinkel gelegenen „junctional lymphnodes" (FISCH u. SIGEL 1964), eine zwischen Schädelbasis und Ansatz des M. sternocleidomastoideus gelegene Untergruppe der oberen tiefen Zervikalknoten. (Andere Autoren – s. FEIND 1972 – unterscheiden von vornherein eine obere, mittlere und untere juguläre Gruppe und grenzen weiter eine Gruppe im hinteren Halsdreieck sowie eine submandibuläre und eine obere mediastinale ab).

Die „spinalen Lymphknoten" bei FISCH (1968) (Lnn. dorsolaterales), die sowohl mit den Knoten des Kieferwinkels wie auch denen im Nacken (Lnn. nuchales) kommunizieren, sind bei der Struma maligna aber sehr selten, dann in Spätstadien, betroffen.

Nach Feind (1972) enthält die mittlere juguläre Gruppe am häufigsten (=85%) Metastasen der Schilddrüsenkarzinome. Es folgen die untere (=67%) und die obere (in 50%) Gruppe. Im hinteren Halsdreieck beschreiben die Lymphologen noch in jedem 5. Falle Absiedelungen. Submandibularregion und obere mediastinale Lymphknoten sind selten (in 4 und 7%) befallen. Bei ausgedehntem einseitigem Lymphknotenbefall ist eine zusätzliche Ausbreitung über gegenseitige Gruppen zu erwarten. Die Verbindung kommt über efferente Lymphbahnen zustande, die hinter dem Ösophagus verlaufen (Feind 1972).

2. Histologie

Die Schilddrüse ist eine Ansammlung von sogenannten *Follikeln,* in denen eine einzelne Schicht von Zellen (=Follikelepithelzellen) eine mehr oder weniger sphärisch konfigurierte Menge von Kolloid umgibt. Die Außenfläche der Follikel ist von einer Basalmembran und von einem retikulären Fasernetz begrenzt, das zahlreiche, fenestrierte Kapillaren einschließt. Die Zellhöhe ist vom jeweiligen Funktionszustand abhängig. Für die aktive Phase ist ein iso- bis hochprismatisches Epithel typisch, in Inaktivität findet sich ein eher flaches Epithel. Die Relation Zellmasse zu Kolloid kann von Follikel zu Follikel ändern. Nach dem jeweiligen Überwiegen von einzelnen Elementen, besonders in hyperplastischen Kröpfen, wird von der parenchymatösen, an kleinen Follikeln reichen, oder aber von der Kolloidstruma gesprochen, in der reichlich Kolloid von abgeflachten Epithelzellen gesäumt wird.

Die parafollikulären Zellen, die *C-Zellen,* liegen gruppenweise, teils zwischen den Follikeln, teils im Verband der Follikelepithelzellen. Sie sind größer und heller als diese und enthalten eine große Zahl von Mitochondrien und charakteristischen Granula von ca. 150 μm Größe. Die Zellen sind epifollikulär angeordnet, werden vom Interstitium durch die Basalmembran der Follikel, vom Kolloid durch zytoplasmatische Ausläufer der Thyreozyten abgetrennt. Ultrastrukturell wird die Verwandtschaft mit dem APUD-System (APUD=„Amine und Precursor Uptake and Decarboxylation") deutlich: Reichtum an sekretorischer Granula, typische Anordnung des reichlich vorhandenen Ergastoplasmas bei deutlich ausgebildetem Golgiapparat.

III. Physiologie

1. Follikelzellen

Die Follikelzellen synthetisieren Thyroxin (=Tetrajodthyronin=T_4) und Trijodthyronin (=T_3), die Schilddrüsenhormone, die für normales Wachstum, sowie für die Regulation des Grundumsatzes nötig sind. Dazu wird zunächst ein Glykoprotein, das Thyreoglobulin, gebildet. Die für die Jodierung nötigen Jodid-ionen werden intrazellulär bis 100000fach konzentriert, ein Vorgang, der das Vorhandensein einer aktiven „Jodidpumpe" voraussetzt. Eine Peroxydase oxydiert das Jodid zu Jod. In weiten Bereichen unabhängig vom Jodangebot werden die Thyreoglobulinfragmente auf ihrem Wege zu der dem Follikellumen zugewendeten Oberfläche, wahrscheinlich noch im Bereich der Mikrovilli, jodiert und dann mittels Exozytose in das Follikellumen ausgeschieden und hier in der Form des Kolloids gespeichert.

Die Hormone werden aus diesem Kolloid wieder mobilisiert, indem zunächst Kolloidtropfen via Endozytose von der Zelle aufgenommen, mit Lysozymen verschmolzen werden, welche die proteolytische Abspaltung des Globulinanteiles vornehmen. Frei werdendes T_4 und T_3 diffundieren dann aus den Zellen heraus und erreichen die Blutbahn. (Übersichten bei Studer 1969; Seifert 1972; Nunez u. Gershon 1978).

Von den vielfältigen Regulationsmechanismen ist der Einfluß des vom Hypophysenvorderlappen produzierten TSH der bedeutendste extrathyreoidale Faktor: durch Induktion der Proteinsynthese vergrößert TSH die Kapazität der Jodidpumpe (WILSON et al. 1968); TSH beschleunigt aber auch die Endozytose. Die thyreoidale Jodaufnahme beträgt ∼60 µg/ Tag – ein ausreichendes Nahrungsangebot vorausgesetzt –, die Hormonproduktion 87 µg/Tag T_4 und 33,5 µg/Tag T_3, wobei das letztere, fast 10mal stoffwechselwirksamere Hormon überwiegend aus einer peripheren Dejodierung des Thyroxins entsteht.

2. C-Zellen

Das C-Zell-System der menschlichen Schilddrüse, identisch mit den parafollikulären Zellen, bildet ein eigenständiges, endokrines Organ (Übersicht bei JANZER 1978).

Die C-Zellen bilden das Kalzitonin, ein Peptid-Hormon aus 32 Aminosäuren, deren Sequenz erhebliche speziesbedingte Variationen aufweist. Seine physiologische Bedeutung ist umstritten, die Hauptwirkung, nämlich die rasche Senkung des Blutkalziumspiegels, beim Erwachsenen entbehrlich; doch sind bis heute auch keine gesicherten Beobachtungen über ein vollkommenes Fehlen der C-Zellen mitgeteilt worden. Auf Synthese und Sekretion wirken Ca-Ionen und zyklisches Adenosinmonophosphat (cAMP) fördernd, Kortikoide hemmend. Die Sekretion kann u.a. durch Gastrointestinalhormone stimuliert werden (MULDER u. SU 1977). Hypertrophie und Hyperplasie der C-Zellen können durch Hyperkalziämie hervorgerufen werden und sind bei Hyperparathyreoidismus und Hyperkalziämie anderer Genese beim Menschen zu beobachten. Diffuse bis noduläre Hyperplasien der C-Zellen mit autonomer Funktion werden bei Verwandten von Trägern des familiären medullären Karzinoms angetroffen (SIPPLE-Syndrom).

Die während der Embryonalperiode vorhandene Produktion von Serotonin geht nach der Geburt auf minimale Beträge zurück. Dessen endokrine Funktion ist weitgehend unbekannt.

C. Pathophysiologie der Struma maligna

I. Follikelzellen

Metabolische Defekte in der Hormonsynthese sind als „inborne errors" (neben dem exogenen Jodmangel) Ursache für die Entstehung des blanden Kropfes. Grundsätzlich sind alle beschriebenen Formen dieser Stoffwechselstörung auch in Karzinomen anzutreffen, die sich von den Follikelzellen ableiten (POCHIN 1969b). Da diese im Tumor erworbenen Defekte nicht die ganze Drüse erfassen, bleiben – im Gegensatz zur Möglichkeit bei der blanden Struma – die Erkrankten euthyreot.

Die Szintigraphie mit Radiojod oder ^{99m}Tc-Pertechnetat als wichtige diagnostische Maßnahme bei Struma maligna-Verdacht und in der Nachbeobachtung kann den Tumor zumeist anhand derartiger metabolischer Abnormitäten und anhand seiner funktionellen Autonomie vom normalen Schilddrüsenparenchym unterscheiden.

1. Veränderungen im Jodstoffwechsel

Der bei weitem häufigste Befund für die maligne Struma ist der „kalte Knoten". Die relativ größte Gruppe bilden jene Tumoren, die absolut unfähig sind, Jod (und Radiojod) noch aufzunehmen und umzusetzen. Bei ihnen ist die „funktionelle Entdifferenzierung" (RÖSLER 1976) am stärksten ausgeprägt. Nach diesen Kriterien sind sie den Tumoren der Schilddrüse gleichzusetzen, bei denen ein Jodumsatz überhaupt nicht erwartet werden kann, weil sie – wie etwa das medulläre Karzinom – überhaupt nicht von der Follikelzelle abstammen.

In diesen Tumoren ist das Jod-Trapping (die Jodination) defekt oder primär nicht vorhanden. Erzeugung und/oder Kupplung der energieliefernden Prozesse sind primär gestört (FIELD et al. 1973).

Für eine andere Gruppe mit „kaltem Knoten" kann eine residuelle Radiojodaufnahme nachgewiesen werden, z.B. durch die Autoradiographie. Es sind dies jene Tumoren, bei denen nach Beseitigung des konkurrierenden Schilddrüsenparenchyms (also in Athyreose) auch szintigraphisch Radiojodaufnahme bestätigt werden kann. Sie kann quantitativ bedeutend genug sein, um für die ^{131}J-Therapie genutzt zu werden.

Parallel zu diesen in vivo-Befunden existieren im Labor gesicherte, vielfältige metabolische Defekte im Tumor, die zumeist als Synthese-Störungen definiert werden (LEMARCHAND-BÉRAUD et al. 1969; POCHIN u. THOMPSON 1969; VALENTA et al. 1969; VOLPÉ 1975). Thyreoglobulin und verwandte Proteine sind in geringerer Quantität als im normalen Schilddrüsengewebe vorhanden. Entsprechend niedrig ist der Jodgehalt im Tumorgewebe. Jodaminosäuren werden in anderen Fällen in gestörter Relation gebildet, so daß auch im Serum hormonunwirksame Jodproteine in größerem Anteil anfallen (HORST u. RÖSLER 1953; LISSITZKY 1969 – dort Übersicht).

Defekte in der der Jodination folgenden Synthesestufe, in der, abhängig vom Vorhandensein einer Peroxidase, das Jodid oxydiert wird (Jodisation), sind im Labor schwieriger zu beweisen (VAN HERLE 1978), dagegen in vivo leicht zu demonstrieren. Diese Tumoren sind hoch avid für Radiojod (und Pertechnetat); sie imponieren daher im Frühszintigramm als heißer Knoten. Im spontanen Verlauf, häufig schon in Aufnahmen nach 24 h, ist derselbe Knoten kalt (innerhalb der persistierenden Anfärbung des umgebenden normalen Schilddrüsengewebes). Dieser „Leerlauf" kann beschleunigt werden, indem unmittelbar nach der Frühaufnahme kompetitive Dosen von Perchlorat (oder kaltem Jodid) gegeben werden: Das zwar getrappte, aber nicht organifizierte Radiojod wird quantitativ verdrängt, ein später geschriebenes Szintigramm gibt den Tumor kalt wieder (MILLER 1975; RÖSLER 1976). ^{99m}Tc-Pertechnetat, das von der Schilddrüse getrappt, jedoch nicht organifiziert werden kann, muß in einer derartigen Sequenzszintigraphie ein unterschiedliches Langzeitverhalten im Tumor zeigen. Die zahlreichen „diskordanten" Szintigraphiebefunde in der Literatur – kalter Knoten im ^{131}J-/heißer Knoten im ^{99m}Tc-Pertechnetat-Szintigramm – werden so verständlich.

2. TSH-Abhängigkeit

Dem TSH wird, besonders bei Zuständen mit dauernd erhöhtem Blutspiegel, etwa in Jodmangelgebieten, ein stimulierender Effekt auf das Tumorwachstum zugeschrieben (CRILE 1957). Als Kofaktor (Ko-Kanzerogen) bei der tierexperimentellen Erzeugung von Schilddrüsentumoren ist TSH gesichert (DONIACH 1970; NADLER et al. 1969; FURTH 1969; CHRISTOV u. RAICHEV 1972). Entsprechend zahlreich sind die Versuche mit suppressiven Dosen von Schilddrüsenhormon, diesen tumorförderlichen Effekt zu unterbinden. (HALNAN hatte 1965 sogar die Hypophysektomie als therapeutische Möglichkeit beschrieben).

Tumorrückbildungen wurden beschrieben (CRILE 1957; CRILE et al. 1959; McGREGOR u. HAM 1972), von anderen Autoren nicht anerkannt oder sogar aufgrund klinischer Beobachtungen und Überlegungen bestritten (HILL et al. 1974, siehe auch anschließende Diskussionsbemerkungen, VOLPÉ 1975). SIMPSON (1975) beobachtete einige Patienten, die bei persistierenden Tumormassen nur mit Schilddrüsenhormon behandelt wurden. „Es scheint", daß das follikuläre Karzinom dabei progredient war. Drei papilläre Karzinome machten einen Rückfall, bei zwei weiteren schritt der Tumor fort.

Erst jüngere Arbeiten scheinen zu belegen, daß der Tumormembran die Fähigkeit überhaupt abhanden gekommen ist, TSH zu binden (MANDATO et al. 1975; ICHIKAWA et al. 1976). Zumindest ist nur eine reduzierte Bindung möglich (FIELD et al. 1973).

Die kontroversen Interpretationen klinischer und szintigraphischer Beobachtungen an Schilddrüsen-Karzinomen bedürfen daher einer kritischeren Würdigung. Daß nach Thyreoidektomie und Einstellung der Athyreose mit einer Radiojodeliminationsdosis meßbar erhöhte TSH-Spiegel vorhanden sind, ist tägliche Erfahrung. Daß aber die gleichzeitige „Konversion" eines bis dahin kalten, also jodstoffwechselinaktiven Tumors in einen Radiojod aufnehmenden erfolgen kann, darf nicht auf einen direkt stimulierenden und den Tumor differenzierenden Effekt des TSH bezogen werden (POCHIN 1967); minimale Mengen aufgenommenen Radiojods werden erst jetzt, nach Ausschaltung des um den Faktor 10^3–10^4 besser speichernden Schilddrüsengewebes szintigraphisch faßbar (meßtechnische Bedingungen!); im neuen Verteilungsgleichgewicht wird das Angebot an ^{131}J-Ionen für den Tumor überdies vergrößert. Ganz besonders gilt dies bei schnell fallendem Gehalt des Serums an kompetitiv blockierendem inaktivem Jodid (aufgrund des geänderten Jodidhaushaltes).

Eine andere Betrachtungsweise, welche die funktionelle Autonomie von Schilddrüsen-Karzinomen zu belegen vermag, geht von der Beobachtung aus, daß einige dieser Tumoren eine Hyperthyreose zu unterhalten vermögen. Diese „toxischen Karzinome" haben immer einen follikulären Aufbau. Niemals wurde ein papilläres Karzinom mit Thyreotoxikose beschrieben. Andererseits läßt sich fast in jedem papillären Schilddrüsen-Karzinom ein Jodstoffwechsel nachweisen, der effektiv genug ist, um wirksame Radiojodbehandlungen zuzulassen (Übersicht bei Rösler 1982a). Die aus Tierversuchen abgeleitete Auffassung von Beierwaltes und Al-Saadi (1968), daß dieser Tumor noch – evtl. nur partiell – TSH-abhängig sei, scheint damit vielleicht bestätigt.

II. C-Zellen

Auffälligerweise besitzt das Tumorgewebe eine bis 100fach höhere Kalzitoninaktivität als gleich schweres Schilddrüsengewebe. Im Serum ist die Aktivität beim Tumorkranken bis 200fach größer als bei Kontrollpersonen; sie bildet sich nach radikaler Tumorentfernung oder nach Bestrahlung zurück (Seifert 1972).

Das medulläre Karzinom produziert Histaminase, Dopacarboxylase, Prostaglandin, Serotonin, ACTH, CRF (= corticotropin releasing factor) und PRF (= prolactin releasing factor) (Übersicht bei Mulder u. Su 1977).

Für den Tumornachweis kann schon die Erfassung einer erhöhten basalen Kalzitoninkonzentration ausreichen. Provokationsteste mit Pentagastrin-Injektion lassen auch subklinische Tumoren, etwa unter Verwandten eines Karzinomkranken, aufdecken (Mulder u. Su 1977; Verdy et al. 1978). Dieser Provokationstest, für den sich Kalzium- oder Magnesiumbelastung weniger gut eignen, ist unentbehrlich für die Kontrolle unter oder nach Therapie.

III. Tumormarker

Serum-Thyreoglobulin (hTG) wurde anhand seiner in vivo-^{131}J-Markierung in Seren von Patienten identifiziert, denen therapeutische Radiojoddosen gegeben worden waren (Owen et al. 1959). Mit Hilfe eines Radioimmunoassays kann heute die spontan vermehrte Ausschüttung des hTG bei differenzierten Schilddrüsen-Malignomen (und follikulären Adenomen) nachgewiesen werden. Van Herle (1978), der diese Technik in die Routine einführte, sieht in diesem hTG einen exzellenten Tumormarker für den Follow up bei differenzierten Schilddrüsen-Karzinomen: erhöhte Spiegel werden bei Metastasen gefunden (Übersicht bei Botsch et al. 1979).

Zirkulierendes Carzinoembryonic Antigen (CEA) kann im Serum von Patienten mit differenzierten Schilddrüsen-Karzinomen (Rochman et al. 1975), in abgewandelter Technik auch beim medullären Karzinom, mit erhöhten Werten gefunden werden (Isaacson u. Judd 1976). Als Tumormarker ist CEA nicht spezifisch für das Schilddrüsenkarzinom.

Die Suche nach Antikörpern gegen Schilddrüsen-Komponenten, nach Immunnachweismethoden überhaupt, hat noch nicht zu Ergebnissen geführt, die zu diagnostischer oder therapeutischer Anwendung geeignet wären (Übersicht bei Van Herle 1978).

Im Falle des anaplastischen Schilddrüsen-Tumors scheint der Nachweis von „Surface immunoglobulins" (durchgeführt in Tumorzell-Suspensionen) eine Umstufung in das maligne Lymphom zu rechtfertigen: Macaulay et al. (1978) sahen bei 5 von 6 zunächst als anaplastisches Karzinom eingestuften Tumoren mit positivem Nachweis von zellgebundenen Immuno-Rezeptoren sowohl ultrastrukturelle Unterschiede gegenüber dem sechsten, als auch eine komplette Remission unter Strahlen-Therapie.

Das Kalzitonin hat bei medullären Karzinomen die Wertigkeit eines Tumormarkers (s. S. 5 u. 34).

D. Ätiologie

Die von Rous und Kidd (1941) und von Berenblum (1947) aufgestellte Mehrstufentheorie der Krebsentstehung fordert I. für die Initiation eine irreversible, neoplastische oder metabolische Transformation auf Zellebene (=Mutation) und II. Vorgänge, die über Stimulation und Proliferation das Tumorwachstum überhaupt erst zum Krankheitsprozeß werden lassen (=Promotion). Exogene Noxen, wie Strahlenexposition und Gifte, sind als Ursache für die Tumor-Initiation in der Schilddrüse kaum bestritten; TSH gilt als der typische Promotor für die 2. Stufe, wird aber ebenso als der eigentliche physiologische Stimulator für Funktion und Schilddrüsenwachstum (Kindheit!) unter Bedingungen der kontinuierlichen Mehrproduktion als Initiator eingestuft (s. z.B. Hempelmann u. Furth 1978). Dennoch ist es ratsam, die beiden Stufen getrennt zu sehen.

I. Initiation

Daß *ionisierende Strahlung* Schilddrüsen-Tumoren erzeugen kann, wurde von Doniach (1950) im Rattenversuch bewiesen. Radiojod (=^{131}J) allein oder in Kombination mit thyreostatisch wirkenden Medikamenten wirkte Dosis-abhängig: kleine Dosen (1 MBq ($\simeq$30 µCi)) waren wirksamer als größere (z.B. 4 MBq ($\simeq$100 µCi)) (Doniach 1953, 1969a, b). Unter dem Eindruck erster Berichte über das Auftreten von Schilddrüsenkarzinomen nach Strahlenbehandlung im Schädel-Hals- und Thoraxbereich bestimmte die gleiche Autorin Äquivalenzdosen unter Röntgenbedingungen (Doniach 1957): 500–2000 cGy dieser Strahlung entsprachen 10000–15000 cGy nach ^{131}J-Gabe. Anhand von Vergleichen zwischen den zelltötenden Effekten äquivalenter Dosen von ^{132}J und ^{131}J muß geschlossen werden, daß für die verschiedenen Größenordnungen, mit denen maximale Tumorinduktionen erzeugt werden können, die unterschiedlichen Dosisleistungen verantwortlich sind (Walinder et al. 1972).

Unfreiwillige Versuche am Menschen bestätigen den kanzerogenen Effekt der Röntgen-Strahlentherapie, die in den USA in breitester Indikationsstellung während der Jahre zwischen 1930 und den frühen 50er Jahren eingesetzt wurde: Nach Pifer et al. (1963) wurde schätzungsweise 1 von 100 Individuen derart behandelt. In einigen Serien erkrankten bis zu 7% dieser Strahlenexponierten an Schilddrüsenkarzinomen (Refetoff et al. 1975; Schneider et al. 1980). Modan et al. (1977) berechneten ein 6fach erhöhtes Risiko (=6,3/10^6 Personen/Jahr) für Kinder, die eine Schädel-Bestrahlung erhalten hatten. Dabei war die Schilddrüsen-Belastung wahrscheinlich nicht höher gewesen als 9 cGy (=rad).

Nach Hempelmann (1968) erkrankten zusätzlich 2,5 Fälle an Schilddrüsen-Krebs unter 10^{6}Personen pro cGy und Jahr; ein Kind, das 200 cGy auf die Schilddrüse erhält, erkrankt mit der Wahrscheinlichkeit von 1% innerhalb von 20 Jahren an einer Struma maligna (Foster 1975).

Die Inzidenz von Schilddrüsen-Malignomen war bei den Opfern der Atombomben-Abwürfe in Japan auf 0,2% (Erwartungswert=0,001%!) erhöht (Parker et al. 1974). Schließlich war das Auftreten von Schilddrüsen-Karzinomen bei 1,3% jener Polynesier überdurchschnittlich hoch (das Auftreten gutartiger Schilddrüsen-Tumoren fast 10mal höher!), die 1954 nach einem Atombombentest nahe den Marshall-Inseln gegenüber Radiojod exponiert worden waren (Conard 1977).

In der von Schneider et al. (1980) publizierten Serie von 1712 wegen gutartiger Krankheiten vorbestrahlten Personen, war nur bei 40% der 108 Karzinomträger der Tumor palpabel gewesen. Weitere 25% waren erst mit szintigraphischen Mitteln entdeckt worden. Bei den restlichen 35% war der maligne Tumor ein Zufallsbefund unter der Operation von zunächst gutartig eingestuften Veränderungen. Als Besonderheit fiel auf, daß in mehr als der Hälfte (=55%) der Tumor multizentrisch, bei 36% überdies bilateral wuchs. Dennoch unterschieden sich im weiteren Verlauf diese Tumoren nicht von denen aus nicht-strahlenexponierten Gruppen.

Als *chemisches Karzinogen* für die Schilddrüse ist nur das 2-acetylamino-fluorogene (=AAF) bekannt (Bielschowsky 1945) und bestätigt worden (Hall 1948; Paschkis et al. 1948).

TSH als eigentlich wirksamer Induktor wird seit WEGELIN (1926), der eine höhere Frequenz von Schilddrüsen-Tumoren bei Ratten in der Strumaendemie beobachtet hatte, diskutiert. Versuche, bei denen kropferzeugende Substanzen, wie Propyl- und Methyl-Thiourazile (PTU und MTU) langfristig verabfolgt wurden (Übersicht bei GREER et al. 1964), also auf metabolischem Wege eine Jodverarmung und reaktive TSH-Vermehrung ausgelöst wurden, führten ebenfalls zu erhöhten Tumorinzidenzen in der hyperplastischen Schilddrüse.

Eine Stütze schien in der Beobachtung gefunden, daß die Frequenz der Struma maligna bei einem Status nach Strumektomie gegenüber Nicht-Voroperierten scheinbar größer ist (FUCHSIG u. KEMMINGER 1967; HUBER u. RICCABONA 1969).

TSH ist weniger ein Kanzerogen; es hat allenfalls einen Trigger-Effekt. Die im jugendlichen und generationsfähigen Alter unter chronisch vermehrter TSH-Einwirkung entstandene Struma erwirbt mit der postklimakterischen Involution Eigenschaften der Autonomie, die, soweit sie die Funktion betreffen, u. a. mit autoradiographischen Methoden gut zu beweisen ist. STUDER et al. (1978) zeigten diese funktionelle Autonomie in einzelnen Follikeln, in Verbänden von Follikeln, die sich überdies mit einer Kapsel abgrenzen können: multifokale funktionelle Autonomie. EMRICH u. BAEHRE (1978) sprechen von Maladaptation. Letztes und spektakuläres Stadium dieser Entwicklung ist das Auftreten einer Hyperthyreose, die aus der progressiven Multiplikation von derartigen Klustern autonomer Follikel resultiert (MILLER 1975; STUDER et al. 1978): Morbus PLUMMER. Bei der Autonomie hat man grundsätzlich mit der Dichotomie: Funktion/Wachstum zu rechnen. Häufig (wenn nicht immer) ist mit der Entwicklung einer funktionellen Autonomie auch ein autonomes Wachstum der betroffenen Zellkloni anzutreffen. Metastasen, die eine Hyperthyreose unterhalten, sind dokumentiert, u. a. von STUDER et al. (1961), OLEN und KLINCK (1966), DORTA et al. (1968), McLAUGHLIN et al. (1970), RAIT et al. (1970), VALENTA et al. (1970), McCONNON et al. (1975) und BAUMANN et al. (1979): (siehe weitere Fälle in der Literatur dort).

Maladaptation, die sich i. S. eines vor allem ungehemmten Wachstums zu erkennen gibt, kann aber auch von Zellklonen ausgehen, die phaenotypisch eigene Enzymdefekte aufweisen (VOLPÉ 1975). Bei einer größeren Zahl von malignen Schilddrüsen-Tumoren sind sie von POCHIN (1967), von LEMARCHAND-BÉRAUD et al. (1969) und LISSITSKY et al. (1969) anhand histochemischer und radiochemischer Befunde nachgewiesen worden. (s. auch: TATA 1958; WOLFF et al. 1959; MALAMOS et al. 1961; VALENTA 1966).

VOLPÉ (1975) faßt alle derartigen Beobachtungen und Überlegungen zusammen: eine Initiation durch TSH ist höchst unwahrscheinlich.

II. Promotion

Der Effekt des TSH, nicht nur die Schilddrüsen-Hormonsynthese zu beschleunigen (Translation), sondern auch die Thyreozyten zu beschleunigter Zellteilung zu stimulieren (Transscription) ist beim wachsenden Organismus ein normaler Vorgang. Erhöhte TSH-Spiegel,wie sie in Endemiegebieten, da nicht immer meßbar, antizipiert werden, beschleunigen aber auch das Wachstum von Schilddrüsen-Tumoren. Jodarme Diät (AXELROD u. LEBLOND 1955; NADLER et al. 1969) sowie Thyreostatika (HALL 1948; DONIACH 1950, 1953, 1970) finden sich entsprechend in vielen Protokollen zur experimentellen Erzeugung von Schilddrüsen-Karzinomen.

Zusätzliche Stützung scheint die Vorstellung von der Wirkung des TSH als Promotor dadurch zu erfahren, daß unter suppressiver Therapie mit Schilddrüsenhormon Rückbildungen von Schilddrüsen-Tumoren gesehen worden waren (CRILE 1976; DE PAPP et al. 1970; McGREGOR u. HAM 1972). Andere Autoren konnten diese Ergebnisse jedoch nicht bestätigen (THOMAS u. BURNS 1961), erklären „scheinbare Rückbildungen mit einer Atrophie des umgebenden Schilddrüsen-Gewebes" und machen überdies auf die unter heutigen Umständen nicht haltbaren Berichte der Protagonisten aufmerksam (VOLPÉ 1975; BLOCK 1971; HILL et al. 1974).

Retrospektive (d.h. nicht randomisierte!) Studien, bei denen Patienten bei gleichem tumorverdächtigem Ausgangsbefund mit und ohne Schilddrüsen-Hormonbehandlung schließlich zur Operation gelangten, zeigten aber keine protektiven oder kurativen Effekte der TSH-Suppression (s. auch S. 6).

In diesem Zusammenhang muß überdies auffallen, daß der typische, maligne Schilddrüsen-Tumor in der (jodverarmten!) Endemieregion das anaplastische Karzinom ist, und daß hier das papilläre Karzinom extrem selten vorkommt: WALTHARD 1961; HEDINGER 1975, 1977; NERACHER u. HEDINGER 1975; BUBENHOFER u. HEITZ et al. 1976; RÖSLER 1980). Die „klinischen Modelle", an denen der TSH-Effekt bewiesen werden soll, stammen jedoch aus Regionen, in denen das papilläre Karzinom der häufigste Tumor überhaupt ist, oder aus Erfahrungen mit strahleninduzierten Tumoren (WINSHIP u. ROSVOLL 1961; DE PAPP et al. 1970; CERLETTY et al. 1978), bei denen wiederum papilläre Strukturen dominieren.

Das um den Faktor 8,8 höhere Risiko Jugendlicher, nach einer Strahlenexposition an Schilddrüsen-Karzinom zu erkranken (PARKER et al. 1974; CONARD 1977) und die in Tierversuchen bewiesene höhere Empfindlichkeit des Embryos (WALINDER u. SJOEDEN 1973) wiederum könnte dem Wachstum moderierenden Effekt des TSH zugeschrieben werden.

Unerklärt bleibt bislang das durchschnittlich 2,3mal höhere Risiko der Frau, am malignen Schilddrüsen-Karzinom zu erkranken (CORREA et al. 1969), sowie die höhere Sterblichkeit der Juden an bösartigen Schilddrüsentumoren (siehe bei HEMPELMANN u. FURTH 1978).

Die spontan ungünstigen Verläufe und die auch heute noch signifikant geringeren Heilungschancen in der Postmenopause sprechen dafür, daß ein östrogenreiches Milieu für die Prognose protektiven Einfluß nimmt gegen tumorinduzierende und -promovierende Faktoren (CADY et al. 1979); es ist aber der Faktor „Östrogenmangel" als Promotor nicht bewiesen.

E. Epidemiologie

Maligne Schilddrüsen-Tumoren haben weltweit einen Anteil von etwa 1% aller Krebse (UICC 1973). An ihnen erkranken 10–20 Personen pro Millionen Einwohner (HAKAMA 1969); es sterben 0,3–1,2 pro 100000 (Männer) bis 0,5–1,5/100000 (Frauen): UICC (1973). Die Mortalitätsdaten zeigen größere geographische Unterschiede schon in Europa: die jährliche Inzidenz beträgt in Finnland 0,8 Schilddrüsen-Karzinome pro 100000 bei Männern, 2,3% bei Frauen (FRANSSILA 1971), 0,7 und 1,8/100000 in England (STAUNTON u. GREENING 1973) und 1,2 resp. 1,9/100000 in Tirol (RICCABONA 1972). Höchste Quoten wurden (1964–1965) in Österreich, der Schweiz und Israel registriert, die kleinsten in Nordamerika, Frankreich, Australien und Japan (UICC 1973). Extreme Häufungen fallen in Hawai auf (Inzidenz nicht an ethnische Gruppen gebunden), extrem niedrige in Uganda und bei den Bantu Südafrikas. Andere Regionen mit höherer Inzidenz sind Cali/Kolumbien und Israel (CORREA et al. 1969).

Unabhängig von der Häufigkeit des Auftretens weist die Altersabhängigkeit überall einen Gipfel im 3. Lebensjahrzehnt auf. Immer besteht eine höhere Erkrankungswahrscheinlichkeit für die Frau (CORREA et al. 1969).

Geographische Regionen mit Kropfendemie sind nicht obligat mit höheren Karzinominzidenzen belastet (SAXEN u. SAXEN 1954; THALMANN 1954). Es scheint eine positive Korrelation für Cali und Israel zu bestehen, sie existiert sicher nicht in Finnland, New York, Neuseeland (CORREA et al. 1969) und in der Schweiz (WALTHARD 1969, RÖSLER 1982a), wobei es schwierig wird, die Einflüsse des hier zumeist von Gesetzes wegen vermehrten Jodangebotes in der Nahrung auf die Tumorhäufigkeit abzuschätzen (die günstigen Einflüsse auf die Kropfentstehung sind unbestritten), gerade weil erste Erfolge sich nicht früher als 10 Jahre nach Beginn der prophylaktischen Maßnahmen feststellen lassen (STEINER u. ZIMMERMANN 1978). Dagegen gibt es sicher kropffreie Regionen mit überdurchschnittlich höherer Tumorinzidenz: Hawai, Island und Neufundland (CORREA et al. 1969).

Statistisch signifikante Unterschiede lassen sich berechnen, wenn Gruppen anhand bestimmter Histologien gebildet werden. In der Kropfendemie mit hoher Tumorinzidienz überwiegen follikuläre und besonders anaplastische Karzinome, in den Nicht-Endemien papilläre Karzinome. Das Dominieren von Tumoren mit bösartigerem Spontanverlauf erhöht die Mortalität in der Kropfregion. Die Entwicklung nach Kochsalzjodierung, etwa in der Schweiz, bestätigt diese Zusammenhänge: mit der konsekutiven Abnahme der Kropfhäufung wird der anaplastische Tumor (und damit der Tod an Schilddrüsenmalignomen) seltener (SAEGESSER 1973; THALMANN 1954; KIND 1966; HEITZ et al. 1976; WALTHARD 1963; BUBENHOFER u. HEDINGER 1977; NERACHER u. HEDINGER 1975; RÖSLER 1982a), das papilläre Karzinom auch hier relativ und absolut zum häufigsten Tumor (Übersichten bei KÖNIG et al. 1981, RICCABONA 1982).

Wiederum geht mit dieser Verschiebung innerhalb der Tumorgruppen auch eine zunehmende Bevorzugung der jüngeren Jahrgänge einher. Aus amerikanischen Statistiken war eine Zunahme jugendlicher Schilddrüsen-Karzinome seit 1930 bekannt (Anteil der papillären Tumoren 75%), die wahrscheinlich ab 1957 wieder leicht reversibel war (WINSHIP u. ROSVOLL 1969b).

F. Histologische Klassifikation der Schilddrüsentumoren

Im Auftrag der WHO wurde 1964 im Pathologischen Institut der Universität Zürich ein „International Reference Centre for the Histological Classification of Thyroid Tumors" eingerichtet, das bis 1974 und 1975 eine einfache und zweckmäßige internationale Klassifikation zur Verfügung stellte (HEDINGER u. SOBIN 1974, s. auch HEDINGER (1975) und NERACHER u. HEDINGER (1975). Diese Klassifikation (Tabelle 1) lehnt sich an die in Frankreich und in den angelsächsischen Ländern seit langem gebräuchliche Unterteilung von WARREN und MEISSNER (1953) an und ist in der Nomenklatur nahezu identisch mit den Vorschlägen der American Thyroid Association (WERNER 1969) und der Deutschen Gesellschaft für Endokrinologie (KLEIN et al. 1973). Sie ist weitgehend auch auf das klinische Verhalten der Tumoren ausgerichtet und eliminiert – wohl nur beim großzelligen, dem Hürthlezelltumor wie beim hellzelligen, follikulären Tumor, zu Unrecht – Unterscheidungen nach dem Zelltyp. Die hier angebotene Einteilung bietet so viele Vorzüge, daß andere, auch historisch bedeu-

Tabelle 1. WHO-Klassifikation der Schilddrüsentumoren. (HEDINGER u. SOBIN 1974)

I. Epithelial tumours	II. Non-epithelial tumours
A. Benign	A. Benign
1. Follicular adenoma	B. Malignant
2. Others	1. Fibrosarcoma
B. Malignant	2. Others
1. Follicular carcinoma	III. Miscellaneous tumours
2. Papillary carcinoma	1. Carcinosarcoma
3. Squamous cell carcinoma	2. Malignant haemangioendothelioma
4. Undifferentiated [anaplastic] carcinoma	3. Malignant lymphomas
a) Spindle cell type	4. Teratomas
b) Giant cell type	IV. Secondary tumours
c) Small cell type	V. Unclassified tumours
5. Medullary carcinoma	VI. Tumour-like lesions

tungsvolle und für das Verständnis der Schilddrüsen-Tumoren in Endemiegebieten so wertvolle Einteilungsprinzipien, wie die Klassifikation nach Wegelin (1926), fallen gelassen werden können.

In seiner Wegleitung zu dem heute gültigen Einteilungsschema betont Hedinger (1975) die Schwierigkeiten der Unterscheidung zwischen hyperplastischen und neoplastischen Zuständen wie zwischen gutartigen und bösartigen Tumoren. Dieses Problem sei besonders komplex in Struma-Endemiegebieten, in denen die Hyperplasie größte Schwierigkeiten in der richtigen Einschätzung bietet. Sonst übliche Kriterien, wie zelluläre Atypien und der Mitose-Index seien nicht immer von Nutzen. So ließe sich ein gut differenziertes follikuläres Karzinom histologisch von gutartigen Veränderungen nur durch den Nachweis einer Gefäß oder Kapselinvasion beweisen.

Unter den gutartigen Tumoren ist nur noch das follikuläre Adenom belassen worden. Unterschiedliche Differenzierung in trabekuläre (früher embryonale), tubuläre, mikrofollikuläre (= fötale), normo- und makrofollikuläre Adenome werden als Untergruppen geführt. Ebenso ein Aufbau aus oxyphilen Zellen (sog. Ashkanazy-, häufiger: Hürthle-Zellen) und klarzelligen Elementen. Nach der Histologie können atypische Adenome beschrieben werden, bei denen eine vermehrte zelluläre Proliferation und weniger reguläre zelluläre Architektur auffallen. Kapsel- und Gefäßeinbrüche charakterisieren den Übergang ins follikuläre Karzinom.

Das noch in früheren Klassifikationen geführte papilläre Adenom wird nicht mehr anerkannt. Geschwülste mit eindeutigen papillären Strukturen gelten als papilläre Karzinome (Hedinger 1975).

Die WHO-Monographie enthält eine reiche Sammlung von typischen histologischen Schnitten (überdies ist eine Sammlung von Diapositiven erhältlich), die jedermann erreichbar sind, daher hier nicht reproduziert (oder durch zwangsläufig weniger guten Ersatz dokumentiert) werden sollen.

I. Maligne epitheliale Tumoren

1. Follikuläres Karzinom

Der Tumor setzt sich aus Follikeln unterschiedlicher Größe zusammen; er kann aus Follikeln und Trabekeln aufgebaut sein. Die Kerne sind kompakt und hypochrom. Das Zytoplasma gleicht dem der normalen Follikelzelle, doch können oxyphile Zellen (sog. Hürthle-Zellen) oder helle Zellen sowohl in Nestern („in part") oder in allen Zellen gefunden werden. Ein ganz aus solchen Zellen aufgebauter Tumor wird als charakteristische Variante angesprochen (oxyphiles oder Hürthle-Zellkarzinom und Hellzellkarzinom).

Unterschieden werden a) *gut differenziertes follikuläres Karzinom,* dessen Zellen gelegentlich nicht von denen normalen Schilddrüsengewebes, von adenomatösen Strumen oder von Adenomen unterscheidbar sind. Ältere Synonyme sind „metastasierendes Adenom", „malignes Adenom" oder „metastasierender Kropf".

b) *Das mäßig oder schlecht differenzierte follikuläre Karzinom* zeigt nur selten ausdifferenzierte Follikel; solide Tumormassen und trabekuläre Strukturen dominieren („trabekuläres Karzinom"). Zu ihm zählt die „wuchernde Struma Langhans" (Egloff u. Hedinger 1964; Gerard-Marchant 1969).

2. Papilläres Karzinom

Dieser bösartige epitheliale Tumor enthält Papillen, die aus einem bindegewebigen Gerüst bestehen, das sich um eine zentrale Kapillare gruppiert. Die epitheliale Bekleidung besteht aus neoplastischen Zellen, deren Kern sich grundsätzlich von dem anderer Schilddrüsentumoren unterscheidet: er ist groß, erscheint in der Standardfärbung bleich, weil arm an Chromatin, das wiederum in den Randpartien zusammengezogen scheint. Er enthält kein vermehrtes Glykogen. Wiederum im Gegensatz zu den Kernen in follikulären und medullären Karzinomen gibt der DNA-Nachweis Hinweise für hypodiploide Werte (LINDSAY 1969). Diese „Milchglas-Kerne" überlappen einander häufig dachziegelartig. Das Zytoplasma ist hell. Es kann laut WHO-Klassifikation oxyphil sein; HEDINGER hat aber selbst diesen oxyphilzelligen papillären Tumor, allein schon aufgrund seines differenten klinischen Verhaltens, als Sondereinheit ausgruppiert (HEDINGER 1975; NERACHER u. HEDINGER 1975).

Follikuläre Strukturen sind in diesem Karzinom fast immer vorhanden, finden sich gehäuft in den peripheren Anteilen (LINDSAY 1969; FRANSSILA 1973). Sie haben in früheren Nomenklaturen Anlaß zur Abgrenzung des gemischt papillär-follikulären Karzinoms gegeben. Sog. Psammon-Körper, Kalzipheriten oder Mikrolithen sind bei diesen Tumoren häufiger als bei anderen (nach LI VOLSI 1978 bei 40–50% der Fälle).

GRAHAM hat 1928 eine Sonderform des „Okkulten sklerosierenden papillären Karzinoms" beschrieben, die auch in der WHO-Einteilung von 1973 erwähnt wird (HEDINGER 1974). KLINCK und WINSHIP (1955) hatten den malignen Charakter dieses Tumors – 10 ihrer 32 Fälle hatten regionale Lymphknotenmetastasen – bestätigt. Nach der Beschreibung von HAZARD (1964) überschreitet der Tumor nie einen Durchmesser von 10 mm. Charakteristikum ist ein zentraler Narbenbezirk.

Schon die kleinen „okkulten", häufig sklerosierenden Tumoren, wie sie typischerweise in Basedow-Strumen angetroffen werden, können primär multizentrisch auftreten (LINDSAY 1960). Multifokaler Tumorbefund ist für das papilläre Karzinom aller Stadien mit 75% Inzidenz (RUSSELL et al. 1963) offenbar die Regel.

Eine Entstehung dieses Karzinoms aus Adenomen wird abgelehnt (FUCHSIG u. KEMMINGER 1967; LINDSAY 1969; WINSHIP u. ROSVOLL 1969a).

3. Plattenepithelkarzinom

Dieser in der Schilddrüse extrem seltene Tumor besteht ausschließlich aus Plattenepithelzellen mit sogenannten interzellulären Brücken; er kann Keratin bilden. Verwechslungen mit aus der Nachbarschaft einwachsenden Tumoren oder mit Metastasen sind möglich. Abzugrenzen ist die Plattenepithel-Metaplasie, die bei Neoplasmen und Entzündungen der Schilddrüse vorkommt.

4. Undifferenziertes (anaplastisches) Karzinom

Dieser epitheliale Tumor ist zu wenig differenziert, um in irgend eine andere Tumorgruppe eingereiht werden zu können. Wegen seiner unterschiedlich häufigen Anteile von Spindel- oder Kleinzellen kann er ein Sarkom imitieren; das Vorkommen von Plattenepithelzellen ist nicht selten. Herde von Knochen- oder Knorpelzellen, sowie von Osteoklasten-ähnlichen Elementen sind möglich.

Nach den dominierenden Zellelementen werden Tumoren vom a) Spindelzell-Typ, b) Riesenzell-Typ (dieser oft mit spindelzelligen Anteilen), und vom c) kleinzelligen Typ unterschieden. Beim kleinzelligen Tumor mit zytoplasmaarmer Zelle, rundlichem bis ovoidem, hyperchromem Kern entstehen Ähnlichkeiten zum malignen Lymphom.

Eine angemessen gründliche Aufarbeitung von zahlreichen Schnitten läßt häufig ein kleines papilläres Karzinom auffinden, das LINDSAY (1960) als den Ausgangsort für die spätere Entdifferenzierung hält. SLOAN (1954) hatte schon darauf hingewiesen, daß in einem papillären Karzinom nach längerem Verlauf Herde von Riesenzellen innerhalb papillärer und follikulärer Strukturen auftreten, und daß damit die Prognose sich jener des anaplastischen Tumors angleicht.

5. Medulläres Karzinom

Spindelförmige, polygonale, aber auch abgerundete Zellen, schichten- bis bandförmig oder trabekulär angeordnet, finden sich neben Ablagerungen eines Amyloids, das sich von jenem bei systemischer Amyloidose nicht unterscheidet. Typischerweise wird das Kolloid auch in den Metastasen angetroffen. Der Tumor kann organoiden Aufbau, sogar mit Follikel-ähnlichen Strukturen aufweisen. Artefakte erinnern an Papillen. (HEDINGER u. SOBIN 1974)

II. Nicht-epitheliale maligne Tumoren

Als bösartige Tumoren sind echte Sarkome der Schilddrüse selten, und dann zumeist Fibrosarkome. Ihre Unterscheidung gegen das anaplastische Karzinom gelingt, wenn vom Tumor gebildete Interzellulärsubstanz – Kollagen, Retikulum oder Osteoid – vorhanden sind.

III. Verschiedene Tumoren

Die WHO-Nomenklatur führt hier noch das extrem seltene 1. *Karzinosarkom* auf, dessen Vorhandensein mit dem Nachweis von Elementen beider Stammgewebe bewiesen werden muß.

2. Das *maligne Hämangioendotheliom* ist auch heute noch in der Schweiz und in Österreich existent (und wird von den Pathologen der USA als Tumoreinheit anerkannt, wenn auch nicht im landeseigenen Operations- oder Sektionsmaterial gefunden: (s. bei EGLOFF 1969 und KLINCK 1969). Es ist ein nekrotisierender Tumor mit an Gefäße erinnernden Spalträumen, die von endothelähnlichen Tumorzellen ausgekleidet sind. Nekrose und Hämorrhagie dominieren das Bild, auch in der Metastase. Erythrophagie ist ein typisches, wenn auch nicht beständiges Zeichen; Bindegewebsfasern sind zahlreich vorhanden.

3. Das *primäre maligne Lymphom* ist nicht unterscheidbar vom gleichen Tumor bei Ausgang von anderen Organen. Lichtmikroskopisch ist die Abgrenzung gegen das anaplastische Karzinom oft unmöglich (HEDINGER u. SOBIN 1974). Hier werden immunologische Methoden und die Darstellung eigener Ultrastrukturen, die – für die Prognose außerordentlich wichtige – Zuordnung verbessern (MACAULAY et al. 1978). Die große Mehrzahl der Schilddrüsenlymphome gehört zu den FCC (=follicular center cell) Lymphomen des Einteilungsschemas nach LUKES und COLLINS, ist somit vom B-Zelltyp (MAURER et al. 1980).

4. Das *Teratom* ist wiederum ein extrem seltener Tumor, der in der oder in unmittelbarer Nachbarschaft zur Schilddrüse beim Neugeborenen gefunden wird und ein meist gutartiges klinisches Verhalten zeigt.

IV. Sekundäre Tumoren

Metastasen können Schwierigkeiten in der Identifikation bereiten, wenn sie, wie das Nierenkarzinom, dem hellzelligen Schilddrüsen-Karzinom ähneln (GOUMOENS v. 1968).

V. Unklassifizierbare Tumoren

Diese Kategorie ist für primär benigne oder maligne Tumoren reserviert, die nicht in irgendeine der aufgeführten Kategorien eingeordnet werden können. Sie machen bei HEDINGER (1975) weniger als 5% aller Schilddrüsen-Tumoren aus.

VI. Tumor-ähnliche Veränderungen

Unter diesem Titel wird das Augenmerk speziell auf 5 Eigenarten gelenkt, die bei der Würdigung der Dignität spezieller Strukturen zu beachten sind.

Zysten sollten sorgfältig untersucht werden, weil sie bei Karzinomen, besonders den papillären, vorkommen können.

Ektopisches Schilddrüsengewebe, das keine papillären Strukturen aufweist, in der Achse der Deszendenz der Schilddrüsen-Anlage liegt oder nach Operationen in Nachbargewebe implantiert sein kann, ist nicht als bösartig einzustufen. Die „gutartige metastasierende Thyreoidose" (vergleichbar mit der Endometriose) ist aber extrem selten: nur 1mal unter 200 Fällen mit Zellen in den lateralen Halslymphknoten, die von Schilddrüsen-Follikeln ableitbar sind, wird – wie für diesen Zustand gefordert – ein Primärtumor in der Schilddrüse nicht gefunden (GERARD-MARCHANT 1969).

Ausgeprägte *Infiltrationen des Schilddrüsen-Gewebes mit Lymphozyten* ist Charakteristikum der Hashimoto-Thyreoiditis und kann Anlaß zu einer Fehlinterpretation als malignes Lymphom geben. Epithelproliferation, wie auch die Anhäufung von oxyphilen Zellen, ist bei diesen Zuständen typisch.

Schließlich findet sich fast in jeder hyperplastischen Struma, aber auch in Adenomen, in knotigen Kröpfen und bei chronischer Thyreoiditis ein weites Spektrum von *abnormen Follikelzellen,* die von malignen kaum zu unterscheiden sind.

Bei der *Amyloidose* kann die Schilddrüse in Form des derben Amyloidkropfes beteiligt sein.

G. Stadieneinteilung

Grundlage jeder Stadieneinteilung ist das TNM-System, das von DENOIX in den Jahren 1943–1952 entwickelt wurde (DENOIX 1969). 1950 bestellte die UICC (= Union International contre le Cancer) ein Commitee on Tumor Nomenclature and Statistics, das sich seit 1966 Commitee on TNM-Classification nennt (siehe UICC: TNM, Klassifikation der malignen Tumoren, 3. Auflage 1979). Das Ziel, einer gegebenen Klassifikation wenigstens für 10 Jahre Gültigkeit zu verschaffen, ist für die malignen Tumoren der Schilddrüsen offenbar nicht realisierbar gewesen, unterscheiden sich doch schon die Einteilungskriterien von 1979 wiederum erheblich von früheren aus dem Jahre 1973 (Tabelle 2). Bei den malignen Tumoren der Schilddrüse ergeben sich ganz besondere Probleme. Wohl bei keinem anderen Tumor entscheidet so nahezu ausschließlich die Fernmetastasierung über die Prognose des Erkrankten; die verschiedenen histologischen Untergruppen wiederum beeinflussen erheblich das Schicksal – und sind doch zu grobe Einteilungskriterien, weil sie über den funktionellen Differenzierungsgrad nur ungenau Auskunft geben, der über Behandlungsversuche mit Radiojod die nötigen Informationen geben kann (STANBURY 1969a).

So mag jede Klassifikation zwar nur einen Schritt vorwärts – in Richtung auf eine überregionale Verständigung – zu bieten, sei sie nun vorwiegend klinisch gefaßt, wie bei der AJC (LETTON 1969) oder der früheren UICC-Fassung (s. JUNQUEIRA 1969 und UICC 1973), oder sei sie auch ergänzt durch eine zweite Einteilung unter Hinzunahme des histopathologischen Befundes (s. UICC, 1979 Tabelle 2).

Für die Routine hat das ältere Einteilungsschema des American Joint Commitees (AJC) zunächst den großen Vorzug der Einfachheit. Es gibt kaum Anlaß zu Mißverständnissen innerhalb von Populationen mit endemischem Kropf, in denen die natürliche Häufung von

Tabelle 2 A. TNM = Einteilung des Schilddrüsen-karzinoms. (American Joint Committee, A.H. Letton, in Ch. E. Hedinger: Thyroid Cancer, Springer-Berlin, Heidelberg, New York: 1969, 251–253)

Prätherapeutische klinische
Klassifikation: TNM

T   Primärtumor

T0   Kein Tumor tastbar

T1   Tumor kleiner als 5 cm in seinem größten Durchmesser

T2   Tumor 5 cm oder größer in seinem größten Durchmesser

T3   Tumor mit direkter Ausdehnung in benachbarte Strukturen

N   Regionale Lymphknoten

N0   Keine klinisch tastbaren Hals-Lymphknoten; oder: Knoten tastbar, jedoch nicht Metastasen-verdächtig

N1   Klinisch palpable, bewegliche, *homo*laterale Hals-Lymphknoten; nicht fixiert, sind Metastasen-verdächtig

N2   Klinisch palpable, *kontra*laterale/*bi*laterale Hals-Lymphknoten; nicht fixiert, sind Metastasen-verdächtig

N3   Fixierte Hals-Lymphknoten; Metastasen-verdächtig

M   Fernmetastasen

M0   Keine Evidenz für Fernmetastasen

M1   Klinische und/oder röntgenologische Evidenz für Fernmetastasen (die *nicht* Halslymphknotenmetastasen sind)

Tabelle 2 B. TNM = Klassifikation der International Union Against Cancer (= UICC) 1973

T   Primärtumor

T0   Kein tastbarer Tumor

T1   Einzelner, auf die Drüse beschränkter Tumor. Keine Einschränkung der Beweglichkeit, keine Deformation der Drüse, kein szintigraphischer Defekt in der palpatorisch normalen Drüse

T2   Multiple Tumoren, oder einzelner Tumor mit Deformierung der Drüse. Keine Einschränkung der Beweglichkeit

T3   Tumor überschreitet die Drüse, erkennbar an Fixation oder Infiltration der umgebenden Gewebe

N   Regionale Lymphknoten

N0   Keine Lymphknoten palpabel

N1   Bewegliche homolaterale Lymphknoten
   N1a   Knoten unverdächtig für Metastasierung
   N1b   Knoten, für die maligner Befall angenommen wird

N2   Bewegliche kontralaterale oder bilaterale Lymphknoten
   N2a   Knoten unverdächtig für Metastasierung
   N2b   Knoten, für die maligner Befall angenommen wird

N3   Fixierte Lymhknoten

M   Fernmetastasen

M0   Keine Evidenz für Fernmetastasen

M1   Fernmetastasen vorhanden

Tabelle 2 C. Schilddrüse (ICD-O 193.9) Klassifiziert 1978
(anerkannt von CNC, DSK, EORTC, ICPR, ZZC)

Prätherapeutische klinische Klassifikation: TNM	Postoperative histopathologische Klassifikation: pTNM
T *Primärtumor*	*pT* *Primärtumor*
Tis Präinvasives Karzinom (Carcinoma in situ)	pTis Präinvasives Karzinom (Carcinoma in situ)
T0 Keine Evidenz für einen Primärtumor	pT0 Keine Evidenz für einen Primärtumor bei Untersuchung des Resektates
T1 Einzelner Knoten eines unilateralen Tumors mit oder ohne Deformierung der Drüse und ohne Einschränkung der Beweglichkeit	pT1 Einzelner Knoten von 1 cm oder weniger im Durchmesser, überschreitet die Schilddrüsenkapsel nicht
T2 Multiple Knoten eines unilateralen Tumors mit oder ohne Deformierung der Drüse und ohne Einschränkung der Beweglichkeit	pT2 Einzelner Knoten von mehr als 1 cm im Durchmesser, überschreitet die Schilddrüsenkapsel nicht
T3 Bilateraler Tumor mit oder ohne Deformierung der Drüse und ohne Einschränkung der Beweglichkeit oder ein einzelner Knoten am Isthmus	pT3 Multiple Knoten (uni- oder bilateral) und/ oder Isthmusknoten, überschreiten die Schilddrüsenkapsel nicht
T4 Tumor mit Ausdehnung über die Drüsenkapsel hinaus	pT4 Tumor durchbricht die Schilddrüsenkapsel
TX Die Minimalerfordernisse zur Bestimmung des Primärtumors liegen nicht vor	pTX Die Minimalerfordernisse zur Bestimmung des Primärtumors liegen nicht vor
N *Regionäre Lymphknoten*	*pN* *Regionäre Lymphknoten*
N0 Keine Evidenz für einen Befall der regionären Lymphknoten	pN0 Keine Evidenz für einen Befall der regionären Lymphknoten
N1 Bewegliche, homolaterale, regionäre Lymphknoten	pN1 Bewegliche, homolaterale regionäre Lymphknoten
N2 Kontralaterale, mediane oder bilaterale Lymphknoten	pN2 Kontralaterale, mediane oder bilaterale Lymphknoten
N3 Fixierte regionäre Lymphknoten	pN3 Fixierte regionäre Lymphknoten
NX Die Minimalerfordernisse zur Beurteilung der regionären Lymphknoten liegen nicht vor	pNX Die Minimalerfordernisse zur Beurteilung der regionären Lymphknoten liegen nicht vor
M *Fernmetastasen*	*pM* *Fernmetastasen*
M0 Keine Evidenz für Fernmetastasen	pM0 Keine Evidenz für Fernmetastasen
M1 Fernmetastasen vorhanden	pM1 Fernmetastasen vorhanden
MX Die Minimalerfordernisse zur Feststellung von Fernmetastasen liegen nicht vor	pMX Die Minimalerfordernisse zur Feststellung von Fernmetastasen liegen nicht vor

Eine Stadiengruppierung wird zur Zeit nicht empfohlen

Strumaknoten bei älteren Patienten eine unnötige Übergewichtung scheinbar multizentrischer Tumorbefunde (Stadien T2 der UICC-Einteilung von 1973, T2 und T3 jener von 1979) bewirken müßte. Schließlich ist das AJC-System auf den Ergebnissen eines umfangreichen Field Trials (retrospektive Auswertung von 1000 Krankengeschichten: LETTON 1969) errichtet. Abgeleitete Stadiengruppierungen lassen tatsächlich – und damit offensichtlich echte – Gruppenunterschiede erkennen, die für eine Klassifikation zu fordern sind. Sie leitet ihre Berechtigung davon ab, daß neben prognostischen Daten Unterlagen zur Verfügung stehen, die das Verständnis der biologischen Natur dieser Tumoren vertiefen. Die Irrelevanz des N-Stadiums für die Überlebensstatistik wird z.B. sehr deutlich aus den Zahlen der Tabelle 2D.

Präzisierungen, wie der für T1 (UICC 1973) vorgesehene Defekt im szintigraphischen Erscheinungsbild, sind zu Recht wieder fallen gelassen. Definitionen anhand des Szintigrammes könnten ohnehin nur für

Tabelle 2 D. Stadieneinteilung, Häufigkeit und Überlebensraten in Abhängigkeit von der Stadiengruppierung. (Nach AJC, LETTON, 1969) TA=T0-N0-3-M0, TB=T1-N0-3-M0, II=T2-N0-3-M0, III=T3-N0-3-M0, IV=T1-3-N0-3-M1

	Häufigkeit (%)	Überlebende (%)	
		10 Jahre	15 Jahre
TA	14	90	88
TB	55	89	82
II	15	54	42
III	10	29	16
IV	6	10	10

Tabelle 3. Prognostischer Index für das Schilddrüsenkarzinom der European Thyroid Cancer Cooperative Group (=E.O.R.T.C.). (BYAR et al. 1979)

A. Scoring		B. Risikogruppen aufgrund der Total Scores, ergänzt durch beobachtete Überlebensraten		
Jahre (*Lebensalter* bei Diagnosestellung)		Total Score	Risiko-gruppe	Beobachtete 5-Jahres-Überlebensrate (%)
+12	– wenn *männlich*	< 50	1	95
+10	– wenn *medullär* oder *follikulär/schlecht differenziert* (ohne anaplastische Anteile)	50– 65	2	80
		66– 83	3	51
		84–108	4	33
+45	– wenn hauptsächlich oder in Anteilen *anaplastisch*	≧109	5	5
+10	– wenn >T_3 (i. d. Umgebung fixierter Primärtumor, oder mit Infiltration in Nachbarstrukturen)			
+15	– wenn höchstens *1 Lokalisation von Fernmetastasen*			
+15	– zusätzlich zu allen Punkten, wenn *multiple Metastasen-Lokalisationen*			

die „kalten" Tumoren gelten. Und die Fortschritte im Auflösungsvermögen der Kamerasysteme erfassen, sicher gegen die Absicht der Klassifikation, heute Läsionen, die kleiner als 5 mm, d.h. allzuoft nicht mehr von palpabler Größe sind. Bei ihnen entsteht die Gefahr, zu viele falsch positive Befunde zu erfassen.

Die Forderung STANBURYS (1969a), die histologische Befundung, die ja sofort nach Operation vorliegt, mit in die TNM-Klassifikation aufzunehmen, – entsprechend dem Grading bei anderen malignen Tumoren – ist z.Zt. noch nicht verwirklicht. Eine andere Einteilung, die den individuellen Tumor anhand seines Jodstoffwechsels einstuft, bleibt ein zusätzliches Postulat, wenn über prognostische und therapeutische Konsequenzen zu befinden ist.

Die E.O.R.T.C. Thyroid Cancer Cooperative Group (BYAR et al. 1979) berücksichtigt für ihren „Prognostischen Index" nur 2 Unterscheidungen für den T-Status, nämlich den fixierten, in die Nachbarstrukturen infiltrierenden Tumor ($= > T_3$) gegenüber allen anderen Zuständen, und 3 Stufen der Fernmetastasierung: nicht vorhandene/einzelne/multiple Lokalisation(-en). Die regionalen Lymphknotenmanifestationen ($= N$) werden nicht bewertet (Tabelle 3).

H. Klinik der malignen Schilddrüsen-Tumoren

I. Allgemeine Gesichtspunkte

SILLIPHANT et al. (1964) konstatierten als Pathologen, daß nur die Hälfte der in Routinesektionen aufgedeckten malignen Schilddrüsentumoren gleichzeitig Todesursache war. Dieser zum Tode führende Schilddrüsentumor war wiederum bei mehr als einem Drittel ($=36\%$) klinisch nicht bekannt gewesen, obwohl in der Hälfte dieser Gruppe charakteristische Symptome bestanden hatten. Im gleichen Obduktionsgut war bei einem Viertel der Fälle das Karzinom ein Zufallsfund, der auf das Ableben des Kranken keinen Einfluß genommen hatte. SILVERBERG und VIDONE (1966) fanden sogar, daß nur jedes 20. Schilddrüsenmalignom entdeckt wird. Sie hatten aber eine sehr genaue histologische Aufarbeitung ihres Materials vorgenommen mit dem Nebeneffekt: Die Zahl der Schilddrüsen-Malignome in ihrem Autopsiematerial war etwa zweimal so groß wie die im amerikanischen Durchschnitt.

Letztlich zum Tode führende Komplikationen waren beim letalen Schilddrüsen-Malignom respiratorische Insuffizienzen (82%) vor tödlichen Blutungen in Metastasen (6%) und anderen Ursachen. Ein Drittel der Patienten mit einer Struma maligna verstarb an anderen malignen Primär-Tumoren, von denen überdurchschnittlich viele, nämlich 42% vom Urogenitalsystem ihren Ursprung genommen hatten (nächsthäufige Primärtumoren: Respirationstrakt mit 19%, Retikuloendotheliales System mit 14%). Zwischen Erstdiagnosestellung und Tod lagen für anaplastische Karzinome 8 Jahre. Aus den Daten läßt sich berechnen, daß 50% der Kranken mit medullärem Karzinom und 36% jener mit follikulärem innerhalb der ersten 12 Monate gestorben waren. Für das papilläre Karzinom läßt sich aus diesen retrospektiven Daten eine Überlebensrate von $33\%/10$ Jahren errechnen (SILLIPHANT et al. 1964).

Die WHO-Klassifikation der Schilddrüsen-Tumoren hat Teilaspekte des klinischen Verhaltens berücksichtigt, so, zumindest für die häufigeren Krankheitseinheiten, den Metastasierungstyp und die Aggressivität im Wachstum. Dem spontanen Verlauf der verschiedenen Tumoren ist damit Rechnung getragen. Dem modernen therapeutischen Armentarium ist die Einteilung jedoch nur unzulänglich angepaßt, weil, zum einen die funktionelle Entdifferenzierung nicht berücksichtigt wird, zum anderen die unterschiedliche Ausprägung morphologischer wie funktioneller Einteilungsmerkmale in Primärtumor und Metastasen nicht gewürdigt ist und schließlich die für Schilddrüsentumoren charakteristische Transformation von differenzierten zu undifferenzierten Tumoren im Krankheitsverlauf bei der Langzeitstrategie der Behandlung noch zu wenig beachtet wird. Leider existieren auch auf seiten der Kliniker keine einheitlichen Stellungnahmen zu diesen Problemen; es sind keine verbindlichen Regeln vorhanden, die ein „Grading" in erweitertem Sinne möglich machen könnten.

Nur für die typischen Verhaltensformen lassen sich Richtlinien für die Behandlungsstrategie entwickeln. Dabei reduziert sich die klinische Einteilung der Schilddrüsen-Malignome auf die zwischen den differenzierten und den undifferenzierten.

1. Morphologische versus funktionelle Entdifferenzierung

Auch das generalisierte Schilddrüsen-Karzinom kann therapeutisch palliativ bis kurativ durch eine metabolische Strahlentherapie mit ^{131}J-Radiojod beeinflußt werden. Voraussetzung ist eine funktionelle Differenzierung des Schilddrüsen-Karzinoms. Pochin und Thompson (1969) stellten fest, daß die Wahrscheinlichkeit, daß ein Tumor Radiojod aufnimmt, streng zu seiner histologischen Differenzierung korreliert. Doch gibt es immer wieder Ausnahmen beim Adeno-Karzinom, sei es follikulär oder papillär strukturiert. So ist der im histologischen Schnitt geführte Nachweis des Vorhandenseins von PAS-positivem Kolloid nicht alleiniges Kriterium für die Zuweisung zur Radiojodtherapie. Denn rein papilläre Karzinome können sehr wohl Radiojod in therapeutisch wirksamen Beträgen aufnehmen, ohne daß Kolloid vorhanden ist. Und wie in einigen Adenomen (Salabe et al. 1965), so kann Kolloid auch in malignen Tumoren gefunden werden, in denen dennoch niemals die für die Einordnung unter die differenzierten Tumoren obligate Radiojodaufnahme geschieht (Valenta u. Jirasek 1967).

Auch das Hürthle-Zellkarzinom zeigt, sei es nun follikulär oder papillär aufgebaut, häufig Partien mit Kolloidansammlungen in Follikel-ähnlichen Lumina. Die Zelle selbst ist aber absolut unfähig zur Jodaufnahme und zur Schilddrüsen-Hormonsynthese. Entgegen der noch von Meissner (1969) geäußerten Meinung, wie sie auch in der WHO-Einteilung wiedergespiegelt ist, befürworten Russell et al. (1969) zwar auch noch eine Zuteilung innerhalb der differenzierten Karzinome, wissen aber sehr wohl, wie zahlreiche Kliniker (Pochin u. Thompson 1969; Horst 1961; Valenta und Jirasek 1967), daß das Hürthle-Zellkarzinom sich innerhalb dieser Gruppe dadurch absondert, daß niemals Radiojod umgesetzt wird. Deshalb ist es sicher gerechtfertigt, diesen Tumor unter den Gesichtspunkten der Therapie und der Prognose zu den undifferenzierten zu rechnen.

Bei den papillären und follikulären Schilddrüsenkarzinomen kann ohnehin nicht immer vom histologischen Bild auf die mögliche Beeinflussung unter einer Radiojodbehandlung rückgeschlossen werden; die Radiojoduntersuchung nach Entfernung des normalen Schilddrüsengewebes (durch Operation und Radiojodausschaltung) muß über die Chancen einer fortzusetzenden Radiojodbehandlung entscheiden (Pochin et al. 1954, Horst 1961; Beierwaltes 1978a, b; Rösler 1982a).

Ein solches pragmatisches Vorgehen vermeidet Fehlschlüsse, die mit der großen Variabilität in der Ausprägung histologischer Merkmale zwischen Primärtumor und Metastase, ja sogar zwischen den einzelnen Metastasen in der gleichen Region, wie auch zwischen regionalen und Fernmetastasen (Russel et al. 1963) gezogen werden müßten.

2. Tumor-Transformation

Entschieden abzugrenzen von dieser Variabilität in der einzelnen Manifestation ist dagegen die Tumortransformation, ein Begriff, der einen schicksalsmäßigen Ablauf über die Zeit impliziert. Ein zunächst höher differenzierter Tumor entwickelt sich in Richtung auf bösartigere, weniger gut differenzierte Formen (Meissner 1969a).

Für solche Transformationen wurden Einflüsse der Behandlung verantwortlich gemacht (Baker 1969; Kemminger 1974). Die Feststellung von Meissner (1969), daß sie durchaus auch ohne Strahlentherapie auftritt, wurde von anderer Seite bestätigt: in Tierversuchen am transplantierten Tumor durch Ueda und Furth (1967), sowie von Tscholl-Ducommun (1979).

Tatsächlich können schon im follikulären und papillären Primärtumor, soweit man ausreichende Materialmengen eng genug durchmustert, „in jedem Falle" Spindel- und Riesenzellen angetroffen werden (CLARK et al. 1969).

Eine andere Beobachtung ist die, daß ein follikuläres Karzinom zunächst einer Radiojodtherapie gut zugänglich war, dann aber, evtl. nach Rückbildung aller Metastasen, in einem zweiten Schub jodstoffwechselinaktiv, d.h. also nicht speichernd wiederauftritt. Solche Verläufe müssen nicht eine Transition auf zellulärer Ebene beweisen; man kann sie plausibler mit einem Überleben undifferenzierter Tumoranteile nach Vernichtung der differenzierten erklären. Sie erzeugen in eigener Gesetzmäßigkeit ein neues Krankheitsbild (POCHIN 1967).

3. Spezielle Risikofaktoren

a) Lebensalter

Neben dem histologischen Differenzierungsgrad und dem Tumorausgangsstadium ist das Lebensalter bei Ersterkrankung der wichtigste prognostische Faktor (WOOLNER et al. 1968; FRANSSILLA 1971; TUBIANA et al. 1975; CADY et al. 1976). „Der klinische Verlauf ist deutlich gutartiger bei den jüngeren, und dies, obwohl alle Histologien vorkommen können, und obwohl der Tumor bei 75% dieser Kranken die Schilddrüse schon überschritten hat" (ALRICH et al. 1961; s. auch HAYLES et al. 1963). „Das Schilddrüsenkarzinom ist ein bösartiger Tumor, besonders was die Schnelligkeit seiner Ausbreitung anbetrifft, wenn es im höheren Alter diagnostiziert wird, und dies unabhängig vom pathologischen Typ und vom Tumorstadium" (HOFFMANN 1974). MAZZAFERRI et al. (1977) berechneten für das papilläre Karzinom jedoch eine hochsignifikante, negative Korrelation zwischen Alter bei Diagnosestellung und Rückfallhäufigkeit: sie beträgt zwischen 30 und 40% bei den unter 30jährigen, um auf ungefähr 10% bei den 40–60jährigen abzufallen.

CADY et al. (1979) rechnen das Geschlecht des Erkrankten (ausgewertet 600 Patienten, die 15–45 Jahre lang nachkontrolliert wurden) als weiteren Risikofaktor (s. auch KEMMINGER 1974; TUBIANA et al. 1975; BYAR et al. 1979). Eine Low-Risk-Gruppe bilden Männer von 40 Jahren und jünger zusammen mit Frauen unter 50 Jahren mit Rückfall- und Sterbequoten von 11 und 4%. Die Älteren, in der High-Risk-Gruppe, waren mit 33 und 27% betroffen. Die Ergebnisse wurden unter moderner und besser kontrollierter Behandlung besser; so konnten zwar 70% der Patienten mit kleinem Risiko mit Radiojod geheilt werden, jedoch nur 10% in der High-Risk-Gruppe. Ähnlich sind die Therapie-Ergebnisse mit Radiojod bei LEEPER (1973). CADY et al. (1979) schlagen deshalb einen Behandlungsversuch mit zusätzlicher Östrogen-Medikation beim metastasierenden differenzierten Schilddrüsenkarzinom vor. Nach SLOAN (1954) müßte aber eher das Alter des Tumors als das des Trägers Ursache höherer Sterblichkeit beim alten Patienten sein.

b) Geographische Faktoren

Statistiken zur Langzeitprognose des papillären Karzinoms aus Dänemark und aus Schottland kontrastieren mit ihren z.T. sehr ungünstigen Ergebnissen über alle anderen Angaben aus der Welt (LINDAHL 1975a; HALNAN 1975; RASMUSSEN 1978). Es scheinen noch nicht weiter definierbare geographische Faktoren für dieses Verhalten wirksam zu sein.

Nach statistisch belegten Erfahrungen aus Kalifornien kann das Fehlen einer gleichzeitigen Immunthyreoiditis (Hashimoto-Thyreoiditis oder Thyreoiditis lymphomatosa, die sowohl die Schilddrüse wie auch den Tumor einnehmen kann) zumindest bei den papillären Karzinomen die Sterblichkeit erhöhen (HIRABAYASHI u. LINDSAY 1966). Für Kontinentaleuropa mit seiner sehr niedrigen Hashimoto-Inzidenz werden sich diese Beobachtungen nicht bestätigen lassen; da die Immun-Thyreoiditis in Schottland nicht zu den Seltenheiten zählt, kann dieser Faktor allein die „Benachteiligung" der dort Erkrankten nicht erklären.

c) Status nach Strumektomie

HUBER und RICCABONA (1969) warnen vor einer prophylaktischen Strumektomie, da in ihrem chirurgischen Krankengut jedes sechste Karzinom nach einer Kropfresektion aufgetreten war. FUCHSIG und KEMMINGER (1967) hatten 11,3% ihrer malignen Strumen nach vorangegangener Strumektomie gefunden, HEGGLIN (1972) schätzt diese Zahl sogar auf 20%. HUBER (1956) spricht von 17%, nimmt aber an, daß es sich ungefähr in der Hälfte der Fälle um primär maligne und fälschlich als gutartig taxierte Kröpfe gehandelt habe. KLEIN (1978) vermutet sogar bei der Mehrzahl eine solche erste Fehlbeurteilung.

Im Zürcher Autopsiegut hatte 1961 noch bei 9,8% der Schilddrüsenmalignome ein Status nach früherer Strumektomie vorgelegen (EGLOFF 1961). Dieser Anteil war zwischen 1961–1973 kleiner geworden (=4,5%). In einer eingehenden Analyse dieser Zahlen konnte HALTER (1976) zwar berechnen, daß sich damit die Wahrscheinlichkeit, an einer Struma maligna zu erkranken, nach vorangegangener Strumektomie zu verdoppeln scheint. Eine gründliche Neubeurteilung der ersten Schnitte ließ aber in mehr als der Hälfte dieser Malignome den Tumor schon im ersten Präparat beweisen. Die Zunahme der Malignomfrequenz wird damit nicht signifikant unterscheidbar gegenüber dem Erwartungswert aus den Nicht-Voroperierten: es ergibt sich hier ein zufälliges Zusammentreffen eines Status nach Strumektomie mit einem malignen Schilddrüsentumor.

d) Schwangerschaft

Während der Schwangerschaft nimmt dank einer vom Östrogen in der Leber stimulierten Eiweiß-Synthese die Konzentration des Thyroxin-bindenden Globulins (=TBG) im Serum auf etwa das Doppelte zu. Parallel dazu kommt es zu einer absoluten Vermehrung von T_4 und T_3, wobei jedoch die relativen Konzentrationen und Mengenverhältnisse, ganz besonders gegenüber den ungebundenen Anteilen („freies T_4", „freies T_3") gleich wie im nicht schwangeren Zustand bleiben. In Jodmangelregionen kommt es – ganz eindeutig im Gegensatz zu Regionen mit reichlichem Jodangebot – häufiger zum Strumawachstum (CROOKS et al. 1964).

Es gibt keine Beobachtungen, die eine vermehrte Inzidenz von malignen Schilddrüsen-Tumoren in der Schwangerschaft – weder in Jodmangel- noch in ausreichend versorgten Gebieten – postulieren ließen. Vorbehandelte und symptomfreie Tumoren wurden nicht reaktiviert, bei anbehandelten keine unverhältnismäßig stärkeren Progressionen beobachtet (ROSVOLL u. WINSHIP 1965). HILL et al. (1966) sahen keine Zunahme von Tumorrückfällen während oder im Verlauf nach einer oder mehreren Schwangerschaften. Wenn auch die Zahl der kontrollierten Frauen notwendigerweise klein bleiben mußte, kommen die genannten Autorengruppen übereinstimmend zur Ansicht, daß die Struma maligna in Vorgeschichte und Behandlung oder bei Vorliegen von Residuen keine absolute Indikation darstelle, von einer Schwangerschaft abzuraten oder sie abzubrechen.

Andererseits stehen vorangegangene Radiojodbehandlungen einer Struma maligna, soweit sie nicht bis zur Amenorrhoe geführt werden mußten, einer Schwangerschaft nicht im Wege. In der folgenden Generation wurden keine vermehrten Mißbildungen gesehen. Eine zurückliegende Radiojodbehandlung sollte nicht Grund sein, von einer Schwangerschaft abzuraten; noch viel weniger sollte sie unterlassen werden (bei einer immerhin möglicherweise zum Tode führenden Krankheit), nur, weil Angst vor Mutationen besteht, die sich in späteren Generationen auswirken könnten (KUDLOW u. BURROW 1978).

II. Das funktionell differenzierte Karzinom

1. Follikuläres Karzinom

Bei einem bemerkenswert konstanten Anteil an allen Struma maligna-Kranken zwischen 14 und 33% (9 Autoren, nach LI VOLSI 1978), aber auch unabhängig vom Wandel der unterschiedlichen Tumorinzidenzen in früheren Endemiegebieten (HEITZ et al. 1976; BUBEN-

HOFER u. HEDINGER 1977; RÖSLER 1982a), sind Frauen 2–3mal häufiger betroffen. Bei Kindern die seltene Ausnahme, dominiert die Altersgruppe zwischen 50 und 60 Jahren im Zeitpunkt der Diagnosestellung.

Unifokaler Krankheitsbeginn, jedoch ohne Prädilektionsort in den Schilddrüsenlappen (RUSSELL et al. 1969) und eine schon makroskopisch auffällige, dicke fibröse Kapsel, die dem Tumor einen fleischfarbenen Aspekt gibt, sind charakteristisch, zystische und hämorrhagische Veränderungen die Ausnahme. Makroskopisch scheinbar immer gut abgegrenzt, kann erst die Histologie die Invasion in Gefäße und Organkapsel beweisen. Das angio-invasive Verhalten als Merkmal dieses Tumors begegnet dem Kliniker in den nicht seltenen Fällen, bei denen die Fernmetastase erstes Krankheitssymptom ist. Dieser Typ, der in Europa als „Struma maligna Langhans" eine eigene Krankheitsgruppe bildet, wird auch in den USA abgetrennt von einer zweiten, selteneren Verlaufsform, bei der der Primärtumor ein ausgesprochen infiltratives Wachstum zeigt, so daß größere Anteile der Schilddrüse eingenommen werden, früh eine Fixation in die angrenzenden Gewebe vorhanden ist.

Die histologischen Untergruppen können diesen makroskopischen Typen nicht zugeordnet werden (WOOLNER et al. 1961; WOOLNER 1971; FRANSSILA 1971). Sie sind bemerkenswert weit gespannt zwischen differenzierten Tumoren mit einem derart regulären Aufbau, daß sie von normalem oder adenomatösem Gewebe nur durch vereinzelte Kapsel- oder Gefäßeinbrüche oder durch die Metastasierung unterschieden werden, und den undifferenzierten Formen, bei denen neben Trabekeln und dominierend soliden Anteilen Kolloidbildung zur Ausnahme werden kann (LUCOT et al. 1979). Andere enthalten reichlich anaplastische Elemente, vermehrte mitotische Aktivität und Nekrosen. Diese Tumoren sind aggressiver, haben die schlechtere Prognose (WOOLNER et al. 1961; MEISSNER u. WARREN 1969; FRANSSILA 1971).

Anhand klinischer Beobachtungen trennen LUCOT et al. (1979) das rein trabekuläre Karzinom (moderately differentiated follicular carcinoma – WHO) als eine Krankheitseinheit mit besonders schlechter Prognose ab: 5-Jahres-Überlebensquote=15%! Sie nehmen Radiojod nicht auf, metastasieren früh in die Lunge und rezidivieren auch lokal besonders häufig. Follikuläre Elemente verbessern die Prognose deutlich (5-Jahres-Überlebensrate 63%); der Metastasierungstyp – selten lokoregional, selten Lunge, dafür häufig Skelett – und therapeutische Chancen mit Radiojod fügen diese Gruppe in das gewohnte Bild des follikulären Tumors ein. Eine quantitative Auszählung der vesikulären (=follikulären) Elemente scheint von größter prognostischer Bedeutung (LUCOT et al. 1979) zu sein. Auch die E.O.R.T.C.-Gruppe legt einen Trennungsstrich zwischen das gut und das schlecht differenzierte follikuläre Karzinom. Das erstere gleicht im klinischen Verhalten dem papillären, das zweite dem medullären Karzinom (BYAR et al. 1979, s. auch Tabelle 3).

Das Schicksal des Erkrankten wird durch die Fernmetastasen bestimmt, die in der Lunge und Leber (30%), dem Skelett – hier mit prädilektivem Befall der spongiösen Knochen (Becken, proximale Röhrenknochen, Wirbelkörper und Schädel), wiederum mit 30%, und schließlich auch dem Hirn auftreten.

Bei 6–12% der Erkrankten wird das follikuläre Schilddrüsenkarzinom zur Todesursache (HIRABAYASHI u. LINDSAY 1961; WOOLNER et al. 1968; VARMA et al. 1970; CADY et al. 1976), dies durchschnittlich nach 6 Jahren (VARMA et al. 1970) und nicht selten später als nach 30 Jahren (WOOLNER 1968, LI VOLSI 1978). Bei weniger invasiv wachsendem Tumor überleben 85% die ersten 5 Jahre; bei größerem Ausgangsbefund, der eine komplette Resektion evtl. nicht mehr möglich macht, variieren die Angaben zwischen 15 und 72% (10 Autoren, bei LI VOLSI 1978; VARMA et al. 1970).

Die ausgesprochene Tendenz des Tumors zur Fernmetastasierung bedingt diese Statistik. Repräsentative Angaben von CADY et al. (1976) belegen, daß bei gut einem Viertel dieser Patienten Metastasen auftraten, nachdem sie zur Zeit der Erstbehandlung nur bei 6% vorhanden waren. Dagegen wird der wachsende oder rezidivierende Primärtumor am Ort seines Entstehens selbst und die regionale Metastasierung niemals direkte Todesursache.

So ist die *Prognose* des unbehandelten und nur operierten follikulären Karzinoms, wenn unter der Operation keine Fernmetastasen vorliegen, mit 80% Überlebenden nach 10 Jahren zwar schlechter als die des papillären (90%). Bei jenen Kranken aber, bei denen im weiteren Verlauf Fernmetastasen auftreten, verschlechtert sich die Quote auf 10–20% (Literaturzusammenstellung bei Varma et al. 1970).

Nur von systemischer Behandlung, wie der mit Radiojod, kann eine günstige Beeinflussung der Langzeitprognose erwartet werden. Zentren, in denen die Therapie mit ^{131}J konsequent an ausreichenden Patientenzahlen vorgenommen wurde, konnten die Sterblichkeit von 45 auf 19% (vergleichbare Gruppen und gleiche Zeiträume) reduzieren (Varma et al. 1970). Von gleicher Größenordnung sind die Erfolge bei Hirabayashi u. Lindsay 1961; Woolner et al. 1968; Pabst et al. 1965. In allen Statistiken bedingt das Vorhandensein von Knochenmetastasen gegenüber dem Durchschnitt ungünstigere Verläufe. Beierwaltes (1978a) verlor jedoch nach adäquater Radiojodtherapie keinen seiner Patienten mit Knochenmetastasen innerhalb der ersten 5 Jahre (jedoch 56% bis nach 10 Jahren).

Die Chemotherapie ist für die Endstadien reserviert, die Behandlung mit Schilddrüsen-Hormon in den ^{131}-J-behandlungsfreien Intervallen unerläßlich, hat aber weder kurativen noch palliativen Effekt. Eine Dosiserhöhung bis zur Blockade des TRH-Testes, also die Inkaufnahme einer Hyperthyreose, ist nicht gerechtfertigt.

2. Papilläres Karzinom

Das papilläre Karzinom ist mit 33–77% Anteil der häufigste maligne Schilddrüsen-Tumor (Sammelstatistik mit 8 Autoren von Li Volsi 1978). Nur in der Strumaendemie ist er selten (Walthard 1961). Auch hier zeichnet sich aber eine Zunahme seit der Beseitigung des Jodmangels ab (Thalmann 1954; Bubenhofer u. Hedinger 1975; Heitz et al. 1976; Schindler 1980; Rösler 1982a).

Frauen erkranken 2–4mal häufiger als Männer; diese Dominanz ist bei keinem anderen Schilddrüsen-Tumor so ausgeprägt: De Quervain (1941) leitete daraus die Regel ab, daß eine gleiche Inzidenz von Schilddrüsenmalignomen bei Mann und Frau Kennzeichen der Struma-Endemie sei: es fehlt der Einfluß des papillären Karzinoms.

Der Tumor verschont keine Altersklasse, ist aber ab dem 3. Dezennium häufiger (Li Volsi 1978). Er ist 9- von 10mal der bösartige Schilddrüsen-Tumor im Kindesalter (Buckwalter et al. 1975; Jereb u. Loewhagen 1972; Liechty et al. 1972; Rallison et al. 1975; Roeher et al. 1972).

Den Altersklassen sind keine histologisch abgrenzbaren Untergruppen zugeordnet (Rösler 1982a).

Schon makroskopisch kann dieser Tumor an seiner meist helleren, oft grauen Färbung, der derberen Konsistenz und einer körnigen Schnittfläche erkannt werden. Er ist dank seines infiltrierenden Wachstums fest verbacken mit dem umgebenden Parenchym. Zystische Veränderungen sind häufig (47% bei Meissner u. Adler 1958, zit. nach Winship u. Rosvoll 1969a), Nekrosen eher selten. Die Abgrenzung mit einer sklerosierten Kapsel ist selten (8% nach Hawk u. Hazard 1976). Der solitäre Tumor ist der typische Tast- und Operationsbefund (Frazell u. Foote 1958: 36%; Mazzaferri et al. 1977: 71%).

Für den Pathologen ist dagegen bei diesem Tumor der multizentrische Befund die Regel. Im routinemäßigen Workup werden in 29% der Präparate multiple Karzinomherde gefunden (Mazzaferri et al. 1977). Dieser Anteil steigt bei minutiöser Präparatdurchmusterung über 30% (Tollefsen, De Cosse 1963) auf 85% an (Russell et al. 1968). Nach Entfernung des Haupttumors werden Rezidive des Leidens auch nach längeren Beobachtungsfristen jedoch nur selten gesehen: bei 3,7% nach Tollefsen et al. (1964a) und 7% bei Black et al. (1960): entsprechend umstritten ist die klinische Relevanz der Russelschen Befunde.

Der Tumor kann offenbar für lange Zeit von einer Kapsel umgeben und auf den Entstehungsort beschränkt bleiben. Andererseits kann bei absolut identischem zytologischem Befund aus kleinsten Primärtumoren eine Metastasierung in die regionalen Lymphknoten erfolgen. Seltener scheint die direkte Ausbreitung über das Lymphsystem der Schilddrüse, wobei eine symmetrische Drüsenvergrößerung dem Kliniker wie eine chronische Thyreoiditis imponieren kann. Die Regel ist aber die direkte Invasion des Nachbar-Parenchyms mit konsekutiver Ausbreitung über den Ursprungslappen. Über die Lymphwege kann früher, unter Passage des Isthmus, der gegenseitige Lappen erreicht werden. Direkte Invasion der Organkapsel und die Invasion der Nachbargewebe ist ein spätes Phänomen.

Die Neigung zur regionalen, *lymphogenen Tumorausbreitung* ist sehr groß. Leitsymptom ist der Tastbefund. Lymphome oder vergrößerte Lymphknoten, in denen histologisch dann keine Metastasen gefunden werden, sind selten (6%), der spätere Nachweis in unverdächtigen Lymphknoten jedoch beträchtlich (falsch-negativer präoperativer Befund = 44%!) (RASMUSSEN 1978). Werden bei der Erstoperation systematisch alle erreichbaren Lymphknoten mitentfernt, dann können bei sorgfältiger histologischer Durchmusterung Absiedelungen in 83% (TOLLEFSEN u. DE COSSE 1964) bis 90% der Fälle bewiesen werden. 57% (von diesen 90%) sind allerdings kleiner als 3 mm (NOGUCHI et al. 1970). LINDAHL (1975a) gibt die Zahl der intraoperativ festgestellten Lymphknotenmetastasen mit 50% bei den Frauen und 75% bei den Männern an. „Fast alle Kinder" mit papillärem Schilddrüsen-Karzinom haben zum Zeitpunkt der Erstoperation einen metastatischen Befall der Lymphknotenstationen" (LENIO 1976).

In Übereinstimmung mit Farbstoffversuchen von TAYLOR und DAVIS (1970) lokalisierten NOGUCHI et al. (1970) die erste Station für die Metastasierung in den paratrachealen Lymphknoten, und dies unabhängig von der Lage des Primärtumors. Die weitere Ausbreitung erfolgte zunächst in Richtung auf die kaudalen, dann auf die kranialen Halsabschnitte. Die Submandibularlymphknoten werden zuletzt befallen. FRAZELL und FOOTE (1958) hatten in 182 Neck-dissection-Präparaten eine 84,6%ige Beteiligung von Halslymphknoten gefunden. Die häufigsten Lokalisationen: entlang dem kaudalen und mittleren Drittel des M. sternocleidomastoideus (je 76%), dann kraniales Drittel (61%), und hinteres Halsdreieck (36%). Submandibularlymphknoten waren in 9,7% befallen. WINSHIP und ROSVOLL (1961) fanden in 88%, JEREB und LOEWHAGEN (1972) bei 60% der Kinder mit papillärem Schilddrüsenkarzinom regionale Lymphknotenmetastasen.

Diese Zahlen sind größer als die N_+-Befunde in der präoperativen Befundung. FRAZELL und FOOTE (1958) palpierten bei 27% ihrer 393 Patienten uni- und bilaterale Lymphome. Eine gleiche Größenordnung wurde im sehr großen Material von MAZZAFERRI et al. (1977) beobachtet (= 27,8%). Mit 32,5% ist der Anteil leicht höher bei HIRABAYASHI und LINDSAY (1961), am höchsten mit 39,1% bei WOOLNER et al. (1961), (von diesen wiederum 21% mit bilateralem Befall), sowie bei WINSHIP u. ROSVOLL (1969a).

Diese Zahlen werden intra operationem korrigiert auf 46% aller Patienten (MAZZAFERRI et al. 1977) und auf 50% bei Frauen, 15% bei Männern (LINDAHL 1975a). Einige Autoren trennen nach unilateralem und bilateralem Befall. Einseitigen Befunden bei 54% stehen bilaterale bei 25–35% gegenüber (FEIND 1972; FRAZELL u. FOOTE 1958; NOGUCHI et al. 1970).

Die Nachweisquote lokoregionaler Metastasen wird mit szintigraphischer Durchuntersuchung unter Eliminationsdosis nur leicht verbessert (von 35% auf 37%; RÖSLER 1982a). Erst in der Langzeitbeobachtung wurde ein Anteil loko-regionaler Tumorabsiedlungen manifest, der den Befunden der Pathologen nahe kommt: KRISHNAMURTHY und BLAHD (1977) sahen sie bei 14 von 18 Patienten (78%). Andererseits entwickeln einige Patienten regionale Metastasen, obwohl bei der Aufarbeitung der Präparate nach routinemäßiger Lymphknotenausräumung keine gefunden worden waren: 40% der Patienten von HIRABAYASHI und LINDSAY (1961) gegenüber 32,5% (siehe auch WOOLNER et al. 1961).

Der *isolierte Befall von regionalen Lymphknoten* als erstes und einziges Zeichen für ein papilläres Karzinom (T_0N_+) wurde bei fast 15% (FRAZELL u. FOOTE 1958; RÖSLER 1982a), bis 29% der Patienten (WOOLNER et al. 1961) beobachtet.

Fernmetastasen werden bei Erstzuweisung sehr selten registriert. Die Inzidenzen: 0,9% bei Woolner et al. (1961), 3% bei Rösler 1982a), 3,5% bei Hirabayashi und Lindsay (1961); bei Kindern 1,6%: Winship und Rosvoll (1961).

Sie werden ausschließlich hämatogen disseminiert. Es gilt als statistisch bewiesen, daß die regionalen Lymphknoten nicht die Quelle von Fernmetastasen sind (Hirabayashi u. Lindsay 1961). In den USA wird dieser Tumor in Drüsen mit einer chronischen Thyreoiditis angetroffen, wobei die chronische Entzündung einen protektiven Einfluß auf die hämatogene Ausbreitung der Tumorzellen auszuüben scheint (Hirabayashi u. Lindsay 1966). Fernmetastasen treten zunächst fast ausschließlich in der Lunge und in mediastinalen Lymphknoten auf (Franssilla 1971, Woolner et al. 1961; Tollefsen et al. 1964a, b; Rösler 1982a). Doch gibt es Ausnahmen. Harness et al. (1974) beschreiben auch Knochenmetastasen bei 21% ihrer M_+-Patienten, Frazell und Foote (1958) bei 12%. Knochen – (bei 9,5%) und viszerale Metastasen (bei 8,7%) neben Lungenmetastasen (16,7%) sind die Beobachtung von Wilson und Block – 1971). Bei der Obduktion werden (neben Lymphknotenmetastasen regional bis mediastinal in 89%) Fernmetastasen in der Lunge bei 56% gefunden. In je 17% sind Skelett, Leber und Hirn betroffen. Nieren- (=11%) und Nebennierenmetastasen (=6%) sind seltenere Befunde (Silliphant et al. 1964).

Ältere Publikationen berichten über später auftretende Fernmetastasen in unterschiedlichem Umfang: Woolner et al. (1961) in weiteren 3%, Frazell und Foote (1958) bei 16%, jener nach Vorbehandlung übernommenen Patienten. Bei Tollefsen und De Cosse (1963) hatten insgesamt 9,5% nach 11 Jahren, bei Hirabayashi und Lindsay (1961) 10%, bei Wilson und Block (1971) 18,3% nach längerer (zeitlich nicht genauer definierter) Beobachtungszeit Fernmetastasen. Für Kinder ist diese Quote (nach 10 Jahren) höher: 35% (Klopp et al. 1967).

In – sicher nicht zufällig – gleicher Größenordnung liegen die Zahlen für jene Patienten, bei denen unmittelbar nach der Operation mittels einer thyreoablativen Radiojoddosis (mit etwa 100 mCi ^{131}J) Fernmetastasen nachgewiesen werden können: die Quote beträgt 16% (der insgesamt 97) Patienten. Die üblichen diagnostischen Radiojoddosen von 200–500 µCi hatten nur residuelles Schilddrüsenparenchym darstellen können (Nemec et al. 1979). Ein ähnliches Vorgehen, bei dem jedoch auch kleinere, für die Elimination von Schilddrüsenresten mit 50000 rad bemessene Radiojodmengen gegeben worden waren, ließ die Zahl der M_+-Patienten von präoperativ 3 auf 16% ansteigen (Rösler 1982a).

Auch in diesen beiden Kollektiven nahm in der weiteren Nachbeobachtung die Zahl der Patienten mit Fernmetastasen weiter zu, auf 26% bei Nemec et al. (1979), auf 34% bei Rösler (1982a). In der letzten Gruppe trugen zur Hälfte (Radiojod nicht speichernde) großzellige papilläre Karzinome zu diesem weiteren Zuwachs bei.

Bei Frazell und Foote (1958) war 6mal (unter 34 M_+-Patienten=18%) die Fernmetastase der Anlaß zum ersten Arztkontakt, bei Rasmussen (1978) bei 5 von 105 Patienten (=4,7%). Woolner et al. (1961) berichten nur über Einzelbeobachtungen von Fernmetastasen bei regional zunächst unauffälligem Schilddrüsenbefund (=$T_0N_0M_+$). Aus ihren Zahlen läßt sich ableiten, daß bei T_+-Stadien häufiger Fernmetastasen im späteren Verlauf auftreten als bei T_0N_+-Stadien. Unter den 110 Patienten von Rösler (1980) hatten bei den T_0N_+-Patienten 25% gleichzeitig Fernmetastasen. Ältere Statistiken weisen Fernmetastasen bei N_+-Stadien in nur 4–6% aus (Franssilla 1971; Woolner et al. 1961; McDermott et al. 1954).

Szintigraphisch unter Eliminationsdosis nachgewiesene, und im späteren Verlauf zusätzlich auftretende Fernmetastasen entwickeln sich unabhängig vom loko-regionalen Befall. Nach etwas weniger als 5 Jahren Nachbeobachtung hatte die eine Hälfte ihre Fernmetastasen bei einem N_+- die andere bei einem N_0-Ausgangsstadium (Rösler 1982a).

Die *Prognose* wird offenbar nicht unwesentlich von geographischen Bedingungen mitbestimmt. Die Angaben zur Überlebenszeit sind grundsätzlich optimistischer in amerikanischen Statistiken (z.B. bei Woolner et al. 1961; McConahey et al. 1981) als in denen aus Schottland (HALNAN 1966) und Dänemark (LINDAHL 1975 b; RASMUSSEN 1978, BERGFELT et al. 1969). Dennoch kommt BEIERWALTES (1977) nach kritischer Revision der WOOLNERschen Ergebnisse auch für die USA zur Feststellung: „The papillary carcinoma does kill".

Die Prognose quoad vitam ist vom T-Stadium abhängig (LETTON 1969). Gegenüber einer normalen bis leicht subnormalen Überlebenskurve für Kranke mit Primärtumoren, die auf die Drüse beschränkt waren, fällt diese auf 54%/10 Jahren und 33%/22 Jahren bei primär extrathyreoidaler Ausbreitung ab (WOOLNER et al. 1968; BEIERWALTES 1977). Von Patienten mit T_0-Ausgangsstadium starb keiner, von denen im T_1-Stadium 9%, in T_{2-3}-Stadien 24% (innerhalb weniger als 5 Jahren) am Tumor (RÖSLER 1982a). Die 5-Jahres-Überlebensrate nimmt bei RASMUSSEN (1978) von 92% beim Stadium I ($=T_1N_0M_0$) auf 41% bei Stadium III ($=T_3N_3M_0$) und 15% bei Stadium IV (M_+) ab, obwohl bei mehr als der Hälfte die Operation mit Radiojodbehandlung (38%) und/oder perkutaner Strahlentherapie ergänzt worden war.

Ebenso hängt die Qualität des Überlebens vom T-Stadium ab. Bei Primärtumoren unter 1,5 cm Durchmesser liegt die Rezidivquote innerhalb von 10 Jahren unter 10%, bei einem Mittel (alle Stadien) von über 20% (MAZZAFERRI et al. 1977). Diese Autoren stellten die Beziehungen zwischen Primärtumorgröße und Rezidivneigung als lineare Funktion dar; sie liegt über 50% bei Tumoren, die größer als 5 cm sind. Die Mayo-Klinik findet kein signifikant größeres Risiko für Primärtumorgrößen zwischen 0 und 4,9 cm Größe. Erst bei Primärbefunden über 5 cm Durchmesser nimmt die Mortalität drastisch zu (MCCONAHEY et al. 1981). Trennendes Indiz ist bei ihnen auch, ob 1 Lappen, 2 Lappen oder der Isthmus allein involviert, oder ein, bzw. beide Lappen zusammen mit dem Isthmus involviert waren.

Eine Besonderheit des papillären Schilddrüsen-Karzinoms ist die Tatsache, daß das Ausmaß des initialen Befalles der regionalen Lymphknoten keinen, oder allenfalls einen nur geringen Einfluß auf Überlebenschancen und Rezidivfreiheit hat (WOOLNER et al. 1968; CADY et al. 1976; RÖSLER 1982a). In der retrospektiven Studie mit 820 Patienten von MCCONAHEY et al. (1981) nimmt die kumulative Mortalität jedoch eindeutig zu, wenn 4 und mehr regionale Lymphknoten befallen sind. Aus den Angaben von CADY et al. (1976) kann dagegen eine inverse Beziehung abgeleitet werden: bei 4 und mehr Tumor-positiven Lymphomen starben 9%, bei weniger befallenen Lymphknoten jedoch 37%. (Ergebnisse älterer Publikationen siehe bei FRAZELL u. FOOTE (1958)).

Ob *histologische Untergruppen* auf die Prognose einen Einfluß haben, ist umstritten. In den Statistiken von SIMPSON und CARRUTHERS (1978), von TOLLEFSON und DECOSSE (1963), sowie von DEGROOT und PALOYAN (1973, zitiert nach DEGROOT 1975a, b) haben Patienten mit rein papillär aufgebauten Karzinomen deutlich bessere Langzeitüberlebenschancen als die mit gemischt papillär/follikulärem Tumor. Aus den Angaben von RUSSELL et al. (1968) kann eine umgekehrte Tendenz abgelesen werden: nach 5 und 10 Jahren überlebten 93 und 88% der Patienten mit gemischt aufgebauten Tumoren gegenüber 84 und 76% bei den rein papillären.

Papillär/z.T. solide Tumoren, die – wie die rein papillären – in allen Lebensaltern vorkommen, bedingen keine schlechtere Prognose gegenüber dem Gesamtquerschnitt. Zusammen mit trabekulären Strukturen scheint die Prognose ungünstiger zu werden. Großzellige papilläre Karzinome und die Kombination von papillären und großzelligen Karzinomen haben eine so schlechte Prognose, daß diese Tumoren hier nicht eingereiht werden dürfen (NERACHER u. HEDINGER 1975; RÖSLER 1982a).

Jede *Behandlung* vermag die Überlebensraten zu verbessern. Gegenüber nur 15% Überlebenden ohne Operation erreichten 68% eine Nachbeobachtungsfrist von 10 Jahren nach Thyreoidektomie. In (nach Stadien und Alter) vergleichbaren Gruppen überlebten 58% nur Biopsierte, aber 84% der adäquat Operierten (LINDAHL 1975a, b). Von gleicher Größenordnung sind die älteren Ergebnisse der Operation bei FRAZELL und FOOTE (1958).

Die zunächst abschließende, für die USA überregional, wenn auch retrospektiv zusammengetragene Übersicht von MAZZAFERRI et al. (1977) verzeichnet 13% Todesfälle und 40% Rezidive bei den Patienten, die keine Therapie erhalten hatten. Schon eine subtotale Strumektomie verbesserte die Ergebnisse auf 1,5 und 18,4%, die totale Thyreoidektomie auf 0,3 und nur 7,1%. Eine zusätzliche Lymphadenektomie beeinflußte diese Ergebnisse nicht. Das Optimum mit 0 und 2,6% erreichte die kombinierte Operation und ^{131}J- und Hormonbehandlung.

Die dagegen dramatisch schlechteren Ergebnisse eines um die perkutane Strahlentherapie erweiterten Regimes (0,6 und 55,5%) läßt Ursachen eher in der Selektion als in einer negativen Beeinflussung des Krankheitsverlaufes suchen.

Diese Erhebung von MAZZAFERRI et al. (1977) kann für repräsentativ im Sinne heute erreichbarer Langzeitergebnisse gelten, auch wenn nicht alle Patienten nach optimaler Strategie behandelt waren. Danach weist die kumulative Überlebenskurve erst ab 11 Jahren nach Diagnosestellung eine signifikante Abweichung gegenüber jener einer normalen Population auf. Der Terminus „Heilung" sollte nach wie vor bei einer Tumorerkrankung mit so langen Überlebenszeiten mit Vorsicht angewendet werden (FRAZELL u. FOOTE 1958). Andererseits kann der diagnostische und therapeutische Aufwand auch durch die Verbesserung der Lebensqualität gerechtfertigt sein. Und hier hat die Radiojodtherapie – nach adäquater, d.h. subtotaler Thyreoidektomie – die wichtigsten Verdienste, wenn die Zahl zusätzlicher Operationen verringert, die Lebensqualität generell verbessert werden soll.

3. Sonderformen

a) Das okkulte Schilddrüsen-Karzinom

Erreichbare Daten zur Epidemiologie und Prognose des malignen Schilddrüsen-Tumors enthalten unterschiedlich hohe Quoten von Karzinomen, die als „okkulte" oder „ruhende" Tumoren einzustufen sind und in ihrer klinischen Bösartigkeit nur unvollkommen definiert werden können. Wenig verläßlich sind daher prognostische Schlüsse und therapeutische Empfehlungen, die von Beobachtungen abgeleitet werden, in denen die Prävalenz dieser Tumoren nicht eindeutig formuliert ist. Es muß daher das okkulte Schilddrüsen-Karzinom als Krankheitseinheit per se abgehandelt werden. Histologischer Aufbau und klinische Beobachtung sprechen dafür, daß nur innerhalb des differenzierten Karzinomes diese Aussonderung möglich und nötig ist.

In einer Serie von 100 konsekutiv vorgenommenen Autopsien wurden 13 kleine papilläre Karzinome der Schilddrüse aufgedeckt, von denen immerhin 8 schon bei bloßer Inspektion der freigelegten Drüse, die restlichen erst dank sorgfältiger Schnitt-Technik gefunden wurden (NISHIYAMA et al. 1977). Für eine derartig sorgfältige Schnitt-Technik fordern SAMPSON et al. (1971) Intervalle von max. 3 mm.

Der Pathologe mustert typischerweise nur 1 Schnitt pro Block durch (SAMPSON 1977a), d.h. er betreibt einen Aufwand, der nur $^1/_{30}$ dessen ist, mit dem jeder okkulte Tumor entdeckt werden könnte. Jede Schätzung der Zahl okkulter Tumoren in Schilddrüsen einer normalen Population muß daher zu klein ausfallen.

Wahrscheinlich bestehen geographische Unterschiede in der Prävalenz für den okkulten Tumor. SAMPSON (1977b) stellte die Ergebnisse aus den USA, in denen NISHIYAMAS (1977) Serie mit 13% Inzidenz die Ausnahme, die eigene Studie (SAMPSON et al. 1974) mit 5,7% auch noch im höheren Bereich angesiedelt ist, denen aus Japan mit größeren Zahlen gegenüber: In dieser „Ein Block – ein Schnitt"-Technik kommen YAGAWA et al. (1966): zitiert bei SAMPSON 1977a) mit 13,7% zur niedrigsten, FUKANAGA u. YATANI (1975) in Sendai, ähnlich wie SAMPSON et al. (1969) in Nagasaki jeweils mit 28,4% zur höchsten Inzidenz überhaupt. Kanada, Polen, Kolumbien und Ungarn werden mit Inzidenzen zwischen 4,5 und 9% zitiert (SAMPSON 1977a).

Abhängigkeiten vom Geschlecht bestehen nicht, wenn man den Einfluß der bei Frauen durchschnittlich größeren Einzeltumoren auf die Nachweissicherheit im Schnitt berücksichtigt (SAMPSON 1977a). Ihr Auftreten ist nicht sicher altersabhängig. Aus chirurgischem Untersuchungsgut scheint das Vorhandensein des okkulten Tumors im Kindes- und Jugendalter beweisbar zu sein (WOOLNER et al. 1960). Im Alter wird er eher wieder etwas seltener, zumeist auch durchschnittlich kleiner gefunden (SAMPSON 1977a).

Damit spricht vieles für die Annahme, daß das okkulte Schilddrüsen-Karzinom eine Krankheit sui generis ist. Offenbar ist es in Einzelfällen aber doch die Vorstufe des klinisch manifesten und evtl. tödlich verlaufenden Schilddrüsen-Karzinoms. Die Gegenthese, nach der das Vorhandensein des okkulten Tumors vor dem Auftreten malignerer Verlaufsformen geradezu „schützt", könnte aus Zahlen der Tabelle 4 (zitiert nach SAMPSON 1977a) abgeleitet werden. Diese Diskrepanzen werden aber mit größerer Berechtigung durch andere, geomedizinische Faktoren erklärt, wie dem Überwiegen der undifferenzierten Tumoren in Endemiegebieten (Beispiel Schweiz in Tabelle 4), bei gleichzeitig seltenerem Vorkommen papillärer Schilddrüsenformen mit ohnehin gutartigerem klinischen Verlauf.

Tabelle 4. Häufigkeit von okkulten Schilddrüsenkarzinomen in Relation zur Sterblichkeit. (Nach SAMPSON 1977)

	Tod an Schilddrüsen-karzinomen (n/100 000/Jahr)		Okkultes Schilddrüsen-karzinom (Autopsie-Studien, vergleichbare Technik)
	♂	♀	%
Schweiz[a]	1,51	1,56	1,2
Amerika[b]	0,4	0,8	5,7
Japan[c]	0,21	0,46	17,9

[a] Zahlen nach HEITZ et al. (1976)
[b] nach SAMPSON (1974)
[c] nach SAMPSON (1977)

Andererseits ist der T_0M_+-Operationsbefund nicht so selten (s. S. 26). Extreme beschreiben GISKAS et al. (1967): um den maximal 0,6 mm durchmessenden Primärtumor einer Lymphknotenmetastase am Hals zu finden, mußten 1375 Schnitte der Schilddrüse hergestellt werden.

Regionale Metastasierung ist auch nicht die Ausnahme: Bei der Autopsie können in 16% der Fälle Lymphknotenmetastasen nachgewiesen werden (SAMPSON 1977b).

Bei MEISSNER (1977) gab es nach Operation von 42 dieser Tumoren – sie waren zufällig bei der Operation eines Morbus Basedow mitentfernt worden – kein einziges Rezidiv des Malignoms. WOOLNER et al. (1960) fanden bei ihren okkulten Tumoren (sie definieren sie 1,5 cm und kleiner) durchaus Metastasen und Tumormanifestationen, doch führte immerhin der weitere Verlauf in keinem Falle zum Tode.

Nach den Erhebungen der Atomic Bomb Casuality Commission (ABCC) erreichten alle Patienten – bis auf einen – mit okkultem Schilddrüsenkarzinom (n = 518) das Lebensende, ohne sich ihres Schilddrüsentumors überhaupt bewußt zu werden (SAMPSON 1977b).

Das okkulte, sklerosierende papilläre Karzinom (GRAHAM) wird in der Literatur zwar anhand der besonderen histologischen Merkmale (s. S. 13) unterschieden. Für klinische Entscheidungen scheint die Abtrennung aus der Gruppe der okkulten Tumoren nicht gerechtfertigt. Metastasierung in die regionalen Lymphknoten ist nicht selten, ja sogar häufig der erste klinische Hinweis auf ein malignes Leiden (HUBERT et al. 1980). Fernmetastasen wurden beschrieben (PATECHEFSKY et al. 1970; SAMPSON et al. 1970). Eine Übersicht gibt SCHINDLER (1982).

Das okkulte Karzinom der Schilddrüse sollte man mit MEISSNER (1977) als den Tumor definieren, der zuerst vom Pathologen aufgedeckt wurde *und* nicht nachweisbar war mit den „üblichen Methoden der klinischen Untersuchung". Er soll in der „Ein Block – ein Schnitt"-Technik aufgefallen sein.

Die Konsequenzen, die sich heute für die Behandlung des okkulten Schilddrüsen-Karzinoms ergeben, leiten sich aus den folgenden, in Zusammenfassung gegebenen Feststellungen ab:

1. Das okkulte Schilddrüsen-Karzinom wird nicht zur Todesursache für seinen Träger.
2. Auch verursacht es keine beweisbare Lebensverkürzung.
3. Das typische Ereignis der Erfassung ist die Schilddrüsen-Resektion wegen eines Morbus Basedow; seltener die Zufallsbefundung bei einer Neck-dissection aus anderer Verursachung.
4. Der palpable Schilddrüsen-Tumor, d.h. auch der Tastbefund als Anlaß und Grund für eine Schilddrüsen-Operation, darf niemals in diese Gruppe eingeordnet werden, es sei denn, ein zweiter (oder weiterer), klinisch *nicht* vorhergesagter Mikrobefund sei der histologisch suspekte.

Die Therapie kann sich auf die Beseitigung des Tumors, typischerweise im Rahmen einer Lobektomie, beschränken (NISHIYAMA et al. 1977).

Eine unmittelbare Nachbehandlung mit Radiojod ist wahrscheinlich nicht unbedingt nötig. Dies mag auch gelten für jene Patienten, bei denen anläßlich eines Eingriffes aus anderer Ursache über eine Lymphknotenmetastase ein okkulter Primärtumor postuliert werden muß (NISHIYAMA et al. 1977).

Dagegen muß der Therapieplan schon die Thyreoidektomie (radikal auf der Tumorseite, subtotal gegenüber) vorsehen, wenn der regionale Lymphknotenbefall Anlaß zur Erstbehandlung wurde. Die Neck-dissection wird von keinem Autoren mehr befürwortet (NISHIYAMA et al. 1977; RÖSLER 1982a).

BEIERWALTES (1977), GLANZMANN und HORST (1979), RÖSLER (1982a) führen in den Fällen, wo die Thyreoidektomie durchgeführt worden war, eine Radiojodbehandlung zur Ausschaltung verbliebener Reste normalen Schilddrüsengewebes durch. Sie leiten die Substitutionsbehandlung mit Schilddrüsenhormon erst danach ein. Für sie sprachen vor allem Kostenersparnis und die mögliche Abwendung operativer Komplikationen für ein derartiges Vorgehen. Bestätigungen an größeren Patientenzahlen für die nötigen langen Beobachtungszeiten stehen aber noch aus.

Beim okkulten Karzinom dürfte sich praktisch niemals eine Indikation zur perkutanen Strahlentherapie ergeben. Auch wenn gut die Hälfte dieser Tumoren in unmittelbarer Nachbarschaft zur Kapsel gefunden werden, ja, in dieser selbst wachsen (SAMPSON 1977a), sollte der beim Tumor < 1,5–2 cm sicher gut übersehbare Verlauf ein Zuwarten rechtfertigen.

b) Heterogene Lokalisation des differenzierten Schilddrüsen-Karzinoms

α) Karzinom der Zungengrundschilddrüse und des Ductus thyreoglossus

Das Karzinom der im Zungengrund lokalisierten Schilddrüse ist fast immer höher differenziert; 2 von 21 dieser publizierten Tumoren waren undifferenziert (LI VOLSI 1978). Von 87 bis 1978 bekannt gewordenen malignen Tumoren im Bereich des Ductus thyreoglossus waren wiederum fast alle papillär und papillär/follikuläre Tumoren (LI VOLSI 1978); vereinzelt wurden Plattenepithelkarzinome beschrieben (PAGE et al. 1974; JOSEPH u. KOMOROWSKY 1975; SOHN et al. 1974). Wie häufig es sich dabei um Metastasen primär in der Schilddrüse lokalisierter Tumoren handelte, ist nicht entschieden. Die Prognose dieser Tumoren ist ausgezeichnet (LI VOLSI 1978: 6 Literaturstellen).

β) Karzinom der aberrierenden Struma

Papilläre Strukturen und der Nachweis von Psammonkörpern wie von Schilddrüsengewebe in lateralen Halslymphknoten, ja in den Weichteilen des lateralen Halses überhaupt, sind Beweise für ein metastasierendes Schilddrüsen-Karzinom (GREENFIELD 1978: 5 Zitate). Gelegentlich kann aber auch normales Schilddrüsengewebe anläßlich einer Strumaoperation implantiert worden sein (MOSES et al. 1976).

γ) Karzinom in der Struma ovarii

Eine eigene pathologische Einheit stellt die Struma ovarii dar. SIGWARD und TEDESCHI (1973) fanden 400 publizierte Fälle, von denen nicht alle der strengsten Definition: der gesamte Tumor muß aus Schilddrüsengewebe zusammengesetzt sein – genügen. Fälle mit begleitender Hyperthyreose sind Einzelbeobachtungen (BORTOLOZZI 1967; DALGAARD u. WETTELAND 1956; JUDD u. BUIE 1962; SIGWART u. TEDESCHI 1973). Histologische Malignität i.S. einer „Metastasierenden Struma ovarii" ist nur als Zufallsbefund beschrieben worden: ein vorwiegend follikulär aufgebauter Tumor mit winzigen Bezirken von Gefäßeinbrüchen hatte Lebermetastasen gesetzt. KEMPERS et al. haben 1970 52 Fälle zusammengestellt, die fast alle papillär waren, und z.T. erfolgreich mit Radiojod behandelt wurden.

Ascites, rechtsseitiger Hydrothorax (Meigs-Syndrom) sind dagegen nicht selten; die Angaben schwanken zwischen 4 und 50%. Das Konzept von KRETZSCHMAR (1904), das von einer obligaten Metastasierung aus einem primär normotop gewachsenen Schilddrüsentumor ausging, ist weniger wahrscheinlich als die Annahme eines grundsätzlich teratoiden Charakters dieser malignen Struma ovarii. Dafür sprechen auch jüngere Beobachtungen einer Kalzitoninproduktion in Eierstocktumoren mit Karzinoidstruktur. Diese hatten eine gute Prognose (ROBBOY et al. 1970, 1975).

III. Das funktionell undifferenzierte Karzinom

1. Das Hürthlezell- und hellzellige Karzinom

Diese Tumoren haben meist eine feingewebliche Architektonik, die jener der follikulären (sehr selten auch der papillären: HAZARD (1968), HEDINGER 1975, RÖSLER 1980) Karzinome ähnelt: es sind Follikel vorhanden, deren Inhalt azidophil ist, trabekuläre Anteile können dominieren. Merkmale der Zelle selbst trennen sie jedoch eindeutig vom typischen follikulären Karzinom (RUSSELL et al. 1969; WOOLNER 1971). Ihre funktionelle Entdifferenzierung, besonders der Verlust des Jodstoffwechsels ist seit FITZGERALD u. FOOTE 1949 bekannt. Daß die Langzeitprognose zu Zeiten eines beschränkten therapeutischen Repertoires denen des zytologisch typischen follikulären Karzinoms gleicht (MEISSNER 1969), ist ein eher zufälliges Moment, besonders wenn man berücksichtigt, daß auch diese Karzinome einen breiten Bereich zwischen bester und schlechtester Spontanprognose mitteln.

a) Hürthlezell-Karzinom

Makroskopisch ist kaum ein anderer Tumor der Schilddrüse so eindeutig charakterisiert wie das Hürthlezell-Karzinom: braune Färbung, fleischige Konsistenz und zumeist harte Konturierung bei unizentrischem, seltener multizentrischem Wachstum (FRAZELL u. DUFFY 1951; HORN 1954).

Die Hürthlezelle – der Begriff sollte für den gut- und bösartigen Tumor reserviert bleiben – ist von der Askanazyzelle, die vereinzelt oder in Nestern im Basedowkropf, in der Hashimoto-Thyreoiditis und – ohne begleitende, entzündliche Veränderungen – nach Strahlenschädigung der Schilddrüse (KENNEDY u. THOMPSON 1973) angetroffen wird, weder histologisch, noch ultrastrukturell oder histochemisch zu unterscheiden (PITT-RIVERS u. TATA 1960; TREMBLAY 1962; MEANS et al. 1963). Ihre Herkunft ist unbekannt. Daß jede „onkozytäre Umwandlung" oder „Metaplasie" (WALTHARD 1969) den Keim für eine Tumorentstehung darstellt, ist eher unwahrscheinlich. Die Zelle stammt vom Thyreozyten ab (RUSSELL et al. 1969) – die Tendenz zur Ausbildung follikulärer Strukturen scheint dafür zu sprechen –, es fehlt ihr aber die Peroxydase; entsprechend werden weder Schilddrüsenhormone noch Vorstufen, noch abnorme Jodproteine gebildet (HARCOURT-WEBSTER 1968). Ist bei den übrigen undifferenzierten Schilddrüsen-Karzinomen der Mitochondriengehalt deutlich geringer als bei den differenzierten, so ist beim Hürthlezelltumor gerade eine exzessive Vermehrung obligat (LINDSAY u. ARICO 1963; FELDMANN et al. 1977). Sie ist ausgeprägter als bei C-Zellen und den Zellen des medullären Karzinoms (HARCOURT-WEBSTER 1968). Ihr Gehalt an DNS (Desoxyribonukleinsäure) ist erhöht – während die Mehrzahl maligner Schilddrüsen-Tumoren DNS-Werte im Normbereich haben (HÄMMERLI 1970).

Der Tumor ist selten im Jodmangelgebiet; unter prophylaktischer Jodbehandlung scheint er früher häufiger zu werden, als das in der Nicht-Endemie dominierende papilläre Karzinom (KIND 1966; THALMANN 1954; WALTHARD 1969).

Im Adenom wie im Karzinom sind follikelähnliche Lichtungen häufig, deren Zellbesatz ist jedoch nicht vollständig (sog. dos-à-dos-Stellung); häufig liegen die Kerne nahe dieser Lichtung (Invertstellung). Die zytologischen Kriterien der Malignität sind nicht verläßlich, soweit nicht extreme Grade der Kernpolymorphie vorliegen, auf Malignität daher oft nur aus dem Nachweis einer Kapsel- und/oder Gefäßinvasion zu schließen. Viele Kliniker rechnen daher das Hürthlezelladenom zu den potentiell malignen Tumoren (BERCHTOLD et al. 1974).

Die Häufigkeit läßt sich auch anhand größerer Statistiken wegen Unstimmigkeiten in der Nomenklatur und der schwierigen Grenzziehung zwischen benignem und malignem Wachstum nicht sicher bestimmen. WOOLNER (1971) schätzt den Anteil mit 20% unter den follikulären Tumoren, rechnet aber alle Tumoren „mit mehr oder weniger Hürthlezellen" dazu. RUSSELL et al. (1968) fanden es in 2% aller Schilddrüsen-Karzinome (in 11% bei den undifferenzierten). WALTHARD (1969) hat stark wechselnde Frequenzen, legt sich aber nur auf „Hürthlezell-Tumor" fest. Sicher ist der Tumor bei Kindern und Jugendlichen unbekannt (WINSHIP u. ROSVOLL 1969b).

Das Schicksal des Kranken wird, wie beim follikulären Karzinom, durch die Metastasierung – in Lunge, Leber und Skelett – entschieden. Dabei gibt es Verläufe mit schnellerer Progredienz und Tod innerhalb weniger Jahre, wie langsame Verläufe mit z.T. ausgedehnter Metastasierung, bes. in die Leber, bei denen nicht einmal der Allgemeinzustand adäquat eingeschränkt sein muß. Das lokale Rezidiv trotzt, nachdem operable Stadien überschritten sind, sowohl der Strahlentherapie wie der Chemotherapie. Die 5- und 10-Jahres-Überlebensraten sind mit 40% und 10% zwar besser als beim Spindelzell- und Riesenzellkarzinom, aber auch eindeutig schlechter als beim follikulären (77 und 62%) (RUSSEL et al. 1968).

b) Hellzelliges Karzinom

Einzelne Follikelzellen mit hellem Plasma, häufiger in Nestern, können eine Komponente des papillären und – häufiger – des follikulären Karzinoms sein. MEISSNER (1969b) hält sie daher für eine Variante. Doch kann ein ganzer Tumor aus diesen Zellen aufgebaut sein („Parastruma maligna"). Die Abgrenzung gegen Metastasen eines Nierenkarzinoms ist schwer. So findet sich Glykogen auch in den Zellen des Nierentumors. PAS-positive Reaktion von intrazytoplasmatischen Einschlüssen, das Vorhandensein von Kolloid-Vakuolen und von vereinzelten Mikrovilli, sowie bestimmte ultrastrukturelle Merkmale sollen aber für das hellzellige Karzinom reserviert sein (VARIAKOZIS et al. 1975). Auch dieser Tumor hat keinen Jodstoffwechsel, nimmt daher auch nicht Radiojod auf. Im klinischen Verhalten soll der Tumor dem follikulären Karzinom ähneln (MEISSNER 1969b; HEDINGER u. SOBIN 1974).

2. Das anaplastische Karzinom

Die heute gemachte Unterscheidung zwischen a) Riesenzell-, b) Spindelzell- und c) kleinzelligem Karzinom beschreibt morphologisch sehr wohl unterscheidbare Einheiten (SAXEN et al. 1969; NISHIYAMA et al. 1972). Ob eine solche Untergruppierung von klinischer Bedeutung ist, scheint aber fraglich. Bei der Durchsicht zahlreicher Statistiken fällt auf, daß vor der Abtrennung des medullären Karzinoms (HAZARD 1960) dieser Tumor häufig zu den anaplastischen – dann mit deutlich besserer Prognose als solides Schilddrüsen-Karzinom (RUSSEL et al. 1968) – gezählt wurde. Nach klinischen Erwägungen steht andererseits das rein trabekulär differenzierte follikuläre Karzinom dieser Kategorie wiederum näher als dem follikulären (Lucot et al. 1979).

Kurze Anamnese, oft nur von 2–3 Wochen, bei der Hälfte weniger als 3 Monate (Rasmussen 1978), entsprechend schnell ausgeprägte lokale Symptomatik, die bei jedem 5. Patienten schon zu Heiserkeit oder Schluckbeschwerden führte (Rasmussen 1978), eine lokal meist harte, gelegentlich aber auch sehr weiche Masse, die schnell bilateral vorhanden ist, und das frühe Auftreten von Halslymphomen sind kennzeichnend, bei 54–86% mit Erstvorstellung schon vorhanden (Hill u. Aldinger 1978). Einer von 3 Patienten hat bei Erstvorstellung schon Fernmetastasen in der Lunge, in den parenchymatösen Organen, dem Skelett, Gastrointestinal- und Urogenitaltrakt, oder auch im Zentralnervensystem (Rasmussen 1978).

Hill und Aldinger (1978) unterscheiden 5 verschiedene klinische Erscheinungsformen. 1. Am häufigsten (37%) beginnt eine lange vorbestehende Struma diffusa oder multinodosa herdförmig schnell zu wachsen. 2. Am vormals unauffälligen Hals erscheint ein schnell größer werdender Tumor (bei 30%). 3. Nach Vorbehandlung eines differenzierten Schilddrüsentumors tritt plötzlich eine ausgedehnte Metastasierung in Erscheinung (bei 21%). 4. Die Ursache einer foudroyant verlaufenden, generalisierten Metastasierung wird erst autoptisch mit einem Tumor der Schilddrüse erklärt (bei 6%). 5. Im Schnellschnitt eines differenzierten Karzinoms wird in zusätzlichen Schnitten ein anaplastisches Karzinom entdeckt, das den weiteren Verlauf bestimmen wird (6%).

Differentialdiagnostisch kann die Blutung in einen Strumaknoten erwogen werden. Auch hier ist die schnelle Größenzunahme Leitsymptom; aber es bestehen, im Gegensatz zum anaplastischen Karzinom, akute lokale Schmerzen. So ist jede Größenänderung einer Struma, ganz besonders bei älteren Individuen, eine Indikation zu umgehendem chirurgischen Eingreifen, damit die Natur des zugrundeliegenden Prozesses bestimmt werden kann (Hill u. Aldinger 1978).

Die Häufigkeit in den USA liegt unter 20% (Thomas u. Buckwalter 1976), ist höher in Regionen mit Struma-Endemie, wie in Cali/Kolumbien, Israel, Norwegen und Finnland (s. Correa et al. 1969) und in der Schweiz vor Einführung der Jodprophylaxe (Kind 1966; De Quervain 1941).

Der Tumor gehört zu den bösartigsten überhaupt. Ob er jemals therapeutisch beeinflußbar ist, ist fraglich – die seltenen Fälle, bei denen die Operation noch radikal sein konnte, ausgenommen (Ibanez et al. 1966; Jereb et al. 1975; Thomas u. Buckwalter 1976).

Allenfalls bei einem Drittel ist ein Versuch der radikalen Operation möglich. Die Überlebenszeit ist kaum länger als die Anamnese (Thomas u. Buckwalter 1976), die 5-Jahres-Überlebensrate liegt in allen Statistiken unter 10% (u. a. Russell et al. 1968). Höheres Erkrankungsalter, dabei eine progressive Zunahme bis zu einem Anteil der über 60Jährigen von fast 70% (Jereb et al. 1975) und histologisch fast immer vorhandene Nester papillärer oder follikulärer Karzinome haben zur Hypothese der Transformation aus differenzierten Tumoren Anlaß gegeben.

Die Überlebensraten werden durch die Strahlentherapie allein nicht verbessert; in Kombination mit Chemotherapie sahen Jereb et al. (1975) eine mediane Überlebenszeit von 9,4 Monaten gegenüber einer älteren Serie mit 2,5 Monaten. Hill und Waldinger (1978) sahen nur 6 Überlebende unter 84 Patienten (=7%). Die kürzesten Überlebenszeiten (2,2 und 2,6 Monate) wurden bei den unbehandelten und den ausschließlich chemotherapierten Patienten beobachtet. Die günstigsten Ergebnisse wurden in einer kleinen Gruppe von 16 Patienten erreicht, bei denen Operation, Nachbestrahlung und Chemotherapie kombiniert werden konnten: 4 überlebten, davon blieben 3 länger als 5 Jahre tumorfrei. Bei den Verstorbenen betrug die mittlere Überlebenszeit 15 Monate.

1979 differenzierte diese Arbeitsgruppe weiter: die längste mittlere Überlebenszeit hatten die drei Patienten, bei denen der Tumor auf die Schilddrüse begrenzt war (=5 Jahre, 4 Monate). Merklich kürzer war sie bei lokal infiltrierender Tumorausbreitung (=7,3 Monate), bei regionalem Lymphknotenbefall (4,3 Monate) und bei initial bekannten Fernmetastasen (2,7 Monate) (Aldinger et al. 1978).

IV. Das medulläre Schilddrüsen-Karzinom

Der maligne Tumor der C-Zellen ist das medulläre Karzinom der Schilddrüse. Es ist zudem die bestbekannte und klinisch bedeutungsvollste Krankheit der C-Zellen überhaupt (Hazard et al. 1959). Die Beobachtung von Sipple (1961), daß bei am Phäochromozytom Erkrankten Schilddrüsenkarzinome 14mal häufiger vorkommen als in der übrigen Bevölkerung, wurde von Williams (1965) dahin präzisiert, daß es sich in diesen Fällen immer um das von Hazard beschriebene, medulläre Karzinom handelt. Pusterla und Hedinger (1975) fanden diese Kombination bei insgesamt 3 Patienten unter 56 mit Phäochromozytomen, und diese nur unter den 6 bilateral Erkrankten. Für diese Kombination errechneten sie eine um den Faktor 2000 häufigere Inzidenz, als sie nach dem Zufall zu erwarten wäre (Häufigkeit des Phäochromozytoms in ihrem Zürcher Material: 56 unter 66782 Autopsien). Nach Chong et al. (1975) (aus der Arbeitsgruppe Woolner) hat das medulläre Karzinom in den USA einen Anteil von 8% an allen Schilddrüsenmalignomen. Der spontan auftretende Tumor ist ein Karzinom der über 40jährigen, während bei familiärem Vorkommen 10–80jährige betroffen sein können (Chong et al. 1975).

Beim autosomal im Rahmen eines SIPPLE-Syndroms familiär vererbten Karzinoms sind obligat andere neuroektodermale und/oder neuroendokrine Elemente mitbetroffen. Zu ihnen gehören Läsionen der Parathyreoidea und multiple Neurome der Schleimhäute (Janzer 1978), sowie Peptidhormon-produzierende Tumoren der enterochromaffinen Zellen des Darmes, des Pankreas, Magens, des Hypophysenvorderlappens und des Bronchialbaumes, aber auch multiple auftretende Geschwülste der peripheren Nerven (Schumann et al. 1977): APUD – System = „Amine und Precursor Uptake and Decarboxylation", deshalb auch „APUDome").

Das medulläre Schilddrüsenkarzinom bildet ein makroskopisch grauweißes, derbes und meist abgegrenztes Tumorinfiltrat. Klinisch ist der solitäre Schilddrüsenknoten häufigstes Erstsymptom. Bei Erstbehandlung besteht bei zwei Dritteln der Erkrankten schon eine Infiltration oder Metastasierung in den kontra-lateralen Schilddrüsenlappen (Chong et al. 1975).

Die Prognose des Erkrankten ist entscheidend abhängig von der Existenz oder vom Fehlen von regionalen Lymphknotenmetastasen (Chong et al. 1975). Dieses Verhalten steht in krassem Gegensatz zum papillären Schilddrüsenkarzinom und muß in ganz besonderem Maße die operative Taktik und die Nachbehandlung beeinflussen. Bei Erstbehandlung darf resp. muß ein beidseitiger Befall der Schilddrüse vorausgesetzt werden (siehe bei Chong et al. 1975). 75% von (n = 40) Erstoperierten haben regionale Metastasen (Gordon et al. 1973). Die komplette Thyreoidektomie ist die Behandlung der Wahl und sollte um eine ausgiebige Entfernung der Halslymphknoten ergänzt werden, wenn Verdacht auf Befall besteht.

Die Hochvoltstrahlentherapie wird von allen Autoren befürwortet (Übersicht bei Baylin u. Wells 1978), obwohl Klein et al. (1976) absolute Strahlenresistenz voraussetzen, Williams et al. (1966) auch innerhalb des medullären Karzinoms Geschwülste mit geringerem Differenzierungsgrad und leicht besserer Strahlenempfindlichkeit beschreiben und nur von Hill (zitiert von Schumann et al. 1977) und von Tubiana et al. (1975), eine eindeutige Tumorregression beschrieben wurde.

Selbstverständlich muß die Behandlung mit Radiojod sinnlos bleiben. Als Ausnahme mag der Bericht von Hellmann et al. (1979) gelten, die therapeutische Dosen der ^{131}J-γ-Strahlung aus dem umgebenden normalen Schilddrüsen-Gewebe im Tumor deponieren konnten. Den Behandlungserfolg dokumentierten sie mit anfänglich hohen, später in normale Bereiche abgefallenen Thyreokalzitoninspiegeln.

Eine Suppressionsbehandlung ist unbekannt; der Versuch mit Chemotherapie wird für die fortgeschrittenen Stadien befürwortet (Schumann et al. 1977).

Nach einer Sammelstatistik von Fransilla (1975) überleben 57–80% der Erkrankten bei verschiedenem chirurgischem Vorgehen die ersten Jahre nach Therapiebeginn. Mit notwendigerweise kleinen Fallzahlen von Smedal et al. (1967), von Tubiana et al. (1975), und von WILLIAMS et al. (1966) kommen Strahlentherapeuten zu nicht günstigeren Ergebnissen. Im allgemeinen ist die Überlebenszeit kürzer als beim follikulären, jedoch erheblich länger als beim anaplastischen Karzinom (s. bei RUSSELL et al. 1968, wo dieser Tumor noch als solides Karzinom aufgeführt ist). Mehrfach sind Verläufe bis zu 21 Jahren (WILLIAMS et al. 1966) trotz initialer, nicht mehr radikal operabler Metastasierung, aber auch eindrucksvolle Tumorrückbildungen bei ausgedehnten Ausgangsbefunden oder im Rezidiv unter perkutaner Strahlentherapie beschrieben worden (TUBIANA et al. 1975, 1977).

SIMPSON (1975) sah nur 1mal (unter 5 Patienten) eine komplette Rückbildung eines ausgedehnten Tumorbefundes nach 3500 rad, 2 weitere Rückbildungen unter 5000 rad, 1mal mit Nachbestrahlung eines Rezidivs in loco mit weiteren 3000 rad.

Es sind daher bei Lokalrezidiven und örtlich begrenzten Metastasen Reinterventionen, sei es durch Operation, oder bei fortgeschrittenen Befunden durch die Strahlentherapie indiziert. Nach CHONG et al. (1975) darf bei Jugendlichen, bei Frauen eher als bei Männern, eine auch im spontanen Verlauf bessere Prognose vorausgesetzt werden.

Ergebnisse der Chemotherapie sind z. Zt. noch nicht mit ausreichendem Fallmaterial belegt.

V. Andere maligne Schilddrüsen-Tumoren

Die Einteilung kann nicht ganz der von der WHO vorgeschlagenen Systematik folgen. Plattenepithel-Karzinome, Sarkome und die Gruppe der „Verschiedenen Tumoren" – Karzinosarkom, malignes Hämangioendotheliom, primäres malignes Lymphom und Teratom haben die Gemeinsamkeit der großen Seltenheit, aber auch eines klinischen Verhaltens, das sie alle in die Nähe der anaplastischen Karzinome einreihen läßt.

Das echte primäre Plattenepithel-Karzinom ist sehr selten, die Frequenz liegt unter 1% aller Schilddrüsenkarzinome. Nach einer Zusammenstellung von GOLDMAN (1964) starben die publizierten 14 Fälle innerhalb eines Jahres, dies trotz z. T. radikaler Thyreoidektomie und Nachbestrahlung. Nach einer 1978a von GREENFIELD zusammengetragenen Übersicht weiterer Fälle starben alle – wiederum trotz Operation und Strahlentherapie innerhalb von 3 Monaten.

1. Sarkome

Primäre Schilddrüsensarkome sind extrem selten, dann zumeist Fibrosarkome (HEDINGER u. SOBIN 1974). Der Nachweis von Kollagen-Fasern wird gefordert; nach dem Zelltyp ist das Spindelzellkarzinom oft schwer abgrenzbar. Fast immer ein Tumor nach der vierten Dekade, infiltriert es früh die umgebenden Schilddrüsen-Anteile und die Halsweichteile. Metastasen werden in der Lunge gefunden (HEDINGER 1969).

In älteren, besonders schweizerischen Statistiken sind 97% der heute zu den anaplastischen Karzinomen gerechneten Tumoren damals als Sarkome typisiert worden (HEDINGER 1969).

Wiederum ist das Überleben eines Jahres nach Diagnosestellung die große Ausnahme. Eine Bestrahlung bei lokalem Rezidiv sollte versucht werden, obwohl die Mehrheit dieser Tumoren strahlenresistent ist (GREENFIELD 1978a).

Im histologischen Schnitt des *Osteosarkoms* der Schilddrüse ist die Anwesenheit von chondrosarkomatösen oder myxomatösen Formationen häufig, die von echter Knochensubstanz charakteristisch (HEDINGER 1969). Infiltration und Metastasierung in die Lunge, Vorkommen in den höheren Altersgruppen sind auch für diese Tumoren typisch.

18 Fälle von Osteosarkomen der Schilddrüse wurden von LIVINGSTONE und SANDISON (1962) zusammengetragen. Alle, bis auf einen, bei dem ein lokales Rezidiv nach Co^{60}-Bestrahlung beherrscht schien, starben früh, nur ein Jugendlicher erst im 9. Jahr.

2. Karzinosarkome

Wahrscheinlich eine Krankheitseinheit, wenn auch im WHO-Büchlein nicht mit Beispiel belegt. Beide Elemente, dabei das Sarkom häufig mit osteoplastischen Anteilen (Hedinger 1969), müssen in den Metastasen vorhanden sein. 2 publizierte Fälle starben innerhalb von 16 Monaten, der eine trotz Strahlentherapie (zitiert von Greenfield 1978a).

3. Das maligne Hämangioendotheliom

Dieser Tumor, der in der amerikanischen Nomenklatur zunächst nicht berücksichtigt, inzwischen von Klinck (1969) Washington, jedoch anhand von ausschließlich in Europa angefertigten Schnitten als Krankheitseinheit anerkannt und danach in der WHO-Nomenklatur aufgenommen wurde, scheint der typische, wenn auch seltene Tumor der Voralpen zu sein. Er tritt immer in einer seit Jahren vorbestehenden hyperplastischen Struma auf (Egloff 1969). Sinus-ähnliche Gewebslücken, die von einem schmalen Zellsaum umgeben sind, der an Endothel erinnert, besonders aber die Zeichen der Hämorrhagie und Erythrophagie, Kollagenreichtum und ein Netzwerk von Retikulumfasern sind unverwechselbare Eigentümlichkeiten, dabei in unmittelbarer Nachbarschaft gelegene, anaplastische oder papilläre Tumorelemente nicht ungewöhnlich.

Schnelles Wachstum eines Knotens innerhalb eines Kropfes gilt als klinisches Leitsymptom beim meist älteren, jedoch in Ausnahmefällen durchaus auch einmal jüngeren Patienten (Durchschnittsalter bei Egloff (1969): 60 Jahre). Beide Geschlechter erkranken gleich häufig. Die Konsistenz ist hart, die Infiltration der Nachbarstrukturen erfolgt meist später als die Metastasierung in Lunge und Pleura. Profuse Blutungen und Kachexie sind die Todesursache innerhalb weniger Wochen.

Allenfalls die sehr frühe und radikale Operation bietet Chancen zur Heilung. Der Tumor ist strahlenresistent, sein Wachstum überdies so schnell, daß ein Therapieplan selten bis zur vollen Dosis befolgt werden kann. Von der Chemotherapie darf möglicherweise ein Effekt bei prophylaktischem, schon präoperativ begonnenem Einsatz erwartet werden.

4. Primäres malignes Lymphom

Alle Varietäten des malignen Lymphoms, des großzelligen Lymphoms, des histiozytären Typs und auch ein M. Hodgkin kommen mit primären Manifestationen in der Schilddrüse vor, doch scheint die sekundäre Beteiligung häufiger zu sein: Die Schilddrüse ist zu 20% bei systemischer Erkrankung betroffen: Meissner u. Warren 1969, zitiert nach Greenfield 1978a). Shin et al. (1976) zählen nur 200 zwischen 1960 und 1976 publizierte primär die Schilddrüse betreffende Fälle.

Die Abgrenzung gegen das kleinzellige anaplastische Karzinom ist schwierig (s. jedoch Macaulay et al. 1978: S. 7). Zusammenhänge mit der lymphomatösen Thyreoiditis Hashimoto sind umstritten (Greenfield 1978a).

Die Tumoren nehmen einzelne Lappen, auch die ganze Schilddrüse ein und können über 200 g schwer sein (Woolner et al. 1966). Eine radikale Operation ist selten möglich. Die Prognose war bei Begrenzung auf die Schilddrüse auch in älteren Statistiken gut; eine Generalisierung war bei Woolner et al. (1966) nur 1mal unter 16 Fällen erfolgt. Die hohe Strahlensensibilität des Tumors (Shin et al. 1976) und die Erfolge der Chemotherapie auch in späteren Stadien geben bei diesem Tumor bessere Überlebenschancen als bei den anderen in dieser Gruppe.

5. Teratome

Diese Tumoren sind extrem selten und treten nicht nur beim Kind (Zusammenstellung von Hajdu et al. 1966), sondern in Ausnahmefällen auch als schnellwachsender Tumor im Erwachsenenalter auf (Buckwalter u. Layton 1954).

VI. Metastasen anderer Tumoren

GREENFIELD (1978a) fand in 4 zitierten Literaturstellen eine, vom Aufmerksamkeitsgrad des Pathologen abhängige, Häufigkeit von 4–24% bei Kranken, die an disseminierten Tumoren gestorben waren. Typische Primärtumoren sind Mamma, Lunge, Niere und das Melanom.

Beim Mamma-Karzinom besteht die Möglichkeit der retrograden Ausbreitung über das prätracheale Lymphgefäßnetz. Mit direkter Invasion von Larynx-, Pharynx- und oberen Ösophagus-Karzinomen muß gerechnet werden (nach GREENFIELD 1978a).

J. Prinzipien der Diagnostik

I. Erfassung einer Struma maligna

Fortschritte in der diagnostischen Technik erleichtern die Abklärung der malignitätsverdächtigen Struma. Um nichts ist damit die Notwendigkeit verringert, im ersten Kontakt mit dem Strumapatienten den klinischen Status, Vorgeschichte, Aspekt und Tastbefund der Struma, zu würdigen. Dabei ist weniger wichtig die Einteilung der Struma in ein Schema, das unterschiedliche Ausmaße der prälaryngealen Raumforderung berücksichtigt, etwa anhand der WHO-Einteilung des Kropfes; qualitative Merkmale verdichten oder entkräften vielmehr den Malignitätsverdacht. Der solitäre Knoten in der Schilddrüse, ein so einfaches und immer wieder nicht beachtetes Symptom hat nach wie vor die größte Dringlichkeit zur weiteren Abklärung (ROEHER et al. 1977). Größere, retrospektiv erhobene Statistiken der Nuklearmediziner zeigen eine Inzidenz von 10 bis über 20% (das Extrem: 45% in Israel, siehe LEWITUS 1981) maligner Prozesse in einer solchen uninodösen Struma (Übersicht siehe bei PFANNENSTIEL 1977). Mehr als zwei Drittel der Primärgeschwülste fanden sich im „single nodule". Der szintigraphisch kalte Knoten hat in Statistiken, welche die Tastbefunde und die szintigraphischen Kriterien nicht direkt korrelieren, die gleich hohe Prävalenz (siehe u.a. für das papilläre Karzinom bei MAZZAFERRI et al. 1977). Akute bis subakute Größenzunahme sind häufigster Anlaß für den ersten Arztkontakt bei diesen Patienten. Neben dem solitären Kropfknoten fällt dabei fast gleich häufig die umschriebene Wachstumstendenz eines einzelnen Knotens innerhalb eines primär und offenbar schon lange vorbestehenden multinodulären Kropfes auf (KLEIN 1978; KOCH et al. 1979; RÖSLER 1982a).

Solitäre Knoten oder multinodulärer Kropf mit umschriebener Größenzunahme sollten Anlaß für eine *szintigraphische Abklärung* geben. Der kalte Knoten bleibt malignitätsverdächtig, bis Operation und histologische Aufarbeitung die benigne Genese bewiesen haben (BERCHTOLD et al. 1974; BÖRNER et al. 1965; CALCOCK u. ADAMS 1965; ERNST u. STEPHAN 1962; GIBBS et al. 1965; KOCH et al. 1979; MAZZAFERRI et al. 1977; PÖRTNER u. UNGEHEUER 1967; ZUKSCHWERDT et al. 1968).

Andererseits liegt die „wahre Malignomrate" in kalten Knoten bei 0,4% (KLEIN 1978; KOCH et al. 1979), bei 1,1% (SCHACHT u. MANNFELD 1970, die aber jeden kalten Knoten – ob solitär oder in einer multinodulären Struma nachgewiesen – berücksichtigen), bis 5% (PFANNENSTIEL 1977). In der prospektiv angelegten Framinghame-Studie fanden sich im Beginn bei 4,2%, im weiteren Verlauf bei zusätzlich 1,4% der 5127 erfaßten Personen nicht-toxische Knotenstrumen (Zahl der szintigraphisch tatsächlich kalten Knoten nicht erwähnt): In keinem Falle wurde während der 15 Jahre dauernden Nachbeobachtung ein maligner Prozeß manifest (VANDER et al. 1968). Jugendliches Alter (FUCHSIG u. KEMMINGER 1967; HEINZE u. PICHLMAIER 1972) sollte die Indikationsstellung zur operativen Revision beschleunigen „wegen der unverhältnismäßig größeren Malignominzidenz in Schilddrüsenknoten ..." überhaupt; „gleiches gilt für ein Lebensalter über 60 Jahre" (KOCH et al. 1979; RICCABONA 1972).

Der heiße maligne Knoten im 24–72-h-Szintigramm mit Radiojod ist sehr selten und nur beim höher differenzierten follikulären Karzinom zu erwarten. Ein Frühszintigramm (etwa 1–2 h nach Radiojodgabe) oder die Untersuchung mit ^{99m}Tc-Pertechnat kann auch einmal den weniger hoch differenzierten follikulären malignen Tumor in vermehrter Dichte („warmer Knoten") darstellen (Rösler 1976).

Ist schon das typische, wenn nicht eigentliche szintigraphische Substrat für den Primärtumor der kalte Knoten, kann auch eine Metastase in der Regel nicht in positivem Kontrast dargestellt werden: das z.T. mehrtausendfach höhere Aufnahmevermögen für Radiojod im noch vorhandenen Schilddrüsengewebe verhindert eine positive Kontrastierung. Die einzige Ausnahme ist das „toxische Karzinom". Für das M-Staging ist die Szintigraphie daher grundsätzlich ungeeignet; ja, eine schwache, umschriebene Aufnahme dieses Radioisotops an Orten, in denen Metastasen vorhanden sind, erlaubt nicht einmal die Zuordnung zur Schilddrüse (im Falle eines unbekannten PT), weil allein Hypervaskularisation und gegenüber den begrenzenden Weichteilen umschrieben stärkere Störung der Blut-Gewebeschranke zu einer unspezifisch erhöhten Aufnahme Anlaß geben können. Es ist daher gerechtfertigt, in der präoperativen Abklärung auf eine szintigraphische Durchuntersuchung des ganzen Körpers auf mögliche Anreicherungsherde zu verzichten.

Mit Hilfe des *Ultraschalls* kann der malignitätsverdächtige Befund zwischen solide und liquide differenziert werden; beide Zustände sind bei malignen Prozessen anzutreffen. Allenfalls in der Schwangerschaft liefert diese Untersuchung einen zusätzlichen diskriminierenden Befund (Kudlow u. Burrow 1978); im üblichen Abklärungsplan kann diese Technik jedoch übersprungen werden.

Röntgenologisch können in Weichstrahltechnik einmal Psammomkörper des papillären Karzinoms in Form unregelmäßig verteilter Kalkspritzer dargestellt werden. Aber auch dieser Befund ist nicht beweisend für Malignität.

Labormethoden definieren den Funktionszustand der ganzen Schilddrüse anhand des Thyroxin-Trijodthyroninspiegels im Blut. Bestimmungen des freien Thyroxins (und des Trijodthyroxins), des reversen Trijodthyronins, schließlich auch der basalen und mit TRH (=Thyreostimulin-releasing hormone) stimulierten TSH-Konzentration im Serum vermögen zu präzisieren, sind aber für oder gegen die Entscheidung einer Operation bei Malignitätsverdacht wertlos. hTG-Bestimmungen (s. S. 7) mögen Anhaltspunkte für therapiebedürftige Rezidive oder Residuen geben; für die Ersterfassung eines malignen Prozesses sind sie so wenig diskriminativ wie die verschiedenen Schilddrüsenantikörpernachweise.

Die ungezielte *Feinnadelpunktion* ist keine Suchmethode. Ein negatives Ergebnis kann Ursache für eine verschleppte Erfassung des Tumors werden. Doch muß konzediert werden, daß die FNP, evtl. mehrfach wiederholt, die probate Methode zu sein scheint, angesichts der Beunruhigung über die Häufung maligner Schilddrüsen-Tumoren nach Bestrahlung im Kindes- oder Jugendalter, bei suspekter Knotenbildung die Weichen zu stellen zwischen abwartender oder aktiver Haltung (Crile et al. 1979). Auf die Notwendigkeit, die zytologisch negative Feinnadelpunktion erst nach mehrfacher Wiederholung gelten zu lassen, haben Söderstrom (1952), Hawk et al. (1966), Söderstrom (1966); Rabenhorst u. Kriegel (1975) und Koch et al. (1979) hingewiesen.

Die Suche nach erhöhten *CEA-Konzentrationen* im Serum gehört eher in die Reihe der präoperativen und postoperativen Zusatzbestimmungen, die einen Ausgangsstatus besser definieren. Als Diagnostikum ist diese Bestimmung in ihrer Empfindlichkeit nicht definiert; ein positiver Test sollte Anlaß geben zur Suche nach Tumoren mit höher wahrscheinlichem CEA-positivem Befund.

Die *Thermographie* ist zu wenig empfindlich für einen etablierten Platz im Abklärungsplan. Die *computerisierte Tomographie* hat für den T-Status kaum eine Indikation. Sie ist zweifellos die überlegene Zusatzuntersuchung für Nachweis oder Ausschluß von in anderen Untersuchungen zweifelhaften Metastasenbefunden.

II. Präoperative zusätzliche Untersuchungen

Der auf Malignität verdächtige Befund kann gezielt mit einer Feinnadelpunktion weiter abgeklärt werden. Das Aspirat wird zytologisch untersucht.

Aus retrospektiven Studien kann eine niedrige Irrtumswahrscheinlichkeit (von 1%! – s. Kirstaedter 1974) abgelesen werden (Wohlenberg 1977; Jung 1978; Klein 1978). Die Quote falsch negativer Ergebnisse ist größer (Ruchti et al. 1976); sie beträgt für das papilläre

Karzinom in echt prospektiver Erhebung über 80%, auch im eingeübten Team und bei optimaler Technik (RÖSLER 1982a).

Der positive Befund beeinflußt die operative Strategie, weil fast immer die Unterscheidung zwischen differenzierten und undifferenzierten Formen gelingt (GALVAN 1970; GALVAN et al. 1976; RUCHTI et al. 1976).

Die weiteren Abklärungen schließen den lokoregionalen Status und die Suche nach Fernmetastasen, zumindest in einem Thoraxröntgenbild ein. Besondere Sorgfalt ist der Protokollierung jener Symptome zu widmen, die sowohl der Tumor selbst als auch der operative Eingriff verursachen können: Rekurrensparese, Hornersyndrom und Tetanie.

III. Postoperative Untersuchungen

Die Frage nach dem nach der Operation verbliebenen Funktionszustand der Restschilddrüse hat in jedem Falle erste Dringlichkeit. Beim differenzierten Karzinom ist die Athyreose Vorbedingung für eine Entscheidung über die folgenden Behandlungsschritte; bei den anderen Tumoren wird die Euthyreose aufrechterhalten oder wiederhergestellt. Eine Ergänzungsbehandlung, die ein peripheres Hormonangebot allenfalls im oberen Normbereich anstrebt, kann zur Verhinderung eines (benignen!) Strumarezidivs gerechtfertigt sein.

Beim *differenzierten Karzinom* könnte die angestrebte Athyreose (Ausnahmen siehe unter Grundsätze der Therapie) über Hormonbestimmungen im Labor nicht vor Ablauf von 6 Wochen bewiesen werden: bei der langen biologischen Halbwertszeit für das Thyroxin fällt der T_4-Spiegel im Serum – und der des in der Peripherie durch Dejodierung entstehenden Trijodthyronins – asymptotisch auf einen Endwert ab. Über den postoperativen Zustand kann das Szintigramm näherungsweise Auskunft geben, doch muß berücksichtigt werden, daß wenige Gramm Schilddrüsengewebe – mit entsprechend spärlicher Darstellung im Szintigramm – durchaus eine Euthyreose unterhalten können. Früher geben der basale TSH-Wert, am frühesten Schilddrüsen-Aufnahmewerte die nötige Information. „Nötig" meint hier eine Entscheidungshilfe für a) die Notwendigkeit einer Eliminationsbehandlung mit Radiojod, b) die Wahl zwischen einer angepaßten, in Gy-Einheiten bemessenen Radiojoddosis oder einer Standardmenge ^{131}Jodid zur Elimination (MCOWEN et al. 1976; RÖSLER 1982). Beim differenzierten Karzinom kann die Eliminationsbehandlung mit Radiojod als essentielle Ergänzung des operativen Eingriffes und als beste Chance einer Stadieneinteilung angesehen werden (s. S. 25) (s. auch LINDAHL 1975b, POCHIN 1971; HALNAN 1969; HORST 1961; HIRABAYASHI u. LINDSAY 1961).

Die Quote postoperativ und in der Radiojoduntersuchung mit ausreichend hoher Dosis erkennbarer regionaler und distaler Metastasen ist groß: 51,8% (BOKELMANN et al. 1970), 69% (HEINZE u. PABST 1970), 49% (GOMEZ-SCHÖNHOLZER 1977), 16% (NEMEC et al. 1979). (s. S. 25–26).

Die hTG-Bestimmung wird für die Langzeitkontrolle zunehmende Bedeutung erlangen. Ein hTG-Spiegel über 50 ng/ml später als 14 Tage nach Thyroidektomie, bzw. mehr als etwa 4 Wochen nach einer Radiojodtherapie spricht mit hoher Wahrscheinlichkeit für das Vorhandensein von Metastasen eines differenzierten Schilddrüsenkarzinoms (BÖRNER und REINERS 1982). Abfallende Spiegel können mit einer – behandlungsbedingten – Abnahme der Tumorgesamtmasse einhergehen, schließen aber weder Entstehung noch Progredienz funktionell undifferenzierter Metastasen aus. Zu bedenken bleibt, daß nicht jedes hTG-positive Karzinom für eine Radiojodbehandlung geeignet ist, daß aber auch Tumoren, die auf diese Behandlung gut ansprechen, als Ausnahme, hTG-negativ sein können. Wurde die Schilddrüse nicht eliminiert, bleibt der Nachweis dieses Tumor-Markers von unsicherer Bedeutung; ein negativer hTG-Nachweis kann nach Absetzen einer SD-Hormontherapie in einen echt positiven umschlagen (Übersichten bei BOTSCH et al. 1979; BASCHIERI et al. 1981; SCHLUMBERGER et al. 1981; BÖRNER u. REINERS 1982.)

Der erweiterte klinische und Laborstatus fixiert zusätzliche postoperative Behandlungsschäden (Rekurrensparesen, Tetanie).

IV. Besondere Situationen

1. Struma maligna und Hyperthyreose

Die Meinung, das Schilddrüsen-Karzinom sei fast unbekannt bei der Basedow-Hyperthyreose (WARD 1944), ja die Thyreotoxikose sei eine Versicherung gegen das Karzinom (RAWSON 1948) ist spätestens seit OLEN und KLINCK (1966) widerlegt: in 2134 wegen Hyperthyreose operierten Schilddrüsen fanden sich 53, d.h. in 2,5%, Karzinome, davon die Hälfte zwar okkult sklerosierende Tumoren; doch bliebe nach deren Ausschluß ein Anteil von 1,2% papillärer, seltener follikulärer und undifferenzierter Karzinome (s. auch OLEN u. KLINCK 1966; GUINET et al. 1972).

Die Inzidenz maligner Schilddrüsen-Tumoren ist beim M. Basedow sicher nicht kleiner als in Euthyreose; andererseits kann eine auffällige Häufung vorgetäuscht sein, wenn die Behandlung der Hyperthyreose vorwiegend in der Operation bestand. In der großen Übersicht von MAZZAFERRI et al. (1977) wurden 3% der papillären Karzinome bei Basedow-Kranken gefunden, 12 ihrer 17 Fälle waren Zufallsentdeckungen bei der Operation (alle kleiner als 1,5 cm). Ebenso waren die 2 eigenen papillären Karzinome (unter 110) bei M. Basedow erst über die Behandlung ihrer Hyperthyreose bekannt geworden (RÖSLER 1982a). Weitere 6 Hyperthyreosen in diesem Material waren durch eine multifokale funktionelle Autonomie oder ein solitäres toxisches Adenom (n=2) verursacht, wobei gesichert werden konnte, daß niemals das spätere Karzinom mit einem heißen d.h. überfunktionierenden Areal der Schilddrüse identisch war. Viermal hatten auch Patienten von MAZZAFERRI et al. (1977) heiße Knoten aufgewiesen (deren funktionelle Autonomie überdies in Suppressionstests belegt worden war), die in keinem Falle identisch waren mit dem späteren (immer weniger als 1 cm großen) papillären Karzinom. Papilläre Karzinome als Zusatzbefund neben dem (klinisch hyperthyreoten) toxischen Adenom wurden von MOLNAR et al. (1958); MEADOWS (1961), BECKER et al. (1963) und HAMBURGER (1975), in heißen Knoten ohne Hyperthyreose von BECKER et al. (1963) und GUINET et al. (1972) publiziert.

Der maligne Tumor, der selbst eine Hyperthyreose unterhält („toxisches Karzinom") ist ein hochdifferenziertes follikuläres Karzinom (Übersicht bei BAUMANN et al. 1979; s. auch S. 6–7).

SUSSMANN et al. (1968) und LAMBERG et al. (1976) berichteten über je ein Mädchen, das eine 6, das andere 18 Jahre alt, bei denen heißer Knoten und papilläres Karzinom identisch waren.

Die Inzidenz maligner Schilddrüsentumoren in Strumen, die wegen einer Hyperthyreose mit Radiojod vorbehandelt waren, ist nicht größer als nach operativer oder thyreostatischer Behandlung (Ergebnisse einer kooperativen Studie mit mehr als 30 000 Krankengeschichten: DOBYNS et al. 1974); die längste Nachbeobachtung ging über 20 Jahre. Dies gilt sogar für die ^{131}J-Behandlung von Kindern und Jugendlichen (SAFA et al. 1975; BEIERWALTES 1978b). VOLPÉ (1975) rät dennoch zur vorsichtigen Beurteilung dieser Ergebnisse, bevor nicht eine weitere Dekade überblickt werden kann.

2. Struma maligna und Schwangerschaft

Im Abklärungsplan des in der Schwangerschaft auftretenden Schilddrüsen-Knotens darf das Szintigramm nicht vorgesehen werden, weil Radiojod und ^{99m}Tc-Pertechnetat die Placentarschranke passieren. Eine typische Tracerdosis von 2 MBq ($\simeq 50\ \mu$Ci) ^{131}J verursacht eine Strahlenbelastung bis zu 250 cGy in der fötalen Schilddrüse, eine Dosis, die mit höherer Wahrscheinlichkeit ein Malignom induziert (HALNAN 1958). Die Ultraschalluntersuchung, kurzfristig wiederholt, läßt geringste Größenzunahmen messen. Ob von zystischer Natur oder solide, mag eine Zusatzinformation sein: im Einzelfall schließt auch die erste Feststellung, speziell bei größerem Volumen (>4 cm^2), Malignität nicht aus. Die Feinnadelpunktion kann, auch bei wiederholt gutartigem Befund, einen klinischen Verdacht nicht entkräften, so daß im Zweifelsfalle doch zur operativen Revision geraten werden muß.

Es scheint erwiesen (siehe die ausführliche Literaturübersicht bei KUDLOW u. BURROW 1978), daß die Entwicklung eines malignen Schilddrüsentumors durch die Gravidität nicht ungünstig beeinflußt wird. Diese Erfahrung mag es beim höher differenzierten Karzinom gelegentlich erlauben, die zum Tumorstaging nötige Radiojodabklärung (und die mit der Elimination beginnende Nachbehandlung) für einen Termin nach der Entbindung aufzuschieben.

K. Grundzüge der Behandlung

Das Besondere in der Behandlung der Struma maligna, eines – außer in den selteneren anaplastischen Formen – Tumors mit ohnehin langer Überlebenszeit – besteht darin, daß praktisch niemals eine Therapie allein, sondern immer Kombinationen vorgesehen werden. Die heute obligate Ergänzung des operativen Eingriffs mit der Schilddrüsen-Hormon-Nachbehandlung macht es z.B. ganz unmöglich, die Wirksamkeit des Hormones überhaupt noch zu prüfen. Rezidivfreiheit wird sicher in erheblicherem Umfang durch die Natur des Primärtumors, aber auch durch die Gunst der frühzeitigen Diagnosestellung und durch die Radikalität des operativen Eingriffes garantiert, als durch eine *hormonale Behandlung* (ASTWOOD et al. 1960; CREUTZIG et al. 1977; EDMONDS et al. 1977), die gesicherterweise vor der Operation weder das Auftreten des Tumors verhindern, noch seine Progredienz verlangsamen konnte (s. S. 6 und 10).

„Es ist schwierig, mit klinischen Ergebnissen zu belegen, daß ein rezidivierendes oder metastasierendes Schilddrüsen-Karzinom über eine Suppression des TSH zur Rückbildung gebracht wurde" (HARWICK 1980). Nicht einmal die wegen der großen Fallzahlen eindrucksvollen Ergebnisse von MAZZAFERRI et al. (1977) und MAZZAFERRI und YOUNG (1981) vermögen vom Gegenteil zu überzeugen. Sie fanden bei 13,1% Rückfälle des papillären Karzinoms unter Substitution mit Schilddrüsenhormon gegenüber 40% (p=0.001) bei jenen, die kein Hormon erhielten. Man darf annehmen, daß die Patienten der Gruppe mit ungünstigerem Verlauf weniger radikal operiert worden waren, und deshalb nicht substitutionsbedürftig wurden. Diese Zahlen sind eher als Argument für die Thyroidektomie (gegenüber weniger radikalen Operationstechniken) zu verstehen. Scheinbar gute Effekte der Hormontherapie müssen von anderen Autoren wegen zu kleiner Fallzahlen relativiert werden (WANEBO et al. 1981).

Es scheint sich daher zu erübrigen, die Gabe von Schilddrüsen-Hormon, so essentiell sie zur Aufrechterhaltung der euthyreoten Stoffwechsellage auch immer ist, unter die Behandlungsverfahren einzureihen (THOMAS u. BURNS 1961; WILSON u. BLOCK 1971; SIMPSON 1975; HALNAN 1977).

Die *Strahlentherapie,* historisch in Form der Röntgennachbestrahlung, dann aufgewertet durch die Hochvolttherapie, seit den späten 40er Jahren durch die Radiojodtherapie erweitert oder ersetzt, ist ein potentes Therapeutikum, doch sind Auswahlkriterien, Einplanung in einen Zeitplan, Dosierung im Sinne der örtlichen Verteilung wie der akkumulierten Gesamtdosis unterschiedlich gehandhabt worden, so daß sie dem heutigen Kenntnisstand nicht immer gerecht werden können. Die insgesamt kleine Patientenfrequenz in den Zentren, und wiederum die zumeist langsame Progredienz des Tumors selbst, welche Nachbeobachtungen über Jahrzehnte für eine Erfolgsbeurteilung voraussetzen, sind wohl die wichtigsten Gründe für z.T. überschätzende, wie auch vernachlässigende Haltungen, kurz: für Unsicherheiten, die in die folgenden Dezennien mit übertragen werden. Schließlich bleiben die Erfahrungen mit der *Chemotherapie* vorerst auf die terminal-progredienten Verläufe beschränkt. Ihr adjuvanter Einsatz wird allenfalls für die primär höchst malignen Verlaufsformen reserviert, bei denen die kleineren Fallzahlen die Erarbeitung statistisch relevanter Erfahrungen erschwert. Der heutige Wissensstand stützt sich deshalb vorwiegend auf Zufallsergebnisse.

Für die Diskussion der Behandlungsmodalitäten muß vereinfachend nach differenzierten und undifferenzierten Karzinomen unterschieden werden, wobei die sehr seltenen nicht-epithelialen Malignome mit der letzten Hauptgruppe abgehandelt werden können.

I. Operation

Die Operation wird, soweit sie überhaupt möglich ist, allgemein für die wirkungsvollste Behandlung angesehen. Ihr Ausmaß blieb solange konservativ, bis mit der Einführung der Schilddrüsenhormonbehandlung, die den Verlust des ganzen Organes und seiner Hormonproduktion vollwertig ersetzen kann, die totale Entfernung des Organes möglich wurde. Jetzt setzte die Gefährdung des Rekurrensnerven und die Gefahr einer parathyreopriven Tetanie die Grenzen. Die Standardoperation wurde daher zur totalen Thyreoidektomie auf der Tumorseite, zur subtotalen auf der Gegenseite, bei der die hintere Kapsel mit zumindest 2 Epithelkörperchen belassen wird, reduziert (CLARK et al. 1959, 1965, 1966, 1969; VARMA et al. 1970; KLEIN et al. 1976; SPELSBERG u. HEBERER 1977; BLOCK et al. 1971; WACHA et al. 1978; PAOLUCCI et al. 1977; ROEHER et al. 1977; THOMAS u. BUCKWALTER 1976).

Dieses Behandlungskonzept bietet das Optimum an Radikalität, ja, es ermöglichte überhaupt einen ersten Einblick in die Frequenz intrathyreoidaler Metastasen (wenn auch nicht in deren potentielle Gefährlichkeit (CLARK et al. 1969). Der Einwand, ein derart mutilierender Eingriff sei bei kleinerem Tumor, evtl. sogar differenzierter Histologie ein Overtreatment, ist durch die Beweise, die der Arbeitskreis aus dem M.D. Anderson Hospital und Tumor Institute of Houston (CLARK et al. 1969) zusammentragen konnte, nicht allein gerechtfertigt (s. auch TOLLEFSEN u. DeCOSSE 1963 und TOLLEFSEN et al. 1973). Erst die weitgehende Entfernung des normalen Schilddrüsengewebes gibt die Möglichkeit, beim differenzierten Karzinom in der anschließenden Radiojoduntersuchung das wahre Ausmaß der loko-regionalen Metastasierung, oder die vorhandene Fernmetastasierung zu fixieren. Die dann unerläßliche Eliminationsbehandlung mit Radiojod kann bei kleiner Dosis, d.h. geringerer Ganzkörperstrahlenbelastung, jedoch mit maximalem Effekt residuelles Parenchym beseitigen und eine wirkungsvolle, erste destruierende ^{131}J-Dosis im Tumor selbst deponieren. Die Möglichkeit, diese Radiojodbehandlung mit kleinem Risiko anzuschließen, bewahrt die Patientengruppe mit schließlich nicht vorhandenem Resttumor vor größerem Schaden (HARNESS et al. 1974; RÖSLER 1982). Spätrezidive können ohne Verzug mit einer erneuten Radiojoddosis angegangen werden (KRISHNAMURTHY u. BLAHD 1972). Daß nach unzweideutig eingestellter Athyreose die Substitutionsbehandlung leichter und konsequenter eingehalten wird – Versuche, sie auszulassen, werden sehr bald aufgegeben – mag als weiteres Argument für die Propagierung der Thyreoidektomie sprechen. Schließlich ist sie das einzige Vorgehen, bei dem der strahlenunsensible, anaplastische Tumor mit einiger Gewißheit entfernt, damit evtl. auch einmal geheilt wird.

Mit der ganzen Schilddrüse werden okkulte Metastasen, resp. weitere Tumore sicher mitentfernt, potentielle Herde also, in denen eine spontane Entdifferenzierung zu anaplastischen Tumorformen geschehen könnte (TOLLEFSEN u. DeCOSSE 1964; TOLEFSEN et al. 1964; IBANEZ et al. 1966). Größere Zentren haben eine Häufung solcher Verläufe nach weniger radikaler Schilddrüsenoperation beobachtet: Jahre nach Entfernung eines hochdifferenzierten Tumors mündete ein neuer Schub mit Metastasen im baldigen letalen Ausgang (SHANDS u. GATLING 1970; HILL u. ALDINGER 1978).

Vergleichende Statistiken beim differenzierten Karzinom belegen die besseren Langzeitergebnisse nach Thyreoidektomie. Bei gleichbleibender Zusammensetzung des Patientengutes sahen WAHL et al. (1977) in Heidelberg eine Zunahme der Überlebensquote von 45% (Periode 1955–1967: weniger radikale Operation) auf 88%. Nur die Zahl der Tetanien nahm zu (von 2 auf 11%). Die Überlegenheit der Thyreoidektomie gegenüber „anderen Operationstechniken" war schon vorher von LINDAHL (1975a) anhand von 10-Jahres-Überlebensquoten (68% gegenüber 57%) festgestellt worden. Möglicherweise liegt hier auch eine Erklärung für die aus dem weltweiten Durchschnitt herausfallend schlechten Langzeitergebnisse in Dänemark, waren hier doch nur 8,4% der Patienten thyreoidektomiert, weitere 9,3% bds. „subtotal lobektomiert" worden (LINDAHL 1975b). Für das papilläre Karzinom reduziert sich das Risiko eines Rückfalles von 18,4% (subtotale) auf 7,1% (totale Thyreoidektomie) (MAZZAFERRI et al. 1977).

Lokalrezidive und Metastasen wurden 4 und 3,5mal häufiger bei subtotal ein- oder beidseitig operierten Patienten gesehen als bei total beidseits operierten, obwohl in beiden Gruppen dieselbe Nachbehandlung (Radiojod- und perkutane Strahlentherapie) vorgenommen worden war (JADOUL et al. 1976). Überlebenskurven von THOMAS und BUCKWALTER (1976) zeigen für das differenzierte Schilddrüsen-Karzinom kaum von der Technik abhängige Trends bis 7 Jahre danach. Erst dann werden die Ergebnisse bei der Thyreoidektomie (mit 60% Überlebenden nach 10 und 37% nach 20 Jahren) signifikant besser gegenüber nur partiellen Eingriffen (in diesem Kollektiv keine Radiojod-Nachbehandlung).

Die Ausweitung der Thyreoidektomie um die Mitnahme der Lymphstationen beidseits oder tumorseits entlang der Jugularvene, in früheren Jahren sogar in Form der beidseitigen

„radical neck dissection" wird als prophylaktische Maßnahme heute abgelehnt (BLOCK et al. 1971, 1972; WACHA et al. 1978; KLEIN et al. 1976; THOMAS u. BUCKWALTER 1976; DE GROOT 1975; CADY et al. 1976). Der Chirurg wird aber palpable oder intra operationem sichtbare Lymphome mitzuentfernen suchen: „berry picking", dies bei differenzierten wie bei undifferenzierten Tumoren, und damit für die Nachbehandlung das Tumorvolumen so weit wie möglich zu reduzieren versuchen (HARWICK 1980).

BLOCK et al. (1972) machen auf die Erreichbarkeit evtl. zusätzlicher Metastasen im anterosuperioren Mediastinum aufmerksam. Sie fanden sie in 9% ihrer Operierten und konnten sie vom Kragenschnitt her immer mitentfernen.

Gerade bei invasiv wachsenden, die Nachbarstrukturen infiltrierenden Tumoren ist ein möglichst radikales chirurgisches Vorgehen gerechtfertigt. BREAUX und GUILLAMONDEGUI (1980) beobachteten an einem histologisch gemischten Krankengut, bei dem sicher nicht immer der übliche Sicherheitsabstand bei der Resektion eingehalten werden konnte, eine 10-Jahres-Überlebensrate von 62%.

Wo routinemäßig weniger radikale Eingriffe vorgenommen werden, können Ergebnisse von CRILE (1968) zitiert werden, der unter 118 lobektomierten Patienten (mit papillärem Karzinom) keinen einzigen Fall fand, bei dem später Tumormanifestationen in der verbliebenen Schilddrüse auftraten. Andere Kliniken halten die geringe Zahl tatsächlich auftretender Spätrezidive nach Lobektomie (6% in der Mayo-Klinik: WOOLNER et al. 1968, 3,7 und 5,7% bei TOLLEFSEN et al. 1963 und 1973) für nicht schicksalsbestimmend, obwohl aus heutiger Sicht, insbesondere mit den Möglichkeiten der Radiojodbehandlung, die wenigen tödlichen Verläufe in ihren Serien nicht widerspruchsfrei toleriert werden würden.

Möglicherweise werden verbesserte Definitionen für das okkulte Karzinom (s. S. 28ff) den Weg freigeben, wenigstens in dieser Gruppe ein weniger radikales operatives Vorgehen zu befürworten (THOMAS u. BUCKWALTER 1976; BERGFELT et al. 1969).

Ausgesprochene Tendenz zu infiltrativem Wachstum in die Nachbarstrukturen – N. vagus, Aa. carotides communes und internae – setzt dem Operateur frühe Grenzen für eine operative Sanierung.

Hier beschränkt sich die palliative Operation auf die Entfernung allen Tumorgewebes, soweit es ohne Läsion der vitalen Strukturen i. d. Nachbarschaft technisch möglich ist. Damit werden Strahlentherapie und Chemotherapie erleichtert. Zumindest kann die Qualität des Lebens für die verbleibende Überlebenszeit verbessert werden (THOMAS u. BUCKWALTER 1976).

Die gleichen Autoren befürworten eine partielle Trachektomie bei Tumorinvasion der Luftröhre, raten aber von weitergehenden Resektionen ab, weil sie notwendigerweise doch unvollständig bleiben müssen. Die Opferung eines Rekurrensnervens ist gerade beim differenzierten Tumor gerechtfertigt. Bei beidseitiger Lähmung wird meistens eine Tracheotomie nötig.

Die operative Metastasenbehandlung wird bei einzelnen Lungenmetastasen vorgeschlagen (GALL et al. 1979), ist bei Kompressionserscheinungen am Wirbelkanal unerläßlich und vordringliche therapeutische Maßnahme, auch, wenn eine therapeutisch wirksame Radiojodaufnahme im Tumor erwartet werden kann.

II. Radiojodtherapie

Die Behandlung mit ^{131}J ist für die häufigeren differenzierten Karzinome reserviert, wenn auch in Einzelbeobachtungen dennoch erfolgreiche Radiojodbehandlungen auch bei anaplastischen Karzinomen bekannt geworden sind (DONOVAN u. ILBERY 1971; SMITHERS (1968). Die Indikation wird mit dem Ergebnis des Schnellschnittes gestellt. Somit stellt schon der Chirurg die Weiche für die metabolische Strahlentherapie. Er kann, indem er so viel normales Schilddrüsenparenchym mitentfernt, wie er mit Rücksicht auf die Nachbarstruktur des Halses verantworten kann, beitragen, diese Behandlung so effektiv und so arm an Nebenwirkungen wie möglich zu gestalten. Gibt erst die endgültige histologische Aufarbeitung den Beweis für einen Tumor dieser Gruppe, ist in einem zweiten Eingriff die totale Thyreoidektomie zu erzwingen. Da auch einige weniger hoch differenzierte Tumoren – das mäßig differenzierte Karzinom mit vorwiegend trabekulären Elementen, der papilläre Tumor mit vorwiegend soliden Anteilen – im späteren Verlauf Radiojodaufnahme in therapeutisch wirksamen Konzentrationen erreichen lassen, sollte zu diesem Zeitpunkt die Indikation zur Thyreoidektomie großzügig gestellt werden.

Denn die Radiojodtherapie des Tumors beginnt erst in der Athyreose (POCHIN 1967, 1969; HORST 1961). Sie kann aus technischen Gründen operativ in kaum 5% der Fälle erreicht werden (RÖSLER 1982a): bei ihnen gibt nur die nach 6wöchiger Wartezeit (ohne Substitution!) vorgenommene Radiojoduntersuchung mit szintigraphischem Nachweis von loko-regionalen oder von Fernmetastasen Anlaß zur Applikation therapeutischer ^{131}J-Dosen. Im Regelfall schließt sich in 4–6wöchigen Abständen zur Operation die ^{131}J-*Eliminationsbehandlung* an. Sie wird nach vorbereitender TSH-Gabe entweder mit einer Standarddosis von 3–4 GBq ($\simeq$80–100 mCi) Radiojod (POCHIN 1971; HALNAN 1975; HORST 1961) durchgeführt oder mit einer kleineren Radiojodmenge erreicht, die rechnerisch für ein Dosisäquivalent von wenigstens 50000 cGy im (szintigraphisch in der Größe, nach Uptake-Messung hinsichtlich des Jodumsatzes) definierten Restparenchym ausreicht. (McCOWEN et al. 1976; RÖSLER 1982a).

Die Begrenzung der Radiojodmenge für die Elimination versucht die Ganzkörperstrahlenbelastung in diesem Schritt der Behandlung so niedrig wie möglich zu halten. Die hoch effektive Umsetzung des ^{131}J-Jodids in Hormonbindung, die damit als PBJ^{131} in höherer Konzentration und mit längerer effektiver Halbwertszeit zirkulierenden Radiojodmenge, belasten den Organismus mit einer Ganzkörper-Dosis von 1 Gy/3,7 GBq (=100 rad/80 mCi) (unter Annahme eines maximalen Uptakes von '50% aus den von BERMAN et al. (1975) gegebenen Berechnungen.)

Die Gefahren der Radiojodtherapie, nämlich die dosisabhängige Induktion einer Leukämie (POCHIN 1967, 1969a; BRINCKER et al. 1973; BUNDI et al. 1977) und die Komplikationen aus der Mitbestrahlung des Knochenmarks wie der Keimdrüsen können und müssen auf dieser Stufe des Therapieplanes entscheidend verringert werden (HARNESS et al. 1974; LLOYD et al. 1976; DEGROOT u. REILLY 1982).

Bei einem auf max. 5% heruntergegangenen Uptake liegt die Ganzkörperbelastung bei nur noch 0,8 Gy/ 2,9 GBq (=19,2 rad/80 mCi) (BERMAN et al. 1975). Für den Status nach Elimination der Restschilddrüse, und unter Annahme einer typischen Verkürzung der effektiven Halbwertszeit für das therapeutische Radiojod in dieser Situation schätzt HALNAN (1977) die Ganzkörperdosis auf 0,6 Gy/7,4 GBq (60 rad/200 mCi). Die Gonadendosis wird (für die Frau) mit 50% dieses Wertes aufgenommen.

Ergeben die szintigraphischen Kontrollen unter dieser Eliminationsdosis Beweise für Radiojod aufnehmendes Tumorgewebe, kann die erste *Radiojodtherapie* für einen Termin 3 Monate später vorgeplant, und dann ohne vorbereitende Abklärung – etwa mit einer Suchdosis – eingeleitet werden. Diese Dosis beträgt nach allgemeinem Konsens 6–7,5 GBq ($\simeq$150–200 mCi). Sie kann in längeren Abständen, wo nötig, mehrfach gegeben werden. Die Indikation ergibt sich nicht allein aus dem Nachweis Radiojod-aufnehmender Tumorreste, sondern aus der Beurteilung der Gesamtsituation: ein röntgenologisch oder palpatorischer Restbefund wiegen schwerer. Andererseits kann nach massiver Tumoraufnahme von Radiojod die erreichbare Rückbildung solcher Manifestationen über die ersten drei Monate hinaus anhalten. Grundsätzlich ist die Protrahierung der Behandlungstermine das bessere Vorgehen. Erholungsvorgänge im Knochenmark erlauben es, daß eine weit über 40 GBq ($\simeq$1000 mCi) hinausgehende integrale Dosis appliziert wird. Die Radiojodbehandlung ist niemals eine Therapie, die im Wettlauf mit einer schnellen Tumorprogredienz eine Wendung bringen kann: Dosiserhöhungen oder Verkürzungen der Behandlungsintervalle würden hier den Verlauf mit Leuko- und Thrombopenien nur ungünstiger beeinflussen (RÖSLER 1982b;

s. auch HARNESS et al. 1974). Andererseits soll die Einzeldosis hoch genug sein, damit nicht nur die Fähigkeit des Tumors zur Jodmetabolisierung, sondern vor allem die zur Reduplikation geschädigt wird (BEIERWALTES 1978 b). SCHNEIDER (1982) befürwortet Radiojodmengen zwischen 7,4 und 15 GBq (= 200–400 mCi), gerade um eine Selektion der strahlentherapeutisch unzulänglichen Linien zu verhindern.

Eine *zusätzliche perkutane Strahlentherapie* sollte nicht in der postoperativen Periode und vor der Eliminationstherapie mit ^{131}J eingeplant werden, da sie a) nur in Euthyreose vorgenommen werden sollte, b) mit einer Verschiebung der Radiojodbehandlung hinter die perkutane Strahlentherapie ein Zeitverzug von mehreren Monaten in Kauf genommen wird, der eine Propagation von Fernmetastasen, seien sie schon bekannt oder wegen der noch nicht erfolgten Radiojodabklärung unerkannt, zur Folge haben kann. BEIERWALTES (1978 a, b) hält es zumindest für das hochdifferenzierte Karzinom sogar für einen „common error", die Behandlung mit der perkutanen Strahlentherapie zu beginnen: bei 25 von 42 so vorbehandelten Tumoren war der Autor mit Spätmetastasen konfrontiert. (Immerhin war trotz Vorbehandlung mit 5050 ± 2630 cGy bei 11 von 13 Kranken mit späteren Lungenmetastasen die dann nachgeholte Radiojodtherapie erfolgreich: CARR et al. 1958). Andererseits ist die Gefahr des loko-regionalen Rezidivs weniger groß, handelt es sich doch in der Regel um einen langsam wachsenden Tumor, der praktisch niemals über den lokalen Befund am Hals, dafür immer über die Fernmetastasen die Prognose beeinflußt.

HALNAN (1977) beginnt mit der perkutanen Strahlentherapie im Anschluß an die erste 7,5 GBq-($\simeq$ 200 mCi-)Radiojodbehandlung.

Die Therapieergebnisse (s. BECKER 1978) rechtfertigen die Bevorzugung der Radiojodtherapie vor der perkutanen Strahlentherapie beim papillären Karzinom, bei denen Heilungen, zumindest für übersehbare Zeiträume bis zu 20 Jahren, auch im fortgeschrittenen Stadium mit Fernmetastasen erreicht werden können. Im großen Material von MAZZAFERRI et al. (1977) war die Rückfallquote mit 2% in der Gruppe mit ^{131}J nachbehandelten Patienten hochsignifikant geringer als in der nur operierten (= 7,1%) oder nach Operation hormonbehandelten Gruppe (= 10,9%).

Die Empfehlung Thyreoidektomie und Radiojodbehandlungen nur für die höheren Altersgruppen zu reservieren (SCHUMANN 1977) stellt die möglichen Gefahren der Strahlenbelastung in den Vordergrund; übersehen wird dabei die statistisch eindeutig erhöhte Morbidität, insbesondere die Rezidivneigung des Tumors bei den Jungen (s. S. 21). Diese Empfehlung würdigt nicht die Behandlungschancen selbst: LEEPER (1973) hatte gefunden, daß Kranke über 40 Jahre mit papillärem Karzinom und Fernmetastasen nur noch in der Hälfte überhaupt Radiojod in therapeutisch wirksamer Dosis aufnahmen, schließlich aber nur 1 von 17 mit Tumorrückbildung reagierte. Diese Zahlen lagen bei den jüngeren Patienten deutlich besser: 61% zugänglich, Tumorrückbildungen bei allen.

Das schematische Vorgehen – Operation, Elimination, später Entscheidung über weitere Radiojodbehandlungen gibt bessere Langzeitergebnisse als Pläne, bei denen erst im Rezidiv Operation und Elimination vorgenommen werden (WIEBE et al. 1975).

Die Ergebnisse beim follikulären Karzinom sind uneinheitlich. Häufiger wird ein nur palliativer als ein kurativer Effekt erzielt (DIRR u. PABST 1980), auch wenn BEIERWALTES (1978 a, b) findet, daß die Zahl der schließlich am Karzinom sterbenden Patienten um den Faktor 20 reduziert wird bei jenen, denen postoperativ verbliebene Schilddrüsenreste mit Radiojod beseitigt wurden. Ohne Ablatio traten bei 15 von 36 Patienten mit gut differenziertem Tumor Fernmetastasen auf (nach im Mittel 4,5 Jahren).

Neuere Behandlungsergebnisse für das differenzierte Schilddrüsenkarzinom beurteilen den ^{131}J-Effekt nach Heilung resp. erheblicher Regredienz bei Patienten mit metastasierendem Tumor: HEINZE u. PABST (1970): 48%, LEEPER (1973): 28%, GOMEZ-SCHÖNHOLZER (1977): 49%. Nimmt man das Kriterium einer befriedigenden Palliation mit ^{131}J hinzu, verbessern sich die Ergebnisse auf: RICCABONA (1964): 77%, V.Z. MUEHLENEN (1969): 60% HEINZE u. PABST (1970): 73%, GOMEZ-SCHÖNHOLZER (1977): 66%.

III. Chemotherapie

Die Indikation für eine Chemotherapie ist gegeben (Brunner 1980):
1. bei differenzierten Karzinomen, soweit sie ausbehandelt sind, d.h. auf keine andere Therapie mehr ansprechen.
2. beim metastasierenden Hürthle-Zell-Karzinom, beim metastasierenden medullären Karzinom.
3. bei anaplastischen Karzinomen:
    a) adjuvant nach Radikaloperation und evtl. Nachbestrahlung
    b) als palliativer Therapieversuch in den metastasierenden Stadien.

Z. Zt. gilt das Adriblastin als das wirksamste Zytostatikum beim Schilddrüsenkarzinom (Gottlieb u. Stratton 1974, 1975); es ist das einzige, das systematisch und prospektiv in größeren Serien geprüft wurde. Die Remissionsrate liegt zwischen 36 und 55%. Differenzierte und anaplastische Karzinome sprechen in gleichem Umfang an; die Erfolgsquote scheint beim medullären Karzinom etwas besser zu sein (50%). Die mediane Remissionsdauer mit Adriblastin schwankt zwischen 6,5 Monaten bei den anaplastischen Karzinomen und 21 Monaten beim medullären Karzinom. Am häufigsten sprechen Lungenmetastasen auf Adriblastin an (35%), gefolgt von Knochenmetastasen (29%) und Lymphknotenmetastasen (23%). Bei Lebermetastasen wurden nie Remissionen beobachtet (Übersicht bei Brunner 1980).

Erfolgversprechend erscheinen die Kombinationen Adriblastin/Bleomycin, Adriblastin/CCNU/Oncovin und neuerdings vor allem die Kombination Adriblastin/Cis-Platinum (Brunner 1980).

Vor der Einleitung einer Chemotherapie beim ausbehandelten differenzierten Schilddrüsenkarzinom ist eine Biopsie erwünscht, damit eine allfällige Umwandlung in ein anaplastisches Karzinom erfaßt wird.

L. Perkutane Strahlentherapie

I. Wirksamkeit (Strahlensensibilität)

„Der" bösartige Schilddrüsentumor ist nicht grundsätzlich strahlenresistent, er ist aber auch nicht radiosensibel. Radiokurabel ist mit einiger Sicherheit das maligne Lymphom der Schilddrüse, dies schon mit integralen Dosen von 3000–4000 cBq (Halnan 1975; Shin et al. 1976); strahlenempfindlich sind häufiger die undifferenzierten Karzinome (Smith et al. 1973; Paterson 1963; Fuller 1973) als die differenzierten.

Beim papillären und follikulären Karzinom sind aber höhere Gesamtdosen nötig, wie sie ohne gravierende Nebenwirkung nur in Hochvolttechnik appliziert werden können. Dabei gilt der follikuläre Tumor als geringer strahlensensibel als der papilläre (Windeyer 1954; Sheline et al. 1966; Jacobs u. Greenfield 1978). Beweise geben Tubiana et al. (1975, 1977), die bei postoperativ zurückgelassenen Tumorresten mit ^{60}Co-Bestrahlung die lokalen Rezidivquoten auf 20% (gegenüber 50% nach Orthovolttherapie) herunterdrücken konnten. Simpson und Carruthers (1978) erzielten bei Resttumoren komplette Rückbildung bei 5, Verkleinerungen bei weiteren 4 von insgesamt 14 Patienten beim follikulären, 3 und 8 entsprechende Erfolge bei 11 papillären Karzinomen.

Erfolgsstatistiken, die sich auf günstigere Langzeitergebnisse nach routinemäßig vorgenommener, postoperativer Strahlentherapie, d.h. auf die günstige Beeinflussung mikroskopischer Tumorreste abstützen, sind, auch wenn sie von den gleichen Autoren gebracht werden, nicht überzeugend, zumal dann nicht, wenn lokale Komplikationen der Strahlentherapie bei immerhin 16 von 91 Patienten in Kauf genommen werden müssen (SIMPSON u. CARRU-THERS 1978).

Die ungünstigeren Bestrahlungsergebnisse bei größeren Tumorresten wurden von allen Autoren bestätigt. Daß aus dieser Tatsache die jeweils sofortige postoperative Strahlentherapie motiviert werden kann (HALNAN 1975), weil nach strahlenbiologischen Überlegungen nur bei ihr echte therapeutische Chancen bestehen, bedarf einer vorsichtigeren Einschätzung. Patienten, bei denen aller Grund zur Annahme besteht, daß der Tumor in toto operativ entfernt wurde, solche aber auch, bei denen loko-regionale Rezidive eine szintigraphisch dokumentierte Radiojodaufnahme zeigen und mit Hilfe ausreichend hoch dosierter ^{131}J-Gaben beeinflußt werden können, sind nicht für eine postoperative Strahlentherapie vorzusehen.

II. Indikationen zur perkutanen Strahlentherapie beim differenzierten Karzinom

1. Loko-regional

Die Notwendigkeit einer *primären perkutanen Strahlentherapie* ist selten und bei der Kombination eines primär nicht mehr radikal operablen Tumors (T-Stadium > 3) und stärker eingeschränkter allgemeiner Operabilität gegeben. Schon vorhandene oder unter der Strahlentherapie manifest werdende Fernmetastasen begrenzen das Behandlungsziel auf die Palliation. M_0-Stadien rechtfertigen den Versuch einer kurativen Therapie, wobei die Herstellung eines sekundär operablen Zustandes via Verkleinerung des Primärtumors, damit gegebene bessere Abgrenzung gegen Nachbarstrukturen oder die Verkleinerung einer Tumormasse, auch wenn sie von einem Lymphom oder einer Manifestation im benachbarten Sternum ausgeht, erreicht werden kann.

Andererseits wird die *präoperative perkutane Strahlentherapie* beim höher differenzierten Karzinom als generelle Maßnahme, speziell bei geringerem T-Ausgangsstadium, von keinem Autor mehr empfohlen.
Nur für die Notfallsituation der oberen Einfluß-Stauung muß die Strahlentherapie, evtl. ohne Histologie, sofort eingeleitet werden. Sie beginnt mit hohen Einzeldosen (400 cGy) auf ein anteriores Feld während der ersten 3 Tage; dann Übergang auf konventionelles Schema: DAVENPORT et al. (1976).

Eine *postoperative perkutane Strahlentherapie* bei kleinem, chirurgisch mit hoher Wahrscheinlichkeit in toto entfernten differenzierten Karzinom ist unnötig. HALNAN (1975, 1977) und GLANZMANN et al. (1977) weisen zwar auf die sicher begründeten, besseren kurativen Chancen bei kleineren Residuen hin, SIMPSON (1975) will die postoperative Strahlentherapie bei dem kleinsten Zweifel an der chirurgischen Radikalität eingesetzt wissen: Der Trend geht aber gegen diese Anwendungen der Strahlentherapie (siehe auch KEMINGER 1974; HARMER 1977). Das lokale Tumorrezidiv wird, bei dem langsamen Wachstum des differenzierten Karzinoms, hinreichend früh erfaßt werden, um erneut eine Operation oder die sekundäre Strahlentherapie zum Zuge kommen zu lassen. In jedem Falle wird überdies die Radiojodbehandlung vorgenommen sein, die mit geringerem Aufwand die Aufgabe der präventiven wie auch der kurativen Therapie des loko-regionalen Rezidivs übernehmen kann.

Die postoperative Strahlentherapie behält ihre Berechtigung beim infiltrativ in die Nachbarstrukturen – Trachea, Ösophagus! – eingewachsenen, vom Chirurgen unvollständig entfernten oder scharf ausgelösten Tumors (TUBIANA et al. 1975; KEMINGER 1974; JACOBS u. GREENFIELD 1978). Die Einleitung der Therapie ist abzustimmen mit der Radiojodbehandlung, die mit der Elimination von Restschilddrüsengewebe unmittelbar nach Ablauf der Wundheilung begonnen wird (HARMER 1977). Immer noch hat daneben POCHINs (1971) Feststellung Gültigkeit, daß 20%, also jeder 5. dieser Tumoren niemals Radiojod aufnehmen wird.

Die perkutane Strahlentherapie wird nach Einstellung der Euthyreose aufgenommen (SIMPSON 1975; ENGELKEN et al. 1976; GLANZMANN et al. 1977). Dabei ist es unerheblich, ob mit der Szintigraphiekontrolle unter der Eliminationsdosis eine Radiojodaufnahme festgestellt wird: Die Wirksamkeit auch ausreichender Radiojodaufnahmen kann erst in Monaten nach Gabe der Folge-Radiojoddosis (in der Regel nicht vor Ablauf von 3 Monaten) erwartet werden. Die perkutane Strahlentherapie wird das weitere Tumorwachstum früher beeinflussen. Ausnahmen von diesem Vorgehen sind beim papillären Karzinom denkbar (SIMPSON 1975) und in ihrem Erfolg anhand von Einzelbeobachtungen belegt (RÖSLER 1980).

Die Notwendigkeit der loko-regionalen Nachbestrahlung wird relativiert, wenn postoperativ, evtl. durch die Szintigraphie unter der Eliminationsdosis, Fernmetastasen nachgewiesen sind. Sie bestimmen das weitere Schicksal des Patienten (s. S. 23). Eine loko-regionale Strahlentherapie kann dabei früh oder später als palliative Maßnahme nötig werden.

Bei einem Tumorausgangsstadium T_0 bis T_3 kann das Vorhandensein regionaler Lymphknotenmetastasen ($=N_+$) dann Anlaß zu einer Nachbestrahlung geben, wenn a) eine chirurgische Entfernung aller Manifestationen unmöglich ist *und* b) eine Radiojodbehandlung erfolglos bleibt oder nur zu einer partiellen Rückbildung führt.

Gleiches gilt für das operativ und mit Radiojod nicht beherrschbare loko-regionale Spätrezidiv (GARDET et al. 1977).

2. Fernmetastasen

Als Palliativmaßnahme hat die perkutane Strahlentherapie ihre dankbaren Indikationen bei Fernmetastasen, besonders den meist sehr schmerzhaften Knochenmanifestationen. Wieder ist – gegenüber dem Versuch einer Radiojodbehandlung – der frühere Wirkungseintritt in Rechnung zu stellen. Doch muß in kritischer Lokalisation, speziell bei solitärer Hirnmetastase und ganz besonders bei einem Kompressionssyndrom im Wirbelkanal die operative Intervention als erste Maßnahme erwogen werden.

III. Indikationen zur perkutanen Strahlentherapie beim undifferenzierten Tumor

1. Loko-regional

Beim kleinzelligen Karzinom der Schilddrüse in der älteren Nomenklatur, d.h. dem malignen Lymphom der Schilddrüse ist auch der Versuch einer chirurgischen radikalen Behandlung abzulehnen (HILL u. ALDINGER 1978). Neben der systemischen Therapie hat – zumindest bei Ausschluß weiterer Lokalisationen – die perkutane Strahlentherapie kurative Chancen.

Bei den anderen Untergruppen – das trabekuläre Karzinom eingeschlossen, ebenso wie das Hürthlezell- und das medulläre Karzinom, bei den anaplastischen Tumoren und den Sarkomen – hat die primäre Strahlentherapie ihre Indikation bei ausgedehnten, ohne höheres Risiko für die Nachbarstrukturen nicht mehr operablen Massen des Primärtumors. Wieder limitieren Fernmetastasen den kurativen Behandlungsversuch.

Die loko-regionale Nachbestrahlung wird, soweit noch ein M_0-Stadium vorliegt, von allen Autoren befürwortet (ANDERSSON et al. 1977; HARMER 1977). Als therapeutisches Programm wird sie nicht dadurch entwertet, daß bei den meisten Patienten mit hochmalignem Tumor – also beim anaplastischen, beim Plattenepithel-Karzinom und den sarkomatösen Tumoren – das Behandlungsziel nicht erreicht wird, weil die in der Regel noch vor Ablauf der nötigen 4–6 Wochen auftretenden Fernmetastasen zum Abbruch führen müssen (SMEDAL u. MEISSNER 1961; HOLSTI u. SVINHUFRUD 1967; RAFLA 1969; SIMPSON 1975). Zumindest beim medullären Karzinom, bei dem das N+-Stadium Einfluß nimmt auf das weitere Schicksal, ist auf die großzügige Indikationsstellung zu drängen (HARMER 1977; GLANZMANN et al. 1977; JACOBS u. GREENFIELD 1978).

2. Fernmetastasen

Die zumeist foudroyant und multifokal auftretenden Fernmetastasen der höchstmalignen Tumoren geben der perkutanen Strahlentherapie kaum jemals palliative Chancen. Hier tritt der Chemotherapie-Versuch in sein Recht.

Andererseits gibt es beim medullären, wie auch beim trabekulären und Hürthlezell-Karzinom im Einzelfall überraschend protrahierte Verläufe, bei denen sukzessive einzelne Manifestationen palliativ bestrahlt werden können.

IV. Durchführung der perkutanen Strahlentherapie

1. Allgemeine Bemerkungen

Für die loko-regionale wie die Metastasenbehandlung ist nur der Einsatz moderner Hochvoltanlagen gerechtfertigt. Die geringe Reichweite der Orthovoltstrahlung – der Dosisabfall erfolgt sehr schnell in Tiefen größer als 2–4 cm – setzt wegen der hohen Belastung von Haut und Subcutis einer adäquaten Dosierung im Tumor selbst frühe Grenzen. Supervolt-Photonen lassen Tumor-vernichtende Dosen in ausreichender Tiefe des Halses, wie auch in mediastinalen oder ossären Metastasen, deponieren. Nicht die vorgelagerten Strukturen, eher einmal das im Strahlenaustritt gelegene strahlensensible Hals- oder thorakale Rückenmark verlangen Berücksichtigung, etwa in Form der Mehrfelder-, der Rotations-Bestrahlung oder der speziellen Beeinflussung des Primärstrahles durch zwischengelagerte Moulagen oder durch Keilfilter.

Für die Bemessung der integralen Herddosis sind in zunehmendem Umfang Anpassungen an zusätzliche medikamentöse Einflüsse nötig. Doxorubin und Dactinomycin erhöhen die Strahlenempfindlichkeit von Haut und Schleimhaut. Um stärkere Reaktionen zu vermeiden, wird eine Reduktion der täglichen Einzeldosis um 25% empfohlen (JACOBS u. GREENFIELD 1978).

Die integrale Dosis muß, unabhängig von der Histologie, 5000–6000 cGy (= rad in Hochvolttechnik) erreichen, wenn die Strahlentherapie als primäre Behandlung vorgenommen wird. Für die Nachbestrahlung sind 4500–5000 cGy beim differenzierten Karzinom erforderlich. Die Züricher Arbeitsgruppe geht auch hier auf Dosen von 5000–6000 cGy (GLANZMANN et al. 1977). Für Hürthlezellkarzinome und das medulläre Karzinom sind dies minimale Werte. Beim anaplastischen Karzinom, wie bei den Sarkomen, sind häufig 6000 cGy noch unzureichende Totaldosen (JACOBS u. GREENFIELD 1978). Das typische Dosierungsschema rechnet mit 1000 cGy pro Woche (SIMPSON 1975; ENGELKEN et al. 1976; HALNAN 1977; TUBIANA et al. 1977).

Die Behandlung von Metastasen setzt, wiederum weitgehend unabhängig von der Histologie, 3500–4500 cGy während $3-4^1/_2$ Wochen ein (JACOBS u. GREENFIELD 1978).

Inoperable Tumoren, die nicht vom Thyreozyten ausgehen, können durch eine präoperative Bestrahlung mit einer Dosis von 45 Gy oder mehr unter Einschluß des Lymphabflußgebietes verkleinert werden (STRÖTGES 1979). Das Intervall bis zur Operation beträgt in Abhängigkeit von der applizierten Gesamtdosis 4–6 Wochen (ZUPPINGER 1971).

„Die" Standardmethode für die Strahlentherapie der Struma maligna existiert nicht. Individuell, beeinflußt durch Histologie, Tumorstadium und postoperatives Ergebnis, sind Bestrahlungsvolumen und integrale Dosis der therapeutischen Zielsetzung anzupassen. Der kurative Therapieplan umfaßt ein zu bestrahlendes Volumen, das die Region des Primärtumors sowie den Lymphabfluß im zervikalen und oberen mediastinalen Bereich einschließt (SMEDAL u. MEISSNER 1961; ZUPPINGER 1966; TUBIANA et al. 1969; SMEDAL et al. 1967; MOSS et al. 1973; ALTENBRUNN 1978).

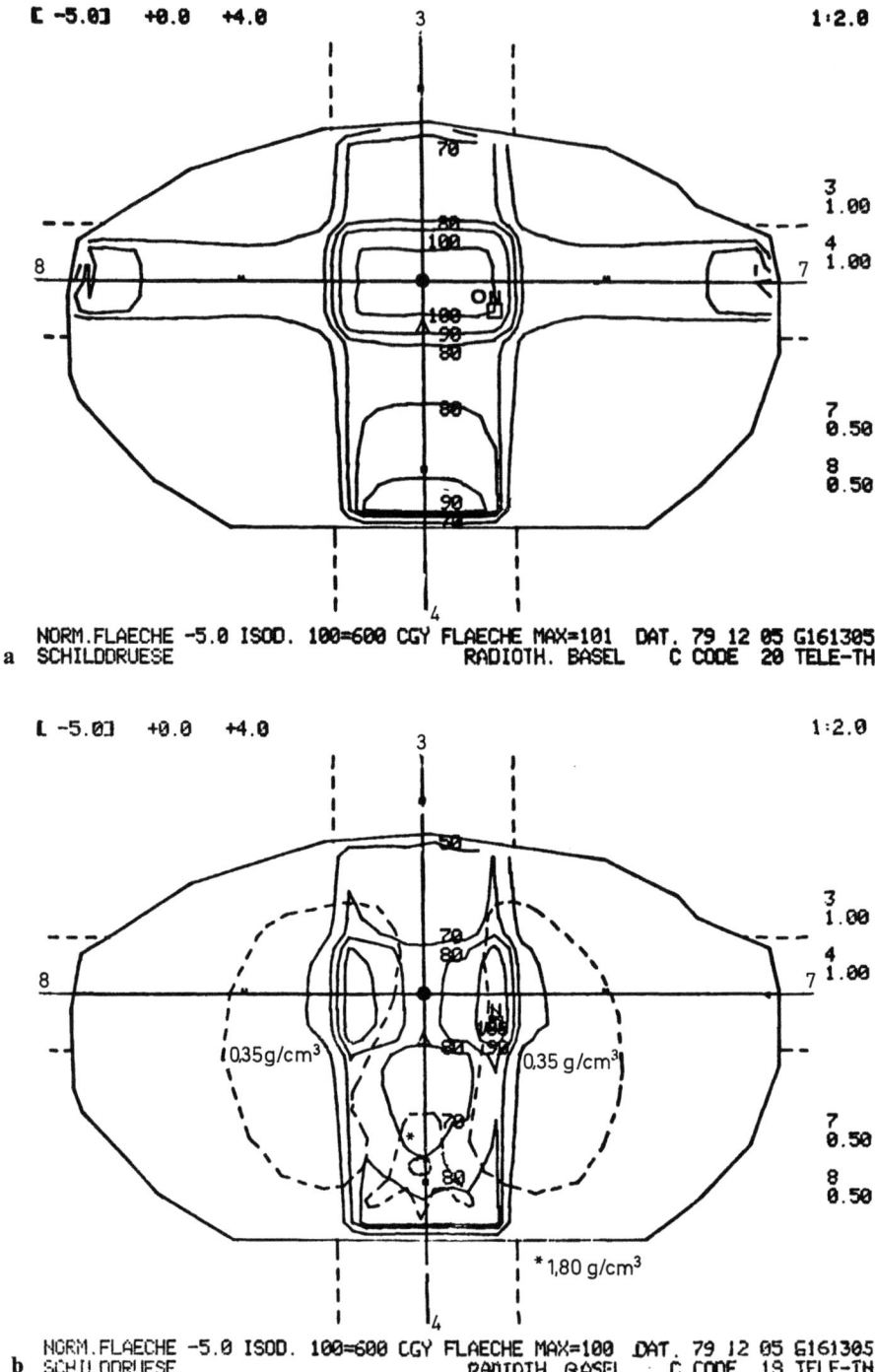

Abb. 1a, b. Dosisverteilung im Mediastinum. Strahlenart: Kobalt-60. Rando-Alderson-Phantom, Querschnitt 13 (Philips-Therapieplanungscomputer). **a** ohne Berücksichtigung des Knochen- und Lungenfaktors. **b** mit Berücksichtigung des Knochen- (=1,8) und Lungenfaktors (=0,35)

Eine möglichst homogene Dosisverteilung zu erreichen gibt schwer lösbare Probleme, da in den unterschiedlichen Körperquerschnitten die kritischen Gewebe in verschiedenen Tiefen erfaßt werden. Überdies wird die Dosisverteilung im cervicalen Bereich von der Wirbelsäule, im Mediastinum zusätzlich noch von der Lunge beeinflußt. Diese Einflüsse auf

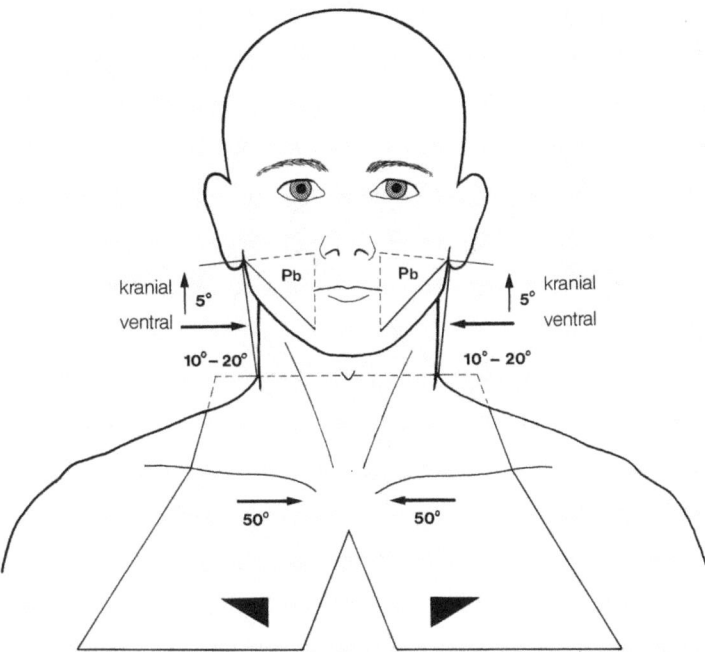

Abb. 2. Felderwahl zur postoperativen (adjuvanten) Strahlentherapie mit kurativer Zielsetzung (Strahlenart: Kobalt-60, Linearbeschleuniger 4–8 MeV)

die wirkliche Dosisverteilung im Zielvolumen werden aus dem Vergleich der Abb. 1a und 1b ersichtlich.

Im Folgenden werden die gebräuchlichen Bestrahlungsmethoden unter Berücksichtigung der heute verfügbaren Hochvoltgeräte dargestellt.

2. Bestrahlungsmethoden mit kurativer Zielsetzung

a) Keilfilterplan, Dosisverteilung (Primärtumor und regionäres Lymphabflußgebiet) für Telekobalt und 4-MeV-Linearbeschleuniger

Abbildung 2 gibt eine Felderanordnung wieder, wie sie im Interesse der Schonung gesunder Gewebe relativ *kleinvolumig* durchgeführt werden kann. Übliche Indikation: Adjuvante Strahlentherapie nach chirurgisch „radikaler" Exstirpation von undifferenzierten bis anaplastischen Tumoren, kurativer Bestrahlungsversuch bei loko-regionalem Rezidiv von Tumoren jeden Differenzierungsgrades.

Die Bestrahlung der Primärtumorregion einschließlich des oberen Mediastinums erfolgt über 50 und mehr Grad schräge Keilfilterfelder. Die zervikalen Lymphstationen werden zusätzlich mit seitlich angesetzten, opponierenden Feldern mit oder ohne Keilfilter bestrahlt (Abb. 2).

Die in dieser Technik erhaltene Dosisverteilung in den Körperquerschnitten Höhe Jugulum und Halsbereich ist in den Abbildungen 3a und 3b für die Telekobalttherapie, in den Abbildungen 4a, b, c, 5a, b u. c für die ultraharte Röntgenstrahlung eines 4- sowie eines 8-MeV-Linearbeschleunigers dargestellt. (Die Isodosen wurden mit dem Therapie-Planungscomputer Philips an Querschnitten Nr. 9–12 des Rando-Alderson-Phantoms berechnet).

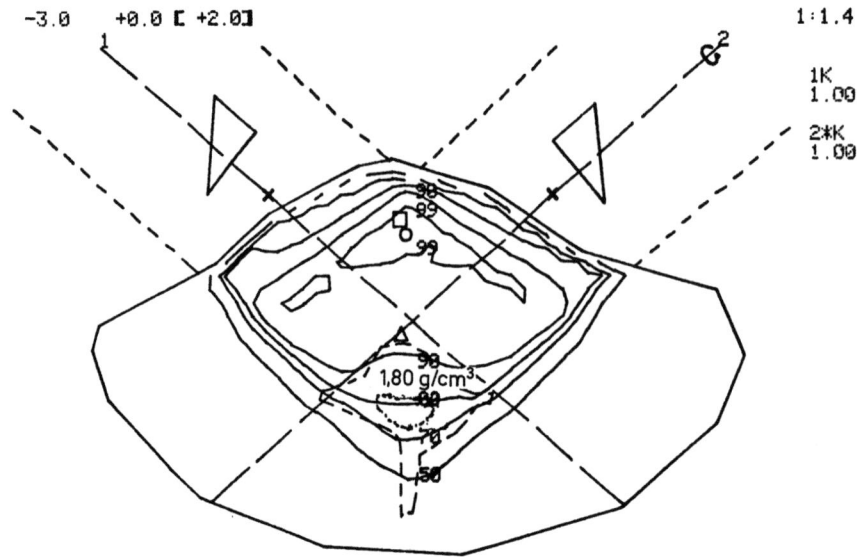

NORM.FLAECHE +0.0 ISOD.   80=500 CGY FLAECHE MAX=100   DAT. 80 04 01 G161305
a SCHILDDRUESE   RADIOTH. BASEL   C CODE 100 TELE-TH

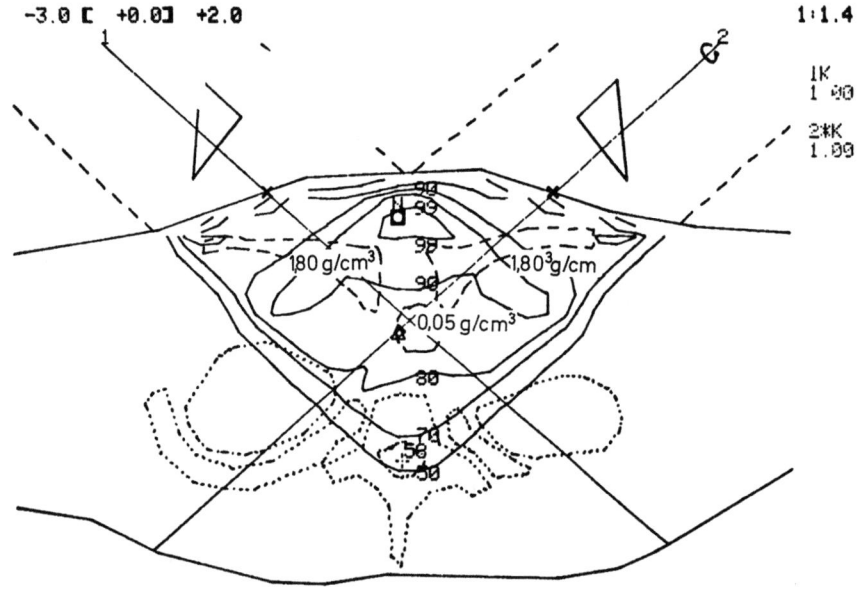

NORM.FLAECHE +0.0 ISOD.   80=500 CGY FLAECHE MAX=100   DAT. 80 04 01 G161305
b SCHILDDRUESE   RADIOTH. BASEL   C CODE 100 TELE-TH

Abb. 3. a Querschnitt 10 des Rando-Alderson-Phantoms. Dosisverteilung im unteren Halsbereich bei 50° schrägen Keilfilterfeldern, Neigungswinkel der 50-%-Isodose 30°, Feldgröße 8 × 10 cm. Strahlenart: Kobalt-60, QHD 80 cm. **b** Querschnitt 11 des Rando-Alderson-Phantoms. Dosisverteilung im Jugulumbereich bei 50° schrägen Keilfilterfeldern, Neigungswinkel der 50-%-Isodose 30°, Feldgröße 8 × 10 cm. Strahlenart: Kobalt-60, QHD 80 cm. **c** Querschnitt 12 des Rando-Alderson-Phantoms. Dosisverteilung im oberen Mediastinum bei 50° schrägen Keilfilterfeldern, Neigungswinkel der 50-%-Isodose 30°, Feldgröße 8 × 10 cm. Strahlenart: Kobalt-60, QHD 80 cm

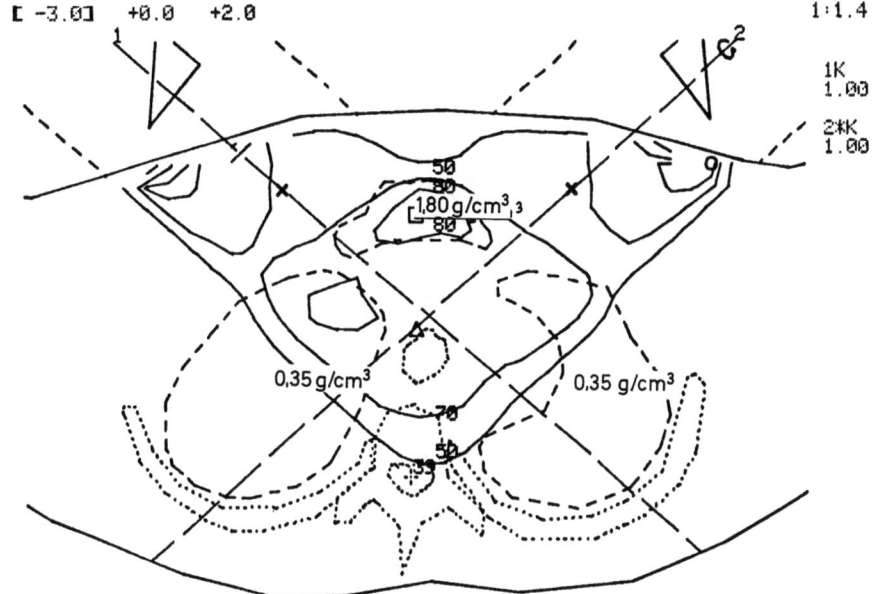

NORM.FLAECHE +0.0 ISOD.   80=500 CGY FLAECHE MAX= 87   DAT. 80 04 01 G161305
SCHILDDRUESE   RADIOTH. BASEL   C CODE 100 TELE-TH

Abb. 3c

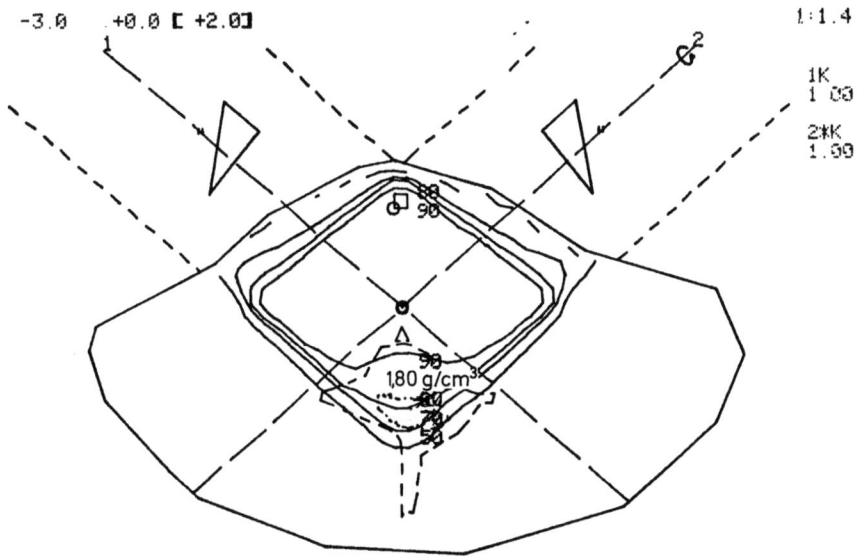

NORM.FLAECHE +0.0 ISOD.   80=500 CGY FLAECHE MAX= 99   DAT. 80 04 01 G161305
  a SCHILDDRUESE   RADIOTH. BASEL L 5 CODE 100 TELE-TH

Abb. 4. a Querschnitt 10 des Rando-Alderson-Phantoms. Dosisverteilung im unteren Halsbereich bei 50°
schrägen Keilfilterfeldern, Neigungswinkel der 50-%-Isodose 30°, Feldgröße 8 × 10 cm. Strahlenart: 4-MV-
Photonen, Fokus-Achsabstand 100 cm. **b** Querschnitt 11 des Rando-Alderson-Phantoms. Dosisverteilung
im Jugulumbereich bei 50° schrägen Keilfilterfeldern, Neigungswinkel der 50-%-Isodose 30°, Feldgröße
8 × 10 cm. Strahlenart: 4-MV-Photonen, Fokus-Achsabstand 100 cm. **c** Querschnitt 12 des Rando-Alderson-
Phantoms. Dosisverteilung im oberen Mediastinum bei 50° schrägen Keilfilterfeldern, Neigungswinkel der
50-%-Isodose 30°, Feldgröße 8 × 10 cm. Strahlenart: 4-MV-Photonen, Fokus-Achsabstand 100 cm

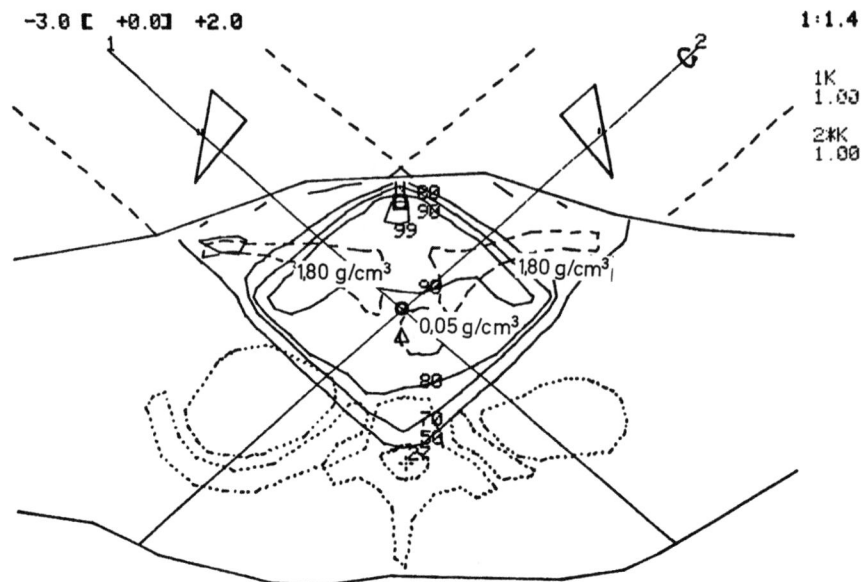

Abb. 4b

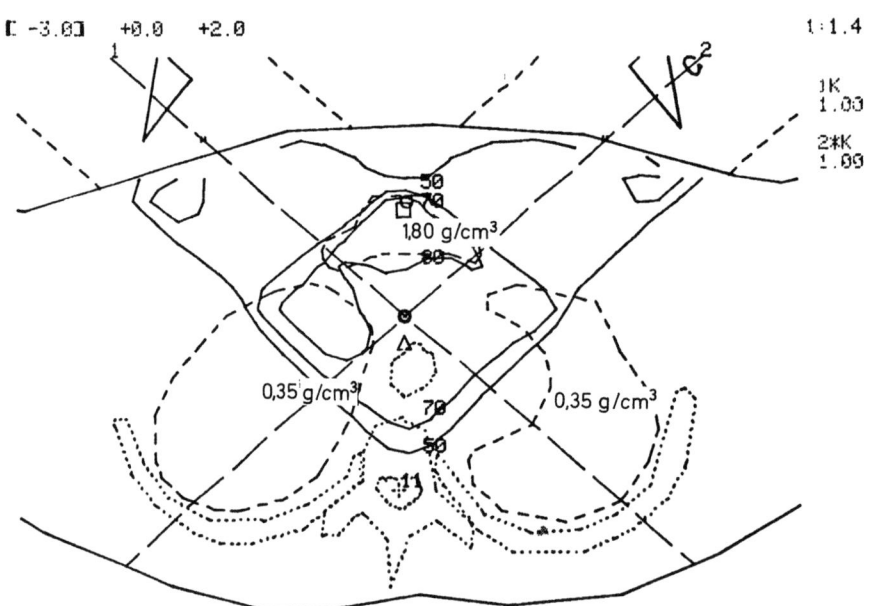

Abb. 4c

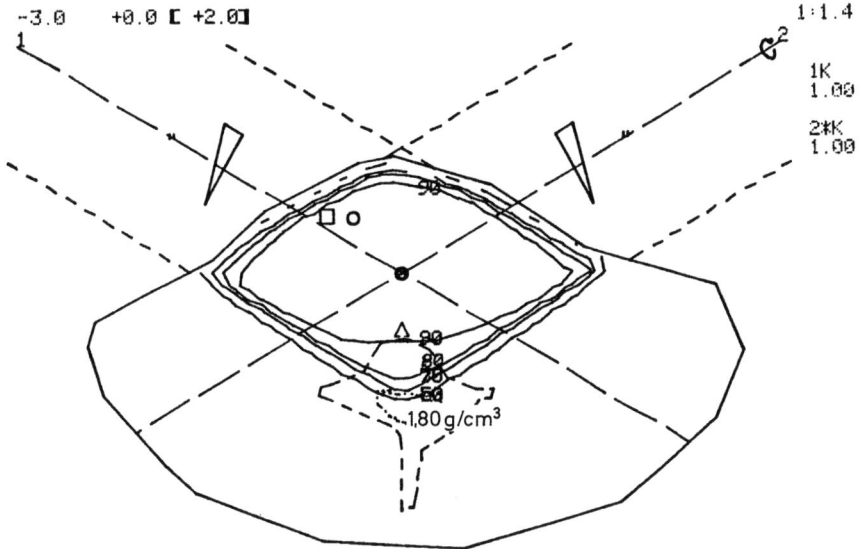

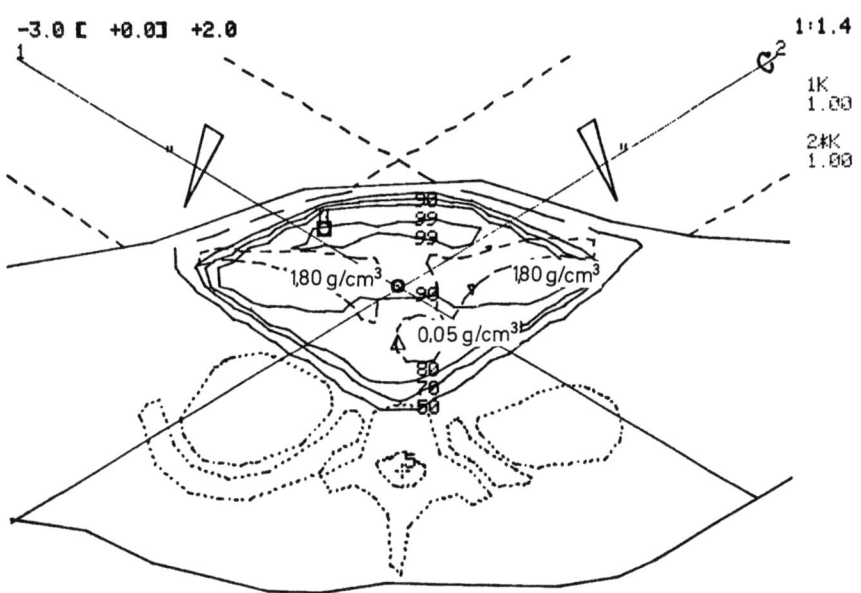

Abb. 5. a Querschnitt 10 des Rando-Alderson-Phantoms. Dosisverteilung im unteren Halsbereich bei 60°
schrägen Keilfilterfeldern, Feldgröße 8 × 10 cm, Neigungswinkel der 50-%-Isodose 15°. Strahlenart: 8-MV-
Photonen, Fokus-Achsabstand 100 cm. **b** Querschnitt 11 des Rando-Alderson-Phantoms. Dosisverteilung
im Jugulumbereich bei 60° schrägen Keilfilterfeldern, Feldgröße 8 × 10 cm. Neigungswinkel der 50-%-Isodose
15°. Strahlenart: 8-MV-Photonen, Fokus-Achsabstand 100 cm. **c** Querschnitt 12 des Rando-Alderson-Phantoms. Dosisverteilung im oberen Mediastinum bei 60° schrägen Keilfilterfeldern, Feldgröße 8 × 10 cm, Neigungswinkel der 50-%-Isodose 15°. Strahlenart: 8-MV-Photonen, Fokus-Achsabstand 100 cm

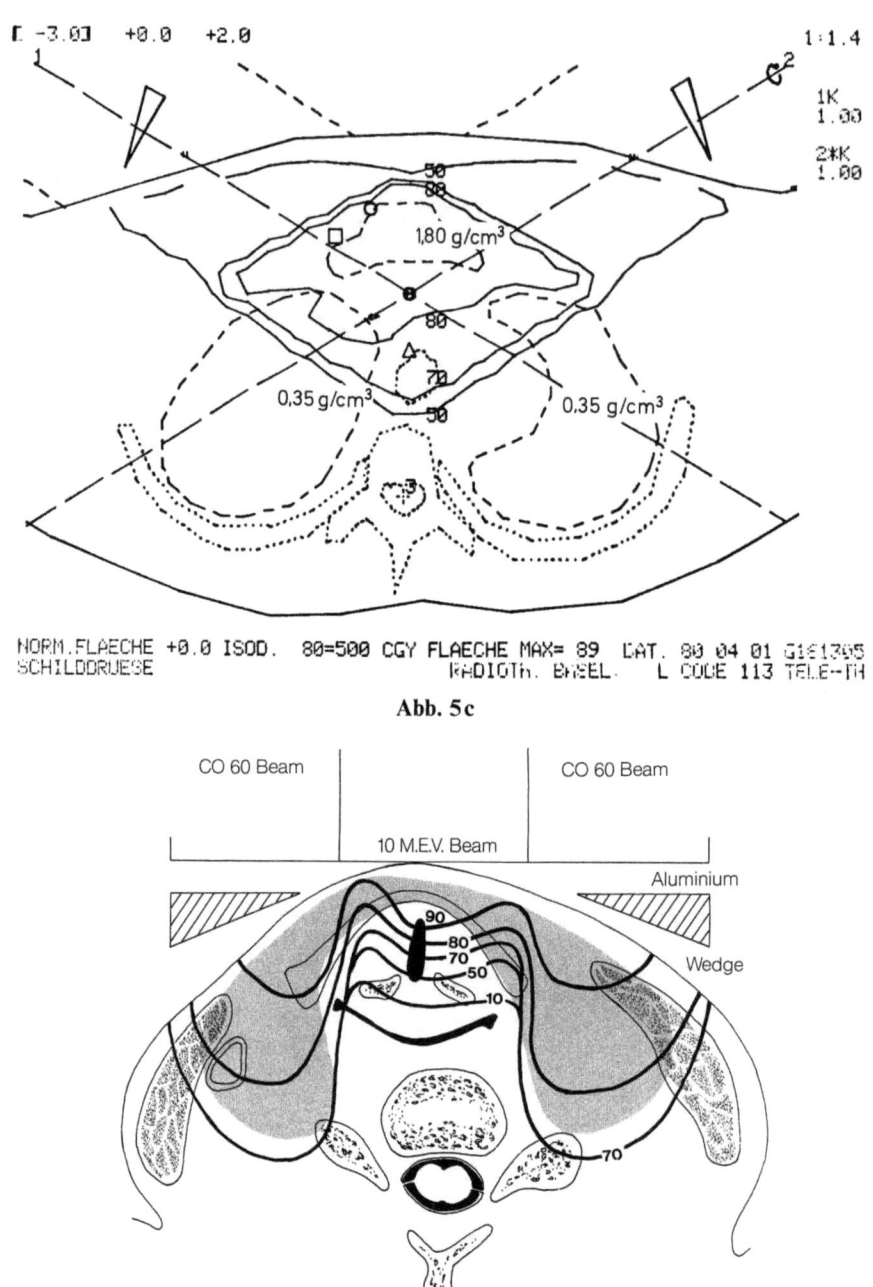

Abb. 5c

Abb. 6. Von RAFLA (1969) angegebener Bestrahlungsplan für Telekobalt und Elektronen

Im Bereich des Primärtumors (Querschnitt in Höhe des Jugulums) kann die das Zielvolumen umschließende 80-%- oder 90-%-Isodose durch Änderung von Strahleneinfallswinkel und Winkelgrad des Keilfilters individuell angepaßt werden. Variation der Feldbreite und Grad der Auswinkelung der seitlichen Halsfelder nach ventral lassen die die zervikalen Lymphabflußgebiete umfassende 80-%- oder 90-%-Isodose näher zum Wirbelkörper verlagern. In dieser Felderanordnung bleibt die kritische Dosis am Rückenmark unter 3600 bis 4000 cGy. Im oberen Mediastinum kann ein nicht vernachlässigbarer Dosisabfall um 10–20% auftreten (Abb. 3c, 4c, 5c). Eine optimale Schonung des Halsmarkes garantiert die von RAFLA (1969) angegebene kombinierte Elektronen- und Telekobaltbestrahlung (Abb. 6).

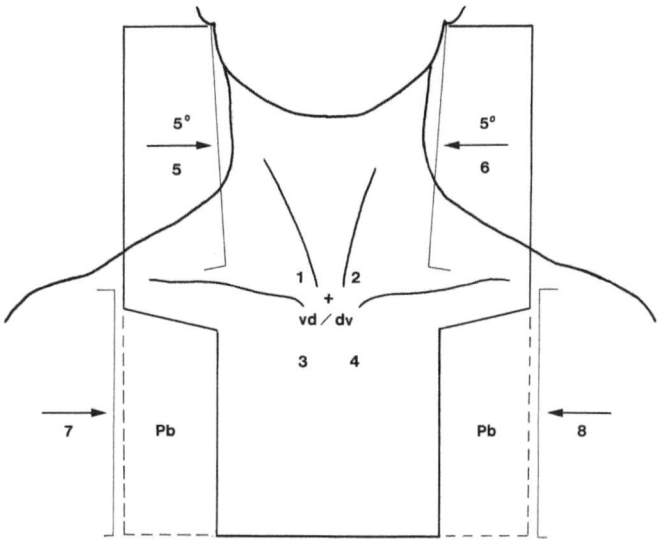

Abb. 7. Feldanordnung bei der Kreuzfeuerbestrahlung

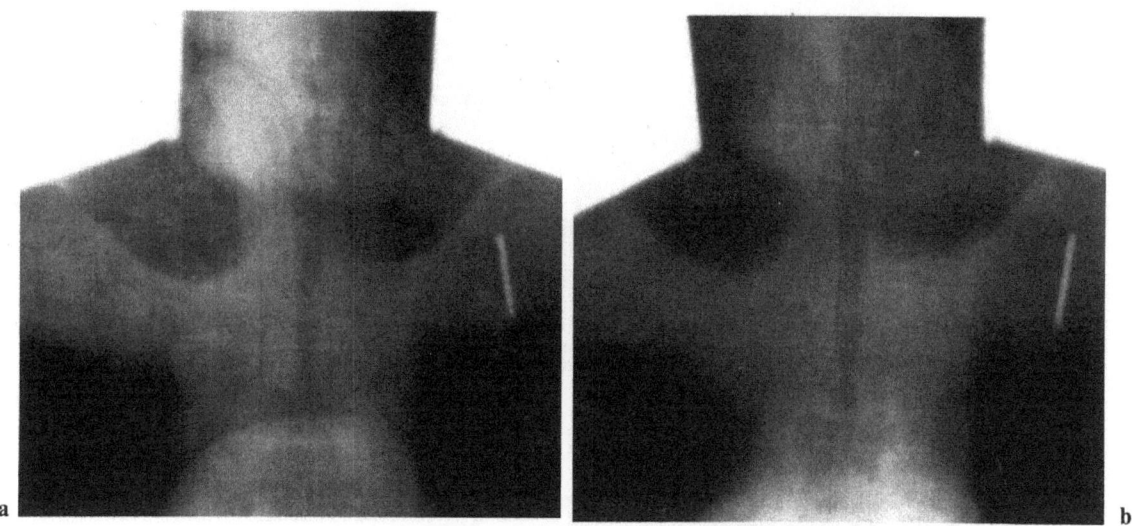

Abb. 8a, b. Verifikationsfilme des T-Feldes

b) Kreuzfeuer-Plan, Dosisverteilung (Primärtumor und regionäres Lymphabflußgebiet)
für Telekobalt und Linearbeschleuniger (4-MeV und 8-MeV)

Für eine großvolumige Bestrahlung von Primärtumor und regionären Lymphabflußgebieten ist der *Kreuzfeuerplan* (Abb. 7) geeignet. Indikationen: Primäre Strahlentherapie inoperabler maligner Strumen, Rezidive und Resttumoren mit ausgedehnter regionärer Lymphknotenmetastasierung.

Die nötige großvolumige homogene Bestrahlung wird zunächst über ein opponierendes ventro-dorsales und dorso-ventrales T-Feld zugeführt. Nach Erreichen von 3600–4000 cGy im Bereich des Rückenmarks (bei einer Fraktionierung mit 1000 cGy pro Woche) muß im Bereich des Tumors und der Lymphabflußgebiete über seitliche Hals- und Mediastinalfelder aufgesättigt werden (Abb. 8a, b, 9a–c). Eine Überschneidung der begrenzenden Anteile aus den Mediastinal- und Zervikalfeldern im Jugulum und Supraklavikular-Höhe wird da-

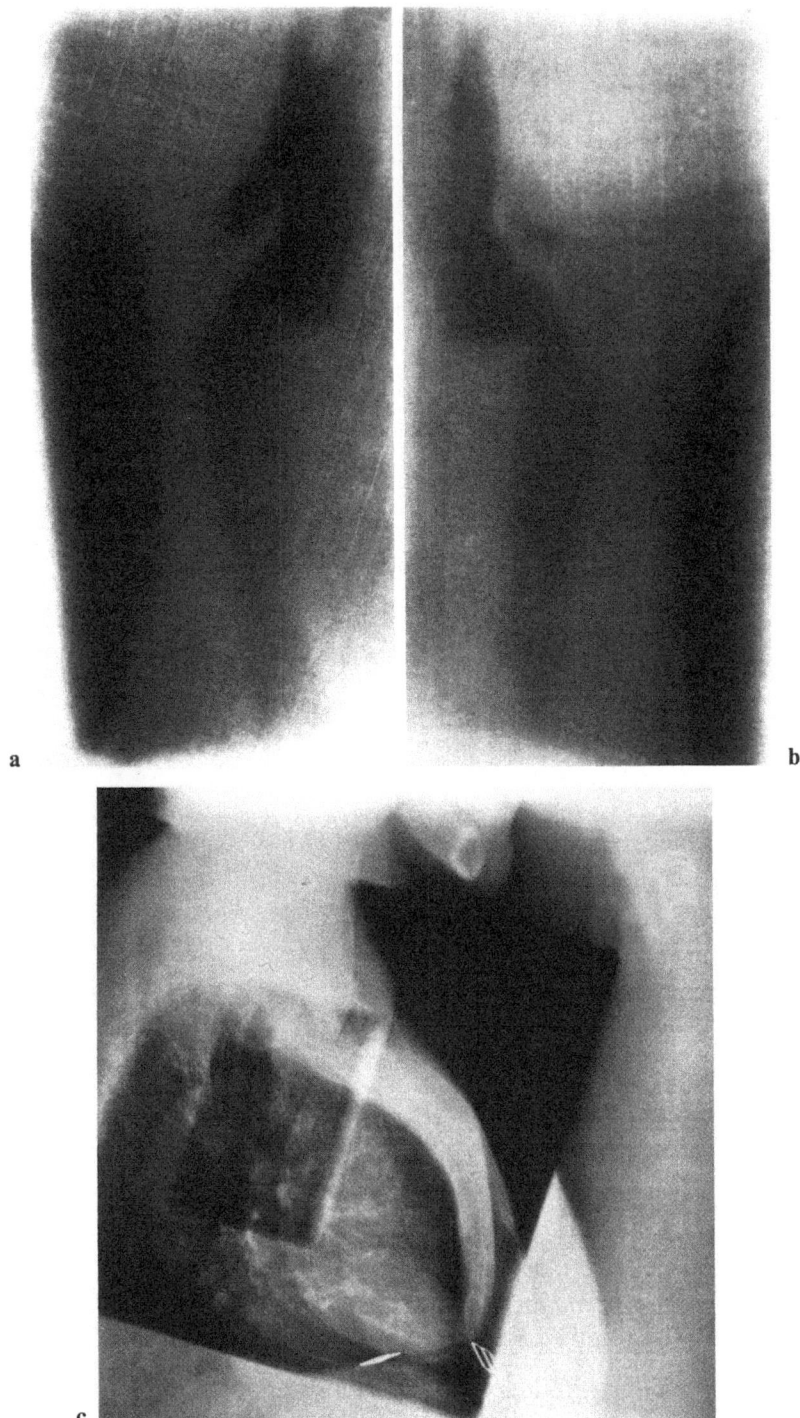

Abb. 9a, b. Verifikationsfilme des seitlichen Halsfeldes. Dosisaufsättigung unter Schonung des Rückenmarkes. **c** Verifikationsfilm des seitlichen Mediastinalfeldes. Dosisaufsättigung unter Schonung des Rückenmarkes

durch vermieden, daß die seitlichen Halsfelder um 5 Grad nach kranial ausgewinkelt werden (Abb. 7).

Die das Tumorvolumen umschließende Isodose kann durch unterschiedliche Bewichtung der einzelnen Felder den jeweiligen Erfordernissen angepaßt werden. Von Vorteil gegenüber Telekobalt ist die höhere Photonenenergie von 4 oder mehr MeV. Die Dosisverteilung bei isozentrischer Bestrahlung ist in den Abbildungen 10a–e, 11a–e, 12a–e dargestellt.

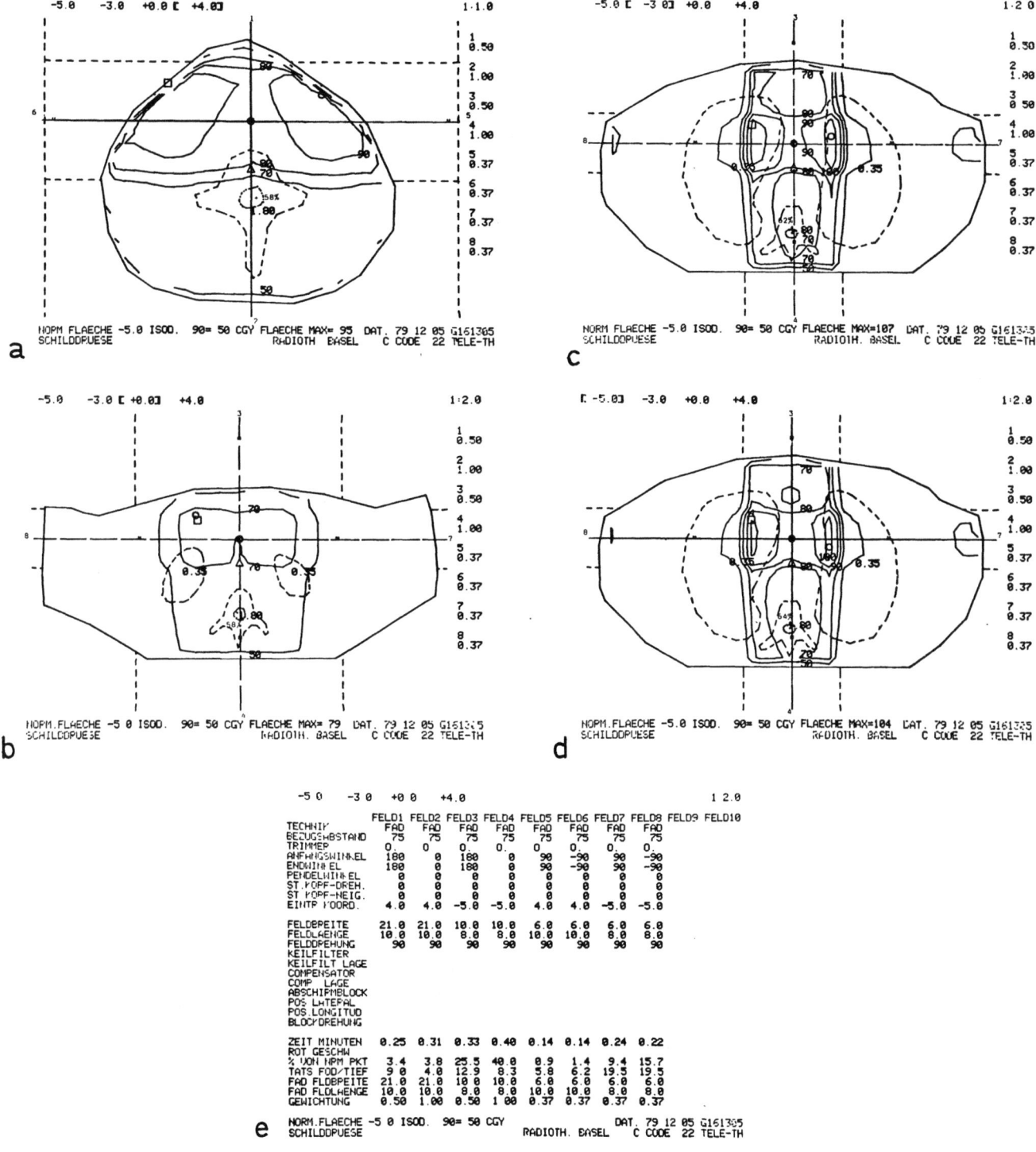

Abb. 10. a Querschnitt 9 des Rando-Alderson-Phantoms. Dosisverteilung im Halsbereich bei isozentrischer Bestrahlung über 4 Felder. Strahlenart: Telekobalt, Quellenachsabstand 75 cm. **b** Querschnitt 11 des Rando-Alderson-Phantoms. Dosisverteilung im Jugulumbereich bei isozentrischer Bestrahlung über 4 Felder. Strahlenart: Telekobalt, Quellenachsabstand 75 cm. **c** Querschnitt 12 des Rando-Alderson-Phantoms. Dosisverteilung im oberen Mediastinum bei isozentrischer Bestrahlung über 4 Felder. Strahlenart: Telekobalt, Quellenachsabstand 75 cm. **d** Querschnitt 13 des Rando-Alderson-Phantoms. Dosisverteilung im Mediastinum bei isozentrischer Bestrahlung über 4 Felder. Strahlenart: Telekobalt, Quellenachsabstand 75 cm. **e** Tabellarischer Ausdruck der mit dem Treatment Planning System (TPS) der Firma Philips ermittelten resp. als definitiv bestätigten Behandlungsparameter für ein bestimmtes Bestrahlungsgerät. Berechnung der Bestrahlungszeiten entsprechend einer vorgegebenen Dosis von 50 cGy auf die 90-%-Isodose

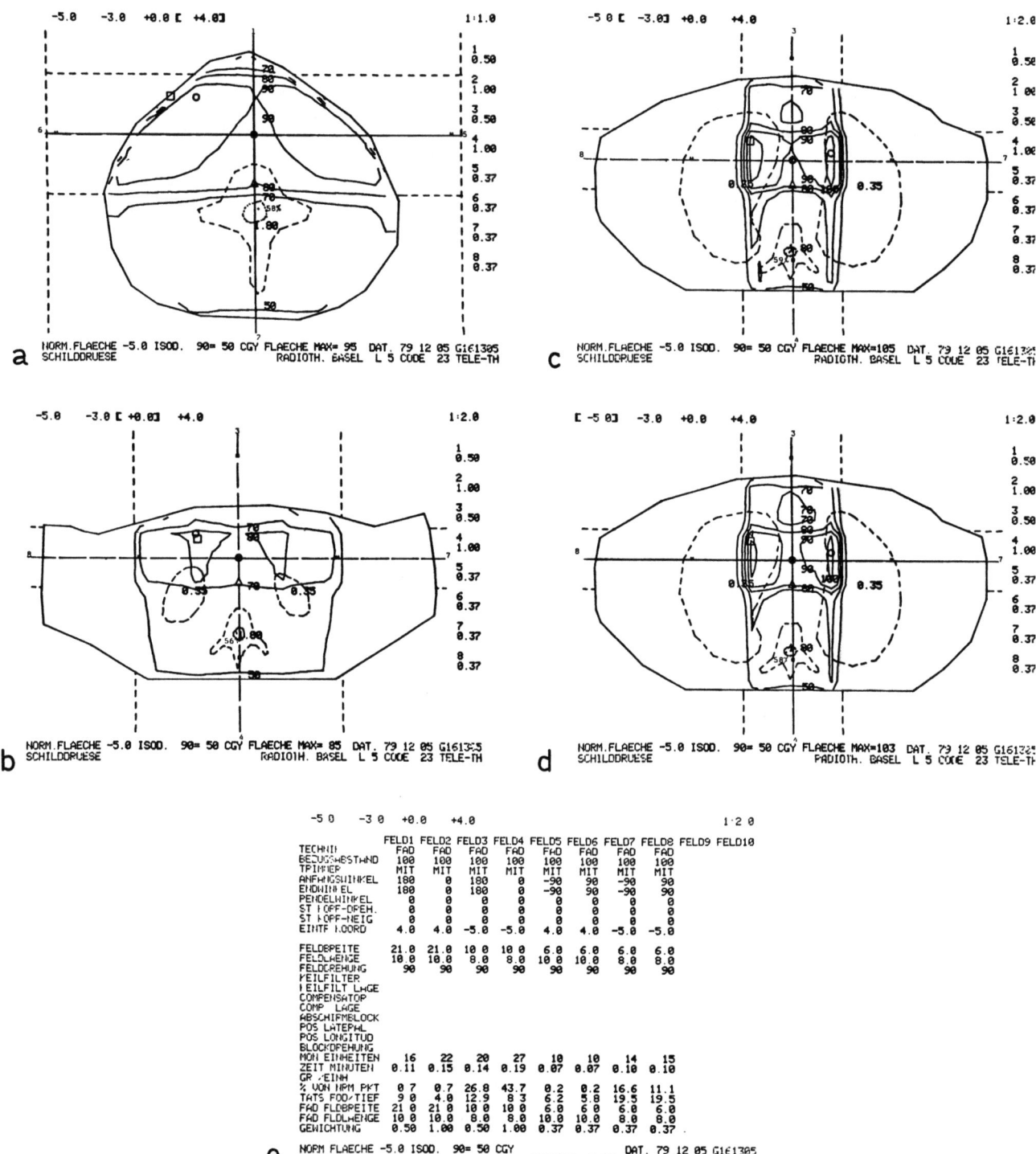

Abb. 11. a Querschnitt 9 des Rando-Alderson-Phantoms. Dosisverteilung im Halsbereich bei isozentrischer Bestrahlung über 4 Felder. Strahlenart: 4-MV-Photonen, Fokus-Achsabstand 100 cm. **b** Querschnitt 11 des Rando-Alderson-Phantoms. Dosisverteilung im Jugulumbereich bei isozentrischer Bestrahlung über 4 Felder. Strahlenart: 4-MV-Photonen, Fokus-Achsabstand 100 cm. **c** Querschnitt 12 des Rando-Alderson-Phantoms. Dosisverteilung im oberen Mediastinum bei isozentrischer Bestrahlung über 4 Felder. Strahlenart: 4-MV-Photonen, Fokus-Achsabstand 100 cm. **d** Querschnitt 13 des Rando-Alderson-Phantoms. Dosisverteilung im Mediastinum bei isozentrischer Bestrahlung über 4 Felder. Strahlenart: 4-MV-Photonen, Fokus-Achsabstand 100 cm. **e** Tabellarischer Ausdruck der mit dem Treatment Planning System (TPS) der Firma Philips ermittelten resp. als definitiv bestätigten Behandlungsparameter für ein bestimmtes Bestrahlungsgerät. Berechnung der Bestrahlungszeiten entsprechend einer vorgegebenen Dosis von 50 cGy auf die 90-%-Isodose

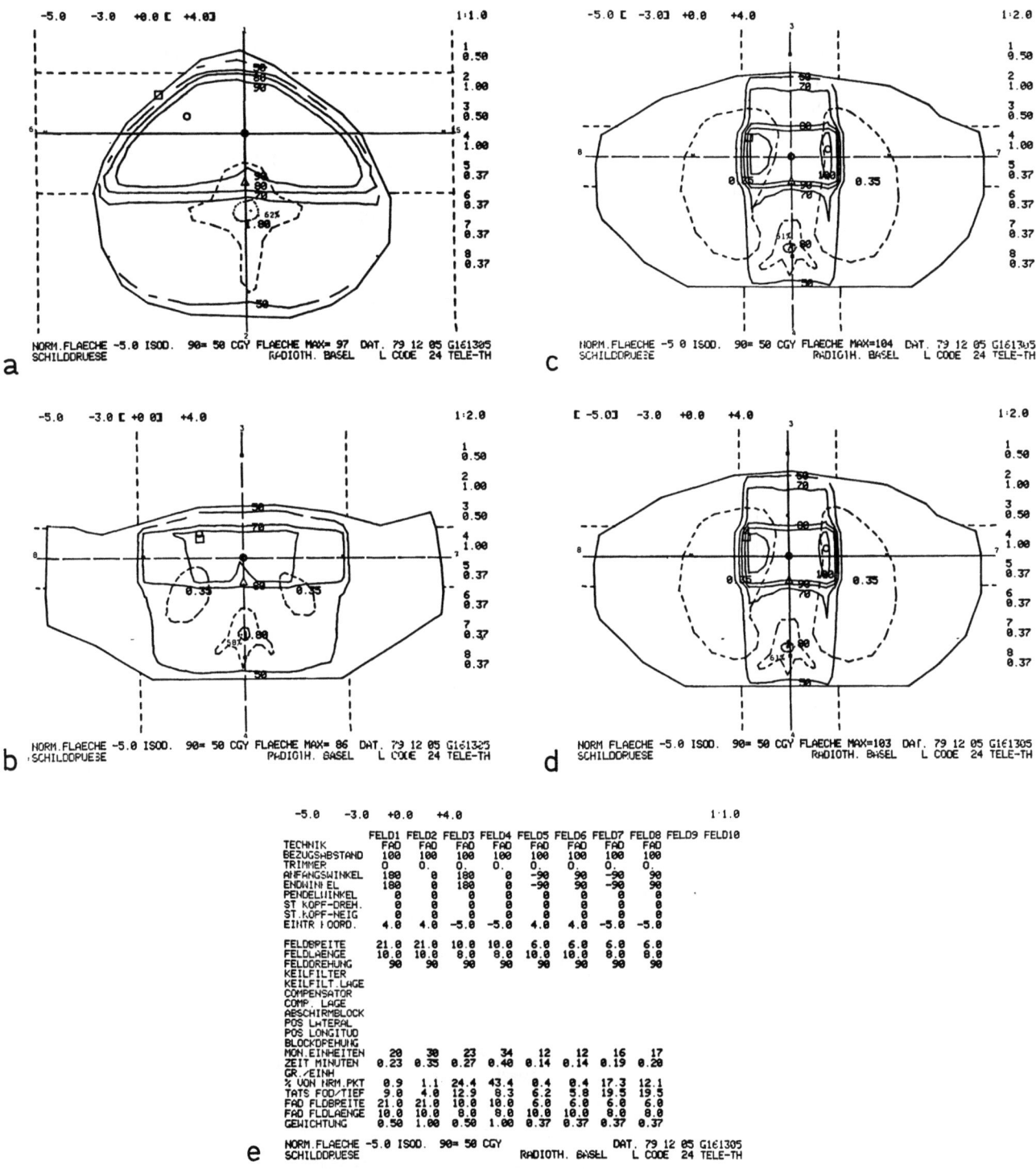

Abb. 12. a Querschnitt 9 des Rando-Alterson-Phantoms. Dosisverteilung im Halsbereich bei isozentrischer Bestrahlung über 4 Felder. Strahlenart: 8-MV-Photonen, Fokus-Achsabstand 100 cm. **b** Querschnitt 11 des Rando-Alderson-Phantoms. Dosisverteilung im Jugulumbereich bei isozentrischer Bestrahlung über 4 Felder. Strahlenart: 8-MV-Photonen, Fokus-Achsabstand 100 cm. **c** Querschnitt 12 des Rando-Alderson-Phantoms. Dosisverteilung im oberen Mediastinum bei isozentrischer Bestrahlung über 4 Felder. Strahlenart: 8-MV-Photonen, Fokus-Achsabstand 100 cm. **d** Querschnitt 13 des Rando-Alderson-Phantoms. Dosisverteilung im Mediastinum bei isozentrischer Bestrahlung über 4 Felder. Strahlenart: 8-MV-Photonen, Fokus-Achsabstand 100 cm. **e** Tabellarischer Ausdruck der mit dem Treatment Planning System (TPS) der Firma Philips ermittelten resp. als definitiv bestätigten Behandlungsparameter für ein bestimmtes Bestrahlungsgerät. Berechnung der Bestrahlungszeiten entsprechend einer vorgegebenen Dosis von 50 cGy auf die 90-%-Isodose

Beim Kobalt-60 und Linearbeschleuniger mit 4-MV-Photonen-Energie wird das zu bestrahlende Volumen des zervikalen Lymphabflusses von der 80-%- bzw. 85-%-Isodose erfaßt. Die Belastung des Rückenmarkes beträgt 58% und liegt bei Applikation von 55–60 Gy in der umschließenden Isodose unterhalb der empfohlenen Toleranzgrenze für das Rückenmark.

Obwohl die Rückenmarksdosis mit 62% der Maximaldosis bei 8-MV-Photonen-Energie geringfügig höher liegt als bei Telekobalt oder 4-MV-Photonen, wird die Toleranzdosis am Rückenmark auch bei Applikation von 60 Gy nicht überschritten, da die 90-%-Isodose das zu bestrahlende Volumen einschließt.

Im mediastinalen Lymphabflußgebiet (Abb. 10c, d; 11c, d;) ist die 80-%-Isodose sowohl für Telekobalt als auch für den 4-MeV-Linearbeschleuniger die umschließende. Die Belastung des Rückenmarkes liegt zwischen 58% und 64% der maximalen Dosis. Aufgrund der höheren Photonen-Energie des 8-MeV-Linearbeschleunigers wird im Mediastinum das zu bestrahlende Volumen von der 90-%-Isodose umschlossen. Die Dosis am thorakalen Rückenmark beträgt 61% der Dosis im Maximum (Abb. 12e, d). Bei Applikation von mehr als 50 Gy auf das obere Mediastinum wird die empfohlene Dosis von 40 Gy am Rückenmark überschritten.

Die Primärtumorregion im Jugulum- und Supraklavikularbereich wird bei Anwendung des 8-MeV-Linearbeschleunigers von der 80-%-Isodose eingeschlossen (Abb. 12b). Die Belastung des Rückenmarkes erreicht 61% der Maximaldosis. Bei Verwendung eines 4-MeV-Linearbeschleunigers (Abb. 11b) wird das Primärtumorgebiet nur noch von der 70-%-Isodose erfaßt und bei Bestrahlung mit Telekobalt sogar nicht mehr von der 70-%-Isodose umschlossen (Abb. 10b). Das bedeutet, daß zwischen Primärtumor und regionärem Lymphabflußgebiet, abhängig von der Photonen-Energie und bedingt durch die unterschiedlichen anatomischen Gegebenheiten, in den verschiedenen Körperquerschnitten eine Dosisdifferenz von 10% und darüber besteht. Zur kleinvolumigen Aufsättigung des unterdosierten Primärtumorbereichs sowie der zervikalen Lymphknoten sind Elektronen infolge ihrer energieabhängigen Reichweite ideal (BECKER und KAERCHER 1965; ZUPPINGER 1966; RAFLA 1969; TUBIANA et al. 1969; NÉMETH u. KUTTIG 1973) (Abb. 13).

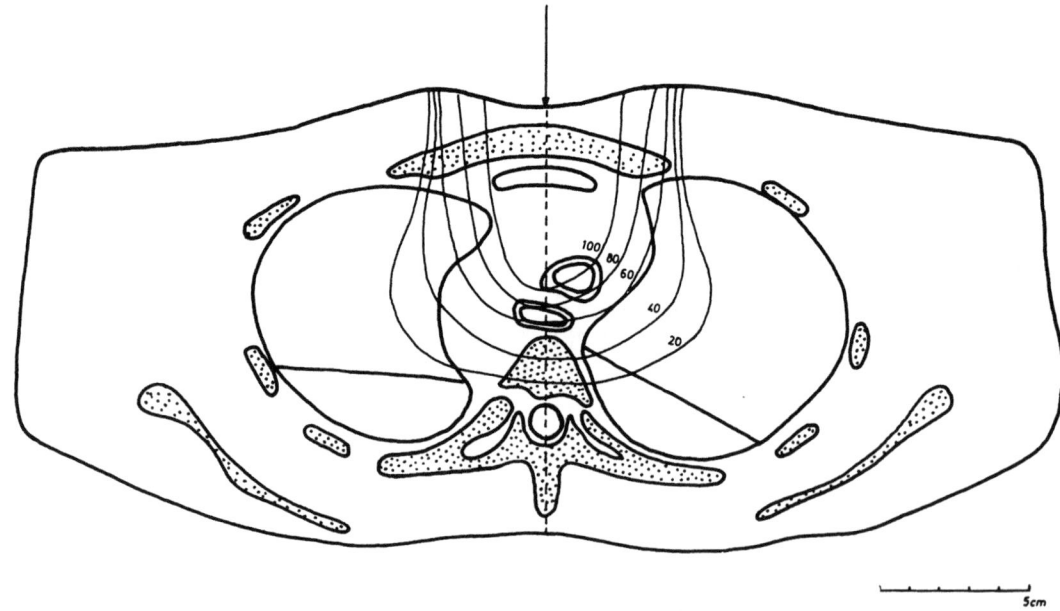

Abb. 13. Dosisverteilung im oberen Mediastinum bei Stehfeldbestrahlung. Feldgröße 8 × 12 cm. Strahlenart: 15-MeV-Elektronen. Zentralstrahl 20° nach kaudal geneigt. Fokus-Haut-Abstand 100 cm. (Nach NÉMETH u. KUTTIG 1973)

c) Elektronen-Pendelbestrahlung, Dosisverteilung
(Primärtumor und regionäres Lymphabflußgebiet)

Die *Elektronen-Pendelbestrahlung* bietet hinsichtlich Schonung des Rückenmarkes und Anpassung der Isodosen an das Tumorvolumen eine optimale Lösung (s. Abb. 14). Voraussetzung ist, daß das zu bestrahlende Volumen auf die Primärtumorregion und die unmittelbar benachbarten regionären Lymphknoten eingeschränkt werden kann und nur eine elektive Dosis erforderlich ist. Indikationen: Rest- und Rezidivtumoren, seltener bei kurativer, häufiger bei palliativer Zielsetzung oder Rezidivbestrahlung nach früherer adjuvanter Strahlentherapie.

Mit Überschreiten einer Dosis von 4500 cGy nimmt in der eigenen Erfahrung das Risiko postaktinischer Komplikationen am Larynx und an der Trachea zu. Infolge Streuung der niederenergetischen Elektronen im inhomogenen Gewebe entstehen dabei örtlich nicht mehr kontrollierbare Dosenspitzen.

3. Palliativbestrahlung

Indikationen und Grenzen sowie Ausrüstung und Technik der Palliativbestrahlung maligner Tumoren sind in dem Artikel von MAISIN et al. (1967), Band XVIII dieses Handbuches ausführlich behandelt. Im folgenden wird nur auf die hier interessierenden speziellen Indikationen zur palliativen Strahlentherapie maligner Schilddrüsentumoren eingegangen.

a) Primärtumor

Kompression von Ösophagus, Trachea oder von großen Gefäßen oder der direkte Tumoreinbruch in diese Strukturen lassen im Gebiet des Primärtumors einen „Ort der Not" entstehen, für den die dringende Indikation zur palliativen Bestrahlung gegeben ist. Das Bestrahlungsvolumen kann individuell auf die Tumorregion eingeengt, die Herddosis dabei erforderlichenfalls auf 5000 cGy oder mehr gesteigert werden.

Im Bereich des tragenden Skeletts zwingen stabilitätsgefährdende Destruktionen zur sofortigen Bestrahlung. Ebenso sind medikamentös unzureichend beherrschbare Schmerzen bei Weichteil- und Knochenmetastasen eine dankbare Indikation für die palliative Strahlentherapie.

Zur Erzielung eines längerfristigen Palliativeffektes sind 50 Gy oder mehr erforderlich. Für lokal streng umschriebene Rezidive kann eine interstitielle Curie-Therapie mit [198]-Au-Seeds von Vorteil sein (STROETGES 1979). Bezüglich Dosisverteilung und Bestrahlungstechnik wird auf die Beispiele im Abschnitt 2 verwiesen.

b) Metastasen

Im Bereich des tragenden Skelettes zwingen stabilitätsgefährdende, evtl. auch ausreichend jodstoffwechselaktive Destruktionen zur sofortigen Bestrahlung, sofern nicht im Extremitätenbereich eine operative Wiederherstellung der Stabilität schneller zum Palliativeffekt führt. Medikamentös nicht beherrschbare Schmerzen einzelner Metastasen des nicht tragenden Skelettes oder der Weichteile sind mit Dosen bis zu 40 Gy meist gut beeinflußbar. Um die Belastung des Patienten durch die Strahlentherapie möglichst gering zu halten, empfiehlt es sich, bei kleineren Bestrahlungsvolumina mit höherer Einzeldosis und nur drei Fraktionen wöchentlich zu behandeln.

Solitäre Metastasen erfordern bei kurativer Zielsetzung 60 Gy oder mehr (ENGELKEN et al. 1976), wobei die für die kurative Strahlentherapie üblichen Einzeldosen und Fraktionierungsschemata eingehalten werden sollten.

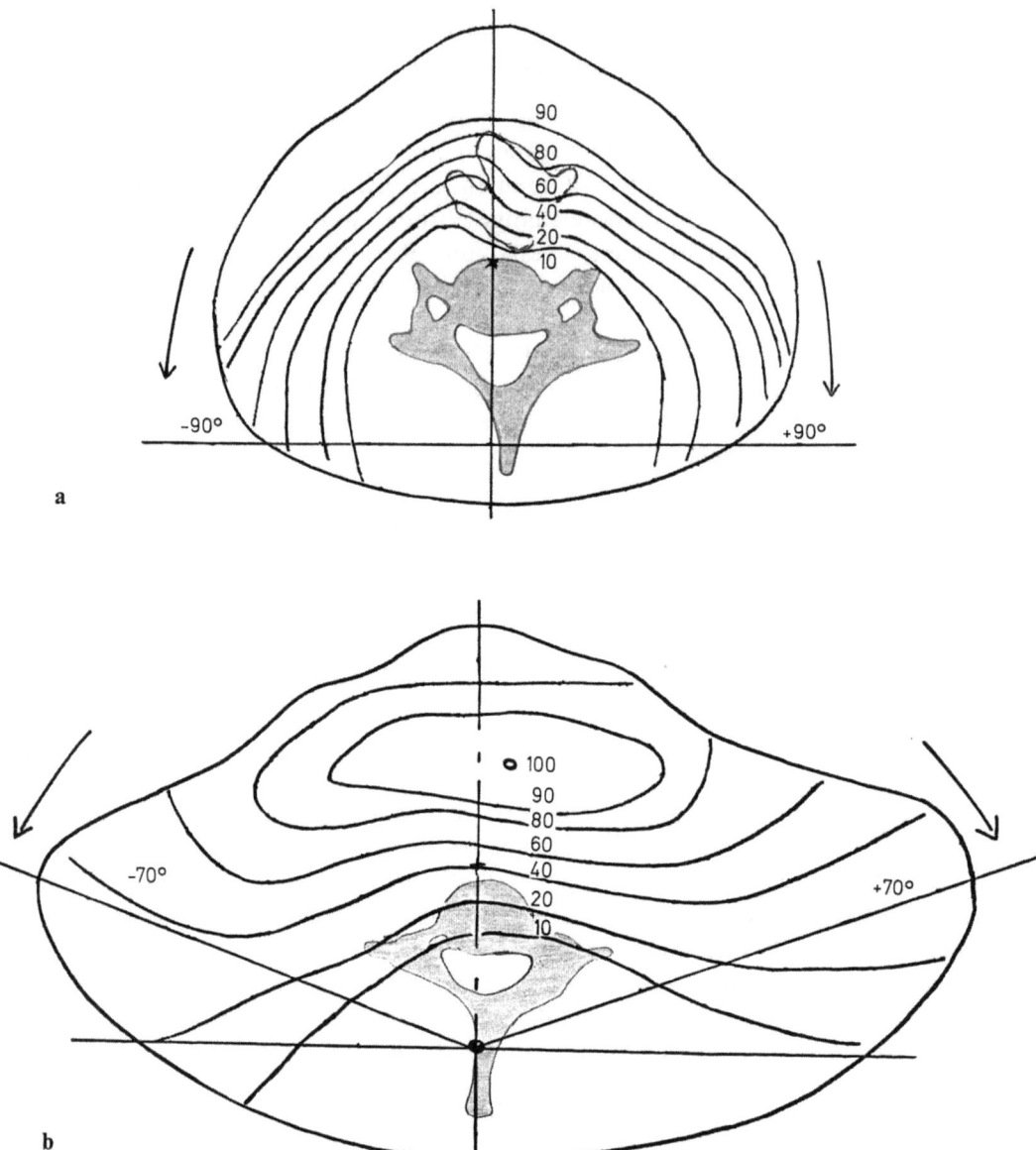

Abb. 14. a Querschnitt 9 des Rando-Alderson-Phantoms. Dosisverteilung im Halsbereich bei Pendelbestrahlung. Pendelwinkel 180°. Feldgröße 8×10 cm. Strahlenart: 12,5-MeV-Elektronen, Fokus-Achsabstand 117 cm. **b** Querschnitt 10 des Rando-Alderson-Phantoms. Dosisverteilung im Jugulumbereich bei Pendelbestrahlung. Pendelwinkel 140°. Feldgröße 10 × 12 cm. Strahlenart: 12,5-MeV-Elektronen, Fokus-Achsabstand 117 cm. **c** Querschnitt 11 des Rando-Alderson-Phantoms. Dosisverteilung im oberen Mediastinum bei Pendelbestrahlung. Pendelwinkel 120°. Feldgröße 14×10 cm. Strahlenart: 12,5-MeV-Elektronen, Fokus-Achsabstand 118,5 cm. (Nach PORETTI 1972)

Nicht radiojodspeichernde solitäre Lungenmetastasen können durch Dosen von 60–70 Gy in 7–8 Wochen, appliziert über opponierende Felder oder mittels Pendeltechnik, zur Regredienz gebracht werden (ENGELKEN et al. 1976).

Bei epiduralen Metastasen mit beginnender oder schon ausgebildeter Querschnittssymptomatik ist vor Einleitung der Radiotherapie unbedingt eine dekompressive Laminektomie vorzunehmen, was bei nicht zu lange bestehender intraspinaler Raumforderung meist zur raschen Erholung der sensiblen und motorischen Funktion führt.

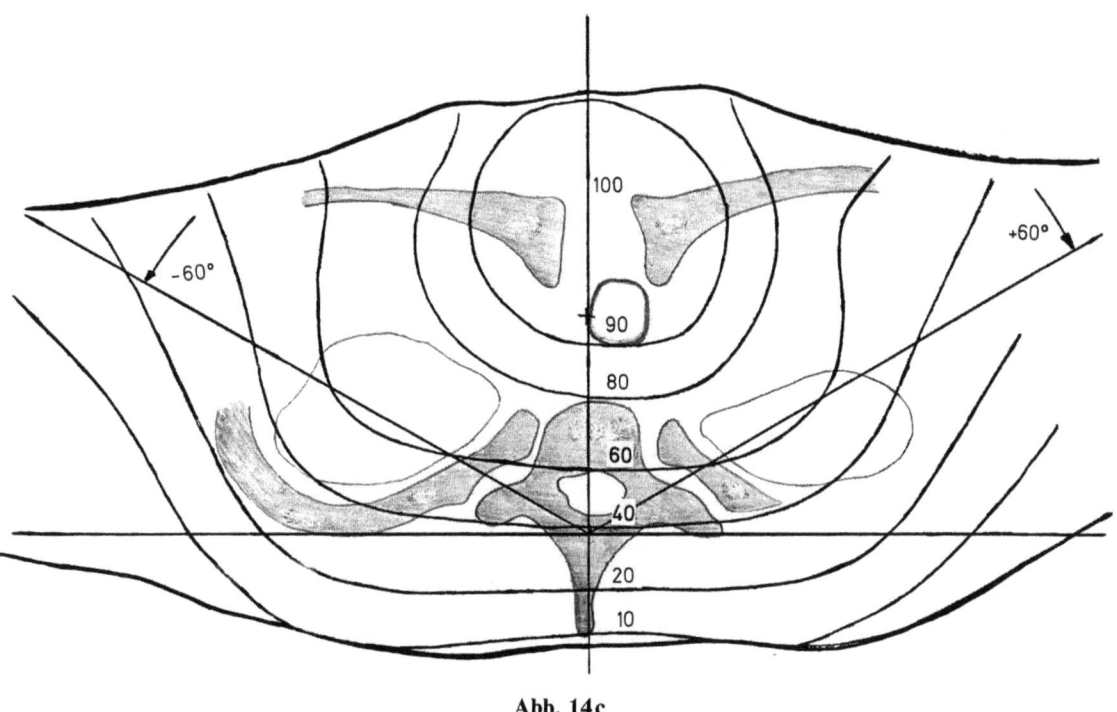

Abb. 14c

V. Ergebnisse

Die von der E.O.R.T.C. Thyroid Cancer Cooperative Group zwischen 1966 und 1977 aus 23 Krankenhäusern verschiedener europäischer Länder zusammengetragenen, für eine 6-Jahres-Kontrollperiode gültigen Daten von 1183 Patienten mit Schilddrüsen-Malignomen können als repräsentativ für heute mögliche Behandlungsergebnisse angesehen werden (BYAR et al. 1979; die Wiedergabe der Abb. 15–20 erfolgt mit freundlicher Genehmigung der Autoren und des Verlages). Diese Patienten waren chirurgisch, mit perkutaner Strahlen- und ^{131}J-Therapie, mit Schilddrüsenhormonen und Chemotherapie in angepaßtem, in allen Zentren einheitlich befolgtem Umfang behandelt worden. Es war den Autoren nicht möglich, den Einfluß der einzelnen Komponenten, also auch den der perkutanen Strahlentherapie am Gesamterfolg zu bestimmen. Lebensalter (Abb. 15), Geschlecht (Abb. 16), die Gruppierung in fünf histologische Haupttypen (Abb. 17), wie auch das T-Ausgangsstadium (Abb. 18) und das Ausmaß der Fernmetastasierung (Abb. 20) sind die für den weiteren Verlauf wichtigeren Merkmale. Sie prägen die Form der Überlebenskurve. Regionale Lymphome tragen nur im Stadium N_3 zu einer Verschlechterung der Langzeitprognose bei (Abb. 19).

In diese Darstellungen fügen sich Ergebnisse aus größeren Behandlungszentren ein. In Zürich (GLANZMANN et al. 1977) liegt die Überlebensrate nach 10 Jahren für die unter 40 Jahre alten Patienten bei 100% bei den Adenokarzinomen. Sie fällt bei den älteren auf 70%, bei diesen im M_+-Stadium sogar unter 50%. Die lokoregionale Rezidivrate ist kleiner als 1% bei makroskopisch radikal Operierten, steigt auf 40%, und dies trotz Kombination einer lokalen Strahlentherapie mit Radiojodbehandlungen, wenn der Chirurg Tumorreste zurücklassen mußte.

Für Erfolge bei metastasierenden differenzierten Karzinomen ist in diesem Arbeitskreis die schätzbare Masse von Fernmetastasen eine bestimmende Größe: mit weniger als 100 g überleben 80% Patienten mit papillärem Karzinom. Für das follikuläre Karzinom können

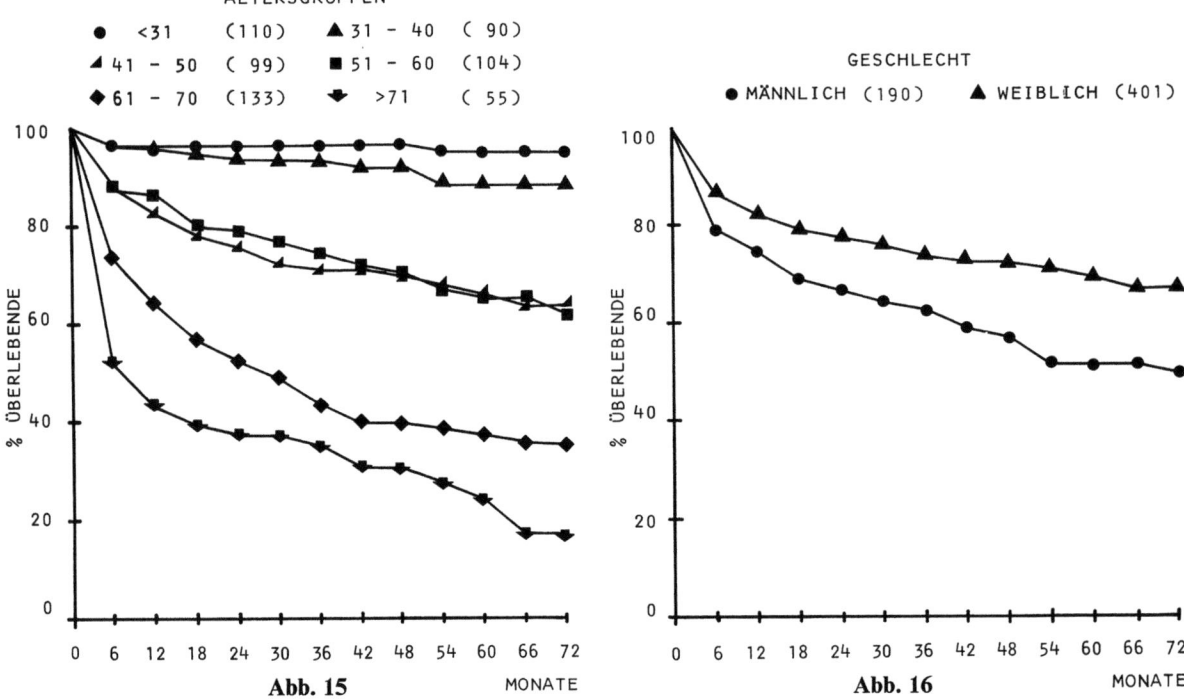

Abb. 15   MONATE   **Abb. 16**   MONATE

Abb. 15. Überlebenskurve, in Abhängigkeit vom Lebensalter bei Diagnosestellung

Abb. 16. Überlebenskurven, getrennt nach Geschlechtern

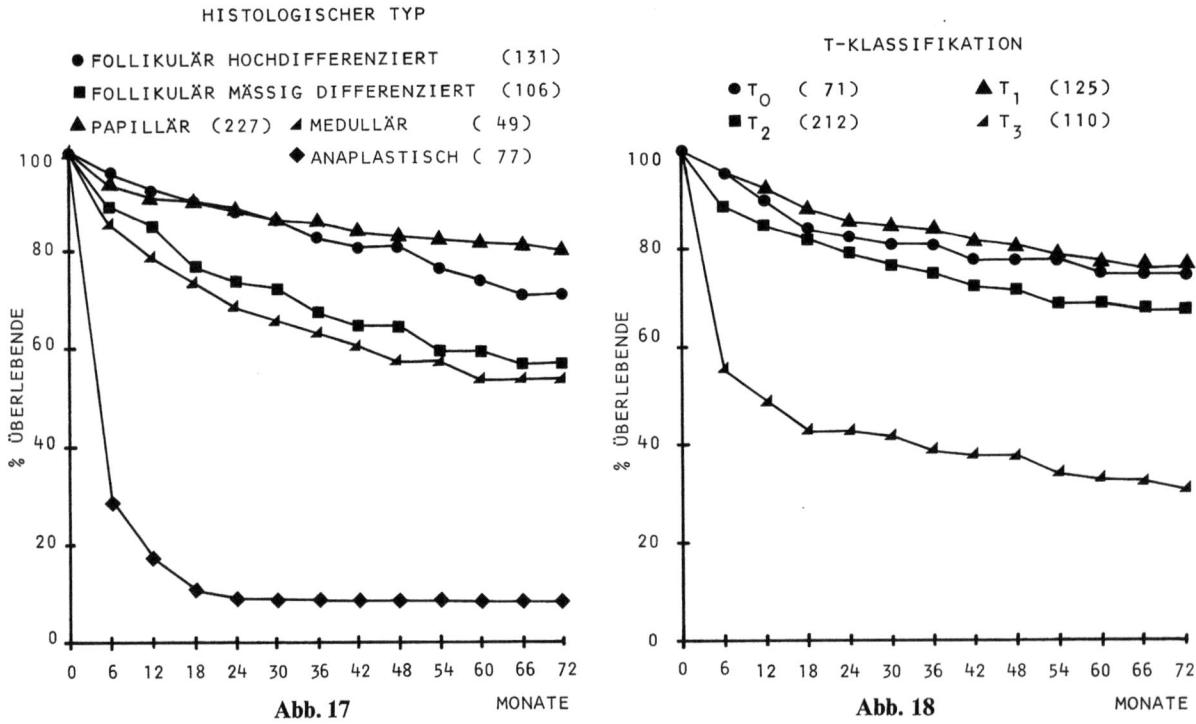

Abb. 17   MONATE   **Abb. 18**   MONATE

Abb. 17. Überlebenskurven, in Abhängigkeit vom histologischen Typ

Abb. 18. Überlebenskurven, in Abhängigkeit von der initialen Größe des Primärtumors

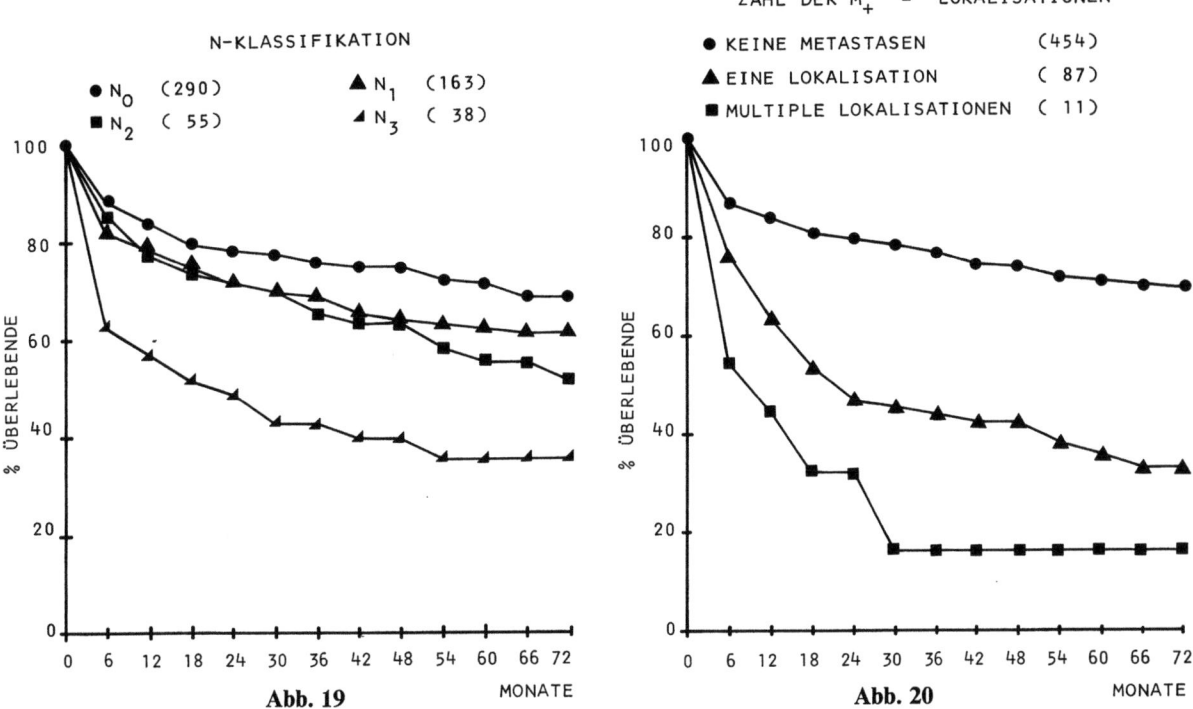

Abb. 19. Überlebenskurven, in Abhängigkeit von der klinischen Feststellung des regionalen Lymphknotenbefalles

Abb. 20. Überlebenskurven, in Abhängigkeit von der Zahl der Lokalisationen mit metastatischem Befall

gleiche Erfolge vorgewiesen werden, wenn weniger als 30 g Tumormassen zu behandeln waren (GLANZMANN u. HORST 1979).

KEMMINGER (1974) in Wien berechnete eine signifikante Besserung der 5- und 10-Jahres-Überlebensraten durch eine Nachbestrahlung zwar für sein Gesamtkollektiv, und hier nur in den Stadien III (T_{3-4}, N_3, M_0) und IV (T_{0-4}, N_{0-3}, M_1), konnte aber in der Gruppe der differenzierten Karzinome diesen Effekt der perkutanen Strahlentherapie nicht bestätigen. Ähnliche Beobachtungen hatten früher schon MCKENZIE (1971) und WILSON und BLOCK (1971) mitgeteilt. Bei diesen differenzierten Tumoren ist die Kombination von operativer und Radiojod-Behandlung deutlich überlegen.

Von gleichen Erfahrungen ausgehend will HARMER (1977) auf die perkutane Nachbestrahlung bei differenzierten Tumoren verzichten, soweit nicht schon nicht mehr radikal operable Stadien vorliegen. Seine Ergebnisse sind dort am besten, wo auf eine Nachbestrahlung verzichtet werden kann. Die prognostisch ungünstigen Faktoren, wie sie in der E.O.R.T.C.-Studie herausgearbeitet worden sind, können bei ihm, wie auch in den Arbeiten von KEMMINGER (1974) MAZZAFERRI et al. (1977) die scheinbar begrenzten Ergebnisse der perkutanen Strahlentherapie erklären.

Dennoch konnten TUBIANA et al. (1977) den Einfluß der perkutanen Strahlentherapie auf die Überlebensquote belegen. Die günstigeren Bedingungen mit der Hochvolttherapie verbesserten die 5- und 10-Jahresergebnisse auf 93 und 89% gegenüber 85 und 75% mit einer 200-kV-Orthovoltbestrahlung. Besonders eindrücklich sind die Erfolge dieser Arbeitsgruppe, soweit sie die lokale Rückfallquote betreffen: sie wurde von 60%/10 Jahren (= Orthovolttherapie) auf 12%/10 Jahre reduziert.

Diese Arbeitsgruppe hat aber auch die Langzeitergebnisse der zusätzlichen Radiojodbehandlung dokumentiert: nach 5 Jahren überlebte keiner mit Fernmetastasen, wenn diese kein Radiojod aufgenommen hatten (n = 64). In einer gleich großen Gruppe mit Radiojod-Aufnahme überlebten 53% die ersten 5, noch 23% 10 Jahre (Tubiana et al. 1975). In dieser zweiten Gruppe waren die Ergebnisse besser, wenn nur Lungenmetastasen vorlagen: 23%/10 Jahre gegenüber 8%/10 Jahre mit zusätzlichen Knochenmetastasen. Noch 1977 hatte der gleiche Arbeitskreis perkutane Strahlentherapie und Radiojod-Behandlungen alternativ (und nicht kombiniert) eingesetzt. Die Langzeitergebnisse beim papillären Karzinom und allen Differenzierungsgraden der follikulären Karzinome waren identisch (57 und 55% Überlebende nach 10 Jahren) (Tubiana et al. 1977).

Die Ergebnisse der perkutanen Strahlentherapie bei den verschiedenen histologischen Einzelgruppen können aber auch mit Einzelerfolgen belegt sein.

Beim *follikulären Karzinom* konnten Simpson und Carruthers (1978) postoperativ belassenen Resttumor bei 5 von 14 Patienten komplett, bei weiteren 4 partiell zur Rückbildung bringen. 5 von 14 sprachen nicht an. Lokoregionale Rezidive dieses Tumors konnten 4mal (unter 13 Patienten) mit 4700–5700 rad zur kompletten, 6mal zur inkompletten Rückbildung gebracht werden (3 Therapieversager) (Simpson 1975).

Häufiger finden sich entsprechende Beobachtungen beim *papillären Karzinom*. Windeyer (1954), Simpson (1975), Frazell und Foote (1958) und Jacobs und Greenfield (1978) berichten über Regressionen bei inoperablen Ausgangsstadien. Lenio (1976) verglich den Langzeitverlauf bei 30 nachbestrahlten Patienten (5000–7500 rad Tumordosis Orthovolt) mit 80 nur operierten. In der ersten Gruppe trat kein lokoregionales Rezidiv auf, in der anderen bei 21%! In der Nachbeobachtungszeit von 40 Jahren war die Sterblichkeit am Tumor in beiden Gruppen gleich hoch (n = 1 in der ersten, n = 2 in der 2. Gruppe).

Postoperativ verbliebene „massive" Tumorreste konnten 3mal komplett, 8mal partiell (n = 11) zur Rückbildung gebracht werden (Simpson u. Carruthers 1978). Van Lessen et al. (1969) hatten zwei nicht radikal operierte papilläre Karzinome ohne Radiojod-Speicherung mit 4000–7000 rad für 5 und 9 Jahre symptomfrei machen können. Smedal et al. (1967) hatten bei nicht radikal Operierten eine 5-Jahres-Überlebensrate von 82% erzielen können (4800 rad Tumordosis).

Die Erfolge der lokalen Strahlentherapie beim *medullären Karzinom* sind nicht statistisch auswertbar. Tubiana et al. (1975) berichten über 13 von 18 Patienten, die fünf Jahre überlebten, Smedal et al. (1967) über 4 von 7. Diese Ergebnisse sind vergleichbar mit denen nach radikaler neck-dissection (66,7% überlebten 10 Jahre), deutlich besser als die nach Schilddrüsenoperation alleine (43%) (Gordon et al. 1973). Die Heilungsquote sinkt von 70% (ohne Lymphknotenbefall) auf unter 50% in nachbestrahlten N_+-Stadien (Glanzmann et al. 1977). Über Einzelerfolge bei Rest- oder Rezidivtumoren, wie auch bei Metastasen, berichten Jacobs und Greenfield (1954), Hill et al. (1973), Simpson (1975), Tubiana et al. (1975), Schumann et al. (1977), Steinfeld (1977).

Unter den undifferenzierten malignen Tumoren bildet das *Maligne Lymphom* die positive Ausnahme für den Strahlentherapeuten. Shin et al. (1976) konnten in jedem ihrer 4 Fälle den Tumor mit 3000–4000 rad beseitigen. Van Lessen et al. (1969) berichten über die erfolgreiche Rückbildung eines in die Trachea eingewachsenen kleinzelligen Tumors, bei dem es sich sehr wahrscheinlich um ein malignes Lymphom gehandelt hatte.

Ähnlich sind die von Rogers et al. (1974) beschriebenen besseren Therapieergebnisse beim kleinzelligen Tumor (in Vergleich zum Spindelzell-/Riesenzelltumor) zu verstehen.

Das *undifferenzierte (anaplastische) Karzinom* scheint nach zusätzlicher Strahlentherapie einen leicht günstigeren Verlauf zu nehmen. (Tubiana 1981). Bergfelt et al. (1969) berichteten über 35% 7-Jahres-Überlebende gegenüber 20% bei den nicht Bestrahlten. Doch liegt bei Glanzmann et al. (1977) die 5-Jahres-Überlebensquote trotz Nachbestrahlung unter 20%. Die Ergebnisse sind in anderen strahlentherapeutischen Übersichten noch ungünstiger: 20% nach 1 Jahr, 11% nach 2 Jahren bei Simpson (1975).

Immerhin erzielte dieser Autor zunächst 9mal unter 66 Patienten eine komplette, 11mal eine partielle Rückbildung, 11mal einen Wachstumsstillstand. Dennoch bleibt ein Überleben über längere Zeit bei diesem Tumor mehr oder weniger ein Zufallsereignis (SHELINE et al. 1966; NISHIYAMA et al. 1972; FULLER 1973; JEREB et al. 1975; SPIRO u. DANIELLO 1979).

Erste Versuche mit einer zusätzlichen Chemotherapie geben keine großen Hoffnungen auf verbesserte Resultate (ANDERSSON et al. 1977).

Über Einzelerfolge beim *Plattenepithel-Karzinom* der Schilddrüse berichtet SIMPSON (1975), beim *Fibrosarkom* BERTHELSON (1978).

VI. Radiogene Komplikationen

1. Frühreaktionen

a) Haut

Unter der bei palliativer Therapie üblicherweise, bei kurativer Zielsetzung obligatorisch anzuwendenden Hochvoltstrahlung sind Hautreaktionen höheren Grades selten geworden. Für den klinischen Gebrauch hat sich die nach HELLMANN et al. (1978) modifizierte Einteilung der Strahlenfrühreaktionen an der Haut bewährt (Tabelle 5). Einer Behandlung bedürfen die Frühreaktionen 1. und 2. Grades nicht, sofern in den ersten 2–3 Wochen nach Beendigung der Radiotherapie jeglicher mechanische, chemische, solare und thermische Reiz in der bestrahlten Region vermieden wird. Bezüglich des Mechanismus und der Behandlung höhergradiger Hautreaktionen, wie sie in der Ära der Orthovolttherapie und bei alleiniger Bestrahlung mit niederenergetischen Elektronen beobachtet wurden, sei auf den ausführlichen Artikel von MAISIN et al. 1967 (Bd. XVIII dieses Handbuches) verwiesen.

Tabelle 5. Einteilung der aktinischen Frühreaktionen an der Haut. (Modifiziert nach HELLMANN, 1978)

Grad 0	– Keine erkennbare Reaktion bis leichtes Erythem
Grad I	– Klar erkennbares Erythem, trockene Epitheliolyse
Grad II	– Starke Hautrötung mit punktförmigen Hämorrhagien, trockene Epitheliolyse
Grad III	– Sehr starkes Erythem mit beginnender, umschriebener exsudativer Reaktion
Grad IV	– Ausgeprägte exsudative Reaktion im gesamten Bestrahlungsbereich
Grad V	– Oberflächliche Hautnekrose

b) Larynx, Trachea und Ösophagus

Die unter der Strahlentherapie auftretende Mukositis in Larynx, Trachea und Ösophagus bedarf kaum einer symptomatischen Behandlung. Bei stärkerer Ösophagitis mit Dysphagie empfiehlt es sich, besonders bei älteren Patienten, aus Gründen der Sicherstellung der Ernährung die Bestrahlung in zwei Serien durchzuführen. Tumornekrosen mit Fistelbildung und Arrosionsblutungen sind selten und durch entsprechende Reduktion der Einzeldosis vermeidbar. Das Auftreten einer aktinischen Thyreoiditis, die erfahrungsgemäß jedoch keiner antiphlogistischen Therapie bedarf, wurde erst bei Dosen von 300–400 Gy nach Radiojodelimination der Restschilddrüse beobachtet (STROETGES 1979).

2. Spätreaktionen

Die multimodale Behandlung maligner Tumoren, speziell im Hals- und Mediastinalbereich, hat zu einer Steigerung der Zahl geheilter oder langfristig symptomfrei überlebender Patienten geführt. Damit nehmen aber auch die Beobachtungen therapiebedingter Spätkomplikationen zu.

a) Obere Luftwege

Als Spätfolge, zumeist als Kombinationsschaden nach radikaler Operation und Strahlentherapie oder bei Tumoreinbruch in die Trachea, können narbige Strikturen und/oder eine Tracheomalazie auftreten, die einer speziellen Behandlung bedürfen. TUBIANA et al. (1977) beobachteten unter ihren 207 wegen einer Struma maligna bestrahlten Patienten nur einen mit einer Trachealstriktur, bei dem deswegen eine Tracheostoma angelegt werden mußte. Unter Umständen kann auch ein rezidivierendes Larynxödem eine vorübergehende oder bleibende Tracheostomie erforderlich machen, was wir einige Male nach kurativer Elektronen-Pendelbestrahlung beobachteten.

b) Herz und große Gefäße

Strahlenspätveränderungen an den großen Gefäßen und am Herz wurden nach kurativer Radiotherapie maligner Strumen nicht beobachtet. RASKIND (1967) erwähnt in dem von ihm analysierten Krankengut eine Thrombose der Arteria carotis nach Orthovoltbestrahlung einer Struma maligna. Angaben über die applizierte Dosis und die Todesursache fehlen leider.

Teilbestrahlungen des Herzens mit Dosen von 45 Gy in 4–5 Wochen (STEWART u. FAJARDO 1971) bis max. 60 Gy in 6–7 Wochen (KOLÀR 1971), wie sie für die Struma maligna bei Einziehen des Mediastinums in das strahlentherapeutische Konzept erforderlich werden, führen nicht zu einer Schädigung des Myokards oder zu einer Perikarditis. Die Toleranzgrenze für das Perikard wird bei kleinvolumiger Bestrahlung mit 1850 ret, bei großem Bestrahlungsvolumen mit 1500 ret angenommen (STEWART u. FAJARDO 1971). Inwieweit aktinische Veränderungen an den Koronarien in der Folgezeit vermehrt koronare Herzkrankheiten nach sich ziehen, ist bis jetzt nicht bekannt (KOLÀR 1971). STROETGES (1979) warnte, mehr als 45 Gy im Mediastinum zu applizieren, da er nach Überschreiten dieser Dosis bei 3 seiner Patienten eine Mediastinitis mit tödlichem Ausgang beobachtete.

c) Medulla spinalis

Obwohl die Strahlenmyelopathie eine seltene Komplikation der Radiotherapie ist, wächst mit der Zunahme der Zahl der langfristig überlebenden bzw. geheilten Patienten das Risiko der radiogenen Myelopathie. Ihre Häufigkeit und die Latenzzeit bis zum Einsetzen der ersten Symptome sind abhängig von Bestrahlungsvolumen, Dosis, Dosisleistung, Applikationszeit, Strahlenqualität und Fraktionierung (PALLIS 1961; HELD et al. 1964; JONES 1964; ATKINS u. TRETTER 1966; PHILLIPS u. BUSCHKE 1969; EYSTER u. WILSON 1970; HOED-SIJTSEMA et al. 1971, SOLHEIM 1971; FRANKE 1973; KOGEL u. BARENDSEN 1974; CRITSOTAKIS et al. 1974; WARA et al. 1975; GLANZMANN et al. 1976; FRÖSCHER 1976). Die Toleranzgrenze für die Medulla spinalis liegt bei großvolumiger Bestrahlung bei 1300 ret (MAIER et al. 1969). Das entspricht einer Dosis von 40 Gy, kalkuliert auf den halben Körperdurchmesser, appliziert in 28 Tagen bei einer Einzelfraktion von 200 cGy. Bei kleinvolumiger Bestrahlung beträgt die Toleranzdosis 1525 ret (PHILLIPS u. BUSCHKE 1969).

Die Zahl der insgesamt beobachteten chronisch-progressiven Strahlenmyelopathien stieg allgemein seit Einführung der Supervolttherapie infolge der gegenüber der Orthovolttherapie geringeren Knochenabsorption (FRÖSCHER 1976) und der Applikation höherer Strahlendosen (FRANKE 1973) an.

REAGAN et al. (1968) unterteilten die Strahlenmyelopathien aufgrund der Symptome in 4 Gruppen:
1. Die passagere Form mit leichten sensorischen Symptomen (LHERMITTsches Syndrom),
2. die seltene selektive Schädigung der Vorderhornzellen (Lower-motor-neuron-disease),
3. der sehr seltene Infarkt der Medulla spinalis infolge aktinischer Gefäßveränderungen mit akuter Para- oder Tetraplegie,
4. die häufigste Form, die chronisch-progressive Strahlen-Myelopathie.

Tabelle 6. Zusammenstellung der bisherigen Mitteilungen über Strahlenmyelopathie nach Radiotherapie bei Struma maligna

Autor	Berichts-Jahr	Patienten-alter	Geschlecht	Dosis Rückenmark	Zeit	Strahlen-art	Latenz-zeit (Monate)	Symptome (†)	Lokalisation
PALLIS et al.	1961	52	weiblich	1150–3680 R und 1700 rad	39 d 27 d	240 kV 8 MV-Rö	8	Paraplegie	C_4–C_7
HELD et al.	1964	19	weiblich	4900 R	–	240 kV	7	Tetraplegie (†)	Zervikalmark
RASKIND	1967	– –	– –	– –	– –	Supervolt Supervolt	– –	Paraplegie Paraplegie (†)	Zervikalmark Zervikalmark
EYSTER u. WILSON	1970	37	weiblich	5000 rad	750 rad/Wo	Co-60	6	Hypästhesie Paraplegie	Th_8 Th_6
SOLHEIM	1971	48 25	weiblich weiblich	5000 R 5000 ± 500 R	13 d 22 d	200 kV 200 kV	15 4	Brown-Séquard-Syndrom Hypästhesie und spastische Parese der beiden unteren Extremitäten	– –
CRITSOTAKIS et al.	1974	67	weiblich	–	45 d	Orthovolt	4 Jahre	Brown-Séquard-Syndrom, motorisches Hemisyndrom links, sensible Störung	D 10
		54	weiblich	–	90 d	Orthovolt		generalisierte Neuralgie und Parese der unteren Extremitäten (†)	–

Die Strahlenmyelopathie beginnt nach einem symptomfreien Intervall von durchschnittlich 1,5 Jahren, sofern die relative Rückenmarksdosis 1600 ret nicht übersteigt (FRANKE 1973). Sie unterscheidet sich nicht von anderen Formen der Myelopathie. Deswegen sollte die Diagnose „Strahlenmyelopathie" nur dann gestellt werden, wenn die betroffene Spinalregion im Bestrahlungsfeld lag und andere Ursachen der neurologischen Symptomatik ausgeschlossen werden konnten (PALLIS et al. 1961).

Es gibt kaum Berichte über Strahlenmyelopathien nach Radiotherapie der Struma maligna. In Tabelle 6 sind die bisher mitgeteilten Fälle im einzelnen aufgeführt.

d) Plexus brachialis

Strahlenspätläsionen peripherer Nerven, besonders des Armplexus nach kurativer Bestrahlung, sind hinlänglich bekannt (MUMENTHALER M 1964; THOMAS u. COLBY 1972; BERGER u. BATINI 1977). In dem von SPIESS (1970) analysierten Krankengut von 35 Patienten mit radiogenen Komplikationen peripherer Nerven befinden sich 2 Patienten mit einer Parese des Plexus brachialis nach Bestrahlung einer Struma maligna. Die Symptome begannen in Abhängigkeit von der applizierten Dosis, bei dem einen Patienten, der 6650 rad erhalten hatte, bereits nach 4 Monaten, bei dem anderen, der nur mit 3800 rad bestrahlt worden war, erst nach 18 Monaten. TUBIANA et al. (1977) hatten unter ihren 207 wegen einer Struma maligna perkutan bestrahlten Patienten 2 mit einer radiogenen Armplexusparese. Die applizierten Dosen lagen über 6000 rad.

SPIESS (1970) fand im Sektionsmaterial histopathologische Veränderungen an den Nervenfasern nach Bestrahlung im Bereich des Plexus brachialis, obwohl zu Lebzeiten der Patienten keine klinischen Hinweise auf eine Strahlenspätläsion bestanden hatten. Daraus schloß er, daß trotz der relativ großen Strahlenresistenz peripherer Nerven bei entsprechend hoher Dosis und genügend langer Beobachtungszeit mit Strahlenspätläsionen gerechnet werden müsse.

e) Andere Spätreaktionen

Andere postaktinische Komplikationen, wie die Strahlenpneumonitis und -pleuritis, die eingeschränkte Funktion von miterfaßten Speicheldrüsen mit konsekutiv vermehrtem Kariesbefall der Zähne sind an anderer Stelle des Handbuchs beschrieben.

Daß zwischen wenigen Monaten und bis zu 10 Jahren nach perkutaner Strahlentherapie im Halsbereich eine Hypothyreose manifest werden kann, ist seit den frühen 60er Jahren bekannt (BARTELS u. KUSAKCIOGLU 1965).

Die Induktion von malignen Tumoren im Bestrahlungsfeld durch eine Strahlentherapie wird als seltene Komplikation sogar nach Megavolt-Behandlung beschrieben (GETAZ u. SHIMAOKA 1979; STEEVES u. BATAINI 1981).

VII. Zukünftige Entwicklung in der Behandlung der Struma maligna

Ohne einen interdisziplinären Konsensus ist die Behandlung der Struma maligna nicht mehr denkbar. Auch an der Nachbetreuung werden sich Endokrinologen, Nuklearmediziner, sowie Radio-Onkologen und klinische Onkologen beteiligen. Eine Verbesserung von Langzeitergebnissen kann aus der Kombination der verschiedenen Therapie-Modalitäten erwartet werden; sie wird für absehbare Zeit keinen dramatischen Umfang haben. Die operative Behandlung ist mit der Bevorzugung subtotaler Eingriffe etabliert. Die verschiedenen Möglichkeiten der Strahlentherapie werden in einigen Zentren eingesetzt werden, und dort die Erfahrung für die individuell best angepaßte Therapie zunehmen lassen. Diese persönliche

Erfahrung des Therapeuten wiegt bei diesem Krankheitsbild schwerer als die korrekte Befolgung von institutionalisierten Behandlungsplänen. Dies gilt ganz besonders für die Radiojodbehandlungen, bei denen zusätzliche Aufgaben im Schutze der Umgebung vor Kontaminationen und Strahlenexpositionen beachtet werden müssen.

Ob die Erweiterung des strahlentherapeutischen Armentariums um die Protonen-/Pionen- und Neutronentherapie für die bösartige Struma (Übersicht bei GREENFIELD 1978 b) entscheidende Fortschritte bringen wird, muß bezweifelt werden, richten sich bei ihr doch die Bemühungen eher auf eine gleichmäßige Dosisverteilung über größere Felder, wie sie schon heute mit den modernen Hochvoltanlagen garantiert wird. Daß die, zumindest in der postoperativen Behandlung, obsolete Orthovolttherapie nicht mehr zum Einsatz kommen wird, darf vorausgesetzt werden.

Die Entwicklung hochwirksamer zytostatischer und zytotoxischer Substanzen scheint erst am Anfang zu stehen. Erfahrungen mit dem potenten Adriablastin bedürfen der Konsolidierung.

Vor der breiteren Einführung neuerer Substanzen werden umfangreiche klinische Studien stehen müssen. Ihr Zustandekommen wird durch die kleine Zahl bedürftiger Patienten im einzelnen Zentrum zunächst verzögert. Überinstitutionelle Zusammenschlüsse zeichnen sich ab.

HALNAN (1977) setzt Hoffnungen auf die Immuntherapie. Die praktische Durchführung steht jedoch noch aus.

Nach heute gültigem Konzept müssen die früher durchgeführten, postoperativen Strahlenbehandlungen des Schilddrüsenbettes und der regionalen Lymphknotenstationen als adjuvante Therapie eingestuft werden. Sie haben in den perkutanen Behandlungstechniken bei diesen Indikationen nur noch einige, streng umrissene Indikationen bei undifferenzierten Tumoren. Für die differenzierten hat das Radiojod diese Aufgabe übernommen. Dessen Wirksamkeit steht außer Zweifel und ist auch im Einzelfall jeweils gut dokumentierbar, sei es anhand der unter Therapiedosis geschriebenen Szintigramme, sei es aber auch durch die vorgelegten Statistiken, die, zumindest beim papillären Tumor, Heilungen in disseminierten Stadien vorweisen können. Die Komplikationsrate ist außerordentlich klein, sogar der Zweittumor oder die Leukämie nicht mehr so häufig zu erwarten wie in älteren Erfahrungsberichten, die auf Behandlungsplänen basierten, bei denen heroisch große akkumulierte Dosen appliziert worden waren. Dennoch gilt auch hier, jedes Risiko nach Möglichkeit weiter zu verringern. Stets wird eine unbekannte Zahl von Patienten einer solchen Radiojodtherapie – und der sie überhaupt ermöglichenden subtotalen bis totalen Thyreoidektomie – unterworfen, bei denen die Notwendigkeit vor Therapieeinleitung nicht belegt, später, also retrospektiv, jedoch verneint werden kann. Die Forderung, diese adjuvante Behandlung mit dem geringstmöglichen Risiko so durchzuführen, daß dennoch der Effekt beim tatsächlich metastasierten oder metastasierenden Tumor optimal bleibt, kann nur wiederholt werden.

Hier gaben erste Befunde von DENNY et al. (1977) Anlaß zu Hoffnungen. Zirkulierendes Thyreoglobulin (hTG) war schon präoperativ, d.h. auch noch vor Sicherung von Fernmetastasen im Szintigramm, beweisend erhöht. Patienten ohne Dissemination hatten dagegen niedrigste Titer. Diese Befunde bedürfen der Bestätigung, schon weil inzwischen eine Vielzahl anderer gutartiger Schilddrüsenleiden bekannt wurde, bei denen ebenfalls hTG-Erhöhungen vorliegen können.

Die Suche nach weiteren selektiven diagnostischen Methoden – zu denken wäre an radioaktiv markierte Schilddrüsenantikörper, die szintigraphisch in den Metastasen nachgewiesen werden würden – geht weiter. Sie ist dringlicher als Bemühungen um eine verbesserte Frühdiagnostik. Hier bietet das Organ Schilddrüse eigentlich schon das Optimum: immer im Gesichtsfeld des späteren Kranken, aber auch seiner Umgebung, dem tastenden Finger leicht zugänglich, ist die malignitätsverdächtige Veränderung zumindest dem Halbgebildeten schon in früheren Stadien erkennbar. Szintigraphie und Feinnadelpunktion sind gut geeignete Methoden zur weiteren Diskriminierung eines Befundes.

Dennoch gibt es für viele Regionen, auch in Europa, etwa in der Bundesrepublik Deutschland, Chancen für eine günstige Beeinflussung der Krankheit Struma maligna, wie sie für keinen anderen bösartigen Tumor bekannt sind. In der Schweiz hat der „Gestaltwandel" unter dem Ausgleich des Jodmangels in der Nahrung (Kochsalzjodierung) wohl einen beachtlichen Erfolg in der Vorbeugung des Kropfleidens überhaupt gehabt. Der Nebeneffekt aber, die eindeutige Abnahme in der Frequenz der undifferenzierten Tumoren zugunsten der differenzierten, hat inzwischen die Struma maligna zur extremen Seltenheit im Sektionssaal gemacht. Durch diese relativ einfache, prophylaktische Maßnahme, für deren Zustimmung jedoch der Gesetzgeber motiviert werden muß, ist eines der bösartigsten Leiden entscheidend zurückgedrängt worden. An seine Stelle tritt das papilläre Schilddrüsenkarzinom. Ähnliche erste Erfahrungen liegen aus Österreich vor.

Literatur

Aldinger KA, Samaan NA, Ibanez M, Hill SC (1978) Anaplastic carcinoma of the thyroid. Cancer 41:2267–2275

Altenbrunn HJ (1978) Nuklearmedizinische Therapie maligner Tumoren Z Gesamte Inn Med 33:475–484

Alrich EM, Blank RH, Allen MS Jr (1961) Carcinoma of the thyroid Ann Surg 153:762–768

Andersson T, Björklund A, Landberg T, Akerman M, Aspegren K, Ingemansson S (1977) Combined therapy for undifferentiated giant and spindle cell carcinoma of the thyroid. Acta Otolaryngol (Stockh) 83:372–377

Astwood EB, Cassidy CE, Aurbach GD (1960) Treatment of goiter and thyroid nodules with thyroid hormone. JAMA 1974:459–464

Atkins HL, Tretter P (1966) Time-dose considerations in radiation myclopathy. Acta Radiol Ther Phys Biol 5:79–84

Axelrod AA, Leblond CP (1955) Induction of thyroid tumors in rats by a low iodine diet. Cancer 8:339

Baker HW (1969) Anaplastic thyroid cancer twelve years after Radioiodine therapy. Cancer 23:885–890

Bartels EC, Kusakcioglu O (1965) Hypothyroidism subsequent to X-ray therapy. Lahey Clin Found Bull 14:64–71

Baschieri L, Giani C, Taddei P, Lari R, Pinchera A (1981) Serum thyroglobulin as a marker of thyroid carcinoma. In: Andreoli M et al. (eds) Advances in thyroid neoplasia 1981. Field Educational, Italia, pp 189–201

Baumann K, Weitzel M, Bürgi H (1979) Hormonproduzierendes Schilddrüsenkarzinom mit Hyperthyreose. Schweiz Med Wochenschr 109:309–314

Baylin StB, Wells SA Jr (1978) Management of medullary thyroid cancer in Greenfield LD Thyroid cancer CRC-Press:151–164

Becker DV (1978) The radioiodine treatment of thyroid cancer. In: Hundeshagen H (Hrsg) Handbuch der Medizinischen Radiologie, Bd XV/2. Springer, Berlin Heidelberg New York, S 175–183

Becker FC, Economou PG, Schwartz TB (1965) Occurrence of carcinoma in "hot" thyroid nodules. Report of two cases. Ann Intern Med 58:877

Becker J, Kärcher KH (1965) Zur Elektronentherapie der Struma maligna. In: Zuppinger A, Poretti G (eds) Symposium on High-Energy Electrons. Montreux 1964. Proceedings. Springer, Berlin Heidelberg New York, p 335

Beierwaltes WH (1977) The natural history of thyroid cancer. In: deGroot LJ (ed) Radiation-Associated thyroid carcinoma. Grune & Stratton, New York San Francisco London, pp 63–74

Beierwaltes WH (1978a) The treatment of thyroid carcinoma with radioactive iodine. Semin Nucl Med 8:79–94

Beierwaltes WH (1978b) Radioiodine in the therapy for thyroid carcinoma. In: Spencer RP (ed) Therapy in nuclear medicine, New York, pp 101–111

Beierwaltes WH, Ali-Saadi AA (1968) Sequential cytogenic changes in the development of metastatic thyroid carcinoma. In: Young St, Inman DR (eds) Thyroid Neoplasia. Acad Press, London New York, pp 319–341

Berchtold R, Grétillat PA, König MP, Pedrinis E, Rösler H (1974) Die Bedeutung des sogenannten kalten Knotens in der Kropfchirurgie. Schweiz Med Wochenschr 104:449–453

Berenblum I (1947) Cocarcinogenesis, Br Med Bull 4:343

Berger PS, Batini JP (1977) Radiation-induced cranial nerve palsy. Cancer 40:152–155

Bergfelt G, Engström H, Hedberg K, Kock NG, Rosengren B (1969) Carcinoma of the thyroid gland. Acta Chir Scand 135:127–132

Berman M, Braverman LE, Burke J, de Groot L, McCormack KR, Oddie TH, Rohrer RH, Wellman HN, Smith EM (1975) MIRD/DOSE estimate report no. 5; summary of current radiation dose extimates to humans. J Nucl Med 16:857–860

Berthelson A (1978) Fibrosarcoma in the tyhroid gland: recurrence treated with radiotherapy. J Laryngol Otol 92:933–936

Bielschowsky F (1945) Experimental nodular goitre. Br J Exp Pathol 26:270

Black BM, Kirk TA Jr, Woolner LB (1960) Multicentricity of papillary adenocarcinoma of the thyroid: influence on treatment. J Clin Endocrinol Metab 20:130–135

Block GE (1971) An appraisal of the hormonal control of carcinoma of the thyroid gland (Editorial). Surg Dyn Obstet 132:289–290

Block MA, Miller JM, Horn RC (1971) Thyroid carcinoma with cervical lymph node metastasis. Effectiveness of total thyroidectomy and nodes dissection. Am J Surg 122:458–463

Block MA, Miller JM, Horn RC Jr (1972) Significance of mediastinal lymph node metastases in carcinoma of the thyroid. Am J Surg 123:702–705

Börner W, Reiners C (1982) Die Nachsorge des Schilddrüsenmalignoms. In: Biersack HJ, Winkler C (Hrsg) Neue Aspekte in Diagnostik und Therapie des Schilddrüsenkarzinoms, Schattauer, Stuttgart New York, S 103–126

Börner W, Lautsch M, Moll E, Romen W (1965) Die diagnostische Bedeutung des kalten Knotens im Schilddrüsenszintigramm. Med Welt 16:892–895

Bokelmann D, Dörr D, Linder F, Oellers B, Röher HD, Rudolph H, Trumm FA (1970) Zur Pathologie und Therapie der Struma maligna. Dtsch Med Wochenschr 95:666–671

Bortolozzi G (1967) Ovarian struma (5 case reports and review of the literatur). Ann Ostet Ginec 89:310–315

Botsch H, Schütz E, Lochner B (1979) Serum-Thyreoglobulinbestimmung zur Verlaufskontrolle bei Schilddrüsenkarzinom-Patienten. Dtsch Med Wochenschr 104:1072–1074

Breaux EP Jr, Guillamondegui OM (1980) Treatment of locally invasive carcinoma of the thyroid: how radical? Am J Surg 140:514–517

Brincker H, Hansen HS, Andersen AP (1973) Induction of leukaemia by 131 I treatment of thyroid carcinoma. Br J Cancer 28:232–235

Brunner K (1982) Chemotherapie der Schilddrüsenkarzinome. Schweiz. Rundschau Med (PRAXIS) 71:603–605

Bubenhofer R, Hedinger Chr (1977) Schilddrüsenmalignome vor und nach Einführung der Jodsalzprophylaxe. Schweiz Med Wochenschr 107:733–741

Buckwalter JA, Layton JM (1954) Malignant teratoma of the thyroid gland of an adult. Ann Surg 139:218–221

Buckwalter JA, Thomas CG, Freeman JB (1975) Is childhood thyroid cancer a lethal disease? Ann Surg 181:632–635

Bundi RS, Scott JS, Halnan KE (1977) Chronic myeloic leukaemia following radioiodine therapy for carcinoma thyroid. Br J Radiol 50:61–64

Byar DP, Green SB, Dor P, Williams ED, Colon J, van Gilse HA, Mayer M, Sylvester RJ, van Glabbeke M (1979) A prognostic index for thyroid carcinoma. A study of the EORTC. Thyroid cancer cooperative group. Eur J Cancer 15:1033–1041

Cady B, Sedwick CE, Meissner WA, Bookwalter JR, Romagosa V, Werber J (1976) Changing clinical pathologic treatment and survival patterns in differentiated thyroid cancer. Ann Surg 184:54–59

Cady B, Sedgwick CE, Meissner WA, Wool MS, Salzman FA, Werber J (1979) Risk factor analysis in differentiated thyroid cancer. Cancer 43:810–820

Calcock BP, Adams HD (1965) Thyroid surgery for benign and malignant disease. Surg Clin North Am 45:533–536

Carr EA Jr, Dingledine WS, Beierwaltes WH (1958) Premature resort to x-ray therapy. A common error in treatment of carcinoma of the thyroid gland. Lancet 78:478–483

Cerletty JM, Guansing AR, Engbring JI, Hagen TC, Kim HJ, Shetty KR, Rosenfeld PS, Wilson St (1978) Radiation-related thyroid carcinoma. Arch Surg 113:1072–1076

Chong GC, Beahrs OH, Sizemore GW, Woolner LH (1975) Medullary carcinoma of the thyroid gland. Cancer 35:695–704

Christov K, Raichev R (1972) Thyroid Carcinogenesis in hamsters after treatment with 131-Iodine and methylthiouracil. Z Krebsforsch 77:171–179

Clark RL Jr, White EC, Russel WO (1959) Total thyroidectomy for cancer of the thyroid-significance of intraglandular dissemination. Ann Surg 149:858–866

Clark RL, White EC, Russell WO, Ibanez ML (1965) Clinicopathologie studies in 218 total thyroidectomies for thyroid cancer. In: Cassano C, Andreoli M (eds) Current topics in thyroid research. Acad Press, New York, London, pp 1045–1050

Clark RL, Ibanez ML, White EC (1966) What constitutes an adaequate operation for carcinoma of the thyroid? Arch Surg 92:23–33

Clark RL, Hill CS Jr, White EC (1969) Results of treatment of thyroid cancer by radical surgery. In: Hedinger ChrE (ed) Thyroid Cancer. Springer, Berlin Heidelberg New York, pp 259–266

Conard RA (1977) Summary of thyroid findings in marshallese 22 years after exposure to radioactive fallout. In: DeGroot LJ, Frohman LA, Kaplan EL, Refetoff S (eds) Radiation-associated thyroid carcinoma. Grune & Stratton, New York San Francisco London, pp 241–258

Conard RA, Rall JE, Sutain WW (1966) Thyroid nodules as a late sequela of radioactive fallout in a Marshall Island population exposed in 1954. N Engl J Med 274:1391–1394

Correa P, Cuello C, Eisenberg H (1969) Epidemiology of different types of thyroid cancer. In: Hedinger ChrE (ed) Thyroid Cancer. Springer, Berlin Heidelberg New York, pp 81–93

Creutzig H, Kallfelz I, Haindl H, Schulle R, Hundeshagen H (1977) Hormonsubstitution bei Schilddrüsenkarzinompatienten. Dtsch Med Wochenschr 102:1763–1766

Crile G Jr (1968) Treatment of carcinomas of the thyroid. In: Young S, Inman DR (eds) Thyroid Neoplasia. Acad Press, New York, pp 39–44

Crile G Jr (1975) The endocrine dependency of certain thyroid cancers and the danger that hypothyroidism may stimulate their growth. Cancer 10:1119–1122

Crile G Jr, McNamara JM, Hazard JD (1959) Results of treatment of papillary carcinoma of the thyroid. Surg Gynecol Obstet 109:315–320

Crile G (1976) Total thyroidectomy and neck dissection should not be done routinely. In: Varco RL, Delaney JP (eds) Controversy in Surgery. Saunders, Philadelphia, pp 165–166

Crile G, Esselstein CB, Hawk WA (eds) Needle biopsy in the diagnosis of thyroid nodules appearing after radiation. N Engl J Med 301:997–999

Critsotakis J, Rousta B, Zander E (1974) Post-actinic cervical myelopathy. The late neurological complications of radiotherapy. Review of the literature and presentation of 3 cases. Schweiz Rundschau Med (Praxis) 63:1137–1142

Crooks J, Aboul-Khair SA, Turnbull AC, Hytten FE (1964) The incidence of goiter during pregnancy. Lancet 2:334–337

Dalgaard HB, Wetteland P (1956) Struma ovarii: A follow-up study of twenty cases. Acta Chir Scand 112:1–7

Davenport D, Ferree C, Blake D, Raben M (1976) Response of superior vena cava syndrome to radiation therapy. Cancer 38:1577–1580

DeGroot LJ, Stanbury JB (1975) The thyroid and its diseases. Jolin Wiley & Sons, New York

DeGroot LJ (1975) Thyroid carcinoma. Clinics of North America 59:1233–1246

DeGroot LJ (ed) (1977) Radiation – associated thyroid carcinoma. Grune & Stratton, New York San Francisco London

DeGroot LJ, Reilly M (1982) Comparison of 30- and 50-mCi doses of iodine – 131 for thyroid ablation. Ann Intern Med 96:51–53

Denny JD, Marty R, van Herle AJ (1977) Serum thyroglobulin: a sensitive indicator of metastatic well differentiated thyroid carcinoma. Soc of Nucl Med: Western Reg Meeting II, Las Vegas

Denoix P (1969) Principles of the TNM classification. In: Hedinger ChrE (ed) Thyroid Cancer. Springer, Berlin Heidelberg New York, pp 244–245

DePapp A, Pincus RA, Hempelmann LH (1970) Treatment of radiation-induced nodular goiters. J Nucl Med 11:496

Dirr W, Pabst HW (1980) Radiojodtherapie des follikulären Schilddrüsenkarzinoms. In: Rösler H (Hrsg) Die Struma maligna, nuklearmedizinischer Beitrag zur Diagnostik und Therapie.

Dobyns BM, Sheline GE, Workman JB, Tompkins EA, McConahey WM, Becker DV (1974) Malignant and benign neoplasms of the thyroid in patients treated for hyperthyroidism: a report of the cooperative thyrotoxicosis therapy follow-up study. J Clin Endocrinol Metab 38:976–981

Doniach I (1950) The effect of radioactive iodine alone and in combination with methylthiouracil and acetylaminofluorence upon tumor production in the rat's thyroid gland. Br J Cancer 4:223–228 (1950)

Doniach I (1953) The effect of radioactive iodine alone and in combination with methylthiouracil upon tumor production in the rat's thyroid gland. Br J Cancer 7:181–184

Doniach I (1957) Comparison of the carcinogenic effect of x-irradiation with radioactive iodine on the rat's thyroid. Br J Cancer 11:67–70

Doniach I (1969a) Correlation of thyroid cell height with sex difference in tumor induction; Discussion on carcinogenic role of TSH. In: Hedinger Chr E (ed) Thyroid Cancer. Springer, Berlin-Heidelberg-New York, pp 131–134

Doniach I (1969b) Tumour production in thyroids of rats given varying doses of radioactive iodine at birth. In: Hedinger ChrE (ed) Thyroid Cancer. Springer, Berlin-Heidelberg-New York, pp 174–182

Doniach I (1970) Experimental thyroid tumors. In: Smithers DW (ed) Tumors of the thyroid gland. ES, Livingstone London, pp 73–102

Donovan JK, Ilbery PLT (1971) Metastases from anaplastic thyroid carcinoma responding to radioiodine. Clin Radiol 22:401–404

Dorn HF (1955) Symposium; Cancer – What we know today; changing incidence of cancer. Bul NY Acad Med 31:717–725

Dorta T, Lemarchand-Beraud Th, Burri C (1968) Ein Fall von Schilddrüsenkarzinom mit hyperfunktionierenden Metastasen. Schweiz Med Wochenschr 98:700–704

Edmonds CJ, Hayes S, Kermode JC, Thompson BD (1977) Measurement of serum TSH and thyroid hormones in the management of treatment of thyroid carcinoma with radioiodine. Br J Radiol 50:799–807

Egloff B (1961) Bösartige Schilddrüsengeschwülste mit besonderer Berücksichtigung maligner Recidive primär gutartiger Kröpfe. Schweiz Med Wochenschr 91:424–426

Egloff B (1969) The hemangioendothelioma. In: Hedinger ChrE (ed) Thyroid Cancer, Springer, Berlin Heidelberg New York, pp 52–59

Egloff B, Hedinger Chr (1964) Zum Begriff der wuchernden Struma Langhans. Schweiz Med Wochenschr 94:1417–1419

Emrich D, Baehre M (1978) Autonomy in euthyroid goitre. Maladaption to iodine deficiency. Clin Endocr 8:257–260

Engelken G, Hymmen U, Schenk P, Wieland C (1976) Strahlentherapie der Struma maligna. Chirurg 47:435–438

Ernst G, Stephan G (1962) Der „kalte Bezirk" im Schilddrüsenszintigramm. Strahlentherapie 119:584–587

Eyster EF, Wilson ChB (1970) Radiation myelopathy. J Neurosurg 32:414–420

Feind CR (1972) The head and neck. In: The lymphatics in cancer. Saunders, Philadelphia, p 59

Feldmann PS, Horvath E, Kovacs K (1977) Ultrastructure of three Hürthle cell tumors of the thyroid. Cancer 30:1279–1285

Field JB, Laersen PR, Yamashita K, Mashiter K, Dekker A (1973) Demonstration of iode transport defect but normal iodine organification in nonfunctioning nodules of human thyroid glands. J Clin Invest 52:2404

Fisch U (1968) Lymphography of the cervical lymphatic system. Saunders, Philadelphia

Fisch U, Sigel M (1964) Cervical lymphatic system as visualized by lymphography. Ann Otol Rhinol Laryngol 73:869–878

Fitzgerald PJ, Foote FW (1949) The function of various type of thyroid carcinoma as revealed by the radioautographic demonstration of ^{131}I. J Clin Endocrinol 9:1153–1157

Foster RS (1975) Thyroid irradiation and carcinogenesis. Review with assessment of clinical implications. Am J Surg 130:608–611

Franke HD (1973) Die Strahlenempfindlichkeit des Nervensystems. Strahlenschutz in Forschung und Praxis, Bd XIII. Thieme, Stuttgart, S 172–194

Franssila K (1971) Value of histologic classification of thyroid cancer. Acta Pathol Microbiol Scand [A] [Suppl] 225:32–40

Franssila KO (1973) Is the differentiation between papillary and follicular thyroid carcinoma valid? Cancer 32:853–862

Franssila K (1975) Prognosis in thyroid carcinoma. Cancer 36:1138–1143

Frazell EL, Duffy BJ (1951) Hürthle-cell cancer of the thyroid. Cancer 4:952–956

Frazell EL, Foote FW Jr (1958) Papillary cancer of the thyroid. A review of 24 years of experience. Cancer 11:895–922

Fröscher W (1976) Die Strahlenbeschädigung des Rückenmarkes. Fortschr Neurol Psychiatr 44:94–135

Fuchsig P, Kemminger K (1967a) Chirurgie der Schilddrüse: Struma maligna. In: Oberdisse K, Klein E (Hrsg) Die Krankheiten der Schilddrüse. Thieme, Stuttgart, S 573–575

Fuchsig P, Kemminger K (1967b) Das Schilddrüsenadenom im Endemiegebiet. Bruns' Beitr Klin Chir 214:32–35

Fukanaga FH, Lockett J (1971) Thyroid carcinoma in the Japanese in Hawaii. Arch Pathol 92:6

Fukanaga FH, Yatani R (1975) Geographic pathology of occult thyroid carcinomas. Cancer 36:1095

Fuller LM (1973) The role and technique of external irradiation in the treatment of carcinoma of the thyroid. In: Fletcher GH (ed) Textbook of Radiotherapy, 2nd edn. Lea & Febiger, Philadelphia, pp 311–313

Furth J (1969) Concepts of thyroidal carcinogenesis. Interpretation of events. Needed Research. In: Hedinger ChrE (ed) Thyroid Cancer. Springer, Berlin Heidelberg New York, pp 171–173

Gall FP, Mühe E, Angermann HG (1979) Chirurgische Behandlung von Lungenmetastasen. Indikation und Operationstechnik. Dtsch Med Wochenschr 104:835–837

Galvan G (1970) Feinnadelpunktion und Zytodiagnostik kalter Strumaknoten im Struma-Endemiegebiet. Dtsch Med Wochenschr 32:1631–1635

Galvan G, Pohl GB, Skerbisch I (1976) Die Feinnadelpunktion „kalter" Strumaknoten bei 4555 Patienten eines Strumaendemiegebietes. Schweiz Med Wochenschr 106:1247–1251

Gardet P, Parmentier C, Gerard-Marchant R, L'Heritier C, Caillou B, Cukersztein W, Tubiana M (1977) Differentiated cancers of the thyroid: course after treatment with special reference to frequency and chronology of first relapse for 470 treated patients. Ann Radiol 20:831–840

Gérard-Marchant R (1969) Organoid carcinomas of the thyroid. In: Hedinger ChrE (ed) Thyroid Cancer. Springer, Berlin Heidelberg New York, pp 25–29

Getaz EP, Shimaoka K (1979) Anaplastic carcinoma of the thyroid in a population irradiated for Hodgkin's disease. J Surg Oncol 12:181–189

Gibbs JC, Halligan EJ, Grieco RV, McKeown JE (1965) Scintiscanning the thyroid nodule. Arch Surg 90:323–326

Giskas PW, Labow SS, Guilo W, Finger JE (1967) Occult metastasis, from occult papillary carcinoma of the thyroid. Cancer 20:2100–2103

Glanzmann Ch, Horst W (1979) Therapie des metastasierenden Schilddrüsenkarzinoms mit 131-Jod. Strahlentherapie 155:223–229

Glanzmann Ch, Aberle HG, Horst W (1976) Das Risiko der chronisch progressiven Strahlenmyelopathie. Strahlentherapie 152:363–368

Glanzmann Ch, Horst W, Lütolf UM (1977) Therapie und Prognose der Struma maligna. Erfahrungen bei 256 Patienten aus dem Zeitraum 1962–1976. Therapiewoche 27:59–72

Goldman RI (1964) Primary squamous cell carcinoma of the thyroid gland. Am Surg 30:247–250

Gomez-Schönholzer E (1977) Zur Indikationsstellung der Radiojodtherapie der malignen Strumen. Inauguraldiss Univ Bern, S 1–27

Gordon PR, Huvos AG, Strong EW (1973) Medullary carcinoma of the thyroid gland. A clinicopathologie study of 40 cases. Cancer 31:915–924

Gottlieb JA, Stratton H Jr (1974) Chemotherapy of thyroid cancer with adriamycin. N Engl J Med 290:193–197

Gottlieb JA, Stratton H Jr (1975) Adriamycin (NSC-123127) therapy in thyroid carcinoma. Cancer Chemother Rep part 3. 6:283–296

Gottlieb JA, Hill CS, Ibanez ML, Clark RL (1972) Chemotherapy of thyroid cancer. Cancer 30:848–853

Goumoens von E (1968) Sekundäre Geschwülste der Schilddrüse. Schweiz Med Wochenschr 98:19–25

Graham A (1928) The malignant thyroid Proc. Interstate Postgrad Med Assemb North America (1927). 3:264–269

Gray SW, Skandalakis JE, Akin JT (1976) Embryological considerations of thyroid surgery: developmental anatomy of the thyroid, parathyroids and the recurrent laryngeal nerve. Am Surg 42:621–626

Greenfield LD (1978a) Management of miscellaneous thyroid malignancies. In: Greefield LD (ed) Thyroid cancer. CRC Press, West Palm Beach, pp 177–188

Greenfield LD (1978) Thyroid cancer: The future. In: Greenfield LD (ed) Thyroid cancer. CRC Press, West Palm Beach, pp 257–262

Greer MA, Kendall JW, Smith M (1964) Antithyroid compounds. In: Pitt-Rivers-Trotter (ed) The Thyroid Gland, vol 1, Butterworth, London, pp 357–372

Guinet P, Tourniaire J, Radi A (1972) Hyperthyreodie et cancer thyreoidien. Rev Franç Endocr Clin 13:199–227

Hämmerli G (1970) Zytophotometrische und zytogenetische Untersuchungen an knotigen Veränderungen der menschlichen Schilddrüse. Schweiz Med Wochenschr 100:633–641

Hajdu SA, Faruque AA, Hajdu EO, Morgan WS (1966) Teratoma of the neck in infants. Am J Dis Child 111:412–417

Hakama M (1969) Different wored thyroid cancer rates. In: Hedinger Chr (ed) Thyroid cancer. UICC Monograph Series, vol 12. Springer, Berlin Heidelberg New York, pp 1534–1536

Hall WH (1948) The role of initiating and promoting factors in the pathogenesis of tumors of the thyroid. Br J Cancer 2:273

Halnan KE (1958) Radioiodine uptake of the human thyroid in pregnancy. Clin Sci 17:281–284

Halnan KE (1965) Treatment of thyroid cancer. Br J Surg 52:736–739

Halnan KE (1966) Influence of age and sex on incidence and prognosis of thyroid cancer. 344 cases followed for ten years. Cancer 19:1534–1537

Halnan KE (1969) Closing Lecture. In: Hedinger ChrE (ed) Thyroid Cancer. Springer, Berlin Heidelberg New York, pp 332–338

Halnan KE (1975) The non-surgical treatment of thyroid cancer. Br J Surg 62:769–775

Halnan KE (1977) The treatment of thyroid cancer. Ann Radiol 20:826–830

Halter A (1976) Zum Problem der malignen Rezidivstruma. Schweiz Med Wochenschr 106:210–217

Hamburger JI (1975) Solitary autonomously functioning thyroid lesions. Am J Med 58:740–746

Harcourt-Webster JN (1968) The role of enzyme histochemistry as a tool in the study of thyroid neoplasms. In: Young St, Inman DR (eds) Thyroid neoplasia. Acad Press, London New York, pp 453–458

Harmer CL (1977) External beam radiotherapy for thyroid cancer. Ann Radiol 20:791–800

Harness JK, Thompson NW, Sisson JC, Beierwaltes WH (1974) Differentiated Thyroid Carcinomas: Treatment of distant metastases. Arch Surg 108:410–419

Harwick RD (1980) Thyroid cancer-surgical decision-making. Semin Oncol 7:392–399

Hawk WA, Hazard JB (1976) The many appearances of papillary carcinoma of the thyroid. Cleveland Clinic Q 43:207–212

Hawk WA, Crile G, Hazard JB, Barrett SD (1966) Needle biopsy of the thyroid gland. Surg Gynecol Ostet 122:1053

Hayat M (1977) Ou en est la chimiothérapie des cancers de la thyroide? Synthese. Ann Radiol 20:807–809

Hayles AB, Johnson LM, Beahrs OH, Woolner LB (1963) Carcinoma of the thyroid in children. Am J Surg 106:734–735

Hazard JB (1960) Small papillary carcinoma of the thyroid. Lab Invest 9:86–89

Hazard JB (1964) Neoplasia. In: The thyroid, Williams and Wilkins, Baltimore, pp 239–255

Hazard JB (1968) Nomenclature of thyroid tumours. In: Young St, Inman DR (eds) Thyroid neoplasia. Acad Press, London New York, pp 3–38

Hazard JB, Hawk WA, Crile G Jr (1959) Medullary (solid) carcinoma of the thyroid – a clinico-pathologic entity. J Clin Endocr 19:152–161

Hedinger Chr L (1969) Sarcomas of the thyroid gland. In: Hedinger, ChrE (ed) Thyroid Cancer, Springer, Berlin Heidelberg New York, pp 47–52

Hedinger ChrE (1969) Thyroid cancer (UICC monograph. series, vol 12. Springer, Berlin Heidelberg New York

Hedinger C (1975) Klassifizierung der Schilddrüsentumoren. Schweiz Med Wochenschr 105:997–1000

Hedinger Chr, Sobin LH (1974) Histological typing of thyroid tumours. World Health Organisation, Geneva

Hegglin R (1972) Maligne Schilddrüsentumoren. In: Hegglin R (Hrsg) Differentialdiagnose innerer Krankheiten, 12 Aufl. Thieme, Stuttgart, S 248–249

Heinze HG, Pichlmaier H (1972) Diagnostik und Therapie der Struma maligna. Internist 13:148–151

Heinze HG, Pabst HW (1970) Struma maligna: 3-, 5- und 8-Jahres-Ergebnisse bei 259 Fällen. Strahlentherapie 139:656–664

Heitz P, Moser H, Staub J (1976) Thyroid cancer. A study of 573 thyroid tumors and 161 autopsy cases observed over a thirty-year period. Cancer 37:2329–2337

Held F, Panther W, Schröter P (1964) Strahlenschäden am Halsmark nach therapeutischer Malignombestrahlung. Radiobiol Radiother (Berl) 5:419–428

Hellmann K, Ryall RDH, Macdonald E, Newton KA, James SE, Jones S (1978) Comparison of radiotherapy with and without razoxane (ICRF

159) in the treatment of soft tissue sarcomas. Cancer 41:100–107

Hellmann DE, Kartchner M, van Antwerp JD, Salmon SE, Patton DD, O'Mara R (1979) Radioiodine in the treatment of medullary carcinoma of the thyroid. J Clin Endocrinol Metab 48:451–455

Hempelmann LH (1968) Risk of thyroid neoplasms after irradiation in childhood. Science 160:159–169

Hempelmann LH, Furth J (1978) Etiology of thyroid cancer. In: Greenfield LD (ed) Thyroid Cancer. CRC Press, Palm Beach, Florida/USA, pp 37–49

Herle AJ van (1978) Pathophysiology of thyroid cancer. In: Greenfield LD (ed) Thyroid Cancer. CRC Press, Palm Beach, Florida/USA, pp 23–36

Herle AJ van (1975) Elevated serum thyroglobulin. A marker of metastases in differentiated thyroid carcinomas. J Clin Invest 56:272–275

Hill CS, Aldinger KA (1978) Management of anaplastic cancer of the thyroid. In Greenfeld LD (ed) Thyroid Cancer. CRC Press Inc, West Palm Beach, pp 165–176

Hill CS Jr, Clark RL, Wolf M (1966) The effect of subsequent pregnancy on patients with thyroid carcinoma. Surg Gynecol Obstet 122:1219–1224

Hill CS Jr, Ibanez ML, Samaan NA, Ahearn MJ, Clark RL (1973) Medullary (solid) carcinoma of the thyroid gland: an analysis of the M.D. Anderson Hospital experience with patients with the tumor, its special features, and its histiogenesis. Medicine (Baltimore) 52:141–146

Hill LD, Beebe HC, Hipp R, Jones HW (1974) Thyroid Suppression. Arch Surg 108:403–405

Hirabayashi RN, Lindsay S (1951) Carcinoma of the thyroid gland: A statistical study of 390 patients. J Clin Endocrinol Metab 21:1596–1610

Hirabayashi RN, Lindsay S (1961) Carcinoma of the thyroid gland: a statistical study of 390 patients. Surg Gynecol Obstet 21:1956

Hirabayashi RN, Lindsay S (1966) Thyroid carcinoma and chronic thyroiditis of the Hashimoto type: a statistical study of their relationship. Int Coll Tum thyr Gland, Marseille 1964. Karger, Basel New York, pp 272–291

Hoed-Sijtsema S Den, Kaalen JG, Crezèe P (1971) The influence of the dose per fraction on radiation damage to the myelum. Radiol Clin Biol 40:89–99

Hoffmann E (1974) Carcinoma of the thyroid in patients aged 50 or older. J Am Geriatr Soc 22:151–166

Holsti LR, Svinhufrud U (1967) Natural history of thyroid cancer. A. Study of 525 patients. Ann Med Intern Fenn 56:105–112

Horn RC Jr (1954) Hürthlecell tumors of the thyroid. Cancer 7:234–337

Horst W (1961) Radiojod in Diagnostik und Therapie der Schilddrüsenneoplasmen. In: Schwiegk H, Turba F (Hrsg) Künstliche Radioaktive Isotope in Physiologie, Diagnostik und Therapie, Bd 2. Springer, Berlin, S 886–892

Horst W, Rösler H (1953) Der Transport des Hormonjods im menschlichen Serum untersucht mit Papierelektrophorese und Radiojod. Klin Wochenschr 13–17

Huber P (1956) Ueber maligne Rezidive nach der Operation primär nicht maligner Strumen. Krebsarzt 10:14–22

Huber P, Riccabona G (1969) Die Lebensaussichten der malignen Strumen. Wien Med Wochenschr 119:143–154

Hubert JP, Kiernan PD, Beahrs OH, McConahey WM, Woolner LB (1980) Occult carcinoma of the thyroid. Arch Surg 115:394–398

Hutter RVP, Tollefsen HR, DeCosse JJ, Foote FW Jr, Frazell EL (1965) Spindle and giant cell metaplasiae in papillary carcinoma of the thyroid. Am J Surg 110:660–668

Ibanez ML, Russel WO, Albares-Saavedra J, Lampertico P, White EC, Clarc RL (1966) Thyroid carcinoma: Biologic behavior and mortality. Cancer 19:1039–1052

Ichikawa Y, Saito E, Abe Y, Homma M, Muraki T, Ito K (1976) Presence of TSG receptor in thyroid neoplasms. J Clin Endocrinol Metab 42:395–398

Isaacson P, Judd MA (1976) Carcinoembryonic antigen in medullary carcinoma of thyroid. Lancet 2:1016–1019

Jacobs ML, Greenfield LD (1978) Radiation therapy in the management of thyroid cancer. In: Greenfield LD (ed) CRC Press, Palm Beach/Florida, pp 223–231

Jadoul D, Glanzmann C, Lütolf U, Hahnloser P (1976) Die kombinierte chirurgisch-radiotherapeutische Behandlung des papillären und follikulären Schilddrüsenkarzinoms. Helv Chir Acta 43:635–640

Janzer RC (1978) C-Zellen der Schilddrüse. Schweiz Med Wochenschr 108:631–634

Jereb B, Loewhagen T (1972) Thyroid carcinoma in children and young adults. Acta Radiol 11:411–414

Jereb B, Stjernswärd J, Löwhagen T (1975) Anaplastic giant-cell carcinoma of the thyroid. Cancer 35:1293–1295

Jones A (1964) Transient radiation myelopathy (with reference to Lhermitte's sign of electrical paraesthesia). Br J Radiol 37:727–744

Joseph TJ, Komorowski RA (1975) Thyroglossal duct carcinoma. Hum Pathol 6:717

Judd ES, Buie LA Jr (1962) Hyperthyroidism associated with struma ovarii. A rare surgical challenge. Arch Surg 84:692–699

Jung I (1978) Die zytologische Untersuchung bei Schilddrüsenerkrankungen. Therapiewoche 28:5068–5071

Junqueira AC (1969) Suggested amendments to the UICC Classification of thyroid cancer. In: Hedinger Chr (ed) Thyroid Cancer. Springer, Berlin Heidelberg New York, pp 247–248

Kagan AR, Nussbaum H, Chan P, Levin R (1974) Thyroid carcinoma: is postoperative external irradiation indicated. Oncology 29:40–43

Kemminger K (1974) Struma maligna. Langenbecks Arch Chir 337:721–728

Kempers RD, Dockerty MB, Hoffmann DL, Bartholemew LG (1970) Struma ovarii – ascitis, hyperthyroid and asymptomatic syndromes. Ann Intern Med 72:883–886

Kennedy JS, Thompson JA (1973) The changes in the thyroid gland after irradiation with ^{131}I or partial thyroidectomy for thyrotoxicosis. J Pathol 112:65–81

Kind HP (1966) Die Häufigkeit der Struma maligna im Sektions- und Operationsgut des Pathologischen Instituts der Universität Zürich von 1900–1964. Schweiz Med Wochenschr 96:560–568

Kirstaedter HJ (1974) Differentialdiagnose der Schilddrüsenzytologie. In: Schleusener H, Weinheimer B (Hrsg) Schilddrüse 1973. Thieme, Stuttgart

Klein E (1978) Die Schilddrüse. Springer, Berlin Heidelberg New York

Klein E, Kracht J, Krüskemper HL, Reinwein D, Scriba PC (1973) Klassifikation der Schilddrüsenkrankheiten. – Sektion Schilddrüse der Deutschen Gesellschaft für Endokrinologie. Dtsch Med Wochenschr 98:2249–2251

Klein E, Heinze HG, Hoffmann G, Reinwein D, Schneider C (1976) Therapie der Schilddrüsenmalignome. Zusammenfassende Richtlinien aufgrund einer Arbeitstagung der Sektion Schilddrüse der Deutschen Gesellschaft für Endokrinologie. Dtsch Med Wochenschr 101:835–839

Klinck GH (1969) Hemangioendothelioma and sarcoma of the thyroid. In: Hedinger ChrE (ed) Thyroid Cancer, Springer, Berlin Heidelberg New York, pp 60–65

Klinck GH, Winship T (1955) Accult sclerosing carcinoma of the thyroid. Cancer 8:701–706

Klopp CT, Rosvoll RV, Winship T (1967) Is destructive surgery ever necessary for treatment of thyroid cancer in children. Ann of Surg 165:745–751

Koch B, Simonis G, Farthmann EH (1979) Der kalte Strumaknoten im Endemiegebiet. Dtsch Med Wochenschr 104:1632–1634

Kogel van der AJ, Barendsen GW (1974) Late effects of spinal cord irradiation with 300 kV X – rays and 15 MeV neutrons. Br J Radiol 47:393–398

Kolàr J (1971) Strahlenfolgen an Herz und großen Gefäßen. Med Klin 66:661–668

König MP, Ruchti Ch, Studer H, Berchtold R, Rösler H (1981) Thyroid cancer in regions of endemic goiter. In: Andreoli M, et al. (eds) Advances in thyroid neoplasia 1981. Field Educational, Italia, pp 177–188

Kretschmar K (1904) Ueber die Struma ovarii. Msch Geburtsh Gynak 19:389–394

Krishnamurthy GT, Blahd WH (1972) Diagnostic and therapeutic implications of long-term radioisotope scanning in the management of thyroid cancer. J Nucl Med 13:924–927

Krishnamurthy GT, Blahd WH (1977) Radioiodine I-131 therapy in the management of thyroid cancer. Cancer 40:195–202

Kudlow JE, Burrow GN (1978) Thyroid cancer and pregnancy. In: Greenfield LD (ed) Thyroid cancer. CRC Press, West Palm Beach, pp 199–206

Lamberg BA, Mäkinen J, Murtomaa AJ (1976) Papillary thyroid carcinoma in a toxic adenoma. Nucl Med XV:138–141

Leeper J (1973) The effects of 131 I therapy on survival of patients with metastatic papillary or follicular thyroid carcinoma. J Clin Endocrinol Metab 36:1143–1152

Lemarchand-Béraud Th, Valenta L, Vannotti A (1969) Biochemical differences between normal and cancerous thyroid tissues. In: Hedinger ChrE (ed) Thyroid Cancer. Springer, Berlin Heidelberg New York, pp 205–216

Lenio PT (1976) External irradiation in treatment of papillary carcinoma of the thyroid. Am J Surg 131:281–283

Lessen H van, Azzola-van Lassen U, Bechtelsheimer H (1969) Klinik und Morphologie der Struma maligna. Bruns Beiträge zur Klin Chir 217:108–123

Letton AH (1969) The results of the American Joint Committee's restrospective study on staging cancer of the thyroid. In: Hedinger ChrE (ed) Thyroid Cancer. Springer, Berlin Heidelberg New York, pp 251–253

Lewitus Z (1981) Diskussionsbemerkung. In: Andreoli M et al. (eds) Advances in thyroid neoplasia 1981. Field Educational, Italia, 1981, p 224

Liechty RD, Safaie-Shirazi S, Soper RT (1972) Carcinoma of the thyroid in children. Surg Gynecol Obstet 134:595–598

Lindahl F (1975a) Papillary thyroid carcinoma in Denmark, 1943–1968. Cancer 36:540–552

Lindahl F (1975b) Papillary thyroid carcinoma in Denmark 1943–1968. II. Treatment and survival. Acta Chir Scand 141:504–513

Lindsay S (1960) Carcinoma of the thyroid gland. In: Thomas ChC (ed) Springfield, pp 90–140

Lindsay S (1969) Papillary thyroid carcinoma revisited. In: Hedinger ChrE (ed) Thyroid Cancer. Springer, Berlin Heidelberg New York, pp 29–32

Lindsay S, Arico IM (1963) Classification of different follicular thyroid carcinomas. Arch Pathol 75:627–634

Lissitzky S (1969) Thyroglobulin and other iodinated proteins in relation to cancerous thyroid tissue. In: Hedinger ChrE (ed) Thyroid Cancer. Springer, Berlin Heidelberg New York, pp 217–224

Livingstone DJ, Sandison AT (1962) Osteogenic sarcoma of the thyroid. Br J Surg 50:291–294

Li Volsi VA (1978) Pathology of thyroid cancer. In: Greenfield LD (ed) Thyroid cancer. CRC Press, West Palm Beach, pp 85–142

Lloyd DC, Purrot RJ, Dolphin GW, Horton PW, Halnan KE, Scott JS, Mair G (1976) A comparison of physical and cytogenetic estimates of radiation dose in patients treated with iodine-131 for thyroid carcinoma. Int J Radiat Biol 30:473–485

Lucot H, David JF, Boneu A, Combes PF, Cabarrot E, Daly N (1979) Thyroid trabecular carcinoma. A. clinicopathological entity of poor prognosis? Bull Cancer (Paris) 66:279–286

Mabille JP (1961) Resultats thérapeutiques des cancers thyroidiens. Ann Radiol 4:477–491

Macaulay RA, Dewar AE, Langlands AO, Stuart AE (1978) Cell receptor studies on six anaplastic tumours of the thyroid. J Clin Pathol 31:461–468

Maier CGJ, Perry RH, Saylor W, Sulak CMH (1969) Radiation myelitis of the dorsolumbar spinal cord. Radiology 93:153–160

Maisin J, Maisin H, Deckers C (1967) Palliative radiotherapy and the treatment of advanced or incurable cancer. In: Zuppinger A, Plaats GJ Van den (Hrsg) Handbuch der Medizinischen Radiologie XVIII. Allgemeine Strahlentherapie maligner Tumoren. Springer, Berlin Heidelberg New York, S 423

Malamos B, Moiras K, Samara B, Levis G (1961) Fehlverwertung i.d. malignen Struma mit Enzymdefekt. Klin Wochenschr 39:255–262

Mandato E, Meldolesi MF, Macchia V (1975) Diminished binding of the thyroid-stimulating hormone in a transplantable rat thyroid tumor as a possible cause of unresponsiveness. Cancer Res 35:3089

Maurer R, Taylor CR, Terry R, Lukes RJ (1980) Zur klinisch-prognostischen Bedeutung der Lukes-Collins-Klassifikation bei extranodalen Lymphomen am Beispiel der Schilddrüse. Schweiz Med Wochenschr 110:744

Mazzaferri EL, Young RL (1981) Papillary thyroid carcinoma: a 10 years follow-up. Am J Med 70:511–518

Mazzaferri EL, Young RL, Oertel JE, Kemmerer WT, Page CP (1977) Papillary thyroid carcinoma: the impact of therapy in 576 patients. Medicine (Baltimore) 56:171–196

McConahey WM, Taylor WF, Gorman CA, Woolner LB (1981) Retrospective study of 820 patients treated for papillary carcinoma of the thyroid at the Mayo Clinic between 1946 and 1971. In: Andreoli M et al. (eds) Advances in thyroid neoplasia 1981. Field Educational, Italia, pp 745–762

McConnon JK, Westarp von Ch, Mitchell RI (1975) Follicular carcinoma of the thyroid with functioning metastases and clinical hyperthyroidism. Can Med Assoc J 112:724–727

McCowen KD, Adler RA, Ghaed N, Verdon R, Ho-

feldt FD (1976) Low dose radioiodide thyroid ablation in postsurgical patients with thyroid cancer. Am J Med 61:52–58

McDermott WV, Morgan W, Hamlin E, Cope O (1954) Cancer of the thyroid. J Clin Endocrinol Metab 14:1336

McGregor CA, Ham DP (1972) Hormonal dependent anaplastic thyroid carcinoma: A case report. Surgery 71:56–59

McKenzie AD (1971) The natural history of thyroid cancer – a resport of 102 cases analyzed 10 to 15 years after diagnosis. Arch Surg 102:247–277

McLaughlin RP, Scholz DA, McConahey Childs DS (1970) Metastatic thyroid carcinoma with hyperthyroidism: two cases with functioning metastatic follicular thyroid carcinoma. Mayo Clin Proc 45:328–335

Meadows PM (1961) Scintillation scanning in the management of the clinically single thyroid nodule. JAMA 177:229–231

Means JH, DeGroot LJ, Stanbury JB (1963) The thyroid and its diseases, 3rd edn. McGraw-Hill, New York London, pp 512–519

Meissner WA (1969a) Undifferentiated carcinomas of the thyroid. In: Hedinger ChrE (ed) Thyroid Cancer. Springer, Berlin Heidelberg New York, pp 36–43

Meissner WA (1977) The pathologic classification and staging of thyroid cancer. In: DeGroot LJ (ed) Radiationassociated thyroid carcinoma, Grune & Stratton, New York London, pp 45–56

Meissner WA, Warren S (1969b) Tumors of the thyroid gland. Fascile no 4, second series. Armed Forces Institute of Pathology, Washington

Miller M (1975) Plummer's disease. Med Clin North Am 59:1203–1210

Modan B, Ron E, Werner A (1977) Thyroid cancer following scalp irradiation. Radiology 123:741–744

Molnar GD, Childs DS, Woolner LB (1958) Histologic evidence of malignancy in a thyroid gland bearing a "hot" nodule. J Clin Endocrinol Metab 18:1132–1141

Morton W (1903) Treatment of cancer by the use of X-rays with remarks on the use of radium. Int J Surg 16:289–294

Morton W (1922) Treatment of cancer by the use of X-rays with remarks on the use of radium. Am J Roentgenol 9:20

Moses DC, Thompson NW, Nishiyama RH, Sisson JC (1976) Ectopic thyroid tissue in the neck: benign or malignant? Cancer 38:361–366

Moss WT, Brand WN, Battifora H (1973) Radiation oncology: Rationale, technique, results, 5th edn. Mosby Company, St Louis Toronto London, p 233

Mulder H, Su CAPF (1977) Diagnostik des medullären Schilddrüsenkarzinoms. Dtsch Med Wochenschr 102:479–482

Mumenthaler M (1964) Armplexusparesen in Anschluss an Röntgenbestrahlung: Mitteilung von 8 eigenen Beobachtungen. Schweiz Med Wochenschr 94:1069–1075

Nadler NJ, Mandavia MG, Leblond CP (1969) Influence of preirradiation on thyroid tumorigenesis by low iodine diet in rat. In: Hedinger ChrE (ed) Thyroid cancer, Springer, Berlin Heidelberg New York, pp 125–130

Nemec J, Pohunkova D, Zamrazil V, Röhling S (1979) Pulmonary metastases of thyroid carcinoma. Czech Med 2:78–83

Németh G, Kuttig H (1973) Methoden und Dosisverteilung der Elektronentherapie maligner Schilddrüsentumoren. Strahlentherapie 146:289–295

Neracher H, Hedinger C (1975) Klassifizierung der Schilddrüsenmalignome nach der Nomenklatur der WHO 1974. Schweiz Med Wochenschr 32:1000–1006

Nishiyama RH, Dunn EL, Thompson NW (1972) Anaplastic spindle-cell and giant-cell tumors of the thyroid gland. Cancer 30:113–127

Nishiyama RH, Ludwig GK, Thompson NW (1977) Consecutive Necropsies in an American Population. In: deGroot LJ (ed) Radiation-associated thyroid carcinoma. Grune & Stratton, New York San Francisco London, pp 123–135

Noguchi S, Noguchi A, Murakami N (1970) Papillary carcinoma of the thyroid. I. Developing pattern of metastasis. Cancer 26:1053–1056

Nunez EA, Gershon MD (1978) Development of follicular and parafollicular cells of the mammalian thyroid gland. In: Greenfield LD (ed) Thyroid cancer. CRC Press, Palm Beach, Florida/USA, pp 1–22

Olen E, Klinck GH (1966) Hyperthyroidism and thyroid cancer. Arch Pathol 81:531–535

Owen CA, McConathey W, Childs DS, McKenzie BF (1959) Serum "thyroglobulin" in thyroidal carcinoma. J Clin Endocrinol Metab 20:187

Pabst HW, Frey KW, Strohm C, Heinze HG (1965) Radiojodtherapie der malignen Schilddrüsentumoren und ihre Problematik. In: Hoffmann P (Hrsg) Radioisotope in der Endokrinologie, Thieme Stuttgart, S 331–338

Pabst HW, Dirr W (Im Druck 1980) Diagnostik des follikulären Schilddrüsenkarzinoms. In: Rösler H (ed) Die Struma maligna, nuklearmedizinischer Beitrag zu Diagnostik und Therapie.

Page CP, Kemmerer WT, Haff RC, Mazzaferri EL (1974) Thyroid carcinomas arising in thyroglossal ducts. Ann Surg 180:799

Paelis CA, Louis S, Morgan RL (1961) Radiation myelopathy. Brain 84:470–479

Paolucci R, la Torre P, Salucuni PR, Foggi E, Vitali M (1977) Treatment of thyroid neoplasms and proposed therapeutic plan. Ateneo Parmense (Acta Biomed) 48(5):483–497

Parker LN, Belsky JL, Yamamoto T, Kawamoto S, Keehn RJ (1974) Thyroid carcinoma after exposure to atomic radiation. A continuing survey of a fixed population, Hiroshima and Nagasaki, 1958–1971. Ann Intern Med 80:600–621

Paschkis KE, Cantarow A, Stasney J (1948) Influence of thiouracil on carcinoma induced by 2-acetylaminofluorene. Cancer Res 8:257–260

Patchefsky AS, Keller IB, Mansfield CM (1970) Solitary vertebral column metastasis from occult sclerosing carcinoma of the thyroid gland. Am J Clin Pathol 53:596–601

Paterson R (1963) The treatment of malignant disease by radiotherapy. Arnold, London

Pemberton J, Black BM (1939) Malignant lesions of thyroid gland: review of 774 cases. Surg Gynecol Obstet 69:417–430

Pfahler GE (1910) The treatment of disease by the X-rays and radioactive substances. Mod Treat 1:327–330

Pfahler GE (1922) The treatment of carcinoma of the thyroid by the Roentgen rays and radium. Am J Roentgenol 9:20–25

Pfannenstiel P (1977) Der kalte Knoten der Schilddrüse. Dtsch Med Wochenschr 102:1323–1324

Phillips TL, Buschke F (1969) Radiation tolerance of the thoracic spinal cord. Am J Roentgenol 105:659–664

Pifer JW, Toyooka ET, Murray RW, Ames WR, Hempelmann LH (1963) Neoplasms in persons treated with x-rays for thymic enlargement. I. Neoplasms and mortality. J Natl Cancer Inst 31:1333–1336

Pitt-Rivers R, Tata JR (1960)   . In: Thomas (ed) The chemistry of thyroid diseases. Springfield/Ill, p 57

Pochin EE (1967) Prospects from the treatment of thyroid carcinoma with radioiodine. Clin Radiol 18:113–125

Pochin EE (1969a) Long term hazards of radioiodine treatment of thyroid carcinoma. In: Hedinger ChrE (ed) Thyroid cancer. Springer, Berlin Heidelberg New York, pp 293–304

Pochin EE (1969b) Thyroid adenocarcinoma, a functioning tumour. Lancet 1:94–98

Pochin EE (1971) Radioiodine therapy of thyroid cancer. Semin Nucl Med 1:503–515

Pochin EE, Thompson B (1969) Metabolic activity of tumour tissue. In: Hedinger ChrE (ed) Thyroid cancer. Springer, Berlin Heidelberg New York, pp 194–204

Pochin EE, Cunningham RM, Hilton G (1954) Quantitative measurements of radioiodine retention in thyroid carcinoma. J Clin Endocr 14:1300–1308

Pörtner J, Ungeheuer E (1967) Ueber die Häufigkeit der Struma maligna bei szintigraphisch kalten Knoten und ihre therapeutische Konsequenz. Med Welt 1302–1307

Poretti G Isodosenarchiv des zentralen Strahleninstitutes der Universität Bern. Inselspital, 1968–1972

Portmann UV (1927) Radiation therapy in malignant

disease of the thyroid gland. JAMA 98:1131–1136

Portmann UV (1941) Experiences in the treatment of malignant tumors of the thyroid gland. Am J Roentgenol 46:454–466

Pusterla E, Hedinger Ch (1975) Die Häufigkeit medullärer Schilddrüsenkarzinome bei ein- und doppelseitigen Pheochromozytomen. Schweiz Med Wochenschr 105:83–87

Quervain F de (1941) Die Struma maligna. Enke, Stuttgart

Rabenhorst G, Kriegel L (1975) Zur Diagnose und Therapie von Schilddrüsentumoren mit langem klinischen Verlauf. Dtsch Med Wochenschr 100:533–535

Rafla S (1969) Anaplastic tumors of the thyroid. Cancer 23:668–669

Raith L, Locher D, Engelhardt D, Karl HJ (1970) Thyreotoxische Krise bei Schilddrüsenmalignomen. Internist (Berlin) 11:146–148

Rallison ML, Dobyns BM, Keating FR, Rall JE, Tyler FH (1975) Thyroid nodulary in children. JAMA 233:1069–1070

Raskind R (1967) Central nervous system damage after radiation therapy. Int Surg 48:430–441

Rasmussen B (1978) Carcinoma of the thyroid. A survey of 227 cases. Acta Radiol Oncol Radiat Phys Biol 17:177–188

Rawson RW (1948) Tumors of the thyroid. In: Means JN (ed) The thyroid and its disease. Lippincott, Philadelphia London Montreal, pp 446–468

Reagan TJ, Thoma JE, Colby RJR (1968) Chronic progressive radiation myelopathy. Its clinical aspects and differential diagnosis. JAMA 203:106–110

Refetoff S, Harrison J, Karanfilski BT, Kaplan EL, DeGroot LJ, Bekerman C (1975) Continuing occurence of thyroid carcinoma after irradiation to the neck in infancy and childhood. N Engl J Med 292:171–174

Riccabona E (1972) Die endemische Struma. Urban & Schwarzenberg, München Berlin Wien

Riccabona G (1964) Möglichkeiten der postoperativen Radiojodtherapie maligner Strumen im Endemiegebiet. 14th Biennal International Congress of the International College of Surgeons, Wien, pp 202–241

Riccabona G (1982) Epidemiologie der Struma maligna. Schweiz Rundschau Med (PRAXIS) 71:523–525

Riccabona G, Jünger H, Lugger LJ (1972) Besonderheiten der Struma maligna in einem Endemiegebiet. Bruns Beitr Klin Chir 219:497–502

Robboy SJ, Norris HJ, Scully RE (1970) Primary trabecular carcinoid of the ovary. Obstet Gynecol 49:202–205

Robboy SJ, Norris HJ, Scully RE (1975) Insular carcinoid primary in the ovary: a clinicopathologic analysis of 48 cases. Cancer 36:404–407

Rochman H, DeGroot LJ, Rieger CHL, Varnavides LA, Refetoff S, Joung JI, Hoye K (1975) Carcinoembryonic antigen and humoral antibody response in patients with thyroid carcinoma. Cancer Res 35:2689–2692

Roeher HD, Daum R, Pieper M, Rudolph H (1972) Juvenile thyroid carcinoma. J Pediatr Surg 7:27–30

Roeher HD, Nievergeld B, Wahl R (1977) Zur Behandlung bösartiger Schilddrüsentumoren. Münch Med Wochenschr 119:603–606

Rösler H (1976) Stufen funktioneller Entdifferenzierung von Schilddrüsentumoren. Jahrestag der Schweiz Ges für Radiol und Nuklearmed 1976, Ermatingen/Schweiz, S 83–86

Rösler H (1982a) Das papilläre Schilddrüsenkarzinom in Bern heute. Schweiz Rundschau Med (PRAXIS) 71:541–554

Rösler H (1982b) Restriktive Indikationsstellung zur Radiojod-Therapie beim undifferenzierten Schilddrüsenkarzinom. In: Biersack HJ, Winkler C (Hrsg) Neue Aspekte in Diagnostik und Therapie des Schilddrüsenkarzinoms. Schattauer, Stuttgart New York, S 75–80

Rogers JD, Lindberg RD, Hill CS Jr, Gehan E (1974) Spindle and giant cell carcinoma of the thyroid: A different therapeutic approach. Cancer 34:1328–1331

Rosvoll RV, Winship T (1965) Thyroid carcinoma and pregnancy. Surg Gynecol Obstet 1039–1042

Rous P, Kidd JG (1941) Conditional neoplasms and subthreshold neoplastic states. J Exp Med 73:365

Ruchti C, Grétillat PA, Pedrinis E, Locher GW (1976) Die Bedeutung der Zytodiagnostik mittels Feinnadelpunktion in der Kropfchirurgie. Helv Chir Acta 43:627–630

Russell WO, Ibanez ML, Clark RL, White EC (1963) Thyroid carcinoma: Classification, intraglandular dissemination and clinicopathological study based upon whole organ sections of 80 glands. Cancer 16:1425–1439

Russel WO, Jbanez ML, Hill CS Jr, Clark RL, White EC (1968) Papillary and follicular thyroid carcinoma: prognostic significance of type variations in 97 of 116 primary tumors studied by whole organ sections. In: Young St, Inman DR (eds) Thyroid neoplasia, Academic Press, London New York, pp 109–131

Russell WO, Ibanez MI, Clark RL, Hill CS Jr, White EC (1969) Follicular (organoid) carcinoma of the thyroid gland. Report of 84 cases. In: Hedinger ChrE (ed) Thyroid cancer. Springer, Berlin Heidelberg New York, pp 14–25

Sägesser M (1973) Das maligne Schilddrüsenpapillom. Schweiz Rundschau Med (Praxis) 62:1048–1052

Safa AM, Schumacher OP, Rodriquez-Atunez A (1975) Long term follow-up in children and adolescents treated with radioactive iodine 131 I for hyperthyroidism. N Engl J Med 292:167–170

Salabé GB, Tonelli S, Salabé H, Baschieri C (1965) Soluble thyroid iodoproteins and iodine kinetics in thyroglobulin of nodular goiter. In: Cassano C, Andreolo M (eds) Current topics in thyroid research. Academic Press, New York London, pp 900–909

Sampson RJ (1977a) Prevalence and significance of occult thyroid cancer. In: DeGroot LJ (ed) Radiation-associated thyroid carcinoma. Grune and Stratton, New York, pp 137–154

Sampson RJ (1977b) Comment in Dr. Edis's presentation on the natural history of occult thyroid carcinoma. In: DeGroot LJ (ed) Radiation-associated thyroid carcinoma. Grune and Stratton, New York, pp 171–174

Sampson RJ, Key CR, Buncher CR, Iijima S (1969) Thyroid carcinoma in Hiroshima and Nagasaki. I. Prevalence of thyroid carcinoma at autopsy. JAMA 209:65–68

Sampson RJ, Oka H, Key CR, Buncher OR, Iijima S (1970) Metastases from occult thyroid carcinoma. Cancer 25:803–811

Sampson RJ, Key ChrR, Buncher CR, Jigima S (1971) Smallest forms of papillary carcinoma of the thyroid. A study of 141 microcarcinomas less than 0,1 cm in greatest dimension. Arch Pathol 91:334–339

Sampson RJ, Wollner LB, Bahn RC, Kurland LT (1974) Occult thyroid carcinoma in Olmsted County Minnesota: prevalence at autopsy compared with that in Hiroshima and Nagasaki, Japan. Cancer 34:2072–2075

Saxén EA, Saxén LD (1954) Mortality from thyroid disease in an endemic goitre area. Studies in Finland. Documenta de Medicine geograph. Tropica 6:335–341

Saxén EA, Franssila K, Hakama M (1969) Undifferentiated carcinomas. In: Hedinger ChrE (ed) Thyroid cancer. Springer, Berlin Heidelberg New York, pp 44–46

Seifert G (1972) Ultrastrukturpathologie der Schilddrüse und Schilddrüsenchirurgie. Dtsch Med Wochenschr 97:1431–1434

Shands WC, Gatling RR (1970) Cancer of the thyroid. Review of 109 cases. Trans Act South Surg Ass 81:124–134

Sheline GE, Galante M, Lindsay S (1966) Radiation therapy in the controll of persistent thyroid cancer. Am J Roentgenol 97:923–928

Shepard TH (1975) The thyroid in organogenesis. In: de Haan RL, Ursprung H (eds) Holt, Rinehard and Winston, New York, pp 493–502

Shin KH, Lott JS, Corbett WE, Garrett PG (1976) Malignant lymphoma of the thyroid gland. Can J Surg 19:442–445

Sigwart U, Tedeschi LG (1973) Struma ovarii: Teratom oder Metastase? Med Klin 68/3:80–83

Silliphant WM, Klinck GH, Levitin MS (1964) Thyroid carcinoma and death. A clinico-pathologie study of 193 autopsies. Cancer 17:513–525

Silverberg StG, Vidone RA (1966) Adenoma and carcinoma of the thyroid. Cancer 19:1053–1062

Simpson WJK (1975) Radiotherapy in thyroid cancer. Can Med Assoc J 113:115–118

Simpson WJ, Carruthers JS (1978) The role of external radiation in the management of papillary and follicular thyroid cancer. Am J Surg 136:457–460

Sipple JH (1961) The association of pheochromocytoma with carcinoma of the thyroid gland. Am J Med 31:163–166

Sloan LW (1954) Of origin, characteristics and behavior of thyroid cancer. J Clin Endocrinol 14:1309–1335

Smedal MJ, Meissner WA (1961) The results of radiation treatment in undifferentiated carcinoma of the thyroid. Radiology 76:927–935

Smedal MI, Salzmann FA, Meissner WA (1967) The value of 2 MV. Roentgen-ray therapy in differentiated thyroid carcinoma. Am J Roentgenol 99:352–361

Smith DL (1973) Thyroid disease-medical or surgical management. J Am Osteop Ass 6:624–629

Smithers DW (1968) Thyroid Carcinoma Treated with Radioactive Iodine. In: Young St, Inman DR (eds) Thyroid Neoplasia. Acad Press, London New York, pp 135–141

Söderstrom M (1966) Fine-needle aspiration biopsy. Almquist & Wiksell, Göteborg, pp 66–83

Söderstrom N (1952) Puncture of goiters for aspiration biopsy. Acta Med Scand 144:237–240

Sohn N, Gumport SL, Blum M (1974) Thyroglossal duct carcinoma. NY State J Med 74:2004–2005

Solheim OP (1971) Radiation injury of the spinal cord. Acta Radiol Ther Phys Biol 10:474–480

Spelsberg F, Heberer G (1977) Die Struma maligna. Dtsch Aerzteblatt 24:1605–1611

Spiess H (1970) Die Schädigung des Nervensystems durch ionisierende Strahlen. Ther Umsch 27:386–390

Spiro RH, Daniello N (1979) Spindle and giant cell carcinoma of the thyroid: report of a five-year survival after lobeotomy and postoperative irradiation. J Surg Oncol 385–389

Sussman L, Librick L, Clayton GW (1968) Hyperthyroidism attributable to a hyperfunctioning thyroid carcinoma. J Clin Endocrinol 72:208–213

Schacht U, Mannfeld U (1970) Ueber szintigraphisch kalte Knoten und die maligne Struma. Dtsch Med Wochenschr 29:1521–1522

Schatz H, Grebe SF (1982) Die Bedeutung der Thyreoglobulinbestimmung für die Verlaufskontrolle bei Patienten mit differenziertem Schilddrüsenkarzinom. In: Biersack HJ, Winkler C (Hrsg) Neue Aspekte in Diagnostik und Therapie des Schilddrüsenkarzinoms. Schattauer, Stuttgart New York, S 127–138

Schindler AM (1980) Les tumeurs malignes de la thyroide vues à l'Institut de pathologie de Genève de 1967 à 1976. Schweiz Med Wochenschr 110:369–373

Schindler A-M (1982) Le carcinome papillaire occulte de la thyroïde. Schweiz Med Wochenschr 112:339–344

Schlumberger M, Fragu P, Parmentier C, Tubiana M (1981) Thyreoglobulin assay in the follow-up of patients with differentiated thyroid carcinomas. Acta Endocrinol (Kbh) 98:215–221

Schneider AB, Pinsky St, Bekermann C, Yun Ryo U (1980) Characteristics of 108 thyroid cancers detected by screening in population with history of head and neck irradiation. Cancer 46:1218–1227

Schneider C (1982) Prinzipien der Radiojodbehandlung. In: Biersack HJ, Winkler C (Hrsg) Neue Aspekte in Diagnostik und Therapie des Schilddrüsenkarzinoms, Schattauer, Stuttgart New York, S 65–74

Schumann J (1977) Therapeutische Grenzsituationen beim papillären Schilddrüsenkarzinom. Dtsch Med Wochenschr 102:1324–1328

Schumann J, Hauk H, Leonhardi B (1977) Das medulläre (C-Zellen-)Carcinom der Schilddrüse. Chirurg 48:666–670

Stanbury JB (1969a) Classification and staging of thyroid neoplasms. In: Hedinger ChRE (ed) Thyroid cancer. Springer, Berlin Heidelberg New York, pp 253–255

(1969b) Thyroid-specific metabolic incompetence and tumour development. In: Hedinger Chr E (ed) Thyroid cancer. Springer, Berlin Heidelberg New York, pp 183–190

Staunton MD, Greening WP (1973) Clinical diagnosis of thyroid cancer. Br Med J 4:532–536

Staunton MD, Greening WP (1976) Treatment of thyroid cancer in 293 patients. Br J Surg 63:253–256

Steeves RA, Bataini JP (1981) Neoplasms induced by megavoltage radiation in head and neck region. Cancer 47:1770–1774

Steiner H, Zimmermann G (1978) Die Epidemiologie der endemischen Struma unter Jodsalzprophylaxe. Wien Med Wochenschr 128:476–479

Steinfeld AD (1977) The role of radiation therapy in medullary carcinoma of the thyroid. Radiology 123:745–746

Steinsträsser A (1982) Erfahrungen mit der Thyreoglobulinbestimmung im Verlauf der Therapie und bei der Nachsorge von Patienten mit einem differenzierten Schilddrüsenkarzinom. In: Biersack HJ, Winkler C (Hrsg) Neue Aspekte in Diagnostik und Therapie des Schilddrüsenkarzinoms. Schattauer, Suttgart New York, S 139–148

Stewart RJ, Fajardo LF (1971) Dose response in human and experimental radiation-induced heart disease. Radiology 99:403–408

Strötges MW (1976) Tumoren der Schilddrüse. In: Scherer E (Hrsg) Strahlentherapie. Springer, Berlin Heidelberg New York, S 405–415

Strötges MW (1979) J-131-Behandlung von Schilddrüsen-Malignomen. Der Nuklearmediziner 4:244–254

Studer H (1969) Opening Lecture. In: Hedinger Chr E (ed) Thyroid cancer. Springer, Berlin Heidelberg New York, pp 1–12

Studer H, Veraguth P, Wyss F (1961) Thyrotoxicosis due to a solitary hepatic metastasis of thyroid carcinoma. J Clin Endocrin 21:1334–1338

Studer H, Hunziker HR, Ruchti C (1978) Morphologic and functional substrate of thyrotoxicosis caused by nodular goiters. Am J Med 65:227–234

Taki A (1958) Histological studies of the prenatal development of the human thyroid gland. Okajimas Folia Anat Jpn 32:65–68

Tata JR (1958) Enzymdefekt in der Struma maligna. Ciba Found Coll Endocrinol 12:33–44

Taylor S (1966) Indications and techniques of lymphnode surgery. In: Appaix A (ed) Tumors of the thyroid gland. S. Karger AG, Basel-New York 1966, S 426–431

Taylor S, Davis PW (1970) A review of the treatment of 222 patients with malignant tumours of the thyroid gland. In: Smithers D (ed) Tumours of the thyroid gland. Livingstone, London, pp 243–258

Thalmann A (1954) Die Häufigkeit der Struma maligna am Berner Pathologischen Institut von 1910–1950 und ihre Beziehung zur Jodprophylaxe des endemischen Kropfes. Schweiz Med Wochenschr 84:378–473

Thomas CG, Burns SD (1961) Studies on the dependency of thyroid cancer. In: Pitt-Rivers R (ed) Advances in thyroid research. Pergamon Press, London, pp 350–363

Thomas CG, Jenkins SG Jr (1963) Hormonal and isotope measures in thyroid carcinoma. Ann Surg 157:960–973

Thomas CG, Buckwalter JA (1976) Cancer of the thyroid. Adv Surg 10:245–285

Thomas JE, Colby MY (1972) Radiation-induced or metastatic brachial plexopathy? JAMA 11:1392–1395

Toland CG, Kroger WP (1930) Clinic of thyroid cancer Surg Clin North Am 10:1201

Tollefsen HR, DeCosse JJ (1963) Papillary carcinoma of the thyroid: recurrence in the thyroid gland after initial surgical treatment. Am J Surg 106:728–731

Tollefsen HR, DeCosse JJ (1964) Papillary carcinoma of the thyroid. Am J Surg 108:547–550

Tollefsen HR, DeCosse JJ, Hutter RVP (1964) Papillary carcinoma of the thyroid. Am J Surg 108:547–552

Tollefsen HR, Shah JP, Huvos AG (1973) Follicular carcinoma of the thyroid. Am J Surg 126:523–528

Tremblay G (1962) Histochemical study of cyclochrome oxidase and adenosine triphosphatase in Askanazy cells (Hürthle cells) oft the human thyroid. Lab Invest 11:514–517

Tremblay G, Pearce AS (1960) Histochemistry of oxidative enzyme systems in the human thyroid, with special reference to Askanazy cells. J Pathol Bact 80:353–358

Tscholl-Ducommun J (1979) Carcinoma folliculaire avec dédifférenciation sarcomatoide ou carcinosarcome de la glande thyroide? Schweiz Med Wochenschr 109:86–92

Tubiana M (1981) External radiotherapy and radioiodine in the treatment of thyroid cancer. World J Surg 5:75–84

Tubiana M, Lalanne CM, Bergiron C, Monnier JP, Gerard-Marchant R (1969) Results obtained with radiotherapy in cases of thyroid cancer. In: Hedinger ChrE (ed) Thyroid cancer. Springer, Berlin Heidelberg New York, pp 279–288

Tubiana M, Lacour J, Monnier JP, Bergiron C, Gerard-Marchant R, Roujeau J, Bok B, Parmentier C (1975) External radiotherapy and radioiodine in the treatment of 359 thyroid cancers. Br J Radiol 48:894–907

Tubiana M, Charbord P, Cukersztein W, Sarrazin D, Fontaine F, Parmentier C (1977) The role of radiotherapy and radioactive iodine in the treatment of thyroid cancer without metastases. Ann Radiol (Paris) 20:801–809

Ueda G, Furth J (1967) Sarcomatoid transformation of transplanted thyroid carcinoma. Arch Pathol 83:3–12

UICC (1973) Clinical oncology, Springer, Berlin Heidelberg New York

UICC (1979) TNM-Klassifikation der malignen Tumoren, 3. Aufl. Springer, Berlin Heidelberg New York

Valenta L (1966) Metastatic thyroid carcinoma in man concentrating iodine without organification. J Clin Endocrinol 26:1317–1324

Valenta L, Jirasek JE (1967) Histochemistry of thyroid tumors. Arch Path 84:215–223

Valenta L, Sissitzky S, Roques M, Rolland M (1969) A comparison of thyroglobulins from normal and carcinomatous thyroid tissues. In: Hedinger ChrE (ed) Thyroid Cancer. Springer, Berlin Heidelberg New York, pp 234–237

Valenta L, Lemarchand-Béraud Th, Nemec J, Griessen M, Bednar J (1970) Metastatic thyroid carcinoma provoking hyperthyroidism, with elevated circulating thyrostimulators. Am J Med 48:73–76

Vander JB, Gaston EA, Dawber TR (1968) The significance of nontoxic thyroid nodules. Ann Intern Med 69:537–542

Variakozis D, Getz ML, Palovan E, Strauss FH (1975) Papillary clear cell carcinoma of the thyroid. Hum Pathol 6:384–387

Varma VM, Beierwaltes WH, Nofal MM, Nishiyama RH, Copp MPH (1970) Treatment of thyroid cancer. Death rates after surgery and after surgery followed by sodium iodide I – 131. JAMA 8:1437–1442

Verdy M, Cholette JP, Cantin J, Lacroix A, Sturtridge WC (1978) Calcium infusion and pentagastrin injection in diagnosis of medullary thyroid carcinoma. CMA Journal 119:29–33

Volpé R (1975) Etiologic and functional aspects of thyroid cancer. Can Med Assoc J 113:87–88

Wacha H, Ungeheur E, Berner H (1978) Zur Prognose der Struma maligna. Med Klin 73:621–625

Wahl R, Nievergelt J, Röher HD, Oellers B (1977) Radikale Thyreoidektomie wegen maligner Schilddrüsentumoren. Dtsch Med Wochenschr 102:13–20

Walinder G, Sjöden AM (1973) Late effects of irradiation on the thyroid gland in mice. III Comparison between irradiation of foetuses and adults. Acta Radiol 12:201–206

Walinder G, Jonsson C-J, Sjöden A-M (1972) Dose rate dependence in the goitrogen stimulated mouse thyroid. A comparative investigation of the effects of roentgen, 131-I-irradiation. Acta Radiol 11:24–27

Walthard B (1961) The influence of iodine prophylaxis of goitre on the frequency of cancer of the thyroid gland and on its structure. In: Pitt-Rivers WR, Trotter WR (eds) Advances in thyroid research. Pergamon Press, Oxford, pp 350–373

Walthard B (1963) Das Einteilungsschema bei Struma maligna. Wien Med Wochenschr 113:818–820

Walthard B (1969) Die maligne Struma. In: Doerr W, Seifert O, Vehlinger E (Hrsg) Spezielle pathologische Anatomie. Springer, Heidelberg New York, pp 321–655

Wanebo HJ, Andrews W, Kaiser DL (1981) Thyroid cancer: some basic considerations. Am J Surg 142:474–479

Wara WM, Phillips ThL, Sheline GL, Schwade JG (1975) Radiation tolerance of the spinal cord. Cancer 35:1558–1562

Ward R (1944) Malignant goiter. Surgery 16:783–803

Warren S (1974) Pathologie Criteria of Radiation Injury. J F S 19:709–714

Warren S, Meissner WA (1953) Tumors of the thyroid gland. AFIP. Atlas of tumor pathology, Sect IV, fasc 14, Washington DC

Wegelin C (1926) Schilddrüse. In: Henke F, Lubarsch O (Hrsg) Handbuch der speziellen pathologischen Anatomie und Histologie, Bd 8. Springer, Berlin, S 134

Wenzel J (1972) Normale Anatomie des Lymphgefäßsystems. In: Wenzel J (Hrsg) Handbuch der allgemeinen Pathologie. Springer, Berlin Heidelberg New York, S 112

Werner SC (1969) Classification of thyroid disease. Report of the Commitee on Nomenclature. The American. Thyroid Association. J Clin Endocrin 29:860–862

Wiebe U, Schneider C, Franke HD (1975) Aspects of timing and selection of cases in radioiodine therapy and percutaneous irradiation of well differentiated carcinoma of the thyroid. Strahlentherapie 149:55–59

Wieland C, Gelinksy P, Hymmen U, Kuttig H, Weitzel G, zum Winkel K (1967) Ergebnisse der Strahlenbehandlung der Struma maligna. Strahlentherapie 132:538–545

Williams ED (1965) A review of 17 cases of carcinoma of the thyroid and pheochromocytoma. J Clin Pathol 18:288–292

Williams ED, Brown CL, Doniach I (1966) Pathological and clinical findings in a series of 67 cases of medullary carcinoma of the thyroid. J Clin Pathol 19:103–113

Wilson B, Raghupathy E, Tonoue R, Tong W (1968) TSH-like actions of dibutyric-cAmp. on isolated thyroid cells. Endocrinology 83:877–890

Wilson SM, Block GE (1971) Carcinoma of the thyroid metastatic to lymph nodes of the neck. Arch Surg 102:285–291

Windeyer BW (1954) Cancer of the thyroid and radiotherapy. Br J Radiol 27:537–544

Winship T, Rosvoll RV (1961) Childhood thyroid carcinoma. Cancer 14:734–743

Winship T, Rosvoll RV (1969a) Papillary carcinoma of the thyroid. In: Hedinger ChrE (ed) Thyroid cancer. Springer, Berlin Heidelberg New York, pp 32–36

Winship T, Rosvoll RV (1969b) Cancer of the thyroid in children. In: Hedinger ChrE (ed) Thyroid cancer. Springer, Berlin Heidelberg New York, pp 75–78

Wohlenberg H (1977) Stellenwert der Feinnadelbiopsie in der Schilddrüsendiagnostik. Therapiewoche 27:4669–4672

Wolff J, Robbins J, Rall JE (1959) Jodide trapping without organification in a transplantable rat thyroid tumor. Endocrinology 64:1–11

Woolner LB (1971) Thyroid carcinoma: pathologic classification with data on prognosis. Semin Nucl Med 1:481–502

Woolner LB, Lemmon ML, Beahrs OH, Black BM, Keating FR Jr (1960) Occult papillary carcinoma of the thyroid gland: a study of 140 cases observed in a 30-year period. J Clin Endocrinol 20:89–92

Woolner LB, Beahrs OH, Black BM, McConahey WM, Keating FR (1961) Classification and prognosis of thyroid carcinoma. A study of 885 cases observed in a thirty year period. Am J Surg 102:354–387

Woolner LB, McConahey WM, Beahrs OH, Black BM (1966) Primary malignant lymphoma of the thyroid. Am J Surg 111:502–507

Woolner LB, Beahrs OH (1968) Black BM, McConahey WM, Keating FR Jr (1968) Thyroid carcinoma: General considerations and follow-up data on 1181 cases. In: Young S, Inman DR, (eds) Thyroid neoplasia. Academic Press, New York, pp 51–79

Zukschwerdt L, Bay V, Franke HD, Montz R, Schneider C (1968) Die maligne Struma. Chirurg 39:163–175

Zuppinger A (1966) Die Struma maligna. Praxis 55:550–556

Zuppinger A (1971) Die Vorbestrahlung. Einleitende Übersicht. In: Hug O (Hrsg) Präoperative Tumorbestrahlung. Urban & Schwarzenberg, München Berlin Wien, S 49

Zur Mühlen A v, Emrich D, Keiderling W (1969) Ergebnisse der Radiojodtherapie der Struma maligna bei 136 Patienten. In: Horst W (Hrsg) Nuklearmedizin (Jahrestagung der Ges. für Nukl Med). Schattauer, Stuttgart New York, S 376–379

Strahlentherapie der Nasopharynxtumoren

Von

H. Frommhold

Mit 40 Abbildungen und 20 Tabellen

Die Tumoren des Nasopharynx (Epipharynx, Pars nasalis pharyngis) sind nicht nur wegen ihres versteckten Sitzes der klinischen und radiologischen Diagnostik schwer zugänglich, sondern sie stellen häufig auch auf Grund ihrer Kleinheit und durch ihre Ausbreitungstendenz zu wichtigen topographischen Nachbarstrukturen hohe Anforderungen an den Strahlentherapeuten. Dies umsomehr, da die meisten Nasopharynxtumoren einer alleinigen operativen Behandlung nicht zugeführt werden können. Dem Operateur sind nämlich wegen der engen und komplizierten anatomischen Verhältnisse im oberen Pharynxraum und seiner unmittelbaren Umgebung hinsichtlich der Radikalität des Eingriffs Grenzen gesetzt. Deshalb stellt auch heute die Strahlentherapie das Verfahren der Wahl zur Behandlung der Nasopharynxmalignome, besonders des Primärtumors dar.

Die Malignome des Nasenrachens gehören sicher nicht zu den alltäglichen Geschwulstlokalisationen. Trotzdem ist die ihnen gewidmete Literatur außerordentlich umfangreich. Sieht man von frühen, sehr interessanten Einzelveröffentlichungen ab (ESCAD 1901; CITELLI 1911; SOUCY 1911; FERRERI 1913; OPPIKOFER 1913; MARSCHIK 1914), so sind es vor allen Dingen die Arbeiten von BECK und RAPP (1920), HOLTHUSEN (1932), GODTFREDSEN (1940, 1941, 1944), ZUPPINGER (1944), ZANGE (1957), ALBRECHT (1959), SCHEER et al. (1961), BERDAL und POPPE (1962), FLETCHER und MILLION (1965), KUTTIG et al. (1961), KUTTIG und WIELAND (1966) und KÄRCHER (1970) gewesen, die sich umfassend mit der Problematik von Diagnostik und Therapie der Neubildungen im Nasenrachenraum auseinandergesetzt haben.

A. Morbiditäten und Inzidenzen des Nasopharynxmalignoms

Die offiziellen Tumorstatistiken der DDR, Hamburgs und des Saarlandes der Jahre 1968–1972 zeigen folgende Mittelwerte der *Morbiditäten* der Nasopharynxmalignome:
Männer: 0,4 pro 100000 Einwohner pro Jahr
Frauen: 0,2 pro 100000 Einwohner pro Jahr.

Dabei liegt der Mittelwert der Morbiditäten aller Tumoren bei 348,9 pro 100000 Einwohner pro Jahr.

Hinsichtlich der *Inzidenzen* liegt der Anteil der Nasenrachenmalignome zwischen 0,5 und 1% aller Geschwülste (GODTFREDSEN 1944; WANNENMACHER 1980). Im Hals-Nasen-Ohren-Bereich sind ca. 4–5% der Tumoren Nasopharynxkarzinome.

In *Deutschland* beträgt die Inzidenz des Nasopharynxneoplasmas ca. 0,17% sämtlicher bösartiger Geschwülste und etwa 2% der malignen Tumoren im Hals-Nasen-Ohren-Bereich.

Tabelle 1. Die höchsten durchschnittlichen Jahresinzidenzen
des Nasopharynxkarzinoms pro 100000 Personen

Land	Geschlecht	Altersgruppe Jahre	Jahres- inzidenz
DDR	Männer	70–74	1,3
	Frauen	70–79	0,5
Hamburg	Männer	75–79	1,3
	Frauen	70–74	1,4
Saarland	Männer	60–64	3,5
	Frauen	80–84	3,0

Tabelle 1 gibt die höchsten durchschnittlichen Jahresinzidenzen des Nasopharynxkarzinoms pro 100000 Personen für die DDR, Hamburg und das Saarland wieder.

Offensichtlich bestehen aber hinsichtlich der Inzidenz des Tumorbefalls weltweit erhebliche Schwankungen, welche von geographischen, rassischen und sozialökonomischen Faktoren beeinflußt werden. Die höchsten Inzidenzen zeigt das Nasopharynxmalignom in Süd-Ost-Asien und Ost-Afrika, aber auch in Kenia und Kolumbien. In China sind etwa 27% aller bösartigen Tumoren Nasopharynxneoplasmen. In Süd-China, besonders in der Provinz Kwantung, tritt das Nasopharynxkarzinom 30mal häufiger auf als in Europa oder Amerika. Auf Formosa ist es die häufigste Tumorerkrankung des Mannes. Interessanterweise sind es nur die Tumoren des Nasenrachens, welche im südostasiatischen Raum gehäuft auftreten.

B. Ätiologische Faktoren des Nasopharynxkarzinoms

Gemäß der oben geschilderten Beobachtungen hinsichtlich Morbidität und Inzidenz, lassen sich bezüglich der Ätiologie der Nasopharynxtumoren eine Reihe von Mutmaßungen anstellen. Rassische Faktoren scheinen die Entstehung von Malignomen im oberen Pharynxraum zu beeinflussen. Da z.B. die in Amerika lebenden Chinesen zwar häufiger am Karzinom des Nasenrachens erkranken als die übrige amerikanische Bevölkerung, jedoch diese Volksgruppe unter der Tumorinzidenz der Einwohner Chinas bleibt, kann vermutet werden, daß Umweltfaktoren und Lebensgewohnheiten die rassische und erbliche Disposition mitbestimmen (Bedoya u. Betancur 1981).

Creely et al. (1973) beobachteten, daß Träger der Blutgruppe A wesentlich häufiger erkranken als andere. Nevo et al. (1971) berichten über die Erkrankung an einem Nasopharynxmalignom bei zweieiigen Zwillingen. Brown et al. (1976) fanden drei dieser Tumorkrankheiten innerhalb einer einzigen Familie.

Der Verdacht, daß das Epstein-Barr-Virus die Ätiologie des Nasopharynxkarzinoms beeinflussen kann, wurde erstmals von Old et al. (1966) geäußert. Henle et al. (1970) beobachteten im Serum von Patienten mit Nasopharynxkarzinomen einen erhöhten Antikörpertiter gegen Kapsel-Antigene des Epstein-Barr-Virus. Die Autoren glauben, daß das Epstein-Barr-Virus neben anderen Faktoren bei der Entstehung des Nasopharynxkarzinoms eine bedeutende Rolle spielt (Henle u. Henle 1981).

Analog der Entstehung des Burkitt-Lymphoms und der infektiösen Mononukleose ist z.Z. auch die Virusgenese des Nasopharynxkarzinoms damit in den Vordergrund des Interesses gerückt.

Andere ätiologische Faktoren werden von CHOA (1974) vermutet. Er konnte feststellen, daß Personen, welche oft unter allergischem Schnupfen leiden, signifikant seltener an Nasenrachenmalignomen erkranken und sieht eine Erklärung darin, daß in jenen Fällen Karzinogene, welche sich im Nasenrachenraum ansammeln (Rußpartikel o.ä.) durch die chronische Rhinitis ausgespült werden. Seitdem Thymusantigene in Nasopharynxkarzinomen nachgewiesen wurden, wird gegenwärtig auch geprüft, ob das Malignom aus entwicklungsgeschichtlich verstreuten Thymusresten entstehen kann.

C. Altersgipfel und Geschlechtsverhältnis der Nasopharynxmalignome

Nach CREELY et al. (1973) sowie CHOA (1974) sollen die Nasopharynxmalignome im Gegensatz zu den meisten anderen Tumoren bereits in relativ jungem Alter auftreten. Der Gipfel der Erkrankungshäufigkeit der vorgestellten Patientenkollektive hat eine breite Basis zwischen dem 25. und 60. Lebensjahr. Jedoch fällt bei der genaueren Analyse der mitgeteilten Daten von CHOA (1974) auf, daß nur 8% der Kranken zwischen 10 und 25 Jahre alt waren. Daher vermag man wegen der zu geringen Zahl der Patienten nicht zu sagen, ob ein zweiter Altersgipfel im 2. Lebensjahrzehnt tatsächlich existiert.

CHOAS (1974) Ansicht wird durch die Veröffentlichungen von FERNANDEZ et al. (1976), welcher von einem typischen „Adoleszenten-Tumor" spricht zwar gestärkt, aber auch hier ist es möglich, daß der fragliche Altersgipfel durch fortlaufende Berücksichtigung neuer Erkrankter mit der Zeit verschwindet und eine Normalverteilung der Morbiditäten in Abhän-

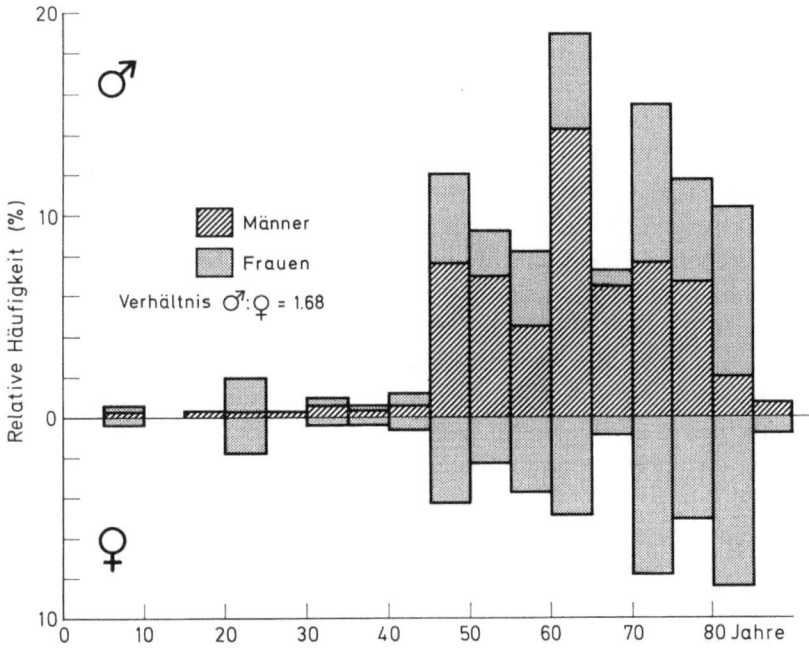

Abb. 1. Morbiditäten des Nasopharynxkarzinoms, relative Häufigkeiten der Erkrankungsalter für Männer und Frauen, gemittelt aus den Krebsstatistiken der DDR, Hamburgs und des Saarlandes (Jahre 1968 bis 1972)

Tabelle 2. Altersgipfel und Geschlechtsverhältnis beim Nasopharynx-karzinom

Autor	Altersgipfel (Lebensjahrzehnt)	Geschlechts-verhältnis Männer:Frauen
VAETH (1960)	5.–6.	2,4:1
WANG et al. (1962)	6.–7.	2,5:1
FROMMHOLD et al. (1972)	5.–6.	2,1:1
CREELY et al. (1973)	2. und 5.–7.	2,3:1
McCALLUM (1974)	6.	1,5:1
CHOA (1974)	5.	2,2:1
BERTELSEN et al. (1975)	7.	2,3:1
ALTH et al (1976)	6.–7.	1,5:1
HOPPE et al. (1976)	4.–5.	2,3:1
SLANINA et al. (1979)	5.–6.	2,0:1
RICHTER et al. (1980)	5.–7.	2,0:1
LEIPNER et al. (1981)	5.–7.	2,6:1

gigkeit vom Alter offenbar wird. Ähnliche Aussagen sind für die Angaben von RAO (1966) zutreffend.

Über die Dominanz des Altersgipfels zwischen dem 50. und 60. Lebensjahr herrscht in der Literatur Einigkeit (Tabelle 2, Abb. 1).

Auch hinsichtlich des Geschlechtsverhältnisses stimmen die Angaben der Literatur überein (Tabelle 2, Abb. 1). Dabei erkranken Männer etwas mehr als doppelt so häufig wie Frauen. Lediglich bei den malignen Lymphomen des Nasenrachens ist das Überwiegen des männlichen Geschlechtes weniger ausgeprägt.

D. Topographisch-anatomische Grundlagen

I. Nasopharynx

Der Nasenrachenraum ist der *obere Anteil des Pharynx* (Abb. 2), welcher sich als unpaares Rohr vom Fornix pharyngis bis zum Beginn des Ösophagus vor der Wirbelsäule erstreckt. Er reicht von der Schädelbasis bis in die Höhe des weichen Gaumens. Dabei bildet die aus kräftigem Bindegewebe aufgebaute Fascia pharyngobasilaris den oberen muskelfreien Teil, welcher an der Schädelbasis verankert ist. Dieses *Dach des Nasopharynx* liegt unmittelbar unter dem Clivus sowie der Keilbeinhöhle und enthält die Tonsilla pharyngea (Abb. 2).

Nach vorn besteht keine geschlossene Abgrenzung des Nasopharynxraumes, vielmehr besteht ein kontinuierlicher Übergang zu den Choanen der Nasenhöhle (Abb. 3). Die *Hinterwand* wird durch das prävertebrale Bindegewebe vom Arcus atlantis und dem Dens axis getrennt (Abb. 2).

Die *Seitenwände* tragen rechts und links das Ostium pharyngeum tubae, welches ca. 1 cm oberhalb des weichen Gaumens und 1 cm hinter der unteren Nasenmuschel zu finden ist. Eine prominente Schleimhautfalte, reich an lymphatischem Gewebe, umgibt als Porus tubarius die Tubenöffnung. Dahinter dehnt sich die Rosenmüllersche Grube (Recessus pharyngeus) bis an die Hinterwand aus (Abb. 4). Sie entsteht durch Einwölbung der Fascia pharyngobasilaris, welche sich beiderseits an die pharyngealen Enden der Tuba auditiva anlegt, und der Schleimhaut zwischen Hinterwand und Tube.

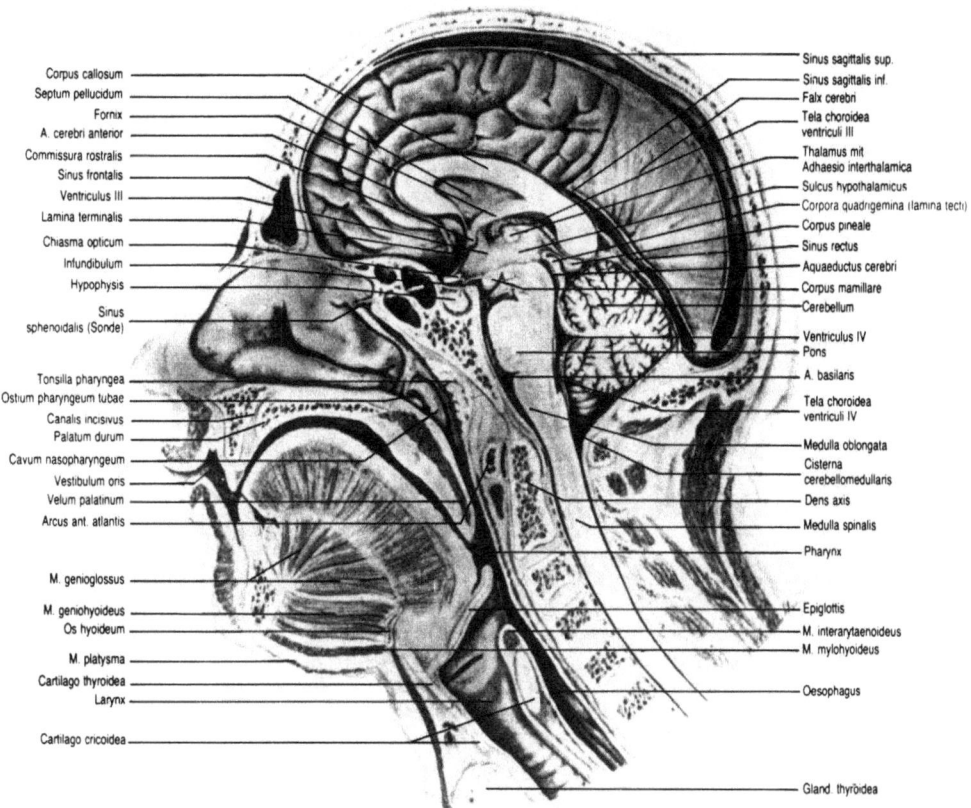

Corpus callosum
Septum pellucidum
Fornix
A. cerebri anterior
Commissura rostralis
Sinus frontalis
Ventriculus III
Lamina terminalis
Chiasma opticum
Infundibulum
Hypophysis
Sinus sphenoidalis (Sonde)
Tonsilla pharyngea
Ostium pharyngeum tubae
Canalis incisivus
Palatum durum
Cavum nasopharyngeum
Vestibulum oris
Velum palatinum
Arcus ant. atlantis
M. genioglossus
M. geniohyoideus
Os hyoideum
M. platysma
Cartilago thyroidea
Larynx
Cartilago cricoidea

Sinus sagittalis sup.
Sinus sagittalis inf.
Falx cerebri
Tela choroidea ventriculi III
Thalamus mit Adhaesio interthalamica
Sulcus hypothalamicus
Corpora quadrigemina (lamina tecti)
Corpus pineale
Sinus rectus
Aquaeductus cerebri
Corpus mamillare
Cerebellum
Ventriculus IV
Pons
A. basilaris
Tela choroidea ventriculi IV
Medulla oblongata
Cisterna cerebellomedullaris
Dens axis
Medulla spinalis
Pharynx
Epiglottis
M. interarytaenoideus
M. mylohyoideus
Oesophagus
Gland. thyroidea

Abb. 2. Sagittalschnitt durch den Kopf eines erwachsenen Mannes. (Aus: Angewandte und topographische Anatomie von G. TÖNDURY, 5. Auflage, Thieme 1981)

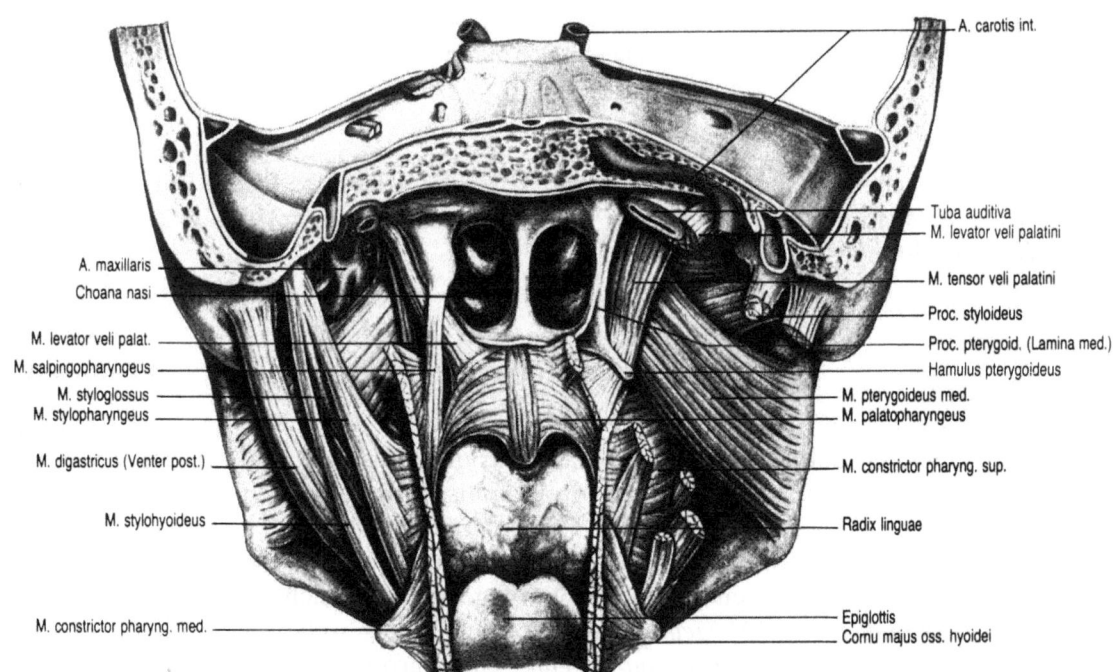

A. maxillaris
Choana nasi
M. levator veli palat.
M. salpingopharyngeus
M. styloglossus
M. stylopharyngeus
M. digastricus (Venter post.)
M. stylohyoideus
M. constrictor pharyng. med.

A. carotis int.
Tuba auditiva
M. levator veli palatini
M. tensor veli palatini
Proc. styloideus
Proc. pterygoid. (Lamina med.)
Hamulus pterygoideus
M. pterygoideus med.
M. palatopharyngeus
M. constrictor pharyng. sup.
Radix linguae
Epiglottis
Cornu majus oss. hyoidei

Abb. 3. Darstellung des vorderen Nasopharynxraumes von dorsal. (Aus: Angewandte und topographische Anatomie von G. TÖNDURY, 5. Auflage, Thieme 1981)

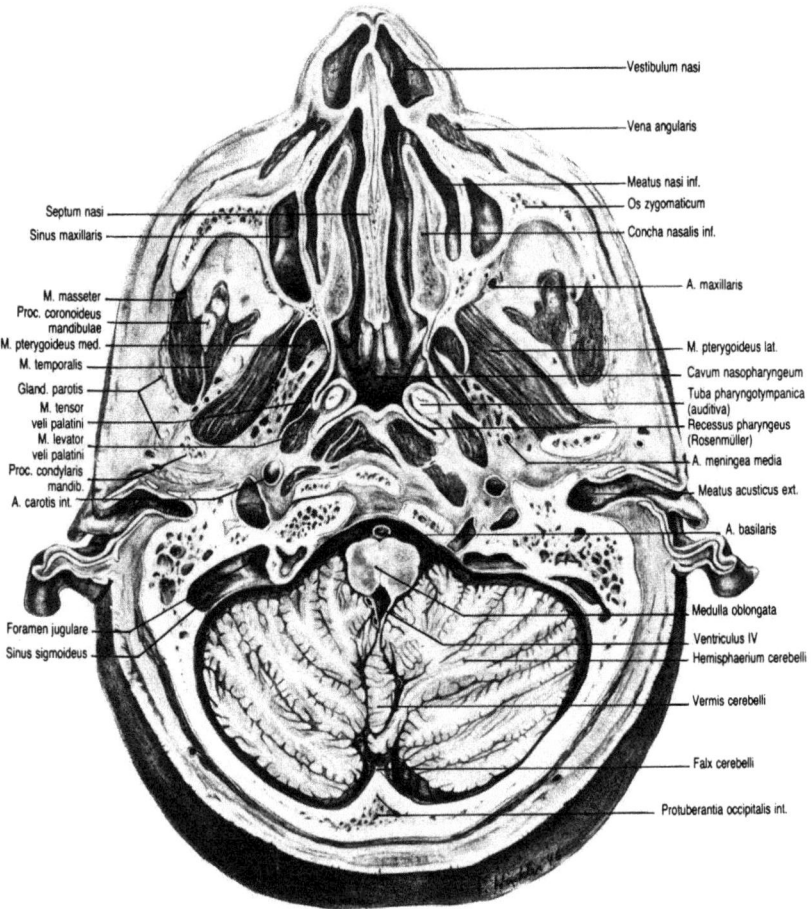

Septum nasi
Sinus maxillaris

M. masseter
Proc. coronoideus
mandibulae
M. pterygoideus med.
M. temporalis
Gland. parotis
M. tensor
veli palatini
M. levator
veli palatini
Proc. condylaris
mandib.
A. carotis int.

Foramen jugulare
Sinus sigmoideus

Vestibulum nasi

Vena angularis

Meatus nasi inf.
Os zygomaticum
Concha nasalis inf.

A. maxillaris

M. pterygoideus lat.
Cavum nasopharyngeum
Tuba pharyngotympanica
(auditiva)
Recessus pharyngeus
(Rosenmüller)
A. meningea media
Meatus acusticus ext.

A. basilaris

Medulla oblongata
Ventriculus IV
Hemisphaerium cerebelli

Vermis cerebelli

Falx cerebelli

Protuberantia occipitalis int.

Abb. 4. Horizontalschnitt durch den Nasopharynx in Höhe des äußeren Gehörganges. (Aus: Angewandte und topographische Anatomie von G. TÖNDURY, 5. Auflage, Thieme 1981)

Der Nasenrachen ist damit ein annähernd kuboidal geformter Raum mit einer Ausdehnung von ca. 4 cm in latero-lateraler-, 4 cm in kranio-kaudaler und 2–3 cm in anteroposteriorer Richtung.

II. Para- und Retropharyngeum

Zwischen Hinter- und Seitenwand des Nasopharynx sowie dem Spatium retropharyngeum und -parapharyngeum bestehen wichtige topographische Beziehungen (Abb. 5). Die hintere Epipharynxwand liegt den oberen Anteilen der Halswirbelsäule bzw. prävertebralen Muskeln dieser Region an. Zwischen der Fascia prävertebralis der Mm. longus capitis und -longus colli und der nach ventral liegenden Fascia pharyngea befindet sich ein nahezu spaltförmiger Raum, das *Spatium retropharyngeum,* mit lockerem Bindegewebe. Nach lateral grenzt der Nasopharynx an das *Spatium parapharyngeum,* einen großen, mit Binde- und Fettgewebe ausgefüllten Raum, der ebenso wie das Spatium retropharyngeum von der Schädelbasis bis ins Mediastinum reicht, und der die großen Gefäß- und Nervenstränge aufnimmt. Das Spatium retropharyngeum gewinnt durch dichtere Bindegewebszüge zwischen Fascia pharyn-

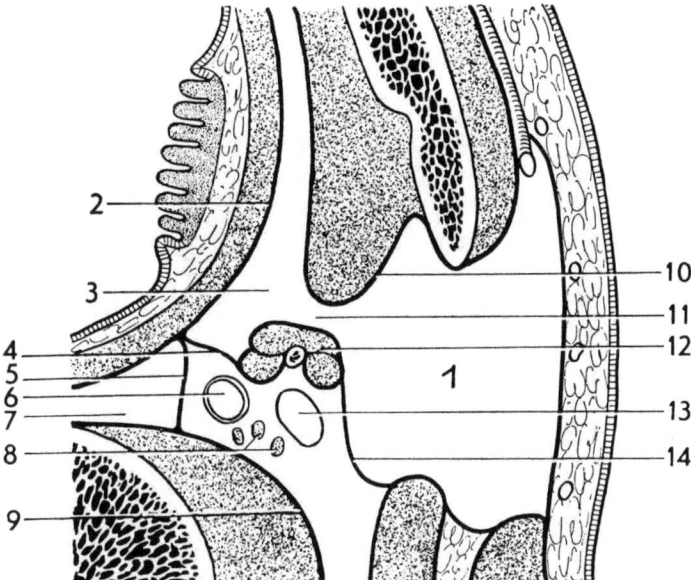

Abb. 5. Schematischer Querschnitt durch das Spatium parapharyngeum und die Parotisloge. Parotisloge (*1*), Fascia peripharyngea (*2*), Spatium lateropharyngeum (*3*), Aponeurosis stylopharyngea (*4*), Septum sagittale zwischen Spatium retro- und Spatium parapharyngeum (*5*), A. carotis interna (*6*), Spatium retropharyngeum (*7*), Nn. vagus, accessorius et hypoglossus (*8*), Lamina praevertebralis fasciae cervicalis (*9*), tiefes Blatt der Fascia masseterica (*10*), Verbindungsöffnung der Parotisloge zum Spatium lateropharyngeum (*11*), Processus styloideus und Muskeln (*12*), V. jugularis interna (*13*), Trennwand zwischen Parotisloge und Pars retrostyloidea des Spatium parapharyngeum (*14*). (Aus: Angewandte und topographische Anatomie von G. TÖNDURY, 5. Auflage, Thieme 1981)

gea und -prävertebralis einen gewissen Abschluß, hingegen kann das Spatium parapharyngeum im Bereich des Processus pharyngeus der Glandula parotis mit der Parotisloge direkt kommunizieren.

III. Gefäß- und Nervenversorgung des Nasopharynx

Die Arteria pharyngea ascendens, welche aus der Arteria carotis externa entspringt, stellt den Hauptzufluß zum Nasopharynx dar (Abb. 6). Lediglich die Gegend des Tubenwulstes gehört zum Versorgungsgebiet der Arteria palatina ascendens.

Ein ausgedehntes Venengeflecht in der Adventitia des Pharynx hat Verbindung mit folgenden Venen: Vena jugularis interna, Vena meningea, Vena pterygoidea und Vena pterygopalatina.

Die Muskulatur und Schleimhaut des Schlundes werden vom Plexus pharyngeus innerviert. Seine Fasern stammen aus dem Nervus glossopharyngeus, dem Nervus vagus und dem Ganglion cervicale superius des Sympathicus (Abb. 6).

Im *parapharyngealen Raum* (Abb. 5) verlaufen die Nn. lingualis, alveolaris inferior et auriculotemporalis, der Nervus hypoglossus, das Ganglion oticum und die A. maxillaris. *Retropharyngeal* befinden sich A. carotis interna, V. jugularis interna und Nervus vagus. Der Nervus accessorius begleitet die V. jugularis ein Stück, bevor er in den Musculus sternocleidomastoideus eindringt. Der Nervus glossopharyngeus verläuft zunächst zwischen A. carotis und V. jugularis, kreuzt dann die A. carotis und erreicht die Pharynxmuskulatur.

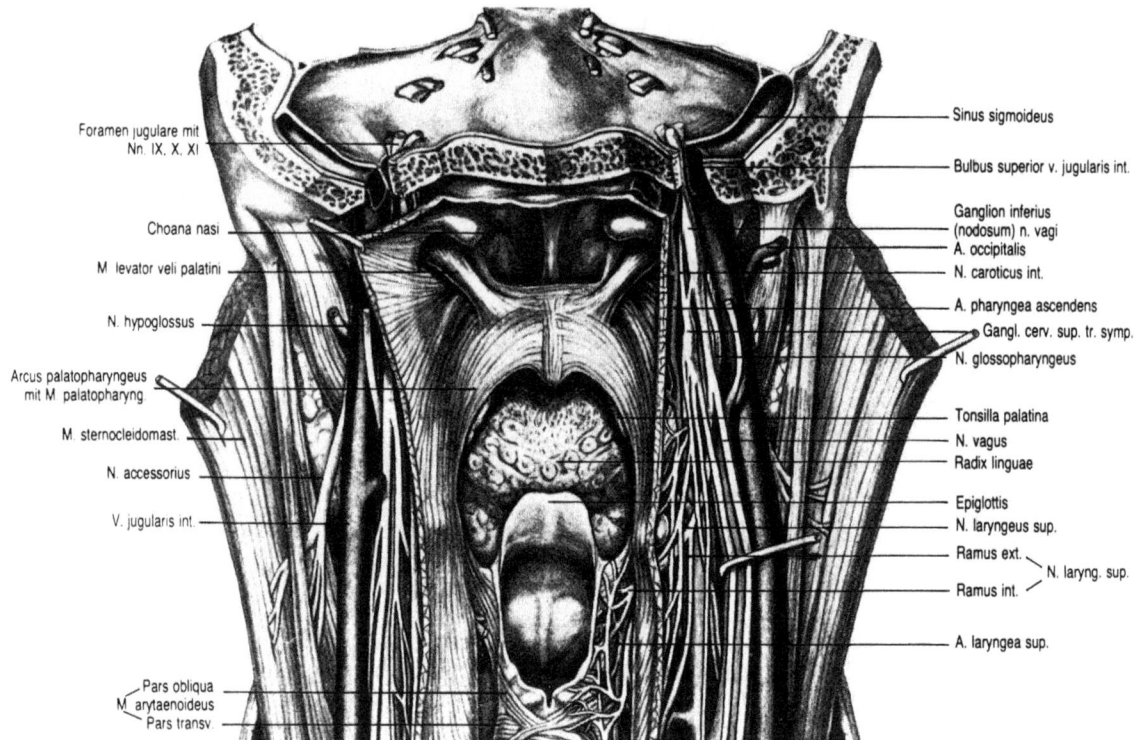

Abb. 6. Darstellung der Gefäß- und Nervenversorgung des Nasopharynx, Blick von dorsal auf den eröffneten Pharynx. (Modifiziert aus: Angewandte und topographische Anatomie von G. TÖNDURY, 5. Auflage, Thieme 1981)

IV. Lymphabflußwege des Nasopharynx

Die Kenntnis der Lymphabflußwege des Nasopharynx ist durch die Untersuchungen von JUNG (1974) wesentlich erweitert worden, welcher 198-Gold-Kolloidlösungen in die Rachendachmitte injizierte und szintigraphisch den Abfluß des radioaktiven Gold-Kolloids über die Lymphbahnen verfolgte und dokumentierte.

Von den oberflächlichen und tiefen Lymphgeflechten des Rachendaches ziehen zahlreiche Lymphgefäße durch die tiefen Wandschichten bis zur Unterfläche des Keilbeines und der Pars basilaris des Hinterhauptbeines. Die erste Station sind die retro- und parapharyngealen Lymphknoten, welche die Lymphe des Pharynx und der tiefen Anteile der Nasenhaupthöhle aufnehmen. Lymphknotenschwellungen in diesem Bereich sind höchstens peroral zu palpieren.

Von retro- und parapharyngeal verläuft der Lymphstrom zunächst horizontal in dorsolateraler Richtung zu einer Lymphknotengruppe schädelbasisnah im Bereich des Foramen jugulare (Lnn. ROUVIERE). Anschließend fließt die Lymphe kaudal zu den Lnn. profundi superiores. Von dort bestehen zwei Ausbreitungsmöglichkeiten (Abb. 7):

Über die Lymphknotengruppe entlang des N. accessorius durch den M. sternocleidomastoideus hindurch in das laterale Halsdreieck. Dieser Weg wird „spinale Bahn" genannt und scheint bevorzugt zu sein gegenüber:

dem Abfluß über der „nuchalen Bahn", die entlang der Vasa cervicales superficiales ebenfalls ins laterale Halsdreieck mündet. Vom lateralen Halsdreieck kann die Lymphe zur Supraklavikulargrube gelangen.

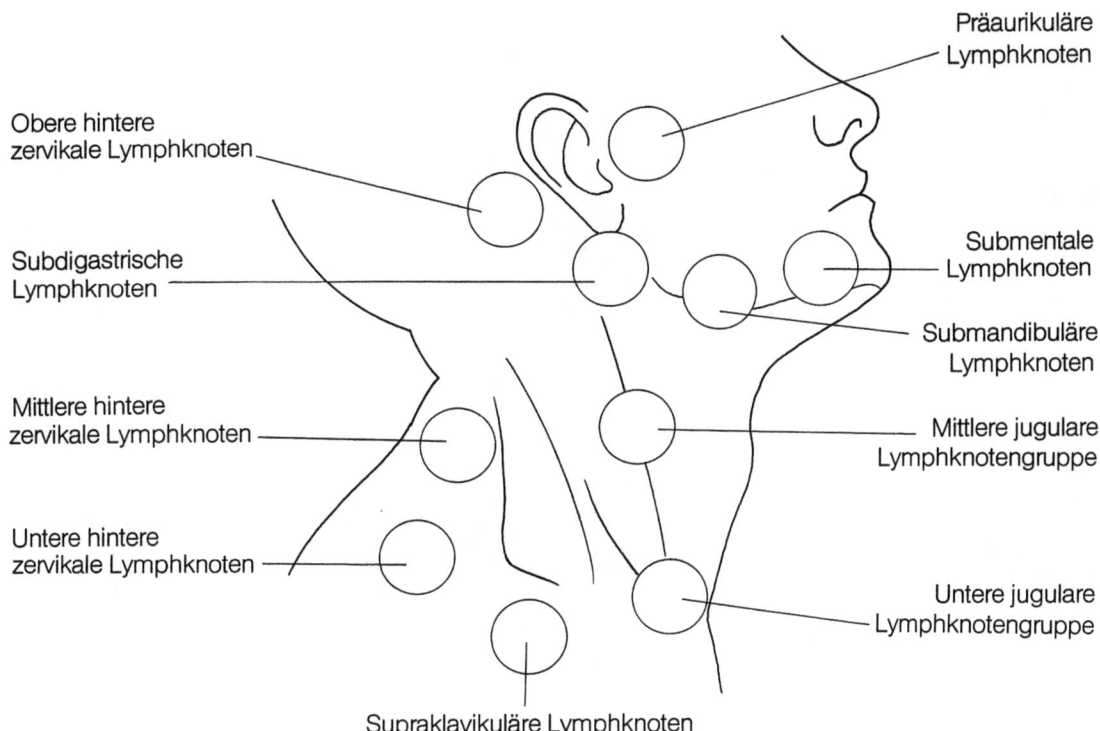

Abb. 7. Lymphknotenregionen des Halses. (Nach FLETCHER, G., Textbook of Radiotherapy, Lea & Febiger 1980)

Die Lnn. cervicales profundi können auch unter Umgehung der schädelbasisnahen Gruppe erreicht werden. Eine Lymphknotenschwellung entlang des M. sternocleidomastoideus muß nicht zwangsweise einen Befall dieser schwer zugänglichen Lymphknotengruppe zur Voraussetzung haben (KUP u. LANGE 1969). Da sich zervikale Lymphknotenmetastasen auch bei einseitiger Primärtumorlokalisation bilateral manifestieren können, müssen Verbindungen zwischen den Lymphabflußwegen beider Seiten vorhanden sein.

E. Ausbreitungswege der Nasopharynxmalignome und allgemeine klinische Symptomatik

Die allgemeinen klinischen Symptome der Nasopharynxmalignome sind hauptsächlich vom Ursprungsort, den möglichen Ausbreitungsrichtungen des Tumors und von der Wachstumsform abhängig.

I. Ausbreitung des Tumors in den Nasopharynx

Grundsätzlich können schematisch folgende Tumorausbreitungsmuster beobachtet werden (TEOH 1967; FLETCHER u. MILLION 1980):
Ausgehend von der *vorderen Begrenzung* des Nasopharynx kann sich der Tumor in die Nasenhaupthöhle, die Ethmoidalzellen und das Os cribriforme, zum Os maxillare, sowie

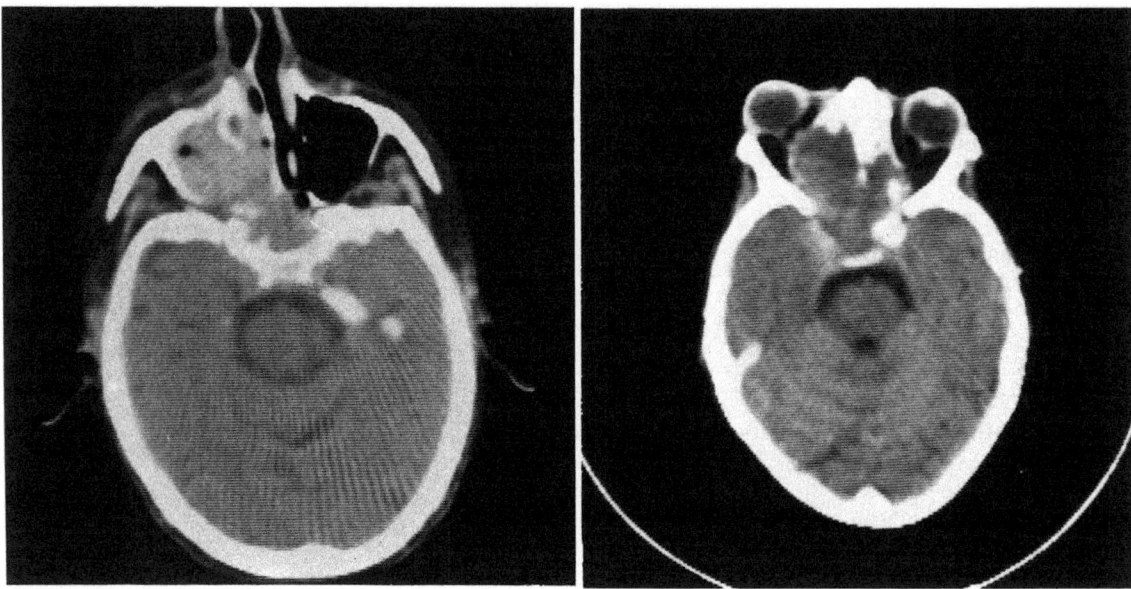

Abb. 8. Ausgedehnter Nasopharynxtumor, ausgehend von der vorderen Begrenzung des Nasopharynx und dem Nasopharynxdach mit Einbruch in die Schädelbasis, die Ethmoidalzellen, in den Apex orbitae links, sowie in den Sinus maxillaris rechts

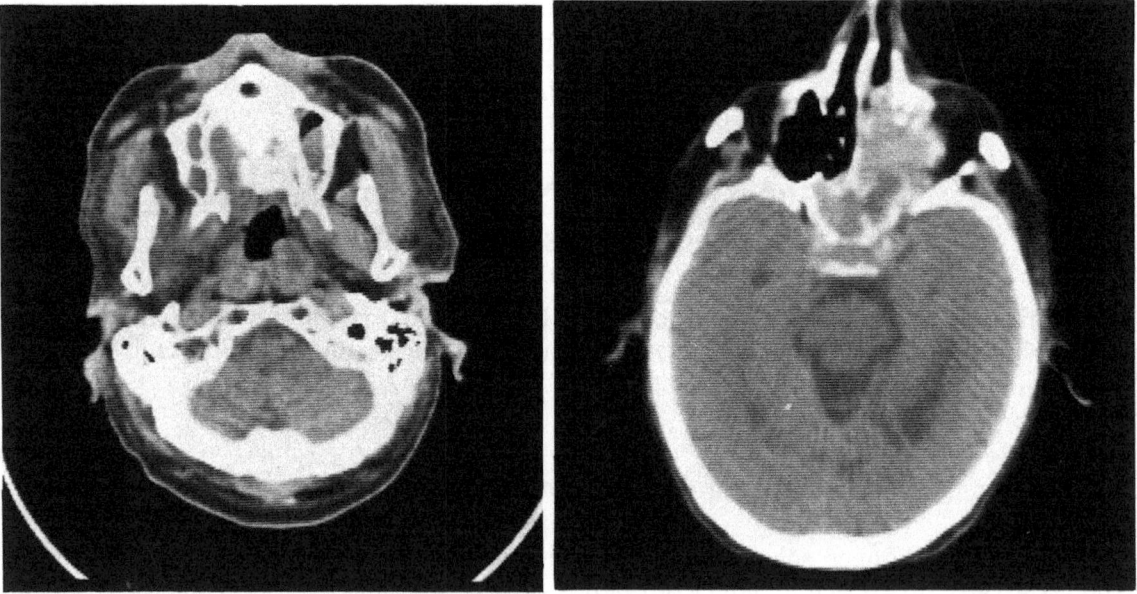

Abb. 9. Rechtsseitiger Nasopharynxtumor mit Ausbreitung zur Schädelbasis und Befall des Sinus sphenoidalis, Arrosion des Os sphenoidale

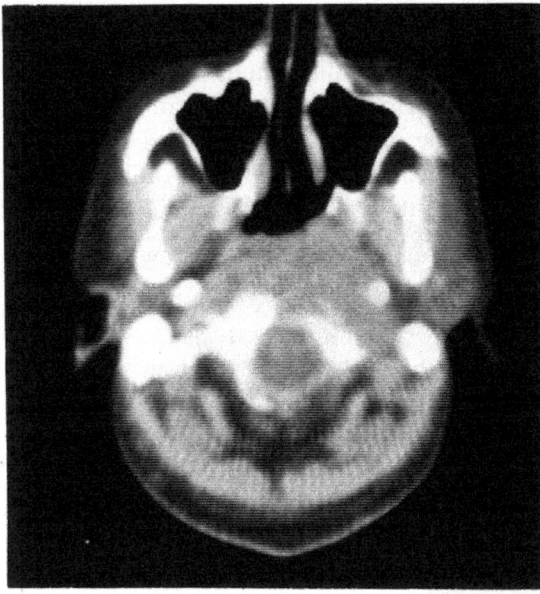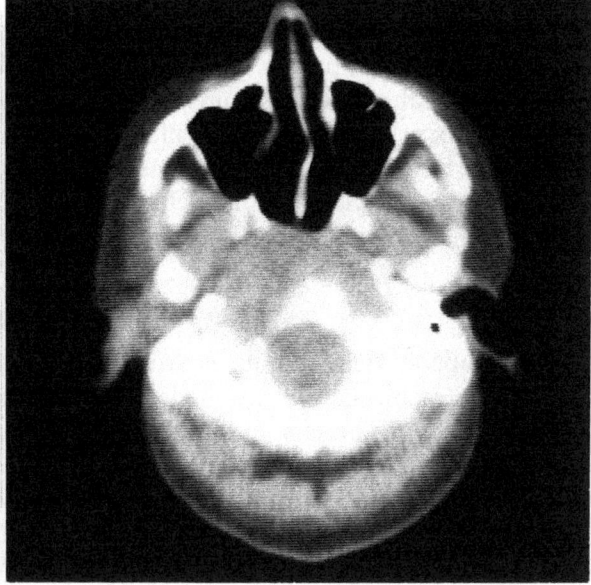

Abb. 10. Großer Nasopharynxtumor, ausgehend von der Hinterwand mit Infiltration in das Retro- und Parapharyngeum

zum Foramen sphenopalatinum, der Fossa pterygopalatina und zum Apex orbitae entwickeln (Abb. 8).

Tumoren des *Nasopharynxdaches* breiten sich zum Os sphenoidale, zum Foramen lacerum, zu den parasellären Strukturen und entlang der A. carotis zum Sinus cavernosus aus (Abb. 9).

Malignome der *Hinterwand* infiltrieren bevorzugt in den Retropharyngealraum zu den Rouviereschen Lymphknoten, die der lateralen Wand in den Parapharyngealraum. Gehen schließlich die Neubildungen von den *unteren Anteilen* des Nasopharynx aus, so werden harter Gaumen, weicher Gaumen und Mundhöhle involviert (Abb. 10).

Demzufolge läßt sich die *initiale Symptomatik* der Nasopharynxmalignome in vier Gruppen unterteilen:
- Nasale Beschwerden
- Otologische Symptome
- Ophthalmo-neurologische Ausfälle
- Halslymphknotenschwellungen.

1. Nasale Symptome

Große, exophytisch wachsende Tumoren können durch Verlegung der Choanen zur ein- oder beidseitigen Behinderung der Nasenatmung, zu Einschränkungen des Geruchsinns und zur Rhinolalia clausa führen. Befallen infiltrierend wachsende Tumoren die Nasenhöhle und rufen zusätzliche ossäre Destruktionen hervor, sind schleimig-eitrige, fötide Sekretabsonderungen und rezidivierende Blutungen häufig die ersten Beschwerden des Patienten. Bereits kleine exulzerierend wachsende Malignome verursachen gelegentlich schwerste Blutungen aus Mund und Nase. Aufsteigende Sinusitiden und Tubenkatarrhe verschlimmern als mögliche Komplikationen das klinische Bild.

Befällt der Tumor durch kaudales Wachstum den weichen Gaumen, die Tonsillengegend und Oropharynxwände, entstehen Mißempfindungen, Schmerzen und Schluckstörungen (Trottersche Trias).

2. Otologische Symptome

Otologische Symptome weisen auf den Befall der Rosenmüllerschen Gruben und des nasopharyngealen Tubenosteums, welches durch die Tumormassen verlegt wird. Daher werden die Tuben beim Schluckakt nicht mehr ventiliert, die enthaltene Luft wird resorbiert. Es resultiert ein retrahiertes Trommelfell und evtl. ein Seromukotympanon. Audiometrisch besteht dann eine Schalleitungsschwerhörigkeit. Die Kranken klagen über Völlegefühl im Ohr, Ohrenschmerzen, Ohrensausen und Hörverlust.

3. Neuro-ophthalmologische Symptome

Das äußerst vielgestaltige neuro-ophthalmologische Beschwerdebild geht in der Regel mit einer Geschwulstinfiltration der Schädelbasis bzw. der Orbita einher, wenn nicht die Nervenschädigung bereits im Parapharyngeum erfolgt ist. Als mögliche Ursache des Ausfalls von Hirnnerven oder Hirnnervengruppen, werden u.a. tumorbedingte Zirkulationsstörungen im Sinne eines Steel-Syndroms diskutiert. Drei typische Ausbreitungswege des Nasopharynxmalignoms ins Schädelinnere lassen sich voneinander abgrenzen:

a) Karzinome am Rachendach können die knöchernen Strukturen der Schädelbasis arrodieren, die Keilbeinhöhlen befallen und von dort in den Sinus cavernosus vorwachsen und entsprechende Hirnnervensymptome auslösen.

b) Wächst der Tumor von der Rosenmüllerschen Grube nach kranio-lateral direkt auf das Foramen lacerum zu, das lediglich durch eine faserknorpelige Platte verschlossen ist, so kann auf diesem Wege ebenfalls der Sinus cavernosus erreicht und die Hirnnerven II–VI infiltriert werden.

c) Von der lateralen Wand des Nasenrachens sowie von der Tiefe der Rosenmüllerschen Grube besteht eine Ausbreitungsschiene entlang des Unterrandes vom Ligamentum suspensorium tubae bis in den oberen parapharyngealen Raum. Damit ist der intrakraniale Tumoreinbruch in die mittlere Schädelgrube weitgehend vorbereitet.

d) Der Canalis pterygoideus kommt als potentieller Ausbreitungsweg ebenfalls in Betracht. Zeichen des pterygo- und petrossphenoidalen Symptomenkomplexes stehen dabei klinisch im Vordergrund. Infiltrationen des Ganglion Gasseri führen zu neuralgiformen Kopf- und Gesichtsschmerzen, Sensibilitätsstörungen und Trismus. Werden im Canalis pterygoideus die Nn. petrosi major et profundus geschädigt, sind Sekretionsstörungen der Glandulae lacrimalis, nasales et palatinae die Folge.

e) Wächst der Tumor vom Sinus cavernosus über die Fissura orbitalis superior, die Fissura orbitalis inferior oder die Fissura infraorbitalis in die Orbita, so kann eine opthalmologische Symptomatik diesen Einbruch signalisieren. Zu einer gleichartigen Symptomatik führt allerdings auch ein extrakraniales Tumorwachstum über die Nasenhöhle und die hinteren Siebbeinzellen.

II. Ausbreitung des Tumors in das Parapharyngeum

Der Befall des Pars praestyloidea des Parapharyngeums führt oft zu einer Läsion des Ramus mandibularis des N. trigeminus und der Mm. pterygoidei. Trismus, motorische und sensible Ausfälle bestimmen dann das klinische Bild. Sowohl die Glandula parotis als auch die Glandula submandibularis sind gelegentlich vom Tumorprozeß erfaßt. Zu einer Parese des N. facialis kommt es dabei allerdings in den seltensten Fällen.

Die Ausbreitung des Karzinoms in die Pars retrostyloidea wird häufig von einer Verletzung des Gefäß-Nerven-Stranges und einer Parese der Hirnnerven IX, X, XI und XII sowie des zervikalen Sympathikus begleitet (retrosphenoidaler Symptomenkomplex).

III. Ausbreitung des Tumors in das Retropharyngeum

Sie führt zur Infiltration der prävertebralen Muskeln und zur Arrosion des Atlas bzw. der Pars basilaris ossis occipitalis oder, falls der Tumor auf das Rachendach beschränkt ist, zur Osteolyse der Keilbeinhöhlenwände. Die Symptomatik ist in diesen Fällen wenig ausgeprägt und unspezifisch.

Typische Lokalisationen von Nasopharynxtumoren sind in Tabelle 3 zusammengestellt (LEIPNER 1980). Ihre spezielle anatomische Ausbreitung zeigt Tabelle 4 (TEOH 1967; FLETCHER u. MILLION 1980).

Die Tabellen 5 und 6 geben eine Übersicht über die wichtigsten Krankheitssymptome (Erstsymptome, Symptome zum Zeitpunkt der Diagnose). Neben allgemeinen Tumorzeichen

Tabelle 3. Entstehungsort des Nasopharynxtumors

Entstehungsort	%
Rosenmüllersche Gruben	20
Hinterwand – Dach	19
Seitenwände	16
Vorderwand	11
Unbekannt	34

Tabelle 4. Spezielle anatomische Ausbreitung der Nasopharynxmalignome einschließlich Befallshäufigkeit topographisch/anatomischer Strukturen

Autor	Zahl der Patienten	Richtung der Tumorausbreitung	Befallshäufigkeit (%)
TEOH (1967)	124	posteriore Nasenhaupthöhle	33
		Corpus ossis occipitalis	48
		Foramen ovale/Foramen lacerum	43
		Os petrosum	18
		vordere Schädelgrube	5
		mittlere Schädelgrube	28
		hintere Schädelgrube	17
		Os sphenoidale	25
		Sella	15
		Hirnbasis	9
		Orbita	6
FLETCHER u. MILLION (1973, 1980)	99	Oropharynx	29
		Schädelbasis	25
		Tonsillen	15
		Hirnnerven	12
		Fossa pterygoidea	9
		Nasenhöhle	5
		Os maxillare	4
		Orbita	3
		weicher Gaumen	3
		harter Gaumen	2
		Os ethmoidale	2
		Hypopharynx	1

Tabelle 5. Initialsymptome der Nasopharynxmalignome

Erstsymptome	%
Lymphknotenschwellungen	42
Respiratorisch-nasale	47
Aurikuläre	27
Ophthalmo-neurologische	5
Kopfschmerzen	9

Tabelle 6. Klinische Symptomatik der Nasopharynxmalignome zum Zeitpunkt der Diagnosestellung

Symptome	%
Lymphknotenschwellungen	56
Respiratorisch-nasale	60
Aurikuläre	39
Ophthalmo-neurologische	19
Kopfschmerzen	16

Tabelle 7. Syndrome beim Nasopharynxkarzinom. (Nach ZEHM 1977)

Seitennischentrias nach ZANGE	1. einseitige Trigeminusneuralgie; 2. Tubenverschluß; 3. Lymphknotenmetastase
Trottersche Trias	1. Schwerhörigkeit; 2. Trigeminusneuralgie; 3. behinderte Nasenatmung; 4. Verwölbung des weichen Gaumens
Sechsersyndrom	1. Trottersche Trias; 2. Kieferklemme; 3. Lymphknotenmetastase
Pterygosphenoidaler Symptomkomplex	1. Trigeminusneuralgie 2.+3. Ast; 2. partielle Okulomotoriuslähmung
Petrossphenoidales Syndrom (JACOD)	1. Trigeminusneuralgie; 2. Ophthalmoplegie; 3. Amaurose
Retrosphenoidaler Symptomkomplex	Parese der Hirnnerven IX, X, XI und XII
Migraine ophthalmoplique	kombinierte Lähmung mehrerer Augenmuskeln, keine Trigeminusbeteiligung
Forster-Kennedy Symptomkomplex	1. Sehstörung (Zentralskotom, Optikusatrophie); 2. Stauungspapille der Gegenseite
Vorderes Chiasma-Syndrom	1. Stauungspapille; 2. Optikusatrophie; 3. bitemporales-hemianoptisches Parazentralskotom oder bitemporale relative Farbhemianopsie
Gradenigo-Syndrom	Pyramidenspitzeneiterung verursacht durch Mittelohreiterung
Wilson-Syndrom	1. Tränenfluß; 2. abgeschwächter Kornealreflex; 3. Trigeminusneuralgie
Garcin-Syndrom	Lähmung aller Hirnnerven einer Seite

wie Gewichtsverlust und Leistungsabfall stehen Beschwerden seitens der Nase (Behinderung der Nasenatmung, Nasenbluten und Geruchsstörungen) an der Spitze der initialen Symptomenskala. Es folgen der Häufigkeit nach otologische und ophthalmo-neurologische Manifestationen. Daß Kombinationsformen der aufgeführten klinischen Symptome vorkommen, liegt auf der Hand. ZEHM (1977) hat dadurch entstehende wichtige Syndrome beim Nasopharynxkarzinom übersichtlich zusammengestellt (Tabelle 7).

Paraneoplastische Syndrome beim Nasopharynxneoplasmen werden selten beschrieben. Nach CHOA (1974) kommen in Hongkong häufig Kombinationen des Nasopharynxkarzinoms mit der Dermatomyositis vor. In Einzelfällen kann auch die Pseudomyasthenia gravis, welche sonst als paraneoplastisches Syndrom bei Thymomen und Bronchialkarzinomen auftritt, im Zusammenhang mit einem Nasopharynxmalignom beobachtet werden.

Tabelle 8. Halslymphknotenbefall beim Nasopharynxtumor

	Autor	Patienten	Insgesamt
Kein Halslymphknotenbefall	CHEN (1971)	7/18	
	MEYER (1971)	31/47	
	PEREZ (1969)	11/23	49/88 (56%)
Einseitiger zervikaler Lymphknotenbefall	CHEN (1971)	22/49	
	MEYER (1971)	31/81	
	PEREZ (1969)	11/29	64/159 (40%)
Beidseitiger Lymphknotenbefall oder fixierte Lymphknoten	CHEN (1971)	21/76	
	MEYER (1971)	4/26	
	PEREZ (1969)	1/12	26/114 (23%)

F. Lymphogene Metastasierung der Nasopharynxmalignome

Die lymphogene Metastasierung der Nasenrachenmalignome setzt bereits frühzeitig ein (Tabelle 5, 6). Mechanische Einwirkungen, verursacht durch den Schluckakt und Drehbewegungen des Kopfes, begünstigen die Verschleppung von Tumorzellen in die benachbarten Lymphknotenstationen. Die Neigung des Neoplasmas zur lymphogenen Metastasierung wird weniger von seiner Größe als von seiner Wuchsform beeinflußt. So metastasieren infiltrativ wachsende Tumoren wesentlich früher als Exophyten. Der Befall der retro- und parapharyngealen als auch der schädelbasisnahen, im Bereich des Foramen jugulare gelegenen Lymphknotengruppen, ist klinisch nicht zu diagnostizieren. Diese Möglichkeit sollte aber bei der Konzeption des Bestrahlungsplanes berücksichtigt werden. Die ersten tastbaren Lymphknoten sind die Nodi lymphatici cervicales profundi. WANG und MEYER (1971) und WANG (1974) stellten bei 70% des von ihnen untersuchten Krankengutes eine Schwellung dieser Lymphknotengruppe fest. Zu dieser Gruppe zählt auch der Nodus lymphaticus jugulodigastricus, der nach Beobachtungen von MILLION et al. (1963) und MILLION (1972) bei Patienten mit Naso- und Oropharynxkarzinomen am häufigsten vergrößert ist. Er liegt in Höhe des großen Zungenbeinhornes direkt auf der Vena jugularis interna und ist vor dem oberen vorderen Rand des M. sternocleidomastoideus unterhalb des Angulus mandibulae zu palpieren. Spezifisch, ja pathognomonisch, wenn auch seltener, ist beim Nasopharynxkarzinom die Lymphknotenschwellung am hinteren oberen Halsbereich unter und hinter dem Ansatz des M. sternocleidomastoideus (BALLANTYNE 1975).

MILLION et al. (1963) fanden dort in 23% der Kranken homolateral und bei 10% der Kranken kontralateral vergrößerte Lymphknoten. Die submentalen bzw. submandibularen Lymphknoten sind nur bei 1–5% der Patienten vergrößert. Auf Grund des bevorzugten Lymphabflusses über die „spinale Bahn" findet man gerade entlang des N. accessorius eine ausgesprochen hohe Anzahl von Lymphknotenmetastasen (FLETCHER u. MILLION 1965). Eine Übersicht über Häufigkeiten des in der Literatur mitgeteilten Halslymphknotenbefalls beim Nasopharynxmalignom findet sich in Tabelle 8.

G. Hämatogene Metastasierung der Nasopharynxmalignome

Fernmetastasen manifestieren sich beim Nasopharynxmalignom meist erst im Spätstadium des Tumorleidens. Dabei stellt das Kapillarsystem der Lunge die erste Filterstation für ausgeschwemmte Tumorzellen dar. So konnte PAPAVASILIOU (1968) in seinem Krankengut

Tabelle 9. Fernmetastasen beim Nasopharynxmalignom (n = 21/82)

Lokalisation	
Skelett	
a) Wirbelsäule	5×
b) Rippen	3×
c) obere Extremität	5×
d) untere Extremität	2×
e) Becken	4×
f) Schädelkalotte	1×
Lunge	7×
Hiluslymphknoten	4×
Leber	4×
Milz	2×
Haut	3×
Pankreas	1×
Darm	1×
Arm (Weichteile)	1×

15% hilusnahe Lungenmetastasen bei Nasenrachenmalignomen beobachten. Es handelte sich vorwiegend um junge Patienten mit undifferenzierten Karzinomen.

Von der Lunge aus können die mediastinalen Lymphknoten involviert werden. Weitere bevorzugte Manifestationen von Fernmetastasen scheinen das Skelettsystem, die Leber und die Milz zu sein.

Bei der Durchsicht eines aussagekräftigen Krankengutes mit Tumoren im Kopf-Hals-Bereich, fanden ARLEN et al. (1974) in etwa 20% Skelettmetastasen deren Ursache ein Primärtumor im Nasenrachen war. Auch FROMMHOLD und GAUWERKY (1972) sowie LEIPNER et al. (1981) beschreiben hämatogene Metastasen mit abnehmender Häufigkeit in Skelett, Lunge, Hiluslymphknoten, Leber und Haut (Tabelle 9). Hinsichtlich der Häufigkeitsverteilung hat bereits BALBI (1952) ähnliche Ergebnisse veröffentlicht.

H. Zweitkarzinome beim Nasopharynxtumor

Der Entstehung von Zweitkarzinomen bei Nasenrachentumoren sind besonders LEIPNER et al. (1981) nachgegangen. 8 von 82 Patienten ihres Kollektivs von Kranken mit Nasopharynxtumoren entwickelten innerhalb von 10 Jahren ein Zweitmalignom, d.h. 4,3–18,3% (95%-Vertrauensbereich) der Patienten mit einem Nasopharynxtumor erkranken innerhalb von 10 Jahren an einem zusätzlichen Malignom. Hingegen kann in einem Normalkollektiv von Gesunden in 3,5% ein Tumorleiden während eines Beobachtungszeitraumes von 10 Jahren nachgewiesen werden (WATERHOUSE 1976). Daraus läßt sich ableiten, daß ein Nasopharynxtumor die Entwicklung eines zusätzlichen Krebsleidens signifikant begünstigt.

J. Histologie der Nasopharynxmalignome

Die Histologie des Nasenrachenmalignoms ist vielgestaltig. Demzufolge herrscht über die histologische Klassifizierung keine einheitliche Meinung, da die Bezeichnungsweise zweifellos durch den laufenden Wandel der Begriffsbildung und Deutung mitbeeinflußt wird.

Zudem bieten diese Tumoren oftmals ein so stark wechselndes Bild, daß ein eindeutiges Zuordnen in ein Schema äußerst problematisch ist.

Karzinome stellen nach eigenen Beobachtungen und Angaben der einschlägigen Literatur eindeutig den größten Anteil der Nasenrachenmalignome dar. Sarkome treten abhängig von geographischen Regionen mehr oder weniger in den Hintergrund. So ist im asiatischen Raum höchstens jeder 10. Nasenrachentumor ein Sarkom (YEH 1962). Für Europa wird von KUP und LANGE (1969) der Anteil von Sarkomen mit 32,4±14,3% als Mittelwert nach Angaben verschiedener Autoren veranschlagt. Auch im Untersuchungsgut von FROMMHOLD und GAU-WERKY (1972) und FROMMHOLD et al. (1979) liegt der Anteil der Sarkome zwischen 16 und 23%. Dabei kann das Verhältnis von Karzinomen zu Sarkomen mit ca. 3:1 angenommen werden. In erster Linie sind es die immunoblastischen Sarkome, welche als Ausdruck einer Systemerkrankung den Nasenrachenraum befallen. Auch der Anteil der extramedullären monolokulären Form des Plasmozytoms ist häufig.

SCHMINCKE (1921) und unabhängig von ihm REGAUD und REVERCHON (1921) beschrieben das histologische Bild des Lymphoepithelioms als große, epitheliale Tumorzellen, deren Verbände von Lymphozyten infiltriert sind. In der angelsächsischen Literatur wird häufig zwischen dem Schmincke- und dem Regaudtyp des Lymphoepithelioms unterschieden. Letzterer zeigt eine weniger ausgeprägte Lymphozyteninfiltration und bereitet manchmal differentialdiagnostische Schwierigkeiten gegenüber dem anaplastischen Karzinom. Der Schmincketyp ist gelegentlich schwerer vom Retothelsarkom abzugrenzen.

Die Eigenständigkeit des Lymphoepithelioms ist aber nicht unbestritten. So wird dieser Tumor teils dem Retikulosarkom zugeordnet, teils die Existenz des Lymphoepithelioms angezweifelt, da eine maligne Entartung vorhandener Lymphozyten fraglich ist. Vielmehr finden sich Hinweise, daß epitheliale Tumorzellen (Transitional- oder Klarzellen) in das im Nasenrachenraum reichlich vorhandene lymphatische Gewebe infiltrieren. Denn auch andere Tumoren wie Seminome und Pinaliome weisen eine ähnliche Lymphozyteninfiltration auf. Daher könnten alle Karzinome des Nasopharynx den Plattenepithelkarzinomen zugeordnet werden. Elektronenmikroskopische Untersuchungen von JAHNKE (1974) haben ergeben, daß allen Tumoren als zelluläre Matrix die indifferente Basalschicht der Schleimhaut gemeinsam dient.

Das Transitionalzellkarzinom hat einen ähnlichen epithelialen Aufbau wie das Lymphoepitheliom, nur läßt es die lympozytäre Infiltration vermissen. BLOOM (1961) lehnt die Entstehung aus dem Übergangsepithel ab, da es im Alter, der Hauptmanifestationszeit des Transitionalzellkarzinoms, im Nasenrachen nicht mehr vorhanden ist. Darüber hinaus scheint die hohe Strahlensensibilität des Transitionalzellkarzinoms und die geringe Strahlenempfindlichkeit des Übergangsepithels im Widerspruch zueinander zu stehen. Es wird daher vorgeschlagen, das Transitionalzellkarzinom zu den Lymphoepitheliomen oder Plattenepithelkarzinomen zu zählen.

Die Differenzierung zwischen anaplastischen Karzinomen und Plattenepithelkarzinomen ist lichtmikroskopisch nicht immer möglich. Elektronenmikroskopische Untersuchungen haben ergeben, daß ein Teil der als unreif klassifizierten Karzinome eigentlich Plattenepithelkarzinome waren, da intrazelluläre Keratinfibrillen entdeckt worden sind. Histochemisch läßt sich diese Differenzierung anhand des Polysaccharidgehaltes, der proportional zum Reifungsgrad des Tumors wächst, durchführen (ZEHM 1977).

Der Anteil von Adenokarzinomen, welche eine nur geringe Strahlensensibilität aufweisen, ist gering. VAETH (1965) veranschlagt ihren Anteil unter 5%.

Will man eigene Untersuchungsergebnisse mit den Mitteilungen anderer Autoren hinsichtlich der histologischen Klassifizierung vergleichen – soweit es überhaupt zulässig ist – muß derzeit noch eine Einordnung der Malignome nach einem allgemein üblichen Muster vorgenommen werden. Dabei dient zweckmäßig neben dem histologischen Bild die unterschiedliche Strahlenempfindlichkeit der Tumoren als Einteilungskriterium.

Tabelle 10. Histologisches Spektrum des Nasopharynxkarzinoms. (Nach YEH 1962)

Plattenepithelkarzinome	86%
Davon: hoch differenzierte Karzinome	15%
undifferenzierte Karzinome	31%
Spindelzellkarzinome	19%
Lymphoepitheliome	3%
Adenokarzinome	2%

Tabelle 11. Histologie der Nasopharynxmalignome

Karzinome (n = 63)	77%
Plattenepithelkarzinome	35%
Lymphoepitheliome	21%
Transitionalzellkarzinome	14%
anaplastische Karzinome	30%
Sarkome (n = 19)	23%
Immunoblastische Sarkome	42%
zentroblastisches Sarkom	5%
lymphoblastisches Sarkom	5%
lymphozytäres Sarkom	5%
Extramedulläre Plasmozytome	26%
Lymphogranulomatose (nodulär-sklerosierend)	5%
Angioblastisches Sarkom	5%
Nicht zu entscheiden	7%

Eine Zusammenstellung des histologischen Spektrums der Nasopharynxkarzinome zeigt Tabelle 10 nach YEH (1962), die auf Grund von 1437 Probeexzisionen gewonnen wurde. Tabelle 11 gibt die Histologie der Nasopharynxmalignome nach einem Krankengut von FROMMHOLD et al. (1979) sowie LEIPNER et al. (1981) wieder.

K. Diagnose und Diagnoseverzögerung

Sehr kleine Nasopharynxmalignome bleiben oft über eine längere Zeit lokal asymptomatisch. Erst ein ausgesprochen exophytisches Wachstum führt zu der oben aufgeführten initialen Symptomenskala, bei der respiratorisch-nasale und aurikuläre Beschwerden im Vordergrund stehen. Andererseits führen auch kleine und kleinste Tumoren zu Lymphknotenschwellungen im Bereiche der zervikalen Abflußwege, die somit das erste klinisch faßbare Symptom darstellen. Ophthalmo-neurologische Beschwerden sind bei Erkrankungsbeginn selten. Sie waren in einem von FROMMHOLD et al. (1979) untersuchten Krankengut nur in etwa einem Fünftel der Kranken vorhanden. Dabei wiesen drei Viertel dieser Patienten das Primärstadium T4 auf (Tabelle 12). Am häufigsten wird der Befall der Hirnnerven V, VI, IX und X registriert (WANG et al. 1962; HOPPE et al. 1976).

Es ist damit einsichtig, daß die initialen Krankheitszeichen selten unmittelbar zur richtigen Diagnose führen. McCALLUM (1974) gibt eine Diagnoseverzögerung von 4–9 Monaten bei 60% und von 1–2 Jahren bei 10% der Kranken an.

Tabelle 12. Ophthalmo-neurologische Symptome zum Zeitpunkt der Diagnose

	Tumor-stadium	N V			N VI	N IX	N X	N XI	N XII	Hornersche Trias
		1.	2.	3.						
Plattenepithelkarzinome (n = 4)	T_x				+					
	T_4					+				
	T_4	+			+					
	T_4	+	+	+		+	+		+	+
Lymphoepitheliome (n = 2)	T_4				+					
	T_4	+	+	+ +	+					
Transitionalzellkarzinome (n = 3)	T_4	+				+	+	+	+	+
	T_3						+			
	T_4				+					
Anaplastische Karzinome (n = 3)	T_4				+					
	T_4					+		+		+
	T_3					+		+		

+ einseitiger Befall, + + beidseitiger Befall

Tabelle 13. Darstellung des Intervalls zwischen Erst-symptom und Diagnose bei Nasopharynxtumoren

Erstsymptom-Diagnose-Intervall		
Bei 39% der Patienten bis zu	3 Monaten
17%	6 Monaten
8%	9 Monaten
14%	12 Monaten
6%	18 Monaten
16%	2 Jahre und mehr

Das Intervall Erstsymptom-Diagnose konnte in einem eigenen Krankengut bei 70 Patienten festgelegt werden (Tabelle 13). Es zeigt sich, daß der Nasopharynxtumor nur in ca. 40% der Patienten innerhalb der ersten 3 Monate erkannt worden ist. 16% der Kranken blieben sogar 2 Jahre und mehr unbehandelt. Sieht man vom Selbstverschulden des Patienten ab, der entweder durch Bagatellerklärungen oder Indolenz die Initialsymptomatik verdrängt, so sind die meisten Fehldiagnosen falsch negative Untersuchungsergebnisse. Sie bedeuten für den Kranken eine Verschlechterung der Überlebensprognose. Oft bleibt auch bei vorhandenen Halslymphknotenmetastasen die Suche nach dem Primärtumor erfolglos.

Daher kommt den *radiologischen Untersuchungsmethoden* neben der *klinischen Untersuchung* einschließlich Inspektion und Endoskopie eine nicht unerhebliche Bedeutung zu.

Neben der konventionellen Tomographie hat besonders die Computertomographie des Gesichtsschädels und des pharyngealen Raumes einen hohen Stellenwert (MOEDDER et al. 1978, 1979a, b). Die hohe Auflösung geringer Absorptionsdifferenzen im Computertomogramm führt zu einer bisher nicht bekannten übersichtlichen Darstellung des Nasopharynx und des Parapharyngeums. So kann die Lokalisation des Tumors, sowie seine Ausbreitung in das Nachbargewebe, präzise beschrieben werden (Abb. 8–10). Durch hochdosierte Kontrastmittelgabe ist außerdem die Lagebeziehung zu wichtigen vaskulären Strukturen darstellbar. Schließlich lassen sich durch angepaßte Grauwerteinstellung mit Änderung der Centerhöhe und Windowbreite computertomographisch auch knöcherne Destruktionen besonders an der Schädelbasis sicher beurteilen. Allerdings sind Aussagen zur Dignität eines Prozesses im Nasopharynxraum nur begrenzt möglich.

Die *chirurgische Exploration* mit dem Ziel der Diagnosesicherung bzw. histologischen Verifizierung des Tumors steht daher nach wie vor im Vordergrund klinischer Bemühungen. Nach endoskopischer Untersuchung mit genauer photographischer Befunddokumentation sollte bioptisch ausreichend Material für histologische, virologische und immunozytologische Untersuchungen gewonnen werden (HERBERHOLD 1978). Die Indikation zur chirurgischen Entfernung des Primärtumors wird lediglich in einem frühen T-Stadium ohne Lymphknotenbefall bei histologisch gut differenzierten Tumoren und bei anteriorer Tumorlokalisation gegeben sein.

L. Quantifizierung des Merkmals Tumorausdehnung und Bedeutung des klinischen Staging der Nasopharynxtumoren

Das exakte klinische Staging ist eine unabdingbare Voraussetzung für ein sinnvolles therapeutisches Handeln. In der Mehrheit der Erkrankungsfälle werden dadurch gleichzeitig Aussagen zur individuellen Prognose möglich sein. Auch ist eine Vergleichbarkeit der therapeutischen Resultate verschiedener klinischer Zentren nur auf dieser Basis gegeben.

Seit dem Jahre 1952 sind unterschiedliche Klassifikationssysteme angewandt worden, die von BERTRAM et al. (1981) übersichtlich zusammengestellt worden sind (Tabelle 14). Im allgemeinen reicht die jetzt gebräuchliche, von der U.I.C.C. empfohlene Klassifikation nach dem TNM-System zur Beschreibung der Tumorlokalisation und Ausbreitung aus. Dabei kann die Dokumentation von SCHWAB (1975) als Klassifizierungsrichtlinie dienen. Gleichzeitig sollten jedoch folgende Parameter beachtet werden:
- Identifikation des Tumorsitzes als primäres Nasopharynxmalignom
- Beschränkung des Begriffes Nasopharynxkarzinom auf jene Tumoren, welche mit einem signifikanten EBV-Antititer einhergehen
- Ergänzung der Klassifikationsmerkmale WHO mit solchen Daten, welche den Grad der Lymphoidzell-Infiltration anzeigen (KRUEGER u. WUSTROW 1981).

Tabelle 14. Unterschiedliche Klassifikationen eines klinischen Stagings für Nasopharynxmalignome

Jahr	Literatur
1952	GEIST u. PORTMANN
1962	U.I.C.C. (modifiziert 1974 und 1978)
1965	Chinesische Klassifikation (Shangai)
1970	J.H.C. Ho (Hong Kong)
1971	CHEN u. FLETCHER
1975	Deutsche Arbeitsgruppe für klinische Onkologie
1976	Amerikanisches Koordinations-Komitee
1977	Empfehlungen des 11. Internationalen Symposiums für Nasopharynxmalignome

I. TNM-System

1. TNM-Kategorien

T = Primärtumor

N = regionale Lymphknotenmetastasen (Halslymphknotenmetastasen)

M = Fernmetastasen.

Das TNM-System ist nur auf solche Erkrankungsfälle anzuwenden, bei denen eine tumorbezogene Therapie noch nicht stattgefunden hat. Die Einteilung findet nach der klinischen Untersuchung statt. Radiologische und endoskopische Verfahren sind anwendbar, während operative und histologische Untersuchungsergebnisse allein für die Klassifizierung nicht erlaubt sind (WERTH 1973).

2. Ausbreitung des Primärtumors

Die Bezirke des *Nasenrachens* werden wie folgt definiert:
- Hinterwand und Dach
- Seitenwand, einschl. der Rosenmüllerschen Grube
- Hinterwand, Rückfläche des weichen Gaumens.

Dabei werden die Choanalränder und der hintere Septumrand nicht mehr zum Nasopharynx, sondern zum Naseninneren bzw. zu den Nasennebenhöhlen gezählt.

T1 = Tumor befällt nur einen Bezirk

T2 = Tumor befällt zwei Bezirke

T3 = Tumor über den Nasopharynx hinausgehend, ohne Knochenbefall

T4 = Tumor über den Nasopharynx hinausgehend, mit Knochenbefall (knorpeliger Anteil der Ohrtrompete eingeschlossen).

Halslymphknotenmetastasen

N0 = keine palpablen Lymphknotenmetastasen

N1 = bewegliche homolaterale Lymphknotenmetastasen

N2 = bewegliche, kontralaterale oder bilaterale Lymphknotenmetastasen

N3 = fixierte, homolaterale oder kontralaterale Lymphknotenmetastasen.

Fernmetastasen

M0 = keine Fernmetastasen feststellbar

M1 = Fernmetastasen vorhanden

3. Stadieneinteilung

Unter der Stadienzuordnung ist eine Untergruppierung vergleichbarer Kollektive bezüglich der Therapie und der Überlebensprognose zu verstehen. In der Wertigkeit allerdings hat nach den bisherigen Vorstellungen der U.I.C.C. die Feststellung der TNM-Kategorien der Stadieneinteilung gegenüber den Vorrang.

Stadium I:	T1	N0	M0
Stadium II:	T2	N0	M0
Stadium III:	T3 oder T4	N0	M0
	jedes T	N1 oder N2	M0
Stadium IV:	jedes T	N3	M0
	jedes T	jedes N	M1

II. Lokalisation der Nasenrachentumoren

1. Tumorursprung

Vom hals-nasen-ohrenärztlichen Lokalbefund Rückschlüsse auf den Tumorursprung zu ziehen, ist nicht unproblematisch und trägt häufig einen spekulativen Charakter. In der Literatur wird vielfach auf die Rosenmüllerschen Gruben als Prädilektionsort der Tumorentstehung hingewiesen. KUP und LANGE (1969) fanden bei ihren Untersuchungen in 52% des Krankengutes den Entstehungsort des Tumors in den Rosenmüllerschen Gruben. Bei CHOA (1974) war meist das Rachendach der Ausgangspunkt des Neoplasmas. FROMMHOLD und GAUWERKY (1972) beschreiben der Befallshäufigkeit nach ebenfalls Nasopharynxdach mit Hinterwand und angrenzender Seitenwand einschl. der Rosenmüllerschen Grube als Prädilektionsort. In einer Zusammenstellung von LEIPNER (1980) waren Rachendach und Rosenmüllersche Gruben mit annähernd gleicher Häufigkeit betroffen.

2. Dokumentation des Tumorsitzes und der Tumorausbreitung

Eine gute Dokumentation des Tumorsitzes und der Tumorausbreitung gelingt, wenn bei Berücksichtigung der entsprechenden hals-nasen-ohrenärztlichen, neurologischen, ophthalmologischen und radiologischen Untersuchungen der individuelle Lokalbefund in ein Schema eingetragen wird, welches einen Sagittal-, Horizontal- und Transversalschnitt durch den Nasopharynx aufweist (Abb. 11). Wird ein vergleichbares Krankengut mit Bezug auf diese drei Schnittebenen geordnet (Abb. 12), so ergibt sich das in Tabelle 15 aufgeführte Verteilungsmuster (LEIPNER 1980). Eine ähnliche Verteilung der Häufigkeit des Tumorbefalls im Nasenrachenraum wurde auch von FROMMHOLD und GAUWERKY (1972) beschrieben. Auffallend selten war die ventral-kaudal gelegene Region (Rückfläche des weichen Gaumens) vom Tumor infiltriert.

Prüft man die Unabhängigkeit von lokaler Tumorausdehnung und Ausmaß der Metastasierung, wobei die lokale Tumorausdehnung nach:
– Tumor auf den Nasopharynx beschränkt (T 1 und T 2) und
– Tumor hat die Grenzen des Nasopharynx überschritten (T 3 und T 4)
und das Ausmaß der Lymphknotenmetastasen nach:
– keine Lymphknotenschwellungen vorhanden (N 0) und
– Lymphknotenschwellungen vorhanden (N 1 bis N 3), beurteilt wird, so läßt sich eine exakte Abhängigkeit zwischen Tumorausdehnung und Lymphknotenmetastasen nicht sicher beweisen (LEIPNER et al. 1981).

Tabelle 15. Häufigkeit des Tumorbefalls im Nasopharynx mit Bezug auf drei Schnittebenen. (Die Angaben sind bezogen auf die Gesamtzahl der in der Schnittebene ausgezählten Befälle)

Sagittale Schnittebene		Horizontale Schnittebene		Transversale Schnittebene	
Ventrokranial	63%	Ventral rechts	21%	Kranial rechts	43%
Dorsokranial	78%	Ventral links	25%	Kranial links	39%
Ventrokaudal	18%	Dorsal rechts	57%	Kaudal rechts	19%
Dorsokaudal	45%	Dorsal links	46%	Kaudal links	15%

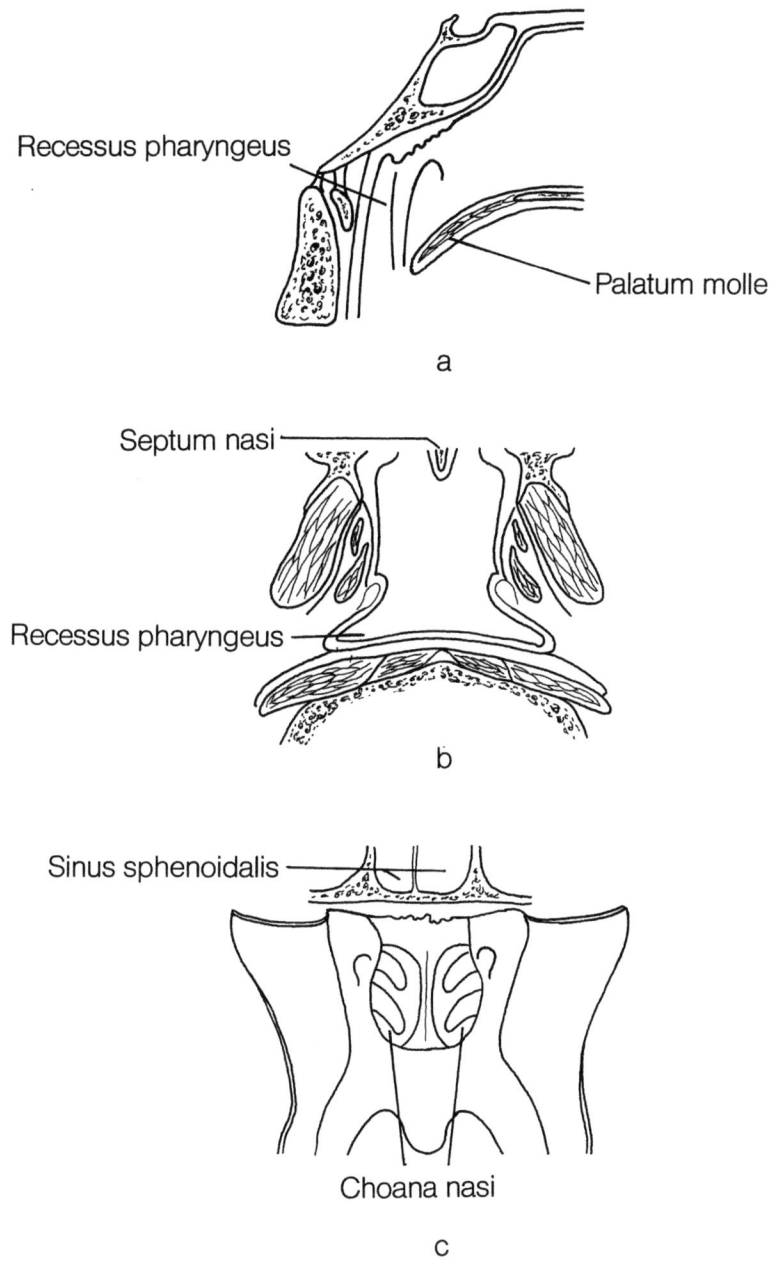

Abb. 11a–c. Dokumentationsschema zur Darstellung des individuellen Lokalbefundes für Nasopharynxmalignome. **a** Sagittalschnitt, **b** Transversalschnitt, **c** Horizontalschnitt

M. Therapie der Nasopharynxmalignome

Unbestritten ist, daß die alleinige operative Behandlung der Nasopharynxmalignome wenig sinnvoll ist. Eine Exzision im Gesunden verbietet sich mehrheitlich wegen der engen Nachbarschaft zu lebenswichtigen Organen. Teilresektionen des Tumors werden gelegentlich vorgenommen, um die durch Strahlen zu zerstörenden Tumormassen zu verringern. Hingegen werden bei der Frage, ob eine kombinierte zytostatisch-radiologische Behandlungsform der alleinigen Strahlentherapie überlegen sei, unterschiedliche Ansichten vertreten.

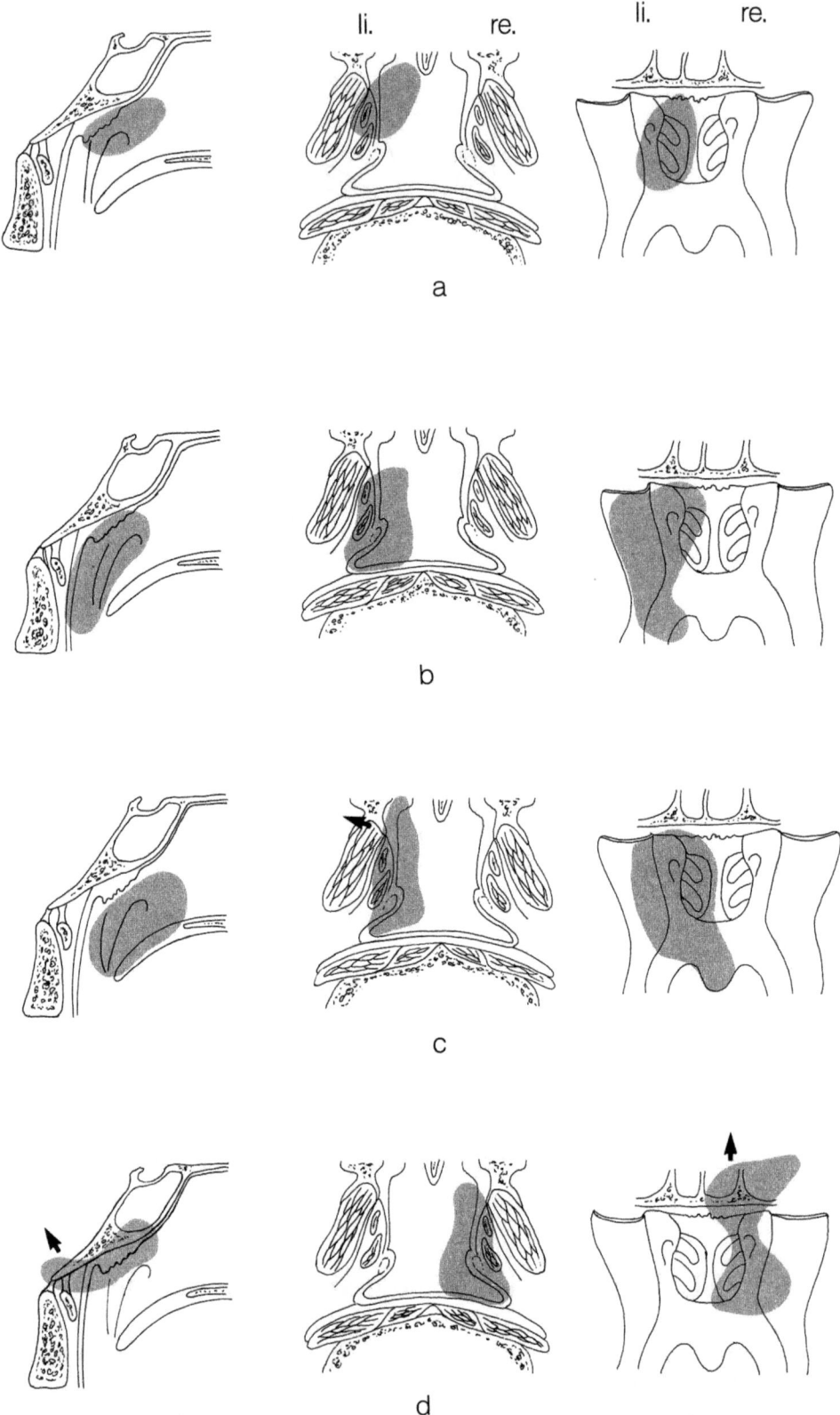

Abb. 12a–d. Beispiele für die TNM – Klassifikation von Nasopharynxtumoren unter Benutzung eines Dokumentationsschema in 3 Ebenen. **a** Primärtumorstadium T1, **b** Primärtumorstadium T2, **c** Primärtumorstadium T3, **d** Primärtumorstadium T4

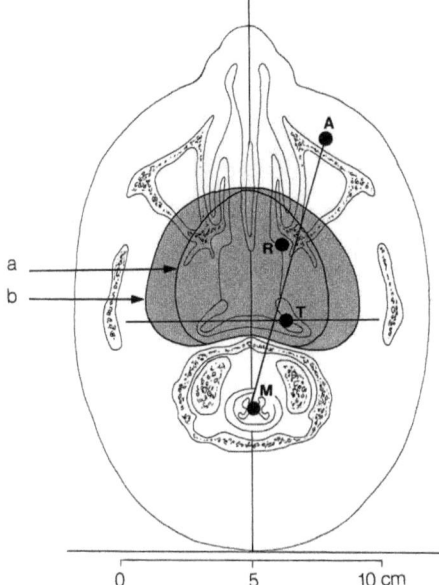

Abb. 13. Darstellung des Zielvolumens zur Strahlentherapie der Nasopharynxmalignome anhand einer Standardquerschnittskontur. (*a*) umschriebenes Tumorvolumen, (*b*) Tumorvolumen bei Invasion in die Schädelbasis und/oder das Parapharyngeum, (*A*) Auge, (*R*) Tumorrandgebiet, (*T*) angenommener Tumorkern, (*M*) Halsmark

I. Strahlentherapie des Primärtumors

Voraussetzung für eine kurativ gemeinte Strahlentherapie ist die Notwendigkeit klarer Vorstellungen über die räumliche Strahlendosisverteilung im Bezug auf die anatomischen Strukturen, welche direkt vom Tumor befallen sind oder potentiell für einen Tumorbefall nach den oben beschriebenen charakteristischen Ausbreitungsrichtungen in Frage kommen. Dabei muß für jeden einzelnen Patienten das nachgewiesene und das mögliche tumortragende anatomische Gebiet mit der verordneten Strahlendosis im verordneten Zeitrhythmus getroffen werden. Gleichzeitig sind aber alle anderen Gebiete mit möglichst kleiner Dosis zu belasten. Die erlaubten Grenzdosen bei kritischen Organen dürfen dabei nicht überschritten werden.

Aufbauend auf den grundlegenden Arbeiten von HOLTHUSEN (1932) HOHLFELDER (1938), PATERSON (1948) und FLETCHER (1950) ist es vor allen Dingen GAUWERKY (1978) zu verdanken, die begriffliche Basis der Strahlentherapieplanung formuliert und dargestellt zu haben. GAUWERKY (1978) hat die Volumina des Interesses (Zielvolumen verschiedener Ordnung, Risikobereich und Außenbereich) als Begriffe der Bestrahlungsplanung hinreichend definiert und Referenzsysteme zur Prüfung der Qualität eines Bestrahlungsplanes geschaffen. Nur so ist es möglich, durch Bereitstellung von Ausgangslösungen für eine Bestrahlungsbehandlung die Dosisverteilung unter Zugrundelegung stabiler Kriterien und durch den Einsatz mathematischer Methoden zu optimieren. Grundsätzlich sollte ein optimaler Bestrahlungsplan eine gute Dosishomogenität im Zielvolumen aufweisen, eine optimale Schonung im Risikobereich gewährleisten und den Strahleneffekt im Außenbereich gering halten.

Ähnlich wie das standardisierte Zielvolumen zur prä- und postoperativen Bestrahlung der Hypernephrome Erwachsener (GAUWERKY u. ADAM 1971) ist von GAUWERKY und FROMMHOLD (1973) der Versuch einer Standardisierung des Zielvolumens für die Nasopharynxkarzinome unternommen worden (Abb. 13).

1. Feldgrenzen

In Übereinstimmung mit FLETCHER (1950) sollten folgende anatomische Strukturen in dieses Zielvolumen einbezogen werden:

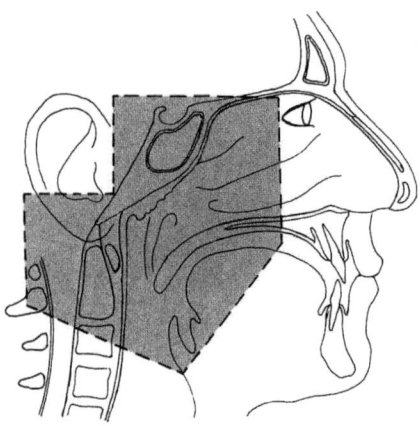

Abb. 14. Darstellung eines seitlichen Bestrahlungsfeldes zur Behandlung von Nasopharynxtumoren in Projektion auf die entsprechenden anatomisch/topographischen Regionen

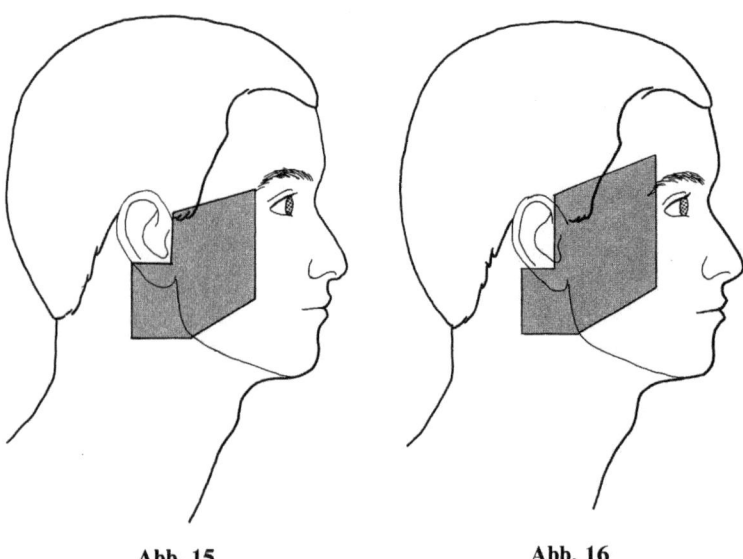

Abb. 15. Darstellung der Feldgrenzen eines seitlichen Bestrahlungsfeldes für die Primärtumorstadien T1, T2 und das frühe Stadium T3

Abb. 16. Darstellung der Feldgrenzen eines seitlichen Bestrahlungsfeldes für das späte Primärtumorstadium T3 und für das Primärtumorstadium T4

Abb. 15   **Abb. 16**

- der Nasopharynx,
- die posterioren Anteile der Nasenhaupthöhle,
- die posterioren Anteile der Ethmoidalzellen
- der Eingang zum Sinus sphenoidalis und die basalen Anteile des Os occipitale,
- der Sinus cavernosus,
- die Schädelbasis unter Einschluß des Foramen ovale, des Karotissiphons und des Foramen spinosum,
- die Fossa pterygoidea,
- das hintere Drittel der Orbita,
- das hintere Drittel des Sinus maxillaris,
- die laterale posteriore Wand des Oropharynx bis zur Tonsillarregion und
- die retropharyngealen Lymphknoten.

Somit ergibt sich ein annähernd kuboidal geformtes Zielvolumen von ca. 540 cm³.

Die folgenden Skizzen zeigen Bestrahlungsfelder, die sich an den obengenannten Kriterien orientieren (Abb. 14–18).

Sie können für die *Bestrahlungsplanung der Stadien T1, T2 und das frühe Stadium T3* herangezogen werden. Dabei ist zu berücksichtigen, daß sich die hinteren oberen Anteile

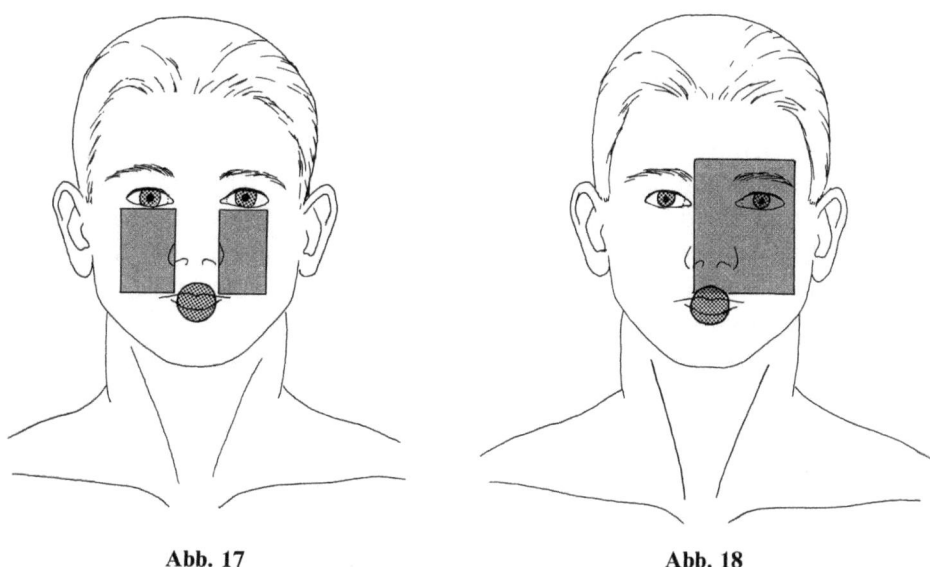

Abb. 17   Abb. 18

Abb. 17. Darstellung von zwei vorderen Infraorbitalfeldern bei Mehrfeldertechnik zur Strahlentherapie des Nasopharynxmalignoms

Abb. 18. Darstellung eines großen vorderen Gesichtsfeldes bei Mehrfeldertechnik zur Strahlentherapie des Nasopharynxmalignoms

des Nasopharynx (Schädelbasis, Sinus cavernosus) oft im Bereich der Feldgrenze oder Feldecke befinden und damit ein Dosisabfall gegenüber den Anteilen in der Zentralachse resultieren kann.

Die Wahl der *Feldgrenzen für das späte Stadium T3 und für das Stadium T4* ist von den obengenannten Aussagen different:
- Infiltration in die Schädelbasis und/oder Beteiligung intrakranieller Nerven.

Bei Befall der Schädelbasis und/oder einer schädelbasisnahen Infiltration der Nerven II–VI muß die obere Feldgrenze die Schädelbasis einschließlich Hypophyse und Suprasellarregion, sowie neben der mittleren Schädelgrube auch die posterioren Anteile der vorderen Schädelgrube umfassen. Das Zielvolumen ist also sowohl in latero-lateraler als auch in antero-posteriorer Strahlrichtung zu erweitern (Abb. 16).
- Tumorentwicklung nach anterior.

Hier ist die vordere Feldgrenze in Richtung Orbita, Ethmoidalzellen, Sinus maxillaris und Nasenhaupthöhle zu erweitern (Abb. 18).

2. Feldanordnung

Die Bestrahlung des Nasopharynx erfolgt meist über individuell angepaßte opponierende kontralaterale Stehfelder (BOHNDORF u. KAMSKI 1973; MOENCH u. PHILIPS 1973; FLETCHER u. MILLION 1965; RICHTER u. BOHNDORF 1980; WANNENMACHER 1980). Diese opponierende seitliche Feldanordnung kann durch zusätzliche infraorbitale Gesichtsfelder ergänzt werden (BERDAL u. POPPE 1962; WANG u. MEYER 1971; URDANETA et al. 1976; FLETCHER u. MILLION 1965, 1966, 1980) (Abb. 17). Auch Bewegungsbestrahlungen sind in der Literatur vorgeschlagen worden. Sie bestehen in Teilrotationen über verschiedene Winkelbereiche, einseitig oder beidseitig, monoaxial oder biaxial (KUTTIG et al. 1961; KUTTIG u. WIELAND 1966; BEDUHN et al. 1968).

3. Strahlenqualität

Die Zeiten, in denen das Zielvolumen in der kurativen Radiotherapie der Nasopharynxtumoren so klein wie nur irgend möglich gewählt worden ist, sind jene Jahre gewesen, wo die Anwendung von Orthovoltröntgenstrahlung, meist in Form einer Bewegungsbestrahlung, die Regel war. Rücksichtnahmen auf Hauttoleranz, schlechte Allgemeinverträglichkeit und kritische Organe zwangen dazu. Seit der Einführung der Megavolttherapie in Form des Telekobalts und der hochenergetischen Brems- oder Elektronenstrahlen ist die Anwendung der Orthovolttechnik obsolet, denn ultraharte Strahlenqualitäten erleichtern infolge ihres Aufbaueffekts die Hautschonung und bieten bei guter Allgemeinverträglichkeit einen optimalen Schutz kritischer Organe durch genauere geometrische Planung der Dosisverteilung.

Über die Anwendung von Strahlenarten mit hohem LET, insbesondere von schnellen Neutronen, zur Behandlung von Nasenrachentumoren liegen noch keine umfassenden Ergebnisse vor. Wenngleich sie bisher fast ausschließlich bei fortgeschrittenen Tumorstadien angewandt worden sind, scheint ihre Effektivität ohne Zweifel zu sein (SCHMITT u. SCHERER 1979; FRANKE 1980).

4. Strahlendosis

Das Zielvolumen wird üblicherweise mit einer Strahlendosis von 60–70 Gy bei homogener Dosisverteilung belegt, d.h. es wird eine Gesamtherddosis von 60–70 Gy bei Einzelherddosen von 1,5–2 Gy appliziert. Die mittlere Wochendosis beträgt dabei im allgemeinen 10 Gy. Die genannten Dosen können zur selektiven Vernichtung der Tumorzellen als hinreichend angesehen werden und liegen unterhalb der Toleranzgrenze von 100 Gy für das gesunde Gewebe (ANDREWS 1965).

Der durchgehenden Bestrahlungsserie kann das Split-Course-Verfahren gegenübergestellt werden (SCANLON 1972). Hierbei wird die Behandlung in zwei Bestrahlungsserien à 30 Gy oder 40 und 30 Gy mit einer 2wöchigen Pause als Intervall aufgeteilt (WIELAND et al. 1972).

Die theoretische Grundlage der Split-Course-Technik bildet die Annahme, daß durch das zwischenliegende Intervall die Strahlentoleranz des gesunden Gewebes erhöht und eine Reoxigenierung der verbleibenden Tumorzellen herbeigeführt wird (MARCIAL 1972). SCANLON (1972) erzielte mit diesem Verfahren signifikant bessere Resultate als mit der durchgehenden Serie. Diese Ergebnisse sind aber durch die Arbeiten von WIELAND et al. (1972) mit statistisch fundierten Studien in Frage gestellt worden. So sind über Möglichkeiten und Grenzen beider Varianten derzeit noch keine endgültigen Aussagen erlaubt.

5. Vergleichende Diskussion gebräuchlicher Bestrahlungspläne

Neben der Bereitstellung moderner Megavoltgeräte, insbesondere in Form der Kreis- und Linearbeschleuniger mit wechselbaren Strahlenenergien, hat vor allen Dingen der Einsatz des Computertomographen mit seinen Möglichkeiten einer realistischen maßstäblichen Darstellung tief gelegener Organe in wählbaren Körperquerschnitten und deren Lagebeziehung zu Körperkontur und Nachbarstrukturen einschl. des Nachweises von Veränderungen und Verschiebungen durch Tumorwucherungen einen entscheidenden Fortschritt in der Bestrahlungsplanung erbracht. So können heute die gesamten computertomographisch gewonnenen Daten mittels Floppy-disk oder on-line in Rechenanlagen eingebracht werden, die innerhalb kürzester Zeit alle wünschbaren Summationsisodosenbilder unter Berücksichtigung von Strahlenqualität, Strahlengeometrie, Körperkonturen, Gewebeinhomogenitäten für jeden Patienten zweidimensional oder quasi-dreidimensional zur Verfügung stellen. Durch den Einsatz von Optimierungsprogrammen nach stabilen Kriterien wird die Gütekontrolle von Bestrahlungsplänen wesentlich erleichtert.

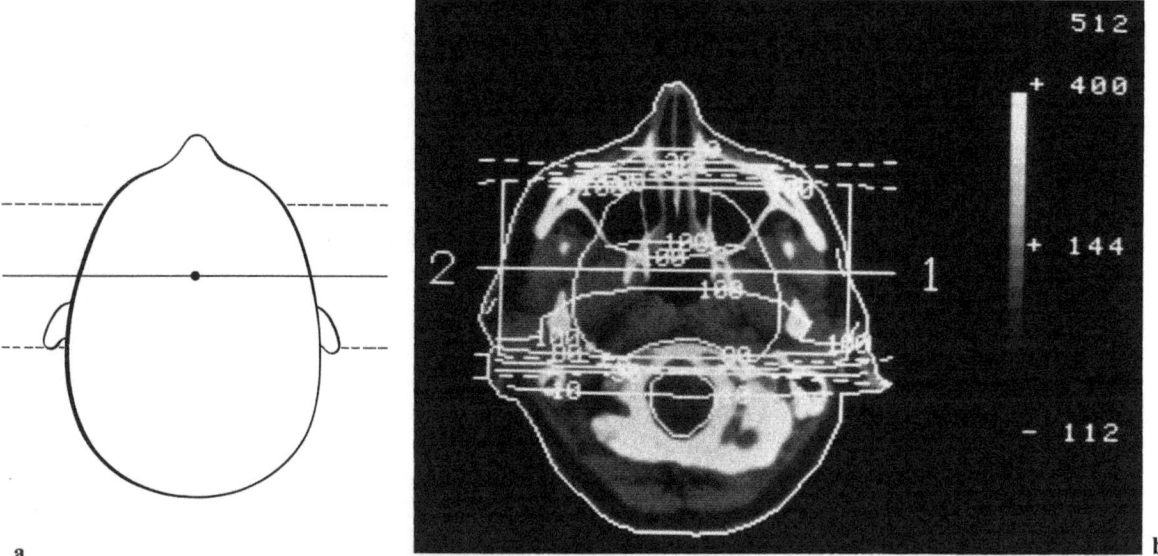

Abb. 19a, b. Bestrahlungsanordnung über kontralaterale Stehfelder mit Telekobalt ohne Keilfilter. **a** Feldanordnung, **b** Individualisierte rechnergestützte Bestrahlungsplanung mit Darstellung der Isodosenlinien an einem computertomographischen Schnitt durch den Nasopharynx

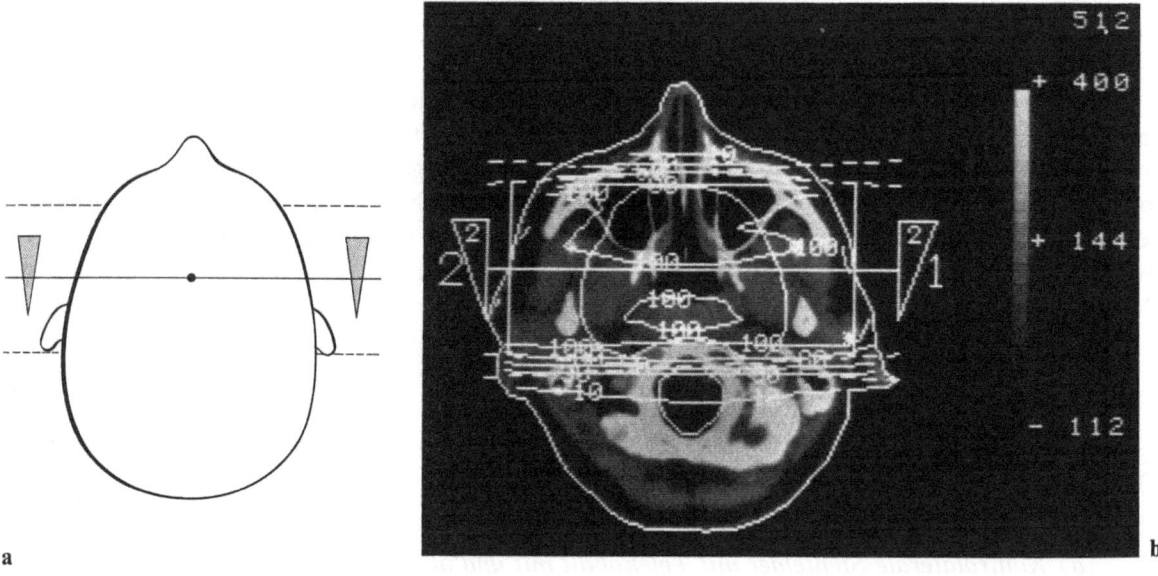

Abb. 20a, b. Bestrahlungsanordnung über kontralaterale Stehfelder mit Telekobalt unter Verwendung von 5-Grad-Keilfiltern. **a** Feldanordnung, **b** Individualisierte rechnergestützte Bestrahlungsplanung mit Darstellung der Isodosenlinien an einem computertomographischen Schnitt durch den Nasopharynx

Die frühere Orientierung an Körperquerschnitten, welche aus anatomischen Atlanten (AUBANIAC u. POROT 1955) einem Atlas der Transversaltomographie (TAKAHASHI 1969) oder vom Alderson-Phantom gewonnen wurden, ist damit hinfällig geworden. Dies umsomehr, da vergleichende Untersuchungen zwischen computertomographischen Aufnahmen und diesen „Standardquerschnitten" ergeben haben, daß in der überwiegenden Mehrzahl Abweichungen in der Lage wichtiger anatomischer Strukturen auftraten, die für eine korrekte

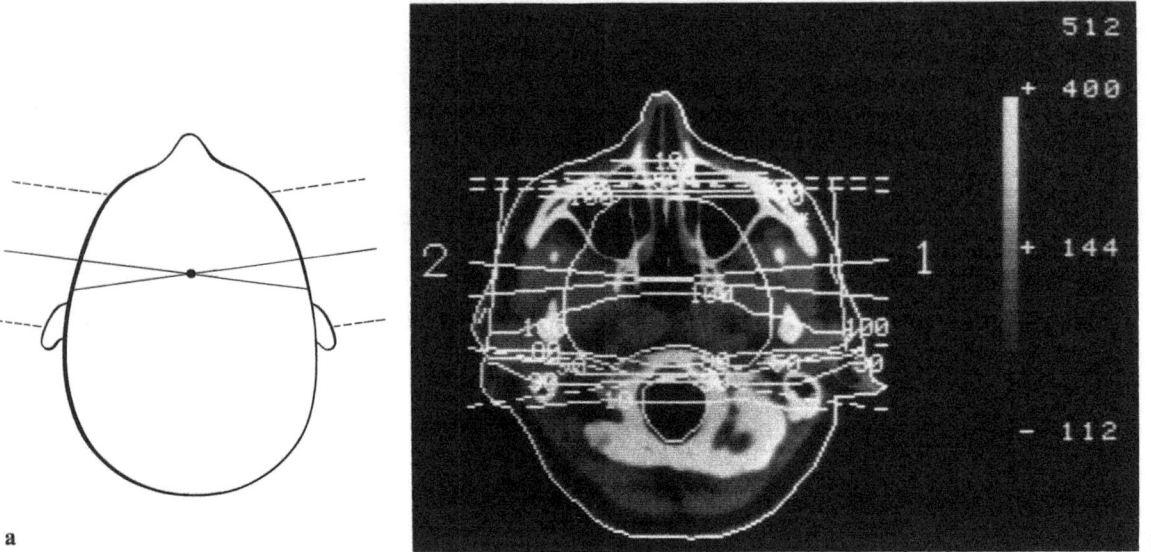

a   b

Abb. 21a, b. Bestrahlungsanordnung über kontralaterale, 5-Grad nach dorsal gekippte Stehfelder mit Telekobalt ohne Keilfilter. **a** Feldanordnung, **b** Individualisierte rechnergestützte Bestrahlungsplanung mit Darstellung der Isodosenlinien an einem computertomographischen Schnitt durch den Nasopharynx

Abschätzung der Dosisverteilung im Organismus nicht mehr tolerabel sind (GRAUTHOFF
et al. 1980; LACKNER et al. 1981).

Nach GAUWERY und FROMMHOLD (1973) können mögliche Bestrahlungspläne zur Behandlung von Nasopharynxmalignomen an einer Querschnittskontur in Nasopharynxmitte
im Niveau der Rosenmüllerschen Gruben auf ihre Eignung geprüft werden. Dazu wird entsprechend der Abb. 13 neben dem Standardzielvolumen des Nasopharynxraumes das potentiell tumortragende Gewebe von einer Kontur „a" umfaßt (begrenztes Zielvolumen), eine
zweite Kontur „b" schließt zusätzlich das Parapharyngeum ein (erweitertes Zielvolumen).
Darüber hinaus können 3 Referenzlinien in den Querschnitt eingeführt werden:
– Referenzlinie in transversaler Richtung durch die Rosenmüllerschen Gruben
– Sagittale Referenzlinie mitten durch den Nasopharynx und
– Referenzlinie mit Verlauf durch Halsmark und Auge.

Betrachtet man die Dosisverteilung entlang der gebildeten Linien, so ist ein ausreichender
Vergleich von Bestrahlungsplänen möglich.

a) Kontralaterale Stehfelder mit Telekobalt mit und ohne Keilfilter (Abb. 19–22)

Mit diesen Plänen kann eine recht breitflächige, homogene Bestrahlung des Zielvolumens
erreicht werden. Dabei erhält ein breiter Abschnitt nach beiden Seiten bis ins Unterhautgebiet
ebenfalls die verordnete Herddosis, wobei Dosisspitzen in den lateralen Partien des Quer-
schnitts auftreten. Würde das Volumen innerhalb der 90-%-Isodose mit einer Strahlendosis
von 60 Gy belastet, so läge das Dosismaximum bei 66,7 Gy. Daher sind Organe in diesem
Bereiche (Parotis, Kiefergelenke) einem nicht unerheblichen Schadensrisiko ausgesetzt.

Die Feldeinstellung ist einfach. Wird allerdings die Herdfeldbreite zu klein gewählt (FLET-
CHER u. MILLION 1966, 1980), so besteht die Gefahr, daß entweder die vorderen Anteile
des Nasopharynx oder die dorsalen Anteile im Bereich der Rosenmüllerschen Gruben die
verordnete Herddosis nicht mit Sicherheit erhalten. Andererseits muß die dorsale Begrenzung
des Bestrahlungsfeldes sorgfältig an die Lage des Halsmarkes angepaßt werden.

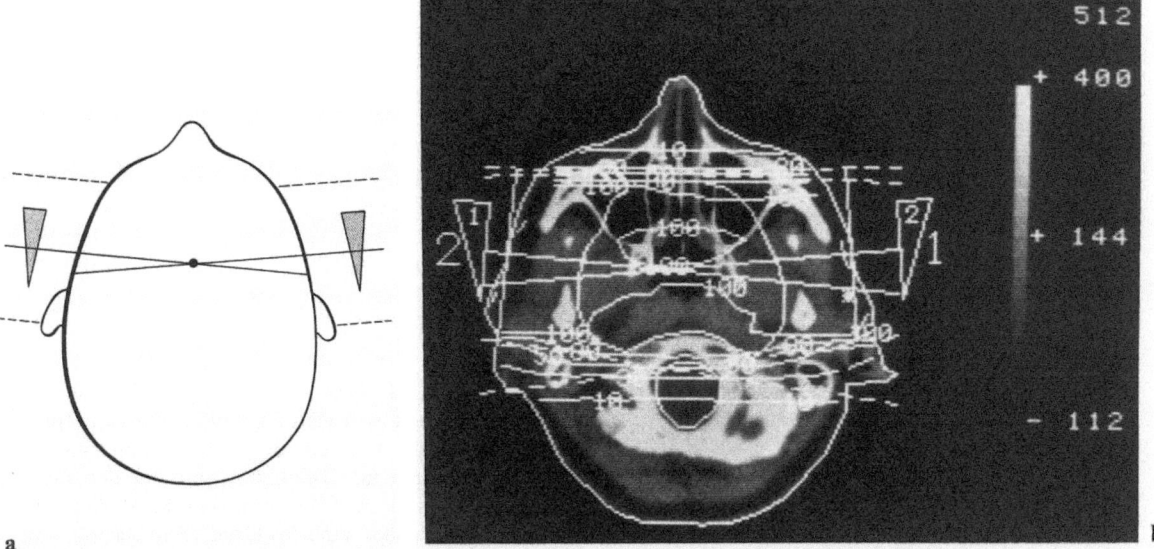

a   b

Abb. 22a, b. Bestrahlungsanordnung über kontralaterale, 5-Grad nach dorsal gekippte Stehfelder mit Telekobalt unter Verwendung von 5-Grad-Keilfiltern. **a** Feldanordnung, **b** Individualisierte rechnergestützte Bestrahlungsplanung mit Darstellung der Isodosenlinien an einem computertomographischen Schnitt durch den Nasopharynx

Abb. 23. Darstellung der Dosisverteilung entlang von Referenzlinien. Dosisquerprofil für 4 verschiedene Bestrahlungsanordnungen mit Telekobalt entlang der Referenzlinie A. (*1*) seitlich opponierende Felder, (*2*) seitlich opponierende Felder mit Keilfiltern, (*3*) seitlich opponierende, 5-Grad nach dorsal gekippte Stehfelder ohne Keilfilter, (*4*) seitlich opponierende, 5-Grad nach dorsal gekippte Stehfelder mit Keilfiltern

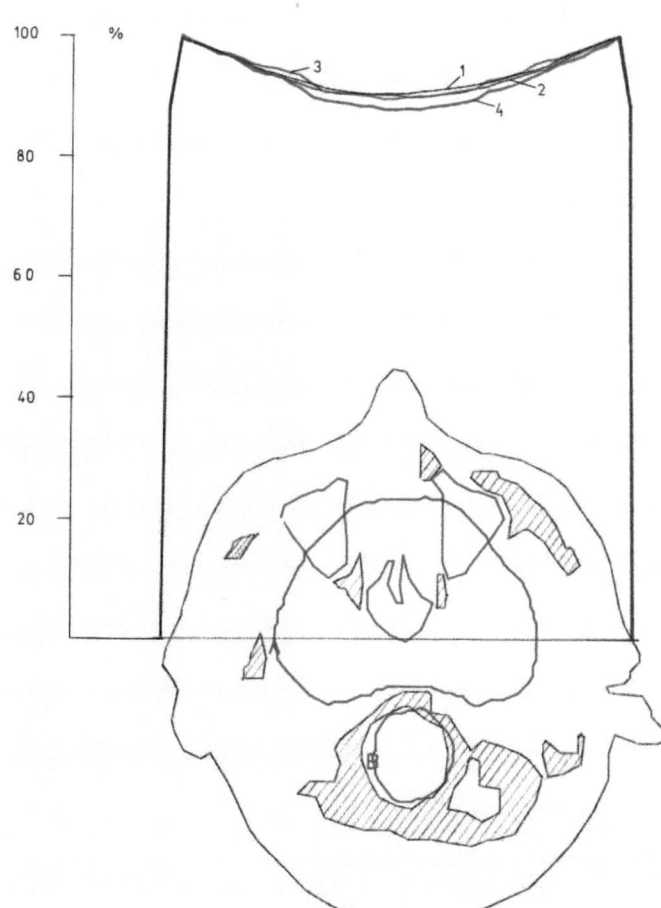

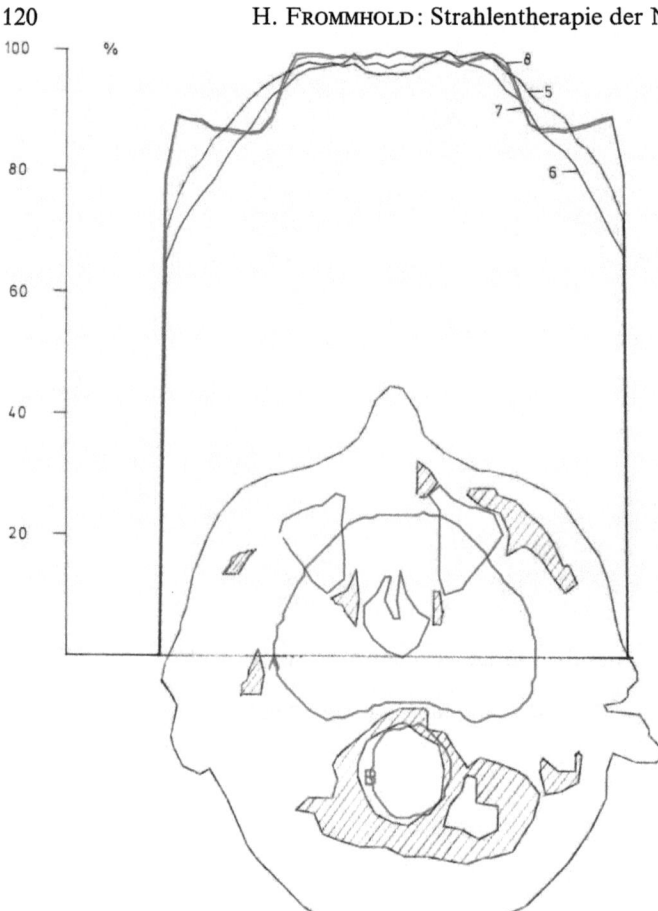

Abb. 24. Darstellung der Dosisverteilung entlang von Referenzlinien. Dosisquerprofil für 4 verschiedene Bestrahlungsanordnungen mit Telekobalt entlang der Referenzlinie A. (*5*) monoaxiale Pendelbestrahlung über eine 90-Grad Teilrotation von 2 Seiten, (*6*) biaxiale Schalenbestrahlung des Nasopharynx über eine 90-Grad Teilrotation von 2 Seiten, (*7*) Bestrahlungsanordnung über 4 Felder unter Verwendung von Keilfiltern für die lateralen 5-Grad nach dorsal gerichteten Felder, ventrale Felder 20-Grad nach medial gekippt, Gewichtung 4:1, (*8*) Bestrahlungsanordnung über 4 Felder unter Verwendung von Keilfiltern für die ventralen und seitlich eingekippten Felder, ventrale Felder 20-Grad nach medial gekippt, Gewichtung 4:1

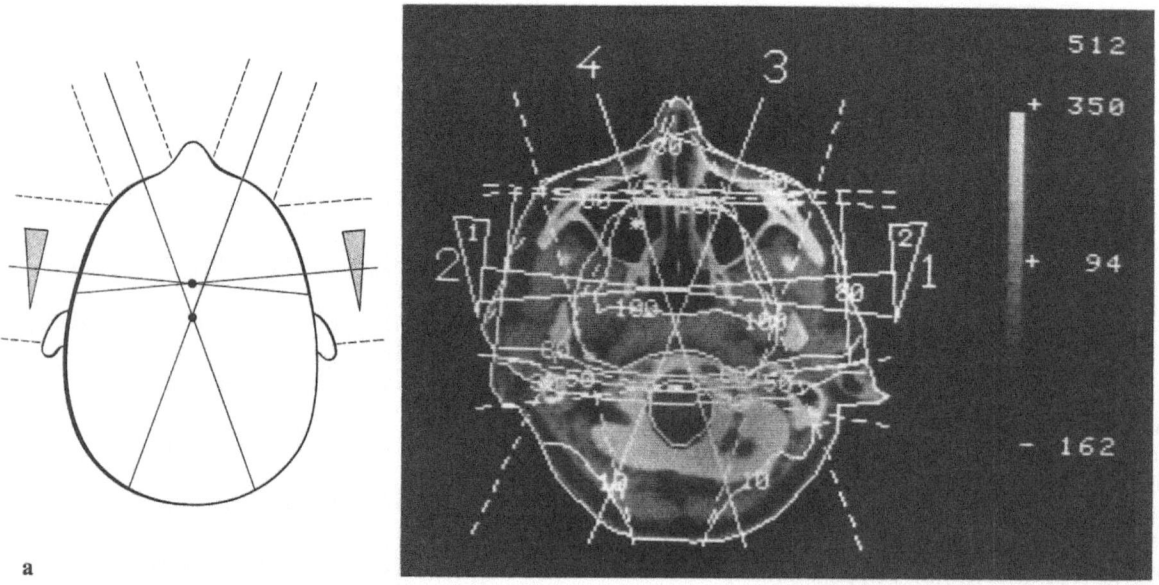

a   b

Abb. 25a, b. Bestrahlungsanordnung für eine 4-Felder-Technik mit Telekobalt. Kontralaterale, 5-Grad nach dorsal gekippte Stehfelder mit Keilfiltern und zwei ventrale, 20-Grad nach medial gekippte Stehfelder ohne Keilfilter, Gewichtung 4:1. **a** Feldanordnung, **b** Individualisierte rechnergestützte Bestrahlungsplanung mit Darstellung der Isodosenlinien an einem computertomographischen Schnitt durch den Nasopharynx

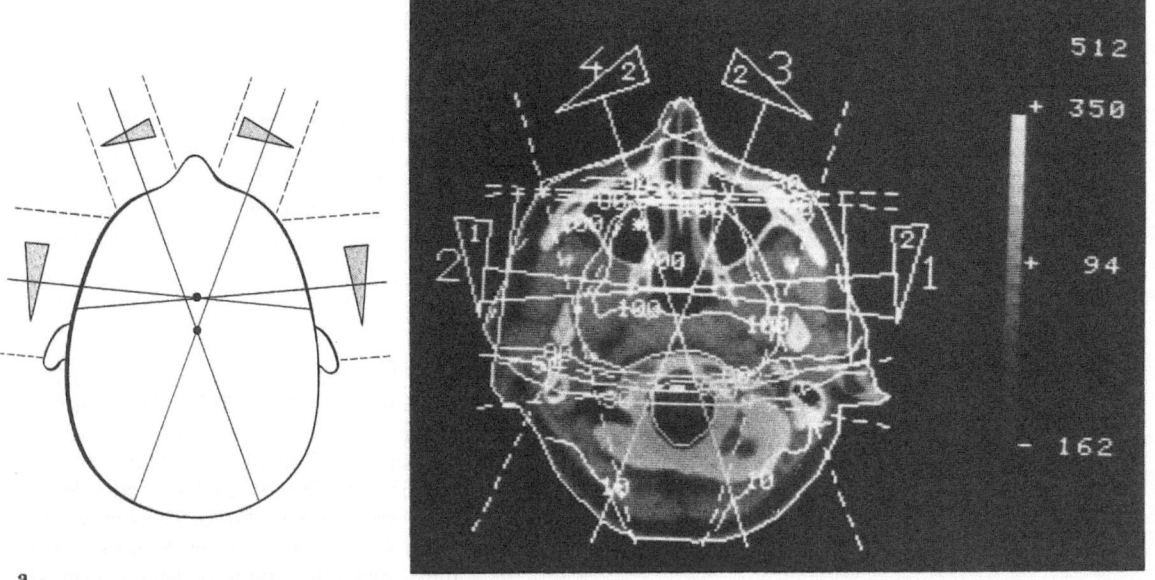

a

b

Abb. 26a, b. Bestrahlungsanordnung für eine 4-Felder-Technik mit Telekobalt. Kontralaterale, 5-Grad nach dorsal gekippte Stehfelder mit Keilfiltern und zwei ventrale, 20-Grad nach medial gekippte Stehfelder mit Keilfiltern, Gewichtung 4:1. **a** Feldanordnung, **b** Individualisierte rechnergestützte Bestrahlungsplanung mit Darstellung der Isodosenlinien an einem computertomographischen Schnitt durch den Nasopharynx

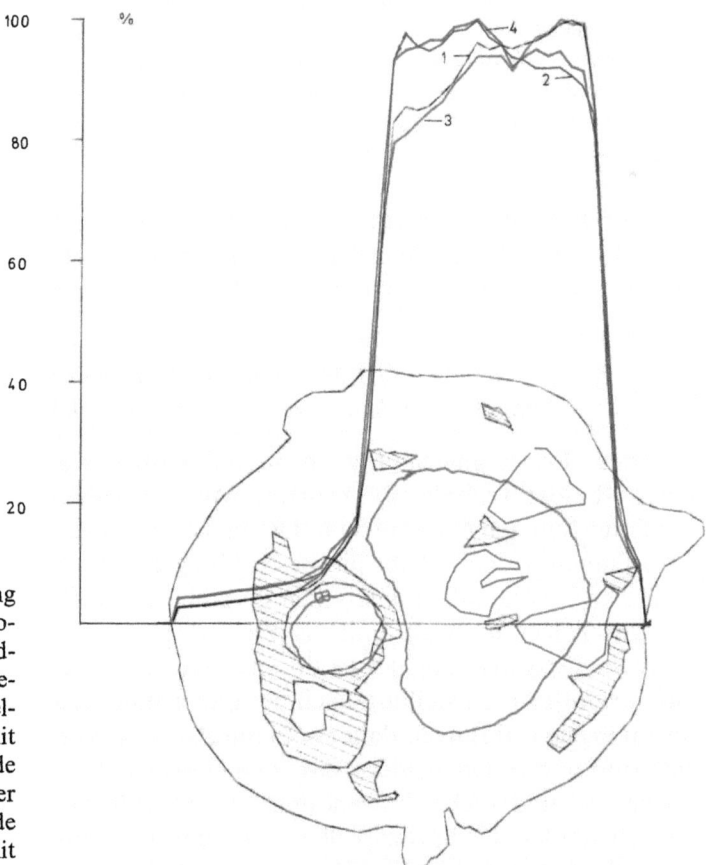

Abb. 27. Darstellung der Dosisverteilung entlang von Referenzlinien. Dosisquerprofil für 4 verschiedene Bestrahlungsanordnungen mit Telekobalt entlang der Referenzlinie B. (*1*) seitlich opponierende Felder, (*2*) seitlich opponierende Felder mit Keilfiltern, (*3*) seitlich opponierende 5-Grad nach dorsal gekippte Stehfelder ohne Keilfilter, (*4*) seitlich opponierende 5-Grad nach dorsal gekippte Stehfelder mit Keilfiltern

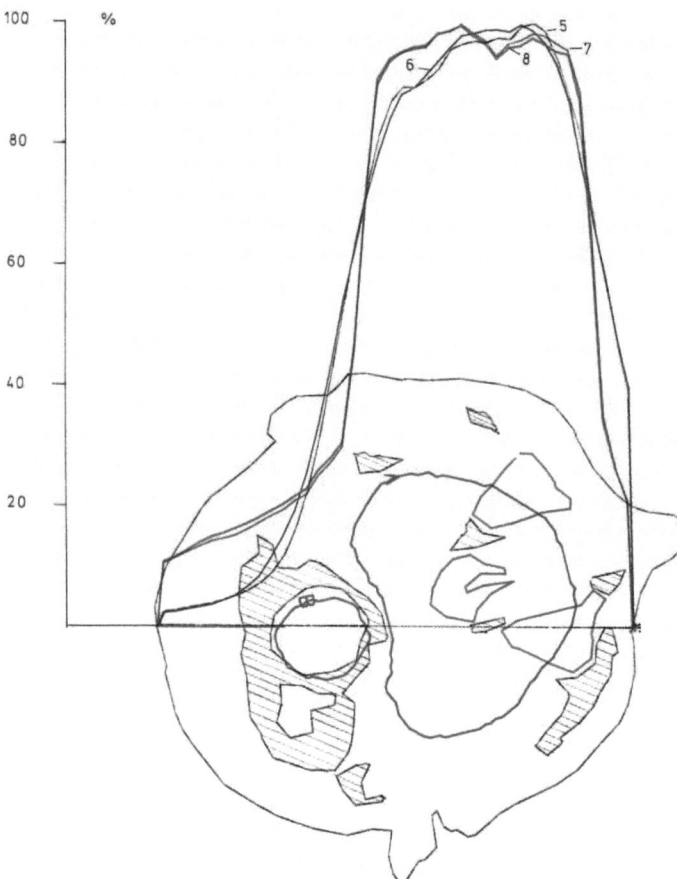

Abb. 28. Darstellung der Dosisverteilung entlang von Referenzlinien. Dosisquerprofil für 4 verschiedene Bestrahlungsanordnungen mit Telekobalt entlang der Referenzlinie B. (*5*) monoaxiale Pendelbestrahlung über eine 90-Grad Teilrotation von zwei Seiten, (*6*) biaxiale Schalenbestrahlung über eine 90-Grad Teilrotation von zwei Seiten. (*7*) Bestrahlungsanordnung über 4 Felder unter Verwendung von Keilfiltern für die lateralen, 5-Grad nach dorsal gerichteten Felder, ventrale Felder 20-Grad nach medial gekippt, Gewichtung 4:1. (*8*) Bestrahlungsanordnung über 4 Felder unter Verwendung von Keilfiltern für die ventralen und seitlich eingekippten Felder, ventrale Felder 20-Grad nach medial gekippt, Gewichtung 4:1

Durch Anwendung von Keilfiltern läßt sich mit steigendem Winkel das Dosismaximum nach dorsal verlagern. Werden die kontralateralen Felder nach dorsal eingekippt, wird kaum eine Veränderung des Isodosenverlaufes erreicht (Abb. 23, 24).

b) Mehrfeldertechniken mittels Telekobalt unter Verwendung ventraler, infraorbitaler Gesichtsfelder (Abb. 25, 26)

Diese Pläne, gleichgültig ob mit oder ohne Keilfilteranordnung ausgeführt, zeigen bei einer 4-Felder-Technik (FLETCHER u. MILLION 1965, 1966, 1980) eine Verlagerung des Dosismaximums in den Nasenrachen. Die Pläne umfassen mit der verordneten Dosis das Standardzielvolumen, jedoch bleibt die Bestrahlung des potentiell tumortragenden Gebietes inhomogen. Der Dosisabfall zu kritischen Organen verläuft flach.

Durch Keilfilterwahl und unterschiedliche Gewichtung der Bestrahlungsfelder wird eine individuelle Anpassung des Isodosenverlaufes an die lokale Tumorausdehnung gewährleistet. Bei sorgfältiger Einstellung nach computergesteuerter Bestrahlungsplanung stellen diese Bestrahlungsanordnungen daher eine durchaus interessante Alternative zu den Plänen mit seitlich opponierenden Feldern dar. Dabei erbringt das Kippen der opponierenden Stehfelder sowie die zusätzliche Anwendung von Keilfiltern bei der Bestrahlung über die ventralen Gesichtsfelder keine prinzipiellen Veränderungen hinsichtlich der räumlichen Dosisverteilung im Zielvolumen (Abb. 27, 28).

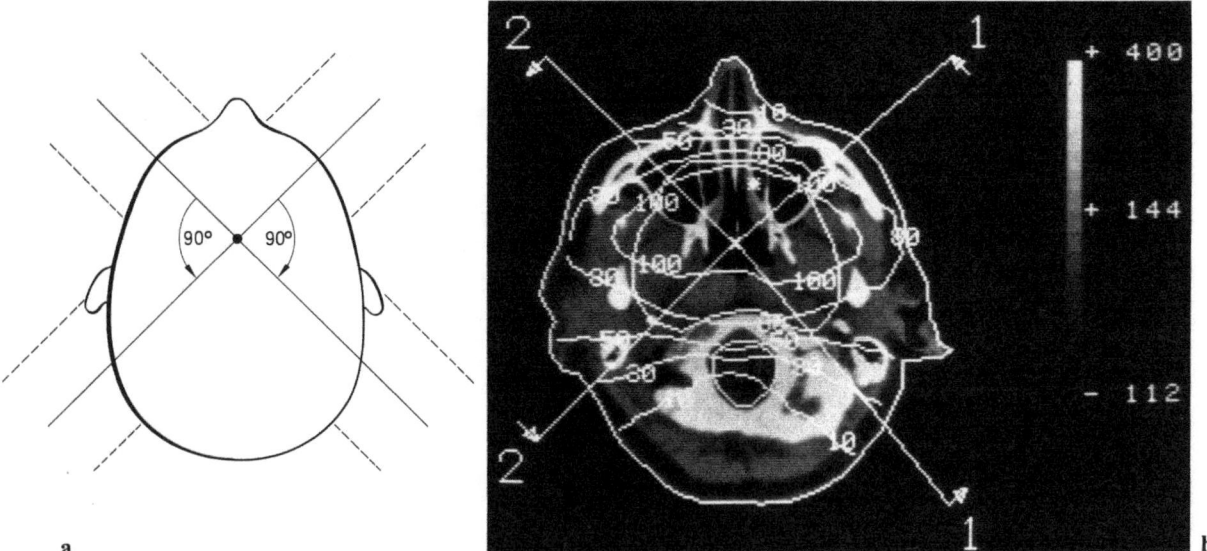

a b

Abb. 29a, b. Bewegungsbestrahlung des Nasopharynx. Monoaxiale, 90-Grad Teilrotation über zwei Seiten. **a** Feldanordnung, **b** Individualisierte rechnergestützte Bestrahlungsplanung mit Darstellung der Isodosenlinien an einem computertomographischen Schnitt durch den Nasopharynx

c) Bewegungsbestrahlungen mit Telekobalt

Basierend auf den Veröffentlichungen von KUTTIG et al. (1961) sind verschiedene Möglichkeiten von Bewegungsbestrahlungen von Telekobalt entwickelt worden, deren überwiegende Mehrzahl in Teilrotationen über verschiedene Winkelbereiche meist mit Anwendung von Keilfiltern besteht. Teils werden die Rotationsbewegungen einseitig, mehrheitlich beidseitig durchgeführt (Abb. 29). Auch bizentrische Telekobaltschalenbestrahlungen sind beschrieben (Abb. 30).

Die Bewegungsbestrahlung verlagert das Dosismaximum ebenfalls in den Nasenrachen, jedoch wird bei fast allen diesen Plänen lediglich der hintere Teil des Nasopharynx einschl. der Rosenmüllerschen Gruben mit der verordneten Dosis belegt, während die vorderen Anteile meist unterdosiert bleiben (Abb. 27, 28). Abgesehen von der Schwierigkeit der Einstellung und deren Reproduzierbarkeit, sowie den Lagerungsproblemen des Patienten, sind Rotationsbestrahlungen nur für sehr kleine Tumoren, deren Ausdehnung mit Sicherheit nicht über das Standardzielvolumen hinausgehen, zu empfehlen. Auch für eine Erhöhung der Gesamtherddosis in gut definierten Bezirken des Nasopharynxraumes sind Bewegungsbestrahlungen verwendbar, zumal die Dosisverläufe im Bereiche der Referenzlinien einen guten Dosisabfall nach den kritischen Organen aufweisen.

d) Bestrahlungspläne bei Verwendung ultraharter Bremsstrahlung

Eine opponierende Feldanordnung mit lateralen Stehfeldern bei angepaßten Herdfeldgrößen in Patientenmittelachse führt schließlich zu Dosisverteilungen entlang der Referenzlinien, die der Forderung nach Ausstrahlung eines definierten Zielvolumens (Standardzielvolumen und potentiell tumortragendes Gebiet) bei weitgehender Schonung der kritischen Organe am nächsten kommen (Abb. 31, 32).

Der Dosisanstieg auf der transversalen und sagittalen Bezugsgeraden zum erweiterten Zielvolumen ist steil, die Hautschonung infolge des Aufbaueffektes völlig ausreichend. Zum Auge und Halsmark wird ein schneller Dosisabfall erreicht. Wird das erweiterte Zielvolumen

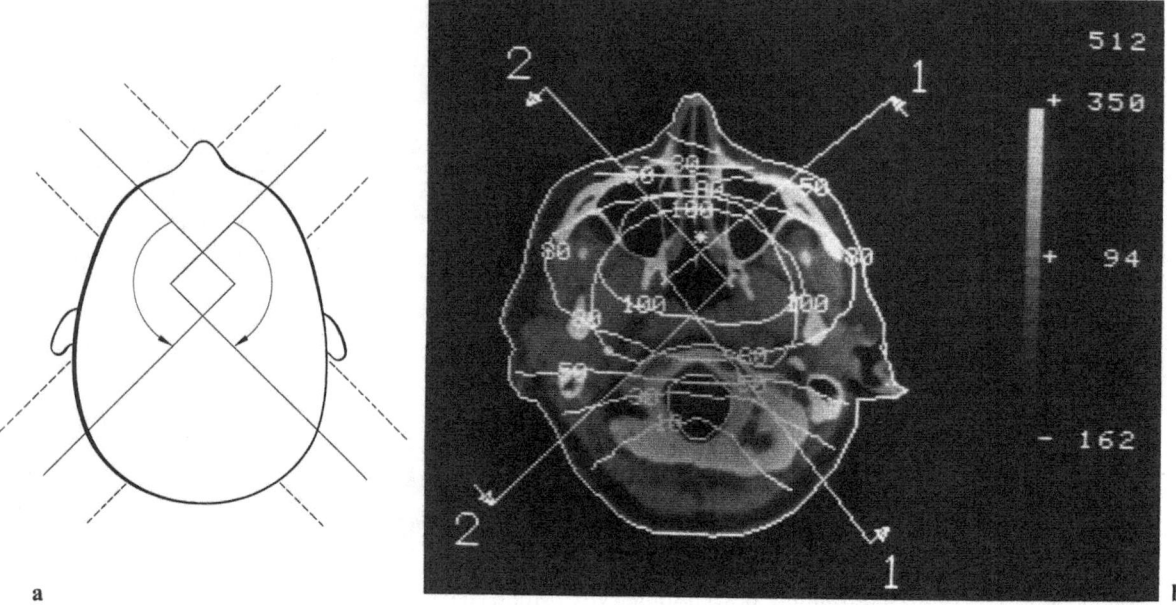

Abb. 30a, b. Bewegungsbestrahlung des Nasopharynx. Biaxiale Schalenbestrahlung über eine 90-Grad Teilrotation von zwei Seiten. **a** Feldanordnung, **b** Individualisierte rechnergestützte Bestrahlungsplanung mit Darstellung der Isodosenlinien an einem computertomographischen Schnitt durch den Nasopharynx

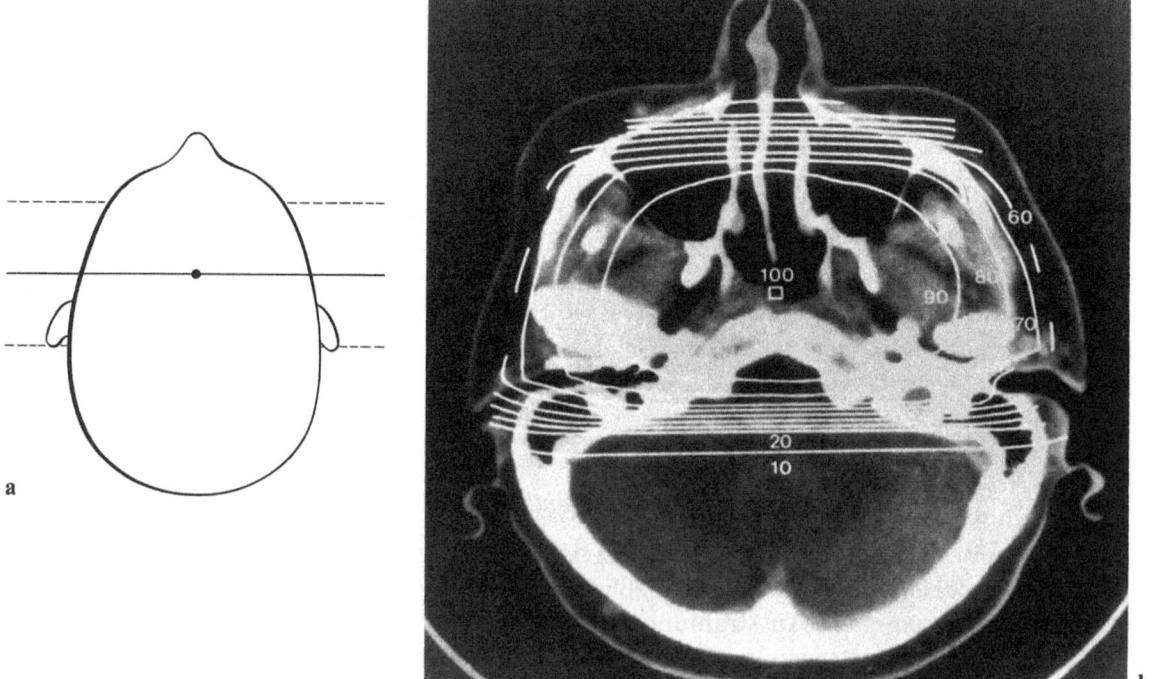

Abb. 31a, b. Bestrahlungsanordnung über kontralaterale Stehfelder mit 42-MeV-Photonen. **a** Feldanordnung, **b** Individualisierte rechnergestützte Bestrahlungsplanung mit Darstellung der Isodosenlinien an einem computertomographischen Schnitt durch den Nasopharynx für ein sich linksseitig entwickelndes Karzinom

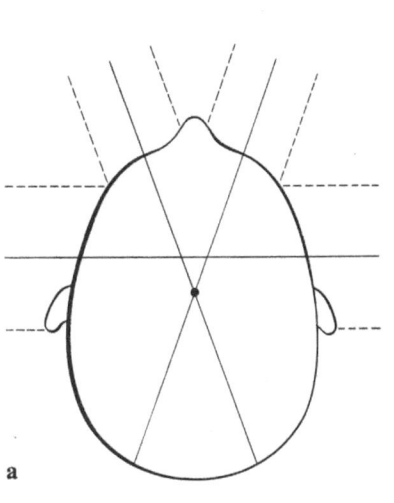
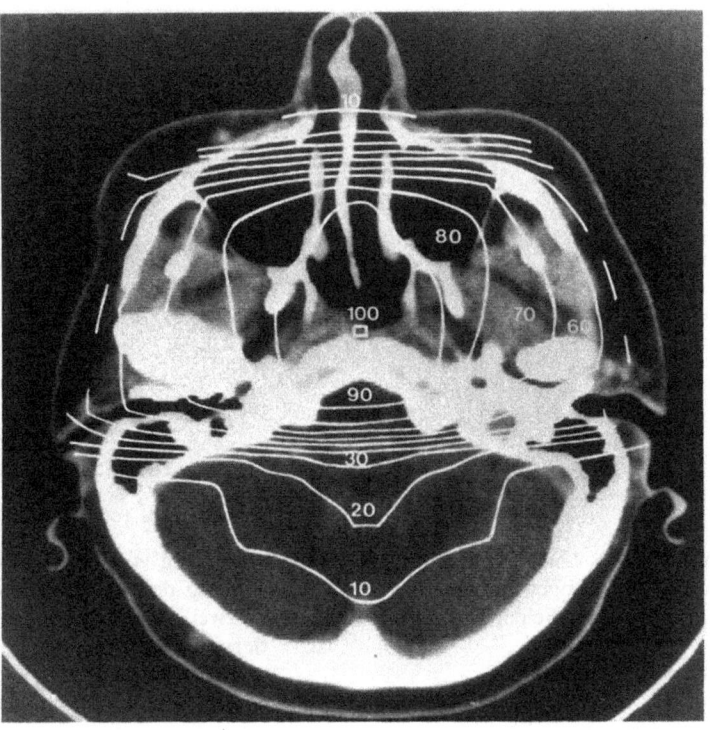

Abb. 32a, b. Bestrahlungsanordnung über kontralaterale Stehfelder und zwei ventrale, 20-Grad nach medial gekippte Felder mit 42-MeV-Photonen, Gewichtung 4:1. **a** Feldanordnung, **b** Individualisierte rechnergestützte Bestrahlungsplanung mit Darstellung der Isodosenlinien an einem computertomographischen Schnitt durch den Nasopharynx für ein sich linksseitig entwickelndes Karzinom

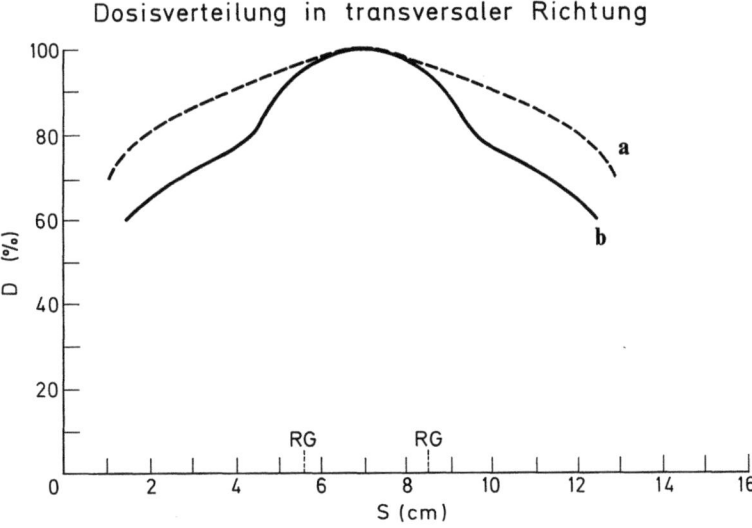

Abb. 33a, b. Darstellung der Dosisverteilung entlang von Referenzlinien. Dosisquerprofil für zwei Bestrahlungsanordnungen mit 42-MeV-Photonen entlang der Referenzlinie A. (*RG*) Rosenmüllersche Grube. **a** Kontralaterale Stehfelder, **b** 4-Felder-Technik, bestehend aus zwei kontralateralen Stehfeldern und zwei ventralen Schrägfeldern, Gewichtung 4:1

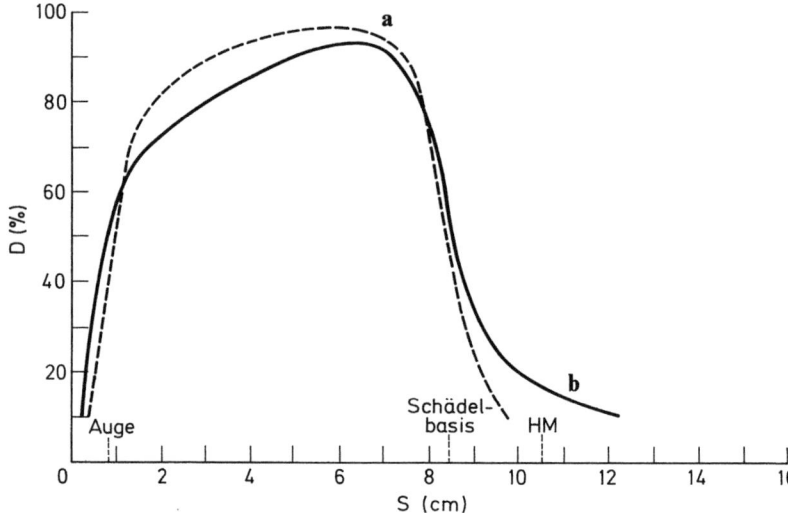

Abb. 34a, b. Darstellung der Dosisverteilung entlang von Referenzlinien. Dosisquerprofil für zwei Bestrahlungsanordnungen mit 42-MeV-Photonen entlang der Referenzlinie B. (*HM*) Halsmark. **a** Kontralaterale Stehfelder, **b** 4-Felder-Technik, bestehend aus zwei kontralateralen Stehfeldern und zwei ventralen Schrägfeldern, Gewichtung 4:1

mit einer verordneten Dosis von 60 Gy belastet, würde die Halsmarkbelastung ca. 12–15% der Gesamtherddosis betragen.

Auf Grund ihrer Einfachheit und Praktikabilität ist demnach der primäre Einsatz von Stehfeldtechniken mit ultraharten Strahlenqualitäten der Kreis- und Linearbeschleuniger unterschiedlicher Energien gegenüber den Telekobalttechniken zu bevorzugen (Abb. 33, 34). Dabei sind individuelle Varianten mit Mehrfelderbestrahlung und Bewegungsbestrahlung keineswegs unentbehrlich. Sie sollten je nach Analyse der individuellen Tumorausbreitung und den individuellen geometrischen Gegebenheiten in eine optimierte Bestrahlungsplanung einfließen.

II. Strahlentherapie der zervikalen Lymphabflußwege

Wie bei allen Kopf-Hals-Malignomen, so müssen auch beim Nasopharynxtumor die regionären Lymphabflußgebiete in die Strahlentherapie mit einbezogen werden, gleichgültig ob Lymphknotenmetastasen manifest sind oder nicht. Dabei soll nicht übersehen werden, daß die Lymphknotenmetastasierung bei unbekanntem Primärtumor ein besonderes Problem der zervikalen Onkologie darstellt, weil sich selbst bei Einsatz neuerer Endoskopietechniken und Nutzung der Möglichkeiten großer Kliniken die Lokalisation des Primärtumors im tributären Gebiet vor den ersten therapeutischen Schritten nicht immer klären läßt.

Der hohe Anteil von Lymphknotenmetastasen (42% als Erstsymptom, 56% als Symptom zum Zeitpunkt der Diagnose) im eigenen Krankengut (Frommhold et al. 1979) unterstreicht die Notwendigkeit, die zervikalen Lymphabflußwege von vorn herein in ein kuratives Behandlungskonzept einzubinden.

Bei der chirurgischen Behandlung von Halslymphknotenmanifestationen mittels Neck dissection beim Nasopharynxmalignom ist zu beachten, daß im Gegensatz zu einigen anderen Primärtumoren im Kopf-Hals-Bereich, die ersten Lymphknotenstationen im Retropharyngeum nicht zu erfassen sind (Berger et al. 1971; Million 1972).

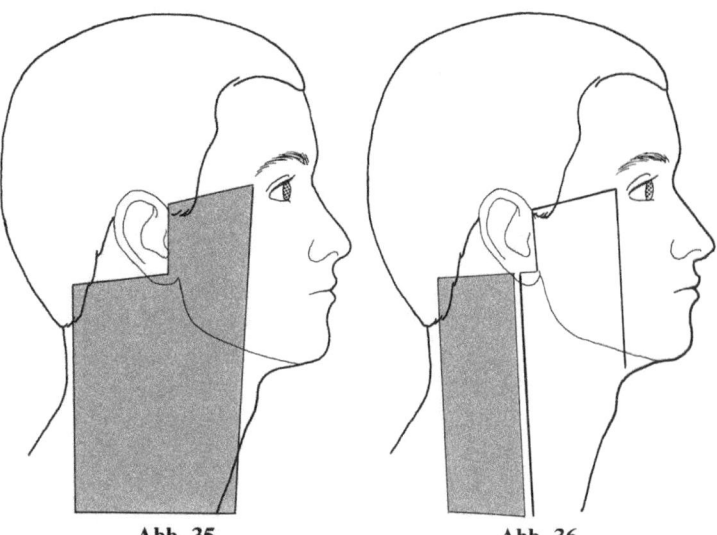

Abb. 35. Darstellung der Feldgrenzen für eine Bestrahlung des Primärtumors und der regionären Lymphabflußwege des Halses über eine seitlich opponierende Feldanordnung bis 25,0 Gy

Abb. 36. Darstellung der Feldgrenzen für eine Bestrahlung des Primärtumors und der regionären Lymphabflußwege des Halses über eine seitlich opponierende Feldanordnung und ein dorsales Elektronenfeld ab 25,0 Gy

Abb. 35   Abb. 36

Daher wird die Bestrahlung der homo- und kontralateralen Lymphknoten, selbst wenn keine zervikale Lymphadenopathie klinisch vorhanden ist, oder ein Zustand nach Neck dissection vorliegt, obligatorisch durchgeführt.

BERGER et al. (1971) beobachtete bei nur 1,7% der Patienten innerhalb des bestrahlten Halsbereiches ein Rezidiv, während sich bei Kranken, deren Hals nur teilbestrahlt wurde in 10% der Fälle Lymphknotenmetastasen in unbestrahlten Halsbereichen entwickelten.

1. Feldgrenzen und Feldanordnung

Das Zielvolumen für die zervikalen Lymphabflußwege sollte im oberen Halsanteil die retropharyngealen Lymphknoten voll umfassen. Daher muß die hintere Feldbegrenzung bei einer Bestrahlungsbehandlung mit seitlich opponierenden Feldern hinter den dorsalen Rand des Musculus sternocleidomastoideus geführt werden (Abb. 35). Das Bestrahlungsfeld braucht sich in die Submentalregion nur dann auszudehnen, wenn submaxilläre Lymphknotenmanifestationen vorhanden sind oder eine unzureichende Neck dissection erfolgt ist.

Im unteren Halsanteil ist unabhängig von der angewandten Bestrahlungstechnik die Larynxregion zu schützen (Anwendung von Bleisatelliten). Schließlich ist zu beachten, daß die inferioren jugularen Lymphknoten in medialer Position zur Jugularvene, welche im unteren Halsanteil paratracheal verläuft, liegen. Dieser Region sollte bei der Bestrahlungsplanung besondere Aufmerksamkeit geschenkt werden.

WIZENBERG et al. (1962) schlagen die gemeinsame Bestrahlung von Primärtumor und zervikalen Lymphabflußwegen über langgezogene, opponierende Strahleneintrittsfelder vor. Dabei ist jedoch zu berücksichtigen, daß auf Grund der wechselnden Oberflächenkontur die Dosisverteilung innerhalb des Gesamtvolumens inhomogen ist, was bei der entsprechenden Bestrahlungsplanung berücksichtigt werden muß. Bei Erreichen der Toleranzdosis des Rückenmarkes, welches zunächst voll im Bestrahlungsfeld liegt, muß eine Feldumstellung erfolgen. Es besteht die Möglichkeit, den hinteren Feldrand bei Feldverkleinerung mit dem vorderen Drittel der Halswirbelsäule abzuschließen und die nuchalen Lymphabflußgebiete mit einer Elektronenstrahlung angepaßter Energie zu belegen (Abb. 36).

FLETCHER und MILLION (1980) schlagen die Bestrahlung der Lymphabflußwege des Halses über antero-posterior opponierende Felder mit Bleiaussparung des Rückenmarkes und Larynxschutz vor. Bei dieser Feldanordnung konnten FELIX et al. (1972) durch Messungen am Alderson-Phantom eine optimale Schonung des Halsmarkes nachweisen. Im Zentrum

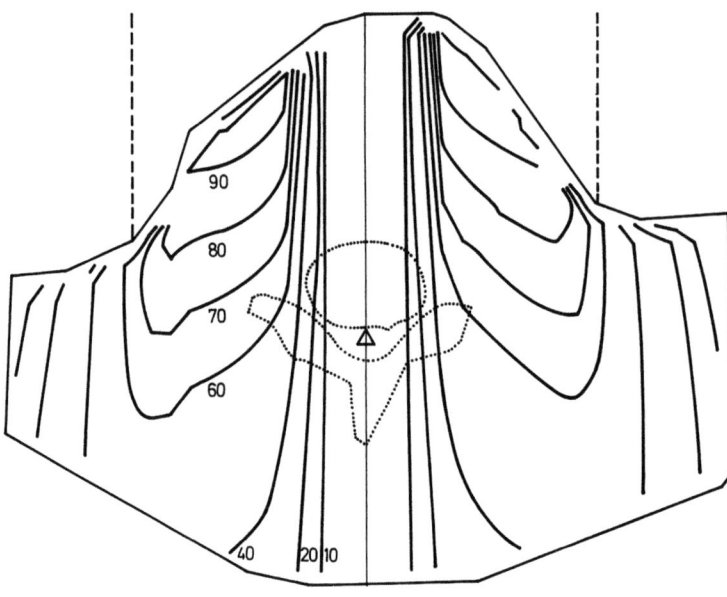

Abb. 37. Bestrahlung der Halslymphknoten mit Telekobalt, ventrales Stehfeld, Verwendung eines
Bleisatelliten zum Schutz des Rük-
kenmarkes

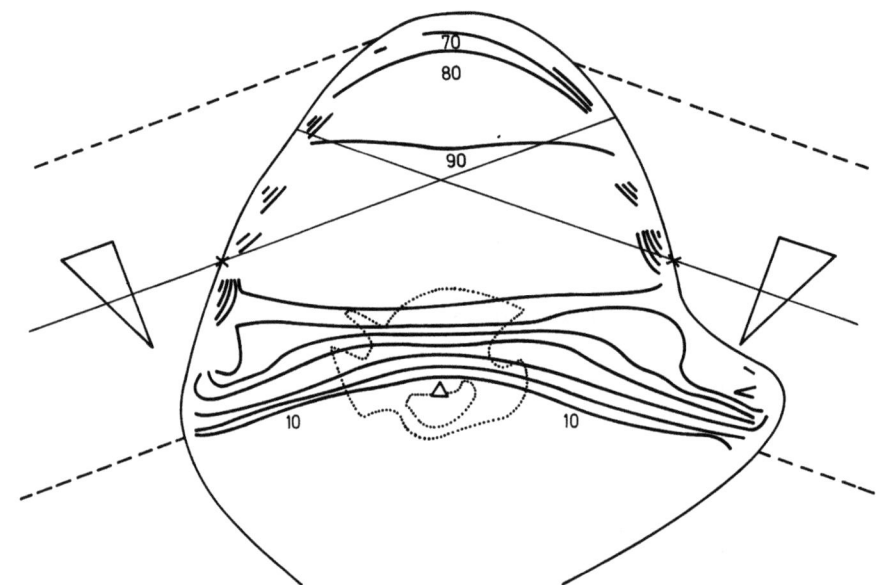

Abb. 38. Bestrahlung der Halslymphknoten mit Telekobalt, 20-Grad unterkippte Felder, Verwendung von
Bleikeilen

der zervikalen Rückenmarksanteile wurden nur 11% der applizierten Herddosis in den Halslymphknoten gemessen (Abb. 37).

Eine günstige Dosisverteilung entlang der zervikalen Lymphabflußbahnen ergibt sich
auch bei Anwendung seitlich unterkippter Halsfelder unter Verwendung von Bleikeilen. Bei
individueller Anpassung der Felder unter Verwendung computertomographischer Quer-
schnitte und eines Planungsrechners können die dorsalen zervikalen Lymphknoten bei gleichzeitigem Schutz des Rückenmarkes ebenso wie alle übrigen Lymphknotenstationen des Halses
mit einer genügend hohen Dosis belastet werden (Abb. 38).

2. Strahlenqualität und Strahlendosis

Die einzustrahlenden Herddosen richten sich in erster Linie nach der Geschwulsthistologie. Dabei sollte man allerdings berücksichtigen, daß der histologische Befund durchaus nicht in jedem Fall die Ansprechbarkeit des Tumors und seiner lymphogenen Metastasen auf ionisierende Strahlung voraussagen läßt. Die Effektivität einer radiologischen Behandlung hängt neben dem Ausmaß der bereits eingetretenen regionären Metastasierung auch von der Beschaffenheit der umgebenden Gewebe ab. Da es sich in der Mehrzahl der Nasopharynxmalignome um ausdifferenzierte Geschwulstzellen mit eingeschränkter Radiosensibilität handelt, müssen 60 Gy und mehr am Herd appliziert werden.

Wegen der besseren Ergebnisse setzt sich daher zunehmend bei differenzierten Tumoren ein kombiniertes chirurgisch strahlentherapeutisches Vorgehen durch. Nach Applikation von 30 Gy an den Halslymphknoten erfolgt die Neck dissection, anschließend wird die Dosis auf 40–50 Gy in Abhängigkeit vom Grad der vorgefundenen Metastasierung erhöht. Hierbei können Mischbestrahlungen von Kobalt-60 oder hochenergetischen Photonen und Elektronen (Boost-Therapie) angewandt werden (SCHERER u. RASSOW 1971). Die Grenzen der aufgezeigten Möglichkeiten werden bei fixierten zervikalen Lymphknotenmanifestationen erreicht, da es nach allen otorhinolaryngologischen Erfahrungen nicht möglich ist, inoperable Lymphknotenmetastasen nach Strahleneinwirkung kurativ operabel anzugehen. Ob in solchen Fällen eine Neutronenbestrahlung hilfreich ist (SCHMITT u. SCHERER 1979), muß randomisierten Studien vorbehalten bleiben.

N. Betrachtungen zur Standardnominaldosis bei der Strahlenbehandlung von Nasopharynxmalignomen

Die in der Literatur angegebenen Werte für die NSD liegt für die Nasopharynxregion zwischen 1600 und 1800 ret und für die zervikalen Lymphknoten zwischen 1600 und 1700 ret. Die angewandten Fraktionierungsrhythmen schwanken. Üblicherweise werden 60 Gy in ca.

Tabelle 16. Nominal-Standard-Dose einiger Organe. (Nach GABRIEL-JÜRGENS et al. 1976)

	Bestrahlung des ganzen Organs NSD (ret)	Bestrahlung einzelner Organteilvolumina NSD (ret)
Knorpel (reif)	1700	1800
Knorpel (wachsend)	550	
Knochen (reif)	1800	
Knochen (wachsend)	850	
Haut/Bindegewebe	1600	1900
Mundschleimhaut	1750	2000
Kapillaren	1750	
Speicheldrüsen	1550	
Schilddrüse	1400	
Hypophyse	1400	
Halsmark	1550	
Augenlinse	400	
Gehirn	1600	1800
Ohr	1750	

40 Tagen appliziert. Die wöchentlichen Fraktionen schwanken zwischen 2 und 5 Applikationen. Bei einer Gesamtwochendosis über 10 Gy kann eine Zunahme der Rate von Weichteilfibrosen beobachtet werden. Nach Neck dissection ist daher die Wochendosis auf 6–7 Gy zu erniedrigen.

Hohe Einzelfraktionen (z.B. 3–4 Gy) sind hinsichtlich des Zielgebietes zwar gut verträglich, wenn Mundhöhle, Glottis und Ösophagus adäquat geschützt werden, jedoch ist die hohe Einzelfraktion strahlenbiologisch umstritten (SCANLON 1980).

GABRIEL-JÜRGENS et al. (1976) und ABBATUCCI et al. (1976) haben NSD-Werte einiger Organe aufgelistet (Tabelle 16).

Diese NSD-Werte geben die Nominaldosis an, bei der bis zu 5% der Patienten innerhalb eines Beobachtungszeitraumes von 5 Jahren nach der Therapie, ernste, strahlenbedingte Komplikationen entwickelten.

Werden nur Teilvolumina eines Organes bestrahlt, so ist der NSD-Wert größer als bei der Bestrahlung des ganzen Organes.

I. Gefährdete Organe

1. Haut

Die Bestrahlung mit konventionellen Röntgenstrahlen führte früher zu heftigen Hautreaktionen. Exsudationen, welche später in chronische Strahlenfolgen wie Induration, Trockenheit der Haut, Dauerepilation und Teleangiektasien übergehen, gehören bei Anwendung hochenergetischer Strahlen zu den Seltenheiten. Während bei optimierten Bestrahlungsplänen und Verwendung ultraharter Bremsstrahlen heute fast keine Hautreaktionen sichtbar sind, führt die Verwendung von Telekobaltgammastrahlung gelegentlich zu Hautpigmentierungen, welche nach der Bestrahlungsserie folgenlos abheilen.

2. Mundschleimhaut

Die häufigsten Behandlungsnebenwirkungen sind Mundtrockenheit durch Alteration der Speicheldrüsen, Mukositis, Erythem und Soor.

Diese Beschwerden sind zwar für den Patienten unangenehm, stellen aber, verglichen mit der malignen Grunderkrankung eine tolerable Nebenwirkung dar. Durch eine entsprechende Therapie (Mundpflege mit Kamillosan-Spülungen, Anwendung von Gurgelöl, Bepanthen-Lutschtabletten, künstlicher Speichel) lassen sich die genannten Reaktionen in Grenzen halten. Häufig treten auch Geschmacksstörungen auf, welche über eine längere Zeit nach der Bestrahlungsbehandlung bestehen bleiben und einer erfolgsversprechenden Therapie schwer zugänglich sind.

3. Knochen und Zähne

Nach BEDWINEK et al. (1976) entwickelten sich in etwa 14% seines Krankengutes Osteoradionekrosen in der Mandibula. Dabei scheinen Tumorbefall des Knochens und Zahnextraktionen unmittelbar vor der Bestrahlungsbehandlung die Osteoradionekrosenbildung zu begünstigen. Ebenso ist die Kariesentwicklung nach Bestrahlung gesteigert. Deshalb sollte vor Beginn jeder Strahlenbehandlung im Bereiche des Gesichtsschädels rechtzeitig eine konservative Zahnsanierung und während der Strahlentherapie ein adäquater Schutz der Zähne mit Moulagen durchgeführt werden.

4. Ohren

Durch die strahlenbedingte Obstruktion der Tuba Eustachii mit aufgepfropfter sekretorischer Mittelohrenentzündung bei entsprechender Schalleitungsschwerhörigkeit, kann als Langzeitfolge ein Gehörverlust manifest werden. Auch Innenohrschädigungen nach Radiotherapie sind beschrieben worden.

5. Augen

Entgegen der allgemeinen Ansicht, daß bei Bestrahlungen im Augenbereich und Mitbelastung der Linse bereits ab einer Dosis von 0,7 Gy nach einer gewissen Latenzzeit eine Eintrübung zu beobachten sei, machten BRANDS und FRÖSSLER (1974) die Erfahrung, daß die Augenlinse eine Strahlendosis von 3–5 Gy gut toleriert. Die häufigsten Komplikationen sind Katarakt, Hornhautschäden und chronische Konjunktivitis. Äußerst selten werden Zentralvenenthrombose, Neuritis nervi optici und Glaukom beobachtet.

6. Parotis

Bei der Telekobalttherapie von Nasopharynxtumoren befindet sich die Parotis im Bereich des Dosismaximums. Damit ist ein großes Risiko einer radiogenen Schädigung gegeben. Es tritt eine Fibrose des Gangsystems, eine Abnahme des Parotisvolumens und eine Verminderung der Speichelsekretion ein. ENEROTH et al. (1971, 1972) konnten allerdings für die Parotis keine Schwellendosis erkennen, ab der die Schädigungsrate sichtbar ansteigt. Lediglich der Funktionszustand der Drüse vor der Bestrahlung läßt vielleicht eine Prognose über die individuelle Strahlenreaktion der Parotis zu.

7. Kiefergelenk

Bei ca. 10% strahlenbehandelter Patienten mit Nasopharynxmalignomen kann eine Fibrose des Kiefergelenkes und des M. pterygoideus auftreten. Oft ist ein Trismus die Folge.

8. Schilddrüse

Hypothyreoidismus kann als Bestrahlungsfolge durch die Behandlung der zervikalen Lymphabflußwege hervorgerufen werden (primärer Hypothyreoidismus, NSD der Schilddrüse = 14 Gy). Er äußert sich meist in einer latenten, seltener in einer leichten Hypothyreose. Dabei ist der Zeit zwischen der Strahlentherapie und der Manifestation einer erkennbaren Schilddrüsenfunktionsstörung große Bedeutung zuzumessen. Einen sicheren Nachweis von relativem wie absoluten Hormonmangel bietet die Bestimmung der TSH-Aktivität im Serum, welche bei Patienten, deren Schilddrüse während einer Bestrahlungsbehandlung mitbelastet wurde, durchgeführt werden sollte. Als Intervall geben DOPPELFELD et al. (1978) einen mittleren Beobachtungszeitraum von 2,5 Jahren, WUTTKE et al. (1980) von 4,3 Jahren und DABIR et al. (1978) von bis zu 25 Jahren an. Die Strahlenwirkung wird weniger als Einfluß auf die Hormonsynthese als auf die Reduplikationsfähigkeit der Schilddrüsenzellen bezogen. Zur Frage der therapeutischen Konsequenzen ist die Gabe von Schilddrüsenhormonen bei der manifesten Hypothyreose im Sinne einer Substitutionstherapie zweifelsfrei. Bei Behandlung eines Nasenrachentumors ist durch hocheingestellte kontralaterale Felder die hypothalamisch-hypophysäre Achse gefährdet (NSD = 14 Gy). Die Entwicklung eines sekundären Hypothyreoidismus ist denkbar und von ROSENTHAL und GOLDFINE (1976) beschrieben worden.

9. Hirn und Hirnanhang

Die Pathogenese von Radionekrosen im Gehirn und Rückenmark ist noch keineswegs aufgeklärt. Als mögliche Ursachen stehen Gefäßalterationen, immunologische und metabolische Faktoren zur Debatte. Die Myelopathie beschränkt sich vorwiegend auf die weiße Substanz. Asymmetrische Entmarkungen und Koagulationsnekrosen mit Chromatolyse der Vorderhornzellen sind seltener. Lymphozytenansammlungen um Gefäße, hyaline und fibröse Wandverdickungen, sowie gelegentlicher Verschluß von Gefäßen mit Fibrinthromben, subendothelialen Schaumzellen und hämorrhagischen Exsudationen weisen auf eine radiogene Gefäßläsion hin. Bei der Bestrahlungsbehandlung von Nasopharynxtumoren entwickeln sich radiogene Nekrosen des Gehirns vor allem im Bereich des Schläfenlappens. Die klinischen Erscheinungen treten nach einer Latenz von Monaten bis Jahren plötzlich und rasch progredient innerhalb weniger Wochen auf. Differentialdiagnostisch muß in jenen Fällen an eine Metastase oder ein Gliom gedacht werden.

Prädilektionsort dieser Nekrosen ist wiederum die weiße Substanz. Das histologische Bild vergleichen Okeda und Shibata (1973) mit dem der Foix-Alajouanineschen Krankheit, bei der eine venöse Stase als Ursache der Parenchymdegeneration angesehen wird. Nekrosen im Bereiche des Hypothalamus und der Hypophyse sind ebenfalls beschrieben.

O. Behandlungsergebnisse und Prognose bei der Strahlentherapie von Nasopharynxmalignomen

Gewöhnlich werden retrospektiv gewonnene Daten von Behandlungsergebnissen als Argumente für oder gegen eine bestimmte Therapiemodalität angeführt. Die Überlebenshäufigkeit 5 Jahre nach Therapie dient dabei in der Regel als Vergleichsgrundlage. Durch den damit scheinbar gegebenen Vergleich mit Ergebnissen anderer Behandlungszentren soll näherungsweise eine optimale Behandlungsmöglichkeit gefunden werden. Da aber die Patienten einer bestimmten Klinik keine Zufallsstichprobe darstellen (Sachs 1978) lassen sich Patientenkollektive verschiedener Krankenhäuser nur mangelhaft miteinander vergleichen. Das jeweils beobachtete Krankengut stellt eine nicht randomisierte Stichprobe eines unbekannten Gesamtkollektivs dar. Daher ist es nicht möglich, zuverlässige Schlüsse von dem Ergebnis der Untersuchungsreihe auf das Verhalten des Gesamtkollektivs zu ziehen. Lediglich für solche Patienten, welche in jener Klinik, in der die Ergebnisse gewonnen wurden, behandelt worden sind, kann man den Therapieerfolg näherungsweise beurteilen.

Die Prognose der Überlebenswahrscheinlichkeit beeinflußt ihrerseits wieder das Einzugsgebiet der Klinik. So könnte man aus vielen, zufällig gewählten Kliniken die Krankenblätter aller gleichbehandelten Patienten mit einem gleichartigen Tumor sammeln, daraus randomisierte Stichproben entnehmen und damit über das Einzugsgebiet einer Klinik hinaus eine Überlebensprognose stellen. Diese Vorbehalte müssen bei der Betrachtung und Beurteilung von Behandlungsergebnissen bedacht werden.

Bei retrospektiven klinischen Untersuchungsreihen ist es oft nicht möglich, die Information, ob ein Patient am Stichtag lebt, beizubringen. Der behandelte ist im Laufe der Zeit der Beobachtung entgangen.

Vergleichbare Schwierigkeiten tauchen bei Erfolgsaussagen über laufende Behandlungsverfahren auf. So ist bei einem Patienten nach der Therapie ein Zeitraum von beispielsweise 2 Jahren vergangen, gefragt ist aber die 3- bzw. 5-Jahres-Überlebensziffer.

Da man nicht weiß, ob der Patient in einem oder in drei Jahren noch leben wird, kann man ihn weder zu den Lebenden noch zu den Verstorbenen zählen. Man wird ihn also bei der Erstellung der Überlebenshäufigkeiten ab 2 Jahre nach der Therapie eliminieren müssen (PRIESCHING et al. 1970). Unterstellt man nämlich, diese nach PRIESCHING et al. (1970) „verlorenen Fälle" seien eine Zufallsstichprobe des behandelten Kollektivs, so würde durch ihr Weglassen die Überlebenshäufigkeit der Verbliebenen nicht von der Überlebenshäufigkeit des Gesamtkollektivs abweichen. Allerdings würde das betrachtete Patientenkollektiv mit der Zeit kleiner und die Vertrauensbereiche größer. LEIPNER und FROMMHOLD (1980) sowie LEIPNER et al. (1981) haben deshalb nach Möglichkeiten gesucht, Therapieergebnisse objektiv zu bewerten und zu diskutieren.

Um den Einfluß der Krebserkrankung auf die Lebenserwartung abzuschätzen, muß die „tatsächliche" Sterbenswahrscheinlichkeit der Krebskranken um deren „natürliche" Sterbenswahrscheinlichkeit vermindert werden.

Die „natürliche" Sterbenswahrscheinlichkeit ist alters- und geschlechtsabhängig. Sie liegt in Sterbetafeln vor. So streute das von LEIPNER (1980) beschriebene Patientenkollektiv mit einem Nasopharynxkarzinom über einen großen Bereich und mußte daher der Korrektur mit einer gemittelten „natürlichen" Sterbenswahrscheinlichkeit aller kurativ behandelten Patienten unterzogen werden.

Bei ca. 10% der Tumorerkrankten, die „tatsächlich" pro Jahr starben, konnten statistisch gesehen „natürliche" Todesursachen angenommen werden.

P. Behandlungserfolge – Vergleich mit Literaturangaben

Tabelle 17 und die Abb. 39 zeigen die relativen 3- bzw. 5-Jahres-Überlebensziffern nach Strahlenbehandlung eines Nasopharynxmalignoms des Patientenkollektivs von FROMMHOLD

Tabelle 17. Relative Überlebenshäufigkeiten 3 und 5 Jahre nach Strahlenbehandlung für Nasopharynxkarzinome und -sarkome (eigenes Krankengut)

	Überlebende in Prozent nach Jahren		50% der Patienten leben noch nach 4 Jahren
	3 Jahre	5 Jahre	
Alle Karzinome	63,2 (65,8)	46,5 (49,7)	4,53 (4,96)
Lymphoepitheliome	74,4 (77,4)	61,1 (65,2)	7,02 (8,11)
anaplastische Karzinome	73,1 (76,1)	59,4 (63,4)	6,65 (7,61)
Transitionalzellkarzinome	55,3 (57,5)	37,2 (39,8)	3,51 (3,76)
Plattenepithelkarzinome	47,4 (49,4)	28,9 (30,8)	2,79 (2,95)
T_1	75,8 (78,9)	63,1 (67,4)	7,52 (8,79)
T_{2+3}	71,8 (74,7)	57,6 (61,6)	6,28 (7,15)
T_4	42,1 (43,8)	23,6 (25,2)	2,40 (2,52)
N_0	81,3 (84,6)	70,8 (75,7)	10,04 (12,42)
N_1	54,0 (56,2)	35,8 (38,3)	3,38 (3,61)
N_{2+3}	49,9 (51,9)	31,4 (33,5)	2,99 (3,17)
Stadium I + II	74,6 (77,6)	61,4 (65,6)	7,09 (8,21)
Stadium III	63,9 (66,5)	47,4 (50,6)	4,64 (5,09)
Stadium IV	49,2 (51,2)	30,7 (32,8)	2,93 (3,11)
Alle Sarkome	63,4 (67,0)	46,7 (51,3)	4,56 (5,19)

Die Angaben in Klammern stellen die um die „natürliche" Sterbenswahrscheinlichkeit korrigierten Überlebensziffern dar.

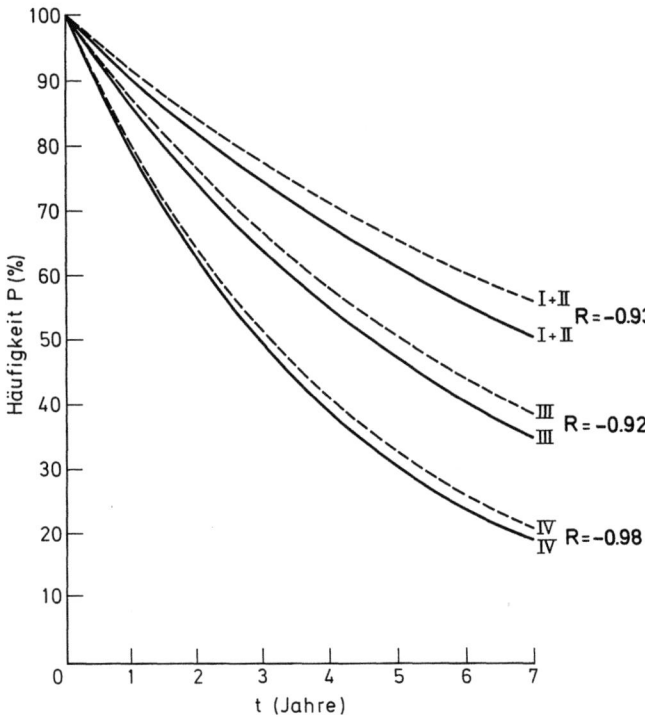

Abb. 39. Graphische Darstellung der relativen Überlebenshäufigkeiten 3 und 5 Jahre nach Strahlenbehandlung für Nasopharynxkarzinome, geordnet nach Tumorstadien (eigenes Krankengut). I + II: —— tatsächliche Überlebungshäufigkeit: $P(t) = 100 \cdot e^{-0,09770\,t}$, ----- korrigierte Überlebungshäufigkeit: $P(t) \cdot e^{-0,08445\,t}$; III: —— tatsächliche Überlebungshäufigkeit: $P(t) = 100 \cdot e^{-0,14947\,t}$, ----- korrigierte Überlebungshäufigkeit: $P(t) = 100 \cdot e^{-0,13622\,t}$; IV: —— tatsächliche Überlebungshäufigkeit: $P(t) = 100 \cdot e^{-0,23619\,t}$, ----- korrigierte Überlebungshäufigkeit: $P(t) = 100 \cdot e^{-0,22294\,t}$

Tabelle 18. 5-Jahres-Überlebensziffern von Patienten mit Nasopharynxkarzinom, Literaturzusammenstellung

Autor	%
VAETH (1960)	28
SCHMIDT (1962)	31
HARE et al. (1963)	58
LORING (1965)	29,5
SCANLON et al. (1967)	30
SHEED et al. (1967)	17,8
MEYER u. WANG (1971)	39
CREELY et al. (1973)	19
MOENCH u. PHILIPS (1973)	31
ALTH et al. (1976)	15,5
BOHORQUEZ (1976)	21
GLANZMANN et al. (1976)	30
URDANETA et al. (1976)	27
MOSS et al. (1979)	30
LEIPNER et al. (1981)	46,5

Tabelle 19. 5-Jahres-Überlebensziffern von Patienten mit Nasopharynxkarzinom, geordnet nach dem histologischen Erscheinungsbild, Literaturzusammenstellung

Autoren	Plattenepithel-karzinome (%)	Transitional-zellkarzinome (%)	Lympho-epitheliome (%)	Anaplastische Karzinome (%)
HARE u. CREWS (1963)	13	–	53	–
LORING (1965)	26	40	62	8,3
SCANLON (1967)	22	–	–	32
KÄRCHER et al. (1971)	–	–	50	–
WANG u. MEYER (1971)	30	48	44	35
BOHORQUEZ (1976)	6,8	–	–	18,5
FLETCHER u. MILLION (1976)	33–41	–	40–45	–
FERNANDEZ et al. (1976)	–	–	63	–
URDANETA et al. (1976)	10	–	43	–
MOSS et al. (1979)	30	–	43	–
FLETCHER u. MILLION (1980)	27,5	–	45	–
LEIPNER et al. (1981)	28,9	37,2	61,1	59,4

Tabelle 20. 5-Jahres-Überlebensziffern von Patienten mit Nasopharynxkarzinom und -sarkom in vergleichender Gegenüberstellung, Literaturzusammenstellung

5-Jahres-Überlebensziffern	Sarkome (%)	Karzinome (%)
LEDERMAN (1968)	22	19
FROMMHOLD u. GAUWERKY (1972)	27,3	24,6
BOHNDORF u. KAMSKI (1973)	38,1	34,8
LINDSTRÖM u. HALLEN (1975)	42	24
RICHTER u. BOHNDORF (1980)	23	33
LEIPNER et al. (1981)	46,7	46,5

et al. (1979) sowie LEIPNER et al. (1981). Es ergibt sich, daß die Prognose beim Lymphoepitheliom und beim anaplastischen Karzinom sehr viel günstiger eingeschätzt werden kann, als beim Transitionalzell- und Plattenepithelkarzinom. Diese Tatsache scheint mit den Beobachtungen von JAHNKE (1974) zu korrelieren.

Sind zervikale Lymphknoten nachweisbar, wird die Prognose sprungartig schlechter. Dabei kommt dem Außmaß der regionären Metastasierung eine untergeordnete Rolle zu. Auch zeigt sich eine deutliche Abnahme der Überlebensaussichten, sobald knöcherne Strukturen involviert sind. Man erkennt die umgekehrte Proportionalität zwischen dem Stadium der Krebserkrankung und der Prognose. In dem angeführten Krankengut sind die unterschiedlichen Prognosen allerdings statistisch nicht eindeutig zu sichern. Durch die Aufteilung des Patientengutes in Untergruppen entstehen so kleine Grundgesamtheiten, daß sich die 90%-Vertrauensbereiche überschneiden.

Die folgenden Tabellen zeigen Therapieergebnisse, welche in der einschlägigen Fachliteratur für die Bestrahlungsbehandlung von Nasopharynxmalignomen zu finden sind (Tabellen 18–20).

Die von den verschiedenen Autoren mitgeteilten Ergebnisse lassen, wenn auch mit dem oben beschriebenen Vorbehalt, die Aussage zu, daß gewisse Faktoren von Einfluß auf die Prognose sind.

I. Prognostische Faktoren

1. Histologie

Von den wichtigen histologischen Merkmalen hat das Plattenepithelkarzinom die schlechteste Prognose. Die mitgeteilten 5-Jahres-Überlebensziffern erreichen etwa durchschnittlich 30% (Chen u. Fletcher 1971; Glanzmann 1976; Moss et al. 1979; Frommhold et al. 1979; Fletcher u. Million 1980). Bei Tumoren lymphoepithelialen Ursprungs steigen die Ergebnisse auf 40–60% an (Glanzmann et al. 1976; Moss et al. 1979; Frommhold et al. 1979; Fletcher u. Million 1980).

Die 5-Jahres-Überlebensziffern der malignen Lymphome bedürfen einer differenzierten Betrachtung. Hier weichen die mitgeteilten Behandlungsergebnisse am stärksten voneinander ab, da die von den einzelnen Autoren angewandten Klassifikationsmerkmale große Unterschiede aufweisen. So kann z.B. nachträglich aus den Angaben der Literatur keine Einordnung der Non-Hodgkin-Lymphome in solche hoher oder niederer Malignität vorgenommen werden, da entsprechende Angaben fehlen.

Richter und Bohndorf (1980) geben eine 5-Jahres-Überlebensziffer von nur 23% an, während die korrigierte Überlebensziffer des Krankengutes von Leipner (1980) für 5 Jahre 47% beträgt. Ähnliche Angaben sind dem Untersuchungsgut von Chen und Fletcher (1971), Moss et al. (1979) sowie Fletcher und Million (1980) zu entnehmen.

2. Tumorgröße

Auch die Tumorgröße kann als wichtiger prognostischer Faktor gelten. Dabei bestehen wahrscheinlich keine erheblichen Unterschiede zwischen den Tumorgrößen T1–3, für die eine 5-Jahres-Überlebensziffer zwischen 40 und 60% in der Literatur mitgeteilt wird. Das Stadium T4, insbesondere mit Nachweis knöcherner Destruktionen oder neurologischer Symptomatik führt jedoch zu einem signifikanten Absinken der 5-Jahres-Heilungsergebnisse auf ca. 25% (Glanzmann et al. 1976; Moss et al. 1979, Leipner 1980; Shu-Chen 1980).

3. Lymphknotenbefall

Der zervikale Lymphknotenbefall beeinflußt in Abhängigkeit von seinem Ausmaß (einseitige Lymphadenopathie, bilaterale oder fixierte Lymphadenopathie) ebenfalls die Prognose. Die in der Literatur mitgeteilten 5-Jahres-Überlebensziffern sinken für die Tumorformel T1 N1 auf 30–40%, für die Tumorformel T1 N2/3 auf 20–25% ab, während die Heilungsergebnisse nach 5 Jahren bei Tumoren ohne Lymphknotenbefall zwischen 50 und 60% liegen (Alth et al. 1976; Moss et al. 1979; Frommhold et al. 1979; Shu-Chen 1980; Richter u. Bohndorf 1980; Sack 1981).

4. Alter und Geschlecht

Die Prognose des Nasopharynxmalignoms ist wahrscheinlich auch vom Alter und Geschlecht abhängig. Moss et al. (1979) weisen auf die besseren Heilungsergebnisse bei jungen Patienten hin, während Kranke, welche das 7. Überlebensjahrzehnt überschritten hatten, die schlechteste Prognose zeigten. Perez et al. (1969) sowie Meyer und Wang (1971) fanden innerhalb eines vergleichbaren Krankengutes eine schlechtere Prognose der Männer gegenüber Frauen.

Q. Rezidive

I. Lokalrezidive

Diese entwickeln sich bei etwa 20–30% der kurativ bestrahlten Patienten. Sie entstehen vorwiegend an der Schädelbasis, am Rachendach und im Bereich der Choanen (FLETCHER u. MILLION 1965; MEYER u. WANG 1971; FROMMHOLD u. GAUWERKY 1972; GLANZMANN et al. 1976; LEIPNER et al. 1981) (Abb. 40).

Dabei werden besonders häufig auch der retro- oder parapharyngeale Raum mitbetroffen. Durch sorgfältige diagnostische Klärung der Ausdehnung eines Lokalrezidivs, insbesondere unter Einsatz von Computertomographie und Filmtomographie (MOEDDER et al. 1978) kann durch eine erneute Bestrahlungsbehandlung mit unterschiedlichen Strahlenqualitäten (Bremsstrahlen, Elektronenstrahlung, Neutronenstrahlung, Mischstrahlung) der Patient in eine nochmalige, über Monate anhaltende Remission gebracht werden (ZUM WINKEL 1966; RICHTER u. BOHNDORF 1980; FRANKE 1980).

II. Lymphknotenrezidive

Sie treten in etwa 15% der kurativ strahlenbehandelten Patienten auf (FROMMHOLD u. GAUWERKY 1972; FROMMHOLD et al. 1979). Auch hier sollte daran gedacht werden, daß eine kombinierte chirurgisch radiotherapeutische Behandlung zu Langzeitremissionen führt.

Daraus ergibt sich, daß sowohl die vollkommene Erfassung der primären Tumorausdehnung bei Beginn der Strahlentherapie und die darauf ausgerichtete Bestrahlungsplanung unter Beachtung der oben aufgeführten Optimierungskriterien, als auch die konsequente Einbeziehung der tumorfreien Lymphknotenregionen in das kurative Behandlungskonzept eine entscheidende Rolle zur Verhinderung von lokalen oder regionären Rezidiven spielt.

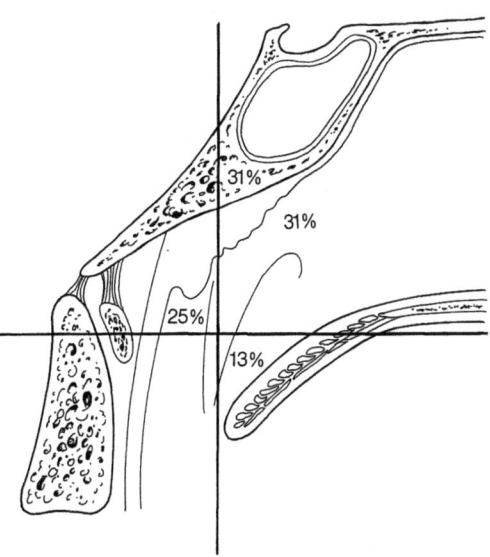

Abb. 40. Schematische Darstellung der Lokalisation von Rezidiven beim Nasopharynxkarzinom (eigenes Krankengut)

R. Kombinationsbehandlungen mit verschiedenen Zytostatika und ionisierenden Strahlen

Bei ausdifferenzierten Geschwülsten, insbesondere bei dem hohen Anteil von Plattenepithelkarzinomen im Bereich des Nasopharynx, haben die klassischen Therapieformen, wie Operation und Strahlentherapie auf Grund der verbesserten technischen Möglichkeiten wohl zu einer signifikanten Anhebung der 5-Jahres-Überlebensziffern geführt. Betrachtet man aber die mitgeteilten Heilungsergebnisse, so ist ein zufriedenstellender Erfolg nach wie vor ausgeblieben.

Demzufolge wird die Chemotherapie, welche lange Zeit nur als palliative Therapiemaßnahme galt, auch bei diesen Tumoren zusammen mit chirurgischen und radiologischen Maßnahmen in ein interdisziplinäres Therapiekonzept eingebunden (BECKER u. HAAS 1960; AMMON et al. 1972; KLEIN et al. 1977; BITTER u. BIER 1978; DIETZ u. WILHELM 1981; HELPAP et al. 1981; KOCH et al. 1981).

So hat sich vor allem bei der Behandlung von Karzinomen im Kopf-Hals-Bereich das Methotrexat als wirkungsvolle zytostatische Substanz erwiesen (KOCH et al. 1981). Bei intraarterieller Anwendung dieses Zytostatikums lassen sich in der Mehrzahl der Fälle Teilremissionen, besonders bei Tumoren höherer Tumorformel, erreichen. Diese Aussagen gelten sowohl für den Primärtumor als auch für die regionären Lymphknotenmetastasen (CARTER 1977).

Das Ziel einer intraarteriellen Chemotherapie mit Methotrexat besteht daher in der Reduktion der Tumormasse, um die Ausgangsposition für die Strahlentherapie zu verbessern.

In einigen Tumorzentren sind auch gezielte phasenspezifische Kombinationsbehandlungen mit Zytostatika und Strahlen durchgeführt worden, wobei vornehmlich Kombinationen von 5-FU oder Bleomycin mit nachfolgender Radiatio zur Anwendung gelangten (HELPAP u. STIENS 1974; WANNENMACHER et al. 1974; GANZER 1979; DIETZ u. WILHELM 1981). Dabei wurden die besten Erfolge erzielt, wenn diesen Kombinationsbehandlungen exakte zellkinetische Analysen vorausgegangen waren, denn nur auf der Grundlage dieser Aussagen über den Zellzyklus ist der phasenspezifische Einsatz von Zytostatika und Strahlen möglich (KOCH et al. 1975; HELPAP et al. 1977). Zunehmend werden aber auch Substanzen wie Vincristin und Cis-Platinum klinisch eingesetzt. Die Ergebnisse haben gezeigt, daß schnell proliferierende Gewebe mit hohen Wachstumsfraktionen auf eine Kombinationstherapie besser ansprechen als langsam proliferierende Zellsysteme. Eine ausreichende Vaskularisation der Tumoren bedingt eine gute Chemosensivität.

Allerdings zeigen die bisher mitgeteilten klinischen Daten, daß die primäre Erwartung einer deutlich verbesserten Langzeitprognose, die durch die Ergebnisse experimenteller Untersuchungen inauguriert wurde, sich nur zu einem geringen Teil erfüllt.

Trotzdem wird aber diese Therapiemodalität weiter in das klinische Behandlungskonzept eingebunden, obwohl nur für max. 10% der proliferierenden Teilpopulation eine synchronisationsbedingte Sensibilitätserhöhung zu erwarten ist (ESSER u. WANNENMACHER 1979).

Literatur

Abbatucci J-S, Quint R, Bloquel J, Roussel A, Urbaitel M (1976) Techniken der kurativen Telekobalttherapie. Enke, Stuttgart

Albrecht R (1959) Die Nasenrachentumoren und ihre Behandlung. Z Hals-, Nas- Ohrenheilkd 1975 (1959). 1. (Kongreßber)

Alth G, Kolbabek H, Brennig K, Schwerth J (1976) Bericht über 40 Jahre Strahlentherapie des Epipharynxcarcinoms. Strahlentherapie 151:399

Ammon J, zum Winkel K, Hermann HJ, Janssen B, Schmidt L, Günther W (1972) Grundlage, Technik und klinische Durchführung der synchronisierten Strahlentherapie. Strahlentherapie 144:625

Andrews JR (1965) Dose – time relationship in cancer radiotherapy. Am J Roentgenol 93:54

Arlen M, Wanebo H, Guerra O, Higinbotham N, Huvos A, Miller Th (1974) Osseous metastasis: Its relationship to primary carcinoma of the head and neck. Am J Surg 128:568

Aubaniac R, Porot J (1955) Radio-anatomie générale de la tête. Masson et Cie, Paris

Balbi M (1952) Contributo clinico-statistico allo studio delle metastasi a distanza del cancro dell' epifaringe. Radiologia (Roma) 8:149

Ballantyne AJ (1975) Late sequelae of radiation therapy in cancer of the head and neck with particular reference to the nasopharynx. Am J Surg 130:433

Beck K, Rapp H (1920) Über die Strahlenbehandlung der malignen Geschwülste der oberen Luft- und Speisewege. Arch Laryng Rhin (Berl) 33:159

Becker W, Haas E (1960) Hals-nasen-ohrenärztlicher Beitrag zur Chemotherapie maligner Tumoren. Fortschr Hals-Nas-Ohrenheilkd 6:126

Bedoya V, Betancur M (1981) Nasopharyngeal and adjacent neoplasms in medellin, colombia. Cancer campaign, vol 5, nasopharyngeal carcinoma. Fischer, Stuttgart New York

Beduhn D, Kuttig H, Zunter F, Fornusek A (1968) Bestrahlungsmethoden zur Behandlung von Epipharynxtumoren mit Kobalt 60-Gammastrahlen. In: Becker J, Gauwerky F (Hrsg) Tumoren der Mundhöhle, des Rachens und des Kehlkopfes. Urban & Schwarzenberg, München Berlin Wien, S 164

Bedwinek JM, Shukovsky LJ, Fletcher GH, Daley TE (1976) Osteonecrosis in patients treated with definitive radiotherapy of squamous cell carcinomas of the oral cavity and nasopharynx. Radiology 119:665

Berdal P, Poppe E (1962) Malignant tumors of the nasopharynx-preliminary results of treatment with high energy roentgen rays (31 MeV betatron). Acta Radiol 58:241

Berger G, Fletcher GH, Lindberg RD, Jesse RH (1971) Elective irradiation of the neck lymphatics for squamous cell carcinoma of the nasopharynx and oropharynx. Am J Roentgenol 111:66

Bertelsen K, Andersen AP, Elbrond O, Lund C (1975) Malignant Tumors of the nasopharynx. Acta Radiol (Ther) (Stockh) 14:177

Bertram G, Sesterhenn K, Wustrow F (1981) Clinical staging of nasopharyngeal carcinoma (NPC) at cologne university. Cancer campaign, vol 5. nasopharyngeal carcinoma. Fischer, Stuttgart New York

Bitter K, Bier J (1978) Pharmakokinetische Untersuchungen zur intraarteriellen Perfusion von zytostatischen Substanzen bei der Behandlung des Mundhöhlenkarzinoms. Dtsch Z Mund-Kiefer-Gesichts-Chir 2:81

Bloom SM (1961) Cancer of the nasopharynx, with special reference to the significance of histopathology. Laryngoscope 71:1207

Bohndorf W, Kamski W (1973) Tumoren des Nasopharynx: Ergebnisse nach Telekobalt. Strahlentherapie 146:377

Bohorquez JF (1976) Factors that modify the radioresponse of cancer of the nasopharynx. Am J Roentgenol 126:863

Brands T, Frössler H (1974) Bestrahlungen im Augenbereich. Klin Monatsbl Augenheilkd 164:340

Brown TM, Health CW, Lang RM, Lee SK, Whalley BW (1976) Nasopharyngeal cancer in Bermuda. Cancer 37:1464

Carter StK (1977) The chemotherapy of head and neck cancer. Semin Oncol 4:413

Chen KY, Fletcher GH (1971) Malignant tumors of the nasopharynx. Radiology 99:165

Choa G (1974) Nasopharyngeal cancer. J Laryngol Otol 88:145

Citelli S (1911) Über 10 Fälle von primären malignen Tumoren des Nasenrachens. Z Laryngol Rhinol 4:331

Creely JJ, Lyons GD, Trail ML (1973) Cancer of the nasopharynx: A review of 114 cases. South Med J 66:405

Dabir K, Löchel H, Glanzmann Ch, Horst W (1978) Schilddrüsenfunktion nach perkutaner Strahlentherapie im Halsbereich. In: Oeff K, Schmidt HAE (Hrsg) Nuklearmedizin und Biokybernetik. Mediko-Informationsdienste, Berlin

Dietz R, Wilhelm H-J (1981) Die zytostatisch-radiologische Kombinationstherapie fortgeschrittener maligner Tumoren im HNO-Bereich. Erfahrungen und Ergebnisse von über 100 Patienten. Laryng-Rhinol 60:85

Doppelfeld EW, Frik, Ebeling J (1978) Untersuchungen zur Hypothyreosehäufigkeit nach perkutaner Strahlentherapie im Halsbereich. In: Oeff K, Schmidt HEA (Hrsg) Nuklearmedizin und Biokybernetik. Mediko-Informationsdienste, Berlin, S 114

Eneroth CM, Henrikson CO, Jakobson PA (1971) The effect of irradiation in high dose on parotid glands. Acta Otolaryngol 71:349

Eneroth CM, Henrikson CO, Jakobson PA (1972) Pre-irradiation qualities of a parotid gland predicting the grad of functional disturbance by radiotherapy. Acta Otolaryngol 74:436

Escat E (1901) Traité médico-chirurgical des maladies du pharynx. G Carré et Naut, Paris

Esser E, Wannenmacher M (1979) Langzeitergebnisse der synchronisierten Radiotherapie bei inoperablen orofazialen Plattenepithelkarzinomen. Strahlentherapie (Sonderb) 75:120

Felix R, Zwicker H, Thurn P (1972) Zur Halsmarkbelastung bei perkutaner Bestrahlung der zervikalen Lymphknoten mit Kobalt-60-Teletherapie. Strahlentherapie 144:164

Fernandez CH, Cangier A, Saaman NA, Rivera R

(1976) Nasopharyngeal carcinoma in children. Cancer 37:2787

Ferreri G (1913) Tumori maligni delle fosse nasali e del epifaringe. 17. Internat Kongr Med Zbl laryng rhinol 29:577

Fletcher GH (1950) The planning of external irradiation in pelvic cancer. Am J Roentgenol 64:95

Fletcher GH, Million RR (1965) Malignant tumors of the nasopharynx. Am J Roentgenol 93:44

Fletcher GH, Million RR (1966) Malignant tumors of the nasopharynx. In: Fletcher GH (ed) Textbook of radiotherapy. Lea & Febiger, Philadelphia

Fletcher GH, Million RR (1980) Nasopharynx. In: Fletcher GH (ed) Textbook of Radiotherapy. Lea & Febiger, Philadelphia, p 364

Franke HD (1980) Two years of experience with fast neutrons (DT, 14 MeV) in clinical tumor therapy at Hamburg-Eppendorf. In: Progress in radiology-oncology, international symposium – Baden (Austria). Thieme, Stuttgart, p 8

Frommhold H, Gauwerky F (1972) Zur Strahlenbehandlung der Epipharynxtumoren. Strahlentherapie 144:509

Frommhold H, Leipner N, Herberhold C (1979) Zur Strahlentherapie des Nasopharynxkarzinoms – Behandlungsergebnisse und Optimierungskriterien. Strahlentherapie 155:441

Gabriel-Jürgens P, Gremmel H, Wendhausen H (1976) Die Entwicklung und Anwendung der Nominal Standard Dose für die Toleranzdosis des gesunden Gewebes in der Strahlentherapie. Strahlentherapie 151:99

Ganzer U (1979) Cell kinetic aspects of chemoradiotherapy in laryngeal and pharyngeal carcinomas. ORL 41:252

Gauwerky F (1978) Die begriffliche Basis der Strahlentherapieplanung; Bemerkungen zur Entscheidungslogik, ohne oder mit Computerunterstützung. Strahlentherapie 154:599

Gauwerky F, Adam K (1971) Die Rolle der Radiotherapie bei der Behandlung der malignen Nierentumoren Erwachsener. In: Hug O (Hrsg) Deutscher Röntgenkongreß 1970. Fortschr Röntgenstr Sdbd 1972. Strahlentherapie 142:629

Gauwerky F, Frommhold H (1973) Zur Strahlentherapie der Epipharynxtumoren, II. Mitteilung. Strahlentherapie 146:125

Geist RM, Portmann UV (1952) Primary malignant tumors of the nasopharynx. Am J Roentgenol 68:262

Glanzmann Ch, Aberle HG, Horst W (1976) Ergebnisse der Strahlentherapie von Nasopharynxkarzinomen. Strahlentherapie 152:310

Godtfredsen E (1940) Augensymptome bei malignen Rhinopharynxtumoren. Acta Ophthalmol (Kbh) 18:336

Godtfredsen E (1941) Neurologische Symptome bei malignen Rhinopharynxtumoren. Acta Psychiatr Scand 16:47

Godtfredsen E (1944) Ophthalmologic and neurologic symptoms of malignant nasopharyngeal tumors. Acta Otolaryngol [Suppl] (Stockh) 59

Grauthoff H, Barwig P, Frommhold H (1980) Rechnergestützte Bestrahlungsplanung mit Hilfe des Computertomographen. Strahlentherapie 156:345

Hare HF, Crews QE (1963) Nasopharyngeal tumors: three of five year survivals. Am J Roentgenol 89:35

Helpap B, Stiens R (1974) Die Bedeutung der Zellkinetik bei der Behandlung maligner Tumoren. Dtsch Med Wochenschr 99:1815

Helpap B, Herberhold C, Thelen M, Stiens R, Koch U (1977) Cell-kinetical analyses of squamous cell carcinomas of the oral region and the effect of a combined therapy of 5 fluorouracil and irradiation. A contribution to the discussion about tumorcellsynchronization. Strahlentherapie 153:775

Helpap B, Koch U, Straehler-Pohl H-J, Frommhold H (1981) Morphologische und zellkinetische Befunde an Plattenepithelkarzinomen des Oropharynx unter intraarterieller Methotrexat- und Strahlenbehandlung. Laryng Rhinol 60:77

Henle W, Henle G (1981) The Association of Epstein-Barr-Virus with nasopharyngeal carcinoma. Cancer campaign, vol 5, nasopharyngeal carcinoma. Fischer, Stuttgart New York

Henle W, Henle G, Ho HC, Burtin P, Chachin Y, Clifford P, De Schryver A, De Thé G, Diehl V, Klein G (1970) Antibodies to EB virus in nasopharyngeal carcinoma, other head and neck neoplasms and control groups. J Natl Cancer Inst 44:225

Herberhold C Klinik und Therapie der Nasopharynxkarzinome. Deutscher Röntgenkongreß Bonn, Mai 1978, S 52

Ho JHC (1970) The natural history and treatment of nasopharyngeal carcinoma. In: Clark RL, Cumley RW, McCay JE, Copeland M (eds) Proc X. Internatl Cancer Congr, vol 4. Yearbook med Publ Chicago, p 1

Hohlfelder H (1938) Die Röntgentiefentherapie. Thieme, Leipzig

Holthusen H (1932) Strahlentherapie in der Oto-Rhino-Laryngologie. Z Hals-, Nas- und Ohrenheilkd 31:1

Holthusen H, Braun G (1933) Grundlagen und Praxis der Röntgenstrahlendosierung. Thieme, Leipzig

Hoppe RT, Goffint DR, Bagshaw MA (1976) Carcinoma of Nasopharynx: Eighteen years experience with megavoltage radiation therapy. Cancer 37:2605

Jahnke V (1974) Elektronenmikroskopische Befunde am normalen menschlichen Nasenrachenepithel. Laryng Rhinol 53:290

Jung H (1974) Intravitale Lymphabflußuntersuchungen von Nasenrachendach beim Menschen. Laryng Rhinol 53:769

Kärcher KH (1970) Möglichkeiten und Grenzen der Hochenergietherapie bei Geschwülsten im HNO-Bereich. HNO 18:297

Klein HD, Lennartz KJ, Gross R, Eder M, Fischer R (1977) In vivo und in vitro Untersuchungen zur Zellkinetik und Synchronisation menschlicher Tumorzellen. Dtsch Med Wochenschr 97:774

Koch U, Herberhold C, Helpap B, Thelen M, Stiens R (1975) Klinisch-experimentelle Anmerkungen zur Synchronisationstherapie. Arch Ohren Nasen Kehlkopfhlkd 210:271

Koch U, Straehler-Pohl H-J, Helpap B, Frommhold H (1981) Intraarterielle Chemotherapie bei Karzinomen der oberen Speisewege. Laryng-Rhinol 60:71

Krueger GRF, Wustrow J (1981) Current histological classification of nasopharyngeal carcinoma (NPC) at cologne university. Cancer campaign, vol 5, nasopharyngeal carcinoma. Fischer, Stuttgart New York

Kup W, Lange D (1969) Zu den bösartigen Geschwülsten in der Hals-Nasen-Ohrenheilkunde. Arch Geschwulstforsch 34:62

Kuttig H, Wieland C (1966) Erfahrungen und Ergebnisse in der Telegammatherapie im Gesichtsschädel- und Halsbereich. Strahlentherapie (Sonderb) 62:44

Kuttig H, Oberheuser F, Weitzel G (1961) Geschwülste im Bereich des Kopfes und Halses. In: Becker J, Schubert G (Hrsg) Die Supervolttherapie. Thieme, Stuttgart, S 330

Lackner K, Gersing M, Barwig P, Frommhold H (1981) Bedeutung der Computertomographie für die Bestrahlungsplanung im Thoraxbereich. Strahlentherapie 157:157

Lederman M, Mould RF (1968) Radiation treatment of cancer of the pharynx: with special reference to telecobalt therapy. Br J Radiol 41:251

Leipner N (1980) Zur Strahlentherapie des Nasopharynxkarzinoms – Behandlungsergebnisse und Optimierungskriterien – Inaugural-Dissertation Bonn

Leipner N, Frommhold H (1980) Probleme der Bewertung von Behandlungsergebnissen bei Krebserkrankungen. Strahlentherapie 156:149

Leipner N, Barwig P, Frommhold H (1981) Karzinome des Nasenrachens. Klinische Aspekte – Behandlungsergebnisse – Optimierungskriterien. Laryng Rhinol 60:321

Lindström J, Hallen O (1975) Long-term treatment and prognosis of malignant tumors of the nasopharynx. ORL 37:103

Loring MF (1965) Malignant tumors of the nasopharynx. Am J Roentgenol 93:36

Marcial VA (1972) Split-course radiation therapy project. Cancer 29:1463

Marschik H (1914) Die Pathologie und Diagnostik der malignen Geschwülste der Nase und des Nasenrachenraumes mit Ausschluß der Nasenra-chenfibrome. XVII. Intern Med Kongr, London Passow-Schaefers Beitr 7:327

McCallum D (1974) Carcinoma of the nasopharynx. J Laryngol Otol 88:843

Meyer JE, Wang CC (1971) Carcinoma of the nasopharynx, factors influencing results of therapy. Radiology 100:485

Million RR (1972) Management of neck node metastases. JAMA 220:402

Million RR, Fletcher GH, Jesse RH (1963) Evalution of elective irradiation of neck for squamous cell carcinoma of nasopharynx, tonsillar fossa and base of tongue. Radiology 88:973

Moedder U, Rose KG, Friedmann G, Heuser L (1978) Zum Aussagewert von Computertomographie und Filmtomographie bei Prozessen des Gesichtsschädels und der Schädelbasis. Laryng Rhinol 57:305

Moedder U, Friedmann G, Tismer R, Heuser L, Rose KG (1979a) Comparison of computed tomography and conventional tomography of tumors located in the nasopharynx and paranasal sinuses. In: Gerhardt P, Kaick G van (eds) Total body computerized tomography. Thieme, Stuttgart

Moedder U, Friedmann G, Gode A, Rose KG (1979b) Computertomographie des Gesichtsschädels und des pharyngealen Raumes. Fortschr Röntgenstr 131:249

Moench HC, Philips TL (1973) Carcinoma of nasopharynx: Review of 146 patients with emphasis on radiation dose and time factors. South Med J 66:405

Moss WT, Brand WN, Battifora H (1979) Radiation oncology. Rationale, Technique, Results. Mosby, St Louis Toronto London, p 178

Nevo S, Meyer W, Altman M (1971) Carcinoma of nasopharynx in twins. Cancer 28:807

Okeda R, Shibata T (1973) Radiation encephalopathy – an autopsy case and some comments on the pathogenesis of delayed radionecrosis of central nervous system. Acta Path Jap 23:867

Old JL, Boyse EA, Oettgen HF, De Harven E, Geering G, Williamson B, Clifford P (1966) Precipitating antibody in human serum to an antigen present in cultured Burkitt's lymphoma cells. Proc Natl Acad Sci USA 56:1699

Oppikofer E (1913) Primäre maligne Geschwülste des Nasenrachenraumes. Arch Laryng Rhinol 27:526

Papavasiliou CG (1968) Intrathoracic spread of nasopharyngeal cancer. Cancer 21:940

Paterson R (1948) Treatment of malignant diseases by radium and X-rays. Arnold, London

Perez C, Ackermann LV, Mill WB, Ogura JH, Powers WE (1969) Cancer of nasopharynx, factors influencing prognosis. Cancer 24:1

Priesching A, Kaiser P, Kolb R (1970) Zum Beurteilungskriterium „Überlebenszeit" in der Tumortherapie – Untersuchungen zum Problem „verlorene Fälle". Wien Klin Wochenschr 82:117

Rao PB (1966) Malignant tumours of nasopharynx in Delhi. J Laryngol 80:151

Regaud C (1921) Discussion on paper. In: Reverchon L, Coutard H (eds). Bull Soc Franc Oto-Rhino-Laryng 34:209

Regaud C, Reverchon L (1921) Sur un cas d'épithélioma épithermoide développé dans le massif maxillaire supérieur étendu aux tégmentums de la face, aux cavités buccale, nasale et orbitaire, ainsi qu'aux ganglions du cou guéri par la curiethérapie. Rev Laryngol 42:369

Reverchon L, Coutard H (1921) Lymphoéitheliome de hypopharynx traité par la roentgenthérapie. Bull Soc Franc Oto-Rhino-Laryng 34:209

Richter E, Bohndorf W (1980) Behandlungsergebnisse bei Epipharynxtumoren unter besonderer Berücksichtigung des Metastasenproblems. Strahlentherapie 156:111

Rosenthal MB, Goldfine ID (1976) Primary and secondary thyroidism in nasopharyngeal carcinoma. JAMA 236:159

Sachs L (1978) Angewandte Statistik. Statistische Methoden und ihre Anwendungen. Springer, Berlin Heidelberg New York

Sack H (1981) Radiation therapy of nasopharyngeal cancer. Cancer campaign, vol 5, nasopharyngeal carcinoma. Fischer, Stuttgart New York

Scanlon PW, Rhodes RE, Woolner LB, Devine KP, McBean JD (1967) Cancer of nasopharynx: 142 patients treated in the 11 year period 1950–1960. Am J Roentgenol 99:313

Scanlon PW (1972) Split dose radiotherapy. JAMA 220:400

Scanlon PW (1980) Split dose radiotherapy: the original premise. Int J Radiat Oncol Biol Phys 6:527

Scheer KE, Schwab W, Ey W (1961) Indikation zur Supervoltbestrahlung und lokalisierten Isotopen-Therapie in der Rhino-Laryngologie. Med Welt S 363

Scherer E, Rassow J (1971) Methodische Grundlagen der perkutanen Strahlenbehandlung von Lymphknotenmetastasen am Hals. Strahlentherapie 141:523

Schmidt MC (1962) Cancer of nasopharynx. Radiology 78:751

Schmincke A (1921) Über lymphoepitheliale Geschwülste. Beitr Path Anat 58:161

Schmitt G, Scherer E (1979) Vorläufige Ergebnisse der Pilotphase der Neutronentherapie in Essen. Strahlentherapie 155:733

Schwab W (1975) Aktuelle Bemerkungen zur Anwendung des TNM-Systems im Kopf-Hals-Bereich. Laryng Rhinol 54:44

Sheed DP, Essen CF v, Eisenberg H (1967) Cancer of the nasopharynx in Connecticut 1935 through 1959. Cancer 20:508

Shu-Chen H (1980) Nasopharyngeal cancer: a review of 1605 patients treated radically with cobalt-60. Int J Radiat Oncol Biol Phys 6:401

Slanina J, Wannenmacher M, Mittermayer C, Allgeier G (1979) Zur Prognose der Epipharynxtumoren – Retrospektive Analyse von 151 Patienten des Freiburger Einzugsgebietes der Behandlungsjahre 1948 bis 1977. Strahlentherapie 155:529

Soucy G (1911) Contribution à l'étude des tumeurs malignes primitives du nasopharynx. Diss Algier

Takahashi S (1969) An atlas of axial transverse tomography and its clinical application. Springer, Berlin Heidelberg New York

Teoh TB (1967) Epidermoid carcinoma of the nasopharynx: a study of 124 necropsies. In: Muir CS, Shanmugaratnam K (eds) Cancer of the nasopharynx. UICC Monograph series, vol 1. Medical Examination Pub, New York, p 173

UICC Malignant tumours of the buccal cavity (including the lip), the pharynx and the larynx. Committee on clinical stage classifications and applied statistics 1963–1967

Urdaneta N, Fischer JJ, Vera R, Gutierrez E (1976) Cancer of nasopharynx: Review of 43 cases treated with supervoltage radiation therapy. Cancer 37:1707

Vaeth JM (1960) Nasopharyngeal malignant tumors: 82 consecutive patients treated in a period of twenty-two years. Radiology 74:364

Vaeth JM (1965) Adenocarcinoma of nasopharynx. Radiology 84:409

Wang CC (1974) Curative radiation therapy for carcinoma of the nasopharynx. Bull NY Acad Med 50:1001

Wang CC, Meyer JE (1971) Radiotherapeutic management of carcinoma of the nasopharynx: An analysis of 170 patients. Cancer 28:566

Wang CC, Little JB, Schulz MF (1962) Cancer of the nasopharynx. Cancer 15:921

Wannenmacher M (1980) Nasopharynx. In: Scherer E (Hrsg) Strahlentherapie. Springer, Berlin Heidelberg New York, p 456

Wannenmacher M, Esser E, Glupe J, Schumann J (1974) Klinische und experimentelle Untersuchungen zur Strahlenbehandlung inoperabler Tumoren nach Teilsynchronisation. Strahlentherapie 142:1

Waterhouse J (1976) Cancer incidences in five continents, vol 3. IARC Scientific Publications, no 15. International Agency for Research on Cancer, Lyon

Werth P (1973) Die bösartigen Geschwülste im HNO-Bereich: Inaugural-Dissertation, Aachen

Wieland C, Hymmen U, Scheurlen H (1972) Vergleich der klinischen Ergebnisse nach unterschiedlichen Bestrahlungsrhythmen mit Kobalt-60-Teletherapie von malignen Tumoren im Kopf-Hals-Bereich. Strahlentherapie 144:287

Winkel K zum (1966) Die Strahlentherapie der Tumoren des Gesichtsschädels. Arch Klin Exp Ohr-Nas und Kehlk-Heilkd 187:22

Wizenberg MJ, Bloedorn FG, Weiner S, Gracia J

(1962) Treatment of lymphnode metastases in head and neck cancer, a radiotherapeutic approach. Cancer 15:1455

Wuttke H, Grauthoff H, Braick HG, Frommhold H (1980) Zur Schilddrüsenfunktion nach perkutaner Strahlentherapie im Halsbereich. Strahlentherapie 156:524

Yeh S (1962) A histological classification of carcinomas of the nasopharynx with a critical review as to the existence of lymphoepitheliomas. Cancer 15:895

Yeh S, Cowdry EV (1954) Influence of malignant tumors in Chinese, especially in formosa. Cancer 7:425

Zange J (1957) Krebsgeschwülste des Nasenrachens. Muench Med Wochenschr 99:1936

Zehm S (1977) Geschwülste des Nasenrachens. In: Link R (Hrsg) Obere und untere Luftwege II. Thieme, Stuttgart, S 23.16

Zuppinger A (1944) Die Röntgenbehandlung der Pharynx- und Larynxtumoren. Strahlentherapie 74:392

Tumoren des Mesopharynx

Von

P.C. Veraguth

Mit 29 Abbildungen und 21 Tabellen

A. Einführung

Der Mesopharynx (Synonyma: Pars oralis pharyngis, Oropharynx, Buccopharynx) stellt die eigentliche Kreuzungsstelle der Luft- und Speisewege dar. Diesem kurzen Verbindungsstück des Pharynx kommt demnach eine große Bedeutung beim Schlucken und Sprechen sowie für den freien Durchgang der Atemluft zu. Es ergibt sich daraus, daß Tumoren des Mesopharynx je nach ihrer Lage und Größe einmal mehr die Schluckfunktion oder die Atmung beeinträchtigen. Ferner ist zu bedenken, daß der Hauptanteil des Waldeyerschen Rachenrings – mit den Tonsillen, den lymphatischen Seitensträngen und der Zungenbasis – im Mesopharynx liegt, weshalb die vom lymphatischen Gewebe ausgehenden Neoplasien gerade für den Mesopharynx wegen ihrer relativen Häufigkeit eine wichtige Rolle spielen.

In unmittelbarer Beziehung zum Mesopharynx stehen beidseits der parapharyngeale Raum sowie der retropharyngeale Raum. Die dort entstehenden Neubildungen können den Mesopharynx einengen oder gar infiltrieren, weshalb die parapharyngealen Tumoren ebenfalls hier in einem gesonderten Kapitel eine zusammenfassende Abhandlung erfahren sollen (s. F. II. 7). Die Therapie der Mesopharynxtumoren muß den vielseitigen funktionellen Aufgaben dieses wichtigen Pharynxabschnittes Rechnung tragen. Der operativen Behandlung sind deshalb gewisse Grenzen gesetzt, auch wenn ausgedehnte Resektionen von großen Tumoren mit nachfolgender plastischer Rekonstruktion neue Behandlungswege aufgezeigt haben. Demgegenüber war es seit jeher ein Anliegen der Strahlentherapie, bei bestmöglicher Tumorsterilisierung die Funktion des Mesopharynx möglichst wenig zu beeinträchtigen. Seit Einführung der Hochvolttherapie sind die Heilungsaussichten bei alleiniger Strahlentherapie sicher besser geworden, doch erfordert die lokale Sterilisierung ausgedehnter Karzinome eine gut aufeinander abgestimmte Anwendung von Chirurgie und Strahlentherapie, neuerdings auch von Chemotherapie, um bei der Behandlung der Mesopharynxtumoren einen Schritt weiter zu kommen. Die Leistungsfähigkeit neuerer strahlentherapeutischer Methoden, wie die Hoch-LET-Strahlen oder die neue Endocurietherapie kann noch nicht abschließend beurteilt werden, doch scheinen sich hier neue Wege für die Behandlung von bis jetzt schwierig beherrschbaren Mesopharynxtumoren anzubahnen.

Historisches. Die Mesopharynxtumoren wurden in den letzten Jahrzehnten nicht häufig zusammenfassend dargestellt. Zwar hat Zuppinger schon 1931 eine Monographie über die Pharynx- und Larynxtumoren herausgegeben, gestützt auf das Krankengut der Zürcher Klinik. Bedeutungsvoll ist das Werk von J. und L. Ducuing (1949), ferner die erschöpfende Darstellung von Ennuyer und Bataini über die Tumoren der Tonsillenloge und des Gaumens (1956). Muendnich hat die chirurgische Behandlung der Mesopharynxtumoren 1960 ausführlich beschrieben und wiederum im Handbuch der Hals-Nasen-Ohrenheilkunde von Berendes et al. (1963) dargestellt. Für den Strahlentherapeuten bedeutsam ist die Monographie von Fletcher und MacComb (1962), in der erstmals ein Überblick über die Vorteile der Hochvolttherapie gegenüber der Orthovolttherapie für Mundhöhlen- und Mesopharynxtumoren vermittelt wird.

Bei der interdisziplinären Diskussion am Deutschen Röntgenkongreß 1968 mit dem Hauptthema: „Tumoren der Mundhöhle, des Rachens und des Kehlkopfs" wurden die Mesopharynxtumoren praktisch nicht erwähnt (Becker u. Gauwerky).

B. Anatomie und Stadieneinteilung

Die *enoralen Grenzen* des Mesopharynx richten sich nur teilweise nach gut erkennbaren anatomischen Strukturen (Abb. 1), was die allgemein anerkannten Grenzlinien gegenüber den anstoßenden Gebieten anbetrifft; dies kann seine Bedeutung haben bei der Stadieneinteilung (s. weiter unten). Von der Mundhöhle wird der Mesopharynx durch die vorderen Gaumenbogen, das V linguale (Papillae circumvallatae) und am Dach durch die Grenzlinie zwischen hartem und weichem Gaumen abgegrenzt. Bei einer seitlichen Weichteilaufnahme geht die Grenze innerhalb der Zunge praktisch entlang einer lotrechten Ebene über dem vorderen Umfang des Hyoids. Die Einmündungsstelle des vorderen Gaumenbogens in die Zunge, der eigentliche Gaumenbogen-Zungenwinkel, bildet eine leicht auffindbare Abgrenzung des Mundbodens vom weiter dorsal verlaufenden Sulcus amygdaloglossus. Fletcher und seine Schule (1962) rechnen allerdings das Trigonum retromolare (= Plica pterygomandibularis) ebenfalls mit zur Tonsillengegend und damit zum Mesopharynx. Die Tumoren dieser Region haben jedoch ein anderes Ausbreitungsgebiet und eine oft schlechtere Prognose (Lederman 1956). Im „Manual for Staging of Cancer" (1978) des American Joint Committee (AJC) wird das Trigonum retromolare nicht zum Mesopharynx, sondern zur Mundhöhle gerechnet.

Gegen den Epipharynx erfolgt die Abgrenzung durch eine Projektionslinie des kranialen Abschnittes des hinteren Gaumenbogens, resp. auf einer Seitenaufnahme die Verlängerung des harten Gaumens auf die hintere Mesopharynxwand. Diese Grenzlinie liegt ungefähr auf Höhe von C1/C2, stimmt aber nicht mit dem Übergang des Flimmerepithels des Epipharynx zum mehrschichtigen Plattenepithel des Mesopharynx überein (von Moellendorff 1933).

Kaudalwärts liegt die Grenze gegen den Hypopharynx auf Höhe der Plica pharyngoepiglottica und einer zirkulären Linie entlang der Seiten- und Hinterwand. Diese Plica pharyngo-epiglottica, also ein nach beiden Seiten auslaufender Falt, begrenzt den untersten Abschnitt des Sulcus amygdaloglossus und wird durch die Membrana hyo-epiglottica gebildet. Medial davon liegen die Valleculae (Sulci glossoepiglottici), die ebenfalls zum Mesopharynx gehören, währenddem der freie Epiglottisrand zum äußeren Larynx gerechnet wird.

In der Tiefe bildet die erwähnte bindegewebige Aponeurose der Membrana hyo-epiglottica (franz. cloison de Poirier) den oberen Abschluß des Spatium hyo-thyreo-epiglotticum und somit eine anatomische Trennungsfläche zwischen Mesopharynx und Hypopharynx, resp. Larynx. Die Lymphbahnen oberhalb und unterhalb dieser Membran haben keine direkte Verbindung (Jacod 1955), was für die Tumorausbreitung sowie bei entzündlichen Prozessen von Bedeutung sein kann. Nach vorne zu hat diese Membran einen mehr oder weniger deutlich ausgebildeten Ausläufer in die Zungenbasis (Abb. 2).

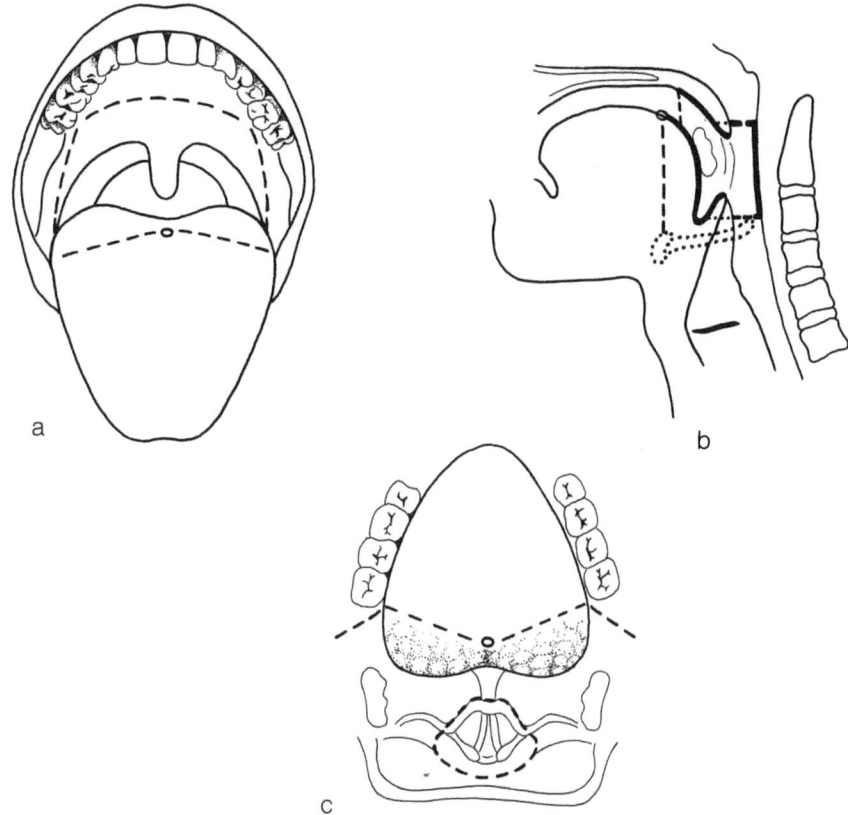

Abb. 1a–c. Enorale Grenzen des Mesopharynx (Schema). **a** Grenzen gegen die Mundhöhle: V linguale, Insertion des vorderen Gaumenbogens in die Zunge, aufsteigende Linie gegen den Übergang des harten zum weichen Gaumen. **b** Sagittalschnitt durch den Mesopharynx: projizierte Grenzen der Seiten- und Hinterwand gegen Epipharynx und Hypopharynx. **c** Aufsicht bei der direkten Laryngoskopie

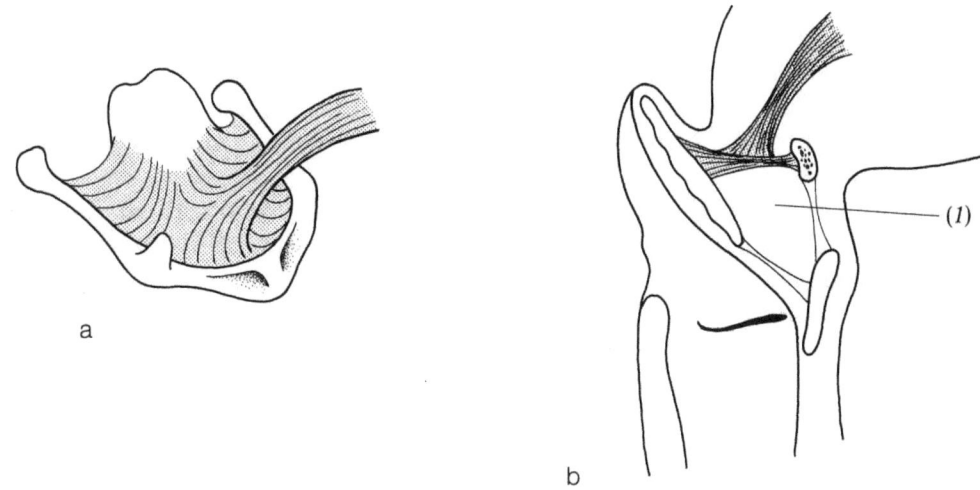

Abb. 2a, b. Schematische Darstellung der Membrana hyo-epiglottica (fr. cloison de POIRIER), nach JACOD (1955). **a** in der Aufsicht erkennt man die zwischen dem Os hyoideum und dem Mittelteil der Epiglottis sich ausspannende Aponeurose (Unterteilung der Epiglottis in den supra- und infrahyoidalen Abschnitt). Nach vorne setzt sich die Membran in ein medianes Bündel fort, das sich in der Zungenbasis verliert. **b** sagittaler Schnitt durch Larynx und hinteren Mesopharynx. Die Membrana hyo-epiglottica ist absichtlich hervorgehoben; sie bildet das Dach des Spatium hyo-thyreo-epiglotticum (*1*)

Die *Abschnitte des Mesopharynx* (CIM-O 146).[1]

Die heute anerkannte Unterteilung in verschiedene Abschnitte beruht auf den Empfehlungen der Kommission für die Ausarbeitung des TNM-Systems der UICC (1979). Im Manual for Staging of Cancer 1978 der AIC sind dieselben Abschnitte (engl. sites) aufgeführt.

Die 4 Abschnitte oder Wandungen des Mesopharynx:

1. *Vorderwand (= Regio glosso-epiglottica)*
1.1 Zungenbasis
1.2 Valleculae (Sulci glosso-epiglottici)
1.3 Vordere linguale Fläche der Epiglottis
2. *Seitenwand*
2.1 Tonsillen (146.0)
2.2 Tonsillenloge und Gaumenbögen (146.1,2)
2.3 Sulci amygdaloglossi (146.2)
3. *Hinterwand*
4. *Dach oder obere Wandung*
4.1 Unterfläche des weichen Gaumens (145.3)
4.2 Uvula (145.4)

Im weiteren gelten die allgemeinen Bestimmungen des TNM-Systems zur Festsetzung der Tumorgröße, resp. -ausdehnung für Karzinome, die inspektorisch und palpatorisch festgestellt werden können (s. Tabelle 1).

Tabelle 1. TNM-System zur Festsetzung der Größe und Ausbreitung des Primärtumors

T is	präinvasives Karzinom (carcinoma in situ)
T0	kein Primärtumor nachgewiesen
T1	Tumorausdehnung bis 2 cm im Durchmesser
T2	Tumor größer als 2 cm, aber nicht über 4 cm im Durchmesser
T3	Tumor in einem seiner Durchmesser größer als 4 cm
T4	Tumor greift auf den Knochen, die Muskulatur, die Haut, die Nasennebenhöhlen, den Hals usw. über

Die Stadieneinteilung für den Primärtumor berücksichtigt also nur die Masse des Tumors und nicht das Übergreifen auf andere Regionen oder auf die Gegenseite mit Überschreitung der Mittellinie. Vor allem das letztere Kriterium ist an und für sich zu bemängeln, da Tumoren mit Übergreifen über die Mittellinie eine zusätzliche Beziehung zum Lymphknotennetz der Gegenseite erhalten.

Weitere anatomische Einzelheiten der verschiedenen Regionen finden sich unter den einzelnen Kapiteln, s. Abschnitt F. Es sei daran erinnert, daß die TNM-Einteilung nur für epitheliale Tumoren Gültigkeit hat.

Für die *malignen Lymphome* (M. Hodgkin und Non-Hodgkin-Lymphome) gelten die Einteilungsprinzipien nach der Ann Arbor-Klassifikation (1972), wobei ein isolierter Befall eines Organs im Mesopharynx als extranodale Lokalisation gilt und mit dem Buchstaben E hinter dem Stadium bezeichnet wird. Die Größe des Tumors wird in diesem Fall nicht berücksichtigt (Tabelle 2).

Regionäres Lymphabflußgebiet der Mesopharynxtumoren

Sämtliche Regionen des Mesopharynx sind sehr reichlich mit einem unter sich verbundenen, stark verzweigten Lymphbahnennetz ausgestattet (Abb. 3). Dabei ist hervorzuheben, daß

---

[1] CIM-O = Classification Internationale des Maladies – Oncologie, Weltgesundheitsorganisation, 1976

Tabelle 2. Einteilung der Non-Hodgkin-Lymphome (NHL) nach der Ann-Arbor-Klassifikation (1972)

Stadium I	Befall einer einzigen Lymphknotenstation (I) oder eines extranodalen Organs oder Region (I$_E$)
Stadium II	Befall von 2 oder mehr Lymphknotenregionen (Anzahl ist anzugeben) auf derselben Seite des Zwerchfells (II) oder lokalisierter Befall eines extranodalen Organs oder Region und einer oder mehrerer Lymphknotenregionen auf derselben Seite des Diaphragmas (II$_E$)
Stadium III	Befall der Lymphknoten auf beiden Seiten des Diaphragmas (III), wobei auch ein umschriebener Befall eines extranodalen Organs oder Region möglich ist (III$_E$) oder bei Befall der Milz (III$_S$) oder beide Eventualitäten (III$_{E+S}$)
Stadium IV	Diffuser oder disseminierter Befall von einem oder von mehreren extralymphatischen Organen oder Regionen, mit oder ohne gleichzeitige Lymphknotenvergrößerung. Die Begründung, mit welcher ein Patient zum Stadium IV gehörig eingeteilt wird, muß ferner durch die folgenden Kennzeichen angegeben werden:

Lungen	PUL
Skelett, Knochen	OSS
Leber	HEP
Zentralnervensystem	BRA
Lymphknoten	LYM
Knochenmark	MAR
Pleura	PLE
Haut	SKI
Auge	EYE
andere	OTH

Ferner ist jedes Stadium in die Stratifikationen „A" und „B" unterteilt. B umfaßt die Allgemeinsymptome: a) unerklärlicher Gewichtsverlust von >10% während der letzten 6 Monate, b) unerklärliches Fieber über 38° C, c) Nachtschweiß. Pruritus für sich allein wird nicht als B-Zeichen gewertet

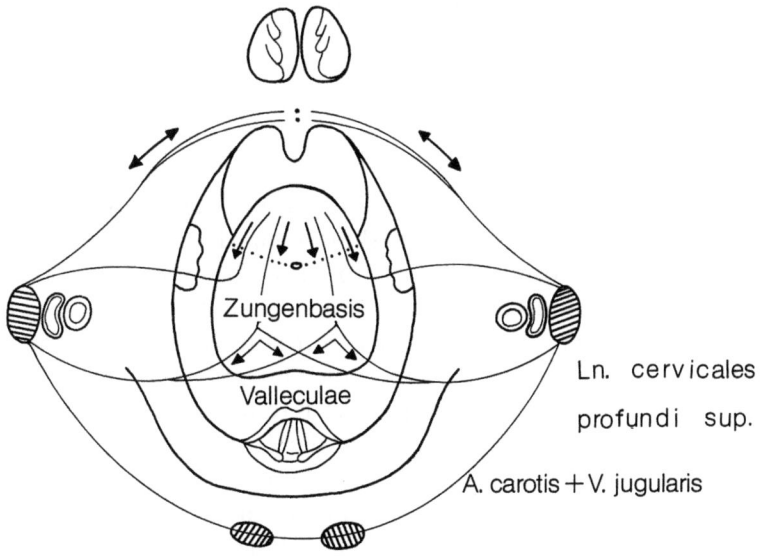

Abb. 3. Schematische Darstellung des Mesopharynx von dorsal her, mit eingezeichneten Lymphbahnen und ihren hauptsächlichen Verbindungen (in Anlehnung an DUCUING u. DUCUING 1949). Im vorderen Zungenabschnitt laufen die Lymphbahnen vorwiegend in sagittaler Richtung nach hinten und teilen sich in der Zungenbasis Y-förmig auf, um nach beiden Seiten abzufließen. Weitere arkadenförmige Verbindungen finden sich im weichen Gaumen sowie im Retropharyngealraum (über die retropharyngealen Ln.)

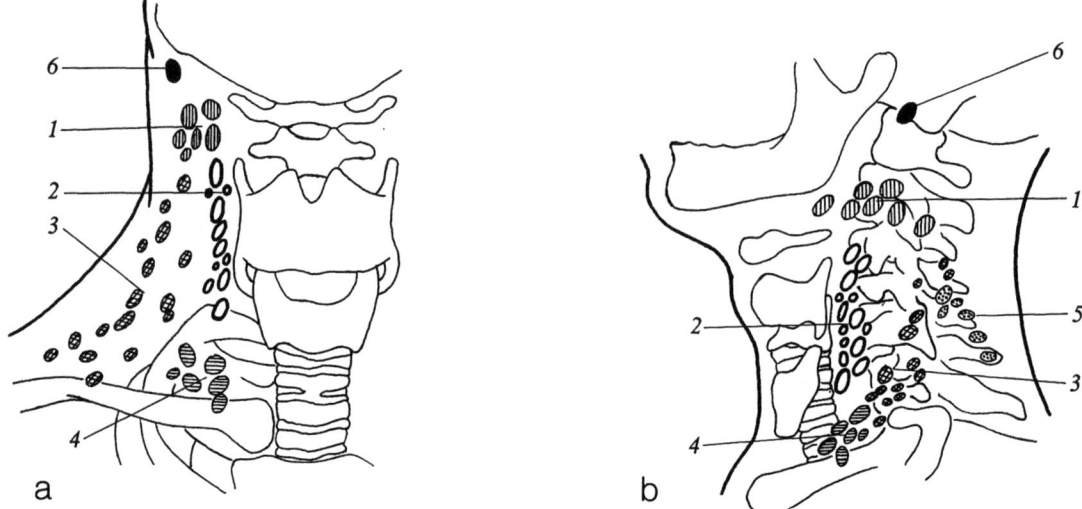

Abb. 4a, b. Diagramm der zervikalen Lymphknotenstationen bei der zervikalen Lymphographie, nach FISCH (1966) *1* Lymphknoten der Kreuzung (deren vorderer Anteil entspricht der subdigastrischen Unterkieferwinkeldrüse von KÜTTNER und MOST; Lnn. jugulares craniales, resp. cervicales profundi craniales); *2* Lymphknotenkette der V. jugularis interna; *3* Lymphknotenkette des N. accessorius; *4* supraklavikuläre Lymphknoten; *5* nuchale Lymphknoten; *6* retroaurikuläre Lymphknoten

in der Zungenbasis die Lymphbahnen in den dorsalen und kaudalen Abschnitten häufiger und größer werden und sich schließlich T-förmig nach beiden Seiten aufzweigen. Eine ähnliche bogenförmige Querverbindung der Lymphbahnen besteht im Gaumensegel sowie im retropharyngealen Raum, dort zusammen mit den retropharyngealen Lymphknoten (franz. ganglions de Gillette).

Alle diese Lymphbahnen fließen in die kraniale Gruppe der tiefen lateralen Halslymphknoten ab, deren wichtigster Knoten der dem M. biventer anliegende Kieferwinkellymphknoten von KÜTTNER und MOST darstellt. FISCH (1966) bezeichnet diese Lymphknotengruppe als „Lymphknoten der Kreuzung", in Anlehnung an die schon von ROUVIÈRE 1932 bezeichneten „Amas ganglionnaire de la jonction". Man findet in dieser etwa dreieckig angeordneten Lymphknotenregion der Kreuzung (junctional nodes) oft weit über 20 Lymphknoten, lymphographisch lassen sich im Durchschnitt dort 9 Lymphknoten darstellen (FISCH 1966). Diese Region ist annähernd dreieckförmig und lokalisiert sich zwischen die Mastoidspitze, das hintere Hyoidhorn und eine Verlängerungslinie vom Hyoid horizontal nach hinten bis etwa zum 3. Halswirbeldornfortsatz (Abb. 4). In diese kraniale Lymphknotengruppe der Kreuzung (Lnn. cervicales profundi) münden auch die benachbarten Lymphknoten der Kopf- und obersten Halsregion ein, so die okzipitalen, retroaurikulären, zur Parotis gehörenden und submandibulären Lymphknoten, ebenso die retropharyngealen und sublingualen Lymphknoten. Von der Lymphknotengruppe der Kreuzung aus breitet sich nach unten zu der Lymphabfluß gegen die Lymphknotenkette der V. jugularis interna und nach dorsal die Lymphknotenkette des N. accessorius aus. Beziehungen dieser Lymphknotenbahnen bestehen auch zu den oberflächlichen Halslymphknoten entlang den Ästen der V. jugularis anterior und V. jugularis externa. Diese zusätzlichen Verbindungswege spielen als vikariierende Lymphbahnen eine große Rolle, wenn durch Metastasenbefall, entzündliche Verödung, aber auch durch Operation und Bestrahlung die direkten Lymphbahnen wegfallen.

Stadieneinteilung der Lymphknoten: Nach den allgemeinen Einteilungsprinzipien im TNM-System werden die Lymphknoten nach den in Tabelle 3 aufgeführten Kriterien bezeichnet.

Tabelle 3. Stadieneinteilung der regionären Lymphknoten nach der TNM-Klassifikation der UICC

N0	keine Zeichen für regionären Lymphknotenbefall
N1	regionäre homolaterale Lymphknoten, frei beweglich
N2	regionärer Lymphknotenbefall kontralateral oder bilateral, beweglich
N3	regionärer Lymphknotenbefall, fixiert

Tabelle 4. Stadieneinteilung der regionären Lymphknoten nach dem „Manual for Staging of Cancer 1978 (AJC)"

N0	kein klinisch positiver Lymphknoten palpabel
N1	1 klinisch positiver homolateraler Lymphknoten von 3 cm oder weniger im Durchmesser
N2	1 klinisch positiver homolateraler Lymphknoten, größer als 3 cm, aber nicht über 6 cm im Durchmesser, oder mehrere klinisch positive homolaterale Lymphknoten, keiner davon größer als 6 cm im Durchmesser
N2a	1 einzelner klinisch positiver homolateraler Lymphknoten, größer als 3 cm, aber nicht über 6 cm im Durchmesser
N2b	mehrere klinisch positive homolaterale Lymphknoten, keiner größer als 6 cm im Durchmesser
N3	große (großer) homolaterale(r) Lymphknoten, bilaterale Lymphknoten oder kontralaterale (R) Lymphknoten
N3a	klinisch positiver homolateraler Lymphknoten, größer als 6 cm im Durchmesser
N3b	bilaterale, klinisch positive Lymphknoten, (in dieser Situation wird jede Halsseite separat erfaßt und eingeteilt; das bedeutet N3b: re N2a, li N1)
N3c	nur kontralateraler (R) klinisch positiver Lymphknoten

In der amerikanischen Literatur (FLETCHER 1980), übernommen von der AJC, werden für dieselben Abkürzungen N1–N3 mit entsprechenden Untergruppen andere Begriffe definiert, wobei hier die Größe sowie die Anzahl der befallenen Lymphknoten mitberücksichtigt werden. Dabei lautet die Einteilung wie in Tabelle 4 zusammengefaßt.

Nicht berücksichtigt bei dieser Einteilung ist die durch Feinnadelpunktion erbrachte zytologische Verifizierung der palpierten Lymphknoten. Diese sollte nach Möglichkeit in jedem Fall angestrebt werden, da ja erwiesenermaßen etwa 25% der palpierten Lymphknoten histologisch nur entzündliche Veränderungen und nicht einen metastatischen Befall aufweisen.

Zusätzlich zu dieser klinischen Einteilung wird bei operativer Entfernung der Lymphknoten die postoperative Klassifikation hinzukommen und je nach dem histologischen Befund bezeichnet mit:

pN0	=	kein Befall der regionären Lymphknoten nachweisbar
pN1, pN2, pN3	=	Befall der regionären Lymphknoten laut Definition in Tabelle 3
pN4	=	Befall der juxtaregionären Lymphknoten (würde für den Mesopharynx die retro- oder subklavikulären und infraklavikulären Lymphknoten sowie die oberen mediastinalen Lymphknoten bedeuten)

Nicht enthalten in dieser pathologisch-histologischen Einteilung ist das Vorhandensein eines mikroskopisch nachgewiesenen Kapseldurchbruchs der Lymphknotenmetastasen. Auf deren Bedeutung für das weitere therapeutische Vorgehen hat vor allem CACHIN (1975) hingewiesen (s. Kap. F. V).

Fernmetastasen bei Mesopharynxtumoren

Im Gegensatz zu den ausgesprochen häufig vorhandenen Lymphknotenmetastasen ist das Vorliegen von Fernmetastasen zum Zeitpunkt der Diagnosestellung relativ selten (in ca.

5%), selbst bei sehr ausgedehnten Primärtumoren (Berger u. Fletcher 1971). Eine Ausnahme bilden höchstens die lympho-epithelialen Tumoren, bei denen eine hämatogene Aussaat, meist zusammen mit Lymphknotenmetastasen, in rund einem Fünftel der Fälle gefunden wird, wenn danach gesucht wird. Bei den anderen histologischen Formen der Karzinome ist das Vorhandensein von Fernmetastasen ohne gleichzeitige Lymphknotenmetastasen eine große Seltenheit.

Im Hinblick auf die Stadieneinteilung müssen die Fernmetastasen in erster Linie in den Lungen und in der Leber gesucht werden, bei lympho-epithelialen Tumoren treten sie auch im Skelett auf, wenngleich oft asymptomatisch. Eine weitere, bei Pharynxtumoren gehäufte Metastasenlokalisation betrifft die serösen Höhlen, besonders die Pleura.

Anders liegen die Verhältnisse bei der Diagnosestellung eines *malignen Lymphoms,* vor allem bei den Non-Hodgkin-Lymphomen des Waldeyerschen Ringes. Hier hat es sich herausgestellt, daß die systematische Abklärungsuntersuchung nach dem Befall anderer Organe (fernab liegende Lymphknoten, Leber und Milz, Knochenmark, Mediastinum und Lungen) durchgeführt werden muß – insbesondere, wenn neben dem Mesopharynxbefall noch zervikale Lymphknoten nachgewiesen werden (s.S. 111). Nur auf diese Weise können die lokalisierten extranodalen Formen der malignen Lymphome von einer primären Systemerkrankung abgegrenzt werden.

C. Ätiologie, Epidemiologie

Wie für alle Karzinome der Mundhöhle und des Pharynx spielen auch für die epithelialen Mesopharynxtumoren die von außen zugeführten Reizsubstanzen eine herausragende Rolle, in erster Linie der Alkohol- und Tabakabusus. Es trifft dies auch für Patienten zu mit multiplen, sukzessiv auftretenden Primärtumoren im ORL-Gebiet und im Ösophagus (Cahan et al. 1976). Dies scheint vor allem für die Karzinome des weichen Gaumens zuzutreffen; entsprechende kontrollierte Erhebungen aus den USA (Rothman u. Keller 1972) weisen einen über 40% häufigeren Befall an Mesopharynxtumoren auf, wenn gleichzeitig Alkohol und Tabak in großem Maße konsumiert wurden. In Indien ergab eine Erhebung, daß bei Oropharynxkarzinomen in 84% der Fälle ein Tabakrauchen und -kauen vorbestanden hatte (Jayant et al. 1977), gegenüber 75% bei Mundhöhlenkarzinomen und 50% bei Ösophaguskarzinomen. Auch in den Philippinen (Basa et al. 1977) werden Mesopharynxkarzinome in den niedrigen Volksschichten viel häufiger angetroffen, was auf die besonderen Rauchgewohnheiten und das Tabakkauen dieser Bevölkerung zurückgeführt wird. In England und Wales ergab eine Erhebung, daß bei Textilarbeitern Mesopharynxkarzinome zusammen mit Mundhöhlenkarzinomen eine um 77% höhere Todesrate ausmachten, verglichen zur übrigen Bevölkerung (Moss u. Lee 1974). Die erhöhte Karzinomrate betraf vor allem Arbeiter, die Kunstfasern bearbeitet hatten.

Eindeutig belegte Fälle von radiogenen Tumoren im Mesopharynx nach frühkindlicher Entzündungsbestrahlung der Tonsillen oder von tuberkulösen Lymphknoten sind in der Literatur nicht mitgeteilt worden. Dagegen sind nach Röntgenbestrahlung für benigne Affektionen der Tonsillen oder des Epipharynx bei Kindern erhöhte Erkrankungsziffern an benignen und malignen Speicheldrüsentumoren (Schneider et al. 1977) und Schilddrüsentumoren (Schneider et al. 1980) bekannt geworden, mit einer Latenzzeit von 7–35 Jahren zwischen Strahlenexposition und Tumornachweis.

Zwei analoge Fälle eines gleichzeitig aufgetretenen follikulären Schilddrüsenkarzinoms und eines Speicheldrüsenmischtumors sind 20 resp. 25 Jahre nach Tonsillenbestrahlung mitgeteilt worden (Becker u. Economou 1975).

Anders liegen die Verhältnisse, wenn sich im Gebiet eines früher bestrahlten Malignoms ein Zweittumor im Mesopharynx entwickelt (s.S. 239).

Experimentell sind durch 1-Methyl-1-Nitroso-Urea (MNU) bei Affen in 5 von 13 Fällen Plattenepithel-Ca im Mesopharynx und/oder Ösophagus erzielt worden, wenn die Expositionsdosis während 5 Jahren 50 g MNU überschritt (ADAMSON et al. 1977).

SABIN u. TARRO (1973) haben mittels Komplementfixationstest unter 202 Tumorpatienten bei 7 fortgeschrittenen Karzinomen der Lippe und des Oropharynx einen positiven Befund für Herpes simplex Virus (HSV 1), nicht aber für Herpes vaginalis Virus (HSV 2) nachgewiesen. Diese Autoren leiten daraus ab, daß eine virale Ätiologie für diese Orpharynxtumoren ernsthaft in Erwägung gezogen werden müsse.

Für sich allein betrachtet ist die *Häufigkeit* der Mesopharynxkarzinome nicht oft untersucht worden, sondern epidemiologische Aufstellungen berücksichtigen meist die Tumoren der Mundhöhle und des Pharynx gemeinsam. Eine übersichtliche Darstellung findet sich bei WAGNER (1974). Ferner ergab eine Erhebung über 10 Jahre in Schweden eine relative Häufigkeit der Mundhöhlen- und Pharynxkarzinome bei Männern von 2,7%, bei Frauen von 1,1%, bezogen auf sämtliche registrierte Malignome (SODER 1973). Es bestehen aber anscheinend recht große geographische Unterschiede. In Indien sind die Oropharynxkarzinome nicht nur bei der erwachsenen Bevölkerung, sondern auch bei Jugendlichen unter 15 Jahren häufige Malignome (GROVER u. HARDAS 1972). Demgegenüber entfallen in Frankreich bei Jugendlichen mit Mesopharynxtumoren 1 Fall auf ein Karzinom und 10 Fälle auf Sarkome (maligne Lymphome und Weichteilsarkome) (DESPONDS 1972).

Ausgesprochen selten werden Mesopharynxkarzinome in Uganda angetroffen (TEMPLETON 1973). Im Staate Utah (USA) sind die Pharynx- und Larynxkarzinome im Vergleich zur übrigen Bevölkerung der Vereinigten Staaten um 43% weniger häufig, was auf die dort in der Mehrzahl lebenden Mormonen zurückgeführt wird, die aus religiöser Überzeugung weder Alkohol zu sich nehmen noch rauchen (SMART et al. 1974).

Häufigkeit der *Tonsillenkarzinome*. Erhebungen in der DDR haben eine jährliche Erkrankungsrate von 6,5 Tonsillenkarzinomen pro 1 Mio. Einwohner ergeben (KUP u. LANGE 1972). Unter sämtlichen Malignomen entfallen im Durchschnitt nur wenige Prozent auf die Karzinome der Tonsillenloge (Tonsille und Gaumenbögen): 1% (MATTICH 1944), 1,5–3% (DEL REGATO u. SPJUT 1977). Den höchsten Anteil machen sie an der Fondation Curie in Paris aus mit 5% (ENNUYER u. BATAINI 1956), doch muß berücksichtigt werden, daß in diesem Zentrum besonders viele Patienten mit HNO-Tumoren zusammenlaufen.

Häufigkeit der Karzinome des *weichen Gaumens* und der *Uvula*. Primär von dieser Region ausgehende Tumoren sind selten. Die Fondation Curie verzeichnete zwischen 1914 und 1942 90 Karzinome dieser Lokalisation auf insgesamt 10000 Tumoren; das ist eine etwa 5mal geringere Häufigkeit als die Tonsillenkarzinome. Im Hinblick auf die glandulären und muközen Tumoren werden der weiche und der harte Gaumen meist gemeinsam betrachtet (35% bei AHLBOM 1933, 25% bei MARTIN 1942, 15% bei ENNUYER u. BATAINI 1956). Für die glandulären Tumoren der Mundhöhle und des Pharynx ist der Gaumen die häufigste Lokalisation [50% von 46 Fällen (WATSON 1935), 56% von 76 Fällen (NEW u. HALBERG 1941)].

Häufigkeit der Karzinome der *Zungenbasis* und der *Valleculae*. Die hier auftretenden Karzinome werden epidemiologisch meist mit denjenigen der vorderen zwei Drittel der Zunge gemeinsam besprochen. Im mittleren Europa sind die Zungengrundkarzinome etwa halb so häufig wie die Tonsillenkarzinome, diejenigen der Vallecula noch seltener, wobei ja nur Frühstadien dieser Lokalisation von eigentlichen Zungengrundtumoren abgegrenzt werden können. Beim Mann sind die Zungenkarzinome allgemein etwa 2 bis 2,5mal so häufig wie bei der Frau, wobei auch hier gewisse geographische Unterschiede bestehen können. Wiederum in Indien sind die Zungenkarzinome (nicht speziell die Zungengrundkarzinome) außerordentlich häufig gegenüber dem Vorkommen in Europa oder in Amerika: 42% von rund 23000 Karzinomen im Mund- Nasen- Rachenraum (1941–1960) am Tata Memorial Hospital in Bombay entfielen auf Karzinome des Oropharynx! (PAYMASTER u. GANGADHARAN 1970) (Tabelle 5).

Tabelle 5. Relative Häufigkeit der Zungengrundtumoren bezogen auf die Gesamtzahl der Zungenkarzinome. Es bestehen recht große geographische Unterschiede, mit einer Häufung in den südlichen Ländern

Autor	Land	Fallzahl Zungen-karzinome	%-Anteil der Zungen-grundtumoren
Deckers u. Maisin (1961)	Belgien	340	15,5
Jacobsson (1948)	Schweden	277	16
Cenci u. Magri (1959)	Italien	275	25,1
Baud (1950)	Frankreich	1055	31,4
Martin und Martin (1956)	USA	120	33
Hohl (1960)	Schweiz	123	33
Wood (1959)	England	182	42
Marcial (1959)	Puerto Rico	439	60
Paymaster u. Gangadharan (1970)	Indien	700	74

D. Pathologie

I. Makroskopischer Aspekt

Der *makroskopische Aspekt* der Mesopharynxtumoren unterscheidet sich nicht wesentlich von den Tumoren der übrigen Pharynxregionen und der Mundhöhle. Die Mesopharynxkarzinome sind meistens zentral ulzeriert, es besteht aber immer ein Nebeneinander von infiltrativer Tumorausbreitung und proliferativen, z.T. exulzerierten Anteilen. Auffallend ist oft die Diskrepanz zwischen der inspektorisch sichtbaren und der palpatorisch nachweisbaren Tumorausbreitung. Baclesse (1960) hat bei der Diagnostik der Pharynxtumoren, im besonderen für die Zungengrundkarzinome, die 4 Haupttypen der makroskopischen Erscheinungsformen unterschieden und wegen ihrer unterschiedlichen prognostischen Bedeutung voneinander abgegrenzt (Abb. 5):
1. exophytisch wachsende Tumoren
2. exophytisch-ulzerierende Tumoren
3. infiltrierende Tumoren
4. nekrotisch unterminierende Karzinome (forme ulcéro-creusante).

Die Gruppen 3 und 4 haben eine sehr viel schlechtere Prognose als die Gruppen 1 und 2, sowohl für die chirurgische wie auch für die strahlentherapeutische Behandlung. Der grob morphologische Bau ist unabhängig vom histologischen Differenzierungsgrad der Karzinome und hängt wohl mehr mit den Vaskularisationsverhältnissen und den Reaktionen des Stromas zusammen.

Eine besondere makroskopische Erscheinungsform des Karzinoms findet man am weichen Gaumen, manchmal auch an den Gaumenbögen sowie im Mundboden, in Form einer rasenförmigen, wenig infiltrierenden Tumorausbreitung, von rötlich weißlichem Aspekt und meist nur leicht granulärer unregelmäßiger Oberfläche. Dazwischen können kleinere seichte Ulzerationen liegen. Dieses besondere Erscheinungsbild des Karzinoms wurde früher als *Küttnersches lupoides Karzinom* bezeichnet und entspricht in Wirklichkeit einem sich submukös ausbreitenden Karzinom mit erythro-leukoplakischen Epithelveränderungen im Sinne eines Morbus Bowen der Umgebung. Das Besondere an dieser Karzinomform ist die Ausbreitung der Tumorzellen in Regionen, die makroskopisch noch keine Veränderungen zeigen. Diese Form des Karzinoms vor allem im weichen Gaumen wird zu Beginn leicht mit entzündlichen Veränderungen verwechselt, da die sonst typische Induration des Tumorbezirkes fehlt (Abb. 6).

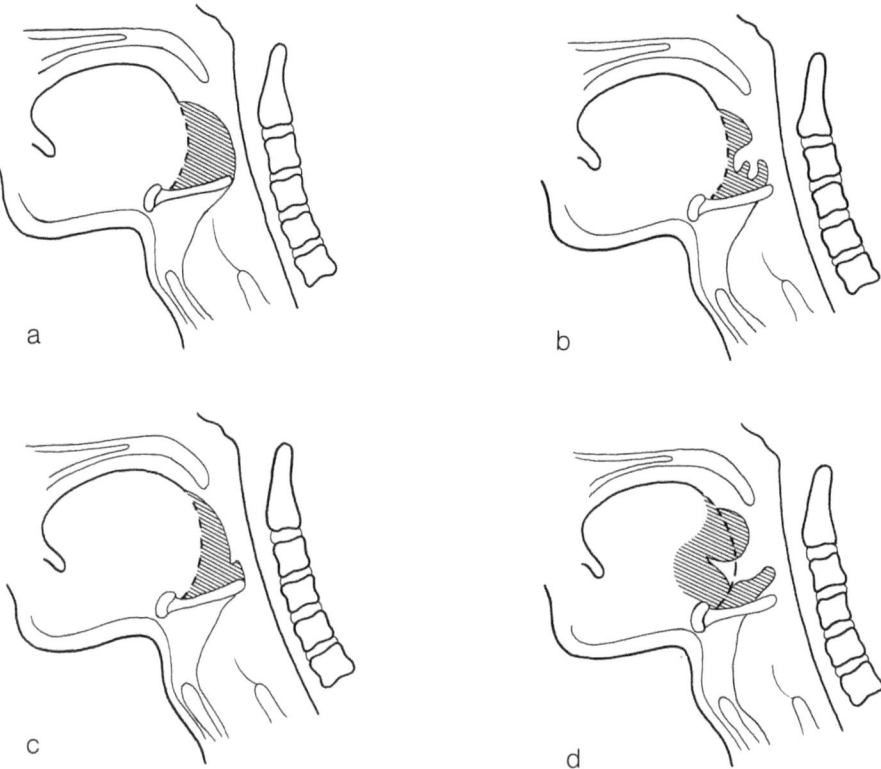

Abb. 5a–d. Die typischen 4 Erscheinungsformen der Mesopharynxtumoren am Beispiel der Zungengrund-Valleculakarzinome dargestellt (nach BACLESSE 1960). **a** Exophytisch wachsende Tumoren. **b** Exophytisch-ulzerierende Tumoren. **c** Infiltrierende Tumoren. **d** Nekrotisch-unterminierende Tumoren

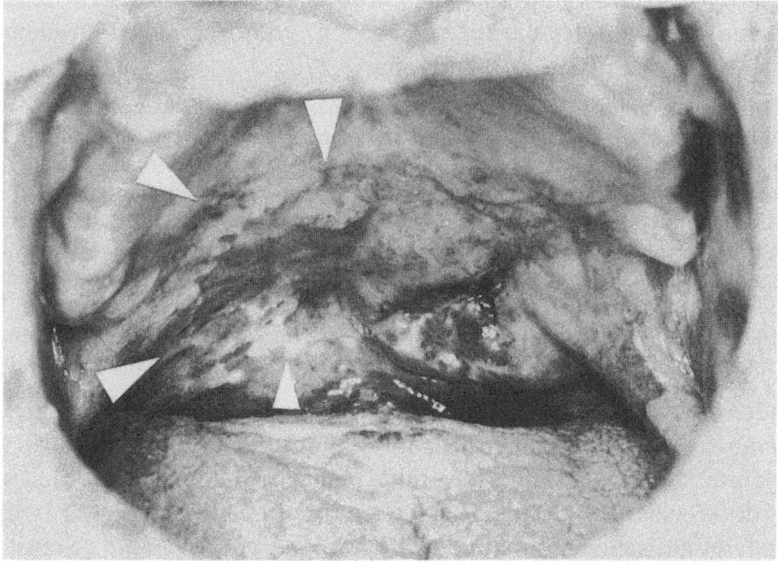

Abb. 6. Rasenförmige Erythroleukoplaie der rechten Gaumenhälfte, sog. Küttnersches lupoïdes Karzinom, in der Umgebung eines ulzerierten exophytischen Tumors im Gaumensegel links (Histologie: wenig bis mäßig differenziertes, z.T. verhornendes Plattenepithelkarzinom). Tumorstadium T2 N1 M0. Symptomfreiheit 4 Jahre nach alleiniger perkutaner Strahlentherapie (6600 cGy/Herd in 54 Tagen. Elektronen 30 MeV)

Tabelle 6. Relative Häufigkeit des histologischen Baus der Mesopharynxkarzinome nach Tumorlokalisation und Differenzierungsgrad

A. Plattenepithelkarzinom	B. Lymphoepitheliale Tumoren
– differenziert, verhornend	C. Adenokarzinome
– mäßig differenziert, nicht verhornend	– adenozystisches Karzinom (Zylindrom)
– undifferenziert, anaplastisch	D. Mischtumoren
	E. Primäre Melanome

Lokalisation	Plattenepithel-Ca		Lympho-epitheliale Tumoren	Adenokarzinome
	differenziert	undifferenziert		
Tonsillen	75,3–94,3%		3,5–15%	1–5%
Sulcus amygdalo-glossus	100% (2/3 differenzierte verhornende)		–	–
Zungenbasis	85–90%			vereinzelt
weicher Gaumen	70% 75%	5%		25%
Seiten- und Hinterwand	90–100% (mehrheitlich verhornend)		0–10%	

II. Histologischer Bau der Mesopharynxtumoren

Je nach der Mesopharynxregion trifft man eine unterschiedliche Häufigkeit von Plattenepithelkarzinomen, Adenokarzinomen und besonderen epithelialen Tumoren an (Tabelle 6). Plattenepithelkarzinome sind mit 75–90% der Fälle überall vorherrschend. Bei den Tonsillen- und Zungengrundkarzinomen sind es in rund zwei Drittel der Fälle die wenig differenzierten bis undifferenzierten Formen, während am Gaumen und an der Pharynxhinterwand, aber auch im Sulcus amygdaloglossus die differenzierten, verhornenden Plattenepithelkarzinome viel häufiger, ca. in 60% der Fälle, vorkommen.

Die frühere Unterscheidung der Plattenepithelkarzinome in einem „Schleimhauttyp" (type des muqueuses), mit Vorherrschen der basalen Zellelemente, und in einen „Hauttyp" (type cutané) mit stachelzellartigen, parakeratotischen Zellen (Duval u. Lacassagne 1922) wird heute nicht mehr gebraucht. Ebenso wenig sollte der Terminus „Basalzellkarzinom" für die wenig differenzierten Plattenepithelkarzinome gebraucht werden, um ein Mißverständnis mit den Hauttumoren zu vermeiden. Früher als solche bezeichnete Pharynxtumoren entsprechen undifferenzierten Plattenepithelkarzinomen. Auch die früher verwendete Bezeichnung „transitional cell carcinoma" (New u. Childrey 1931) entspricht einer sehr undifferenzierten Form des Plattenepithelkarzinoms und sollte zur Vermeidung von Verwechslungen nur für das vom Urothel der ableitenden Harnwege ausgehende Karzinom verwendet werden. Früher wurden diese Tumoren speziell hervorgehoben, da ihnen eine besondere Strahlensensibilität zugesprochen wurde (Berven 1959).

Eine besondere Untergruppe der Plattenepithelkarzinome stellen dagegen die *lymphoepithelialen Tumoren* dar (Schmincke-Regaud-Tumoren). Bei ihnen wurde auch schon in den Zwanzigerjahren die gute Strahlensensibilität hervorgehoben. Es handelt sich dabei ebenfalls um wenig differenzierte Plattenepithelkarzinome, mit ausgeprägten lymphatischen Zonen, wobei die lymphatischen Elemente nicht maligne entartet sind. Somit liegt nicht ein Kollisionstumor im Sinne eines Karzino-Sarkoms vor, sondern die Vermengung von epithelialen, maligne entarteten Elementen mit lymphatischem Gewebe entspricht dem Ursprungsort dieser Tumoren und kommt in erster Linie in Regionen des Waldeyerschen Ringes, wie in der Tonsille und im Epipharynx vor. Diese Tumoren können in den Tonsillen beidseitig auftreten (GILBERT 1974), deshalb soll bei unklaren Schwellungen der Tonsillen beidseits biopsiert werden. Metastasen aus den lymphoepithelialen Tumoren können dieses gemischte Zellbild beibehalten, oder die Metastasen können nur als epitheliale Tumoren auftreten.

STRAM (1972) leitet diese Tumoren vom wenig differenzierten Epithel der Tonsillenkrypten ab, das keine Basalmembran oder Desmosomen aufweist und die Durchwanderung von Lymphozyten erlaubt.

Lymphoepitheliale Tumoren sind in einer Statistik den Karzinomen zuzurechnen, werden aber wegen ihres besonderen klinischen Verhaltens (rasche Progredienz, Häufigkeit der Fernmetastasen) separat aufgeführt (MICHEAU 1975).

Glanduläre Tumoren, die von den submukösen Speicheldrüsen ausgehen, sind vor allem im weichen Gaumen anzutreffen, machen für diese Lokalisation ca. 25% sämtlicher Tumoren aus. Wie bei den großen Speicheldrüsen kann es sich um gutartige Adenome handeln, um Mischtumoren oder um adenozystische Karzinome (Zylindrome), oder aber dann um mehr oder weniger differenzierte Adenokarzinome. Mukoepidermoide Karzinome sind typischerweise am Übergang zwischen weichem und hartem Gaumen anzutreffen. Alle diese Adenokarzinome bilden zunächst eine mehr oder weniger seichte Vorwölbung und ulzerieren erst sekundär. Ihr Wachstum ist meist recht langsam, und die wirkliche tumoröse Natur wird deshalb oft verkannt.

Eine weitere wichtige Gruppe stellen die *malignen Lymphome* dieser Lokalisation dar. Während die Nicht-Hodgkin-Lymphome (früher Lympho-Sa oder Reticulo-Sa) im Bereich des Oropharynx und im speziellen in den Tonsillenlogen relativ häufig sind, ist das Vorkommen eines Morbus Hodgkin mit Lokalisation im Waldeyerschen Ring eine große Seltenheit (JACKSON u. PARKER 1947, KAPLAN 1972). Die malignen Lymphome treten meist in Form einer großen, das Pharynxlumen stark verlegenden Tumorbildung in Erscheinung, manchmal rötlich oder violett durchscheinend, wobei auch hier die Ulzeration erst spät oder im Anschluß an die Biopsie auftritt. Sind diese Tumoren einmal exulzeriert, so lassen sie sich makroskopisch kaum mehr von einem Karzinom unterscheiden. Ihre Stadieneinteilung erfolgt entsprechend der Ann Arbor-Nomenklatur (Tabelle 2).

Nicht selten aber erfolgt der Befall der Tonsillen oder einer anderen Mesopharynxregion im Rahmen eines systematischen Befalls des Non-Hodgkin-Lymphoms, vor allem wenn gleichzeitig auch noch zervikale Lymphknoten vorliegen.

Eine besondere Untergruppe innerhalb der malignen Lymphome stellt das von LENNERT und MESTDAGH (1968) beschriebene Lymphom mit „hohem Gehalt an epitheloiden Histiozyten" dar, in der Literatur meist als „LENNERT-Lymphom" bezeichnet. Hier handelt es sich um eine seltene Lymphomform, die zuerst dem Morbus Hodgkin, von LENNERT et al. (1975) selbst aber später den Non-Hodgkin-Lymphomen zugeordnet und als T-Zell-Analogon zur angioimmunoblastischen Lymphadenopathie angesehen wird (KLEIN et al. 1977; PALUTKE et al. 1978). Eine genaue histologische Beschreibung des LENNERT-Lymphoms sowie seine Abgrenzung gegen andere lymphatische Reaktionen gibt BATSAKIS (1979). In der Klinik trifft man diese spezielle Lymphomform meist bei älteren Personen an und der Befall der Tonsillen sowie der zervikalen Lymphknoten ist relativ häufig (BURKE u. BUTLER 1976). Demgegenüber verzeichnen KIM et al. (1978) aber bei 19 Patienten nur einmal den Befall des Waldeyerschen Rings.

Den Non-Hodgkin-Lymphomen nahestehend sind die *leukämischen Infiltrate* dieser Gegend (LOEBE 1976), die zu einer meist diffusen und beidseitigen Auftreibung der Tonsillen und des Zungengrundes führen können. Ähnlich ist das Erscheinungsbild des seltenen *extramedullären Plasmozytoms,* insbesondere im Zungengrund. Morphologisch handelt es sich dabei nach eigenen Beobachtungen um eine grobknotige Vorwölbung, rötlichviolett verfärbt, mit intakter Schleimhaut, von mäßig derber Konsistenz.

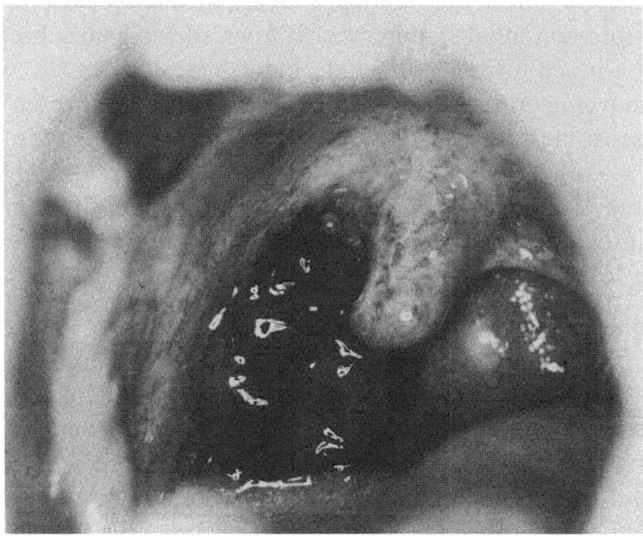

Abb. 7. Melanommetastase in der rechten Tonsillenloge bei 44jähriger Frau. 4 Jahre vorher malignes Melanom am Unterschenkel. Gleichzeitige Metastasierung in zervikalen Lymphknoten und im Epipharynx. Partielle Rückbildung der Tonsillenmetastase und der damit verbundenen Schluckstörungen nach ca. 25 Gy Elektronentherapie

In tropischen Ländern wie Uganda sind *Kaposi-Sarkome* der Tonsille beschrieben worden (Raijundalia 1973); ein analoger Fall wurde auch bei einem Patienten mit Nierentransplantation und langdauernder Immunsuppression (Meyers et al. 1976) beobachtet.

Mesenchymale Sarkome sind im Gegensatz zu den Non-Hodgkin-Lymphomen im Mesopharynx eine große Seltenheit. Sie nehmen ihren Ursprung meist im parapharyngealen Raum und brechen sekundär in den Mesopharynx durch. Dies betrifft z.B. Fibrosarkome, Neurosarkome u.a.; Rhabdomyosarkome können ihren Ursprung auch vom Zungengrund aus nehmen.

Primäre maligne Melanome des Mesopharynx sind als Einzelfälle beschrieben und sind noch seltener anzutreffen als in der Mundhöhle (3 Lokalisationen im Mesopharynx unter 18 malignen Melanomen der Schleimhäute der oberen Luft- und Speisewege [Schwaab et al. 1973]). Ein melanotischer neuro-ektodermaler Tumor eingebettet in ektopischem glialem Gewebe wurde im Mesopharynx eines 6 Wochen alten Kindes beschrieben (Lee et al. 1976).

Eindeutig belegte Fälle von *Metastasen* epithelialer Tumoren im Mesopharynx sind beschrieben, fast immer mit Befall der Tonsillen: bei Hypernephrom (Kette u. Rahn 1958), bei Bronchuskarzinomen (Hager 1952), beim Wilms-Tumor (Movassaghi et al. 1974), beim Mammakarzinom, bei Hodentumoren und Sarkomen. Ennuyer und Bataini geben in ihrer Monographie eine Zusammenstellung von 32 Fällen aus der Weltliteratur bis 1956. Wir haben selbst eine ausgedehnte Metastase eines malignen Melanoms in der Tonsillenloge bei einer 44jährigen Frau beobachtet (Abb. 7) (Primärtumor am li. Unterschenkel). Hybasek (1973) erwähnt ebenfalls eine Melanommetastase, dazu je einen Fall eines Magenkarzinoms und eines Hypernephroms in der Tonsille.

III. Präkanzerosen

Im Gegensatz zur Mundhöhle sind die Präkanzerosen des Mesopharynx relativ selten. Leukoplakien treten vereinzelt an den Gaumenbögen, etwas häufiger noch am weichen Gaumen auf (Abb. 8).

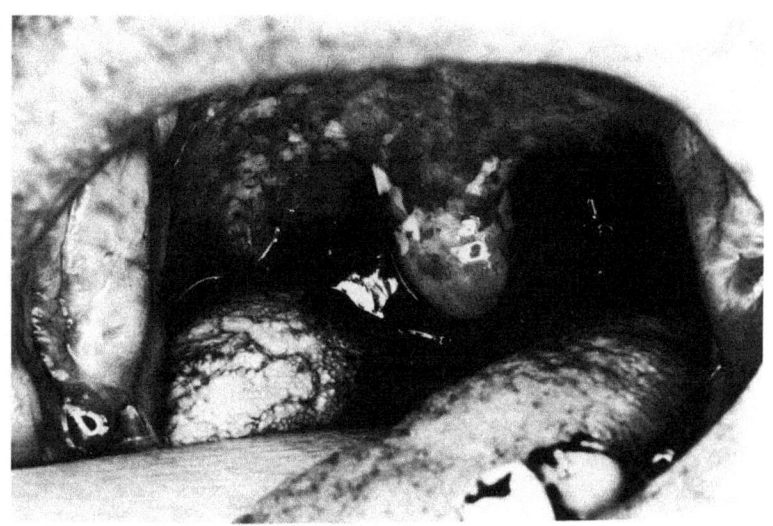

Abb. 8. Ausgedehnte Leukoplakie der Uvula, der Gaumenbögen und der Mundschleimhaut bei einem 79jährigen Raucher

Erythro-leukoplakische Veränderungen der Schleimhaut als Erscheinungsform eines Carcinoma in situ oder einer Bowenschen Erkrankung sind ebenfalls am weichen Gaumen anzutreffen, oft vergesellschaftet mit einem flächenhaft sich ausdehnenden Plattenepithelkarzinom (s. S. 154).

IV. Differentialdiagnose der Mesopharynxtumoren

Bei *ulzerierten Prozessen,* vor allem im Tonsillenbereich, muß an eine Plaut-Vincentsche Angina oder an eine Tuberkulose (Primärkomplex oder proliferative ulzeröse Tuberkulose) gedacht werden (ENNUYER u. BATAINI 1956; HIRAIDE 1977). Bei Patienten aus Süd- oder Mittelamerika kann auch eine Leishmaniosis einen Tumor vortäuschen (SINGER et al. 1975). Auch ein *syphilitischer Primärherd* der Tonsille kann große Ähnlichkeit mit einem malignen Tumor haben. Eine *Aktinomykose* fällt durch die meist harte Induration der Gewebe und die violette Verfärbung der Haut auf, mit Neigung zu Fistelbildung mehrheitlich durch die Haut nach außen. Im Verlaufe einer *Sarkoidose* (Besnier-Boecksche Erkrankung) kann die Tonsille befallen sein und tumorös anschwellen. Der Befall der Tonsille oder der Zunge ist meist Ausdruck einer weiterverzweigten Sarkoidose der Nase, der Speichel- und Tränendrüsen, der Bronchialschleimhaut, der Haut (MIGLETS et al. 1977). Auch eine lokalisierte *Histoplasmose* ohne akute oder chronische Krankheitszeichen kann einem Karzinom ähneln und wurde im Mississippi- und Ohioflußgebiet beschrieben (FILBERT 1973).

Einer besonderen Besprechung bedarf das (idiopathische) *Midline Granuloma* und die *Wegenersche Granulomatose,* zwei Affektionen mit viel Ähnlichkeit, die auch während Jahren als identisch angesehen wurden. Unter dem Bild eines tumorähnlichen hämorrhagischen und nekrotisierenden Granulationsgewebes befällt das Midline Granuloma bevorzugt die Nasenhöhle, mit Durchbruch nach außen in die Gesichtsweichteile und durch den Gaumen in Mundhöhle und Mesopharynx. Die Wegenersche Granulomatose findet sich im HNO-Bereich vorwiegend im Mesopharynx (Tonsillenloge), in der Mundhöhle (Zunge und Gingiva), und nur ganz selten führt sie zu einer Destruktion des harten Gaumens mit Befall der Nase und der Nasennebenhöhlen (FAUCI et al. 1976). Charakteristisch für die Wegenersche Granulomatose ist die histologisch nachweisbare nekrotisierende fibrinoide Vaskulitis (Arteritis) im Sinne einer Systemerkrankung bei gleichzeitig nachweisbarem Befall anderer

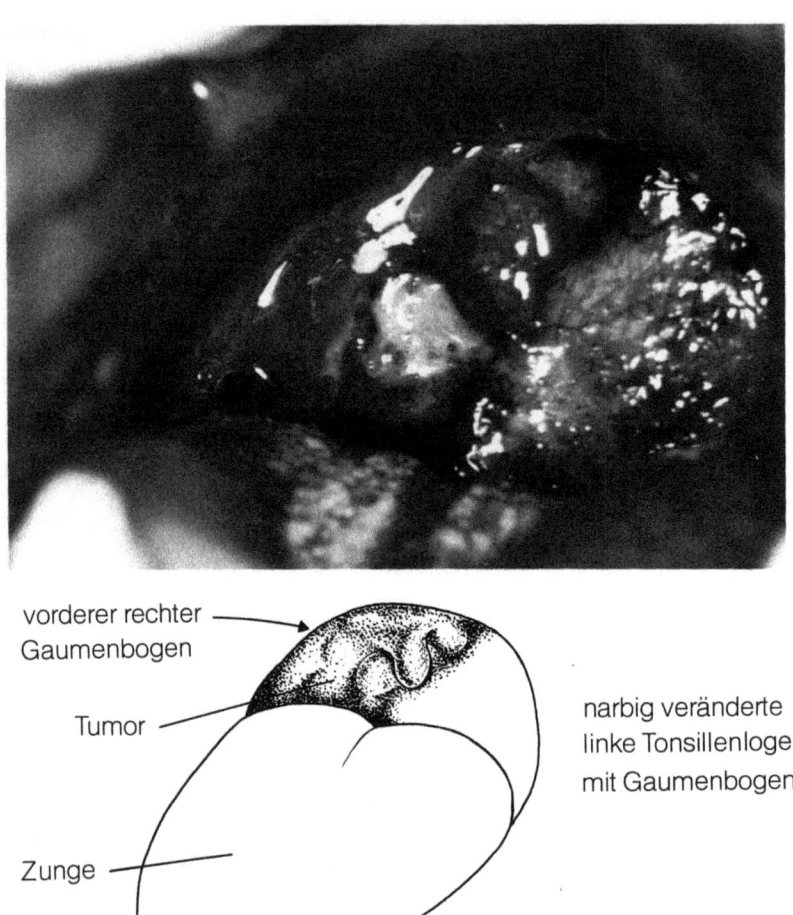

vorderer rechter
Gaumenbogen

narbig veränderte
linke Tonsillenloge
mit Gaumenbogen

Tumor

Zunge

Abb. 9. Tumorähnliche Neubildung bei einem 65jährigen Mann, sog. ‚midline granuloma'. Die ganze rechte Tonsillenloge ist durch ein bläulich-rötliches, leicht blutendes Gewebe mit zentraler Ulzeration (schraffiert) eingenommen. 3 Jahre zuvor hatte der Patient ein analoges ulzerierend-destruierendes Granulationsgewebe in der linken Tonsillenloge mit Übergreifen auf die laterale Pharynxwand, weichen Gaumen und Uvula aufgewiesen. Rückbildung und Vernarbung nach Strahlentherapie (34 Gy Telecaesiumtherapie)

Organe (Lungen, Nieren, Augen, ZNS, Herz). BATSAKIS (1979) gibt eine ausführliche Beschreibung dieser Erscheinungsformen sowie der Affektionen, die differentialdiagnostisch von der Wegenerschen Granulomatose oder dem Midline Granuloma abgegrenzt werden müssen.

Das nicht-heilende Midline Granuloma (frühere Bezeichnung „letales Midline Granuloma") wird heute auch als ein klinisches Erscheinungsbild eines nekrotisierenden, destruierenden Prozesses angesehen, dem zum mindesten drei Pathogenesen zu Grunde liegen können (BATSAKIS 1979): 1. ein nicht spezifisches, nekrotisierendes Granulationsgewebe, möglicherweise auf Basis eines sekundären hyperergischen Prozesses („delayed Hypersensitivity") ohne bekanntes Antigen, 2. ein pseudolymphomatöses Gewebe, auch „polymorphzellige Retikulose" genannt, und 3. ein extranodales Non-Hodgkin-Lymphom (NHL), wobei neuerdings die Möglichkeit eines Überganges der einen in die andere Form angenommen wird. Ein systematischer Befall anderer Regionen oder Organe fehlt beim Midline Granuloma, und histologisch sind keine nekrotisierenden, epitheloiden Granulome nachweisbar, vor allem nie eine Glomerulonephritis.

Die Unterteilung solcher tumorähnlicher Prozesse in verschiedene Untergruppen hat vor allem therapeutisches Interesse: die Wegenersche Granulomatose als Systemerkrankung reagiert auf eine Endoxantherapie sehr gut und wird in Einzelfällen sogar als heilbar beschrieben. Das Midline Granuloma kann strahlentherapeutisch (bis ca. 5000 rad) beherrscht werden (FAUCI et al. 1976; MOSS et al. 1979), was auch unsere eigenen Erfahrungen bestätigen (s. Abb. 9).

Bei *nicht ulzerierten Prozessen* kommt das Vorliegen eines entzündlichen Prozesses (retropharyngealer Abszeß, Spondylitis der HWS) oder ein raumfordernder Prozeß des parapharyngealen Raumes in Frage (Neurinome, Fibrome etc.) (vgl. Tabelle 21). Eine tumorartige Auftreibung der ganzen Tonsillenloge kann durch ein Aneurysma der A. tonsillaris zustande kommen (DUCUING u. DUCUING 1949; ENNUYER u. BATAINI 1956).

E. Klinik der Mesopharynxtumoren

Für alle Tumorlokalisationen weisen die subjektiven Beschwerden und die klinischen Zeichen eine weitgehende Ähnlichkeit auf, so daß sie gemeinsam abgehandelt werden können. Dabei kann man allerdings gewisse Frühzeichen, die den Patienten veranlassen, ärztliche Hilfe aufzusuchen, von Spätzeichen unterscheiden, die bei fortgeschrittener Tumorinfiltration auf den Ausbreitungsweg des Malignoms hinweisen (Tabelle 7). Keines dieser aufgeführten Krankheitssymptome ist als spezifisch für einen neoplasmatischen Prozeß anzusehen. Auch ist immer wieder auffallend, daß die vom Patienten angegebenen Beschwerden keineswegs im Verhältnis zur Tumorgröße stehen.

Tabelle 7. Primäre Tumorlokalisation. Erstsymptome oder vorherrschende Krankheitszeichen beim Mesopharynxkarzinom, in Abhängigkeit von der Lokalisation des Primärtumors

Symptome	Tonsillen-loge	Sulcus amyg-daloglossus	Zungenbasis	Gaumensegel	Seiten- und Hinterwand
Fremdkörpergefühl	+ +	+ + +	+ + +	+ +	+
Schmerzen beim Schluck-akt (Odynophagie)		+ +	+ +	+ +	
Reflektorische Otalgien	+ +	+ +			+ +
Sialorrhö			+ +		
Hämorrhagien („blutiger Speichel")		+	+		+
Fixierung der Zunge			+		
Trismus	+				
Rhinolalie				+	
Lymphknotenschwellung	+	+ +	+		
Kloßige Sprache			+		

I. Klinische Frühzeichen

Bei aufmerksamer Befragung des Patienten wird meist als eines der ersten Symptome ein *Fremdkörpergefühl* angegeben. Oft hat der Patient den Eindruck, es sei ein Nahrungsrest im Hals stecken geblieben. An zweiter Stelle stehen mehr oder weniger starke *Schmerzen,* die besonders durch den Schluckakt ausgelöst werden (fr. „Odynophagie"). Bei ulzerierten Tumoren, vorab der Tonsillenregion, kann eine zusätzliche Superinfektion zu einer phlegmonösen Angina und damit zu verstärkten Schmerzen führen. Das dem Krankheitsprozeß zugrunde liegende Karzinom wird dann meist erst nach Abklingen der entzündlichen Reaktion entdeckt. ENNUYER und BATAINI (1956) haben dafür den Begriff der „pseudophlegmonösen Tonsillitis" geprägt. Ein dumpfer Dauerschmerz bei einem Mesopharynxkarzinom deutet auf eine Tumorinfiltration in die Zungenbasis oder in den parapharyngealen Raum hin, häufig verbunden mit reflexogenen Ohrenschmerzen, ausgelöst über die gemeinsamen sensiblen Bahnen des N. glossopharyngeus in der Pharynxwand und im Gehörgang *(Reflexotalgien).* Diese Schmerzausbreitung ist besonders typisch für Tumoren der Zungenbasis oder des Sulcus amygdaloglossus, manchmal auch der Tonsillenloge. DUCUING u. DUCUING (1949) sprechen vom „signe du coton", wenn der Patient mit einem Wattebausch im Gehörgang den Arzt wegen einer vermeintlichen Otitis aufsucht, in Wirklichkeit aber ein Pharynxkarzinom aufweist.

Bei Zungengrundkarzinomen, wie auch bei Tumoren der vorderen Zungenabschnitte stellt sich nicht selten eine *Sialorrhöe* (Speichelfluß) ein, die für den Patienten sehr lästig sein kann. Es handelt sich dabei um eine übermäßige Reizung der sekretorischen Fasern der Parotis (N. glosso-pharyngeus) und der Glandulae submandibulares und sublinguales (N. lingualis über die Chorda tympani des N. facialis), ausgelöst über die sensiblen Fasern der Zunge. Bei tief ulzerierenden Karzinomen kommt es gelegentlich zu einer Blutbeimengung im Speichel oder gar zu abrupten arteriellen *Hämorrhagien* aus dem Tumorbett.

II. Klinische Spätzeichen

Neben den beschriebenen Frühzeichen weisen die hier erwähnten Krankheitssymptome meist auf eine schon fortgeschrittene Tumorinfiltration hin. Dazu ist vorab die *Fixierung* der Zunge zu rechnen, wodurch es beim Herausstrecken derselben zu einer Abweichung nach der befallenen Seite kommt. Zusätzlich zum schmerzhaften Schluckakt entstehen dadurch für den Patienten noch Schluckschwierigkeiten. Eine tumorbedingte Zungenfixierung ist von einer Hypoglossuslähmung zu unterscheiden, welche ihrerseits sehr viel seltener durch eine ausgedehnte Tumorinfiltration in das Gebiet des N. hypoglossus, einseitig oder gar doppelseitig, zustande kommt oder durch eine große, komprimierende Lymphknotenmetastase im Kieferwinkelbereich hervorgerufen wird. Dagegen ist eine Hypoglossusparese als Spätfolge nach Bestrahlung bekannt (s. S. 239). Ein Einwachsen des Tumors in die Muskelloge des M. pterygoideus medialis/internus, vor allem bei Tonsillentumoren oder Karzinomen der Pharynxseitenwand, aber auch der retromolaren Region, führt zum *Trismus,* dessen Bedeutung nicht unterschätzt werden darf (Tumorausbreitung in das Spatium parapharyngicum). Voluminöse Tumoren im hinteren Mesopharynxabschnitt verursachen eine *kloßige Sprache* und in Extremfällen Atemstörungen durch Verlegung des Pharynxlumens. Ein Tumordurchbruch durch den weichen Gaumen oder eine breite Ulzeration im hinteren Gaumenbogen kann eine offene Rhinolalie zur Folge haben. Dabei muß man mit einer Tumorausbreitung gegen den Epipharynx zu rechnen.

Schließlich kann sich ein kleiner oder versteckt gebliebener Tumor im Mesopharynx durch eine *Lymphknotenmetastase* als Erstsymptom kundtun, z.B. beim Gaumensegelkarzinom nach NEW u. HALLBERG (1941) in 2 von 47 Fällen, in der Aufstellung von ENNUYER u. BATAINI (1956) in 5 von 73 Fällen. Bei derartigen okkulten Primärtumoren sind in erster Linie die Zungenbasis und der Recessus supratonsillaris zu explorieren, neben der ebenfalls häufigen und klinisch stumm verlaufenden Primärlokalisation im Epipharynx.

III. Anamnesendauer, spontaner Verlauf

Die Zeitspanne zwischen dem Auftreten der ersten klinischen Symptome und der Diagnosestellung (= Anamnesendauer) variiert bei den Mesopharynxtumoren recht beträchtlich. Aus einzelnen Zusammenstellungen der Literatur läßt sich ableiten, daß rund die Hälfte der Patienten eine Anamnesendauer von 4–6 Monaten angeben, andererseits trifft man bei etwa einem Drittel des Krankengutes eine Anamnese an, die über 6 Monate bis zu 2 Jahren gedauert hat. Die Anamnesendauer scheint nicht wesentlich vom Ursprungsort des Tumors abzuhängen, obschon man den Eindruck gewinnt, daß die Karzinome des weichen Gaumens und der Tonsillenloge früher Beschwerden hervorrufen als diejenigen der Zungenbasis, der Valleculae oder der Pharynxhinterwand. SCHALL (1934) findet unter 230 Patienten mit Tonsillenkarzinomen in einem Drittel eine Anamnesendauer von 2 Wochen bis 3 Monaten, in einem weiteren Drittel eine solche von 3–6 Monaten und im restlichen Drittel von 6 Monaten bis 2 Jahren. SCHÖNBAUER hält für dieselbe Lokalisation eine Anamnesendauer von nur 1 Monat in 11% der Fälle fest, bei 19% wird sie mit 2–6 Monaten angegeben, bei den übrigen 70% betrug sie wiederum mehr als ein halbes Jahr. MARTIN (1942) gibt für die Plattenepithelkarzinome des weichen Gaumens eine durchschnittliche Anamnesendauer von 7 Monaten an, für die Adenokarzinome von 27 Monaten und für die Mischtumoren dieser Gegend von 5 Jahren! CARREGA et al. (1958) verzeichnen bei 200 Zungengrundkarzinomen bei 40% der Patienten eine Zeitspanne von 3 Monaten, bei weiteren 26% eine solche von 4–6 Monaten zwischen den Erstsymptomen und der ersten ärztlichen Untersuchung.

Man darf der Anamnesendauer wohl keine allzu große Bedeutung beimessen. Die Angaben der Patienten über die Dauer ihrer manchmal vernachlässigten oder verschleppten Krankheitszeichen sind nicht immer verläßlich. Die objektive Verlaufsbeobachtung zeigt aber andererseits, daß bei rasch proliferierenden Karzinomen die Größenzunahme innerhalb weniger Wochen bis 50% betragen kann (Abb. 10). Andererseits sind uns ältere Patienten

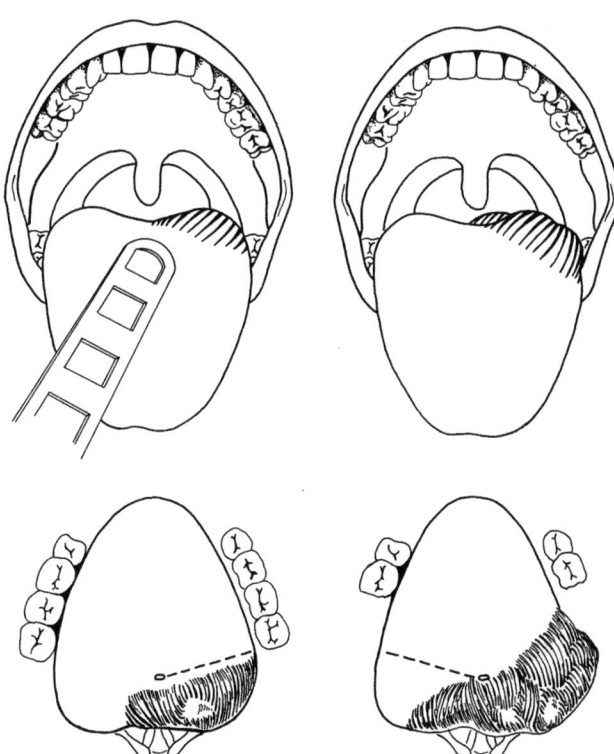

Abb. 10a, b. Spontane Entwicklung eines Zungenbasiskarzinoms (wenig differenziertes, solides, mittelgroßzelliges Ca) innerhalb von 2 Monaten, bei einer 53jährigen Frau (G.M., 24.5.27). **a** Zustand am 4.6.1980 – oberflächlich exulzierter Tumor der linken Hälfte der Zungenbasis, mit Infiltration der Gegenseite und entlang dem Zungenrand (schraffierte Partie) Tumorstadium T2 NO. **b** Zustand am 7.8.1980 – zwischenzeitliche Extraktion der unteren Molaren, dann Verweigerung jeder Behandlung. Volumenmäßige Zunahme des exophytischen, aber auch des infiltrativen Tumoranteils um schätzungsweise 30%. Tiefe Ulzeration links basal. Jetzt Übergang in ein Stadium T3 NO

a   b

mit ausgedehnten Mesopharynxtumoren zur Beobachtung gekommen, bei denen innerhalb eines Jahres nur eine unwesentliche Größenzunahme verzeichnet wurde. Ennuyer und Bataini (1956) leiten aus der Dauer der Symptome beim Tonsillenkarzinom gewisse prognostische Schlüsse ab: als ungünstig wird bewertet eine Dysphagie von mehr als 3 Monaten, eine Otalgie von längerer Dauer als 6 Monaten und eine Halsschwellung von über einem Jahr.

Es ist nicht leicht, über die *Dauer des spontanen Verlaufs* eines Mesopharynxkarzinoms sichere Angaben zu machen. Ohne jegliche tumorspezifische Therapie führen diese Malignome wohl innerhalb von 2 Jahren zum Tode des Trägers; länger dauernde Krankheitsverläufe stellen sicher eine große Ausnahme dar. Im Gegensatz zu anderen Tumorlokalisationen sind bis 1966 keine spontanen Heilungen von Mesopharynxtumoren beschrieben worden (Everson u. Cole 1966).

IV. Zusätzliche Untersuchungsmethoden

Wird bei der klinischen Untersuchung das Vorliegen eines Tumors angenommen, so muß auf alle Fälle eine *Biopsie* zur Sicherung der Diagnose durchgeführt werden. Bei den meisten Mesopharynxtumoren ist eine Knipsbiopsie leicht durchzuführen. Nicht ulzerierte Tumoren (Weichteilsarkome, maligne Lymphome) lassen sich erst biopsieren, wenn vorgängig die Schleimhaut gespalten wird. Wichtig erscheint auch die Biopsie jeder tumorverdächtigen Schleimhautunregelmäßigkeit außerhalb des Hauptbefundes, so z.B. bei umliegenden Leukoplakien oder Erythroplasien (Küttnersches lupoides Karzinom, s.S. 154), ferner bei vermuteten Zweittumoren in der Umgebung, weil natürlich dadurch der weitere Therapieplan bestimmt wird. Wird das Vorliegen eines malignen Lymphoms vermutet, so ist neben der Gewebsentnahme zur histologischen Untersuchung eine zusätzliche Materialentnahme (ohne Formalinfixierung) für histochemische Untersuchungen oder/und die Bestimmung der Oberflächenimmunglobuline vorzunehmen. Die *Feinnadelpunktion* (FNP) zur zytologischen Untersuchung des Aspirates ist in erster Linie beim Vorliegen von Lymphknotenvergrößerungen anzustreben. Es darf heutzutage gefordert werden, daß jeder palpable Lymphknoten feinnadelpunktiert werden soll, um eine allfällige entzündliche Begleitreaktion der Lymphknoten von einem metastatischen Befall unterscheiden zu können. Nur in besonderen Situationen wird die Feinnadelpunktion die Knipsbiopsie als Erstuntersuchung des Primärtumors ersetzen, so z.B. bei schwer zugänglichen Zungengrundinfiltraten; dagegen eignet sie sich gut für die Verlaufsbeurteilung bei residuellen Indurationsherden nach durchgeführter Therapie (Narbenherd, Resttumor).

Eine exfoliative zytologische Untersuchung (Gewinnung von Zellmaterial durch Abstrich) ist bei den Mesopharynxtumoren nicht vorbehaltlos zu empfehlen, da die ulzerierten Tumoren oberflächlich meist etwas nekrotisch verändert sind und die Diagnosestellung dadurch erschwert wird. Dennoch wird die Methode wegen ihrer Einfachheit und Treffsicherheit ($<1,5\%$ falsche positive Resultate) propagiert (Zur Nedden et al. 1980). Auch Vergleichsstudien zwischen zytologischen und histologischen Untersuchungen, gerade bei Leukoplakien, werden ins Feld geführt (Pande et al. 1973; Hahn 1980). Ayre (1975) empfiehlt, bei gefährdeten Personen die zytologische Untersuchung der Spülflüssigkeit, die beim Gurgeln gewonnen wird, als Abklärungsuntersuchung (Screening) durchzuführen.

Nicht zu unterlassen ist bei jedem Mesopharynxtumor die *Palpation* des Tumorgebietes, da dadurch das Ausmaß der Tumorinfiltration festgestellt werden kann. Dies gilt besonders zur Bestimmung des Tiefenwachstums der Zungengrundkarzinome oder der Fixierung der Tonsillentumoren gegen den Unterkieferwinkel. Die Palpation kann aber in einzelnen Fällen derart schmerzhaft sein, daß der Patient für diese Untersuchung mit einem starken Analgetikum vorbereitet werden muß.

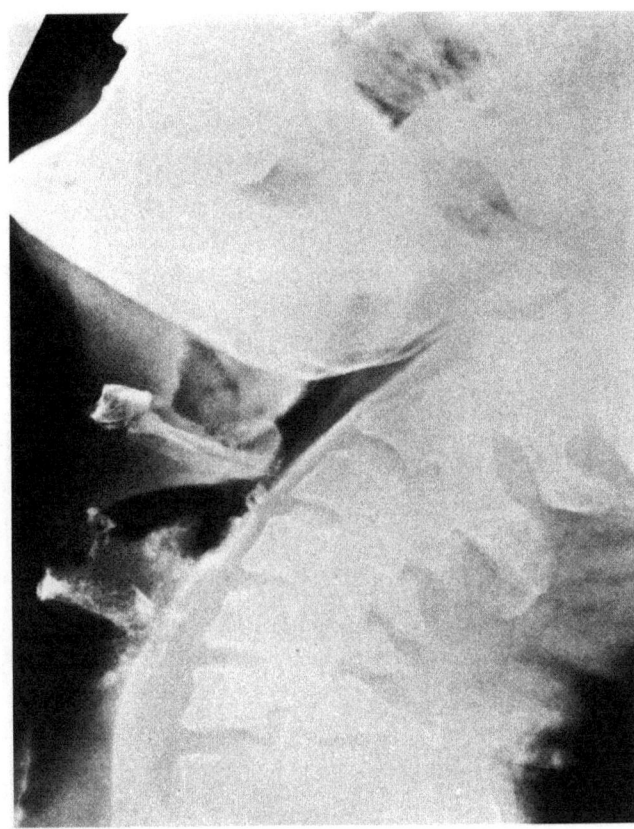

Abb. 11. Darstellung eines die Zungenbasis unterminierenden Karzinoms (T 4) bei einem 39jährigen Patienten (R.J.). Wegen des gleichzeitig bestehenden Trismus war die endoskopische Abklärung der Tumorausdehnung sehr schwierig. Tumorinfiltration in Richtung des Zungenbalges, soweit dieser unterhalb des Mandibularandes noch sichtbar ist. Weichteilaufnahme

Radiodiagnostische Untersuchungen. Beim Vorliegen eines Zungengrund- oder Valleculatumors liefert die seitliche Weichteilaufnahme des Halses, zentriert auf den Primärherd, zusätzliche Informationen. BACLESSE hat in seiner Monographie (1960) sehr eindrücklich dargelegt, wie sich auf der Weichteilaufnahme – meist ohne Kontrastmittel – das Ausmaß der Tumorinfiltration als flau begrenzte Gewebsverdichtung erkennen läßt. Auch eine Luftansammlung als Hinweis für versteckte Ulkusbildungen ist gut erkennbar (Abb. 11). Mit der Hartstrahltechnik oder mit Kontrastmittelbeschlag ist die Ausdehnung des Tumorreliefs gerade auf Höhe der Zungenbasis zu erfassen (Abb. 12). Vorteilhafterweise wird dazu die Aufnahme im Sitzen bei geöffnetem Mund oder im sog. modifizierten VALSALVA-Versuch (Exspirationsbewegung bei geschlossen gehaltenem Mund und Nase) ausgeführt, damit die Ulzeration im Tumor möglichst aufklafft. Von Bedeutung ist die seitliche Aufnahme ebenso bei den Hinterwandkarzinomen. Die Verbreiterung des prävertebralen Raumes ermöglicht, die Tumorausbreitung in kranio-kaudaler Richtung abzuschätzen, auch im Hinblick auf spätere Kontrolluntersuchungen. Neuerdings wird dazu vorteilhafterweise die *Computertomographie* herangezogen (MOEDDER et al. 1979) (Abb. 13) oder ggf. die *Ultraschalluntersuchung* (METTLER et al. 1979), vor allem für die Zungenbasis oder zur Abschätzung der Tumorinfiltration gegen den parapharyngealen Raum bei ausgedehnten Tonsillen- oder Sulcustumoren.

Angiographische Untersuchungen, als selektive oder supraselektive Angiographie (DJINDJIAN u. MERLAND 1978), kommen bei den Mesopharynxtumoren selten in Betracht. Gegebenenfalls leistet diese Untersuchung bei blutenden Tumoren im Hinblick auf eine Ligatur wertvolle Dienste. Auch die Tumorausdehnung läßt sich innerhalb des Zungenbalges durch die Angiographie und die Darstellung pathologischer Gefäße ermessen. Meist muß dazu noch eine Subtraktionsaufnahme angefertigt werden.

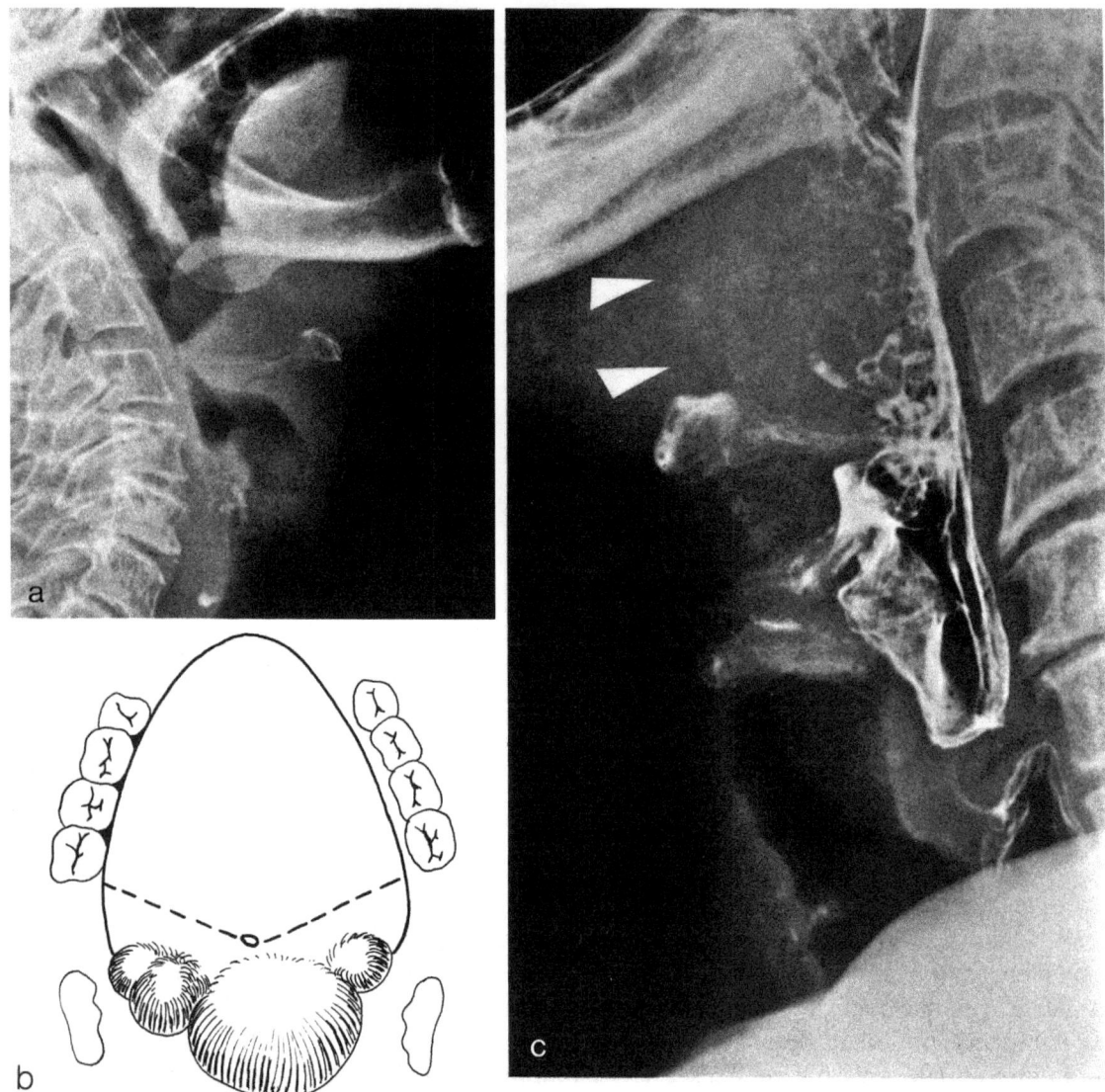

Abb. 12a–c. Kugelförmiges Karzinom der Vallecula und des Zungengrundes bei 66jähriger Frau mit MAR-FAN-Syndrom. Weitgehende Verlegung des Lumens des Oropharynx durch den Tumor, der jeden Einblick in den Larynx unmöglich machte. **a** Hartstrahlaufnahme. Darstellung der Tumorkonturen gegenüber den lufthaltigen Pharynx- und Larynxabschnitten. Tumorinfiltration schlecht beurteilbar. **b** Skizze des Tumors bei der Spiegeluntersuchung. **c.** Ausgedehntes Plattenepithelkarzinom des ganzen Mesopharynx mit breitem Befall der Zungenbasis und der Vallecula, bei 66jährigem Mann. Oberflächliches Tumorrelief durch Kontrast-mittelbeschlag gut zu erkennen. Verlagerung des Hyoids nach vorne, durch tiefe Tumorinfiltration der Zungenbasis (*Pfeile*)

Nuklearmedizinische Untersuchungen. In besonderen Situationen kann der Nachweis der Tumorinfiltration eines Mesopharynxtumors mittels [67]Ga- oder [111]Indium-markiertem Bleomycin nützlich sein (GOODE et al. 1973). Auch mit [197]HgCl sind Karzinome im Kopf-Halsbereich, speziell in der Tonsillenloge, nachgewiesen worden, besonders wenn es darum ging, bei zervikalen Lymphknotenmetastasen den klinisch inaperzepten Primärtumor (T0) nachzuweisen (DE JONG 1972). NEMETH et al. (1973) haben durch Injektion von kolloidalem [198]Au aufzuzeigen versucht, daß die Tonsillenloge, der vordere Gaumenbogen und die Zungenbasis durch die vor der V. jugularis gelegene, subdigastrische Lymphknotengruppe drainiert werden, während die Lymphbahnen des hinteren Gaumenbogens gegen die hinter der V. jugularis

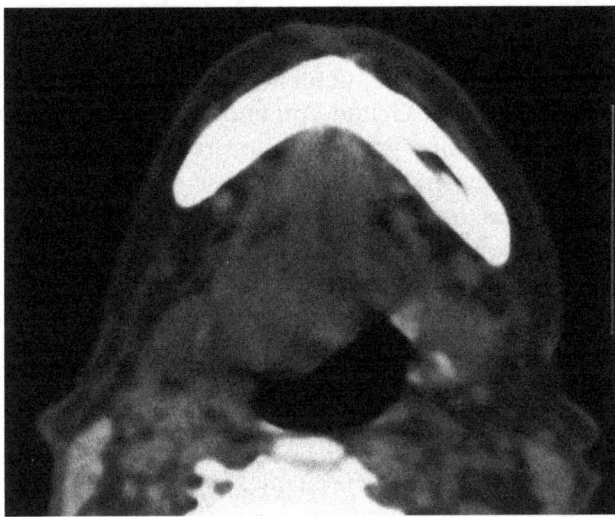

Abb. 13. Tief ulzerierter Tumor der rechten Vallecula (Stadium T2 N0) bei einem 58jährigen Mann. Histologisch handelt es sich um ein mäßig verhornendes Plattenepithelkarzinom. Im Computertomogramm läßt sich eindrücklich die etwa 3 cm tiefe Tumorinfiltration gegen den Zungenbalg nachweisen (CT-Scan des Institutes für diagnostische Radiologie, Inselspital, Bern, Direktor Prof. W.A. FUCHS). Trotz intensiver perkutaner Bestrahlung (7200 Gy in 56 Tagen, Telekobaltgerät) ist es 4 Monate nach Bestrahlungsabschluß zum Lokalrezidiv gekommen, das auch durch nachträgliche Operation nicht beherrscht werden konnte

gelegene Lymphknotengruppe abfließen. Aus der unterschiedlichen Topographie der Lymphknotenmetastasen wollen diese Autoren den Ausgangspunkt des Karzinoms ableiten.

Abklärungsuntersuchungen bei malignen Lymphomen. Während der Befall des Waldeyerschen Ringes durch den M. Hodgkin äußerst selten auftritt (1 Fall auf 340 Patienten; KAPLAN 1972; ENNUYER et al. 1961, KUHN u. HERTELENDT 1980) ist der Befall beim Non-Hodgkin-Lymphom (NHL) relativ häufig. Wie bereits auf S. 152 erwähnt wurde, sind bei jedem NHL-Befall des Waldeyerschen Rings, a fortiori bei gleichzeitig nachgewiesenen Lymphknoten am Hals, folgende Zusatzuntersuchungen erforderlich:
– klinische Abklärung der übrigen Lymphknotenstationen, ergänzt durch Lymphographie, CT Untersuchung der para-aortalen Lymphknotenkette und des Mediastinums
– Knochenmarkspunktion und -biopsie
– Beurteilung von Leber und Milz im CT (Computertomogramm)
– Thoraxaufnahmen, a.p.- und seitlicher Strahlengang, ergänzt durch Tomogramme des Mediastinums (resp. durch eine CT-Untersuchung des Mediastinums)
– im Gegensatz zum M. Hodgkin ist eine explorative Laparotomie mit Lymphknotenbiopsie und Splenektomie beim NHL im Hinblick auf die Therapie nur ausnahmsweise gerechtfertigt.

Vorteilhafterweise werden noch die Oberflächen-Immunglobuline am Nativpräparat der Biopsie bestimmt. Gelegentlich kann die nuklearmedizinische Untersuchung mit [67]Gallium herangezogen werden (vgl. S. 166), wenn die Dazugehörigkeit einer Raumforderung zum NHL-Prozeß (z.B. fraglicher Skelettbefall) eruiert werden soll. Der gleichzeitige oder nachfolgende Befall des Magens oder Dünndarms (10–20% der Fälle, BANFI et al. 1972) beim NHL des Waldeyerschen Rings rechtfertigt die Durchführung einer Magen-Dünndarm-Passage, auch beim symptomfreien Patienten. Im eigenen Krankengut von 85 Patienten im NHL-Befall im ORL-Bereich fand sich 3mal ein gleichzeitiger, 5mal ein nachfolgender Befall im Magen-Darm-Traktus (GREINER et al. 1980), bei anderen Autoren bis in über 20% (Literatur in oben zitierter Arbeit).

V. Allgemeinsymptome bei Mesopharynxtumoren

Im Vordergrund stehen bei vielen Patienten, vor allem bei chronischen Alkoholikern, ein reduzierter Allgemeinzustand auf Grund von andauernden Ernährungsstörungen (Hypoproteinämie, Hypovitaminose, erniedrigter Folsäurespiegel (Hellman et al. 1964) und eine sekundäre Anämie (Sickerblutungen aus dem Tumor, sideropenische Anämie, Jacobsson 1948). Metabolische Störungen im Sinne von paraneoplasmatischen Syndromen sind bei Mesopharynxtumoren beschrieben worden: Stephens et al. 1973 wiesen bei ausgedehnten Kopf- und Halstumoren in 25% eine Hyperkalzämie nach, auch ohne Knochenmetastasen. Terz et al. (1974) fanden 5mal eine Hyperkalzämie bei nicht metastasierendem Mesopharynxtumor. Dieselben Autoren beschreiben bei 3 Tumorträgern eine 3″5″-zyklische Adenosinmonophosphatausscheidung im Urin (c-AMP), was sie, zusammen mit bioptisch gesicherten Ostitis fibrosa-Veränderungen im Knochen, auf eine abnorme Parathormonbildung durch das Karzinomgewebe zurückführten. Ähnliche Befunde haben auch Aryian et al. (1974) erhoben. Nach Mandel u. Decosse (1974) läßt sich im Speichel öfters ein persistierend erhöhter IgA-Spiegel nachweisen. Von besonderer Bedeutung scheint der erhöhte IgE-Spiegel im Serum bei Patienten mit aktiven oder rezidivierenden Pharynxkarzinomen zu sein (Schlegel u. Luethgens 1980), wobei die Bestimmung dieses Immunglobulins leicht durchführbar und reproduzierbar ist. Horak und Hussarek-Heinlein (1976) benützten die IgE-Titerbestimmung zur Frühdiagnose bei HNO-Tumoren.

Tumorassoziierte Antigene (TAA) wie CEA oder alpha-Foetoproteine sind bei Mesopharynxtumoren im Blut nicht nachweisbar. Der Vitamin A (Retinol)- und B-Karotin (Provitamin A)-Spiegel wurde in 51%, resp. 55% bei 203 Patienten mit Mundhöhlen- und Mesopharynxkarzinomen deutlich erniedrigt vorgefunden (Ibrahim et al. 1977).

VI. Ausbreitungswege der Mesopharynxtumoren

Für jede Lokalisation des Primärtumors zeichnen sich gewisse, häufig beobachtete Ausbreitungswege ab, die bei der Behandlungsplanung gebührend zu berücksichtigen sind. Das Fortschreiten des Tumors erfolgt entweder entlang der Lymphbahnen oder wird mitbestimmt durch anatomische Strukturen der betreffenden Region.

Beim *Tonsillenkarzinom* breitet sich das Tumorinfiltrat mit Vorliebe gegen die Gaumenbögen und das Gaumensegel aus; dadurch ändert sich aber die Heilungschance nicht wesentlich (Ennuyer u. Bataini 1963). Anders verhält es sich, wenn der Tumor kaudalwärts gegen den Sulcus amygdaloglossus oder in die Tiefe gegen den parapharyngealen Raum einwächst (Fixierungserscheinungen bei der Palpation). Nicht zu übersehen ist die Ausbreitung gegen den Epipharynx, die oft unterschätzt wird. Dieser Ausbreitungsweg ist zwar bei der Untersuchung nicht leicht festzustellen und wird von Ennuyer und Bataini (1963) in ihrem Krankengut nur in 2% der Fälle vorgefunden. Rezidive im Epipharynx nach operativer Resektion der Tonsillenkarzinome lassen aber darauf schließen, daß dieser Ausbreitungsweg kranialwärts in Richtung Schädelbasis öfters beschritten wird (Fletcher u. MacComb 1962).

Dancot (1955) hat bei 110 Fällen von mäßig ausgedehnten Tonsillenkarzinomen den Ausbreitungsweg näher analysiert. Dabei fand er bei 45% der Tumoren eine Limitierung auf die Tonsillenloge mit nur diskretem Befall der Gaumenbögen, in 18,5% eine Ausdehnung gegen den weichen Gaumen, in 9,5% ein Tumorvorwachsen gegen den Sulcus amygdaloglossus und die Zungenbasis, in 7,5% eine gleichzeitige Ausdehnung sowohl nach oben und unten, und nur in 4,5% eine Ausdehnung gegen die Pharynxhinterwand.

Die *Sulcustumoren* weisen eine vorwiegend infiltrative Wachstumstendenz in die Tiefe auf, ferner breiten sie sich gleichzeitig gegen die Tonsillenloge und die Zungenbasis aus.

LEDERMAN (1956) hat besonders darauf hingewiesen, daß der Sulcustumor sich ungehindert gegen den Kieferwinkel und in den parapharyngealen Raum ausbreiten kann, da in diesem Abschnitt der M. myohyoideus nicht mehr als abgrenzende Muskelschicht in Frage kommt, wie dies beim Mundboden der Fall ist. Klinisch muß ein Vordringen des Tumorinfiltrates in die Tiefe vermutet werden, wenn Reflexotalgien oder gar ein Trismus nachweisbar sind. Bei vorangeschrittenen Sulcustumoren ist deshalb nicht ungewöhnlich, daß sie von außen her als derbe, fixierte Infiltration hinter dem Kieferwinkel palpiert werden können.

Bei den Tumoren des *Zungengrundes* und der *Valleculae* gilt es in erster Linie, die Ausbreitung nach vorne in den Zungenbalg (Röntgenweichteilaufnahme, CT (s. S. 165) sowie nach beiden Seiten entlang den Lymphbahnen zu berücksichtigen. Zwischen den verschiedenen Muskelbündeln breiten sich auch oberflächlich klein aussehende Tumoren recht früh gegen den Zungenkörper aus, was bei der Therapieplanung immer im Auge behalten werden muß. Dagegen trifft man die Tumorausbreitung in Richtung Larynx viel seltener an, wahrscheinlich wegen der bindegeweblichen Aponeurose, die sich zwischen Epiglottis und Hyoid ausspannt (Membrana hyoepiglottica, JACOD 1955, S. 146). Diese Membran scheint der Tumorausbreitung zunächst einen gewissen Widerstand entgegenzusetzen, ist sie aber durchbrochen, was meist bei den ulzierierend nekrotischen Tumorformen der Fall ist, so wächst der Tumor in das Spatium prae-epiglotticum ein und kann sich gegen das Vestibulum laryngis oder nach vorne gegen die Halsweichteile ausbreiten. Prognostisch ist dies ein sehr schlechtes Zeichen.

Tumoren des weichen Gaumens breiten sich in erster Linie nach beiden Seiten gegen die Gaumenbögen und gegen die Tonsillenlogen aus, ebenso gegen den Epipharynx, weshalb beide Regionen bei ausgedehnteren Tumoren als potentiell befallen anzusehen sind und mit ins Bestrahlungsfeld eingeschlossen werden müssen. Diese Ausbreitungswege erfolgen in erster Linie entlang der Lymphbahnen. Die Ausbreitung nach vorne gegen den harten Gaumen oder gegen den Alveolarkamm des Oberkiefers ist als Spätzeichen aufzufassen.

Schließlich zeigen die *Karzinome der Seiten- und Hinterwand* eine auffallende Tumorausbreitung sowohl in kranialer wie auch in kaudaler Richtung, meist jenseits der sichtbaren Tumorbildung auf submukösem Wege. In solchen Fällen muß deshalb immer ein relativ großer Abschnitt der Pharynxwandungen in kranialer und kaudaler Richtung mit in das Behandlungsvolumen eingeschlossen werden.

Ein besonderer Ausbreitungsweg der adenozystischen Karzinome (Zylindrome) entlang der Nervenscheiden wird in histologischen Resektionspräparaten immer wieder hervorgehoben. Auf diesem Weg erklärt man sich die Infiltration dieser Tumoren in die Schädelbasis.

VII. Lymphknotenmetastasen

Im Zusammenhang mit der Stadieneinteilung wurden die anatomischen Grundlagen des ausgedehnten Lymphbahnennetzes im Mesopharynxbereich auf Seite 148 ff. besprochen. Für alle Lokalisationen ist der klinische Befall der Lymphknoten bei Behandlungsbeginn in ca. zwei Drittel der Fälle anzutreffen. Dabei ist für median gelegene Tumoren der Zungenbasis, des weichen Gaumens und der Mesopharynxhinterwand die Bilateralität des Lymphknotenbefalls hervorzuheben; auch kann die Lymphknotenmetastase nur kontralateral manifest sein. Ein subklinischer Befall der Lymphknoten dürfte noch weit häufiger sein, wie sich das aus einzelnen Beobachtungen bei systematisch durchgeführter Neck-dissection ergibt.

Für den gesamten Mesopharynx hat LEDERMAN (1967) anhand der eigenen 610 Fälle die Häufigkeit und die prozentuale Verteilung der Lymphknotenmetastasen bei Behandlungsbeginn schematisch angegeben. Knapp zwei Drittel der Fälle weisen vergrößerte Lymphkno-

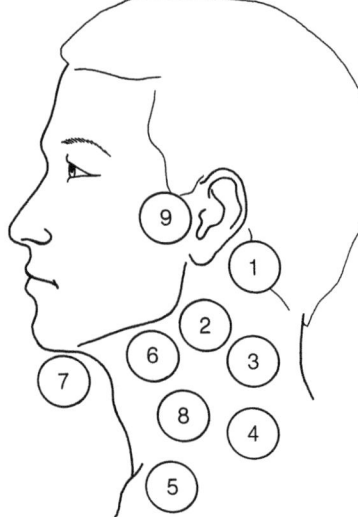

Lymph-knoten gruppe	Metastasen nachgewiesen		
	homolateral (274 Fälle)	kontralateral (18 Fälle)	beidseits (96 Fälle)
1	94 (34%)	4	36 (37%)
2	165 (60%)	10	52 (54%)
3	32 (12%)	2	12 (12%)
4	22 (8%)	2	10 (10%)
5	12 (4%)	3	2
6	46 (17%)	1	15 (16%)
7	1	–	–
8	52 (19%)	3	13 (14%)
9	3	–	2

Abb. 14. Zusammenfassende Darstellung der Häufigkeit von Lymphknotenmetastasen bei 610 Mesopharynx-karzinomen, nach Lederman (1976). N0 bei 222 Patienten (=36%), N1–N3 in 64%. Bei Befall mehrerer Lymphknoten ist jede Region für sich aufgeführt. Die Gruppen 2 und 3 entsprechen den „Lymphknoten der Kreuzung" (vgl. Abb. 4)

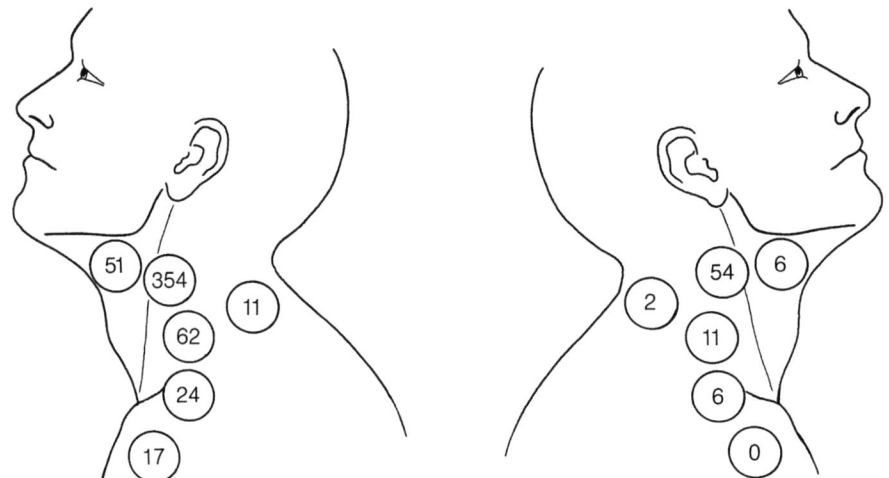

Abb. 15. Häufigkeit und topographische Verteilung der Lymphknotenmetastasen (N1–N3) bei 390 Fällen von linksseitigen Karzinomen der Tonsillenloge (inkl. Gaumenbögen und Sulcus amygdaloglossus), nach Ennuyer und Bataini (1956)

ten auf, rund 45% mit homolateralem Befall, die übrigen mit bilateralem oder kontralatera-lem Lymphknotenbefall (Abb. 14). Dabei ist auffallend, daß die Häufigkeit bei den gut differenzierten und den anaplastischen Karzinomen etwa dieselbe ist. Einzig der bilaterale oder kontralaterale Befall ist bei den anaplastischen Tumoren häufiger anzutreffen. Den Befall der verschiedenen Lymphknotenstationen in Abhängigkeit von der Lokalisation des Primärtumors haben Ennuyer und Bataini (1956) für die Karzinome der Tonsillen, des Gaumenbogens und die Sulcustumoren zusammengestellt (Abb. 15), Fletcher (1980) gibt

Abb. 16. Topographie und Häufigkeit der Lymphknotenmetastasen (Fallzahlen) bei Mesopharynxkarzinomen mit verschiedener Lokalisation des Primärtumors. Die Einteilung in die Kategorien N 2a, N 2b, N 3a und N 3b entsprechen den vom American Joint Commitee for Cancer Staging and End-results Reporting (AJC) angegebenen Definitionen (s. Tabelle 4). M.D. Anderson Hospital, Houston (1948–1965), nach Fletcher (1980)

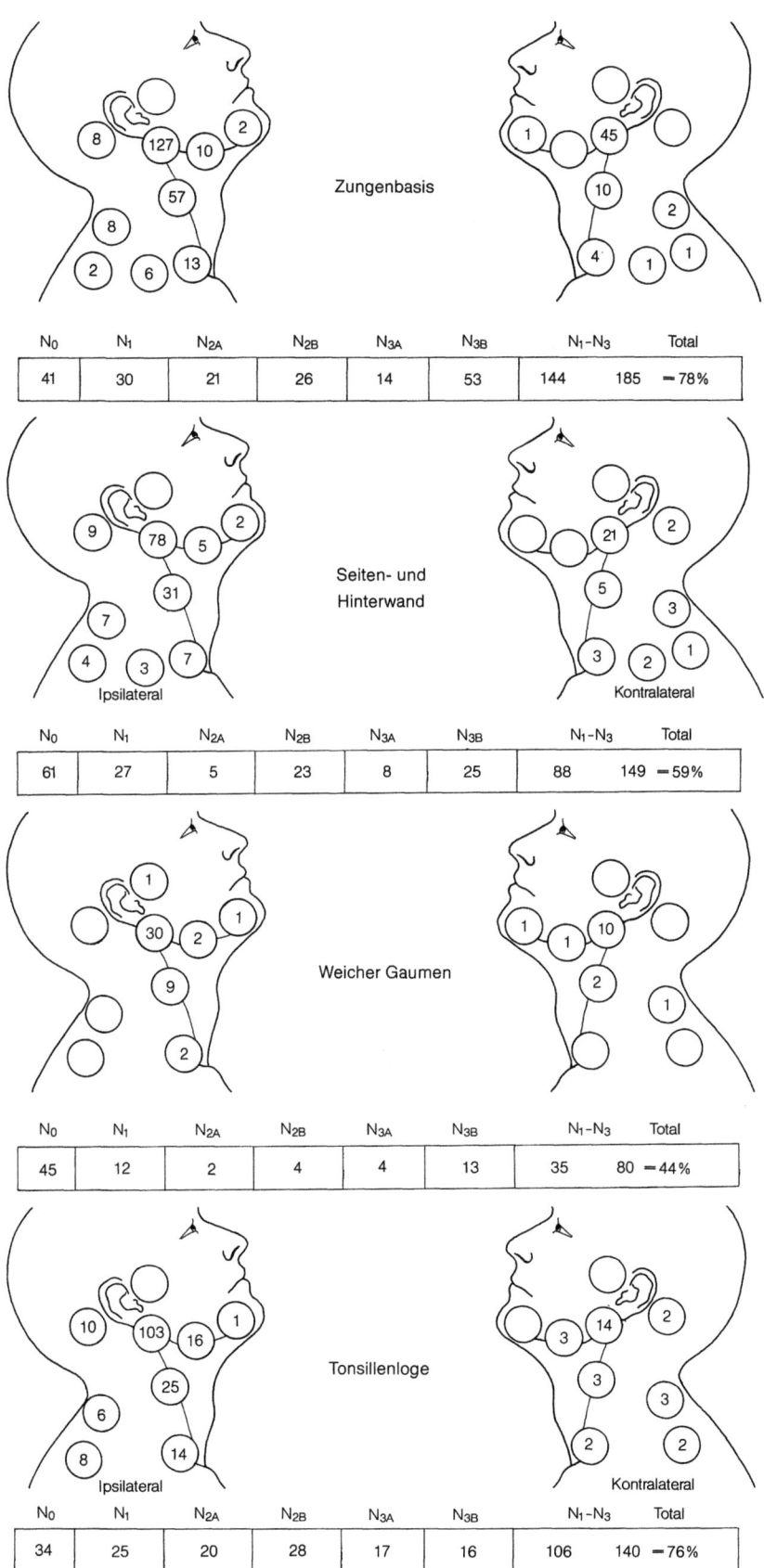

Zungenbasis

N_0	N_1	N_2A	N_2B	N_3A	N_3B	N_1-N_3	Total
41	30	21	26	14	53	144	185 = 78%

Seiten- und Hinterwand

Ipsilateral — Kontralateral

N_0	N_1	N_2A	N_2B	N_3A	N_3B	N_1-N_3	Total
61	27	5	23	8	25	88	149 = 59%

Weicher Gaumen

N_0	N_1	N_2A	N_2B	N_3A	N_3B	N_1-N_3	Total
45	12	2	4	4	13	35	80 = 44%

Tonsillenloge

Ipsilateral — Kontralateral

N_0	N_1	N_2A	N_2B	N_3A	N_3B	N_1-N_3	Total
34	25	20	28	17	16	106	140 = 76%

Abb. 16

Tabelle 8. Häufigkeit der klinisch festgestellten Lymphknotenmetastasen beim *Tonsillenkarzinom* (Behandlungsbeginn)

Autor	Patienten- zahl	N 1–N 3	davon N 2 bilateral
Teloh (1952)	162	75,7% [a]	11,2%
Ennuyer u. Bataini (1952)	534	77%	16%
Weller et al. (1976)	140	50%	
Glanzmann (1978)	161	72,4%	5,6%
Murthy et al. (1980)	57		10,5%
Fletcher (1980)	140	76%	11,4%

[a] chirurgische Verifikation

analoge Übersichtsbilder in seinem Lehrbuch zusätzlich für die übrigen Lokalisationen des Mesopharynx (Abb. 16). Hervorzuheben ist dabei die schon erwähnte, recht häufige Bilateralität der Lymphknotenmetastasen bei Primärtumoren in den Mittelstrukturen, wie Zungenbasis, weicher Gaumen und Pharynxhinterwand. Ebenso ist zu beachten der recht häufige Befall der tiefen oberen jugularen Lymphknoten (Lnn. cervicales profundi craniales und Lnn. retroauriculares) bei primärem Tumorsitz in der Tonsillenloge oder der Pharynxhinterwand. Der Lymphknotenbefall beim *Tonsillenkarzinom* ist besonders gut untersucht worden (Tabelle 8). Es geht daraus hervor, daß bei größerem Sammelstatistiken meist in 70% und mehr der Fälle Lymphknotenmetastasen vorgefunden wurden, allerdings in früheren Zeiten ohne die zytologische Sicherstellung des Befundes. Es ist ferner zu beachten, daß in etwa 3–8% der Fälle bei Tonsillenkarzinomen Lymphknotenmetastasen erst während der Strahlenbehandlung oder in den folgenden 1–2 Jahren außerhalb der Bestrahlungsfelder in Erscheinung treten.

Wir haben in einem Fall 8 Jahre nach Behandlung eines Tonsillenkarzinoms eine histologisch verifizierte Lymphknotenmetastase ohne Lokalrezidiv beobachtet, ganz lateral, im homolateralen Halsdreieck außerhalb der mitbestrahlten Supraklavikularregion.

Ein isolierter Lymphknotenbefall der unteren zervikalen oder supraklavikulären Region ohne gleichzeitigen Befall der subangulären Lymphknoten kommt nach Ennuyer und Bataini (1956) beim Tonsillenkarzinom nicht vor, ganz im Gegensatz zum Zungenkarzinom, bei welchem ein derart liegender, isolierter Lymphknotenbefall möglich ist.

Das nachträgliche Auftreten von Lymphknotenmetastasen beim Tonsillenkarzinom ist nicht sehr häufig und abhängig von der Größe des Primärtumors. Cardinale und Fisher (1977) fanden unter 36 T 1- und T 2-Karzinomen keine kontralateralen Lymphknotenmetastasen, dagegen Weller et al. (1976), unter 70 Patienten mit demselben Tumorstadium 2mal ein späteres kontralaterales Lymphknotenrezidiv, Million et al. (1963) nur 1mal, bei ursprünglichen Tumorstadien T 1–4, N0. Murthy und Hendrickson (1980) sind dieser Frage in einer eigenen Arbeit nachgegangen; anhand von zwei Serien, die entweder mit parallel opponierenden Feldern oder mit konvergierenden Keilfilterfeldern einseitig bestrahlt wurden, haben sie in 6 von 57 Fällen der letzteren Gruppe kontralaterale Lymphknotenrezidive verzeichnet, allerdings bei ausgedehnten Primärtumoren (1mal T 3, 5mal T 4). In Anbetracht der häufigeren Nebenwirkungen bei der Bestrahlung über 2 Seitenfelder (s. S. 176) ist es demnach für umschriebene Primärtumoren nicht gerechtfertigt, nur wegen der möglichen kontralateralen Lymphknotenrezidive 2 seitliche opponierende Felder zu wählen.

Beim *Zungengrundkarzinom* ist der Lymphknotenbefall noch häufiger als beim Tonsillenkarzinom, wobei der beidseitige Lymphknotenbefall besonders hervorsticht (Tabelle 9). Dies trifft vor allem für die ausgedehnten Tumoren, die die Mittellinie überschritten haben (Roux-Berger u. Jadlovkor 1940). Die früher von Ducuing u. Ducuing (1949) aufgestellte Be-

Tabelle 9. Klinisch bei Behandlungsbeginn festgestellte Lymphknotenmetastasen beim Zungenbasiskarzinom

Autor	Anzahl der Patienten	Metastatisch befallene Lymphknoten	davon bilateral
ROUX-BERGER u. JADLOVKOR (1940)	225 davon 128 mit Befall der einen Zungen-basishälfte 97 mit ganzer Basis befallen	99/225 = 44% 71/128 = 55% 28/97 = 29%	105/225 = 47%
BACLESSE (1942/43)	127 T1/T2:48 T3/T4:79	79,5% 71% 85%	28,5% 21% 33%
CARREGA et al. (1958)	200	80%	26%
LEDERMAN (1959)	245	50%	27%
FLETCHER (1980)	185	78%	28,6%

Tabelle 10. Häufigkeit der klinisch festgestellten Lymphknotenmetastasen beim *Karzinom* des *weichen Gaumens* (Behandlungsbeginn)

Autor	Patienten-zahl	positive Lymphknoten (LN+) in %	Davon bilateral
MARTIN (1942)		72	
PERUSSIA (1950)	84	52	
ENNUYER u. BATAINI (1956)	109	59	
SEYDEL u. SCHOLL (1974)	41	41,5	
FLETCHER (1980)	80	44	16

hauptung, wonach beim Zungengrundkarzinom auch die retropharyngealen Lymphknoten öfters befallen seien, konnte durch andere Autoren nie bestätigt werden.

Beim *weichen Gaumen* sind die Lymphknotenmetastasen wohl etwas weniger häufig als bei den Tonsillenkarzinomen anzutreffen, zwar nach MARTIN (1942) in 72%, nach CADE (1949) ebenfalls in über 70% der Fälle. ENNUYER und BATAINI (1956) geben nur 59% Lymphknotenbefall an, PERUSSIA 52% (Tabelle 10). Die Karzinome des weichen Gaumens metastasieren viel früher und häufiger als diejenigen des harten Gaumens oder bei Primärtumoren, die gerade an der Grenze zwischen beiden Gaumenabschnitten auftreten (ENNUYER u. BATAINI 1953). In ca. der Hälfte der Krankheitsfälle ist mit einem doppelseitigen Befall der regionären Lymphknoten zu rechnen. PERUSSIA (1953) gibt an, daß auch die retropharyngealen Lymphknoten (ganglions de Gillette) beim weichen Gaumen mitbefallen sein können, und daß dadurch der Prozeß sich nach oben zu gegen die Schädelbasis ausbreitet. MARTIN (1942) fand bei seinen 74 Fällen diese Lymphknotenstation nie befallen. Auch Adenokarzinome des weichen Gaumens sind relativ häufig von Lymphknotenmetastasen begleitet. Bei den Karzinomen der Hinterwand und Seitenwand des Mesopharynx ist zu beachten, daß die Lymphknotenmetastasen um so häufiger beobachtet werden, als der Tumor kranialwärts liegt oder sich mehr gegen den hinteren Gaumenbogen ausbreitet. DUCUING und DUCUING (1949) finden unter 39 Fällen 29mal Lymphknotenmetastasen, 5mal davon bilateral und 1mal kontralateral, BETSCH und CROLL (1959) verzeichnen sie in 50%, FLETCHER (1980) in 59%, davon in rund 16% als kontralaterale Lymphknotenmetastasen (Abb. 16).

VIII. Fernmetastasen und Doppeltumoren

Schon bei der Stadieneinteilung (s. S. 151) wurde auf die relative Seltenheit von hämatogenen Metastasen bei Behandlungsbeginn hingewiesen. Dies darf den Untersucher aber nicht davon abhalten, systematisch die üblichen Abklärungsuntersuchungen von Lunge, Leber und, vor allem bei undifferenzierten Karzinomen, des Skeletts durchführen zu lassen.

Im Gegensatz zu den unmittelbar feststellbaren Fernmetastasen ist eine hämatogene Aussaat viel häufiger bei Rezidivtumoren. Hervorzuheben ist die Besonderheit, daß Lungenmetastasen bei exulzerierten Primärtumoren ebenfalls zentral zerfallen können und sich als Kavernen darstellen.

Bei der Diagnosestellung eines Mesopharynxkarzinoms muß ebenfalls nach einem *Doppeltumor* gesucht werden. Ein beidseitiger Tonsillenbefall durch Karzinome tritt etwa in 1% auf (1 Fall auf 126 Karzinome bei Teloh, 3 Simultantumoren beider Tonsillen auf 354 Fälle bei Ennuyer und Bataini (1956)). Etwa in derselben Häufigkeit sind Simultantumoren im Ösophagus oder in der Mundhöhle bei Tonsillenkarzinomen zu erwarten (Wachtler 1958), bei Zungengrundtumoren sogar in rund 5% sämtlicher Fälle.

Savary et al. (1979) haben bei Karzinomträgern im Bereich der oberen Luft- und Speisewege durch systematische endoskopische Exploration und Biopsieentnahmen („Pan-Endoskopie") nach vitaler Toluidinblau-Markierung nachweisen können, daß sich außerhalb des Primärtumors in der Schleimhaut der Speisewege (Mundhöhle bis Kardia), aber auch der Luftwege (Larynx, Tracheobronchialbaum) weitere Karzinome im Frühstadium ausbilden, längst bevor sie klinische Symptome hervorrufen. Die Wahrscheinlichkeit der multizentrischen Tumorlokalisationen ist wohl viel größer als bisher angenommen, vor allem bei Risikopatienten; die erwähnten Autoren haben bei 200 systematisch durchgeführten Pan-Endoskopien 16 derartige Zweit- und Drittlokalisationen von Karzinomen entdeckt.

F. Therapie der Mesopharynxtumoren

I. Allgemeine Richtlinien

Als allgemeiner Leitgedanke bei der Therapieplanung der Tumoren des Mesopharynx gilt, wie auch für alle anderen Tumoren im HNO-Bereich, daß der Primärtumor zusammen mit dem regionären Lymphabflußgebiet als eine Einheit behandelt werden muß. Sowohl für den Primärtumor wie für die Lymphknoten kommen je nach Lokalisation und Tumorgröße die Strahlentherapie oder die Chirurgie in Frage, oder es wird eine Kombination beider Methoden angestrebt. Seit einigen Jahren ist man zusätzlich bestrebt, eine Kombinationsbehandlung mit Zytostatika vorzusehen, vor allem für ausgedehnte, mit der Strahlentherapie allein nicht beherrschbare Tumorformen.

Die Resultate der multidisziplinären Behandlungen dieser Tumoren können heute erst unvollständig überblickt werden, vor allem was die Spätresultate anbelangt. Hier muß im Vergleich zu den bisherigen therapeutischen Erfahrungen die Sterilisationsquote der Tumoren in Abhängigkeit von der Tumorlokalisation, der Ausdehnung sowie der Komplikationsrate, resp. Funktionseinbuße kritisch erörtert und berücksichtigt werden. Für umschriebene Tumoren der Stadien T 1–T 3 ist die gesonderte Besprechung nach dem Ausgangspunkt des Primärtumors vorzunehmen, was in den folgenden Kapiteln erfolgen soll.

1. Vorbereitung für die Therapie, speziell die Strahlentherapie

Gewisse allgemeine Maßnahmen sind für den Patienten bei der Durchführung der Therapie von ausschlaggebender Bedeutung und helfen vor allem auch mit, Spätkomplikationen zu verhindern, die die Endresultate in Frage stellen können.

Ernährung. Vor allem bei ausgedehnten Tumoren kann es wegen Schluckschwierigkeiten oder wegen Schmerzen zu einer starken Unterernährung mit Gewichtsverlust von weit über 10% kommen. Vor Einleitung der Therapie ist, im Zusammenspiel mit den unten erwähnten Maßnahmen, eine hochkalorische Ernährung (1800–2200 cal.) vorzusehen (DWYER), ggf. durch Magensondenernährung oder durch parenterale Ernährung. Bewährt haben sich dazu Aminosol, Vamina, Intralipid, TPE 1800 Pfrimmer u.a., sowie Vitaminlösungen wie Multibionta u.a. Die perorale Ernährung kann durch kalorienreiche, leicht resorbierbare Präparate wie Meritene, Edarene, aufrechterhalten oder ergänzt werden. GREINER und FEBLOT (1976) verzeichneten bei 50 Patienten unter Therapie einen sehr guten Erfolg mit Sthenorex, einem wasser- und fettlöslichen Pollenextrakt. In über 80% konnte das Gewicht gehalten und die psychomotorische Erschöpfung vermieden werden.
Als einfacher Parameter zur Beurteilung der Ausgangslage des Ernährungszustandes dient die Bestimmung der Gesamtproteine und der Albumine. Das Absinken der Albumine unter 40% des Gesamtwertes der Proteine weist schon auf eine Unterernährung hin, wobei die altersbedingte Abnahme der Gesamtproteine zu berücksichtigen ist. Im weiteren Verlauf ist die regelmäßige Gewichtsbestimmung maßgebend. Appetitanregende Medikamente, Vitaminzufuhr (vor allem B-Komplex, Vitamin C), ggf. kleine Dosen Insulin (4–8 E.), beim Mann Testosteron 10–25 mg 3mal pro Woche oder die sich daraus ableitenden Anabolika (Durabolin, Dianabol) helfen mit, den Gesamtzustand des Patienten zu verbessern.

Infektbekämpfung. Vor allem breit ulzerierte Karzinome sind oft superinfiziert. Eine intensive Behandlung durch Breitbandantibiotika neben lokalen Maßnahmen bringen oft deutliche Erleichterung der Begleitinfektion und damit der Schmerzen. Besteht der Verdacht auf die Ausdehnung der Entzündung im darunterliegenden Knochen, so sind Tetrazykline indiziert (Konzentration im Knochengewebe). Meist klingt die Superinfektion nach Einleitung der Strahlentherapie durch Verschorfung der Tumoroberfläche von selbst ab, und die antibiotische Therapie kann nach 10–14 Tagen abgesetzt werden.

Schmerzbekämpfung. Neben der individuell angepaßten Schmerzbehandlung, bei der man auch vorübergehend von Opiaten nicht zurückschrecken muß, hat sich die Assoziation mit Psychopharmaka bestens bewährt, z.B. Tofranil 3 × 25 mg + Haldol-Tropfen, Anafranil, Nozinan u.a.

Zahnsanierung. Gerade bei der Bestrahlung der Mesopharynxtumoren ist es oft unvermeidlich, daß größere Teile der Speicheldrüsen, vor allem der Parotis, im direkten Bestrahlungsfeld liegen. Deshalb ist neben den direkten Auswirkungen der Bestrahlung auf die Zähne (oberflächliche Schmelzdefekte, Pulpafibrose) mit einer Mundtrockenheit (Xerostomie) von unterschiedlichem Schweregrad während vieler Monate zu rechnen. Vorgeschädigte Zähne oder intakte Zähne bei schwerer Parodontose halten auf die Dauer eine Strahlenexposition mit Dosen über etwa 50 Gy nicht aus, ohne durch unaufhaltsame Kariesbildung und Entkalkung abzubröckeln und zu zerfallen. Deshalb müssen alle kariösen oder reparierten Zähne, vor allem bei randständiger Obturation mit Amalgamfüllungen, vor der Einleitung der Therapie extrahiert werden. Dasselbe gilt für devitalisierte Zähne mit Goldkronen, sowie für Zähne mit schwerer Begleitparodontose (Taschenbildung über 3 mm, Superinfektion), wenn diese Zähne im direkten Strahlenfeld liegen (DALY).

Vor allem die Extraktion der Molaren und Prämolaren erfordert eine sorgfältige chirurgische Versorgung der Wundfläche (Abtragung scharfer Knochenränder der Alveolarhöhlen, lockere Naht). Die Strahlentherapie darf erst nach vollständiger Wundheilung eingeleitet werden, was 10–14 Tage, ja sogar 3 Wochen in Anspruch nehmen kann. In der Zwischenzeit ist die Zahnsanierung der übrigen, nicht im Bestrahlungsfeld liegenden Zähne als vordringliche Maßnahme durchzuführen. Neben der Mundhygiene (Zahnsteinentfernung, Mundspülungen mit Hibitan, Hextril u.a.) gehört dazu die Anfertigung einer Plastikschiene für die nachfolgende lokale Applikation eines Fluorgels. Dadurch kann der posttherapeutische Zahnzerfall, der selbst bei ordentlich gutem oder sehr gutem Zahnstatus bei Behandlungsbeginn in etwa zwei Drittel der Fälle eintreten kann, auf die Hälfte, ja unter 10% reduziert werden (DALY et al. 1972; HORIOT u. SCHRAUB 1975). Erfahrungsgemäß bilden die Zahnstummel nach posttherapeutischer Schädigung der Zähne eine gefährliche Eingangspforte für eine Sekundärinfektion und können damit Anlaß geben zu einer später auftretenden Osteoradionekrose (s. Kap. G). Deshalb muß auf diese präoperatorische Vorbereitung der Mundhöhle und der Zähne in Zusammenarbeit mit dem zuständigen Zahnarzt oder kieferchirurgischen Institut größtes Gewicht gelegt werden.

II. Spezielle Strahlentherapie

1. Tonsillenloge und Gaumenbögen (=laterale Mesopharynxwand)

Bis in die späten Fünfzigerjahre führte man die Strahlentherapie der Tonsillenkarzinome auf perkutanem Wege über eine Vielzahl von konvergierenden Feldern mit Röntgenstrahlen von 200–300 kV BLAVIER u. DANCOT (1961), an wenigen Orten mit Teleradiumtherapie durch. Zusätzlich wurde eine Radium- (oder Radon-)spickung oder eine enorale Kontakttherapie angeschlossen, um lokal die Gesamtdosis aufzusättigen. Andere Autoren versuchten eine Kombination mit einer chirurgischen Resektion, meist im Falle eines verbleibenden Resttumors. Die mit diesen Methoden erreichbaren Resultate, sowie die damit verbundenen Komplikationen sind in der ausführlichen Monographie von ENNUYER und BATAINI (1956) erschöpfend dargestellt. Die perkutane konventionelle Röntgentherapie, aber auch die enorale Kontakttherapie sind heute ganz zu Gunsten der Hochvoltbehandlung aufgegeben worden, wenn eine kurativ beabsichtigte Strahlentherapie angestrebt wird.

a) Tonsillenkarzinome

a) Perkutane Strahlentherapie

Bei einer Vielzahl von Tonsillenkarzinomen reicht die perkutane Bestrahlung aus, um eine lokale vollständige Tumorrückbildung zu erreichen. Am besten eignet sich dazu die Verwendung der Kobalt-60-Strahlung oder einer Hochvoltstrahlung von 4–16 MeV, ferner bieten sich hier besonders vorteilhaft die schnellen Elektronen an (s. S. 179).

Feldanordnung und Feldgröße. Üblicherweise werden die Tumoren der Tonsillenloge über 2 parallel-opponierende Felder von 6×8 cm bis 8×10 cm bestrahlt. Im Behandlungsvolumen sind auf jeden Fall die Lymphabflußwege und die regionären Lymphknotenstationen am Kieferwinkel auf der Seite des Primärtumors sowie das Ausbreitungsgebiet, das bei der jeweiligen Tumorlokalisation und -größe (s. S. 168) angenommen werden muß, mit eingeschlossen. Auch bei kleinen Tonsillenkarzinomen werden die Gaumenbögen und der weiche Gaumen im Bestrahlungsfeld mit einbezogen. Reicht der Primärtumor gar bis zum oberen

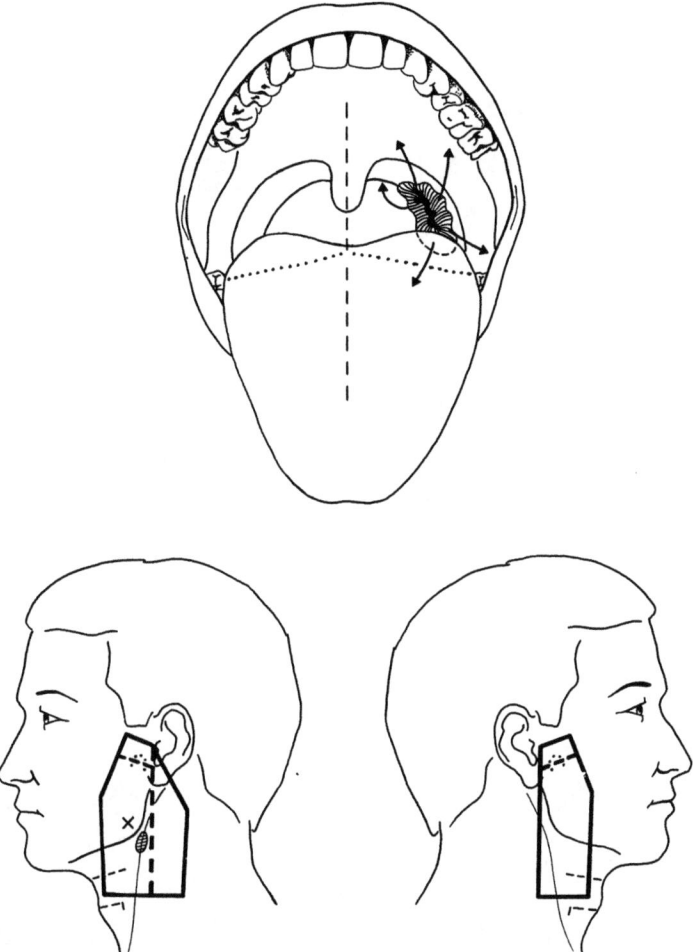

Abb. 17. Typische Feldanordnung für ein linksseitiges Tonsillenkarzinom (Stadium T1–T3, N1). Das Hauptfeld auf der Seite des Primärtumors wird größer gewählt, unter Berücksichtigung der möglichen Ausbreitungswege des Tumors (→). Die unterbrochenen Linien geben die Feldverkleinerung an, die ab einer Gesamtdosis von 5000 cGy (resp. einer Rückenmarksbelastung von 4400 cGy) durchgeführt wird. Damit erfolgt die Mitbestrahlung auch der klinisch nicht befallenen Lymphknotenstationen. Nicht eingezeichnet wurde das a.p.-Feld für die unteren zervikalen und supraklavikulären Lymphknotenstationen

Tonsillenpol oder greift er auf das Gaumensegel über, so muß auch der Epipharynx im Behandlungsvolumen liegen. Nach vorne zu wird die Feldgrenze derart angesetzt, daß der hintere Abschnitt des Mundbodens mitbestrahlt wird. Die kaudale Feldgrenze liegt auf Höhe des oberen Randes des Schildknorpels, damit der Sulcus amygdalo-glossus und die regionären Lymphknoten richtig berücksichtigt werden. Die dorsale Feldgrenze richtet sich nach dem Lymphknotenbefall; bei klinisch nicht vergrößerten Lymphknoten (N 0) projiziert sich diese auf die vordere Begrenzung des Spinalkanals, während bei großen Lymphknoten zunächst der ganze Spinalkanal miteingeschlossen wird (Toleranzdosis des Rückenmarks zu beachten!), oder man wählt zusätzlich ein p.a.-Feld.

Je nach Größe und Lage des Primärtumors und in Abhängigkeit der verwendeten Strahlenart wird eine Gewichtung der beiden Seitenfelder im Verhältnis 1:1 oder 2:1 vorgenommen. Da somit große Teile der Parotis beidseits mitbestrahlt werden, ist mit einer verminderten Speichelsekretion und später mit einer zum mindesten vorübergehenden Mundtrockenheit (Xerostomie) zu rechnen. Nach GRANT und FLETCHER (1966) ist in ca. 30% mit einer Xerosto-

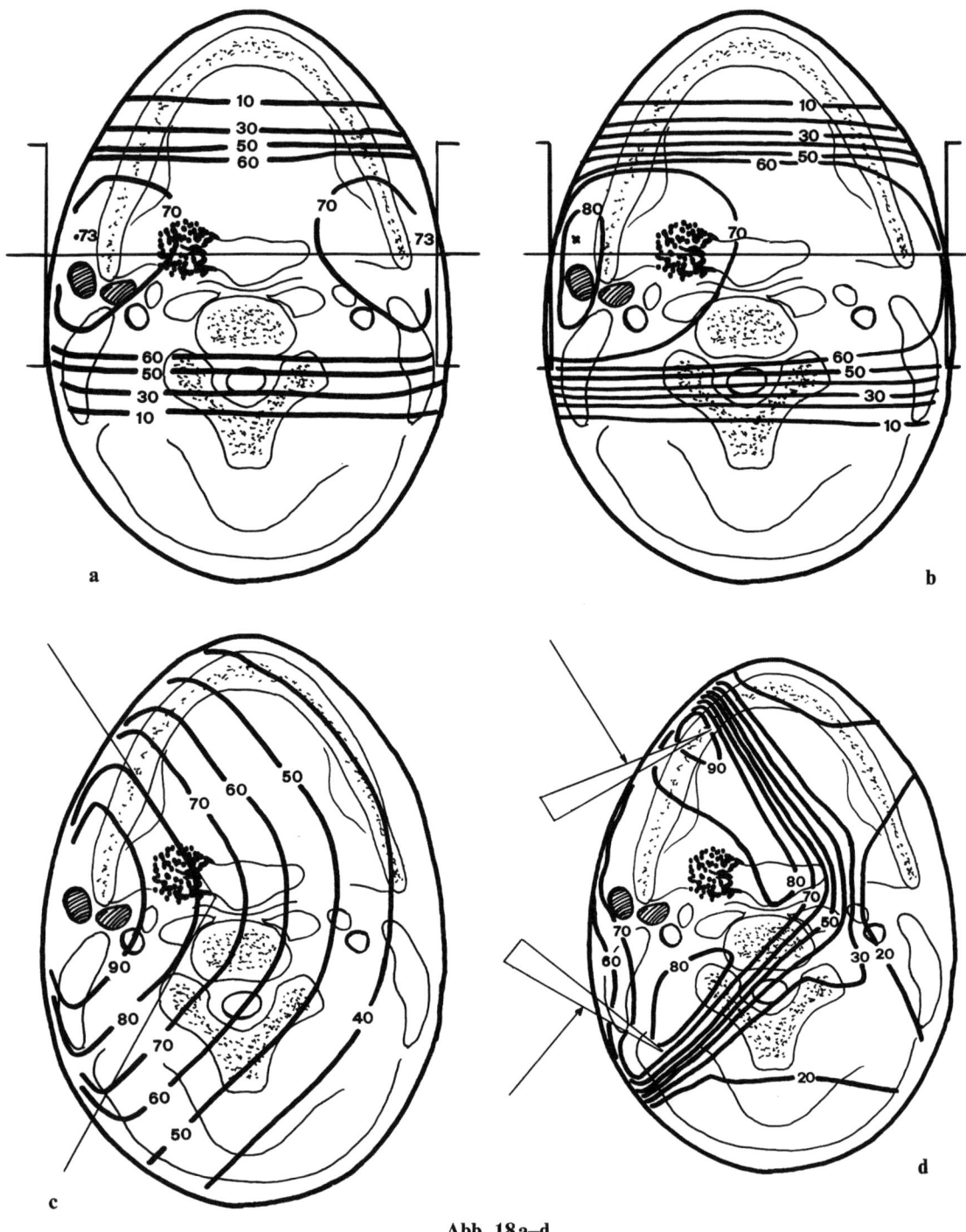

Abb. 18a–d

mie zu rechnen, in 43% bei parallel-opponierender Feldanordnung. Deshalb sind auch andere Feldanordnungen gewählt worden, sofern dies die Tumorausdehnung erlaubt:

a) 2 konvergierende Schrägfelder mit Kobalt-60-Strahlen, unter einem Winkel von 50–60°, mit Keilfilter (von 30–45°)

b) Kombination eines Elektronenfeldes (25–30 MeV) auf der Seite des Primärtumors mit einem Hochvoltphotonenfeld der Gegenseite. Eine günstige Isodosenverteilung ergibt sich auch, wenn Hochvoltphotonen und Elektronen über dasselbe Feld eingestrahlt werden.

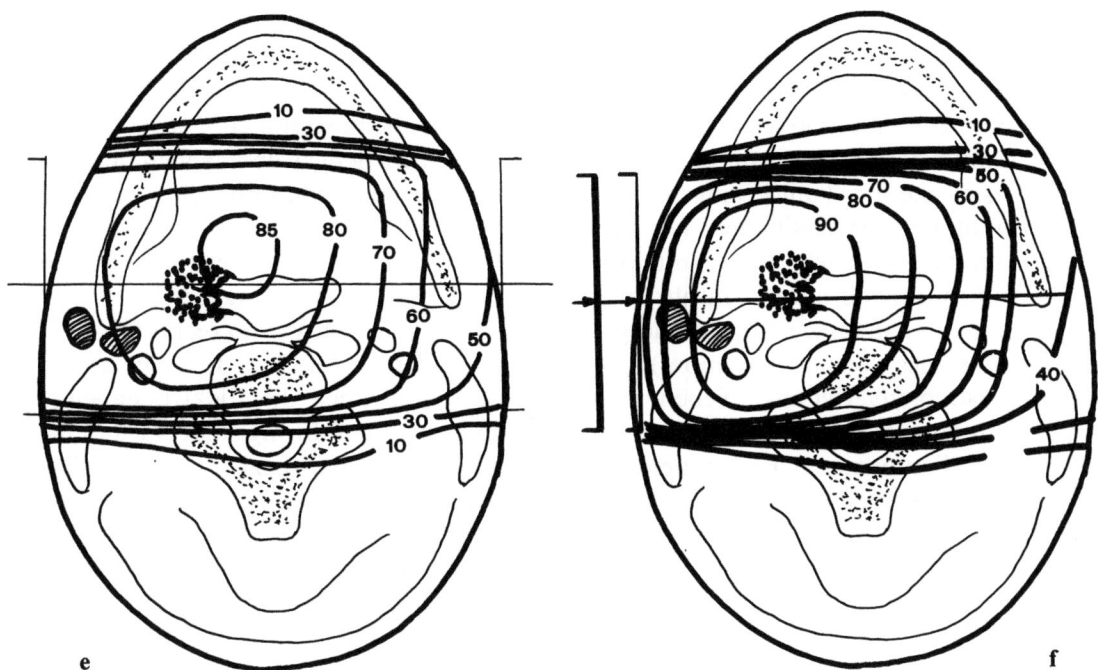

e   f

Abb. 18a–f. Isodosenbilder bei perkutaner Bestrahlung mit verschiedenen Strahlenarten. Tonsillenkarzinom mit der Tumorausdehnung wie in Abb. 17 angegeben. Isodosenwerte in Prozenten, die maximale Einstrahldosis pro Feld = 100% gesetzt. **a** 2 parallel-opponierende 60-Co Felder, mit einer Gewichtung 1:1. Feldgröße 7 × 10 cm. Das Dosismaximum liegt nicht im Primärtumor, sondern nahe unter der Haut. Rückenmarksbelastung relativ hoch **b** dieselbe Feldanordnung, aber Gewichtung 2:1 von Seiten des Hauptfeldes her. Die Dosisverteilung liegt günstiger für Primärtumor und Lymphabflußgebiet, aber die Gegenseite, speziell die kontralaterale Parotis, erhält eine relativ hohe Dosis. **c** 60-Co Pendelbestrahlung, Feldgröße 4 × 10 cm, Pendelwinkel 120° (−65°/+55°). Der Dosisabfall gegen das Rückenmark und zur Gegenseite hin ist nicht genügend groß. Die Gesamtvolumdosis ist recht hoch. Eine Verlagerung des Rotationszentrums gegen das Körperinnere oder andere Winkelverhältnisse würden daran nicht viel ändern. Keine vorteilhafte Felderwahl für das Tonsillenkarzinom. **d** 2 schräg einfallende Keilfilterfelder (60-Co, KF = 45°, Einfallwinkel 305°/60° bezogen auf die Vertikale bei Seitenlage des Patienten). Geeignete Feldanordnung bei streng lateralisiertem Tumor, wobei die Gegenseite sehr wenig belastet wird (ältere Patienten mit Mundtrockenheit!). Unvermeidbares Dosismaximum außerhalb des eigentlichen Tumorherdes. **e** 2 parallel-opponierende Felder: von links (Hauptfeld) mit Elektronen 25 MeV, Feldgröße 8 × 10 cm, von rechts Hochvoltphotonen 8 MeV, 7 × 10 cm, Gewichtung 1:1. Bessere Auslastung des gesamten Tumorbereichs mitsamt dem Lymphabflußgebiet. Relative Schonung der Gegenseite, bei deutlich geringerer Belastung des Rückenmarks. **f** Hochvolt-Photonen (30 MeV) und Elektronen (25 MeV) über dasselbe linksseitige Feld eingestrahlt, Feldgröße 8 × 10 cm. Geeignete Feldanordnung auch für größere Tumoren (T3) mit Übergreifen auf den weichen Gaumen. Steiler Dosisabfall nach dorsal und gegen die Mundhöhle zu. Wenn erforderlich, können die Lymphknotenstationen der Gegenseite durch ein Zusatzelektronenfeld aufgesättigt werden (E = 8–10 MeV)

c) Pendelbestrahlung mit Kobalt-60 oder mit Elektronen (20–30 MeV), wobei der Drehpunkt so einzustellen ist, daß der Primärtumor und die Lymphknotenstation gleich hoch belastet werden.

d) Aufteilung der zu verabreichenden Gesamtdosis in perkutane Bestrahlung (45–50 Gy/Herd) und in eine Aufsättigungsdosis von 20–50 Gy mittels Elektronenpendelbestrahlung oder interstitieller Curietherapie.

Die entsprechenden Isodosenbilder zeigen die etwas unterschiedlichen Dosisverteilungen (Abb. 18).

Elektronentherapie: Der Einsatz von hochenergetischen Elektronen hat sich bei der Therapie des Tonsillenkarzinoms klinisch bestens bewährt. Allerdings muß bei der Dosisbestimmung die Absorption der Elektronen im interponierten Unterkieferknochen in Abhängigkeit von ihrer Energie berücksichtigt werden (Pohlit 1960; Laughlin et al. 1965; Almond et al. 1967; Harder u. Abou Mandour 1976; Poretti u. Ionesco-Farca 1978). Bei Elektronenenergien von mehr als 20–30 MeV ist die Dosis in der Tonsillenloge um ca. 5–8% vermindert verglichen mit einer Dosismessung in Weichteilen ohne Knochengewebe. Neben der Berechnung läßt sich die am Tumor eingestrahlte Dosis gerade beim Mesopharynx relativ leicht mit Thermolumineszenzdosimetern bestimmen.

Es ist durchaus möglich, die gesamte perkutane Bestrahlung mittels zwei parallel-opponierenden Elektronenfeldern durchzuführen. Je nach Lage und Ausdehnung des Primärtumors erreicht man durch unterschiedliche Energien (z.B. von links 20 MeV, von rechts 35–45 MeV, für ein linksseitiges Tonsillenkarzinom) und Gewichtung der Felder (2:1, 3:2) eine am besten angepaßte Isodosenverteilung. Neben Stehfeldern läßt sich auch die Elektronenpendelbestrahlung für lateralisierte Tumoren verwenden. Nach eigener Erfahrung stellt eine der hauptsächlichen Indikationen zur Elektronentherapie des Mesopharynx, speziell der Tonsillenkarzinome, gleichzeitig vorhandene, fixierte Lymphknotenmetastasen (N 3) dar, die nicht operabel sind. Ebenso benützen wir die Elektronenbestrahlung zur kleinraumigen Aufsättigung des Primärtumors oder der Lymphknoten (s.S. 232). Vergleichende Verlaufsbeobachtungen über einerseits allein mit Elektronen bestrahlte und andererseits mit Hochvoltphotonen behandelte Tonsillenkarzinome haben nur Flamant et al. (1967) durchgeführt und dabei, bei einer identischen RBW von 1, eine raschere Tumorrückbildung bei Photonenbestrahlung gegenüber der Elektronentherapie (20 MeV) gefunden; die Überlebensrate ist allerdings in beiden Gruppen nach 18 Monaten gleich (57% für Photonen, 52% für Elektronen). Wambersie (1970) hat später die Gründe für die initial auftretenden Unterschiede der Tumorrückbildung analysiert und sie vorwiegend auf geringe Abweichungen im Bestrahlungsprotokoll zurückgeführt.

Einzeldosis und Gesamtdosis: Wie für andere Tumorlokalisationen wird beim Tonsillenkarzinom eine tägliche Einzeldosis (ED) von 1,8–2 Gy/Herd bezogen auf die Referenzisodose[2] angesetzt. Bei 5–6maliger Bestrahlung wöchentlich ergibt sich daraus eine Wochendosis von 9–10 (bis 12) Gy/Herd, wobei bei größerem Bestrahlungsvolumen die ED entsprechend angepaßt werden muß. Die erforderliche Gesamtdosis beträgt somit 60–70 Gy/Herd bei alleiniger perkutaner Bestrahlung, wobei die Felder ab 50 Gy verkleinert werden. Gesamtdosen von 70 Gy oder etwas mehr können nur eingestrahlt werden bei reduzierten Feldgrößen auf etwa 5 × 7 cm, ansonsten erhöht sich das Risiko von Spätveränderungen.

Die NSD nach Ellis (1971) beträgt unter diesen Voraussetzungen 1855–1955 ret, berechnet auf die Referenzisodose.

Bei einer derartigen Bestrahlungstechnik sind meist ausgedehnte fibrinöse Schleimhautreaktionen im ganzen Oropharynx, vor allem auch am weichen Gaumen, zu erwarten, die über 3–4 Wochen dauern (s. S. 234).

Frühresultate. Mit der alleinigen perkutanen Bestrahlung kann die primäre vollständige Tumorrückbildung bei T 1/T 2-Tumoren in 90–100% erwartet werden. Geringer ausfallende Heilungsquoten, wie sie in einzelnen Arbeiten angegeben werden, sind in erster Linie auf eine ungenügend hohe Gesamtdosis zurückzuführen. Bei ausgedehnteren Tumoren (T 3/T 4) sinkt die Heilungsquote bei Bestrahlungsabschluß dagegen ab. Früherfahrungen von Ennuyer und Bataini (1963) bei alleiniger Telekobalttherapie ergaben bei teils höheren Gesamtdosen eine Versagerquote von 33% (19 von 57 Fällen) für die T 3/T 4-Tumoren, wenn nur die lokalen und loko-regionalen Rezidive innerhalb von 2 Jahren berücksichtigt wurden; die Zahlen lagen aber bei rund 50% unter Einschluß der anderen Todesursachen. Gelinas

---

[2] entspricht der Isodose, die das gesamte Zielvolumen einschließt

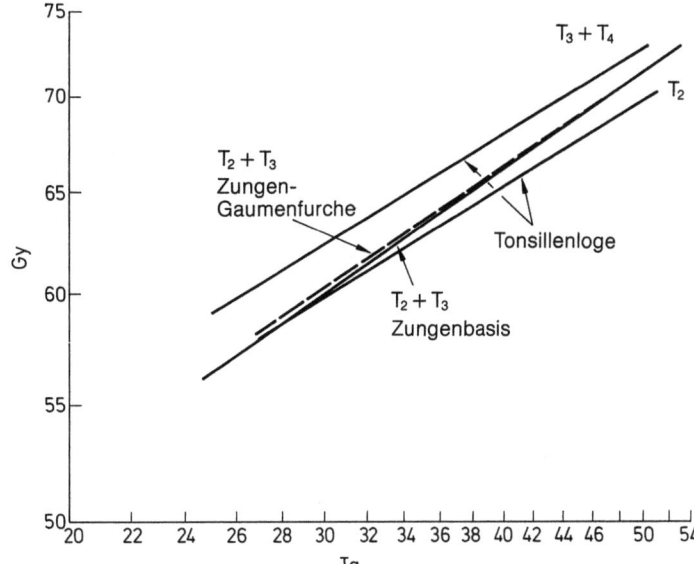

Abb. 19. Isoeffektkurve nach FLETCHER und SHUKOVSKY (1976), zusammengestellt für Tonsillenkarzinome, Zungengrundkarzinome und Sulcus amygdaloglossus-Karzinome verschiedener Ausdehnung (T2–T4). Die Steigung dieser Geraden beträgt 0.30 (Tonsille), 0.35 (Sulcus amygdaloglossus) und 0.38 (Zungengrund)

und FLETCHER verzeichnen bei länger dauernder Beobachtungszeit lokale Versager oder Rezidive in 24% bei T 3-Tumoren und in 40% bei noch ausgedehnteren T 4-Tumoren, wobei ein Teil dieser Fälle durch nachfolgende chirurgische Behandlung noch gerettet werden konnten.

Abgeänderte Bestrahlungsrhythmen: Wegen ihrer relativen Häufigkeit und ihrer Zugänglichkeit bei der klinischen Beobachtung wurde das Tonsillenkarzinom verschiedentlich zur klinischen Erprobung von modifizierten Fraktionierungen bei der Strahlentherapie herangezogen. DUTREIX et al. (1974) haben 2 vergleichbare Gruppen von Tonsillen-, Gaumenbogen- und Sulcus amygdalo-glossus-Karzinomen bestrahlt, einmal mit 3mal 3,3 Gy pro Woche bis zur Gesamtdosis von 46 Gy in 14 Fraktionen, bei der zweiten Gruppe mit 2mal 8,50 Gy innerhalb von 48 h und nach einer Pause von 1 Woche 5mal 3,30 Gy (Gesamtdosis 33,5 Gy). Bei einer Beobachtungszeit von $4^1/_2$ Jahren ergab sich kein signifikanter Unterschied, was die Tumorrückbildung, die Rezidivquote und die Strahlenreaktion anbelangte. Innerhalb der ersten 2 Beobachtungsjahre fiel der Unterschied zu Gunsten der „Split-Course"-Technik mit den beiden initialen hohen Dosen aus. Damit erreichten die Autoren wohl eine frühere Rückbildung, aber auch eine frühere Schleimhautreaktion. FLETCHER und SHUKOWSKY (1976) stellten die Ergebnisse einer kurzzeitigen (4 Wochen) Bestrahlung einer langzeitigen (8 Wochen) Bestrahlung gegenüber und leiteten davon einen Isoeffektexponenten für die Behandlung der Kopf-Hals-Tumoren, im speziellen der Tonsillenkarzinome, ab (Abb. 19).

BYHART et al. (1977) stellten eine vergleichende Studie an 132 Karzinompatienten der Mundhöhle und des Mesopharynx an: eine 3mal wöchentliche Bestrahlung mit einer Einzeldosis von 3 Gy wurde mit einer üblichen 5mal wöchentlichen Bestrahlung verglichen, wobei sich herausstellte, daß die primäre Symptomfreiheit bei der 3mal wöchentlichen Bestrahlung nur in 12%, bei der üblichen Bestrahlung (Gesamtdosis 60–72 Gy) in 59% gelang. Die Autoren weisen speziell darauf hin, daß die ELLIS-Formel für die Ermittlung der NSD bei dieser ungewöhnlichen Fraktionierungsart keine verläßlichen Vergleichswerte errechnen läßt.

Aufbauend auf radiobiologischen Erkenntnissen der bestmöglichen Reparation von subletalen Schäden innerhalb von 6–8 h post irr. haben SHUKOVSKY et al. (1976b) und JAMPOLIS et al. (1977) den Versuch unternommen, bei fortgeschrittenen Hals-Kopf-Tumoren (T 4) die tägliche Einzeldosis in 2 Bestrahlungen à 1,2 Gy/Herd aufzuteilen, bei einer Gesamtdosis von 70 Gy/Herd in $5^1/_2$–6 Wochen. Es wird hier über 24 Fälle berichtet, 4 davon betreffen T 4-Tonsillenkarzinome. Bei einer durchschnittlich stärkeren Schleimhautreaktion erreichten diese Autoren eine Tumorrückbildung am Ende der Bestrahlung von über 80% und ein besonders gutes Ansprechen der Lymphknotenmetastasen (23 von 24 Fällen), doch kam es bei 9 Patienten mit einer 1jährigen Überlebenszeit 6mal zum Rezidiv.

Pierquin et al. (1978) sind noch einen Schritt weitergegangen und haben in Anlehnung an die Erfahrungen bei der Curietherapie eine perkutane Dauerbestrahlung von 6–8 h mit Kobalt-60-Strahlung bei ausgedehnten Tonsillen- und Zungengrundkarzinomen durchgeführt, bei einer Dosisleistung von 0,9–1,3 Gy/h! Dieses Verfahren kommt biologisch gesehen einer Superfraktionierung mit normaler Dosisleistung gleich (Hall 1972), mit dem Unterschied, daß der Sauerstoffeffekt (OER) bei niedriger Dosisleistung 1,5 beträgt, dagegen 2,4 bei hoher Dosisleistung. Bei der klinischen Beobachtung derart bestrahlter Patienten fielen bei einer mittleren Dosis pro Sitzung von 7,8–8,10 Gy die akuten Reaktionen, aber auch die Spätkomplikationen deutlich verstärkt aus, weshalb die ganze Behandlungsserie nicht in einer Serie von 11 Tagen, sondern aufgeteilt in 2 Serien mit 3wöchigem Intervall verabreicht wurde. Dann allerdings war es möglich, bei diesen fortgeschrittenen Tumorsituationen eine primäre Symptomfreiheit nach 3 Monaten in insgesamt 23 von 34 Fällen zu erlangen (s. auch Kap. F. II. 5, S. 216).

Interstitielle Curietherapie (Spickung): Die perkutane Hochvolttherapie hat bei der Behandlung der Tonsillenkarzinome die interstitielle Curietherapie stark in den Hintergrund verdrängt, ganz im Gegensatz zur Ära der konventionellen Röntgentherapie, während der die besten Frühresultate und die 5-Jahres-Überlebensraten durch die zusätzliche Anwendung der Ra-Spickung erzielt worden sind.

Die praktische Durchführung der Radiumspickung der Tonsillenloge, wie sie in den Monographien von Paterson (1963) Ennuyer u. Bataini (1956), Fletcher u. MacComb (1962) und Pierquin (1964) beschrieben wird, erfordert eine gewisse operative Geschicklichkeit. Es werden dabei 1–3 cm lange Nadeln entweder horizontal in die Tonsillenloge oder besser vertikal in Richtung der Gaumenbögen eingeführt und entsprechend fixiert. Die Schwierigkeit bei der Durchführung besteht vor allem darin, bei der palisadenartigen Anordnung der geraden Ra-Nadeln einen genügend großen Abstand vom darunter liegenden Unterkieferknochen und von der Schleimhautoberfläche zu wahren.

Gerade für die Tonsillenloge sind heute die Ra-Nadeln oder die Radon-Seeds durch die kleinen ^{198}Au-Seeds (Sinclair (1952), Pierquin et al. (1959)), neuerdings durch ^{125}I-Seeds (Hilaris 1975) als permanente Implantate ersetzt worden, oder es werden im Nachladeverfahren ^{192}Ir-Drähte von 0,3 mm Durchmesser eingeführt, die nach einer definierten Liegedauer wieder entfernt werden (Pierquin 1964). Wegen der Biegsamkeit der ^{192}Ir-Drähte passen sie sich gut der Konkavität der Gaumenbögen und der Tonsillenloge an. Syed et al. (1978b) berichten im besonderen über ihre Erfahrung bei der perkutanen ^{192}Ir-Spickung dieser Region, vor allem auch bei der Ausdehnung des Tumors gegen das Gaumensegel.

Die *Indikationen* zur interstiellen Spickung der Tonsillenloge erfolgen wie bei anderen Tumorlokalisationen nach zwei Gesichtspunkten:
a) die geplante Gesamtdosis am Herd wird aufgeteilt in zwei Drittel für die perkutane Bestrahlung (ca. 45 Gy/Herd) und ein Drittel für die interstitielle Curietherapie (35–40 Gy/Bezugsisodose) wie z.B. im Institut Gustave Roussy, (s. Dutreix et al. 1974; Beiler 1977). Das Intervall zwischen perkutaner Bestrahlung und Spickung kann je nach Gewebsreaktion kurz gewählt werden (einige Tage), oder es werden 1–4 Wochen dazwischen geschaltet bis zum völligen Abklingen der Reaktion.
b) Die Spickung verabreicht eine Zusatzdosis nach vollständiger perkutaner Bestrahlung mit 60–65 Gy/Herd, wenn noch eine Restinfiltration im Bereich des Primärtumors (oder

der Lymphknotenmetastasen) übrig bleibt (PIERQUIN 1964; HILARIS 1975; ALTH et al. 1976; PERNOT et al. 1980). Dies ist vor allem bei ausgedehnteren T 3-Tumoren mit Ausdehnung gegen den Sulcus oder die Zungenbasis zu erwarten, deren Sterilisierung durch die alleinige perkutane Bestrahlung oft nicht gelingt (GELINAS u. FLETCHER 1973). Die zu verabreichende Aufsättigungsdosis beträgt je nach dem verbleibenden Tumorvolumen 30–35 Gy, bei einer niedrigen Dosisleistung (HILARIS 1975).

Die interstitielle Spickung nach dem Nachladeverfahren („after-loading") ermöglicht eine optimale Dosisbestimmung nach einem der heute zur Verfügung stehenden Computerprogramme (STOVALL u. SHALEK 1972). Damit ist man in der Lage, die zu verabreichende Dosis im voraus zu planen. Die *Spätkomplikationen,* vorab die Weichteilnekrosen, welche am häufigsten nach rund 10 Monaten auftreten können, werden auf ein Minimum reduziert (BEILER 1977). Bei sorgfältig durchgeführter Technik sollten sich diese in nicht mehr als 10% der Fälle einstellen (PERNOT et al. 1980), wobei die meisten Weichteilnekrosen im Verlaufe von wenigen Monaten wieder spontan abheilen.

β) Kombinierte chirurgisch-strahlentherapeutische Behandlung

Die Bedeutung der chirurgischen Behandlung des Tonsillenkarzinoms stand während früherer Jahre vielerorts im Mittelpunkt heftiger Diskussionen. Solange die Röntgen-Radiumbehandlung eine lokale Tumorsterilisation nur in knapp einem Drittel der Fälle herbeiführte, mag die berechtigte Forderung bestanden haben, durch eine Assoziation mit einem chirurgischen Eingriff die Heilungsresultate zu verbessern.

Seit der Verwendung der Hochvolttherapie wird aber heute bei umschriebenen Tumoren bis zum Stadium T 2 die chirurgische Tumorresektion nicht mehr als erforderlich angesehen, da zu erwarten ist, daß bei adäquater Behandlungstechnik 80–90% der Primärtumoren durch die Strahlentherapie allein beherrscht werden. Die chirurgische Behandlung beschränkt sich dann auf die Entfernung allfälliger Resttumoren nach durchgeführter Strahlentherapie oder wird im Falle eines Rezidivtumors vorgenommen (FLEMING et al. 1976; HORWITZ u. BOLES 1974) (s. Kap. F IV). Anders liegen die Verhältnisse bei ausgedehnteren Primärtumoren der Stadien T 3 und T 4, deren endgültige Beseitigung durch alleinige strahlentherapeutische Maßnahmen in über der Hälfte der Fälle nicht gelingt. In solchen Situationen ist von chirurgischer Seite wiederum der Versuch unternommen worden, mit umfangreichen Eingriffen auch weit fortgeschrittene Karzinome primär anzugehen und in vermehrtem Maße einer Heilung zuzuführen (WHICKER et al. 1974). Welche Aufgabe dabei der assoziierten Strahlentherapie zufällt, soll hier besprochen werden. Die Bedeutung, die bei ausgedehnteren Primärtumoren einer Polychemotherapie zukommen wird, beginnt sich erst jetzt abzuzeichnen und wird zusammenfassend im Kap. IV, S. 224 erörtert.

Für die *chirurgische Resektion* des Tonsillenkarzinoms können prinzipiell zwei Zugangswege gewählt werden:
a) endobukkale Elektroresektion der ganzen Tonsillenloge, der Gaumenbögen sowie eines Teils des weichen Gaumens und des Sulcus amygdalo-glossus (= erweiterte Tonsillektomie nach SOERENSEN). Diese Methode wurde noch bis in die 60er Jahre von MÜNDNICH (1963) u.a. empfohlen
b) transmandibuläre Monoblockresektion („combined operation"). Diese Methode wurde aufbauend auf der radikalen Lymphknotenresektion nach CRILE (1906), von H. MARTIN (1951) und seiner Schule sowie von CONLEY u. WARD (zitiert in WEY 1968) präzisiert. Neben der vollständigen Abtragung des Tumorbereiches in der Tonsillenloge und der zervikalen Halslymphknoten wird auch der Unterkiefer partiell mitreseziert.

Schon 1961 gab FRAZELL (zitiert in BLAVIER u. DANCOT 1961) an, daß nach 10jähriger systematischer Operation sämtlicher Tonsillenkarzinome (414 Fälle bei total 479 beobachteten Patienten) das chirurgische Vorgehen gegenüber der Strahlentherapie keine Vorteile biete. Als Chirurg hat er sich damals schon entschlossen, die Patienten wieder der Strahlentherapie zuzuführen. Die früher mitgeteilte postoperative Mortalität, vor allem bei Tonsillenkarzinomen, die gegen die Zungenbasis infiltrieren (4 postoperative Todesfälle auf 21 Resektionen, 8 postoperative Exitus bei 19 transmandibulär resezierten Patienten (Dargent u. Gignoux 1954) ist wohl heute nicht mehr maßgebend. Andererseits haben Frazell (zitiert in Blavier u. Dancot 1961) und vor ihm schon Ennuyer und Bataini (1956) darauf hingewiesen, daß durch den operativen Eingriff die Resultate auf lange Sicht nicht verschlechtert werden, sich aber auch nicht verbessern lassen.

Die *postoperative* Strahlentherapie als Ergänzung der chirurgischen Resektion wurde schon in den 30er Jahren postuliert (Berven 1959, Barth et al. 1962). Die postoperative Strahlentherapie schließt sich etwa 2–4 Wochen an die Elektroresektion des Primärtumors an, wenn sich der größte Teil des Schorfes nach der Resektion abgestoßen hat. Die Gesamtdosis wurde früher auf 40 Gy, in neuerer Zeit auf mindestens 50 Gy/Herd angesetzt, bei üblicher Fraktionierung. Außer bei ganz umschriebenen Karzinomen (T 1) sinkt die Zahl der Lokalrezidive (und Lymphknotenmetastasen) durch die zusätzliche postoperative Strahlentherapie deutlich ab, analog zum Larynxkarzinom von 36% ohne auf 8,5% mit postoperativer Strahlentherapie (Cachin u. Eschwege 1975). Nach einer erweiterten Tonsillektomie auf endobukkalem Weg muß berücksichtigt werden, daß gewisse lokale Komplikationen auftreten können: zunächst Hämorrhagien, dann später narbige Indurationen mit Trismus oder bei Verziehung des Gaumens eine offene Rhinolalie. Sehr häufig sind auch leichte, narbig bedingte Schluckstörungen wegen der Retraktion des Gaumensegels. Manche Patienten sind bei ausgedehnter Resektion des Gaumensegels gezwungen, eine Okklusionsprothese zu tragen.

Die *präoperative* Radiotherapie der ausgedehnten Tonsillenkarzinome wie auch der übrigen Mesopharynxtumoren im Stadium T 3 und T 4 wurde immer wieder eingeleitet, um die lokale Tumormasse besser beherrschen zu können und damit auch die Heilungsquote anzuheben. In einer prospektiven Studie wiesen Lawrence et al. (1974) darauf hin, daß eine kurzfristige Vorbestrahlung (2mal 700 rad an beiden Vortagen der Operation) bei Kopf-Hals-Tumoren inkl. Mesopharynxkarzinomen der Stadien II–IV gegenüber einer alleinigen operativen Behandlung keine Verbesserung der Rezidivrate und keine Änderung im weiteren klinischen Verlauf mit sich gebracht hatte. Werden 3000 rad/Herd präoperativ eingestrahlt (Perez et al. 1976b), so konnte im Resektionspräparat bei den Stadien I und II in rund der Hälfte der Fälle kein Tumor mehr nachgewiesen werden; bei diesen Patienten ist dann später auch kein Lokalrezidiv mehr aufgetreten. Selbst beim Stadium T 3 war das Resektionspräparat in knapp 40% tumorfrei, doch traten hier in einem Viertel später Lokalrezidive auf. In einer nicht randomisierten Vergleichsstudie stellten dieselben Autoren (1976) fest, daß die Überlebenszahlen von Tonsillenkarzinomträgern statistisch gleich ausfielen, wenn die Behandlung aus einer alleinigen Bestrahlung von 55–65 Gy in 6 Wochen oder aus einer präoperativen Bestrahlung mit 30 Gy bestand, gefolgt nach 2–6 Wochen von einer „en bloc"-Resektion des Primärtumors und einer Lymphknotenausräumung. Vorbestrahlungsdosen von 45 Gy unter analogen anschließenden chirurgischen Maßnahmen ergaben für Weichert et al. (1976) nach 2 Jahren Beobachtungszeit in 65% der Fälle Symptomfreiheit. Wurden nur die Tumorstadien T 1/T 2 und N 0–N 3 berücksichtigt, so betrug die 2-Jahres-Symptomfreiheit 81% (Fallzahl 37, resp. 21 Patienten). Andrews und Sprinkle (1972) gaben in ihren Untersuchungen ebenfalls der kombinierten radiotherapeutisch-chirurgischen Behandlung gegenüber einer rein chirurgischen den Vorzug.

Nach den Mitteilungen in der Literatur scheint sich die präoperative Bestrahlung beim mäßig ausgedehnten Tonsillenkarzinom (Stadium T 2/3 und N 0–3) nur dann günstig auszuwirken, wenn Gesamtdosen von mindestens 45 Gy eingestrahlt wurden und dabei ein weitgehender Tumorrückgang zu verzeichnen war. Anhand ihres großen Patientengutes am Institut

Gustave Roussy (Villejuif/Paris) kamen CACHIN und ESCHWEGE (1975) zum Schluß, daß auch nach der präoperativen Bestrahlung operativ das gesamte ursprünglich befallene Tumorgebiet reseziert werden müsse; eine postoperative Radiotherapie sei nur dann anzuschließen, wenn die resezierten Lymphknoten 2 cm im Durchmesser überschritten haben (s. Kap. F.V. S. 231). Beiläufig sei noch erwähnt, daß eine Vorbelastung der Gewebe mit 20–30 Gy die Durchführung einer großangelegten Operation mit unmittelbarer plastischer Deckung nicht erschwert (FARR et al. 1976), was weiter nicht erstaunt; selbst bei hohen präoperativ eingestrahlten Dosen ist eine Operation mit Gewebetransplantaten erfolgreich durchzuführen, wenn ein Intervall von $1^1/_2$–3 Monaten eingehalten wird (RUSH et al. 1974). Bei der Analyse ihrer Resultate kommen JESSE und SUGARBAKER (1976) zum Schluß, daß wegen der unbefriedigenden Sterilisierung des Primärtumors im Stadium T 3 und T 4 einerseits und bei Lymphknotenmetastasen, zwischen 3 und 6 cm groß, ipsilateral oder kontralateral gelegen (entsprechend N 2 und N 3 nach Einteilung AJC, s. Tabelle 4) eine zusätzliche Strahlentherapie erforderlich sei, entweder als prä- oder als postoperative Maßnahme. Dabei ist nach diesen Autoren die Reihenfolge des therapeutischen Procedere nicht maßgebend.

γ) Resultate und prognostische Faktoren

Die Heilungsziffern beim Plattenepithelkarzinom der Tonsillenloge nach 3, 5 und 10 Jahren wurden in der Literatur meist als aktuarielle Zusammenstellung aufgeführt. Eine erste Beobachtungsperiode bis ca. 1960 umfaßt die Resultate der konventionellen Röntgentherapie, mit oder ohne zusätzliche Radiumspickung oder Teleradiumtherapie; eine zweite Zeitspanne ab 1960 bis heute betrifft die Erfahrungen mit der Hochvoltbestrahlung, ebenfalls in Zusammenhang mit oder ohne zusätzliche interstitielle Curietherapie. Dabei sind die Resultate der Behandlung der malignen Lymphome von denjenigen der epithelialen Tumoren streng abzutrennen. Epitheliale Tumoren, die nicht zu den Plattenepithelkarzinomen gerechnet werden, sowie die Resultate seltener Tonsillentumoren fallen zahlenmäßig wenig ins Gewicht und sind im Abschnitt F, II. 1. b) nachzulesen.

Die Tabellen 11 und 12 geben die globalen Behandlungsresultate einiger größerer Serien wieder. Stichwortartig sind die Behandlungsmethoden ebenfalls aufgeführt.

Seit der Einführung der Hochvolttherapie sind die Heilungsquoten eindeutig angestiegen, etwa um das Doppelte im Vergleich zur konventionellen Röntgentherapie. Dennoch fassen derartige Sammelstatistiken Patienten mit teils sehr ungleichen Tumorstadien und unterschiedlichen Bestrahlungsdaten zusammen, so daß die Faktoren, die zum Erfolg oder Mißerfolg der Behandlung maßgeblich beigetragen haben, nicht immer leicht ersichtlich sind. Aufschlußreich sind die Arbeiten einzelner Autoren (GELINAS u. FLETCHER 1973, FAYOS u. LAMPE 1971, PEREZ et al. 1976b, CARDINALE u. FISHER 1972), die anhand ihres Krankengutes verschiedene *prognostische Faktoren* herausgearbeitet haben, die bei der Behandlung der Tonsillenkarzinome berücksichtigt werden müssen. Diese prognostischen Faktoren sollen am Beispiel des Plattenepithelkarzinoms der Tonsille etwas ausführlicher besprochen werden, da sie auch für andere Tumorlokalisationen im Mesopharynx Gültigkeit haben. Gerade FLETCHER und seine Schule haben immer wieder den Versuch unternommen, diejenigen Umstände bei der Tumorausgangssituation zu analysieren, die für die Nichtsterilisation des Primärtumors, resp. der Lymphknotenmetastasen mit verantwortlich sind.

Prognostische Faktoren, die vom Ausgangsstatus abhängen

a) Größe des Primärtumors (T1–T4). Zur Sterilisierung des Primärtumors ist eine um so größere Gesamtdosis erforderlich, je ausgedehnter das Tumorvolumen ist. SHUKOVSKY und FLETCHER (1973) geben an, daß für T1-Tumoren eine Gesamtdosis von 65 Gy die

Tabelle 11. Überlebenszahlen nach 3, 5 und 10 Jahren beim *Tonsillenkarzinom* (Plattenepithel-Ca) in Abhängigkeit vom Behandlungsmodus (bis 1960)

Autor	Patienten-zahl	Symptomfreie Überlebenszeit in %			Therapie	Besonderheiten
		3 Jahre	5 Jahre	10 Jahre		
Martin u. Sugarbaker (1941)	157		16,5 (18 relativ)		250 kV perkutan + endobukkal	nur 148/157 behandelt
Schönbauer (1941)	75		13/75=17,4%		zuerst Ra-Spickung, dann Tele-Radium-Therapie	nur 75/104 behandelt
Parshall u. Stenstrom (1953)	85 (101)	33	20	11	vorwiegend 200 kV + Ra	
Ennuyer u. Bataini (1956)	534		18		200 kV + Ra	inkl. Gaumenbogen + Sulcus-Tu
Tapley et al. (1959)	88		21,5 (23,5 relativ)		perkutan. Rö-Th. + Ra oder Op.Neck-diss.	(62×) (19×)
Blavier u. Dancot (1961)	113		16		200 kV	nur perkutane Bestrahlung

Tabelle 12. Überlebensziffern beim *Tonsillenkarzinom*, vorwiegend seit Einführung der Hochvolt-Therapie

Autor	Patienten-zahl	T-Stadium	Symptomfreie Überlebenszeit in %			Therapie	Besonder-heiten
			3 Jahre	5 Jahre	10 Jahre		
Horwitz u. Boles (1974)	60			46,6 (absolut)		^{60}Kobalt	
Fayos u. Lampe (1971)	102			41			
		T1		70			
		T2		57			
		T3		26			
		T4		0			
Shukovsky u. Fletcher (1973)	129		47 (=2 Jahre)				
		T1	86				
		T2	54				
		T3	43				
		T4	19				
Weller et al. (1976)	140		50 (=2 Jahre)				
Alth et al. (1976)	469			21,6		perkutane Rö-Th. 200 kV Co. Betatron	etwa 75% T3
Glanzmann (1978)	161			30 (absolut) 25 (relativ)	20 26 11 14	perkutane R.Th. ± Operation	

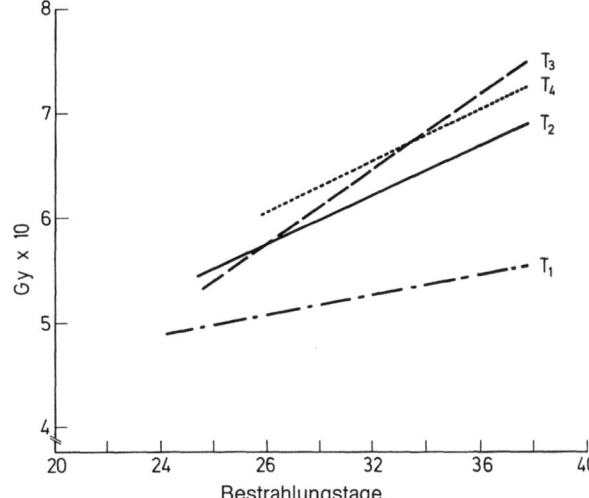

Abb. 20. Isoeffektkurve für die mit 95%iger Wahrscheinlichkeit zu erwartenden Tumorsterilisierung beim Tonsillenkarzinom, in Abhängigkeit von der Tumorausdehnung T1–T4. (Nach PEREZ et al. 1976b)

primäre Tumorvernichtung in praktisch 100% der Fälle bewirkt. PEREZ et al. (1976) finden bei dieser Tumorgröße nur 1 Versager auf 12 behandelte Fälle, bei der verabreichten Gesamtdosis von 55 Gy/Herd. Bei größerem Primärtumor (T2) muß die Gesamtdosis auf 70 Gy/Herd, bei noch ausgedehnteren Tumoren der Gruppe T3 und T4 auf 75–86 Gy/ Herd angesetzt werden. Diese Autoren haben in der schon erwähnten Arbeit eine entsprechende Dosiseffektkurve in Abhängigkeit von der Primärtumorgröße graphisch angegeben, bei der eine 95%ige, resp. 80%ige Tumorsterilisation zu erwarten ist (Abb. 20). Andererseits ist zu bedenken, daß natürlich bei derartig hohen Gesamtdosen auch die Komplikationsrate ansteigt. GLANZMANN (1978) gibt die Häufigkeit der lokalen Tumorkontrolle für verschiedene Tumorgrößen in Abhängigkeit von den ret-Werten an (Nominal Standard Dose). Daraus wird ersichtlich, daß für kleine Primärtumoren schon mit 1770–1790 ret bei 6 von 7 Fällen eine primäre Symptomfreiheit erzielt wird, bei T2-T3-Tumoren dagegen nur in höchstens einem Drittel der Fälle (5 auf 15, resp. 3 auf 17). Eine Symptomfreiheit von über 50% bei T3-Tumoren erfordert einen NSD-Wert von 1900–2000 ret. MATAR und McCARTEN (1973) finden ebenfalls einen deutlichen Unterschied in der lokalen Rezidivquote, je nachdem ob die Gesamtdosis unter oder über 1700 ret liegt (33% gegenüber 4%).

b) Lymphknotenbefall. Bekanntlich besteht beim Tonsillenkarzinom keine direkte Beziehung zwischen der Primärtumorgröße und der Häufigkeit des Lymphknotenbefalls. Insgesamt betrachtet sinkt aber die Überlebenszeit bei klinisch nachgewiesenem Lymphknotenbefall etwa auf die Hälfte ab gegenüber Patienten ohne klinisch nachweisbare Lymphknotenmetastasen (NICHOLS u. GREENFIELD 1968). Dabei ist ja festzuhalten, daß 20–40% der klinisch als N0 betrachteten Lymphknoten histologisch positiv sein können (bei PIQUET et al. (1974) in 33%), dagegen 25–30% der palpablen Tumoren histologisch nur eine reaktive Hyperplasie aufweisen. Bei nachgewiesenen metastatischen Lymphknoten beeinflußt ein beweglicher, regionärer Lymphknoten in der Einzahl die Spätresultate nicht (CARDINALE u. FISHER 1977). Demgegenüber steigt die Rezidivquote auf über 60% an, wenn mehrere Lymphknoten auf der befallenen Halsseite vorhanden sind (LINDBERG 1972), oder wenn ein einzelner Lymphknoten größer als 3 cm ist (ENNUYER u. BATAINI 1963).

Der beidseitige Befall von Lymphknoten, entsprechend dem Stadium N2 nach dem TNM-System, wird verschieden gewertet: Bei kombinierter chirurgisch-radiotherapeutischer Behandlung verschlechtert nach CACHIN (1975) ein bilateraler Befall die Überlebenschance gegenüber einem nur einseitigen Lymphknotenbefall nicht, sofern die Lymphknoten beweglich und klein bleiben. Andere Autoren (ENNUYER u. BATAINI 1972) messen dem bilateralen Befall eine sehr viel schlechtere Prognose bei und erachten die dauerhaften Heilungsaussichten dann als außerordentlich gering.

Ein wesentlicher prognostischer Faktor ist die Fixierung des metastatischen Lymphknotens (=N3) oder eine Vielzahl von Lymphknoten (SCHNEIDER et al. 1975), mit einem max. Durchmesser von 6 cm (Stadium N2 der AJC, s. Tabelle 4). Eine Fixierung des Lymphknotens bedeutet ein extranodales Wachstum, wobei wieder zu unterscheiden ist zwischen der Fixierung an der Gefäß-Muskelloge, gegen die Tiefe oder bei einer allfälligen Infiltration in die Haut. Schon die histologische Feststellung des Kapseldurchbruchs bei operativ reseziertem Lymphknoten verschlechtert die Prognose bei allen Tumoren der oberen Luft- und Speisewege ganz beträchtlich (CACHIN 1975). Der Kapseldurchbruch ist bei operativ entfernten Lymphknoten ein viel wichtigeres prognostisches Zeichen als die Anzahl der befallenen Lymphknoten. Anhand einer großen eigenen Statistik hat CACHIN (1975) zeigen können, daß die Überlebensrate vom 1. bis zum 3. Jahr ohne nachgewiesene Lymphknoten von 86 auf 65% absinkt, bei metastatisch befallenen Lymphknoten (N1) ohne Kapseldurchbruch trat ein Abfall von 67 auf 33%, dagegen bei Kapseldurchbruch von 56 auf 16% ein.

Die Frage der kontralateralen Lymphknotenmetastasen, die erst später als die Erstbehandlung manifest werden, wurde schon auf S. 172 diskutiert. Ihre prognostische Bedeutung ist nicht dieselbe wie das primäre Vorhandensein beidseitiger Lymphknotenmetastasen (N2 nach der TNM-Einteilung, s. S. 151).

Morphologischer Aspekt, histologischer Differenzierungsgrad. Hier verhält es sich beim Tonsillenkarzinom ähnlich wie bei den übrigen HNO-Tumoren, indem die exophytisch oder exophytisch-ulzerierend wachsenden Karzinome besser auf die Therapie ansprechen als die vorwiegend ulzerierenden und zentral nekrotischen Tumoren. Vor allem die letzte Kategorie zeigt auch beim Tonsillenkarzinom eine besonders hohe lokale Rezidivquote (bis 80%). Die Unterschiede in der Bewertung der Prognose nach dem morphologischen Bild des Tumors sind zahlenmäßig schwer abzuschätzen. Inwieweit der histologische Differenzierungsgrad des Plattenepithelkarzinoms auf die Strahlensensibilität einen wesentlichen Einfluß ausübt, wird von verschiedenen Autoren unterschiedlich gewertet. CHEN et al. (1975) sprechen dem Differenzierungsgrad beim Tonsillenkarzinom keine prognostische Bedeutung zu. Dagegen steht fest, daß die relative Häufigkeit des Lymphknotenbefalls beim undifferenzierten Karzinom größer ist, was sich somit indirekt auf die Prognose auswirkt.

Alter, Geschlecht. Die prozentuale 5-Jahres-Überlebensquote sinkt eindeutig mit zunehmendem Alter des Patienten für alle HNO-Tumoren ab, was auch für die Tonsillenkarzinome Gültigkeit hat. Die Tabelle 13 zeigt das Absinken der globalen Überlebenszeit in Abhängigkeit vom Alter des Patienten bei der Erkrankung (nach End Results in Cancer, National Cancer Institute, Bethesda, 1972 zit. in CACHIN 1975). Aus derselben Zusammenstellung ergibt sich, daß Frauen beim Mesopharynxkarzinom eine rund 10% bessere Überlebens-

Tabelle 13. Globale Überlebenszahlen der Mesopharynxkarzinome in Abhängigkeit vom Alter des Patienten bei Therapiebeginn. (Nach LEDERMAN 1956)

Alter der Patienten	3-Jahres-Heilungen (1933–1956)	5-Jahres-Heilungen (1933–1954)
Unter 60 Jahre	60/148 = 41%	36/121 = 30%
60 bis 69 Jahre	38/172 = 22%	22/156 = 14%
70 Jahre und mehr	42/181 = 23%	18/158 = 12%

chance haben als Männer, was schon ENNUYER und BATAINI (1956) für das Tonsillenkarzinom festgehalten haben.

Prognostische Faktoren in Zusammenhang mit der Behandlung

Auf die Bedeutung der *Tumorgröße*, resp. *-ausbreitung* (Stadium T1–T4) und die davon abhängige Gesamtdosis wurde schon ausführlich hingewiesen (s. S. 185). Demgegenüber wird nicht immer einheitlich die Frage beantwortet, welche prognostische Bedeutung die *primäre Tumorrückbildung* während oder nach der Strahlentherapie erlangt. Es steht eindeutig fest, daß die Zahl der Lokalrezidive deutlich kleiner ausfällt, wenn die Tumormasse schon nach 30 Gy/Herd bei der klinischen Untersuchung (MÄNTYLÄ et al. 1979) oder im Resektionspräparat (bei präoperativer Bestrahlung, nach PEREZ 1976 b) nicht mehr nachweisbar ist. Im Gegensatz dazu ist der Nachweis einer restlichen Infiltration am Ort des ursprünglichen Primärtumors bei Ende der Bestrahlung nicht ohne weiteres ein Zeichen dafür, daß es später zu einem Rezidiv kommen muß. Die Stromareaktion im Tumorbereich, das Ödem im malignen Gewebe sowie die vaskulären Gegebenheiten, die zum Abtransport des Tumorgewebes beitragen, beeinflussen nicht unbeträchtlich das Ausmaß des Resttumors bei Behandlungsabschluß (SUIT et al. 1965). BARKLEY und FLETCHER (1977) haben allerdings später anhand einer Analyse von 366 Patienten festgestellt, daß die Rezidivhäufigkeit signifikant größer ausfiel, wenn bei Bestrahlungsabschluß noch ein Resttumor nachweisbar war. SOBEL et al. (1976) präzisieren diese Idee der vollständigen Tumorrückbildung (Tumor Clearance, TC) oder des noch persistierenden Restbefundes (Tumor Persistence, TP) indem sie sich auf den erhobenen Befund 1–3 Monate nach Therapieende abstützen: für Mesopharynxkarzinome kann bei TC mit einer 70%igen Wahrscheinlichkeit die definitive Tumorsterilisierung vorausgesagt werden; hingegen bedeutet eine TP zu diesem Zeitpunkt ein Auftreten eines Lokalrezidivs mit einer 90–100%igen Wahrscheinlichkeit. Auf der anderen Seite hat die Rückbildungsgeschwindigkeit einer Tumormasse keine prognostische Bedeutung. Unter Zuhilfenahme von Tierexperimenten konnte DENEKAMP (1977) zeigen, daß eine deutliche Beziehung zwischen der Tumorregression und der Radiokurabilität besteht.

Es wurde immer wieder hervorgehoben (JESSE u. SUGARBAKER 1976), daß die Nichtsterilisierung des Primärtumors oder ein Frührezidiv für den Mißerfolg der ganzen Behandlung ausschlaggebend sind. Daraus ergibt sich die Notwendigkeit, daß bei ungenügend ansprechenden Tumoren eine zusätzliche lokale Therapie unverzüglich eingeleitet wird, sei es die operative Resektion oder die zusätzliche interstitielle Spickung, um möglichst eine primäre lokale Symptomfreiheit zu erzielen. Dieselbe konsequente Einstellung ist auch für die Lymphknotenmetastasen erforderlich. Prognostisch gesehen trägt bei umschriebenen Tumoren die *operative Resektion des Primärtumors* nicht zur Verbesserung der Resultate bei. Es wird durch eine vorangegangene Operation die Prognose aber auch nicht beeinträchtigt, was die 5-Jahres-Überlebenszeit anbelangt (ENNUYER u. BATAINI 1963).

b) Die Behandlung seltener Tonsillentumoren

Die Therapieleitsätze der *glandulären* Tumoren (s. S. 157) der Tonsillenloge und der anstoßenden Gebiete des weichen Gaumens sind dieselben wie bei den entsprechenden Tumoren der großen Speicheldrüsen. Sicher sind die glandulären Tumoren, wie das pleomorphe Adenom (Mischtumor), das adenozystische Karzinom (Zylindrom), der muko-epidermoide Tumor und das Adenokarzinom der Tonsillenloge selbst eine Seltenheit und werden meist als paratonsilläre Tumoren angesehen, die sekundär in die Tonsille einwachsen. Speicheldrüsen (submuköse) existieren an der Tonsillenoberfläche keine, wohl aber in der Tonsillenkapsel (DEL MAGRO, zitiert nach ENNUYER u. BATAINI 1956).

Alle diese Tumoren werden nach Möglichkeit zuerst operativ im Gesunden entfernt. Ob dies – im Gegensatz zu Parotistumoren als Parotidektomie – auch bei den entsprechenden Tonsillentumoren immer gelingt, ist schwer vorauszusagen. Die Größe und Lage des Tumors wird den operativen Zugang (transoral oder transmaxillär) sowie das Ausmaß der Resektion mitbestimmen. Reine Mischtumoren (pleomorphe Adenome), muko-epidermoide Tumoren mit niedrigem Malignitätsgrad und Azinärzelltumoren erfordern wohl keine zusätzliche postoperative Strahlentherapie (Fletcher 1980). Dagegen scheint eine Nachbestrahlung beim adenozystischen Karzinom (Zylindrom) wegen der viel häufigeren Rezidivquote bei schlechter Abgrenzung des Tumorgewebes gegen die Umgebung und der Tendenz des Einwachsens in die perineuralen Lymphspalten erforderlich. Zu diesem Schluß sind schon Ennuyer und Bataini (1956) anhand ihrer 5 Fälle von Zylindromen in der Tonsillenloge und der 41 Fälle des harten und weichen Gaumens gekommen. Auch Lacour und Micheau (1971) postulieren bei diesen Tumoren, aber auch bei den muko-epidermoiden Tumoren die notwendige Durchführung einer postoperativen Nachbestrahlung. Ob auch die zervikalen Lymphknotenketten mit einbezogen werden sollten, wird vom Befall der Kieferwinkellymphknoten abhängig gemacht (Lacour u. Micheau 1971).

Die Gesamtdosis bei der Nachbestrahlung muß mindestens 50 Gy/Herd betragen, besser sogar 60–65 Gy, wobei allerdings eine posttherapeutische Induration der Gewebe mit möglichem Trismus in Kauf genommen werden muß. Wegen der Lage und Ausdehnung dieser Tumoren bietet sich eine Hochvoltphotonenbestrahlung mit 2 konvergierenden Feldern mit Keilfiltern (Abb. 18d) oder besonders gut auch die Elektronenbestrahlung an (20–30 MeV, unter Berücksichtigung der Knochenabsorption; Stehfelder oder vorteilhafter Elektronenpendeltherapie). Die Elektronentherapie wurde schon vor Jahren von Becker (1958), dann später von Zimmerli (1963), von Zuppinger und Escher (1979) ganz im besonderen für die sonst wenig strahlenempfindlichen Mischtumoren empfohlen, vor allem auch bei den maligne entarteten Fällen.

Erfolgszahlen liegen für diese seltenen Tumoren in der Literatur keine vor, die sich nur auf die Tonsillenloge beschränken. Ennuyer und Bataini (1956) führen die Erfahrung an der Fondation Curie und die früher publizierten Einzelfälle auf.

In der früheren Literatur vor 1950 wurden eine Vielzahl von an und für sich benignen Tumoren (Papillome, Fibrome, Myxome, Lipome, ferner Chondrome und Osteome (Hamartome) beschrieben, die in der Monographie von Ennuyer und Bataini (1956) aufgeführt sind. Ihre Behandlung, sofern erforderlich, ist ausschließlich eine chirurgische. Besonders zu erwähnen sind vielleicht die seltenen Angiome der Tonsillenloge, deren Behandlung heutzutage wohl der Kryochirurgie zugeführt wird (verminderte Blutungsgefahr). Kovacs und Toth (1975) beschreiben ein spontan blutendes Hämangioendotheliom, das chirurgisch entfernt werden konnte. Teratome wurden ebenfalls in der Tonsillenloge beschrieben, vorwiegend beim Säugling oder beim Kleinkind; auch hierbei ist eine chirurgische Resektion die einzig aussichtsreiche Behandlung. Talib et al. (1977) beschreiben den außergewöhnlichen Fall eines Chordoms in der Tonsillenloge.

Extramedulläre Plasmozytome in der Tonsillenloge sind vereinzelt beschrieben worden (Jaeger 1942; Grimaud u. Wayoff 1959; Luzzatti 1960; Booth et al. 1973), deren Behandlung nach den Erfahrungen der letztgenannten Autoren (bei 9 Fällen) ebenso erfolgreich chirurgisch wie strahlentherapeutisch durchgeführt werden kann; zu beachten ist natürlich der mögliche Übergang in ein multiples Myelom, mit den entsprechenden therapeutischen Konsequenzen. Die Tonsillenlogen zählen nicht zu den prädilektierten Regionen der extramedullären Plasmozytome (Ennuyer u. Bataini 1963).

Unter den *mesenchymalen Sarkomen* treten im Tonsillenbereich gelegentlich Fibrosarkome und Rhabdomyosarkome auf, bei Jugendlichen vor allem embryonale Rhabdomyosarkome (Burgers 1974), die als schmerzhafte Schwellung der Tonsillenloge zutage treten. Frühzeitige Knocheninfiltration und -destruktion wird beschrieben.

Tabelle 14. Polychemotherapie-Schema VAC für Weichteilsarkome. (Nach MAURER et al. 1977)

Vincristin (VCR)[a]	2 mg/m² i.v.	1mal wöchentlich, 12mal
Actinomycin D (Dactinomycin, Cosmegen)	0,015 mg/kg/tägl. i.v. 5×	1mal alle 3 Monate, 5–6mal
Cyclophosphamid (Endoxan)	2,5 mg/kg/tägl. per os	ab Tag 42, während 2 Jahre

[a] maximale Einzeldosis 2 mg

Die Behandlung der Weichteilsarkome im Oropharynxbereich lehnt sich an diejenigen der Extremitäten an; doch ist eine vollständige chirurgische Resektion selten durchführbar, und auch dann ist bei Spindelzellsarkomen, Rhabdomyosarkomen, Fibrosarkomen u.a. mit einer Rezidivquote, zum mindesten im Extremitätenbereich, von rund 20–40% (McNEER et al. 1968) und im Hals-Kopfbereich bis 70% (FARR 1971) zu rechnen. Es wurde deshalb von denselben Autoren, auch im Lehrbuch von DEL REGATO u. SPJUT (1977) die prä- oder postoperative Strahlentherapie (mindestens 30–50 Gy und mehr) empfohlen.

Rhabdomyosarkome bei Kindern, aber auch andere Weichteilsarkome, werden kombiniert chirurgisch, strahlentherapeutisch (35–55 Gy/Herd) und mit Polychemotherapie (Vincristine, Actinomycin D, Cyclophosphamid – VAC, s. Tabelle 14) erfolgreich behandelt (DONALDSON et al. 1973).

Die alleinige Strahlentherapie führt bei Weichteilsarkomen weniger häufig zur definitiven Heilung. ROBINSON berichtet 1930 über einen Fall eines Fibrosarkoms der Tonsillenloge, das nach Ra-Spickung und Teleradiumtherapie eine 7jährige Symptomfreiheit aufwies. PIZETTI und LEONARDELLI (1951) teilen einen Fall eines mit Röntgentherapie behandelten Fibrosarkoms mit 4jähriger Symptomfreiheit und NEW und HALLBERG (1941) 3 über 5–20 Jahre geheilte Fälle mit.

Bei der kombinierten Chemo-Radiotherapie ist eine Gesamtdosis von 50–60 Gy anzustreben, angepaßt an die örtlichen Verhältnisse der Tumorausbreitung, wobei die Lymphknotenketten nicht mit einbezogen werden müssen (vorwiegende hämatogene Metastasierung).

Malignes Melanom. Primäre, von der Mukosa im Tonsillenbereich ausgehende maligne Melanome sind selten (Literatur bei SCHWAAB et al. 1973). Die Behandlung wird vorwiegend in Form einer großzügigen Resektion des ganzen Tonsillenbereiches ausgeführt (HILES u. BODENHAM 1980). Ob eine zusätzliche postoperative Strahlentherapie die Heilungschancen auf die Dauer verbessert, ist nicht bewiesen. HUET et al. (1953) haben schon früher die Vermutung geäußert, daß durch die chirurgische Resektion einer weiteren Dissemination Vorschub geleistet würde. Wichtig scheint dagegen die gleichzeitig ausgeführte prinzipielle Neck-dissection auf der Seite des Primärtumors, außer bei Lentigo-maligna-Melanomen und beim superficial spreading Melanoma (SSM). ENNUYER und BATAINI berichten unter den 54 Fällen aus der Literatur (bis 1956) über einen Fall mit 3jähriger Symptomfreiheit nach Chirurgie und Elektrokoagulation, ein weiterer Fall bei derselben Therapie, der im 6. Jahr lokal rezidiviert hatte; ferner berichten sie über einen Patienten, der nach Röntgentherapie nach 6 Monaten symptomfrei war. Im großen und ganzen ist aber die Heilungsaussicht beim malignen Melanom der Schleimhäute sehr schlecht.

Über die Bedeutung der Strahlentherapie bei den Melanomen der Tonsillen oder der Mundhöhlen-Pharynxschleimhaut liegen nur wenige Mitteilungen vor: GREITHER et al. (zitiert in SCHRÖDER, F. 1980) haben mit der Nahbestrahlung 30–60 min präoperativ 6000–8000 R appliziert und bei einer 3jährigen Beobachtungszeit nur in 8% Versager festgestellt, gegenüber 27% bei alleiniger chirurgischer Behandlung. Diese bei den kutanen Melanomen erbrachte Feststellung könnte auch auf die Schleimhautmelanome übertragen werden. HORIUCHI und SHIMIZU (1980) erzielten erstaunlich gute lokale Resultate von Melanomen, vorwiegend am Gaumen, mittels einer Röntgen- oder Kobalt-60-Moulagenbehandlung (10000–16000 R

Oberflächendosis) oder mit intrakavitärer Kontakttherapie oder Elektronenbehandlung (72–108 Gy). Es traten nur 4 Lokalrezidive bei 16 behandelten Patienten auf; dagegen 9mal Fernmetastasen. 3 Fälle überlebten symptomfrei über 5, 6, 8 Jahre.

Bei ausgedehnten oder rezidivierenden Tumoren wird man wie beim kutanen Melanom auf die Chemotherapie zurückgreifen (s. bei Luce 1975); die Bedeutung der Immuntherapie mit BCG ist zur Zeit umstritten.

c) Tumoren des Sulcus amygdalo-glossus

Bei der Behandlung der Karzinome dieser Region sind das infiltrative Wachstum und die Tumorausbreitung in die Tonsillenloge und die Zungenbasis ganz besonders zu beachten. Durch das oft festgestellte Tiefenwachstum dieser Tumoren gewinnen sie eine Beziehung zum Unterkieferknochen und vereinigen gewissermaßen die ungünstigen Faktoren der tief infiltrierenden Karzinome der Tonsillenloge und der Zungenbasis in sich (Abb. 21).

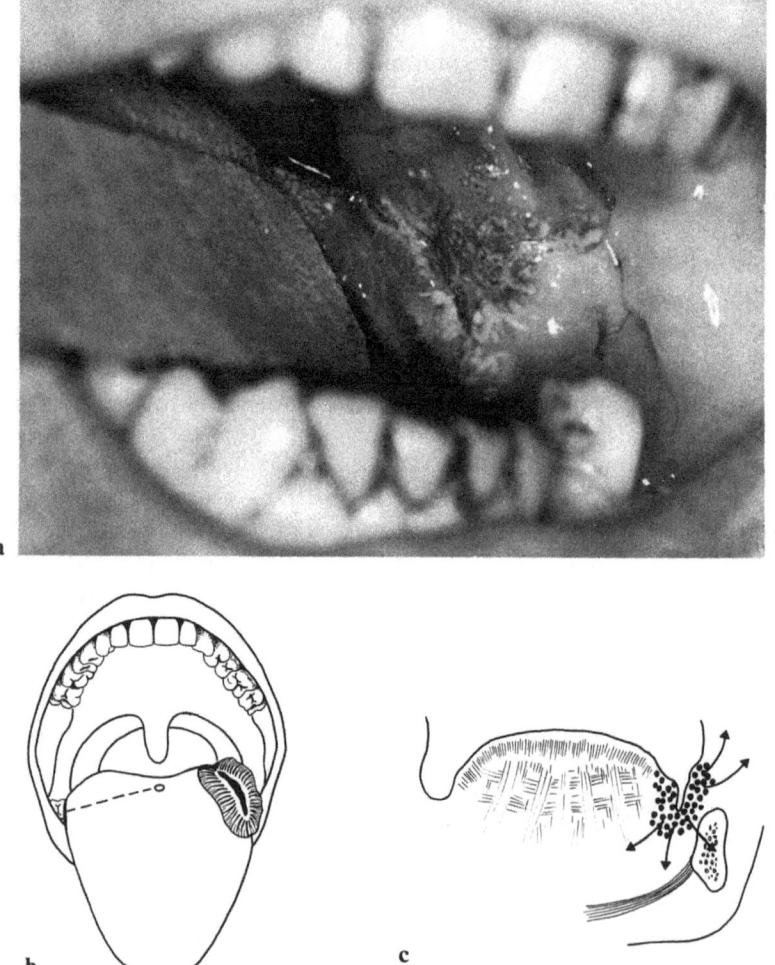

Abb. 21 a–c. Karzinom des Sulcus amygdaloglossus bei 46jährigem Mann (T3 N0), darunter die schematische Skizze der Tumorlokalisation (**b**) und der Darstellung im Schnittbild (**c**). Bei dieser primären Tumorlokalisation, früher auch Gaumenbogenzungenwinkeltumor genannt, wird die seichte Rinne zwischen Zungenrand und Tonsillenloge mitsamt den Gaumenbögen durch den nach beiden Seiten infiltrierend wachsenden Tumor ausgefüllt

α) Alleinige Strahlentherapie

Während zur Zeit der konventionellen Röntgentherapie die Sterilisierung der Sulcuskarzinome auf perkutanem Wege nur selten möglich wurde, liegt das Hauptgewicht der Behandlung heutzutage sicher auf der perkutanen Bestrahlung über 2 parallel opponierende Felder, ganz ähnlich wie beim Tonsillenkarzinom (s.S. 176). Damit werden am besten die infiltrativen Tumorausläufer in die Umgebung, vor allem in die Zungenbasis und in die Tiefe gegen den parapharyngealen Raum zu erfaßt. Bei Sulcustumoren sind 2 konvergierende Felder mit Keilfilter oder auch eine Pendelbestrahlung viel weniger zu empfehlen, da gerade dadurch der Dosisabfall gegen die Tiefe zu zu rasch erfolgen kann und die Tumorausbreitung in der Zungenbasis nicht voll erfaßt wird.

Wegen des interponierten Mandibulaknochens wird am besten eine Hochvoltphotonenbestrahlung gewählt. Auch schnelle Elektronen eignen sich gut für das Feld auf der Seite des Primärtumors, nur muß bei Energien bis 25 MeV die Knochenabsorption mitberücksichtigt werden, was nach Modellberechnung 5–10% ausmachen kann (PORETTI u. IONESCO-FARCAS 1978); empfehlenswert ist die Simultanmessung am Patienten selbst. Wegen der Ausbreitungstendenz dieser Tumoren ist das *Bestrahlungsvolumen* zunächst relativ groß anzusetzen (7×9–8×10 cm mit abgerundeten Ecken). Dadurch wird auch das regionäre Lymphknotengebiet am Kieferwinkel mit eingeschlossen. Die obere Feldgrenze muß die ganze Tonsillenloge mit einschließen, nach unten zu reicht das Feld etwas unterhalb die Valleculae, dorsalwärts projiziert sich die Feldgrenze auf den hinteren Abschnitt der Halswirbelkörper, es sei denn, daß bei gleichzeitig vorhandenen großen Kieferwinkellymphknoten das Feld zunächst weiter hinten angesetzt werden muß, unter Einschluß des Spinalkanals. Der vordere Feldrand liegt auf Höhe der Prämolarengegend, damit ein möglichst großer Abschnitt des Zungengrundes und des hinteren Abschnittes des Zungenbalges mit eingeschlossen wird. Bei diesen relativ großen Volumen muß die Einzeldosis mit 1,8–2,0 Gy/Herd angesetzt werden, bezogen auf die Referenzisodose oder auf die Dosis in der Mittellinie. Bei alleiniger perkutaner Bestrahlung muß die Gesamtdosis relativ hoch angesetzt werden. SHUKOVSKY et al. (1976a) empfehlen 70–75 Gy in 7–$7^1/_2$ Wochen und erreichen dabei eine primäre Symptomfreiheit der Großzahl der T2- und T3-Tumoren. Analog zur Bestrahlungstechnik beim Tonsillenkarzinom wird das Feld ab 50 Gy sukzessive verkleinert. Zur Zeit der konventionellen Röntgentherapie bestanden die besten lokalen Heilungsaussichten in einer ausgiebigen Radiumspickung der ganzen Sulcusregion. Die von PATTERSON (1963) angegebene „Zungen-Pterygoid-Spickung" (Tongue Pterygoid Implant) beruhte im wesentlichen auf der peroralen Einführung von horizontal liegenden Nadeln in Palisadenanordnung, eingeführt in die seitliche Mesopharynxwand und in den weichen Gaumen. Dadurch legten sich die Strahlenquellen bei geschlossenem Mund auf die Zungenbasis auf. LEDERMAN (1956) hat als erster die Radiumspickung mit relativ langen Nadeln perkutan von der Submandibulärregion aus empfohlen, ähnlich auch FLETCHER und MACCOMB (1962). Diese hier erwähnten Spickmethoden sind mit den starren Radiumnadeln nicht ganz einfach durchzuführen. LEDERMAN (1956) hat vor einer allzu ausgedehnten Spickung dieser Region gewarnt, da die Gefahr von lokalen Komplikationen nicht gering ist (Weichteilnekrose, Osteoradionekrose).

Seit der Anwendung der Hochvoltphotonentherapie behält aber die interstitielle Spickung immer noch ihre Indikation, in erster Linie bei übrigbleibenden Restinfiltraten entweder in der Tonsillenloge oder noch viel eher im Bereich der Zungenbasis. Dann erfolgt allerdings die Spickung nach PIERQUIN (1964) über peroralem Weg mit Leitschienen und nachträglich eingeführten ^{192}Ir-Drähten (Hairpins) oder auf perkutanem Wege durch Einbringen von Teflonröhrchen, die in der Zungenbasis eine Schleife bilden. Auf diese Weise kann in reduziertem Volumen (2–3 cm^3) eine Zusatzdosis von 20 bis höchstens 40 Gy appliziert werden, in Abhängigkeit der perkutan eingestrahlten Dosis.

Bei kleineren Sulcustumoren kann die insgesamt zu verabreichende Dosis auch zu zwei Dritteln auf die perkutane Bestrahlung und zu einem Drittel auf die interstitielle Spickung aufgeteilt werden. Fletcher (1972) weist vor allem auf den Vorteil hin, daß bei älteren Patienten nach Spickung die nachfolgende Mundtrockenheit viel geringer ausfällt.

Eine enorale Bestrahlung oder die Anwendung von Moulagen für den Sulcustumor ist gar nicht geeignet, da dessen hintere Abschnitte auf diese Weise nicht sicher erfaßt werden können.

β) Kombinierte Therapie

Unter Berücksichtigung der Lokalisation und des Ausbreitungsgrades dieser Tumoren kommt bei einer *operativen Behandlung* nur die Resektion des Tumors über eine laterale Pharyngotomie mit gleichzeitiger partieller Unterkieferresektion in Frage (Healy et al. 1976).

Beim früher noch angewendeten peroralen Zugang werden die in die Tiefe infiltrierenden Tumorabschnitte nicht mit erfaßt. Die primär operative Behandlung ist bei nachgewiesener Infiltration des Mandibulaknochens als erste Maßnahme in Aussicht zu stellen. Eine postoperative Strahlentherapie (50 Gy/Herd) ist in diesen Situationen zu empfehlen, obschon in der Literatur keine genügend belegten Serien dieser kombinierten chirurgisch-strahlentherapeutischen Behandlung aufgeführt sind.

γ) Resultate

Die Behandlungsergebnisse der Sulcustumoren sind in der Literatur selten separat aufgeführt. Die Ergebnisse liegen etwa gleich wie bei den Zungengrundtumoren, möglicherweise fallen die Ergebnisse bei fortgeschrittenen Sulcustumoren der Stadien T3 besser aus, wenn eine unmittelbare operative Resektion mit gleichzeitiger Unterkieferresektion eingeleitet wird.

In früheren Zusammenstellungen haben Fletcher und MacComb (1962) die Sulcustumoren der Tonsillenloge und der retromolaren Region zusammen aufgeführt. Lederman (1956) vereinigt in seiner Statistik die Sulkustumoren mit denjenigen der Gaumenbögen. Aus den Jahren vor 1950 liegen eigentlich zur zwei Zusammenstellungen vor, bei denen die Sulcustumoren separat aufgeführt wurden: Ducuing und Ducuing (1949) erreichen mit konventioneller Strahlentherapie bei 35 Fällen keine 5-Jahres-Heilungen. Rickenmann (1954) führt unter 33 Fällen 3 5-Jahres-Heilungen auf, die 2mal einer kombinierten operativen und strahlentherapeutischen Behandlung, 1mal einer alleinigen Strahlentherapie mit Radiumspickung unterzogen wurden (Tabelle 15). Shukovsky et al. (1976a) geben eine sehr aufschlußreiche Zusammenstellung über 81 behandelte Fälle. Zu berücksichtigen ist die Häufigkeit der vorwiegend homolateralen Lymphknotenmetastasen (N0 nur in ca. einem Drittel), unter den rund 70% der Fälle mit positiven Lymphknoten sind es 20% mit größeren Lymphknoten als 3 cm und 15% mit fixierten Lymphknoten (N3). Die Gesamtdosis ist mit 70–75 Gy recht hoch anzusetzen. Nichtsterilisation und Rezidive manifestieren sich bis zu 95% innerhalb von 2 Jahren. Unter 1950 ret werden nur rund 50% der Karzinome beherrscht, mit 1950–2000 ret 78% und über 2000 ret führen in praktisch allen Fällen zur lokalen Heilung, allerdings dabei in der Hälfte der Fälle zu Unterkiefernekrosen.

2. Weicher Gaumen, Uvula (= Dach des Mesopharynx)

Die flächenhafte Ausbreitungstendenz der Tumoren dieser Region erfolgt nach beiden Seiten entsprechend dem ausgedehnten lymphatischen Abflußgebiet und erfordert, daß ein großer Abschnitt, wenn nicht die Gesamtheit des Gaumensegels zusammen mit den regionären Lymphknotenregionen beider Seiten im Behandlungsvolumen eingeschlossen werden.

Tabelle 15. Überlebenszahlen beim *Karzinom des Sulcus amygdalo-glossus* (T1–T3). Bei den ausgedehnten Stadien (T4) ist der Ausgangspunkt gegenüber den ausgedehnten Tonsillen- oder Zungengrundkarzinomen kaum mehr zu eruieren

Autor	Patienten-zahl	Symptomfreie Überlebenszeit in %			Therapie
		3 Jahre	5 Jahre	10 Jahre	
DUCUING u. DUCUING (1949)	35	6/35	0		konv. Rö-Th. 200 kV
RICKENMANN (1954)	33	4/32	3/32	2/19	Rö-Th. + Operation oder Ra
LEDERMAN (1956)	66[a]	26/66 =38%	16/57 =28%	4/40 =10%	
SHUKOVSKI et al. (1976a)	81	36/81[b] =44,5% T2 15/20 T3 33/44 T4 7/12			alleinige perkutane Hochvolttherapie

[a] Inkl. Karzinome der Gaumenbögen
[b] 2-Jahres-Zahlen, ausgehend von der Annahme, daß rund 95% aller Rezidive innerhalb von 2 Jahren manifest werden

Eine Ausnahme machen hier höchstens ganz kleine, randständige Tumoren am hinteren Umfang des Gaumensegels oder der Uvula.

Die operative Behandlung dieser Tumoren führt leicht zu recht schweren funktionellen Einbußen des Gaumensegels mit offener Rhinolalie. Andererseits muß berücksichtigt werden, daß die dünne Muskelplatte des weichen Gaumens relativ strahlenempfindlich ist. Ein Sklerödem oder eine narbige Schrumpfung des Gaumensegels kann ebenfalls zu Schluckstörungen, resp. zum Überlaufen der Nahrung durch die Nasenhöhle führen.

a) Plattenepithelkarzinome

Die häufige Erscheinungsform betrifft exophytisch ulzerierende Karzinome, die je nach ihrer Ausdehnung destruierend wachsen oder auch bei mehr zentraler Lage kranialwärts gegen die Nasenhöhle perforieren können. Zu den Plattenepithelkarzinomen gehört ebenfalls das vorwiegend infiltrativ wachsende Karzinom, das sog. Küttnersche lupoide Karzinom (s. S. 154).

Gerade bei dieser Erscheinungsform des Karzinoms muß die diffuse Tumorinfiltration berücksichtigt werden, und das Behandlungsvolumen darf auf keinen Fall zu klein angesetzt werden.

α) Alleinige Strahlentherapie

Die geeignetste Behandlungsmethode besteht in einer perkutanen Strahlentherapie mit Hochvoltstrahlung über 2 opponierende Felder, mit Einschluß des ganzen weichen Gaumens, des anschließenden harten Gaumens und der Gaumenbögen, je nach Lage und Ausdehnung des Primärtumors. Liegt der Primärtumor am freien Rand des Gaumensegels und breitet sich gegen den hinteren Gaumenbogen aus, so ist auch der Epipharynx miteinzuschließen, wegen der möglichen Ausbreitung des Tumors entlang der Muskelstränge des M. levator und tensor veli palatini. Gleichzeitig werden beidseits die regionären Lymphknotenstationen am Kieferwinkel miteingeschlossen. Die Anordnung der Bestrahlungsfelder gleicht derjenigen beim Tonsillenkarzinom, nur daß die vordere Feldgrenze den harten Gaumen genügend miteinschließen muß. Es handelt sich dabei meistens um Felder von 6×8–8×10 cm, mit ausgeblockten Ecken.

Die meist angegebene Einzeldosis beträgt 200 rad/Herd, bei 5maliger Bestrahlung pro Woche. Gerade wegen der relativen Empfindlichkeit des weichen Gaumens erachten wir es als vorsichtiger, die Einzeldosis von 1,7–1,8 Gy/Herd nicht zu überschreiten, besonders wenn größere Felder gewählt werden müssen. Die erforderliche Gesamtdosis beträgt im Durchschnitt 60–70 Gy/Herd, wobei eine Feldverkleinerung nach 50–55 Gy durchgeführt wird. Die Zusatzdosis kann auch durch enorale Kontakttherapie oder durch eine interstitielle Curietherapie verabreicht werden.

Enorale Strahlentherapie. Diese wird entweder mit dem Hohlanodenrohr (55–100 kV) als Kontaktbestrahlung oder unter halbtiefen Bedingungen (120–160 kV) mit konventionellen Röntgenstrahlen durchgeführt. In beiden Fällen besteht die Schwierigkeit in der genauen Lokalisation des Tubus zum Krankheitsherd, was bei bequemer Patientenlagerung durch Lokalanästhesie und gute Sichtkontrolle ermöglicht wird. Ennuyer und Bataini beschrieben schon 1956 einen speziellen Schrägtubus, der beim Patienten enoral eingeführt wird, zusätzlich mit einem zuklappbaren Deckel, der hinter das Gaumensegel zu liegen kommt. Der Strahlenkopf wird erst nachträglich an den Tubus herangebracht. Diese meist nur als Zusatzbestrahlung gedachte Methode erlaubt eine lokale Aufsättigung mit Einzeldosen zwischen 3 Gy (Halbtiefentherapie) und 6–8 Gy (Kontakttherapie). In der Praxis muß von Fall zu Fall entschieden werden, ob die anatomischen Verhältnisse günstig genug sind, daß eine enorale Strahlentherapie mit genügender Präzision durchgeführt werden kann, was meistens nur bei zahnlosem Unterkiefer der Fall ist.

Interstitielle Curietherapie (= Spickung). Radiumnadeln eignen sich wegen ihrer Dicke und ihrem geraden Verlauf nicht besonders gut für die Spickung des weichen Gaumens. Besser erfolgt die interstitielle Curietherapie mit [198]Au-Seeds (früher Radon-Seeds) oder neuerdings mit [125]J-Seeds. Pierquin (1964) empfiehlt die Spickung mit ^{192}Ir-Doppelnadeln (Hairpins), die bei sitzendem Patienten in Lokalanästhesie entlang der gebogenen Leitschienen in den weichen Gaumen eingeführt werden. Syed und Feder (1977) beschreiben speziell für den weichen Gaumen eine Technik, bei der Plastikröhrchen bogenförmig von außen her über Hohlnadeln in den weichen Gaumen eingebracht werden. Die einzelnen Röhrchen liegen in üblicher Weise parallel zueinander, im Abstand von 10–15 mm. Für den vorderen Gaumenabschnitt werden sie durch die Wange eingeführt, für die hinteren Abschnitte und die Gaumenbögen über die submandibuläre Region. Nachträglich werden die Plastikröhrchen mit den radioaktiven Quellen beschickt (After-Loading-Verfahren). Eine ähnliche Technik mit entsprechenden Isodosenbildern in 2 Ebenen geben Pernot et al. (1980) an (Abb. 22).

β) Kombinierte Therapie

Zur Diskussion steht in erster Linie bei ausgedehnten Tumoren die operative Behandlung, im Zusammenspiel mit der Strahlentherapie. Für den weichen Gaumen, die Uvula und die Region am Übergang gegen den oberen Alveolarkamm kann auf peroralem Zugangswege die Resektion durchgeführt werden (Abb. 23). Es entsteht allerdings dann ein mehr oder weniger großer Defekt im Gaumen, der plastisch gedeckt werden muß oder durch eine Okklusionsprothese verschlossen wird. Außer bei ganz kleinen, randständigen Tumoren (T1) soll nie auf eine postoperative Strahlentherapie mit rund 50 Gy/Herd verzichtet werden (Perussia 1950).

γ) Resultate

Es finden sich in der Literatur nur wenige Sammelstatistiken über Karzinome des Gaumensegels (weicher Gaumen) und der Uvula. Tumoren der Gaumenbögen werden oft mit

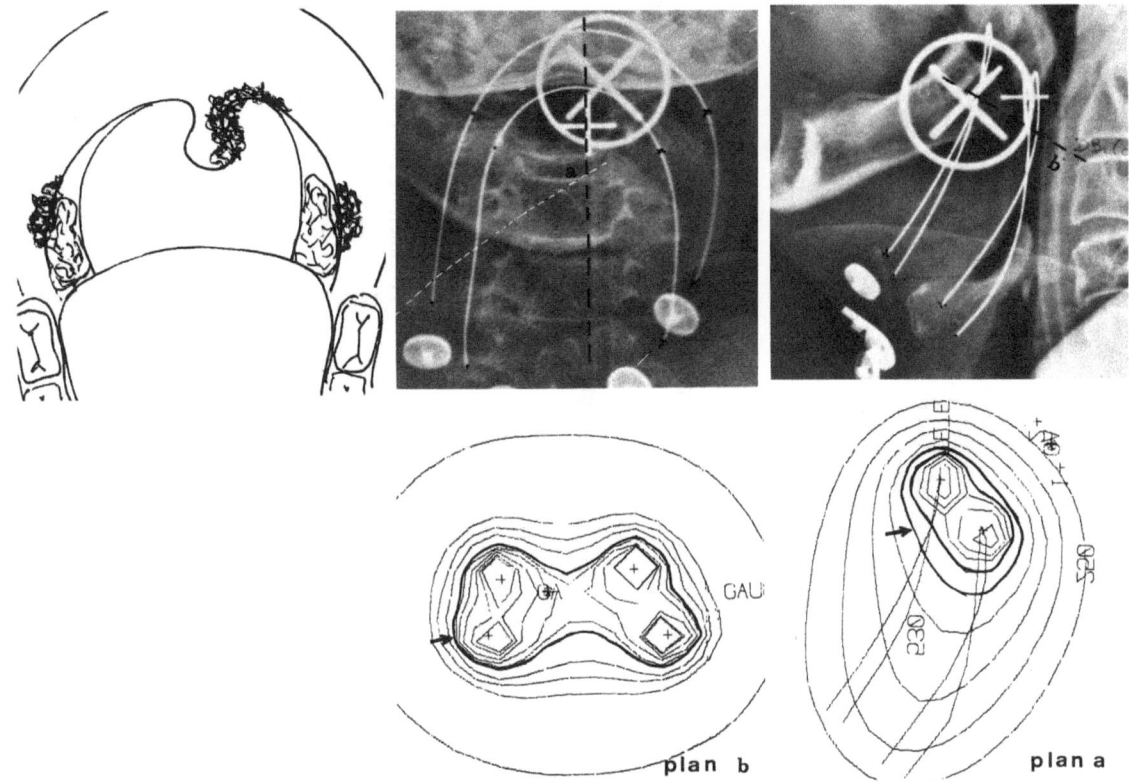

Abb. 22. Interstitielle Spickung bei Karzinomen des weichen Gaumens und der Gaumenbögen, nach PERNOT et al. (1980). Anordnung des ^{192}Ir-Drahtes in Schleifenform innerhalb des weichen Gaumens. Die dazu gehörigen Isodosen heben die 85%-Referenzisodose in horizontaler und sagittaler Richtung hervor

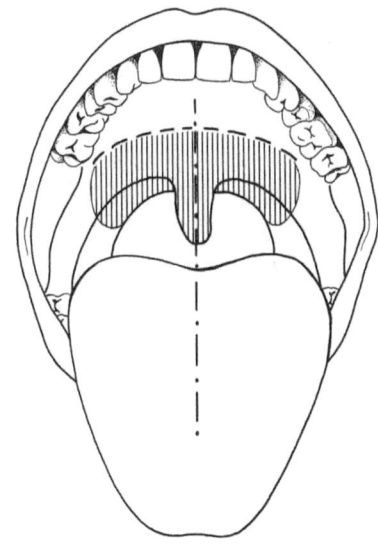

Abb. 23. Operativer Zugangsweg bei Tumoren des weichen Gaumens je nach Lokalisation und Ausdehnung. ▥ die in diesem Bereich gelegenen Tumoren können auf peroralem Weg reseziert werden. Bei Tumoren jenseits dieser Grenze ist die transmaxilläre Resektion vorzunehmen (nach HEALY et al. 1976)

den Tonsillen oder mit dem Trigonum retromolare (wie bei FLETCHER u. MACCOMB 1962) besprochen, oder es werden die Karzinome des weichen und des harten Gaumens zusammengenommen (COATES et al. 1975).

Aus den Zusammenstellungen der Tabelle 16 geht hervor, daß die 5-Jahres-Resultate bis in die 50er Jahre recht bescheiden ausfielen, solange nur die gewöhnliche Röntgenbestrahlung, evtl. kombiniert mit einer Radiumspickung, zur Verfügung stand. Seit Einführung

Tabelle 16. Behandlungsresultate beim Karzinom des *weichen Gaumens* und der Uvula

Autor	Patienten-zahl	Symptomfreie Überlebenszeit in %			Therapie	Besonderheiten
		3 Jahre	5 Jahre	10 Jahre		
ENNUYER u. BATAINI (1956)	109		15/109 (13,8%) 5/23 (22%)			nur Adeno-Ca
MARTIN (1942)	85		10/71 (14%) relativ	–	Chirurgie + Radiotherapie	ohne Mischtumoren des weichen und harten Gaumens
PERUSSIA (1950)	84	24/56 (42%) relativ	19/56 (34%) relativ	–	200 kV Rö-Th. + operative LN-Ausräumung	
CUTLER (1949)	5		4/5	–ˑ	Telecurietherapie	nur Mischtumoren
PIERQUIN (1969)	51		(27,5%)	–	Curietherapie ^{192}Ir	^{192}Ir
VANDENBROUK et al. (1969)	81		(29,5%)	–		
ENNUYER u. BATAINI (1973)	361		130/361 (36%)	–		5 Jahre Überlebenszeit Tonsillen 81/208 (38,9%) Zungenbasis 7/26 (26,9%)
SEYDEL u. SCHOLL (1974)	41	(56%)	(44%)	–	Chirurgie + Radiotherapie	
CHUNG u. CONSTABLE (1979)	68					
CHENG et al. (1980)	66	33/49 (67,3%)	19/32 (59,4%)	–		

der Hochvoltstrahlung ist die lokale Heilungsrate wohl deutlich besser geworden, doch die Langzeitresultate bei Patienten mit Gaumenkarzinomen werden geschmälert durch das relativ häufige Vorkommen von Fernmetastasen (in 15 von 68 Fällen, bei CHUNG u. CONSTABLE 1979). Ferner wird von mehreren Autoren die Häufigkeit der interkurrent erfolgten Todesfälle sowie das Auftreten von Zweittumoren hervorgehoben (10–38%). Dabei haben SLAUGHTER et al. schon 1953 die Multizentrizität der Gaumensegeltumoren unterstrichen.

Die Rezidive bei den Gaumensegelkarzinomen wurden relativ häufig verzeichnet, zwischen 17 und 40% (SEYDEL u. SCHOLL 1974). Diese hängen einerseits von der Größe des Primärtumors ab, dann auch von der eingestrahlten Gesamtdosis: die Rezidivquote liegt über 30% bei Gesamtdosen von 55–60 Gy, erst bei einer Gesamtdosis von 65–70 Gy sinkt sie unter 20% ab. Hervorzuheben ist, daß die Rezidive relativ rasch nach durchgeführter Behandlung manifest werden, praktisch alle innerhalb der ersten 18 Monate nach Behandlungsbeginn (CHUNG u. CONSTABLE 1979). Wegen dieser nicht befriedigenden Resultate wurde von verschiedener Seite immer wieder postuliert, eine kombinierte Strahlentherapie und Chirurgie durchzuführen, so vor allem von HEALY et al. (1976) und von CHUNG und CONSTABLE (1979) für die ausgedehnten Formen T3 und T4, wobei hier auch eine Kombination mit einer vorbereitenden Chemotherapie mit Methotrexat (6mal 25 mg MTX i.v. jeden 2. Tag) vorgeschlagen wurde.

b) Andere Tumoren, insbesondere glanduläre Karzinome

Die *Mischtumoren* und *Zylindrome* (adenozystische Karzinome) sind bevorzugt am Übergang vom weichen zum harten Gaumen anzutreffen und werden wegen ihrer geringeren Strahlensensibilität sowie wegen der möglichen Spätfolgen der Gewebe des weichen Gaumens nach intensiver Strahlentherapie zunächst operativ angegangen. Postuliert wird eine postoperative Strahlenbehandlung, worauf schon MARTIN 1942 hingewiesen hat. Dieser Grundsatz gilt auch heute noch, wobei die Nachbehandlung durch eine externe Strahlentherapie, insbesondere die Elektronentherapie mit einer Gesamtdosis von 50–60 Gy erfolgen soll, oder aber man schließt nach Vernarbung des Tumorbettes eine interstitielle Spickung an, mit analoger Gesamtdosis im Zielvolumen.

Bei ausgedehnter operativer Resektion dieser Tumoren kann der entstandene Defekt am Gaumen nachträglich plastisch gedeckt werden, oder er muß, wie schon oben für die Karzinome erwähnt, durch eine Okklusionsprothese verschlossen werden.

Andererseits berichtete CUTLER schon 1949 über Behandlungserfolge von Mischtumoren durch alleinige Teleradiumtherapie und lokale Radiumspickung (4 Tumorheilungen bei 5 Mischtumoren, Beobachtungszeit über 6 Jahre). AHLBOM (1935) und seinerseits CADE (1949) haben die präoperative Strahlentherapie dieser Tumoren vorgeschlagen (2500 R/Herd), wodurch die nachfolgende Ausschälung des Tumors leichter erfolgen sollte. Diese Art der Vorbestrahlung wird heute kaum mehr durchgeführt.

ZUPPINGER u. ESCHER (1979) haben verschiedentlich darauf hingewiesen, daß sowohl die Mischtumoren als auch die Zylindrome eindeutig besser auf die Elektronentherapie als auf Hochvoltphotonentherapie ansprechen. Bei der Verwendung von hochenergetischen Elektronen im Bereich von 25–30 MeV spielt die zusätzliche Knochenabsorption keine besondere Rolle mehr. Die wirkliche am Herd applizierte Dosis kann ja leicht während der Bestrahlung mitgemessen werden. Die vorgeschlagene Gesamtdosis bei der Elektronenbestrahlung beträgt rund 70 Gy/Herd. Hervorzuheben ist die oft langsam einsetzende Rückbildung dieser Tumoren während mehrerer Monate.

Die seltenen *Fibrosarkome* oder auch die *Rhabdomyosarkome* des weichen Gaumens werden ähnlich behandelt wie die Sarkome, die von der Tonsillenloge ausgehen, s. S. 191.

3. Zungengrund, Valleculae, Vorderfläche der Epiglottis (= vordere Wandung oder Boden des Mesopharynx)

Unter den Mesopharynxtumoren haben die Zungengrundkarzinome eine relativ schlechte Prognose, trotz aller zu ihrer Behandlung bisher unternommenen Anstrengungen. Das mag damit zusammenhängen, daß die hier auftretenden Karzinome meist erst entdeckt werden, wenn sie recht ausgedehnt entwickelt sind; ferner wachsen diese Tumoren, trotz ihres makroskopischen Aspektes (s. S. 155) gerne in die Tiefe des Zungenmuskels oder nach beiden Seiten infiltrierend vor. Die regionären Lymphknoten sind auffallend häufig befallen, öfters sogar bilateral. Alle diese Umstände sind bei der Therapiewahl gebührend zu berücksichtigen.

Die *Tumoren der Valleculae* sowie diejenigen, die von der *lingualen Vorderfläche der Epiglottis* ausgehen, werden wohl als eigene Regionen der Vorderwand des Mesopharynx abgegrenzt (146.3, resp. 146.4 des CIM-O, Classification internationale des maladies – Oncologie, WHO 1976), ihre Behandlung muß aber meist derjenigen der Zungengrundtumoren gleichgestellt werden. Eine Ausnahme könnten höchstens umschriebene Karzinome der lingualen Fläche der Epiglottis darstellen, die analog den suprahyoidalen Karzinomen des Vestibulum laryngis behandelt werden (supraglottische Laryngektomie, s. Kap. Larynx). Doch stellen derartige umschriebene Tumoren eine große Seltenheit dar. Bei den Valleculatumoren ist in jedem Fall sicherzustellen, daß der dort sichtbare Tumor nicht von der Tiefe her in diese Region eingewachsen ist, speziell vom Vestibulum laryngis her und somit nur eine Tumorausbreitung, und nicht den Ursprungsort des Karzinoms darstellt.

Eine besondere Beziehung zur Zungenbasis haben die vom *Sulcus amygdalo-glossus* (s. Kap. F.II.1.c) ausgehenden Karzinome, die ja, wie ihre Definition es besagt, sowohl die Tonsillenloge als auch die Zungenbasis befallen. Durch ihre Lage und Ausbreitungstendenz wird ihre schlechtere Prognose bestimmt, und bei der Therapiewahl ist u.a. das Ausmaß der Tumorinfiltration in die Zungenbasis maßgebend. Näheres darüber im erwähnten Kap. S. 192.

a) Plattenepithelkarzinome

Diese hier in überwiegendem Maße vorgefundenen Karzinome (vgl. D.II.1) sind vorwiegend vom mäßig bis gut differenzierten, ja verhornenden histologischen Typ, was aber für die Therapieplanung keine besondere Rolle spielt. Es ist höchstens zu berücksichtigen, daß bei undifferenzierten Karzinomen die lymphatische Ausbreitung ausgedehnter und häufiger bilateral anzutreffen ist, nach FLETCHER (1980) in 78%. Es erweist sich somit als notwendig, bei Zungengrundkarzinomen prinzipiell die regionären Lymphknotenstationen am Kieferwinkel (Lnn. cervicales profundi, „Lymphknoten der Kreuzung" nach ROUVIÈRE 1932; FISCH 1966) in das Behandlungskonzept mit einzuschließen, auch wenn sie klinisch nicht befallen sind.

Gegenüber anderen Mesopharynxregionen tritt die operative Behandlung der Zungengrundkarzinome in den Hintergrund. Der Grund dafür ist nicht nur die aufwendige operative Freilegung des Zungengrundes, sondern vor allem die funktionelle Beeinträchtigung des Schluckaktes, sobald mehr als ein Drittel bis die Hälfte der Zungenbasis wegen des Tumors operativ entfernt werden muß. Deshalb bleibt die Behandlung dieser Tumorregion nach wie vor in erster Linie eine strahlentherapeutische.

α) Alleinige Strahlentherapie

Zur Behandlung des Primärtumors und der Lymphknotenstationen bietet sich in erster Linie die perkutane Strahlentherapie über zwei laterale opponierende Felder als wichtigste Behandlungsmethode an. In Abhängigkeit von der Tumorausdehnung müssen sowohl ein

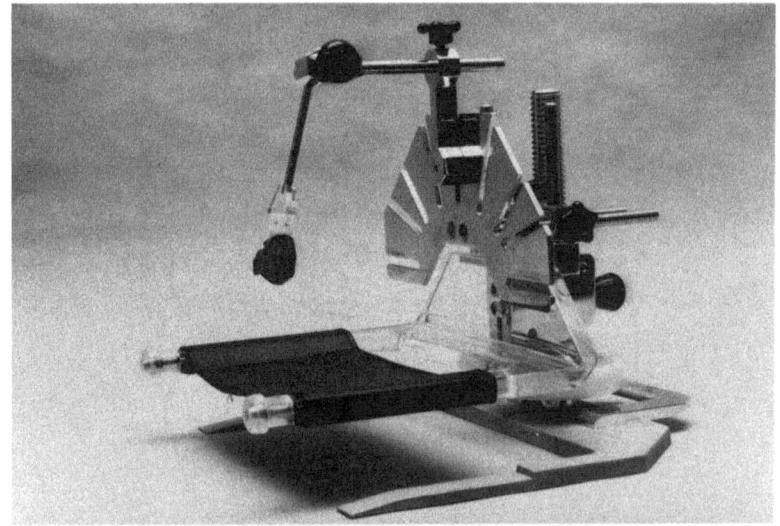

a

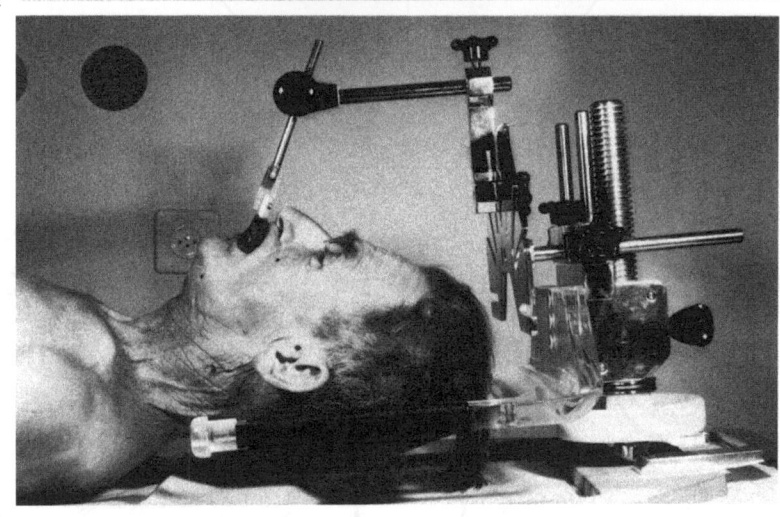

b

Abb. 24a, b. Kopfhalterung für Patienten in Seiten- und Rückenlage (Maison ARPLAY, Izeure, Frankreich). Mittels des Mundstückes, das individuell mit Kerr-Masse angepaßt wird, wird bei gleichzeitigem Herunterdrücken der Zunge der Kopf in seiner Lage fixiert

Großteil des vorderen Zungenabschnittes als auch die Gegend der Vallecula und die Region des Hyoids als basale Begrenzung des Zungengrundes im Zielvolumen miteingeschlossen sein. Wegen der Lymphknotenstationen reicht die Feldgrenze dorsalwärts bis an die hintere Begrenzung der Wirbelkörper der HWS (Zielaufnahme).

Die Lagerung des Patienten wird verschieden gehandhabt. In Seitenlage ist die Ausblokkung der parallel-opponierenden Felder einfacher. Die bequeme, reproduzierbare Lagerung wird wesentlich durch eine regulierbare Kopfstütze erleichtert (vgl. in FLETCHER 1980, Abb. 1–25). ABBATUCCI (1972) empfiehlt in seinem Lehrbuch, alle Patienten prinzipiell in Rückenlage zu bestrahlen. Dabei ist aber zu berücksichtigen, daß die Zungenbasis etwas nach hinten zurückfällt. Auch hier kann eine Kopfstütze sehr hilfreich sein, besonders wenn durch gleichzeitiges Einführen eines fixierbaren Mundkorkes die Zunge nach unten gepreßt und der Kopf in seiner Position fixiert wird (Abb. 24).

Strahlenquellen und Feldanordnungen. Am häufigsten werden wohl 60-Kobaltstrahlen über parallel opponierende Felder verwendet, doch ist bei der erforderlichen hohen Gesamtdosis

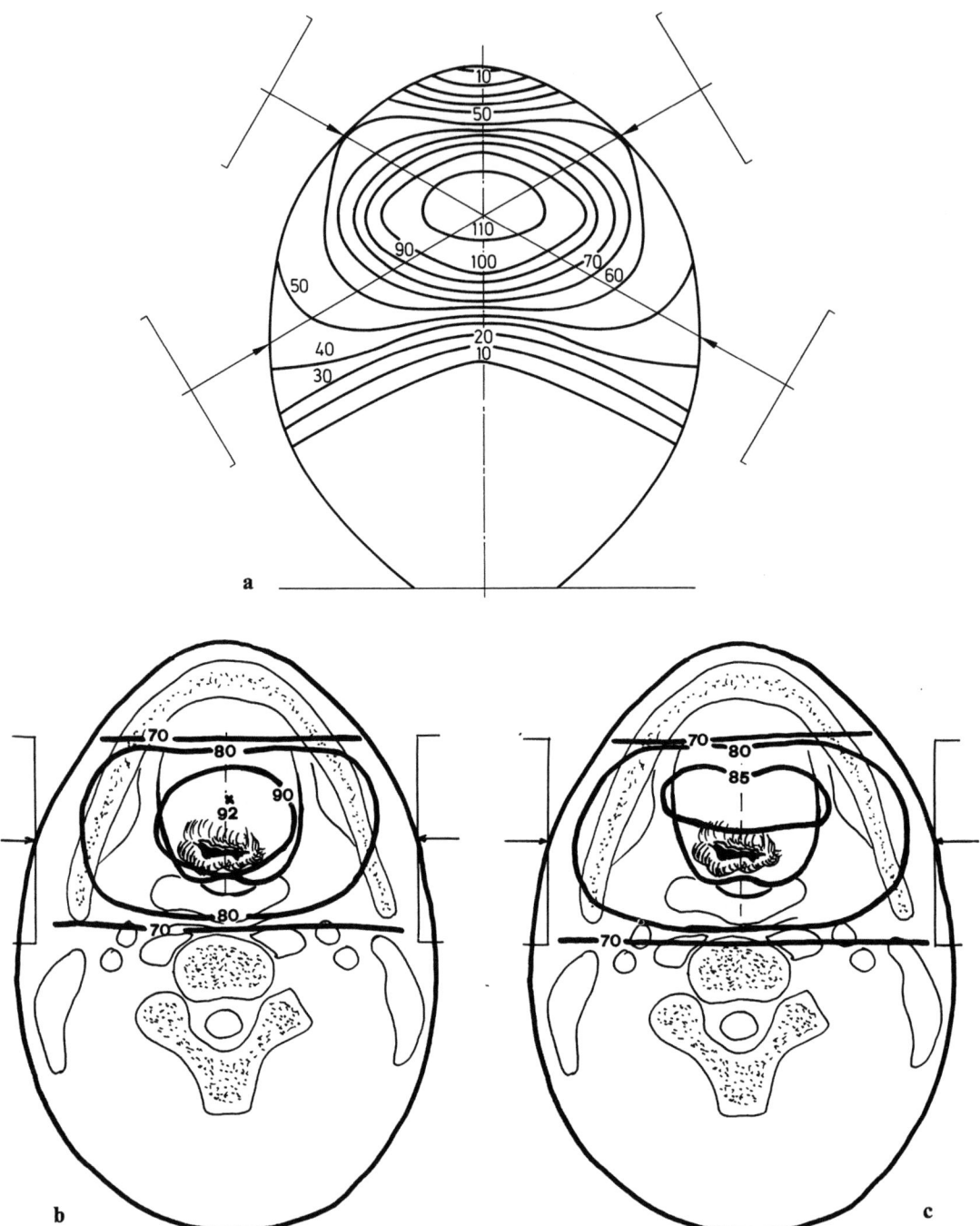

Abb. 25a–c. Isodosen bei der perkutanen Bestrahlung der Zungenbasis. **a** 4-Felderplan mit schräg einfallenden 60-Co-Feldern (60° zur Sagittalebene), nach Abbatucci (1972). Die Zungenbasis selbst ist gut ausgelastet, doch stellt sich ein starker Dosisabfall gegen die Lymphstationen ein. Referenzisodose hier = 100 gesetzt. **b** 2 parallel opponierende Elektronenfelder, 7 × 9 cm, 40 MeV, Gewichtung 1:1. Homogene Durchstrahlung der ganzen Zungenbasis mitsamt der anstoßenden Lymphknotenregionen beidseits. **c** 2 parallel opponierende Hochvolt-Photonenfelder, 7 × 9 cm, 8 MeV (Linearakzelerator). Ähnliche Dosisverteilung wie unter **b**, aber geringere Überhöhung der Dosis im zentralen Bereich

(s. unten) zu bedenken, daß es im subkutanen Gewebe am Hals zu einer entsprechend höheren Belastung von rund 10% kommt. Deshalb schlägt ABBATUCCI (1972) hierzu eine 4-Feldertechnik mit schräg einfallenden Strahlenbündeln vor (Abb. 25a). Vorteilhafter bieten sich Hochvoltphotonen von 6–10 MeV oder Elektronen (30–40 MeV) für Zungengrundkarzinome an, da auf diese Weise die Lymphabflußstationen in gleicher Art miterfaßt werden (Abb. 25, b und c). Bei deutlich lateralisierten Primärtumoren läßt sich das Dosismaximum durch unterschiedliche Gewichtung der Felder (1:2, 1:3) oder durch die Wahl verschieden hoher Energien der Photonen- oder Elektronenstrahlen (25 MeV/45 MeV) nach der einen Seite verschieben, ähnlich wie bei Tonsillenkarzinomen (Abb. 18). Liegen inoperable, fixierte Lymphknotenmetastasen (N3) vor, so eignen sich besonders zusätzliche Elektronenfelder niedrigerer Energie (12–20 MeV), um innerhalb der Photonenfelder eine lokale Dosisüberhöhung zu erreichen (simultane Kleinraumzusatzbestrahlung).

Gesamtdosis, Einzeldosis. Wegen des relativ großen Bestrahlungsvolumens wird von den meisten Autoren eine Wochendosis von 8,5–10 Gy/Herd im Bereiche der Bezugsisodose veranschlagt. Dies entspricht einer Einzeldosis von 1,7–2 Gy/Herd, 5–6mal pro Woche. Es erfolgt nach Möglichkeit bei einer Gesamtdosis von 50–55 Gy eine Feldverkleinerung (Auslassen der umgebenden Lymphknotenstationen bei N0, Schonung des weichen Gaumens), und die Gesamtdosis wird auf 68–72 Gy/Herd gebracht (ca. 7 Wochen Behandlungszeit). SPANOS et al. (1976) geben sogar Dosen von 75–80 Gy an, allerdings unter Inkaufnahme einer gewissen Komplikationsrate. Im Gegensatz zu Karzinomen der Tonsillenloge und des Sulcus amygdalo-glossus wurden bei diesen Autoren noch lokale Versager oberhalb einer Gesamtdosis von 73 Gy verzeichnet. Die Sterilisierung des Primärtumors gelingt eindeutig häufiger bei höher veranschlagter Gesamtdosis. Dies trifft vor allem bei stark ulzerierten, nekrotischen Tumoren oder bei deutlich infiltrativ wachsenden Karzinomen zu. Eine entsprechende Dosisaufsättigung des Primärtumors kann erreicht werden durch:

a) Submentales Feld, mit schnellen Elektronen von 20–30 MeV und einem Feld von rund 6 × 6 cm. Dabei muß aber der Patient den Kopf stark reklinieren können (Abb. 26).

b) Interstitielle Curietherapie: peroral eingeführte Gold-Seeds (^{198}Au), früher Rn-Seeds, neuerdings ersetzt durch ^{125}J-Seeds. Besser erfolgt die Spickung nach dem After-Loading-Verfahren transkutan durch die submandibuläre Region (PIERQUIN 1964; HILARIS 1975; SYED u. FEDER 1977). Die radioaktiven Quellen werden in Teflonröhrchen eingeführt, die als parallel zueinander liegende Schlingen in möglichst regelmäßigen Abständen von 10–15 mm die Zungenbasis umgreifen. In einem Bezugsvolumen von ca. 2 × 2 × 3 cm Größe kann so eine Zusatzdosis von 20–25 Gy ohne übermäßige Belastung der Umgebung appliziert werden. Im Zentrum der gespickten Region beträgt die Dosis 1,5 bis 2mal mehr.

Wegen der Möglichkeit einer postoperativen Schwellung der Zunge ist vorgängig eine Tracheotomie anzulegen (PIERQUIN 1964), die Ernährung kann aber meist in flüssiger Form peroral weitergeführt werden.

c) Zusatzdosis („boost" mit Hoch-LET-Strahlung, speziell mit Neutronen, entsprechend dem Vorschlag von BLUMBERG et al. 1979. Bei ausgedehnten Tumoren (T3/T4, N1) erzielte Franke (1979) bei der Zunge, wie übrigens auch beim Mundboden und bei der Lippe, keine besonders guten Resultate, wenn eine Aufteilung der Gesamtdosis in Hochvoltphotonen und Neutronen (14,5 MeV), sog. „mixed beam", vorgenommen wurde. Es ist zu häufigen Rezidiven gekommen. Andererseits waren die Resultate bei Einzelfällen, die allein mit Neutronen bestrahlt wurden (15,6 Gy Neutronen), überraschend gut (Beobachtungszeit über 1 Jahr). CATTERAL (1977b) berichtete ebenfalls über günstige Frühresultate mit Neutronentherapie allein.

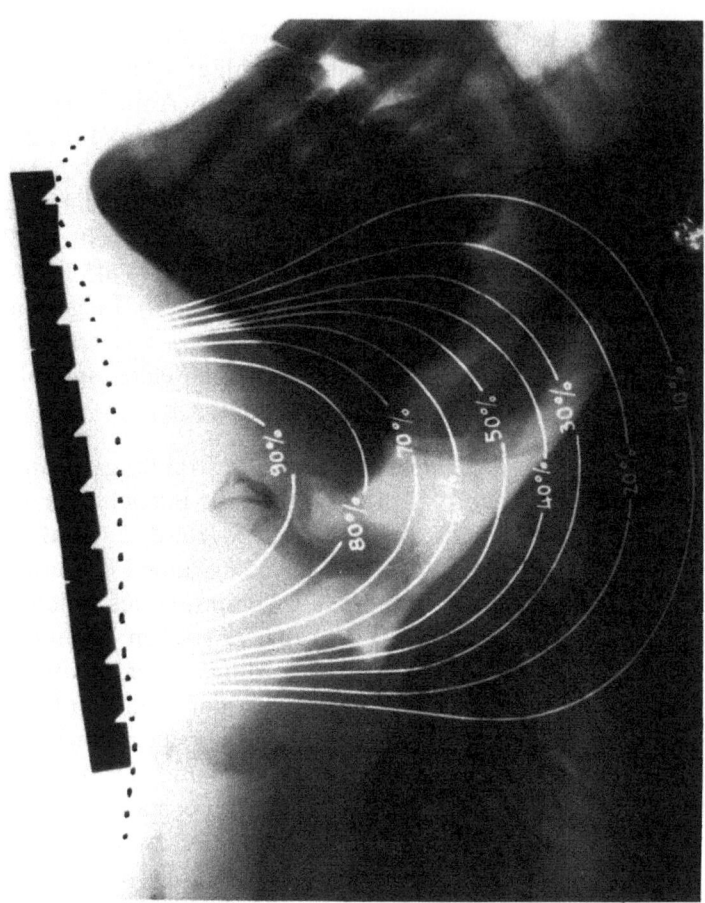

Abb. 26. Schematische Anordnung eines submentalen Elektronenfeldes (25 MeV), 6 × 6 cm Feld, für die komplementäre Bestrahlung eines Tumors im Vallecula-Zungenbasisbereich. Der Tumorsitz liegt innerhalb der 60–80%-Isodose, während das Rückenmark noch 25–20% der eingestrahlten Dosis erhält. Rekonstruktion der Dosisverteilung auf einer Zielaufnahme im horizontalen Strahlengang. Das Bleiband mit den 1 cm-Kerben gibt den Rand des von unten einfallenden Elektronentubus wieder

β) Kombinierte Therapie

Chirurgisch-radiotherapeutische Methoden. Die chirurgische Resektion der Zungenbasiskarzinome reicht weit bis ins letzte Jahrhundert zurück. Für damalige Verhältnisse wurden auf heroische Weise ein operativer Zugangsweg und eine Resektionsmöglichkeit der Zungenbasis gesucht, selbst unter temporärer oder definitiver Resektion der Mandibula. Die historische Entwicklung der verschiedenen operativen Methoden ist bei HUET et al. (1958) zusammenfassend dargestellt, wobei in früheren Jahrzehnten vor allem auf die Durchführbarkeit des chirurgischen Eingriffs und erst in zweiter Linie auf die onkologischen Prinzipien der Behandlung Gewicht gelegt wurde.

Erwähnt seien die am meisten verwendeten Zugangswege für die Zungenbasisresektion:

a) transbukkaler Zugang, mit Sektion des Frenulums und der vorderen Gaumenbögen (und der Mm. genioglossi). Dieser Zugang, bei bestmöglicher Mobilisierung der Zunge nach vorne, wurde auch für die Ra-Spickung benützt.

b) submandibulärer Zugang, oberhalb oder unterhalb des Os hyoides, ja sogar unter Resektion des Hyoidbeins.

c) laterale Pharyngotomie

d) transmaxilläre laterale Pharyngotomie, erstmals von BILLROTH 1861, dann von KROENLEIN 1896 ausgeführt (Beide Autoren zitiert nach HUET et al. 1958). Dieser Zugangsweg wurde bis nach dem ersten Weltkrieg technisch ausgebaut, dann aber wegen der hohen postoperativen Mortalität bis in die 40er Jahre wieder verlassen.

Den transzervikalen Zugangswegen für die operative Entfernung des Primärtumors wurden in der Folge die radikale Lymphknotenresektion angeschlossen (Mono-block-Operation, MARTIN et al. 1940; PIETRANTONI 1951; RAVEN 1953).

Ein wesentlicher Fortschritt bestand in der unmittelbaren Deckung des Pharyngostomas durch ein freies Transplantat (DARGENT u. GIGNOUX 1954), wodurch die Operation und ihre unmittelbaren Folgen weniger belastend und komplikationsreich ausfielen.

Wegen der oft noch unbefriedigenden Spätresultate der alleinigen perkutanen Strahlentherapie bis in die 60er Jahre werden auch heute noch die primäre operative Behandlung und die ein- oder beidseitige Lymphknotenausräumung propagiert (DE SANTO). Die Resultate der nur chirurgisch behandelten Fälle (52% 5-Jahres-Überlebensrate für Stadien I und II, resp. 38% für Stadien III + IV) sind sicher beachtlich, doch handelt es sich gewiß um eine Auswahl der günstiger liegenden Tumorsituationen, die einer Operation zugeführt werden können. Nicht zu übersehen ist, gerade in der Zusammenstellung von DESANTO (1977), die weiter abfallende Überlebensrate nach dem 5. Beobachtungsjahr, auch für die Frühstadien I und II.

Der nach dem onkologischen Gesichtspunkt notwendigen weiten Tumorresektion in der Zungenbasisgegend sind wegen der nachfolgenden Störung des Schluckaktes Grenzen gesetzt, auch wenn zur Vorbeugung der Aspirationspneumonie mit der Zungenresektion eine Laryngektomie ausgeführt wird. Aus diesen Überlegungen nehmen viele Chirurgen von einer allzu umfangreichen, ja totalen Glossektomie Abstand, auch wenn diese heutzutage technisch durchführbar ist (SESSIONS et al. 1973). Bei durchgeführter Tumorresektion sollte eine postoperative Nachbestrahlung angeschlossen werden. Nach alleiniger chirurgischer Behandlung ist der Prozentsatz der Lokalrezidive sonst erschreckend hoch: 56% Lokalrezidive (Primärtumor, Lymphknoten oder beides), resp. 64% Rezidive, wenn die Fälle dazugerechnet werden, bei welchen der genaue Ausgangspunkt des Rezidivs nicht eruiert werden konnte (HARROLD 1967). In anderen Sammelstatistiken ist die Rezidivrate geringer (20–33%), je nach Tumorausdehnung und operativem Vorgehen (WHICKER et al. 1972). Selbst bei tumorfreiem Resektionsrand ist mit 22% Rezidiven zu rechnen; diese Zahl steigt auf 32% an, wenn die tumorfreie Randzone nur 2 mm beträgt (ROLLO et al. 1981). Undifferenzierte Zungenbasiskarzinome zeigen eine größere Tendenz, ein Lokalrezidiv, aber auch Fernmetastasen zu entwickeln (LUND et al. 1975). Nähere Angaben über die Höhe der Gesamtdosis bei der postoperativen Nachbestrahlung liegen in der Literatur nicht vor, sie muß aber nach unserer Erfahrung mindestens 5000 rad/Herd – also bezogen auf die ganze Zungenbasis und den anstoßenden Bereich des Zungenbalges – betragen; angesichts der hohen Rezidivrate ist eine höhere Gesamtdosis von 55 bis sogar 60 Gy/Herd sicher gerechtfertigt (ANDRE 1973).

Bei der *präoperativen* Strahlentherapie sind die Spätresultate nicht überzeugend besser (VERMUND u. GOLLIN 1973), und auch damit läßt sich die Rezidivquote nicht eindeutig herabsetzen, so z.B. 25 Rezidive bei 63 vorbestrahlten Fällen (=40%), wobei allerdings die Vorbestrahlungsdosis unterschiedlich hoch (18–30 Gy) angesetzt wurde (ROLLO et al. 1981). Bei WHICKER et al. (1972) sind es nur 20% Lokalrezidive nach Vorbestrahlung, bei einer kleineren Serie von nur 15 Fällen.

Etwas anders liegen die Verhältnisse, wenn nach kurativ beabsichtigter Radiotherapie ein Resttumor zurückbleibt oder ein Rezidiv aufgetreten ist (CONCANNON 1971). Die nachfolgende Operation kann immerhin zur definitiven Heilung führen (SCHLEUNING u. SUMMERS 1972) in 5 von 25 Fällen. 10 von 27 Fälle (37%) bei MARCIAL et al. (1980), doch steigt die Komplikationsrate beträchtlich an, wenn mehr als 60 Gy eingestrahlt worden sind.

Tabelle 17. Behandlungsresultate beim Zungenbasiskarzinom, in Abhängigkeit vom Tumorstadium und vom Behandlungsmodus

Autor	Patienten-zahl	Stadium	Symptomfreie Überlebenszeit			Therapie	Besonderheiten
			3 Jahre	5 Jahre	10 Jahre		
Baud (1950)	331			34/331 (10,8%)	–		unterschiedlich kombiniert Rö-Th., Ra, Op.
Regaud (1925)	172			8%	–	Ra-Punktur	
Baclesse (1942–43)	127			7/127 (6%)	–		
	48	T1+2		5/48 (10%)	–		
	79	T3+4		2/79	–		
Carrega et al. (1958)	200	T1–4	7%	4,5%	–	Ra+Rö, Chirurgie	
Lederman (1959)	87		20/47 (27%)	9/87 (10,3%) absolut	–	Tele-Ra, ev. Rö-Th.-zusatz oder Ra+Rn	
				9/65 (14%) relativ			
	13	N0	30%	2/11 (18%)	–		
	40	N1	30%	6/35 (17%)	–		
	21	N2	19%	1/19 (5%)	–		
Wawro et al. (1970)	115			11%	–		
Martin u. Martin (1956)	18	N0		56%	–		
	22	N1		23%	–		

Autor	n	Stadium	Ergebnis	Rezidiv/Metastasen		Therapie	Bemerkungen
ROUX-BERGER u. JADLOVKOR (1940)	167			16/167 (9,6%)	—	Rö-Ther.	42 × LN-Operation
CADE (1950)	89			16/89 (18%)	—	Tele-Radium + Ra-Spickung	
HUET u. LABAYLE (1958)	216			14/216 (6,5%) absolut / 14/120 (11,6%) relativ	—	74 × Rö-Ther. (4) / 7 × Ra (0) / 3 × Chir. (2) / 16 × Ra + Rl-Th. (1) / 19 × Rö-Th. + Ra + Chir. (7)	nur 120 der 216 Patienten durchbehandelt
SCANLON et al. (1969)	116	I–IV	25%		—		
WELLER et al. (1976)		T1/T2 / T3	35 / 22		—		
ROLLO et al. (1981)	81		4/18 (22%)		—		nur perkutane RTh.
SNOW et al. (1977)	18		2/18 / 17%		—		
ANDRE (1973)	40	2 × T2 / 15 × T2/T4	27% / 11/40		—	Subglossolaryngectomie + post-op. RT	12 postop exitus innert 3 Monaten
SPANOS et al. (1976)	174		49%			nur perkutane Hochvolttherapie	

Die kombinierte chirurgisch-radiotherapeutische Behandlung soll nach Ansicht verschiedener Autoren (Ludescher u. Pawlata 1973) in erster Linie bei ausgedehnteren Primärtumoren (T3) vorgesehen werden, ferner auch bei ulzeriertinfiltrativen Formen (Gelinas u. Fletcher 1973), da hier die alleinige Strahlentherapie nicht in genügendem Maße eine lokale Tumorsterilisierung herbeiführt.

Radiotherapeutisch-chemotherapeutische Methoden.

Die allgemeinen Gesichtspunkte einer derartigen Kombinationsbehandlung sind im Kap. F.III aufgeführt. Bei der Mehrzahl der Arbeiten über die alleinige oder mit Bestrahlung kombinierte Wirkung der Chemotherapie wird allerdings die Tumorlokalisation nicht berücksichtigt.

Für die Zungenbasis als Primärlokalisation gibt es nur wenige Arbeiten, aus denen hervorgehen würde, daß die assoziierte Behandlung (Chemotherapie und Bestrahlung) bessere Heilungsresultate ergibt. So berichten Wiley et al. (1979) über bessere 2-Jahres-Heilungen bei kombinierter 5-FU-Behandlung (während 3 Tagen simultan 10 mg/kg Körpergewicht, später 5 mg/kg ab 4. Tag und 3mal wöchentlich) und Bestrahlung (60–70 Gy). Alleinige Bestrahlung ergab in keinem Fall von 13, eine kombinierte Therapie in 6 von 14 Fällen eine 2-Jahres-Symptomfreiheit. Aggressivere Chemotherapieschemata mit cis-Platinum (Cregan et al. 1981) können zu starken Nebenwirkungen Anlaß geben (Erbrechen, Abszeßbildung, hämatologische Toxizität) und die simultane Kombination mit einer Strahlentherapie erfordert meist wegen der lokalen starken Schleimhautreaktion eine Hospitalisation des Patienten und eine parenterale Ernährung.

Friedman et al. (1970) berichten über einen Einzelfall eines Zungengrundkarzinoms T3 N1, der nach peroraler Gabe von Methotrexate.(103 mg in 13 Tagen à 7,5 mg/täglich) auf ein Viertel der ursprünglichen Tumormasse zurückging und mit der nachfolgenden Kobalttherapie (65 Gy in 39 Tagen) über 5 Jahre rezidivfrei geheilt blieb. Die MTX-Therapie allein führt in einer Studie von Bertino et al. (1975) in 3 von 6 ausgedehnten Zungengrundkarzinomen zu einer kompletten oder partiellen Rückbildung, allerdings nur von kurzer Dauer (2,8 Monate im Mittel).

Die assoziierte oder kombinierte Behandlung scheint für fortgeschrittene Zungengrundkarzinome Möglichkeiten einer kurativen Behandlung aufzuweisen, wo die alleinige Strahlentherapie, aber auch die alleinige Chemotherapie nicht weiterführt. Es fehlen aber z.Z. noch größere Beobachtungsserien über die optimale Verbindung von Chemotherapie und Bestrahlung (sequentielle oder synchrone Behandlung) bei dieser gefürchteten Tumorlokalisation (Dritschilo u. Piro 1980).

γ) Resultate

Bis in die 50er Jahre gibt es mehrere Arbeiten, in denen 3- und 5-Jahres-Überlebensresultate enthalten sind. Bei größeren Serien (Roux-Berger u. Jadlovkor 1940; Baclesse 1942/43; Baud 1950; Carrega et al. 1958) erreichen die 5-Jahres-Überlebensraten selten 10%. Die auffallend besten Resultate teilte schon 1950 Cade mit 18% mit (16 von 89 Fällen) nach Behandlung mit Teleradiumtherapie (Radiumbombe) und Radiumspickung. Bei kleineren Serien wurde schon früher festgehalten, daß bei wenig ausgedehnten Tumoren T1 und T2 sowie bei klinisch nicht feststellbaren Lymphknotenmetastasen die Symptomfreiheit über 5 Jahre bis zu 22% (Baud 1950) ansteigen konnte.

In Tabelle 17 sind die Resultate der Zusammenstellungen aus den letzten 30 Jahren zusammengefaßt. Auch bei Verwendung der Hochvoltstrahlung sinken die Resultate, wie zu erwarten ist, deutlich mit der Größe des Primärtumors ab. Nekrotisch ulzerierende Tumoren (forme ulcérocreusante nach Baclesse 1960) sind heute noch in der Vielzahl der Fälle als inkurable Situationen anzusehen (Gelinas u. Fletcher 1973). Selbst bei weitgehendem

Tumorschwund nach intensiver Strahlentherapie bildet sich am Ort des Tumorkraters eine große nekrotische Höhle aus, die zu Schluckbeschwerden (Aspiration) und Ernährungsschwierigkeiten führen kann.

Die lokale Sterilisation des Primärtumors gelingt bei zunehmender Gesamtdosis (NSD 1900–2000 ret) in vermehrtem Maße (WELLER 1976; SPANOS et al. 1976), wobei allerdings die Komplikationsrate bis auf rund 10% ansteigt (SCANLON et al. 1969). Die Rezidivquote war bei alleiniger perkutaner Bestrahlung auch bei umschriebenen Tumoren relativ hoch (für T1/T2-Tumoren ca. 30–50%), weshalb von chirurgischer Seite immer wieder gefordert wurde, daß bei nicht vollständigem klinischem Rückgang des Tumors die nachfolgende Resektion des Primärtumorsitzes die besten Therapieresultate liefern wird (JESSE U. SUGARBAKER 1976). Durch eine zusätzliche interstitielle Spickung (^{192}Ir in Schleifen angeordnet, nach PIERQUIN (1964), ^{125}J-Seeds, SYED u. FEDER (1978b)) erreicht man ebenfalls eine lokale Aufsättigung der Gesamtdosis (20–30 Gy) und damit eine aussichtsreichere lokale Tumorsterilisierung (VERMUND u. GOLLIN 1973).

Verständlicherweise spielt auch das Vorhandensein von Lymphknotenmetastasen, vor allem von fixierten, einseitigen Lymphknotenmetastasen, eine große prognostische Rolle. Die 5-Jahres-Überlebenszeit sinkt dabei auf 10–20% ab, unabhängig von der Größe des Primärtumors. Beidseitig vorhandene Lymphknotenmetastasen bei Behandlungsbeginn sind ein besonders ungünstiger prognostischer Faktor, unabhängig von der eingeschlagenen Therapie (häufige Fernmetastasen).

Schließlich scheint sich das histologische Grading oder der Differenzierungsgrad der Tumoren nicht auf die Langzeitüberlebensquote auszuwirken (SNOW et al. 1977).

b) Andere Tumoren

Die auch am Zungengrund vorkommenden malignen Lymphome werden im späteren Kapitel F.II.6 zusammenhängend besprochen. Extramedulläre Plasmozytome sind als Einzelbeobachtungen am Zungengrund beschrieben. Ihre Behandlung erfolgt am besten mit perkutaner Strahlentherapie. Bei einem eigenen Fall erfolgte eine vollständige Tumorrückbildung nach 50 Gy/Herd mit 30 MeV-Elektronen. Andere Fälle von extramedullären Plasmozytomen sprechen aber auffallend schlecht auf die Strahlentherapie an, ohne erklärlichen Grund.

Adenokarzinome des Zungengrundes können einen thyreoidalen Ursprung haben (Ductus thyreoglossus). Dabei kommt neben der perkutanen Strahlentherapie auch die Radiojodbehandlung in Frage.

Adenozystische Karzinome (Zylindrome) verhalten sich meist wie ausgedehnte, infiltrativ wachsende Karzinome und sind selten der operativen Resektion zugänglich. ZIELCKE-TEMME und WANNENMACHER (1978) empfehlen anhand ihrer eigenen 7 Patienten eine möglichst radikale Resektion, gefolgt von postoperativer Strahlentherapie (55–85 Gy). Die Behandlung erfolgt andernfalls am besten durch perkutane Strahlentherapie (schnelle Elektronen), evtl. in 2 Serien. Wie andernorts erfolgt auch hier die Rückbildung des Tumors nur langsam, meist erst nach Monaten. Die Gesamtdosis muß über 70 Gy/Herd betragen. FUCHIHATA (1973) berichtet über 4 Fälle von 18 mit Überlebenszeit über 5 Jahre bei Gesamtdosen von 90–100 Gy.

Wir haben kürzlich 2 Zylindrome der Zungenbasis bei Frauen zur Behandlung zugewiesen bekommen. Die beste Tumorrückbildung erfolgt nach hochdosierter perkutaner Bestrahlung (60 Gy) und zusätzlicher interstitieller Spickung (30 Gy) unter Hinterlassung einer mäßig starken Schrumpfung der ganzen Zungenbasis (Abb. 27).

Mischtumoren des Zungengrundes als äußerst seltene Tumoren sind nach Möglichkeit operativ anzugehen. Andernfalls ist der Behandlungsversuch wie bei den Zylindromen gerechtfertigt. ENNUYER und BATAINI (1965) raten hier allerdings von einer interstitiellen Spik-

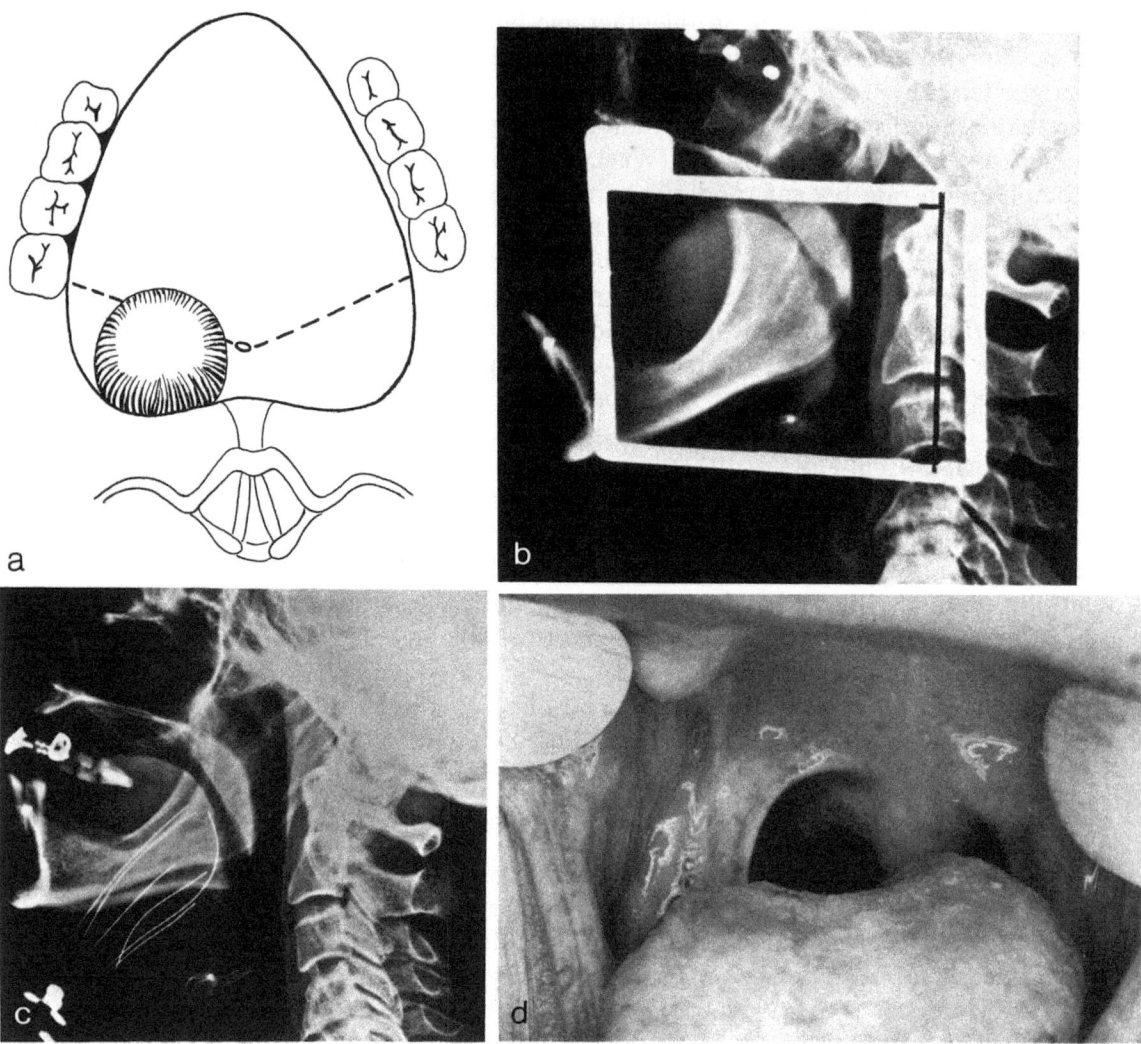

Abb. 27 a–d. Adenozystisches Karzinom (Zylindrom) der rechtsseitigen Zungenbasis bei einer 67jährigen Frau. **a** präoperativer Status: ca. baumnußgroßer rundlicher Tumor. Dieser wird auf peroralem Wege unvollständig reseziert. Nach der Operation findet sich ein unregelmäßig welliges Relief der noch verhärteten Zungenbasis vor. **b** Lokalisationsaufnahme des einen der beiden Elektronenfelder (6 × 7 cm). Bestrahlung mit 25 MeV von re und 30 MeV von li, bis zur Gesamtdosis von 50 Gy/Herd. Die unregelmäßige Kontur der Zungenbasis ist gut erkennbar. **c** Lokalisationsaufnahme der Markierungsdrähte innerhalb der 3 Teflonröhrchen, in Schleifenform eingeführt. Vorbereitung für die ^{192}Ir-Spickung. Zusätzlich applizierte Dosis: 30,5 Gy (Referenzisodose). **d** Bisherige rezidivfreie Beobachtungszeit 4 Jahre. Enoraler Aspekt der eingesunkenen, glatt begrenzten hinteren Zungenhälfte rechts

kung ab, da durch die Verletzung der Tumorkapsel die Ausbreitung des Tumors begünstigt werden könnte. Mumma (1953) berichtet über einen Einzelfall eines rezidivierenden Mischtumors der Zungenbasis mit adenokarzinomatösen Zügen, erfolgreich über 3 Jahre behandelt mit 3maliger Injektion einer kolloidalen ^{32}CrPO$_4$-Lösung.

Bei *mesenchymalen Sarkomen* (Fibrosarkome u.a.) sowie beim *Rhabdomyosarkom* wird die Behandlung, mit oder ohne chirurgische Resektion am aussichtsreichsten mit einer kombinierten Chemotherapie + Strahlentherapie als Sandwichmethode durchgeführt: 3 Zyklen Adriamycin (60–80 mg/m² Körperoberfläche) + Oncovin (20 mg) in 3wöchigen Abständen, oder es erfolgt eine Polychemotherapie nach dem VAC-Schema (Tabelle 14). Siehe dazu auch die Bemerkungen beim Tonsillensarkom (S. 191).

Tabelle 18. Heilungsziffern bei Mesopharynxhinter- und -seitenwandkarzinom

Autor	Patienten-zahl	Stadium	Symptomfreie Überlebenszeit in %			Therapie	Besonderheiten
			3 Jahre	5 Jahre	10 Jahre		
FLURY (1957)	30	T2–T4	5/30 (17%)	3/25 (12%)	–	vorwiegend 180 kV Rö	21/30 mit positiven LN
MEOZ-MENDEZ et al. (1978)	164	alle	98/164 (59%)[a]	–	–		Oropharynx + Hypopharynx zusammengenommen
BETSCH u. CROLL (1959)	45		(12,8%)	(7,5%)	–		
MARKS et al. (1978)	51		(17%) relativ / 7/51 (14%) absolut[b]	(17%)	–	alleinige Radiotherapie + präop. RT und Op.	Oropharynx + Hypopharynx zusammengenommen
WANG (1971)	42	alle	9/36 (25%)		–	nur perkutane Radiotherapie für PT. LN operativ entfernt	LN 55%[a] 10% bilateral
ENNUYER u. BATAINI (1973)	16	T1–T3 N0–N3	4/16 (25%)	–			13 der 16 Fälle=T3

[a] Symptomfreiheit nach 1 Jahr (s. Text S. 214)
[b] 9 Fälle nur Oropharynx, 3-Jahres-Überlebenszeit 2/9 (=22%)

4. Seiten- und Hinterwand des Mesopharynx

Der relativ kleine Anteil dieser Tumorlokalisationen unter den Mesopharynxkarzinomen stellt den Therapeuten immer vor recht schwierige Probleme. In den letzten Jahren berichten nur MEOZ-MENDEZ et al. (1978) über größere Behandlungsserien. Schon BACLESSE (1960) hat auf die Schwierigkeiten der Beherrschung dieser Tumorlokalisation mit der alleinigen Strahlentherapie hingewiesen. Seither dreht sich das Problem der Behandlung immer um die Frage der kombinierten radiochirurgischen Behandlung oder der alleinigen Strahlenbehandlung.

Bekanntlich dehnen sich die Karzinome der Seiten- und Hinterwand des Oropharynx axial nach oben und unten aus, sodaß bei der Behandlung immer ein ausgedehnter Abschnitt der Pharynxwandungen mit eingeschlossen werden muß. Dazu kommt das recht häufige Mitbefallensein der Lymphknotenketten, schon in einem Drittel der Fälle bei kleinen Tumoren (T1), bis gegen 60% bei Tumoren vom Stadium T2/T3 (MARKS et al. 1978).

MEOZ-MENDEZ et al. (1978) heben die Häufigkeit des bilateralen Befalls der Lymphknoten hervor: in 22% bei lateralem Pharynxkarzinom, in 35% bei Lokalisation an der hinteren Pharynxwand, alle Pharynxetagen zusammengenommen. Zu beachten ist der mögliche Befall der Lymphknotenkette entlang dem Trapeziusrand (Spinaliskette).

a) Alleinige Strahlentherapie

Seit jeher wurde versucht, diese Tumoren über 2 seitliche längliche Felder durch perkutane Strahlentherapie zu behandeln. Auf das früher noch von BETSCH und CROLL (1959) angegebene a.p.-Feld kann man bei Verwendung von Hochvoltstrahlen sicher verzichten, da dadurch Larynx und Rückenmark unnötigerweise mitbelastet werden. Ähnlich liegen die Verhältnisse bei der Pendelbestrahlung, wobei noch wegen des ungleichen Halsreliefs die Dosisverteilung in Richtung der Körperachse beträchtlich variieren kann. Besonders wichtig ist bei Verwendung von Steitenfeldern eine korrekte Lagerung des Patienten, um die Lordose der HWS möglichst auszugleichen. Wegen der scharfen lateralen Begrenzung der Bestrahlungsfelder bei Hochvoltphotonen ist einer Energie von über 20 MeV der Vorzug einzuräumen. Nach der Fletcherschen Schule werden am besten 2 lateral opponierende Felder von der Schädelbasis bis zum Ösophagusmund gewählt, also von einer Feldgröße zwischen 80 und 120 cm². Die Gesamtdosis muß relativ hoch liegen und 70–75 Gy/Herd in 7–7$^1/_2$ Wochen betragen. Dabei nimmt man bei 50 Gy und bei 60 Gy eine jeweilige Feldverkleinerung vor. Allfällige positive Lymphknoten werden durch zusätzliche Elektronenfelder aufgesättigt, ebenso die supraklavikuläre Region durch ein vorderes a.p.-Feld.

Da der seitliche Durchmesser auf verschiedenen Höhen des Halses beträchtlich variieren kann, ist das Anbringen einer Ausgleichsmoulage aus körperäquivalentem Stoff meistens erforderlich. Die Abb. 28 veranschaulicht die dadurch beeinflußte Konfiguration der Isodosen. Im übrigen ist für jedes Bestrahlungsgerät die Dosisverteilung der länglichen, nur 4–6 cm breiten Felder genau auszumessen (seitlicher Dosisabfall).

b) Kombinierte radiotherapeutisch-chirurgische Behandlung

Wegen der Schwierigkeit, durch alleinige perkutane Strahlentherapie vor allem größere Hinterwandtumoren zu beherrschen, wurde die kombinierte Behandlung, bestehend aus chirurgischer Resektion mit prä- oder postoperativer Bestrahlung, immer wieder postuliert (MARKS et al. 1978).

Dehnt sich das Karzinom gegen die Hinterwand oder die seitlichen Abschnitte des Hypophyrnx aus, so ist neben der Paryngektomie in der Regel auch eine totale Laryngektomie

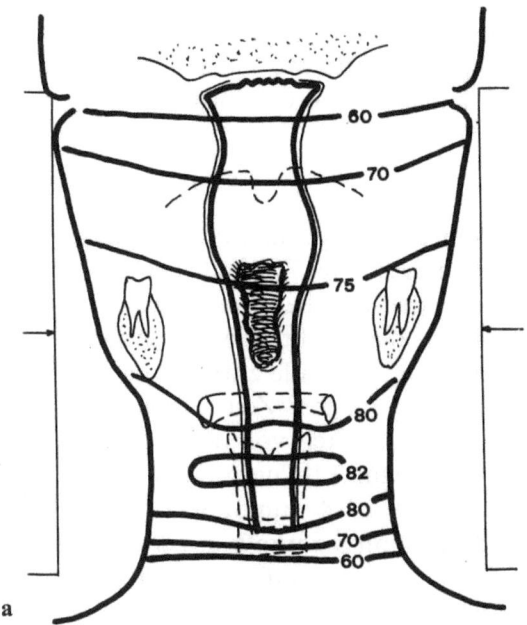

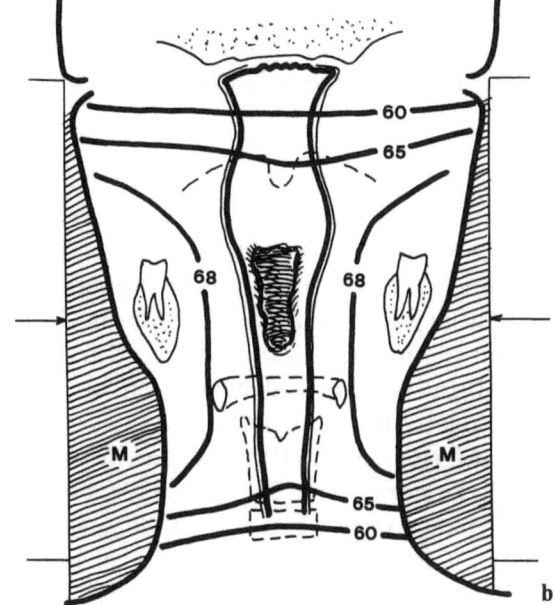

Abb. 28a–c. Isodosenbilder bei perkutaner Bestrahlung eines Hinterwandkarzinoms über 2 parallel-opponierende Felder. Schematische Darstellung der topographischen Verhältnisse in der Frontalebene (oben im Bild: Schädelbasis; unten im Bild: Cricoid, Larynxskelett und Hyoid). Feldgröße 6 × 15 cm, vom äußeren Gehörgang bis zur Halsbasis reichend. Gewichtung 1:1. **a** 2 60-Co Felder. Wegen der Konfiguration des Gesichtsschädels und der seitlichen Halsweichteile kommt es zur Verlagerung des Dosismaximums kaudal des Tumorsitzes. **b** Dieselbe Feldanordnung, aber mit Ausgleichskörpern aus körperäquivalentem Stoff (M Moulage). Verbesserte Dosisverteilung im Bezug auf das Tumorvolumen. **c** Elektronenfelder 25 MeV, mit Ausgleichskörper (M). Bessere Konzentration der Dosis auf den Primärtumor, bei gleichzeitiger Mitbestrahlung der zervikalen Lymphknotenregionen beidseits. Bei nachgewiesenen Lymphknotenmetastasen müßten diese zusätzlich noch durch direkte Elektronenfelder (6–10 MeV) oder evtl. durch tangentiale Kobaltfelder bestrahlt werden

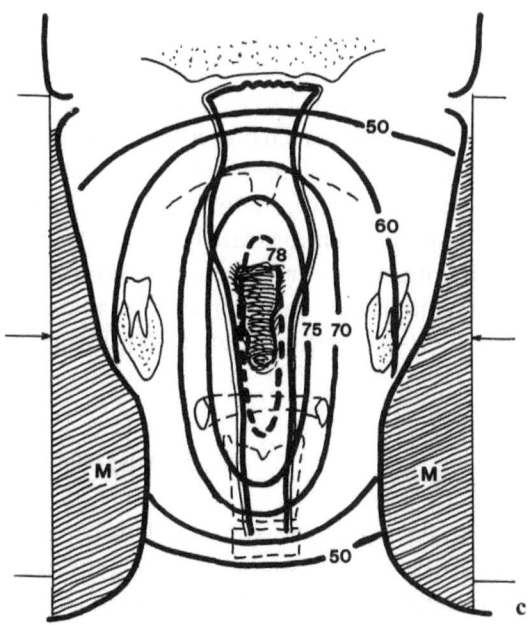

auszuführen, auch wenn dieses Organ an und für sich nicht betroffen ist (Rekonstruktion des Speiseweges). TUCKER (1976) hält unter bestimmten Bedingungen und je nach dem gewählten Zugangsweg eine gleichzeitige Laryngektomie nicht für erforderlich; ebenso geben SEDA und SNOW (1974) bei Hinterwandkarzinomen eine an die Trottersche Methode anlehnende Operation an, die nach einer präoperativen Strahlentherapie von 50 Gy/Herd ohne Laryngektomie auskommt.

MARKS et al. (1978) haben bei einem Teil ihrer Patienten eine unterschiedliche präoperative Strahlentherapie angewendet: a) 25–30 Gy/Herd, mit unmittelbarer Operation, b) 50–71,7 Gy/Herd in 30–75 Tagen (=1562–2046 ret) und operative Resektion nach Intervall. Die 3-Jahres-Resultate wurden aber durch die präoperative Strahlentherapie nicht wesentlich

verbessert und hingen in erster Linie von der Tumorausdehnung ab. Auch fiel die Komplikationsrate bei der kombinierten Behandlung etwa gleich hoch aus wie nach hochdosierter
alleiniger Strahlentherapie (Weichteilnekrosen, nicht heilende Ulzera, Gefäßruptur).

c) Resultate

Unter den wenigen Sammelstatistiken bis zu den 60er Jahren stechen die Resultate der
Zürcher Schule (FLURY 1957) mit einer 3-Jahres-Überlebensrate von 17% und einer 5-Jahres-
Überlebensrate von 12% hervor. Neuere Resultate sind in der Tabelle 18 enthalten. BETSCH
und CROLL (1959) aus der Fondation Curie unterstreichen die Wichtigkeit des makroskopischen Befundes: 10 exophytische Karzinome bildeten sich primär alle zurück, die 35 ulze-
rös-infiltrativen Formen benötigten bis zur Vernarbung eine längere Zeit. Hervorzugehen
ist die relativ hohe lokale Rezidivrate, in unmittelbarer Abhängigkeit von der Tumorgröße.
MEOZ-MENDEZ et al. (1978) geben eine Rezidivquote von 9% für T1-Tumoren an, von 27%
für T2-Tumoren, von 39% für T3-Tumoren und von 63% für T4-Tumoren. Dabei treten
nach MEOZ-MENDES et al. (1978) 86% sämtlicher Rezidive schon innerhalb des ersten Jahres
(bei T4-Tumoren sogar alle Rezidive innerhalb des ersten Jahres) auf, 92% der Rezidive
innerhalb der ersten 2 Jahre nach Behandlung. Ähnliche Zahlen geben auch MARKS et al.
(1978) an [33 Rezidive von 51 Fällen; 29 davon (88%) innerhalb des ersten Jahres)].

BETSCH und CROLL (1959) stellten das Auftreten eines Rezidivs bei den ulzerös-infiltrati-
ven Formen meistens schon innerhalb von 1–6 Monaten unter dem Bild eines exulzerierten,
destruierenden Prozesses fest.

Geht man der Frage der Todesursachen nach, so weisen MEOZ-MENDES et al. (1978)
darauf hin, daß der Grund in 37% der Fälle beim Primärtumorsitz (mit und ohne begleitende
Lymphknotenmetastasen oder Fernmetastasen) zu suchen ist. In 10% der Fälle traten isoliert
Fernmetastasen auf, in 16% der Fälle ein Zweittumor.

Die Komplikationsrate ist, wie schon auf oben kurz erwähnt, bei der kombinierten radiotherapeutisch-chirurgischen Behandlung oder auch nach Strahlentherapie allein recht erheblich (Weichteilnekrose der Pharynxwand, Karotisruptur, Osteonekrose, Myelitis, Larynxödem oder -fibrose), oft mit letalen Folgen.

5. Ausgedehnte Mesopharynxtumoren

Dieser Kategorie werden Tumoren zugeordnet, bei denen der Ausgangspunkt wegen
der Größe und Ausdehnung des Tumors nicht mehr sicher festgestellt werden kann. Meist
überschreiten diese Tumoren, alle im Stadium T4, die Grenzen des Mesopharynx. Die Schwierigkeiten, die sich bei der Wahl einer geeigneten Therapie ergeben, sofern eine solche überhaupt in Betracht gezogen wird, sind praktisch dieselben, die sich bei ausgedehnten Tumoren
im übrigen Kopf- und Halsbereich ergeben.

Zunächst muß geprüft werden, ob zur Verbesserung der Ernährungslage dieser Patienten
vorerst eine Sondenernährung, eine parenterale Ernährung oder evtl. eine Gastrostomie angelegt oder vorgesehen werden muß. Es stellt sich oft auch die Frage einer Tracheotomie
bei Tumoren im hinteren Abschnitt des Mesopharynx, wenn die Atemwege zu stark verlegt
werden.

a) Alleinige strahlentherapeutische Behandlung

Ausgedehnte Mesopharynxtumoren erfordern verständlicherweise große Bestrahlungsvolumina, meist auch mit Einschluß des Larynx und oft auch von Teilen des Halsmarkes.

Zur besseren Verträglichkeit der Strahlentherapie muß die tägliche Einzeldosis niedriger als sonst gewählt werden, in der Größenordnung von 1,5–1,6 Gy/Herd, bezogen auf die Referenzisodose, resp. sollte die Einzeldosis am Larynx 1,8 Gy nicht überschreiten. Eine weitere Möglichkeit der Behandlung besteht darin, die Strahlentherapie in 2, evtl. 3 Serien aufzuteilen, bei einer jeweiligen Gesamtdosis von 20–30 Gy/Herd, bevor es zur lokalen Reaktion kommt. Damit will man die sukzessive Tumorreduktion erwirken, mit nachfolgender Anpassung und Verkleinerung der Feldgrößen.

Neue Wege haben Shukovsky et al. (1976b), später auch Jampolis et al. (1977) beschritten, indem sie durch die Aufteilung der Einzeldosis in 2·tägliche Fraktionen à 1,2 Gy/Herd das umgebende Gewebe besser zu schonen versuchten (vgl. S. 181). Die ersten mitgeteilten Resultate bei 10 ausgedehnten Zungenbasis-, 4 Tonsillen- und 2 Pharynxwandkarzinomen sind ermutigend. Pierquin (1964) hat in Anlehnung an die Curietherapie derartige ausgedehnte Pharynxtumoren einer Dauerbestrahlung über große Volumina, mit niedriger Dosisleistung von 0,9–1,3 Gy/h angegangen (Telekobalttherapie). Eine Bestrahlungssitzung dauert demnach ca. 6–8 h. Bei einer auffallend guten Verträglichkeit berichtet der Autor über erstaunliche Frühresultate bei ausgedehnten Pharynxtumoren. Die Gesamtdosis beträgt dabei ebenfalls 65–70 Gy/Herd, in einer Serie oder in 2 Serien aufgeteilt. Neben dem personellen Aufwand für solche Bestrahlungen ist natürlich auch die geeignete Lagerung und eine Sedierung des Patienten eine unumgängliche Bedingung, damit diese Behandlungsart überhaupt durchführbar ist. In 58% der 34 derart behandelten Patienten ist es zu einer lokalen Sterilisierung des Tumors gekommen, die 3-Jahres-Überlebenszeit betrug 22%. Für fortgeschrittene Mesopharynxkarzinome fanden Woscieszek und Hliniak (1974) keine Verbesserung der Resultate nach Jahren, wenn die Behandlung ohne Unterbruch oder in 2 Serien durchgeführt wurde.

Eine weitere und möglicherweise aussichtsreiche Bestrahlungsbehandlung stellt die Neutronentherapie mit Energien von 8 MeV, 14,4 MeV und mehr, dar. Catterall (1977a) teilte gute Frühergebnisse bei ausgedehnten Pharynxkarzinomen mit. Unter Verwendung verschiedener Behandlungsmodalitäten wird einmal der alleinigen Neutronentherapie der Vorzug gegeben (Franke 1979), von anderen Autoren aber bessere Resultate für die gemischte Strahlentherapie von Hochvoltphotonen und Neutronen, sog. „mixed beam", mitgeteilt (Laramore et al. 1979).

Es scheinen sich aber stärkere Spätveränderungen an Weichteilen und am Knochen bei alleiniger Neutronentherapie einzustellen, wie Fistelbildungen, Fibrosen, Osteonekrosen u.a. (Laramore et al. 1979). Dies mahnt zur Vorsicht bei der definitiven Einschätzung dieser Therapie.

b) Kombinierte Behandlung

Bei sehr ausgedehnten Tumoren kommt eine *chirurgische Therapie* kaum in Frage, dagegen wurde mehrfach versucht, die Strahlentherapie mit einer Chemotherapie zu kombinieren; Einzelheiten sind im Kap. F.III dargestellt.

Über weitere kombinierte Behandlungsverfahren (Strahlentherapie unter Hyperthermiebedingungen, Kombination von Strahlentherapie und Radiosensibilisatoren) liegen erst Einzelbeobachtungen und Frühresultate vor. In einer Pilotstudie konnten immerhin Paterson et al. (1981) nachweisen, daß zusammen mit Misonidazol als Radiosensibilisator (Gesamtdosis 12 g/m² Körperoberfläche) die Strahlentherapie mit 10 Fraktionen à 4–4,5 Gy bei HNO-Tumoren erstaunlich gute Frühresultate erbrachte: in 24 von 29 Fällen, darunter bei 6 Mesopharynxkarzinomen, kam es zur primären vollständigen Tumorrückbildung (83%). Im weiteren Verlauf allerdings sank die Heilungsquote wieder ab; die Neurotoxizität ist der limitierende Faktor für die Misonidazolverabreichung.

Bei weitvorangeschrittenen Mesopharynxkarzinomen wurde auch die Sauerstoffüberdrucktherapie (Hyperbare Strahlentherapie) versucht: so berichten Chang (1973) bei 51
Patienten eine ca. 15% höhere 5-Jahres-Heilungsquote bei O_2-Überdruckbestrahlung gegenüber den Resultaten der üblichen Strahlenbehandlung. Demgegenüber finden Henk et al.
(1977) bei einer randomisierten Studie keinen Unterschied in der 5-Jahres-Heilungsrate der
Patienten, die unter normalen atmosphärischen Bedingungen und mit O_2-Überdruck bestrahlt wurden. Eine deutliche Differenz stellte sich aber für die lokale Symptomfreiheit
ein, die unter hyperbaren Bedingungen in 58%, bei gewöhnlicher Luftatmung nur in 30%
der Fälle erreicht wurde. Diesen Erfolgszahlen muß aber auch eine erhöhte Komplikationsrate bei der O_2-Überdruckbehandlung gegenübergestellt werden (Perichondritiden im Larynx
z.B.).

c) Resultate

Bei derart fortgeschrittenen Mesopharynxtumoren muß in erster Linie beurteilt werden
können, ob durch die eine oder andere Behandlungsart der Tumor lokal und regionär überhaupt vollständig zur Rückbildung gebracht werden kann. Diesen Frühresultaten sind die
Rezidivquote und die Komplikationshäufigkeit gegenüberzustellen. Aus den bisher mitgeteilten Erfahrungen lassen sich folgende Rückschlüsse ziehen (vgl. Tabelle 19): Bei den in der

Tabelle 19. Behandlungsresultate von ausgedehnten Mesopharynxkarzinomen (T4)

Autor	Patien- tenzahl	1 Jahr	3 Jahre	5 Jahre	10 Jahre	Behand- lungsart	Bemerkungen
Flury (1957)	65	19/65 (29%)	6/64 (9%)	5/52 (10%)	0	180 kV 1× Op. 9× pall. Th.	
Jampolis et al. (1977)	24	9/24				perkutane RTh.	2× tägl. Be- strahlung à 1,2 Gy
Pierquin et al. (1978)	34	58%	22%			^{60}Co-	niedrige Dosis- leistung 0,9–1,3 Gy/h

Literatur mitgeteilten Patientengruppen handelt es sich meistens um zahlenmäßig kleinere
Kollektive. Da bei sehr ausgedehnten Tumorsituationen von einer aktiven Therapie oft Abstand genommen werden muß, dürfte es sich bei den mitgeteilten, behandelten Fällen schon
um eine gewisse Auswahl von weniger ungünstigen Tumorsituationen handeln. Wichtig ist
dennoch festzuhalten, daß selbst bei sehr ausgedehnten Karzinomen, sogar mit Lymphknotenmetastasen, eine primäre Tumorrückbildung und sogar eine Symptomfreiheit über 3 und
5 Jahre erreicht werden kann, womit ausgesagt sei, daß eine aktive Therapie nicht von
vornherein aussichtslos erscheint.

Aus den Mitteilungen der Literatur ist es nicht leicht abzulesen, welches in solchen Situationen die aussichtsreichste Behandlungsmethode darstelle: eine Chemotherapie allein bringt
im Hals- und Kopfbereich enorme Tumormassen zur Rückbildung, allerdings nur über eine
beschränkte Zeitspanne von Wochen oder Monaten. Eine simultane Behandlung mit Zytostatika und Strahlentherapie verstärkt die Gewebsreaktion derart (Tubiana 1980), daß diese
multimodale Behandlung bei sonst schon geschwächten Patienten kaum in Frage kommt.
Eine Superfraktionierung (mehr als eine Bestrahlungssitzung pro Tag bis zur Dauerbestrahlung mit niedriger Dosisleistung, s.S. 215) zeigt vielleicht einen neuen, für den Patienten
relativ schonenden Behandlungsweg auf.

6. Maligne Lymphome des Mesopharynx

Obwohl die häufigste Lokalisation der malignen Lymphome im Mesopharynx die Tonsillengegend betrifft, soll diese Tumorgruppe im Hinblick auf ihre Vorabklärung und Therapie für alle in Frage kommenden Lokalisationen dieses Pharynxabschnittes gemeinsam besprochen werden. Es ergeben sich auch keine wesentlichen Unterschiede für die Prognose oder Therapie, ob ein malignes Lymphom seinen Ursprung von der einen oder anderen Mesopharynxregion nimmt. Von grundsätzlicher Bedeutung ist aber, festgestellt zu haben, ob ein solitärer Organbefall, mit oder ohne regionäre Lymphknoten, vorliegt, oder ob es sich um den Befall eines Abschnittes des Waldeyerschen Rings im Rahmen eines malignen Lymphoms als Systemerkrankung handelt, bei gleichzeitigem Befall anderer Organe (fernab liegende Lymphknoten, Knochenmark, Milz u.a.).

Über die histologische Klassifizierung und die Stadieneinteilung war schon im Kap. D.II die Rede, s.S. 149. Die Klinik, die Erscheinungsformen sowie die heute als notwendig erachteten Abklärungsuntersuchungen sind im Kap. E nachzulesen (s.S. 167).

Die Therapie der malignen Lymphome des Mesopharynx

Im folgenden wird nur die Situation einer lokalisierten Erkrankung am malignen Lymphom (Stadium I_E/II_E) besprochen. Hier stellt die Strahlenbehandlung nach wie vor die maßgebende Therapieform dar (MILL et al. 1980). Inwiefern eine zusätzliche Chemotherapie in Frage kommt, wird im Kap. F.II.6.b erörtert.

a) Alleinige Strahlentherapie

Als Prinzip hat zu gelten, daß bei einem lokalisierten malignen Lymphom (M. Hodgkin oder Non-Hodgkin-Lymphom) der gesamte Waldeyersche Ring sowie die zervikalen und supraklavikulären Lymphknotenregionen beidseits ins Behandlungsvolumen eingeschlossen werden müssen.

Felderwahl. Der ganze Mesopharynx wird über 2 seitliche Felder, im Verhältnis 1:1, bestrahlt. Dabei wird der ganze Waldeyersche Ring, der parapharyngeale Raum sowie der Epipharynx und der hintere Teil der Mundhöhle im Bestrahlungsfeld mit eingeschlossen. Erkennt man eine Tumorausdehnung kranialwärts, so ist zusätzlich die ganze Schädelbasis ins Bestrahlungsfeld einzuschließen. Wegen des interponierten Knochens und zur Erfassung der ableitenden Lymphbahnen ist die Anwendung einer Hochvoltphotonenstrahlung (Telekobaltgerät, Linearakzelerator) am besten geeignet, eine homogene Durchstrahlung des ganzen Gebietes zu erzielen. Die zervikalen und supraklavikulären Lymphknotenketten werden auch bei klinisch nicht nachgewiesenem Befall über ein vorderes und hinteres ausgedehntes Feld bestrahlt; deren Feldgrenze liegt 1 cm kaudalwärts der unteren Feldgrenze der Seitenfelder, damit es nicht zu einer Überdosierung durch Summation der beiden Felder kommt. Von vorne kann der Larynx, von dorsal das zervikale Rückenmark ausgeblockt werden.

Bei alten und sehr geschwächten Patienten ist man manchmal gezwungen, anstelle der vorgeschlagenen Großfeldbestrahlungen nur umschriebene Felder zu wählen, z.B. bei einem isolierten großvolumigen Tonsillenbefall. Dazu eignet sich besonders als schonende Behandlung die Elektronentherapie mit 20–25 MeV, je nach dem weiteren Verlauf können die übrigen Regionen in einer zweiten Serie großvolumig bestrahlt werden, oder der Patient wird einer einfachen, gut verträglichen Chemotherapie (z.B. Leukeran) unterzogen.

Einzeldosis. Gesamtdosis. Bei großen Bestrahlungsvolumina soll die Einzeldosis, 1,6–1,8 Gy/Herd (Körpermittellinie) nicht übersteigen. Bei ausgedehnten, nekrotisch zerfallenden Tumormassen ist es sogar ratsam, die ersten paar Bestrahlungen mit noch niedrigeren Einzeldosen durchzuführen. Eine rasche Tumoreinschmelzung und Resorption der Abbau-produkte kann vor allem bei älteren Patienten zu einem akuten Nierenversagen führen (vor-gängig Kontrolle des Kreatinins und der Harnsäure).

Als Gesamtdosis wird für die meisten Non-Hodgkin-Lymphome eine Dosis von 35–40 Gy/Herd veranschlagt, manchmal mit einer Aufsättigung am hauptsächlichen Tumor-sitz über ein reduziertes Feld bis 50 Gy und mehr am Herd (Tubiana et al. 1974; Reilly et al. 1972). Musshoff und Slalina (1976) fordern, in Anlehnung an die Daten von Cox et al. (1974) für noduläre Lymphome eine Gesamtdosis von nur 22 Gy/Herd. Bei den viel häufigeren diffusen Formen zeigt die Erfahrung, daß selbst bei raschem und vollständigem Rückgang der Tumormassen nach rund 20 Gy dennoch eine Gesamtdosis von 44 Gy/Herd appliziert werden muß, wenn nicht ein manchmal rasch wieder auftretendes Rezidiv riskiert werden soll. Ennuyer und Bataini (1973) und Peters et al. (1975) haben schon seit vielen Jahren eine Gesamtdosis von 45–50 Gy/Herd für die früher als Retikulosarkome bezeichneten diffusen Formen des Non-Hodgkin-Lymphoms empfohlen. Wie für andere Lokalisationen der Non-Hodgkin-Lymphome gilt auch für den extranodalen Organbefall im ORL-Bereich, daß die Gesamtdauer der Bestrahlungszeit weniger ausschlaggebend ist für die Sterilisierung des Tumors als vielmehr die Einzel- und die Gesamtdosis (Dancot u. Patte 1958; Cox et al. 1974). Der isolierte Befall des Mesopharynx (Waldeyerscher Ring) an einem malignen Lymphom, speziell am Non-Hodgkin-Lymphom, rechtfertigt kaum je eine ausgedehntere Abschnittsbestrahlung (Mantelfeld) oder gar eine Ganzkörperbestrahlung, wie dies für andere Lokalisationen und Stadien beim Non-Hodgkin-Lymphom durchgeführt wurde (Johnson 1975; Qasim 1975).

Krankheitsverlauf. Rezidivsituationen

Bei der Verlaufsbeobachtung primär auf den Mesopharynx beschränkter Non-Hodgkin-Lymphome stellt sich immer wieder heraus, daß recht häufig eine Generalisation der Erkran-kung eintritt, selbst dann, wenn alle Abklärungsuntersuchungen zunächst keinen Befall ande-rer Regionen oder Organe aufgedeckt haben. Ungünstig auf den weiteren Krankheitsverlauf wirkt sich aus, wenn ein zervikaler Lymphknoten sehr voluminös ist (Peters et al. 1975). Die 5-Jahres-Überlebensrate bei kleinen Lymphknoten beträgt 35%, ist der Lymphknoten aber größer als 3 cm, fällt die Quote auf 19% ab (Ennuyer u. Bataini 1973). Ebenso ist der gleichzeitige Befall eines axillären oder mediastinalen Lymphknotens ein prognostisch schlechtes Zeichen, obwohl immer noch ein Stadium II vorliegen kann.

Bei ihren 381 Fällen von Non-Hodgkin-Lymphomen im ORL-Bereich geben Ennuyer und Bataini (1973) die Generalisationshäufigkeit mit 43,7% an. Allerdings wurden hier vorgängig zu dieser Zeit keine Abklärungsuntersuchungen durchgeführt. Fraser et al. (1979) weisen ebenfalls darauf hin, daß bei frühen extranodalen Non-Hodgkin-Lymphomen die lokale Sterilisationsrate nach Strahlentherapie hoch ist (93%), wobei aber in fast 50% (33 von 68 Fällen) ein Rezidiv außerhalb der behandelten Region auftrat (Fraser et al. 1979). Anhand unseres eigenen Materials haben Greiner et al. (1980) nachweisen können, daß die Generalisation einer extranodalen Lokalisation im Waldeyerschen Ring ohne zusätzlichen Befall der Lymphknoten am Hals nur in 25% auftritt, dagegen in fast der Hälfte der Fälle bei Befall von zervikalen oder vor allem supraklavikulären Lymphknoten.

Die Rezidivquote im bestrahlten Gebiet wird unterschiedlich hoch angegeben, so bei Ennuyer und Bataini (1973) mit 19,4%, bei Fraser et al. (1979) traten Lokalrezidive im bestrahlten Gebiet in 11% von 38 Fällen auf. Maßgebend ist wohl die eingestrahlte Gesamt-dosis sowie die Felderwahl. Ist gleichzeitig eine Generalisation des Non-Hodgkin-Lymphoms eingetreten, so steigt die Rezidivquote bis auf 29% an, möglicherweise wegen der vermehrten Reimplantation von Tumorzellen im früher bestrahlten Gebiet.

FUKS und KAPLAN (1973) haben für alle Lokalisationen der Non-Hodgkin-Lymphome einer höhere Rezidivquote festgestellt, wenn es sich um eine diffuse histiozytäre Form (DHL) gehandelt hat. Auch bei einer Gesamtdosis über 40–50 Gy liegt die Rezidivquote noch zwischen 20 und 40%. Demgegenüber zeigen die übrigen histologischen Formen oberhalb 45 Gy Gesamtdosis eine Rezidivhäufigkeit, die praktisch auf 0 absinkt.

Sowohl Lokalrezidive wie auch die Generalisation eines NHL treten bevorzugt in den ersten 12 Monaten nach Behandlungsbeginn auf (BANFI et al. 1972). Es sind aber auch Rezidive nach mehr als 5 Jahren, in einem Fall sogar nach über 11 Jahren festgestellt worden. Gelegentlich kommt es zur Ausbildung von Zweittumoren bei diesen Patienten, wiederum bevorzugt im ORL-Gebiet (s. dazu Kap. G.2.6).

b) Kombinierte Therapie

Selbst bei sehr großen Tumormassen im Mesopharynx, die durch ein malignes Lymphom bedingt sind, kommt eine operative Entfernung kaum je in Frage, da diese Tumoren auf eine Strahlentherapie sehr rasch ansprechen und deshalb nicht lebensbedrohlich werden können.

Adjuvante Chemotherapie

Wenn man berücksichtigt, daß bei extranodalen malignen Lymphomen im Stadium I_E (pathologisches Staging) in 25% bis rund 40%, im Stadium II_E sogar in über der Hälfte der Fälle eine Generalisation auftreten kann, so drängt sich die Frage auf, ob nicht eine zusätzliche Chemotherapie indiziert sei und wann diese eingesetzt werden soll. Erstaunlicherweise liegen aber in der modernen Literatur noch keine größeren Vergleichsstudien über die Auswirkung der assoziierten Chemotherapie auf die Rezidivhäufigkeit und die Langzeitüberlebensquote vor. Dies hängt wohl in erster Linie damit zusammen, daß die pathologische Klassifizierung der Hon-Hodgkin-Lymphome in den letzten Jahren verschiedene Abänderungen erfahren hat, und daß bisher auf breiter Basis zu wenig die systematischen Abklärungsuntersuchungen durchgeführt wurden. Die hier wiedergegebenen Richtlinien basieren demnach mehr auf allgemein anerkannten Empfehlungen in der Therapie des Non-Hodgkin-Lymphoms als auf erhobenen Resultaten klinischer Studien (SARNA u. KAGAN 1980).

Stadium pI_E

Bei umschriebenem Befall des Waldeyerschen Rings ist im allgemeinen keine prinzipielle Chemotherapie vorzusehen. Die Patienten werden regelmäßigen Kontrollen unterzogen und die Chemotherapie (z.B. CVP oder CHOP, s. unten) wird erst bei einer Neumanifestation oder einem Lokalrezidiv eingesetzt.

Stadium pII_E

Hier kann man gleich verfahren wie beim Stadium I_E, sofern eine günstige histologische Form (NWDL = noduläres, gut differenziertes lymphozytäres Lymphom, NPDL = noduläres, wenig differenziertes lymphozytäres Lymphom, NM = gemischtzelliges histiozytäres Lymphom oder ein DWDL = diffuses gut differenziertes lymphozytäres Lymphom) vorliegt. Bei den übrigen histologischen Formen, bei sehr großen Tumormassen oder bei einem initialen Befall der weiter abliegenden axillären oder mediastinalen Lymphknoten ist eine prinzipielle Chemotherapie nach durchgeführter erfolgreicher Strahlentherapie empfehlenswert.

Tabelle 20. Überlebenszahlen nach 3, 5 und 10 Jahren bei den *malignen Lymphomen* (Non-Hodgkin-Lymphome) des Waldeyerschen Rings, vorwiegend der Tonsillenloge

Autor	Patienten-zahl	Stadium	Symptomfreie Überlebenszeit in %			Therapie	Besonderheiten
			3 Jahre	5 Jahre	10 Jahre		
BERVEN (1959)	175			66/169 (39%) relativ 66/175 (37,7%) absolut	–		Lymphoepitheliome mit eingeschlossen
DANCOT u. PATTE (1958)	53			14/47 (30%) relativ 14/53 (26,5%) absolut	–	200 kV	6 × generalisierte Form
CACHIN (1976)		LN –/+		(38%)	–		inkl. Epipharynx und Nasennebenhöhlen
MÜNDNICH (1963)	47			12/47 (26%)	–	konv. Rö-Th. oder Chirurgie + postop. Rö-Th.	
WANG (1969)	75	I II	48%	79%	–	200 kV, + ^{60}CO	inkl. Epipharynx
BANFI et al. (1972)	97			(41,9%)			
ENNUYER u. BATAINI (1973)	361			130/361 (36%)	–	nur perkutane Bestrahlung (200 kV, ^{60}Co)	ganzer Waldeyerscher Ring inkl. Epipharynx und Nasennebenhöhlen
	208			81/208 (38,9%)			nur Tonsille
ANDERSEN et al. (1977)	50			(53%)	–	25 kV Rö-Th. ^{60}Co	

Die unterschiedlichen Überlebenszeiten sind z.T. dadurch bedingt, daß bis vor wenigen Jahren keine systematische Vorabklärung auf eine allfällige Generalisation des Non-Hodgkin-Lymphoms erfolgte.

Chemotherapeutische Behandlung

Mit Ausnahme der seltenen NWDL-Formen (früher Brill-Symmersche Krankheit genannt), die über lange Zeit mit einer Monotherapie mit Leukeran oder Cyclophosphamid beherrscht werden, bietet sich für die übrigen Situationen eine kombinierte Chemotherapie an. In Frage kommt z.B. das CVP-Regime (Cyclophosphamid, Oncovin, Prednison) für prognostisch günstige und das CHOP-Regime (Cyclophosphamid, Adriamycin, Oncovin, Prednison) für ungünstige Situationen, meist für die Dauer von etwa 6 Monaten in 3wöchigen Zyklen (SARNA u. KAGAN 1980).

Bei Nichtansprechen oder erneuten Rezidiven geht man über zu aggressiveren Therapieschemata, enthaltend CCNU, Bleomycin u.a.

Feldrandrezidive ohne Generalisationszeichen können ggf. mit einer nochmaligen Strahlentherapie behandelt werden, je nach Ausdehnung und Lokalisation des Rezidivs.

Bei den seltenen kindlichen Non-Hodgkin-Lymphomen im Oropharynxbereich handelt es sich fast durchwegs um histologisch ungünstige Formen vom diffusen Typ (DPDL, DH, DU, Burkitt Lymphom), die in erster Linie chemotherapeutisch angegangen werden (WOLLNER et al. 1976; MURPHY 1977) und bei denen eine Radiotherapie höchstens für das Stadium I bei peripheren Lymphknotenlokalisationen (JENKIN 1977) oder bei großvolumigen Resttumoren in Frage kommt.

Schließlich sei noch erwähnt, daß das Lennert-Lymphom im lokalisierten Stadium I_E oder II_E wie ein Non-Hodgkin-Lymphom der prognostisch günstigen Gruppe behandelt werden kann, doch liegen darüber nur Einzelbeobachtungen vor (SARNA u. KAGAN 1980).

c) Resultate

Die wichtigsten Zusammenstellungen über die Heilungsquoten bei den Non-Hodgkin-Lymphomen sind in Tabelle 20 zusammengefaßt. Es ist dabei zu berücksichtigen, daß bei mehreren Arbeiten auch Tumorlokalisationen außerhalb des Waldeyerschen Rings mit eingeschlossen sind. Größere Statistiken mit einem Patientengut, bei dem eine konsequente Abklärung auf einen systemischen Befall des Non-Hodgkin-Lymphoms durchgeführt wurde, liegen z.Z. in der Literatur nicht vor; ebenso wenig ist bis jetzt anhand größerer Serien die Verbesserungsmöglichkeit der Spätresultate durch eine anschließende Chemotherapie näher untersucht worden, vor allem nicht bei primär lokalisiertem zervikalem Lymphknotenbefall. Bei wirklich lokalisiertem Befall des Non-Hodgkin-Lymphoms im Mesopharynx, unter Ausschluß der klinisch inaperzepten Fälle von Generalisation, dürften Dauerheilungen nach alleiniger Strahlentherapie zwischen 60 und 70% liegen.

7. Parapharyngeale Tumoren

Neubildungen, die mit dem parapharyngealen Raum des Oropharynx in Beziehung stehen oder dort ihren Ausgangspunkt haben, weisen eine sehr unterschiedliche Histologie auf. Diese Tumoren können im parapharyngealen Raum selbst entstehen (neurogene Tumoren, Fibrome, Liposarkome u.a.) oder sich dorthin ausbreiten, wie bei Chordomen, Speicheldrüsentumoren, sogar Meningeomen u.a. Bei einer Vielzahl dieser Neubildungen handelt es sich um gutartige, manchmal aber auch um maligne Prozesse oder maligne entartete Rezidive.

In ihrer Monographie geben ENNUYER und BATAINI (1956) eine ausführliche Beschreibung der bis zu diesem Zeitpunkt veröffentlichten Fälle von parapharyngealen Tumoren. In zwei Beobachtungsperioden (von 1904–1944 und von 1945–1955) sind die neurogenen Tumoren die häufigsten (50–60%), an zweiter Stelle sind es die Speicheldrüsentumoren (Ausläufer der Glandula parotis) sowie die Fibrome (je ca 10%). Neuere Publikationen über die parapharyngealen Tumoren sind in Tabelle 21 aufgeführt, wobei hervorgehoben werden muß, daß

Tabelle 21. Parapharyngeale Tumoren und ihre Therapie

Autor	Histologie	Lokalisation	Patientenzahl	Therapie	Bemerkungen
ZEHM (1974)	Misch-Tu neurogene Tu Lipome anaplastische Ca Zylindrome degen. Misch-Tu Retikulumzell-Sa		28 (18 benigne, 10 maligne)	Op., spezielle Technik	laterale Eröffnung der Fossa pterygopalatina
BRANDENBURG (1972)	neurogene Tu (benigne/maligne)*		12		*2 × maligne Formen (malignes Schwannom, Neuroblastom)
BERTELLI u. LUISI (1973)	glanduläre Tu der Parotis neurogene Tu Chemodektome branchiogene Zysten	Seitenwand	11	Op., verschiedene Zugangswege	
DAS (1972)	Misch-Tu		1	Op., intraoral	
BURGE (1975)	maligner Misch-Tu	Seitenwandvorwölbung	1	Op.	Verlauf über 2 Jahre LN-Metastasen
CHU u. STRAWITZ (1977)	pleomorphe Adenome (: Misch-Tu) benigne/maligne	Gaumensegelschwellung	2	Op.	
SMITH u. RUEGER (1972)	Neurolemmoma	Seitenwandvorwölbung	3	Op.	1 × sanduhrförmiger Tu, mit intrakranieller Ausbreitung

Autor	Tumor	n	Lokalisation/Symptom	Therapie	Bemerkung
RADNAI u. KOVACS (1973)	Schwannom	1	Tonsillenloge	Op.	spez. angiodysplastische Form durch profuse Hämorrhagie, Exitus
PAWLATA u. MIKUZ (1972)	Neurofibromatose von RECKLINGHAUSEN maligne entartet	1	Seitenwandschwellung („parapharyngealer Abszess")	Op., postop. Radiotherapie	
CHAVES u. OLIVEIRA (1972)	M. RECKLINGHAUSEN mit malignem Schwannom	1	Seitenwandschwellung	Op.	vom N. glossopharyngeus ausgehender Tu
KUBO u. TAKAKI (1976)	Neurinom	2	Tonsillenloge + Hypoglossusparese	Op.	peroperative Diff.-Diagnose gegenüber malignen Formen
BEN DAVID et al. (1976)	Neurolemmom	2	Seitenwandvorwölbung 1 × Horner-S.	Op.	
FARR et al. (1973)	Meningiom	7	Seitenwand Parotisgegend + Halsschwellung	Op.	Sammelstatistik aus 405 Meningiomen
LAKOTA (1974)	Fibrom	1	retropharyngeale Lokalisation	Op.	
SHAPIRO et al. (1975)	benignes Rhabdomyom	1	Seitenwand	Op.	
CHELLOUL u. LABAYLE (1977)	Synovioblastom	1	Ausdehnung bis Sinus piriformis	Op.	angeblich bessere Prognose als Synoviosarkom
YOSHIDA et al. (1977)	Liposarkom	1		Op.	
GAILLARD et al. (1977)	Liposarkom	1		Op.	

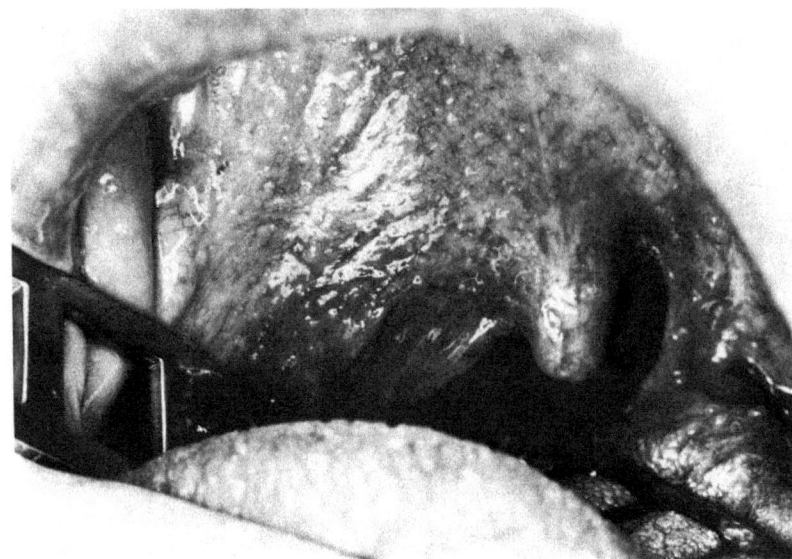

Abb. 29. Parapharyngealer rechtsseitiger Tumor bei 81jähriger Patientin. Zufällig entdeckte glattbegrenzte Vorwölbung der re Tonsillenloge und der Gaumenbögen sowie der lateralen Pharynxwand. Keine Schluckbeschwerden. Im Feinnadelpunktat finden sich zytologisch Anhaltspunkte für ein Fibrolipom

derartige Neubildungen auch beim Kleinkind auftreten können (LAKOTA 1974; SHAPIRO et al. 1975).

Wir haben selbst bei einem 58jährigen Mann das gleichzeitige Auftreten eines Non-Hodgkin-Lymphoms mit Befall der linksseitigen Lymphknotenkette und einem parapharyngealen Tumor der linken Seitenwand (histologisch: Fibrosarkom) beobachet. Die Diagnose des endoluminal vorspringenden Tumors wurde erst gestellt, resp. zusätzlich abgeklärt, als dieser parapharyngeale Tumor nach durchgeführter Strahlentherapie wegen des Non-Hodgkin-Lymphoms auf die Behandlung nicht ansprach. Im weiteren Verlauf ist es zu Lungenmetastasen und zum Exitus gekommen.

Die Abb. 29 zeigt den typischen Aspekt eines parapharyngealen Tumors (zytologisch im Feinnadelpunktat als wahrscheinliches Lipofibrom diagnostiziert) bei einer 81jährigen Patientin. Der Tumor drängt die Tonsillenloge gegen das Mesopharynxlumen vor und verursachte keine Beschwerden. Eine Therapie wurde nicht eingeleitet.

Bei der Behandlung der parapharyngealen Tumoren ist wegen ihrer Verschiedenheit in Lokalisation und Ausbreitung kein einheitliches Behandlungsschema aufzustellen. In der Vielzahl der Fälle wird eine operative Therapie die Behandlung der Wahl darstellen, wobei mehrheitlich ein lateraler Zugang von außen empfohlen wird. Selten kann auch der Tumor transoral angegangen und exstirpiert werden. Eine Strahlentherapie wird als postoperative Maßnahme bei rezidivierenden oder infiltrativ wachsenden pleomorphen Adenomen (Mischtumoren) indiziert sein, ferner bei Chemodektomen. Nicht oder unvollständig resezierbare maligne Tumoren stellen auch bei dieser Lokalisation eine Indikation zur (evtl. peroperativen) interstitiellen Spickung dar, z.B. mit 125-J-Seeds, 192-Ir-u.a.

III. Chemotherapeutische Behandlung der Mesopharynxtumoren

Ausgedehnte Mesopharynxtumoren (Kap. F.II.5) und rezidivierende Tumoren können durch die alleinige radiotherapeutische Behandlung nur in einem geringen Prozentsatz der Fälle beherrscht werden. Dasselbe gilt auch für fortgeschrittene Karzinome (T3) der Zungenbasis, des Sulcus amygdalo-glossus oder der Pharynxhinterwand, vor allem, wenn es sich um stark exulzerierte Malignome handelt. Im letzten Jahrzehnt wurden deshalb große Anstrengungen unternommen, diese soliden Tumoren mit Chemotherapie anzugehen, entweder als alleinige Behandlungsmaßnahme oder in Verbindung mit Strahlentherapie und Chirurgie. Es geht im folgenden nur darum, die bisherigen Erfahrungen und die modernen Tendenzen der Chemotherapie in großen Zügen darzustellen, da viele Behandlungsarten noch einer weiteren klinischen Erprobung bedürfen.

Bisher hat sich ergeben, daß unter den Kopf- und Halstumoren die Wirkung einzelner Medikamente, wie z.B. Methotrexat, für Tumoren des Mesopharynx, aber auch der Mundhöhle, besser ausfällt als für Tumoren des Epipharynx oder Hypopharynx (BERTINO et al. 1975). Die Kriterien der objektiven Tumorregression sollten von allen Autoren gleich streng angelegt werden. So wird von einer partiellen Rückbildung (partial remission (PR)) erst dann die Rede sein, wenn die Tumormasse sich um 50% und mehr zurückgebildet hat. Eine vollständige Remission (complete remission (CR)) liegt vor, wenn die ursprüngliche Tumormasse weder inspektorisch noch palpatorisch nachweisbar ist. Die Anzahl der nach einer Pilotstudie kombiniert behandelten Patienten ist manchmal unterschiedlich groß, so daß die Resultate der einzelnen Kollektive behandelter Patienten nicht ohne weiteres unter sich verglichen werden können.

Monochemotherapie: Allein angewandt, führen eine Reihe von Zytostatika zu einer Tumorrückbildung bei Karzinomen im Kopf- und Halsbereich. Am besten untersucht ist *Methotrexat* (MTX). Bei Tonsillenkarzinomen führt Methotrexat allein in rund der Hälfte der behandelten Fälle zu einer Tumorrückbildung (CARTER 1977). Die Applikationsart (i.v., intraarteriell, peroral) und die Dosierung können dabei variieren. Am besten hat sich eine Dosierung von 25–60 mg/m² Körperoberfläche bewährt, 1–2mal wöchentlich intravenös verabreicht. Selbst bei 10–50mal höheren Dosen (+ Citrovorumfaktor) konnte keine wesentlich bessere Tumorrückbildung erwirkt werden, und die Remissionsdauer betrug, unabhängig von der Dosierung, im Mittel nur 2–3 Monate, selten länger als 6 Monate.

Einer ausgiebigen klinischen Erprobung wurde auch *Bleomycin* unterzogen, wobei mit einer 1–2mal wöchentlichen Dosis von 0,25–0,5 mg/kg Körpergewicht eine Remissionsrate von durchschnittlich 38% zu erwarten ist (CARTER 1977). Ähnliche Resultate ergibt auch die alleinige Anwendung von Hydroxyurea, Cyclophosphamid (Endoxan), während bei weiteren Zytostatika wie Vinblastin (Velbe), BCNU u.a. die Tumorrückbildung nur bei rund 25% eintrat.

Besonders erwähnenswert ist die auffallend gute Wirkung von *cis-Platinum* (DDP), vor allem auch bei rezidivierenden HNO-Tumoren nach Strahlentherapie oder Chirurgie, in einer Dosierung von 40–120 mg, meistens 50 mg/m² Körperoberfläche als Stoßtherapie alle 3 Wochen. Mit diesen Dosen sind auch vollständige Tumorremissionen verzeichnet worden, trotz der Vorbehandlung, allerdings auch nur von beschränkter Dauer.

Intraarterielle Applikation. In Anlehnung an die Erfahrungen bei der Extremitätenperfusion hat man sich immer wieder bemüht, auch bei den Tumoren im Kopf- und Halsbereich, die Chemotherapie auf intraarteriellem Wege zu verabreichen. Die Idee ist dabei, im perfundierten Gebiet eine möglichst hohe Konzentration des Medikamentes zu erreichen. Die intraarterielle Injektion erfolgt über einen feinen Plastikkatheter, der über die A. thyreoidea superior in die Carotis externa eingeführt wird. Das Zytostatikum (MTX, Thio-Tepa, 5-FU u.a.) wird als Infusionstherapie oder regionale Perfusionsbehandlung verabreicht. GOLOMB (1971) berichtet über 959 derart behandelte Fälle bei Hals- und Kopftumoren, mit einer Remissionsrate von ca. 60% und sogar einem vollständigen Verschwinden des Tumors in 10%. Auch bei dieser Applikationsart ist die Remissionsdauer selten länger als 2 Monate. Die initiale Wirkung auf den Tumor kann bei der intraarteriellen Injektion des Chemotherapeutikums gegenüber einer intravenösen Injektion rascher eintreten (AUERSPERG et al. 1976).

Nach Erfahrungen von CRUZ et al. (1974) hat sich bei Patienten, die nach i.a.-Infusionen von 5-FU, MTX und Vincristin eine vollständige Tumorregression aufwiesen, aber in der Folge nicht operiert werden konnten, innerhalb von 2 Jahren stets ein lokales Rezidiv eingestellt. Gemessen an den erzielten Erfolgen und dem relativ großen Aufwand scheint sich aber die intraarterielle Verabreichung des Zytostatikums selten zu rechtfertigen, ganz abgesehen von den nicht unbeträchtlichen lokalen Komplikationen, die bei 10–20% der behandelten Patienten eintreten können. Es handelt sich dabei um lokale Infekte, Thrombosen gefolgt von Hemiplegien, Gewebsnekrosen u.a. (OBERFIELD et al. 1973). Man ist also heutzutage weitgehend von der intraarteriellen Applikationsart abgekommen (ZIELKE-TEMME et al. 1980). Einzig BECKER und HERBERHOLD (1977) kommen anhand ihrer 200 behandelten Fälle zum Schluß, daß die intraarterielle Infusionsbehandlung von MTX mit nachfolgender chirurgischer Resektion und Bestrahlung mit 72% Remissionsrate die besten Resultate bei einer 2jährigen Beobachtungszeit ergibt.

Kombinierte Chemotherapie (Polychemotherapie): Aufbauend auf den Erfahrungen mit einzelnen Zytostatika wurde in den letzten Jahren an verschiedenen onkologischen Zentren die Kombination mehrerer zytostatisch wirksamer Medikamente klinisch erprobt. Neben verschiedenen Kombinationen, die sich als zu toxisch erwiesen haben, konnte man doch nachweisen, daß eine ausgewogene kombinierte Chemotherapie zur Verbesserung der Tumorremission, in einzelnen Fällen sogar zur vollständigen Tumorrückbildung geführt hat (BROWN et al. 1980; VERONESI et al. 1981). Bei gut ansprechenden Patienten verlängert sich auch die Dauer der Remission. So erwies sich eine Kombination von Adriamycin, BCNU und Cyclophosphamid („ABC") bei nicht vorbehandelten Patienten, aber auch bei rezidivierenden Tumoren als recht wirksam, allerdings war diese Medikamentenkombination auch ziemlich stark toxisch (PRESANT et al. 1979). Besonders hervorzuheben ist die nachgewiesene Wirkung auch bei Zylindromen.

Es hat sich nun herausgestellt, daß bei 2 Gruppen von Zytostatikakombinationen eine Remissionsrate von 50% und mehr zu erwarten ist. Die eine betrifft eine Verbindung von Bleomycininfusionen als Basismedikation mit Cyclophosphamid, Methotrexat und 5-Fluoro-Uracil (CMF), oder eine solche mit Vincristine, Doxorubicin, CCNU und Mechloramin (BACON), oder schließlich die als „COBMAM" benannte Verbindung mit Methotrexat, Doxorubicin, Cyclophosphamid, Vincristine und Methyl-CCNU (LIVINGSTON et al. 1976). Bei der BACON-behandlung im speziellen gelang es, die Remissionsdauer durch zusätzliche BCG-Therapie auf das Doppelte zu verlängern (RICHMAN et al. 1976).

Die andere Gruppe von Zytostatikaverbindungen enthält cis-Platinum und Bleomycin als Hauptbestandteile und zeichnet sich durch eine höhere Remissionsrate, vor allem auch durch eine größere Anzahl von partiellen Tumorregressionen aus (AMER et al. 1980). Wenn keine Vorbehandlung (Bestrahlung oder Operation) stattgefunden hat, ist die Anzahl der gut ansprechenden Patienten deutlich höher; ebenso ist hervorzuheben, daß eine vollständige Remission schon nach einem Zyklus in etwa einem Drittel der Fälle eintreten kann (RANDOLPH et al. 1978; HONG et al. 1979). Doch auch bei Rezidvtumoren berichten VOGL und KAPLAN (1979) über eine gut verträgliche, ambulant durchführbare Therapie mit cis-Platinum, Bleomycin und MTX und erreichen so eine Remissionsrate von über 60%, allerdings auch hier nur zeitlich limitiert während einiger Monate.

Chemotherapie in Verbindung mit Radiotherapie (und Chirurgie): Ausgedehnte oder rezidivierende Mesopharynxtumoren sind mit alleiniger Strahlentherapie bislang nur ungenügend zu beherrschen. Auf der anderen Seite stellen sich nach intensiver Chemotherapie selbst bei vollständig eingetretener Tumorrückbildung Lokalrezidive in der Mehrzahl der Fälle relativ rasch ein. Ferner ist es nicht zu unterschätzen, daß bei ausgedehnten Hals-Nasen-Ohrentumoren, die lokal und regionär sterilisiert sind, nachträglich Fernmetastasen auftreten. Aus diesen Überlegungen heraus schien es gegeben, eine systematische Chemotherapie mit einer Lokalbehandlung (Strahlentherapie, mit oder ohne zusätzliche Chirurgie) zu verbinden. Allerdings müssen die Vorteile einer kombinierten Behandlungsmethode den möglichen Komplikationen gegenübergestellt werden (akute Toxizität, Spätkomplikationen), s. dazu TUBIANA (1980). Die Assoziation von Chemotherapie und Radiotherapie (resp. Chirurgie) kann auf folgende Weise geschehen:

a) simultane Applikation von Zytostatika und Radiotherapie.

Man hatte sich davon eine Verbesserung der Heilungsquote versprochen oder gehofft, die Strahlendosis oder die Menge der Zytostatika niedriger halten zu können (JØRGENSEN 1972). In einer Reihe von Pilotstudien wurde die Wirksamkeit einer Monochemotherapie zusammen mit der Bestrahlung untersucht. Dabei hat sich ergeben, daß Methotrexat, 5-FU oder Hydroxyurea, zusätzlich zur Bestrahlung verabreicht, weder die lokale Überlebensquote noch die Überlebenszeit der Patienten zu verbessern vermag (BORGELT u. DAVIS 1978). Einzig WILLEY et al. (1979) haben bei 2 kleinen Gruppen von 13 und 14 Patienten mit Zungengrundkarzinomen (T2–T4, N0–N3) eine deutlich bessere 2-Jahresüberlebensrate verzeichnet, wenn 5-FU gleichzeitig mit der Strahlentherapie (60–70 Gy) gegeben wurde. Bei alleiniger Strahlentherapie überlebte kein Patient, bei kombinierter Therapie waren es 6 von 14 Patienten, die nach 2 Jahren symptomfrei waren. Eine randomisierte EORTC-Studie (186 Patienten mit Mesopharynxkarzinomen) ließ keine Verbesserung der Tumorrückbildung noch der Überlebensdauer erkennen, wenn eine Gruppe mit alleiniger Kobalttherapie (64 Gy in 7–8$^{1}/_{2}$ Wochen) mit einer gleichartigen Bestrahlung und zusätzlichen Bleomycingaben (10 × 15 mg i.m.) untereinander verglichen wurden. Dagegen fielen bei der kombinierten Behandlungsgruppe die akuten Haut- und Schleimhautreaktionen deutlich stärker aus (CACHIN et al. 1977).

b) Initiale Behandlung mit Chemotherapie und anschließender Strahlentherapie.

Weit häufiger wurde der Versuch unternommen, durch eine zuerst durchgeführte Chemotherapie (Induktionstherapie) die nachfolgende Radiotherapie in ihrer Wirksamkeit zu verbessern. Die Ziele sind dieselben wie bei der präoperativen Strahlentherapie, nämlich die Rückbildung stark proliferierender Tumoranteile, die Devitalisierung der Tumorzellen und damit eine Herabsetzung der Lokalrezidive. Schließlich soll die Induktionschemotherapie das Auftreten von Fernmetastasen verhindern und schließlich inoperable Tumoren in eine operable Situation überführen.

In einer ersten Pilotstudie der „Radiation Therapy Oncology Group (RTOG)" wurden 23 inoperable (T3 und T4) Karzinome der Mundhöhle und des Pharynx mit cis-Platinum und Bleomycin vorbehandelt und ab Tag 28 bestrahlt. Bei 25 durchbestrahlten Patienten erreichten die Autoren 12mal (=48%) eine komplette Tumorregression unter Inkaufnahme einer annehmbaren Toxizität. 3 Patienten wiesen allerdings bei einer mittleren Beobachtungszeit von 19 Monaten trotzdem wieder ein Rezidiv auf (GLICK et al. 1980). Bei einer weiteren RTOG-Studie berichten MARCIAL et al. (1980) über die Frühresultate von 40 Patienten mit inoperablen, nicht vorbehandelten Kopf- und Halskarzinomen. Die einleitende Chemotherapie bestand aus Vincristin (1,5 bis maximal 2 mg), Bleomycin (2 × 15 mg i.v.) und Methotrexat (200 mg/m^2) in 4 Dosen mit einem Folsäurepräparat zusammen. 7–21 Tage später setzte die Strahlentherapie ein, entweder durchgehend bis 66–70 Gy oder als „split course"-Technik bis 2mal 30 Gy. Dabei wurden am Primärtumor eine vollständige (2 auf 33 Fälle) und partielle Tumorrückbildung in 60% erzielt; bei den Lymphknotenmetastasen kam es in 37% der Fälle zu einer partiellen Rückbildung – für beide Beobachtungen mit einer mittleren Überlebenszeit von 11 Monaten.

O'CONNOR et al. (1977) sind noch weiter gegangen und haben bei 60 Patienten nicht nur vor, sondern auch während der Strahlentherapie diese Chemotherapiestöße durchgeführt. Unter Inkaufnahme von starken Gewebereaktionen (und von 5 toxisch bedingten Todesfällen) erzielten diese Autoren in 88% eine Symptomfreiheit und eine 4-Jahres-Überlebenszeit von 57%, gegenüber nur 22% einer vergleichbaren, historischen Gruppe.

HONG et al. (1979) berichten über günstige Früherfahrungen mit hoher cis-Platinumgabe und Bleomycinvorbehandlung (76% partielle und vollständige Remissionen) mit anschließender Chirurgie und Strahlentherapie. Sie erzielten auf diese Weise eine Symptomfreiheit in rund der Hälfte der 39 behandelten Patienten mit ausgedehnten HNO-Tumoren.

c) Adjuvante Chemotherapie nach erfolgreich durchgeführter, kurativer Strahlentherapie und/oder Operation, wobei hier die Absicht besteht, den erreichten Effekt der Erstbehandlung zu stabilisieren und der Metastasenbildung zuvorzukommen. Die Zielsetzung einer derartigen zusätzlichen Chemotherapie wäre die Ausmerzung von allfälligen Mikrometastasen nach erreichter lokaler Tumorsterilisierung. Zur Zeit wird diese Art der adjuvanten Chemotherapie im Rahmen großangelegter Studien auf ihre Wirksamkeit hin geprüft.

Die Kombination von Chemotherapie und Strahlentherapie kann hier keinesfalls erschöpfend dargestellt werden, sondern es sollen vielmehr einzelne Studien als Beispiele dienen um aufzuzeigen, daß der unmittelbare Effekt einer ausgewogenen Chemotherapie eindrücklich sein kann. In der Praxis ergibt sich, daß sich infolge der zuerst eingeleiteten Chemotherapie die schmerzhaften, oft ulzerierten Tumormassen relativ rasch zurückbilden. Damit erleichtern sich die Ernährungsmöglichkeiten des Patienten, und es kommt zu einer Besserung des Allgemeinbefindens.

Maßgebend für die Durchführbarkeit und den Erfolg einer assoziierten Chemo- und Strahlentherapie ist das Verhalten der normalen Gewebe (PHILLIPS et al. 1975). Nach den bisherigen Beobachtungen wird die Toleranzgrenze für die normalen Gewebe herabgesetzt, unabhängig davon, ob die Chemotherapie vor, während oder auch nach der Strahlentherapie zur Anwendung gelangt. Erst durch zukünftige experimentelle und klinische Studien läßt sich ermitteln, ob beim Zusammenwirken von Zytostatika und Bestrahlung eine Dosisverminderung veranschlagt werden kann, ohne daß sich die Wirkung auf das Tumorgewebe verringert (dosismodifizierender Faktor (DMF)). Nach bisherigen eigenen Erfahrungen an ausgedehnten Mesopharynxtumoren (Bestrahlung mit täglichen i.m.-Dosen von 3–5 mg Bleomycin) darf die Gesamtdosis bei der Bestrahlung nicht niedriger angesetzt werden, als ohne Zusatztherapie. Dagegen muß die tägliche Einzeldosis um etwa 10% herabgesetzt werden, damit nicht allzu starke Schleimhautreaktionen frühzeitig auftreten (GREINER et al. 1979). Je nach der Pharmakokinetik der verwendeten Zytostatika muß das Zeitintervall zwischen Verabreichung des Medikamentes und Beginn der Bestrahlung anders angesetzt werden. JØRGENSEN (1972) konnte zeigen, daß z.B. für Bleomycin die intrazelluläre biologische Halbwertzeit weniger als 1 h beträgt. Wird eine synergistische Wirkung zwischen Medikament und Bestrahlung erwartet, so muß das entsprechende Zeitintervall berücksichtigt werden. Zur Diskussion steht ferner, ob durch die vorangegangene Verabreichung eines Zytostatikums eine Synchronisation der sich teilenden Tumorzellen eingeleitet wird und somit eine Blockierung des Mitoseablaufs in der strahlenempfindlichen G2-Phase erfolgt, wie dies ESSER und WANNENMACHER (1979), AUERSPERG et al. (1977) ferner BECKER und HEBERHOLD (1977) untersucht haben. Es ist schließlich noch hervorzuheben, daß nach O'CONNOR et al. (1977) bei einer kombinierten Chemo- und Strahlentherapie Fernmetastasen wesentlich weniger häufig auftreten (5 von 60 Patienten). Demgegenüber sind unter 102 Patienten mit ausgedehnten Kopf- und Halstumoren, die einer Neutronenbestrahlung unterzogen wurden, bei 55 Patienten Fernmetastasen aufgetreten, die schließlich zum Tode des Tumorträgers geführt haben (CATTERALL 1977a).

IV. Behandlung der Rezidivtumoren

Das Auftreten eines Lokalrezidivs im bestrahlten Gebiet stellt den Therapeuten immer vor recht schwere Entscheidungen. Zunächst muß abgeklärt werden, ob das Rezidiv wegen ungenügend hoher Gesamtdosis aufgetreten ist, oder ob es sich im Randgebiet der Bestrahlungsfelder als sog. Randrezidiv ausgebildet hat. Dabei ist die nachträgliche Rekonstruktion der Bestrahlungsfelder und die nochmalige Überprüfung der Isodosen von großer Bedeutung.

Als eine besondere Kategorie sind *Spätrezidive* anzusehen, die im Bereich früher behandelter Karzinome auftreten. Im Gegensatz zum üblichen Rezidivtumor, der in der Mehrzahl innerhalb der ersten 2–3 Jahre oder höchstens noch innerhalb von 5 Jahren post irr. auftritt, sind Spätrezidive Tumorneubildungen, die sich nach mehr als 8 und 10 Jahren ausbilden. GELINAS und FLETCHER (1973) haben bei 554 Karzinompatienten im HNO-Bereich nach 5 Jahren nur 1 Rezidivtumor im Bestrahlungsfeld beobachtet, wohl aber 17 neue Karzinome, davon 6 am Rand des Bestrahlungsvolumens. BUSSE et al. (1976) teilen 4 derartige Spätrezidive unter 55 Patienten mit fortgeschrittenen Kopf- und Halstumoren mit (Intervall 8 und 9 Jahre), wobei diese Patienten zusätzlich mit Methotrexate, Mercaptopurin oder Brom-Uridin (BUdR) behandelt worden waren. Es erhebt sich bei diesen Spätrezidiven die Frage, inwieweit die Erstbehandlung die Entstehung solcher Zweittumoren als sog. Spätrezidive ausgelöst oder begünstigt hat (MOLE 1973; SCHINDEL u. CASTORIANO 1972) (vgl. S. 239). Die therapeutischen Überlegungen, die sich bei diesen speziellen Spätrezidiven ergeben, decken sich weitgehend mit den nachfolgend erörterten Behandlungsprinzipien.

Stellt sich ein Rezidiv trotz korrekt durchgeführter Therapie im früheren Behandlungsfeld ein, so ergeben sich prinzipiell folgende therapeutische Möglichkeiten:
- Reirradiation
- chirurgische Resektion
- chemotherapeutische Behandlung

Von einer *zweiten Bestrahlung (Reirradiation)* sollte in der Regel Abstand genommen werden. Die Gefahr einer späteren nicht oder sehr schlecht abheilenden Nekrose im Bereich des Rezidivtumors ist zu groß und kann zu schweren Schmerzen und Ernährungsstörungen führen. Dennoch ist in Ausnahmefällen eine zweite Bestrahlung zu versuchen, wenn eine eingreifende operative Exstirpation des Rezidivs nicht in Frage kommt. Dies gilt in erster Linie für das Rezidiv im weichen Gaumen oder an der Zungenbasis, sehr viel seltener im Bereich der Tonsillenloge und des Sulcus amygdalo-glossus und noch weniger an der Pharynxhinterwand.

Die Möglichkeit, ein Rezidiv ein zweites Mal strahlentherapeutisch zu behandeln, ist aussichtsreicher, wenn die Tumorinfiltration nicht größer als 1–1,5 cm im Durchmesser mißt und wenn das Zeitintervall zwischen der ersten und der zweiten Bestrahlung mindestens 2 Jahre beträgt.

Es ist ohnehin damit zu rechnen, daß bei einer Reirradiation die trophischen Bedingungen ungünstiger sind als bei einer Erstbestrahlung, so daß die Sterilisierung des Rezidivtumors meist nur über den Umweg einer Gewebsnekrose mit erst sekundärer Vernarbung abläuft. Es ist also zu Beginn der Rezidivbestrahlung abzuschätzen, wie weit im betroffenen Gebiet eine entsprechende Nekrose in Kauf genommen werden darf. Die besten Erfahrungen bei der Rezidivbestrahlung haben wir schon vor Jahren mit schnellen Elektronen gemacht (VERA-GUTH 1964; ZUPPINGER 1968). Für ein Rezidiv der Zungenbasis eignet sich am ehesten eine interstitielle Curietherapie mit submandibulärem transkutanem Zugang (SYED et al. 1978a).

Die Dosis am Herd bei einer zweiten Bestrahlung muß verständlicherweise höher angesetzt werden, als dies bei der ersten Bestrahlungsserie der Fall war. Größenordnungsmäßig muß die Dosis 10–20% über der ersteingestrahlten Dosis liegen, was ohnehin bedingt, daß die zweite Bestrahlung nur kleinvolumig erfolgen kann. Mitteilungen in der Literatur über Zweitbestrahlungen bei Mesopharynxkarzinomen sind wenige publiziert worden, im Gegensatz zu anderen Lokalisationen im HNO-Bereich (SKOLYSZEWSKI et al. 1980). Bei 6 rezidivierenden Karzinomen im Mesopharynx (allerdings vorbelastet mit nur 45–57,4 Gy) erreichten diese Autoren 3mal eine 3jährige Symptomfreiheit.

Die chirurgische Resektion ist die aussichtsreichste Therapie eines Rezidivtumors nach Bestrahlung. In einer stattlichen Zahl von Rezidivtumoren kann damit nachträglich eine definitive Heilung über 5 Jahre herbeigeführt werden („chirurgie de rattrapage"). Die chirurgische Resektion eines Rezidivtumors muß derart ausgeführt werden, daß das gesamte Tumorinfiltrat mit einem genügend breiten Randsaum exzidiert werden kann, damit die Wundränder oder die Gebiete, die für die spätere chirurgische Naht verwendet werden, möglichst außerhalb oder am Rande des früheren Bestrahlungsfeldes liegen. Es handelt sich bei diesen Eingriffen demnach selten um eine umschriebene operative Resektion des Rezidivtumors, sondern um einen ausgedehnten, meist mutilierenden Eingriff. Diese Resektionen hinterlassen oft ein großes Pharyngostoma und fordern eine nachfolgende Aufbauplastik.

Die chirurgische Sanierung eines Rezidivtumors der lateralen Mesopharynxwand (Tonsillenloge und Sulcus amygdalo-glossus) sowie der Zungenbasis läßt sich ohne eine partielle Hemimandibulektomie kaum durchführen, wenn die Wundränder anschließend spannungsfrei vereinigt werden sollen. Das gleichzeitige Einbringen eines autologen Knochentransplantates oder einer Metallschiene am Ort der Unterkieferresektion führt meistens zum Mißerfolg, indem in diesem teils vorbestrahlten Gebiet die Wundheilung durch das Einsetzen eines Transplantates stark gestört, wenn nicht unmöglich wird. Andererseits ist zu berücksichtigen, daß die narbige Fibrosierung im Unterkieferbereich nach der durchgeführten Strahlentherapie und Operation oft eine narbige Platte hinterläßt, die sich bei der Kaufunktion günstig auswirkt. Rezidivoperationen am weichen Gaumen können unter günstigen Umständen durch enoralen Zugang durchgeführt werden und bestehen in einer mehr oder weniger vollständigen Velektomie. Durch eine später angepaßte Obturationsprothese muß der gesetzte Defekt in einer späteren Phase verschlossen werden, damit die Ernährung ohne größere Schwierigkeiten erfolgt. Als besonders schwierig kann sich die Rezidivoperation bei Tumoren der hinteren Mesopharynxwand herausstellen, weil die unmittelbare Deckung des Defektes der Pharynxwand durch einen Rotationslappen erreicht werden muß.

Die Erfolgsaussichten bei der chirurgischen Rezidivoperation sind in mehreren Arbeiten belegt und hängen u.a. auch von der Lokalisation des Rezidivs ab. So berichten Gelinas und Fletcher (1973) in 7 Fällen von einer erfolgreichen Operation bei 23 Rezidivtumoren der Tonsillenloge, 7mal bei 39 Fällen eines Zungengrundrezidivs, aber nur in 1 von 6 Fällen über eine Heilung über 5 Jahre bei einem Rezidiv am weichen Gaumen.

Neinhardt und Schlosshauer (1972) berichten über eine 10%ige Erfolgsquote nach 5 Jahren bei Rezidivoperationen im Mesopharynx. Gilbert und Kagan (1974) geben in einer Sammelstatistik über operativ behandelte Rezidivtumoren der Mundhöhle, des Pharynx und des Larynx in 16% der Fälle eine Dauerheilung an. Die Resultate fallen aber besonders schlecht aus, wenn neben dem lokalen Rezidiv auch noch Lymphknotenmetastasen vorhanden sind.

Diese meist eingreifenden chirurgischen Maßnahmen bringen, wenn sie nicht auf die vollständige Rezidiventfernung ausgerichtet sind, dem Patienten erfahrungsgemäß keine Verbesserung der Überlebenszeit noch der Lebensqualität (Jesse 1979).

Komplikationsrate bei Rezidivoperationen

Verständlicherweise ist ein eingreifender operativer Eingriff in einem stark vorbelasteten Gebiet mit recht erheblichen Komplikationen behaftet. Dabei spielen verschiedene Umstände eine maßgebliche Rolle, wie dies Cachin anhand eines größeren Krankengutes und dank seiner reichen persönlichen Erfahrung ausgearbeitet hat (Cachin et al. 1965). Zu unterscheiden sind geringfügige Komplikationen (Nahtdehiszenz, Fistelbildung, Fibrose u.a.) von schweren, meist letal verlaufenden Komplikationen (Karotisblutung, breite Weichteilnekrosen, Gesichtsödem u.a.). Die Komplikationsrate fällt besonders hoch aus, wenn die Rezidivoperation zwischen dem 3. und 12. Monat nach der Bestrahlung ausgeführt werden mußte; innerhalb der ersten 3 Monate ist anscheinend die Sklerosierung der Subkutis weniger ausgeprägt und nach einem Jahr besteht wieder eine bessere Heilungstendenz des Haut-Unterhautgewebes bei nachfolgender Operation. Jesse (1979) bestätigt diese Erfahrungstatsache insofern, als Rezidive innerhalb der ersten 12 Monate nach Bestrahlung in 84% der Fälle nach operativer Zweitbehandlung verstarben. Maßgebend für den Erfolg oder Mißerfolg der Rezidivoperationen ist auch die Ausdehnung des Rezidivs im Mesopharynx: für kleinere Tumoren, entsprechend einem T1 oder T2 sind von 12 operierten Patienten nur 4 am Karzinom verstorben, bei einer Rezidivgröße entsprechend einem T3 oder T4 sind es 11 auf 15 operierte Patienten. Sagerman et al. (1978) stellen auch eine Vergleichskurve zwischen der Gesamtdosis bei der Erstbestrahlung und der Häufigkeit der Komplikationen auf, die rapide oberhalb von 65–70 Gy bis auf fast 100% ansteigt. Tucker et al. (1974) verzeichnen eine Zunahme der Komplikationsrate auf 47%, wenn die Vorbelastung bis 65 Gy betrug, bei 33 rezidivierenden Tonsillenkarzinomen belief sie sich nur auf 5%, wenn die Vorbelastung 55 Gy nicht überschritt.

Die Bedeutung der *chemotherapeutischen Behandlung* bei Rezidivtumoren ist erst in wenigen Publikationen untersucht worden. Es ist zu bedenken, daß wegen der verminderten Durchblutung im bestrahlten Gebiet die Zytostatika bei Rezidivtumoren oft eine ungenügend große Gewebskonzentration erreichen und deshalb ihre Wirkung ausbleiben kann oder nur über kurze Zeit andauert. Huang et al. (1980) erreichten dennoch mit einem Viererregime von Bleomycin, Methotrexate, Vincristine und CCNU in einer Serie von 38 Rezidivtumoren im Kopf- und Halsbereich, darunter bei 5 Mesopharynxrezidiven, in einem Fall eine komplette Remission und eine partielle Remission in zwei Drittel der Fälle. Die mittlere Überlebenszeit betrug 33,8 Wochen. Die Toxizität dieser hier ambulant durchgeführten Kombinationstherapie ist diesem therapeutischen Erfolg gegenüberzustellen.

V. Therapie der Lymphknotenstationen bei Mesopharynxtumoren

Die therapeutischen Grundsätze der Lymphknotenbehandlung bei Karzinomen im Kopf- und Halsbereich wurden im Verlauf der letzten 10–15 Jahre anhand größerer chirurgischer und strahlentherapeutischer Serien aufgestellt und haben verständlicherweise auch für die Mesopharynxtumoren ihre volle Gültigkeit.

Bei den epithelialen Tumoren ist dabei der histologische Bau des Tumors nicht relevant. Maßgebend ist in erster Linie die Lokalisation, die Anzahl sowie die Größe und die Mobilität der Lymphknoten. Es sei in Erinnerung gerufen (s. Kap. B.3), daß die Mesopharynxkarzinome ausgesprochen lymphophil sind. Bei medianer Lokalisation des Primärtumors wie bei Zungengrundtumoren, bei Karzinomen des weichen Gaumens oder der Hinterwand ist in über der Hälfte der Fälle mit einem bilateralen Lymphknotenbefall zu rechnen. Dasselbe gilt für ursprünglich lateralisierte Tumoren, die auf die mittleren Strukturen übergegriffen haben, wie z.B. beim ausgedehnten Tonsillenkarzinom. Über die relative Häufigkeit des Lymphknotenbefalls in Abhängigkeit vom Primärtumorsitz orientieren die Abb. 14–16. Bei der strahlentherapeutischen Behandlung werden die regionären Lymphknotenstationen des Mesopharynx (kraniale Lymphknotengruppe der Kreuzung) somit in jedem Fall einseitig oder auf beiden Seiten im Behandlungsfeld eingeschlossen. Das weitere Vorgehen und die erforderliche Dosis, die im Lymphknotengebiet eingestrahlt werden muß, ergeben sich aus dem initialen Lymphknotenstatus.

N0-Stadium. Unabhängig vom genauen Ausgangspunkt des Primärtumors müssen bei allen Mesopharynxtumoren die homolateralen regionären Lymphknotenstationen mitbestrahlt werden. Diese umfassen nicht nur die dem M. biventer aufsitzende Kieferwinkeldrüse (engl. „sub-gastric node", oder Küttner-Mostsche Drüse am Kieferwinkel), sondern das ganze Gebiet der Lnn. cervicales profundi superiores, die sog. Lymphknoten der Kreuzung (FISCH), die der Ära II nach FLETCHER entsprechen (Abb. 3 u. 4). Damit sind auch die parapharyngealen Lymphknoten von ROUVIERE, die nach demselben Autor in etwa 30% der Fälle beim Tonsillen- und Hinterwandkarzinom befallen sind, mit eingeschlossen.

Diese ganze Lymphknotenregion muß bei klinisch nicht vergrößerten Lymphknoten auf Seite des Tumors mindestens mit 45–50 Gy/Herd bestrahlt werden. Handelt es sich um ausgedehnte Primärtumoren der Gruppe T3/T4 oder um median gelegene Primärtumoren am weichen Gaumen, an der Zungenbasis oder an der Pharynxhinterwand, so müssen die Lymphknotenregionen auf beiden Seiten mit der erwähnten Gesamtdosis belastet werden.

Bei größeren Primärtumoren, vor allem der Zungenbasis, aber auch der Tonsillenloge, ist selbst bei N0-Situationen auch die homolaterale Supraklavikulärregion über ein vorderes a.p.-Feld als prinzipielle Maßnahme zu bestrahlen, ebenfalls mit 45–50 Gy/Herd. Dieses a.p.-Feld schließt sich wegen der Streustrahlung mit einem Abstand von 1 cm an die untere Feldgrenze des Seitenfeldes an, wie dosimetrische Erhebungen für die Kobaltbestrahlung festsetzen konnten. BERGER et al. (1971) konnten gerade für diese Tumorlokalisationen zeigen, daß das nachträgliche Auftreten von Lymphknotenmetastasen bei einer nur partiellen Bestrahlung der Halsregion (untere Grenze auf Höhe des oberen Schildknorpelrandes) von 12% auf 1,7% absinkt, wenn die ganze Halsseite einer prinzipiellen Bestrahlung unterzogen wird.

N1-Stadium. Bei palpablen Lymphknotenmetastasen (N1) wird eine Neckdissection ausgeführt, wenn auch der Primärtumor operativ oder durch alleinige Curietherapie angegangen wird (CACHIN 1978). Wird der Primärtumor dagegen strahlentherapeutisch behandelt, so werden die Lymphknoten zunächst auch durch die perkutane Strahlentherapie erfaßt. Die Bestrahlung des Lymphabflußgebietes erfolgt zunächst nach denselben Grundsätzen wie bei klinisch nicht vergrößerten Lymphknoten, der primär vergrößerte Lymphknoten muß aber nach 50 Gy zusätzlich über ein kleines Feld bis 75–80 Gy aufgesättigt werden. Mit diesen Dosen erreichten SCHNEIDER et al. (1975) für N1-Lymphknotenmetastasen eine Sterilisierungsrate von 90%. Oft ist es vorteilhaft, bei zytologisch gesicherten Lymphknoten das Zentrum durch einen Tätowierungspunkt zu markieren, denn die Aufsättigungsdosis muß auch dann appliziert werden, wenn der Lymphknoten nach 50 Gy nicht mehr palpatorisch nachweisbar ist. Für die Aufsättigungsdosis eignet sich besonders gut die Elektronentherapie, mit einer Energie von 8–15 MeV, je nach der Tiefe des vergrößerten Lymphknotens. Mißt der metastatisch befallene Lymphknoten bei Behandlungsbeginn mehr als 3 cm im Durchmesser, so ist eine operative Entfernung nach Abschluß der Behandlung des Primärtumors nach einem Intervall von etwa 6 Wochen zu veranschlagen. Die definitive Sterilisierung der über 3 cm großen Lymphknoten wird durch eine zusätzliche operative Entfernung weit häufiger erreicht, während bei alleiniger Bestrahlung die Rezidivquote ca. 50–60% beträgt.

Eine nachfolgende operative Lymphknotenausräumung ist auch zu veranschlagen, wenn bei kleineren Lymphknoten, vor allem wenn sie in der Vielzahl vorliegen, die Rückbildung nach 50 Gy/Herd ungenügend ausgefallen ist. Nach JESSE und LINDBERG (1975) werden durch die kombinierte radiotherapeutisch-chirurgische Behandlung Lymphknotenmetastasen beim Tonsillen- und Zungengrundkarzinom doppelt so häufig beseitigt, als mit einer Methode allein.

Nach einer Neck-dissection ist eine postoperative zusätzliche Bestrahlung (50 Gy) nach CACHIN und ESCHWEGE (1975) nur dann erforderlich, wenn eine ungenügende Tumorresektion vorgenommen wurde oder wenn das histologische Präparat einen Kapseldurchbruch gezeigt hat. Wird bei N1-Stadium auf die Strahlentherapie abgestellt, so muß jedenfalls auch die Supraklavikularregion mitbestrahlt werden, bei medialer Lage des Primärtumors auf beiden Seiten. Die beidseitige Bestrahlung der Halslymphknoten bei hochsitzenden Metastasen (N1) wird gerade bei Karzinomen des weichen Gaumens besonders unterstrichen (VOTAVA et al. 1972). Bei stark geschwächten Patienten kann die prinzipielle Bestrahlung der Supraklavikularregionen auch in einer zweiten Behandlungsserie ca. 6–8 Wochen nach der ersten Bestrahlung erfolgen, nach unseren Erfahrungen ohne wesentliche Einbuße des Behandlungserfolges. Andererseits hat der Patient in der Zwischenzeit die Möglichkeit gehabt, sich von der ersten Bestrahlungsserie zu erholen.

N2- und N3-Stadien. Liegen bei Behandlungsbeginn schon beidseitig nachgewiesene Lymphknotenmetastasen ohne Fixierungserscheinungen vor (Stadium N2 nach dem TNM-System, Stadium N3b nach dem American Joint Committee), so müssen nach den oben erwähnten Grundsätzen beide Halsseiten vollständig ausbestrahlt werden, mit jeweiliger Aufsättigung der primär palpablen Lymphknoten. Es empfiehlt sich aber auch nach Abschluß der Behandlung des Primärtumors die eine, günstigere Seite durch eine nachfolgende Neckdissection der ganzen Lymphknotenkette auszubehandeln.

Fixierte Lymphknoten (N3 nach dem TNM-System), die oft auch noch eine Größe über 3 cm aufweisen, erfordern besondere Behandlungsmaßnahmen. Da sich derartige Knoten im oberen Halsdreieck meistens weit nach dorsal ausbreiten, muß das Seitenfeld entsprechend angepaßt werden und schließt unweigerlich einen größeren Teil des Halsrückenmarkes mit ein. Deshalb ist die Feldgröße nach einer Rückenmarkbelastung von rund 40 Gy/Herd sicherheitshalber zu reduzieren, oder es wird von Beginn an neben dem Seitenfeld mit einer üblichen dorsalen Begrenzung ein zusätzliches nuchales p.a.-Feld gewählt (Telekobaltfeld mit Keilfilter). Wird der ursprünglich als N3 angesehene Lymphknoten nach 50 Gy genügend mobil, so ist eine nachfolgende Neck-dissection zu veranschlagen. Bei besonders großen Lymphknoten, die genügend mobil werden, kann die Neck-dissection sogar unmittelbar nach den eingestrahlten 50 Gy erfolgen, selbst wenn dadurch für die Weiterbehandlung des Primärtumors ein Unterbruch von 2 bis höchstens 3 Wochen resultieren sollte.

Bleibt das Lymphknotenpaket fixiert und somit inoperabel, so sind die residuellen Lymphknoten kleinvolumig bis 80–90 Gy/Herd aufzusättigen. Geschieht dies nur durch perkutane Strahlentherapie, so ist mit einer nachfolgenden, manchmal recht beträchtlichen Sklerosierung der Gewebe zu rechnen. Die interstitielle Curietherapie für derartige Lymphknotenreste stellt eine weitere, sehr erfolgversprechende Methode dar. Auf diese Weise lassen sich im Lymphknotengebiet ohne weiteres 30–40 Gy kleinvolumig applizieren, ohne daß die Haut eine wesentliche zusätzliche Belastung erfährt. Ungeeignet für die Aufsättigung mit Curietherapie sind einzig die Lymphknotenmetastasen, die nach außen ulzerös durchgebrochen sind.

Treten zu einem späteren Zeitpunkt Lymphknotenrezidive auf, so ist nach Möglichkeit eine ausgedehntere operative Lymphknotenentfernung anzustreben. Die Schnittführung muß den hauptsächlich belasteten Hautpartien angepaßt werden. Bei Mesopharynxtumoren ist vor allem der nachträgliche Befall der submastoidalen Lymphknotenkette entlang dem Trapeziusrand zu befürchten. MURTHY und HENRICKSON (1980) haben anhand einer Serie von 22 Patienten mit T1- und T2-Tumoren der Tonsille zeigen können, daß nur einmal eine kontralaterale Lymphknotenmetastase aufgetreten ist. Eine prinzipielle Bestrahlung der Lymphknoten der Gegenseite erübrigt sich demnach bei diesem Tumorstadium. Bei CARDINALE und FISHER (1977) ist es bei 36 Fällen von T1/T2-Tumoren nie zu kontralateralen Lymphknotenmetastasen gekommen. Demgegenüber stellen WELLER et al. (1976) bei 70 entsprechenden Fällen 2mal kontralaterale Fälle fest. Die Zahl steigt deutlich an, wenn der Primärtumor dem Stadium T3 oder T4 zugeordnet wird. Nachträglich auftretende kontralaterale Lymphknotenrezidive werden deutlich häufiger (12–15%), wenn auf Seite des Primärtumors schon nachgewiesene Lymphknotenmetastasen vorhanden sind (PEREZ et al. 1976b).

Es ist zu beachten, daß die später auftretende, machmal lästige Xerostomie fast doppelt so häufig in Erscheinung tritt, wenn über parallel opponierende Felder mit einer Belastung von 45 Gy über beiden Parotiden bestrahlt wurde.

Prognostische Bedeutung von metastatisch befallenen zervikalen Lymphknoten (N1–N3). Der Nachweis von regionären Lymphknotenmetastasen beeinflußt die Heilungsaussichten der Mesopharynxkarzinome recht wesentlich, wie dies umfangreiche Untersuchungsreihen bei primär chirurgischer Behandlung (Neck-dissection) ergeben haben (Martin 1951; Nichols u. Greenfield 1968; Chachin 1978; Piquet et al. 1974). Diese Erhebungen betreffen auch andere Primärlokalisationen im HNO-Bereich.

Es spielt beim Lymphknotenbefall einmal die Anzahl der metastatischen Knoten eine Rolle. Dabei sinkt die Heilungsquote nach 5 Jahren für die Tonsillen- und Zungenkarzinome bei operativ festgestellten Lymphknotenmetastasen etwa auf die Hälfte ab (Nichols u. Greenfield 1968). Besonders bedeutungsvoll ist nach Cachin 1978 der histologische Nachweis der Kapseldurchwachsung durch Tumorgewebe, selbst wenn nur bei einem der resezierten metastatischen Lymphknoten ein Kapseldurchbruch nachweisbar ist. Die 3-Jahres-Heilung sinkt gegenüber Lymphknotenmetastasen ohne Kapseldurchbruch auf die Hälfte ab.

Bei bilateralem Lymphknotenbefall sprechen Ennuyer und Bataini (1972), ebenso Rafla (1978), von einem sehr schlechten prognostischen Faktor, während Cachin bei seinen Untersuchungen keinen Unterschied zwischen einseitigem (N1) und doppelseitigem Metastasenbefall (N2) vorfindet.

Für Malignome, die von den kleinen submukösen Speicheldrüsen ausgehen, wirkt sich das Vorhandensein von Lymphknotenmetastasen prognostisch ebenfalls schlecht aus, außer wenn der Primärtumor in der Zungenbasis oder in den Tonsillen lokalisiert ist (Rafla 1973).

Diagnostisch besonders ungünstig wirkt sich die Fixierung des Lymphknotens gegenüber der Umgebung aus, ganz unabhängig vom Behandlungsmodus (Spiro et al. 1974). Zu unterscheiden ist einzig die Fixierung gegenüber der Haut und dem Gefäßstrang und eine solche gegenüber den tiefen Halsweichteilen (Cachin 1978). Die chirurgische Resektion bei Fixierung des Lymphknotens an der Haut kann trotzdem zur definitiven Heilung führen (Stell u. Green 1976).

G. Bestrahlungsfolgen. Spätkomplikationen

Bei der Strahlentherapie der Oropharynxtumoren sollen nur diejenigen Besonderheiten der unmittelbaren Bestrahlungsfolgen der *Frühreaktionen* hervorgehoben werden, die für diese Halsregion und die dazugehörigen Organe besonders auffallend sind.

I. Frühreaktionen

Haut- und Schleimhautreaktionen. Bei Verwendung von Gammastrahlen oder Hochvolt-photonen stellt sich bei Abschluß der kurativ durchgeführten Strahlentherapie höchstens eine trockene Radioepidermitis ein. Anders liegt es, wenn Lymphknoten mit zusätzlichen Elektronenfeldern aufgesättigt werden (s.S. 233); dann stellt sich in diesen umschriebenen Bezirken meist eine exsudative Reaktion während einer üblichen Dauer von 1–3 Wochen ein. Eine fibrinöse Schleimhautreaktion ist bei üblicher Fraktionierung (8,5–10 Gy/Herd pro Woche) ab der 4.–5. Behandlungswoche zu erwarten. Auffallenderweise beginnt diese meist am freien Rand des Gaumenbogens und der Uvula; auch die Mesopharynxhinterwand zeigt oft relativ früh Schleimhautreaktionen, während sie auf der Zungenoberfläche erst später auftritt. Bei ausgedehnten und pelzigen zusammenhängenden Fibrinbelägen ist meist mit einer später deutlichen Schleimhauttrockenheit zu rechnen.

Die Schleimhautreaktion tritt erfahrungsgemäß früher und stärker auf, wenn das Bestrahlungsvolumen groß gewählt werden muß bei einer Feldgröße über etwa 6 × 8 cm. Bei vorgängig applizierter Chemotherapie oder bei simultaner Applikation von Chemotherapie und Strahlentherapie (Bleomycin, Methotrexate, 5-FU u.a.) beobachtet man eindeutig eine verfrüht auftretende Schleimhautreaktion. So verzeichneten GREINER et al. (1979) das Auftreten einer Fibrinreaktion schon zwischen 25 und 30 Gy bei gleichzeitiger Gabe von 3–5 mg Bleomycin $^{1}/_{2}$ h vor Bestrahlung. Auch bei anderen Kombinationsbehandlungen mit Zytostatika (s. Kap. F.IV) wird immer wieder die verstärkte und länger dauernde Reaktion der Schleimhäute hervorgehoben. Demgegenüber wird bei der hyperbaren Strahlentherapie oder auch bei der Anwendung von Radiosensibilisatoren wie Misonidazol (PATERSON et al. 1981) keine verstärkte Schleimhautreaktion verzeichnet.

Behandlung. Am einfachsten ist die Behandlung der Schleimhautreaktionen, sofern diese schmerzhaft ist, mit antiphlogistischen Mitteln durchzuführen, in erster Linie mit einer verdünnten Lösung von Kamillenextrakt (Kamillosan, Azulon), auch mit Bucco-Tantum oder mit 5%iger Bepanthen-Lösung.

Verringerung des Speichelflusses. Xerostomie. Je größere Partien der Parotis im Bestrahlungsfeld eingeschlossen sind, desto eher kommt es nach ca. 30–40 Gy in der Parotisgegend zu einem deutlichen Absinken der Speichelmenge. Da vor allem die seröse Komponente stark zurückgeht, wird der Speichel dickflüssiger und klebrig. Die daraus resultierende Mundtrockenheit (Xerostomie) muß frühzeitig und intensiv behandelt werden, denn sie kann gerade bei älteren Patienten zu erheblichen Ernährungsstörungen führen. Ausgelöst durch die Xerostomie kommt es ferner zu den schwerwiegenden Folgen des Zahnzerfalls (s. unter II.3).

Gerade bei älteren Patienten mit einer vorbestehenden relativen Mundtrockenheit, oder wenn ein Sjögren-Syndrom vorliegt, ist man oft gezwungen, die Felder derart einzustellen, daß zum mindesten ein Teil der Parotisspeicheldrüse außerhalb des Feldes liegt.

Behandlung. In der Frühphase bewährt sich vor allem eine 1%ige Pilocarpin-HCl-Lösung, mit aufsteigender Dosierung von 5 bis ca. 15 Tropfen mehrmals täglich. Gut bewährt hat sich für die Dauertherapie auch Sulfarlem S 25. Neben der Anpassung der Nahrung ist der Patient oft genötigt, auf künstliche Speichellösungen (Glandosan) zurückzugreifen.

Dysgeusie. Geschmacksstörungen oder Verlust des Geschmackssinnes im Verlaufe der Strahlentherapie bei Einschluß der Zungenbasis wird relativ häufig beobachtet, vor allem bei Alkoholikern. Meist bildet sich diese Dysgeusie im Verlaufe von 3–6 Monaten post irr. vollständig zurück, außer wenn es gerade gleichzeitig im Bereich der Zungenbasis zu sehr starken narbigen Veränderungen gekommen ist. Das kann berufliche Schwierigkeiten, z.B. bei Gastwirten oder Köchen mit sich bringen. Eine Behandlu̇ g der Dysgeusie ist nicht bekannt. Das unterschiedliche Verhalten der Dysgeusie nach Neutronen- oder Photonenbestrahlung wurde von MOSSMAN (1979) näher untersucht.

Schmerzen. Im Verlaufe der Schleimhautreaktion kann es zu individuell unterschiedlich starken Schmerzen kommen, wodurch die perorale Ernährung beeinträchtigt wird. Besonders starke Schmerzen werden durch eine zusätzliche Superinfektion, vor allem mit Candida albicans, deutlich verstärkt. CHEN und WEBSTER fanden zwar schon bei 30% von Patienten mit Kopf- und Halstumoren Candida albicans in Kulturen des Mundabstrichs, während der Strahlentherapie stieg der Anteil der positiven Fälle auf 65% an. Die Behandlung der

Schmerzen allein durch Lokalanästhetika ist nicht ratsam. Am besten bewähren sich die mittelstarken Analgetika in Tropfenform oder als Suppositorien. Bei vorübergehend sehr starken Schmerzen soll man aber nicht davor zurückschrecken, auch Opiate anzuwenden, da es viel wichtiger ist, daß der Patient unter Analgetika sich adäquat ernähren kann. Ulzerierte Tumoren schmerzen bei Beginn der Behandlung oft wegen der Superinfektion auffallend stark und müssen mit einer Antibiotikakur behandelt werden. Bei Verdacht auf eine konkommittierende Pilzerkrankung sind Lutschtabletten (Amphozon, Mycostatin) meist ausreichend.

II. Spätkomplikationen

Wegen der funktionellen Bedeutung des Mesopharynx für den Schluckakt, aber auch wegen der in diesem Pharynxabschnitt stattfindenden Kreuzung der Luft- und Speisewege haben posttherapeutische Komplikationen und Strahlenschäden oft eine besonders schwerwiegende Auswirkung.

1. Fibrosklerose

Bei einer Belastung der Muskelloge des Masseters oder des M. pterygoideus internus sowie des Temporomaxillargelenkes mit über 60 Gy besteht die Gefahr einer Sklerosierung der Weichteile und auch der Gelenkkapsel, wodurch beim Patienten ein Trismus auftreten kann. Dieser ist vor allem zu befürchten, wenn die Bestrahlung mit Telekobaltgeräten durchgeführt wird, da dann das Dosismaximum gerade auf Höhe des Kiefergelenkes zu liegen kommt. Die Ausbildung eines posttherapeutischen Trismus (Kiefersperre) ist besonders stark, wenn sich im hochbelasteten Gebiet durch ein äußeres oder inneres Ulkus eine Superinfektion ausgebreitet hat.

Eine zu hohe Belastung des weichen Gaumens (Belastung oberhalb 70 Gy) kann zu einer ödematösen Verdickung und Schrumpfung des Gaumensegels führen. Dadurch stellen sich Schluckstörungen sowie eine offene Rhinolalia ein. Ähnlich liegen die Verhältnisse bei der Zungenbasis, wenn bei dort liegenden, breit ulzerierten Tumoren die narbige Abheilung zu einer Sklerosierung und Schrumpfung des Organs geführt hat. Diese Weichteilveränderungen sind besonders auffällig, wenn eine kombinierte chirurgisch-radiotherapeutische Behandlung stattgefunden hat.

2. Spätveränderungen der Zähne

Ein im direkten Strahlenfeld liegender Zahn, der mit Dosen über ca. 50 Gy bestrahlt wurde, weist in der Folge oberflächliche Schmelzdefekte, eine Erweichung des Dentins bei freiliegendem Zahnhals und eine gewisse Fibrosierung der Pulpa auf. Diese Veränderungen treten in ungleich starkem Ausmaß zutage. In Verbindung mit einer Xerostomie (s.S. 235) bilden sich auf dem Boden dieser Veränderungen meist rasch progredient verlaufende Kariesherde aus, die ohne adäquate Behandlung im Verlaufe von Monaten zum vollständigen Zahnzerfall führen können. Auch nicht direkt im Strahlenfeld liegende Zähne können dasselbe Schicksal erleiden, vor allem, wenn eine atrophierende Paradontose oder Obturationen des Zahnes vorliegen.

Die Bedeutung der Zahnerhaltung braucht nicht besonders unterstrichen zu werden. Besonders gefürchtet sind aber kariöse Zahnstummel als Eingangspforte für eine Infektion, die einer späteren Radioosteonekrose des Kieferknochens Vorschub leistet (s. unter II.4.). Wenn die postradiotherapeutisch auftretenden Schmelzveränderungen (erkennbar als kreideweißliche Tüpfelung) nicht frühzeitig behoben werden, so kann der weitere kariöse Zerfall der Zähne meist nicht mehr aufgehalten werden. Deshalb kommt der prophylaktischen Behandlung der Zähne und der Gingiva eine ganz besondere Bedeutung zu. Daly et al. (1972)

haben schon früh auf die Bedeutung der systematischen Behandlung mit Fluor-Gel als prophylaktische Maßnahme hingewiesen. Daneben ist eine sorgfältige Zahnsteinentfernung und Behandlung jeder entzündlichen oder atrophischen Paradontose erforderlich. HORIOT und SCHRAUB (1975) haben die Wirksamkeit der prophylaktischen Zahn- und Zahnfleischbehandlung in Kontrollversuchen wieder bestätigt.

Die Fluorprophylaxe erfolgt mit Hilfe einer Leitschiene aus Plastik, die den verbleibenden Zähnen des Patienten während 2mal $^1/_4$ h/Tag aufgesetzt wird. Diese Behandlung muß auch lange Monate über die eigentliche Strahlentherapie hinaus fortgesetzt werden, vor allem bei einer Mundtrockenheit. Es hat sich auch gezeigt, daß vitale, nicht obturierte Zähne auf diese Weise im Bestrahlungsfeld belassen werden dürfen, ohne daß man wesentlich Gefahr läuft, daß sich diese Zähne in der Folge kariös verändern. Demgegenüber wird nach wie vor immer wieder zu Recht empfohlen, daß nicht intakte Zähne vor der Strahlentherapie extrahiert werden müssen, bei gleichzeitiger chirurgischer Abtragung des Alveolarrandes, um eine möglichst baldige Vernarbung der Alveolarhöhle herbeizuführen.

3. Haut- und Weichteilnekrosen

Bei Verwendung einer Hochvoltstrahlung ist nicht mit einer Nekrose der Haut zu rechnen. Einzig bei nachfolgender operativer Eröffnung der Halsregion nach über 60 Gy kann es zu einer Wunddehiszenz mit nachfolgender Superinfektion und Nekrose kommen.

Demgegenüber treten Nekrosen der Weichteile, ausgehend von Schleimhautnekrosen, viel häufiger auf, vor allem im Bereich des Gaumenbogen-Zungenwinkels, der Zungenbasis oder des weichen Gaumens, in erster Linie im Anschluß an eine interstitielle Curietherapie. Zu unterscheiden ist eine Nekrose bei primär schon ulzeriertem Karzinom gegenüber einer nachfolgend auftretenden Gewebsnekrose bei lokaler Überdosierung.

Wegen der obligaten Superinfektion sind auch kleine Weichteilnekrosen schmerzhaft. Die Hauptgefahr besteht in der Arrosion arterieller Gefäße der Zungenbasis oder gar eines Karotisastes bei Nekrosen in der Tonsillenloge (FAJARDO u. LEE 1975). Lange andauernde schmerzhafte Nekrosebezirke können trotz Analgetika zu Schluckstörungen und damit schließlich zu einer schweren Inanition führen.

Behandlung: Es gilt in erster Linie, die Superinfektion durch eine systematische Antibiotikatherapie oder mit Sulfonamiden zu bekämpfen. Ferner bewährt sich die lokale sorgfältige Reinigung der Nekrosebezirke und das Betupfen mit desinfizierenden Lösungen (z.B. Methylenblau-Gentianaviolett-Novesin-Lösung, 1–2% oder das Einlegen von Jodoform-Mèchen). Die spontane Abheilung kann Wochen bis Monate beanspruchen und die Differentialdiagnose zwischen einer alleinigen trophischen Störung und einem lokalen Rezidiv ist manchmal nicht leicht zu stellen. Nach entsprechender antiinfektiöser Vorbereitung ist immer eine Biopsie anzustreben.

Ausgedehntere oder sehr stark schmerzhafte, den Allgemeinzustand beeinträchtigende Nekrosen müssen operativ angegangen werden. Dabei kommt man im Bereich des Mesopharynx meist nicht um einen verstümmelnden operativen Eingriff mi· Resektion des Unterkiefers herum. Wir beantragen die operative Behandlung der Weichteilnekrosen dann, wenn die übliche und konsequent durchgeführte konservative Therapie innerhalb von 2–3 Monaten nicht zur Rückbildung und zur Vernarbung des Nekrosebezirkes geführt hat, da sonst der Allgemeinzustand des Patienten oft zu stark in Mitleidenschaft gezogen wird.

4. Radioosteonekrose

Diese steht sehr oft im Zusammenhang mit einer Weichteilnekrose und ist wohl eine der gefährlichsten Komplikationen, vor allem im Bereich des aufsteigenden Unterkieferastes oder auf Höhe der hinteren Molaren des Unterkiefers. Hier sind es vorwiegend die kariösen Zähne oder auch eine nachträglich, bis Jahre nach durchgeführter Strahlentherapie erfolgte Zahnextraktion, die die Osteoradionekrose auslöst und die Eintrittspforte für die Superinfektion des devitalisierten Knochengewebes darstellt. Erst bei einer Gesamtbelastung des Unterkieferknochens, aber auch des Alveolarkammes des Oberkiefers mit über 50 Gy ist eine Osteonekrose zu befürchten. Sie tritt wiederum am häufigsten auf, wenn z.B. bei Zungengrundtumoren oder Sulcustumoren eine zusätzliche Aufsättigung mittels Curietherapie erfolgt ist.

Häufigkeit der Radioosteonekrosen. In der Zeit der konventionellen Röntgentherapie mußte bei der perkutanen Strahlentherapie der Mesopharynxtumoren, im speziellen der Tonsillenkarzinome, mit einer Osteoradionekrose in etwa einem Viertel der Fälle der länger als 5 Jahre überlebenden Patienten gerechnet werden (ENNUYER u. BATAINI 1956). BEDWINEK et al. (1976) haben bei 54 von 381 Patienten (=14%) eine Radioosteonekrose festgestellt, die wegen eines Karzinoms der Mundhöhle, des Epi- und Mesopharynx mit Hochvolttherapie kurativ bestrahlt wurden und dabei erkannt, daß die radiogene Knochennekrose häufiger auftrat, wenn *vor* der Strahlentherapie systematisch die Zähne extrahiert wurden; bei konservativer Zahnbehandlung kam es nur 19mal (also in 5% der Fälle) zu einer spontanen Osteonekrose, woraus die Autoren den Schluß zogen, daß die Knochen- und Weichteilwunde der Zahnextraktion als auslösender Faktor für die später auftretende Knochennekrose berücksichtigt werden muß.

Begreiflicherweise stellt sich eine Radioosteonekrose bei ausgedehnten Tumoren sowie bei Karzinomen häufiger ein, die dem Unterkieferknochen direkt aufliegen, wie dies für die Tonsillen- und Sulcus amygdaloglossuskarzinome der Fall ist. Mit einer radiogenen Knochennekrose ist nach BEDWINEK et al. (1976) unterhalb von 60 Gy/Gesamtdosis im Knochen nicht zu rechnen; diese tritt zwischen 60 und 70 Gy etwa in 1.8% auf, stellt sich aber gehäuft bei Gesamtdosen oberhalb von 70 Gy/Knochen ein (9%). Innerhalb des ersten Jahres nach der Bestrahlung werden etwa 61% der Osteonekrosen manifest, innerhalb von 3 Jahren über 90%. Bekanntlich können aber diese Spätkomplikationen noch viele Jahre nach der Strahlentherapie auftreten, bei einzelnen Fällen jenseits der 10-Jahresgrenze (ENNUYER u. BATAINI 1956).

Behandlung: Nur bei ganz oberflächlichen Radioosteonekrosen ist nach Abstoßen des Sequesters mit einer spontanen Heilung zu rechnen. Andernfalls muß recht ausgedehnt der ganze befallene Knochen nach Möglichkeit bis außerhalb des Bestrahlungsfeldes reseziert werden, um eine nachfolgende Vernarbung der Weichteile zu ermöglichen. Das unmittelbare Einsetzen einer autologen Knochenspange oder einer Endoprothese aus synthetischem Material ist nicht ratsam, da es dabei meistens zu Wundheilungsstörungen und nachfolgendem Ausstoßen der Prothese kommt. Die genaue Gesamtdosis im Knochengewebe, die die nachfolgende Einlage einer Prothese komplikationslos zuläßt, ist schwer anzugeben; sie dürfte zwischen 40 und 50 Gy liegen. Nach 30 Gy gelingt es jedenfalls, eine prothetische Versorgung vorzunehmen (MARCIANI u. TRODAHL 1976). Es kann andererseits damit gerechnet werden, daß im vorgängig stark bestrahlten Gebiet, das durch die Superinfektion eine gewisse Induration erfahren hat, die Stabilität auch bei einer partiellen Mandibulektomie derart ist, daß der Patient eine recht gute und schmerzfreie Kaufähigkeit zurückgewinnt.

5. Neurologische Störungen

Als gefürchteste und schwerwiegendste Komplikation ist die radiogene Myelopathie oder Radiomyelitis zu erwähnen. Sie ist erwiesenermaßen dosisabhängig. Die niedrigste Dosis, die ohne zusätzliche Faktoren wie Diabetes, Hypertonie usw. zu einer Myelopathie geführt hat, liegt bei fraktionierter Bestrahlung von rund 10 Gy/Herd pro Woche in der Größenordnung von 42 Gy. Wenn man sich an diese Richtwerte anschließt, so ist bei einem Miteinschließen des Spinalkanals bis zu einer Gesamtdosis von 40 Gy nie mit einer strahlenbedingten Myelopathie und entsprechender Querschnittsläsion zu rechnen. Auch das Auftreten eines Lhermiteschen Zeichens, wie dies als vorübergehende demyelisierende Reaktion des Rückenmarks beschrieben wurde, vor allem bei großvolumigen Bestrahlungen maligner Lymphome, tritt bei Bestrahlung von Mesopharynxtumoren nur äußerst selten ein.

Läsionen peripherer Nerven, in erster Linie des N. hypoglossus oder N. accessorius, können gelegentlich auftreten im Zusammenhang mit hochdosierter Strahlentherapie von ausgedehnten Kieferwinkellymphomen. Bei Dosen über 70–80 Gy kann es zur Fibrosierung des subkutanen Gewebes kommen, und man beoachtet in solchen Fällen das gelegentliche Auftreten einer Hypoglossuslähmung, meist erst nach 2–3 Jahren post irr. Therapeutisch ist nichts auszurichten, da eine Neurolyse in diesem stark belasteten Gebiet nicht erfolgversprechend ist.

In den Rahmen dieser neurologischen Spätkomplikationen ist auch die sog. Glossopharyngeus-Neuralgie einzureihen. Auf der Basis von fibrotischen schrumpfenden Veränderungen der Weichteile kann es zu einschießenden Schmerzen im Glossopharyngeusgebiet kommen, vor allem ausgelöst durch den Kauakt. Als Behandlung dieser Neuralgien sowie anderer residueller Neuralgien im Pharynxbereich wird von LALLEMANT und GEHANNO (1973) die Durchtrennung der sog. Jacobsonschen Anastomose empfohlen (Nervenverbindung zwischen N. tympanicus als Ast des N. glossopharyngeus und Ggl. oticum).

6. Radiogene (postradiotherapeutische) Tumoren

In den letzten Jahren ist vereinzelt auf die Möglichkeit hingewiesen worden, daß im ehemals bestrahlten Gebiet oder in dessen Randzone nach vollständiger Abheilung des Primärtumors in späteren Jahren wieder ein Tumor auftreten könne. Dies entspräche somit einem durch die Strahlenexposition ausgelösten, radiogenen Zweittumor. Die Möglichkeit einer derartigen induzierten Tumorentstehung als Spätfolge der Erstbehandlung ist nicht ganz von der Hand zu weisen, doch muß unterschieden werden zwischen dem späteren Auftreten eines Zweittumors auf dem Boden einer dysplastisch veränderten Schleimhaut, mit multitopischen Mikrokarzinomen (SAVARY et al. 1979) und einer allein durch die frühere Strahlenexposition ausgelöste Tumorentstehung. In diesem Zusammenhang sei auf die Entwicklung von sog. Spätrezidiven hingewiesen, die BUSSE et al. (1976) bei 55 Patienten mit ausgedehnten Tumoren im Kopf- und Halsbereich beobachtet haben, die nicht nur strahlentherapeutisch, sondern in Kombination mit Chemotherapie (MTX, 6-Mercaptopurin) oder Brom-Uridinen behandelt wurden.

In einer Sammelstatistik hat SEYDEL (1975) bei 611 Patienten, die länger als 5 Jahre nach einer erfolgreichen Strahlentherapie eines Mundhöhlen- oder Mesopharynxkarzinoms beobachtet wurden, 7mal (=1,14%) das Auftreten eines Zweittumors im bestrahlten Gebiet verzeichnet. Bei 407 für dieselbe Tumorlokalisation nur operierten Patienten ist ebenfalls in 8 Fällen (=2%) ein Zweittumor im Bereich der oberen Luft- und Speisewege nachgewiesen worden. Beide Werte liegen höher als die durchschnittliche Erkrankungshäufigkeit an Mundhöhlen- und Mesopharynxkarzinomen der Gesamtbevölkerung (Pennsylvania, USA). Wenn aber der Strahlentherapie des ersten Primärtumors eine ursächliche Bedeutung für das kumulative Zustandekommen eines zweiten, radiogenen Tumors zukommt, so ist das Ausmaß nicht sehr groß und darf jedenfalls als eine mögliche Spätkomplikation nicht überbewertet werden.

H. Heutige Problematik bei der Behandlung
der Mesopharynxtumoren

Obwohl erwiesenermaßen seit der Einführung der Hochvolttherapie die Heilungsaussichten bei der Strahlentherapie der Mesopharynxtumoren wesentlich zugenommen haben, unter gleichzeitiger Verringerung der Komplikationsrate, müssen weiterhin Wege gesucht werden, um die Ergebnisse bei der Behandlung dieser Tumorgruppen zu verbessern. Auch heute noch erliegen die Patienten mit einem Mesopharynxtumor in rund der Hälfte der Fälle dem lokalen oder regionären Tumorgeschehen, so daß unser Hauptanliegen in der Verbesserung der lokalen Therapiemaßnahmen bestehen muß. Demgegenüber treten die Fernmetastasen oder Zweittumoren wesentlich in den Hintergrund.

Unter Verwendung der jetzt gut eingeführten Hochvoltphotonen und Elektronenbestrahlung stellen folgende Eigenschaften der Mesopharynxtumoren eine definitive Heilung in Frage und können deshalb als *prognostisch* ungünstige Faktoren bezeichnet werden:

a) Ausgedehnte Primärtumoren des Stadiums T3 und T4

b) Über 3 cm große, fixierte Lymphknoten (N3)

c) Infiltrative oder stark ulzerierte, unterminierende Tumoren, vor allem der Zungenbasis, der Tonsillenloge und des Sulcus amygdalo-glossus, wie das schon vor über 20 Jahren Baclesse (1960) unterstrichen hat.

d) Besondere Tumorlokalisationen, wiederum die Zungenbasis und der Sulcus amygdaloglossus, aber auch die Pharynxhinterwand.

Dazu kommt, daß eine Großzahl der Patienten mit Mesopharynxtumoren wegen ihres chronischen Alkohol- und Nikotinabusus sich in einem reduzierten Ernährungszustand befinden, was sich wiederum bei der Abheilung und Vernarbung des Tumorbettes ungünstig auswirkt. Einer rekonstituierenden Allgemeinbehandlung, zusammen mit der adäquaten Ernährung meist vor Einleitung der Therapie ist deshalb besondere Aufmerksamkeit zu widmen.

Wir sehen in folgenden Wegen die Möglichkeit, die Behandlungserfolge weiterhin zu verbessern:

– Vermehrte Kombination von radiotherapeutischen und chirurgischen Maßnahmen, vor allem bei sehr ausgedehnten Tumoren. Dies betrifft in erster Linie die Tumorlokalisationen des Mesopharynx, bei der der Primärtumor dem Knochen anliegt, wie z.B. beim Sulcus amygdalo-glossus-Karzinom sowie bei der Ausdehnung der Tumoren der Tonsillenloge gegen das Trigonum retromolare, ferner auch die Tumoren der Pharynxhinterwand. Darauf haben speziell auch Cachin u. Eschwege (1975) mit Nachdruck hingewiesen. Neben der chirurgischen Resektion sind sicher noch neue therapeutische Möglichkeiten von der rekonstruktiven plastischen Chirurgie zu erwarten. Doch sind auch diesen eingreifenden Maßnahmen wiederum Grenzen gesetzt, wenn es darum geht, bei sehr ausgedehnten Primärtumoren die funktionell so wichtigen Aufgaben der Zungenbasis oder des Gaumensegels im Hinblick auf den Schluckakt zu berücksichtigen.

– Vermehrte Mitberücksichtigung der interstitiellen Curietherapie, bei vorhandenem Resttumor oder auch bei Tumorlokalisationen, die auf die alleinige perkutane Strahlentherapie erwiesenermaßen nicht genügend gut ansprechen; in erster Linie sei wiederum auf die Zungenbasistumoren hingewiesen. Die transkutan eingeführten Strahlenquellen wie dies mit dem ^{192}Iridium oder neuerdings mit ^{125}J-Seeds möglich ist, eröffnen sicher der konservativen kombinierten Strahlentherapie neue Wege.

– Noch nicht abzusehen ist die Stellung, die die Hoch-LET-Strahlung wie Neutronen, Pi-Mesonen, u.a. bei der Behandlung ausgedehnter Mesopharynxtumoren einnehmen werden. Erste Resultate, was die lokale Tumorsterilisierung anbelangt, die mit der Neutronentherapie und in vereinzelten Fällen auch mit den Pi-Mesonen gewonnen würden, sind vielversprechend. Noch nicht abzusehen ist bei der Hoch-LET-Strahlung das Ausmaß der Spät-veränderungen und die damit zusammenhängenden Spätkomplikationen.

– Assoziation von Chemotherapie und Strahlentherapie. Bei sehr ausgedehnten Tumoren lassen die bisherigen Erfahrungen erwarten, daß eine Vorbehandlung mit Polychemothera-pie, vor allem unter Einbezug von cis-Platinum, Adriamycin und Bleomycin zu einer derartigen Tumorreduktion führt, daß die nachfolgende Strahlentherapie, evtl. auch wieder kombiniert mit chirurgischer Resektion, einen wesentlichen Beitrag zur Sterilisierung des Primärtumors und/oder der Lymphknotenmetastasen mit sich bringen werden. Die Gren-zen liegen in der Toleranz der normalen Gewebe bei dieser kombinierten Therapie, die je nach Allgemeinzustand des Patienten nicht in allen Situationen vorausgesehen werden kann. Auch übersehen wir heute noch nicht die möglichen Spätveränderungen nach solchen kombinierten Behandlungen, ganz abgesehen von der möglichen Tumorinduktion im und um den behandelten ursprünglichen Tumorbereich.

– Schließlich scheint die gleichzeitige Anwendung von Radiosensibilisatoren zur lokalen Sterilisierung der hypoxämischen Tumoranteile einen möglichen Beitrag zu leisten. Ande-rerseits ist auch zu erwarten, daß mit Strahlenschutzsubstanzen für das gesunde Umge-bungsgewebe die Toleranz weiterhin verbessert werden kann, so daß es möglich sein wird, auch ausgedehnte und infiltrierend wachsende Tumoren durch die Strahlentherapie günsti-ger zu beeinflussen als dies bisher der Fall war. Bis jetzt stehen den an und für sich günstigen Früherfahrungen mit Radiosensibilisatoren ihre relative Neurotoxizität gegen-über.

Je weiter das Ziel bei der Behandlung der Mesopharynxtumoren gesteckt wird, desto eher müssen die Spätveränderungen und die eventuellen posttherapeutischen Komplikationen berücksichtigt werden. Man wird sich demnach immer vor Situationen gestellt sehen, bei denen nur eine symptomatische oder palliative Therapie vorgesehen werden kann. Besonders zu beachten ist bei den lokal und regionär geheilten Trägern von Mesopharynxkarzinomen das spätere Auftreten eines Zweit- oder Drittumors im Bereich, aber auch außerhalb der oberen Luft- und Speisewege (z.B. 16% von 306 geheilten Patienten, WELLER, GOFFINET, GOODE u. BAGSHAW). Dieser Umstand verpflichtet den Therapeuten, auch bei nachgewiesener Symptomfreiheit die Nachkontrolle des Patienten über die 10-Jahres-Grenze hinaus zu verfol-gen.

Literatur

Abbatucci JS (1972) Techniques de télécobalthérapie radicale. Expansion Scientifique Française, 2ème édit.

Adamson RH, Krolikowski FJ, Correa P, Sieber SM, Dalgard DW (1977) Carcinogenicity of 1-methyl-1-nitrosourea in nonhuman primates. J Nat Cancer Inst 59:415–422

Ahlbom H (1935) Mucous and salivary glands tu-mours. Acta Radiol [Suppl 23] (Stockh)

Almond PR, Wright AE, Boone ML (1967) High energy electron dose perturbations in regions of tissue heterogeneity. II Physical models of tissue heterogeneities. Radiology 88:1146–1153

Alth G, Boltz A, Koren H, Kolbabek H (1976) On the radiotherapy of the carcinoma of the tonsils. Osterr Z Onkol 3:26–30

Amer MH, Izbicki RM, Vaitkevicins VK, Al-Sarraf M (1980) Combination chemotherapy with cis-Diamminedichloroplatinum, Oncovine and Bleo-mycin (COB) in advanced head and neck cancer. Cancer 45:217–223

Andersen AP, Bertelsen K, Elbrønd O, Gadeberg C, Lund C (1977) Malignant tumours of the oro-pharynx. Acta Radiol Ther Phys Biol 16:63–72

Andre P (1973) Indications, technique et résultats de la subglossolaryngectomie totale. J Franç Oto-Rhino-Laryng 22:?81–887

Andrews PE, Sprinkle r... (1972) Carcinoma of the tonsil: A comparison of two treatment modali-ties. South Med J 65:982–984

Aryan St, Farber LR, Hamilton BP, Papac KJ (1974) Pseudohyperparathyroidism in head and neck tu-mors. Cancer 33:159–166

Auersperg M, Soba E, Vraspir Porenta O (1977) In-travenous chemotherapy with synchronization in advanced cancer of oral cavity and oropharynx. Z Krebsforsch 90:149–159

Auersperg M, Furlan L, Marolt F, Jereb B (1978)

Intra-arterial chemotherapy and radiotherapy in locally advanced cancer of the oral cavity and oropharynx. Int J Radiat Oncol Biol Phys 4:273–277

Ayre JE (1975) A simple cell screening method for earlier detection of oropharyngeal cancer. Cancer Cytol 15:10–16

Baclesse F (1942/1943) Résultats éloignés du traitement roentgen-thérapique des épithéliomas glosso-épiglottiques (base linguale, vallécules, épiglotte). J Radiol Electrol 25:190–193

Baclesse F (1960) Tumeurs malignes du pharynx et du larynx. Masson & Cie, Paris

Banfi A, Bonadonna G, Ricci SB (1972) Malignant lymphomas of Waldeyer's ring: Natural history and survival after radiotherapy Br Med J 3:140–143

Barkley HT, Fletcher GH (1977) The significance of residual disease after external irradiation of squamous cell carcinoma of the oropharynx. Radiology 124:493–495

Barth G, Kern W, Riedel H (1962) Die Strahlenbehandlung der Tonsillentumoren – Ergebnisse der Behandlung mit kombinierter Röntgenbestrahlung und Erfahrungen mit schnellen Elektronen. Strahlentherapie 118:192–203

Basa GF, Hirayama T, Cruz-Basa AG (1977) Cancer epidemiology in the Philippines. Natl Cancer Inst Monogr 47:45–56

Batsakis JG (1979) Tumours of the head and neck – clinical and pathological considerations. 2nd ed. Williams and Wilkins, Baltimore London

Baud J (1950) End results of radiotherapy of cancer of the tongue. Am J Roentgenol 63:701–711

Becker FO, Economou SG (1975) Parotid tumour and thyorid cancer. Simultaneous occurrence after irradiation of the neck in childhood. JAMA 232:512–514

Becker J (1958) Klinische Erfahrungen mit ultraharten Röntgenstrahlen und schnellen Elektronen. Strahlentherapie 106:85–95

Becker J, Gauwerky F (Hrsg.) (1969) Tumoren der Mundhöhle, des Rachens und des Kehlkopfes – Interdisziplinäre Diskussionen Deutscher Röntgenkongress 1968. Sonderbände zur Strahlentherapie, Bd 68. Urban & Schwarzenberg, München Berlin Wien

Becker W, Herberhold C (1977) Concept and first experiences of an oncologic therapy of head and neck carcinoma. Laryngol Rhinol Otol Grenzgeb 56:191–200

Bedwinek JM, Shukovsky LJ, Fletcher GH, Daley TE (1976) Osteonecrosis in patients treated with definitive radiotherapy for squamous cell carcinomas of the oral cavity and naso and oropharynx. Radiology 119:665–667

Beiler DD (1977) Interstitial radiation in the treatment of carcinoma of the tonsillar region. Am J Roentgenol 128:1031–1036

Ben David J, Fradis M, Podoshin L (1976) Neurilemoma of the parapharyngeal space. Ear Nose Throat J 55:247–248

Berger DS, Fletcher GH (1971) Distant metastases in patients with squamous cell carcinoma of the nasopharynx, tonsillar fossa and base of tongue, free of disease at the primary site and in the neck. Radiology 100:141–143

Berger DS, Fletcher GH, Lindberg RD, Jesse RH (1971) Elective irradiation of the neck lymphatics for squamous cell carcinoma of the nasopharynx and oropharynx. Am J Roentgenol 111:66–72

Bertelli AP, Luisi A (1973) Tumors of the parapharyngeal region. II. Nervous tumors, chemodectoma, chordoma, branchial cysts. Surgical management and conclusions. Rev Paul Med 82:103–116

Bertino JR, Boston B, Capizzi RL (1975) The role of chemotherapy in the management of cancer of the head and neck: a review. Cancer 36:752–758

Berven EGE (1959) Radiation therapy of malignant tumors of the palatine tonsil. In: Pack GT, Ariel IM Treatment of cancer and allied diseases, chap XII, 2nd edn. Hoeber, New York, pp 153–168

Betsch C, Croll R (1959) Les cancers de la paroi postérieure de l'oro- et de l'hypopharynx. Etude radiographique et radiothérapique. J Radiol Electrol 40:221–229

Blavier A, Dancot H (1961) Le traitement de l'épithélioma de la région amygalienne. Méthodes radiothérapiques. Méthodes chirurgicales. Kongressband, Ve Congrès de Radiologie de Culture latine Paris

Blumberg AL, Fu KK, Phillips ThL (1979) Results of treatment of carcinoma of the base of the tongue, the UCSF experience, 1957–1976. Int J Radiat Oncol Biol Phys 5:1971–1976

Booth JB, Cheesman AD, Vincenti NH (1973) Extramedullary plasmacytomata of the upper respiratory tract. Ann Otol Rhinol Laryngol 82:709–715

Borgelt BB, Davis LW (1978) Combination chemotherapy and irradiation for head and neck cancer: a review. Cancer Clin Trials 1:49–59

Brandenburg JH (1972) Neurogenic tumors of the parapharyngeal space. Laryngoscope 82:1292–1305

Brown AW, Blom J, Butler WM, Garcia-Guerrero G, Richardson MF, Henderson RL (1980) Combined chemotherapy with Vinblastine, Bleomycine and cis-Diamminedichloroplatinum (II) in squamous cell carcinoma of the head and neck. Cancer 45:2830–2835

Burge AJS (1975) A case of oropharyngeal chordoma. J Laryngol Otol 89:115–119

Burgers JMV (1974) Embryonal rhabdomyosarcoma in children (Dutch). Jaarb Kankeronderz Ned 23:131–134

Burke JS, Butler JJ (1976) Malignant lymphoma with a high content of epithelioid histiocytes (Lennert's lymphoma). Am J Clin Pathol 66:1–9

Busse JM, Goffinet Don R, Bagshaw MA (1976) Late local recurrences in patients with head and neck cancer treated by irradiation and intra-arterial infusion. Int J Radiat Oncol Biol Phys 1:839–848

Byhardt RW, Greenberg M, Cox JD (1977) Local control of squamous carcinoma of oral cavity and oropharynx with 3 VS 5 treatment fractions per week. Int J Radiat Oncol Biol Phys 2:415–420

Cachin Y (1975) Cancers of the head and neck: prognostic factors and criteria of response to treatment. 353–366, in Cancer Therapy: Prognostic factors and criteria of response. Ed. M.J. Staquet. Raven Press, New York

Cachin Y (1976) Les formes oto-rhino-laryngologiques des hématosarcomes non hodgkiniens (chez l'adulte). Rev. Prat. (Paris) 26:1411–1416

Cachin Y (1978) Treatment of cervical lymph node metastases from carcinomas of the upper respiratory and digestive tracts. Rec Results Cancer Res 62:215–219

Cachin Y, Eschwege F (1975) Combination of radiotherapy and surgery in the treatment of head and neck cancers. Cancer Treat Rev 2:177–191

Cachin Y, Richard J, Lalanne C (1965) Chirurgie du larynx et de l'hypopharynx après radiothérapie. Rev Laryngol 86:370–376

Cachin Y, Jortay A, Sancho H, Eschwege F, Madelain M, Desaulty A, Gerard P (1977) Preliminary results of a randomized EORTC study comparing radiotherapy and concomitant Bleomycin to radiotherapy alone in epidermoid carcinomas of the oropharynx. Eur J Cancer 13:1389–1395

Cade St (1949) Malignant disease and its treatment by radium, vol II, 2nd edn, chap XIV, XVI, XVIII, Bristol Wright & Sons

Cade St (1950) Treatment of cancer of the tongue. Am J Roentgenol 63:716–718

Cahan WG, Castro EB, Rosen PP, Strong EW (1976) Separate primary carcinomas of the esophagus and head and neck region in the same patient. Cancer 37:85–89

Cardinale F, Fischer JJ (1977) Radiation therapy of carcinoma of the tonsil. Cancer 39:604–608

Carrega N, Colonna d'Istria J, Garcin M (1958) Etude des tumeurs malignes de la base de la langue traitées de 1932 à 1955 au Centre régional de Lutte contre le Cancer de Marseille. Ann Oto-Laryngol (Paris) 75:751–766

Carter SK (1977) The chemotherapy of head and neck cancer. Semin Oncol 4:413–424

Catterall M (1977a) First randomized clinical trial of fast neutrons compared with photons in advanced carcinoma of the head and neck. Clin Otolaryngol 2:359–372

Catterall M (1977b) The results of randomized and other clinical trials of fast neutrons from the medical research council cyclotron London. Int J Radiat Oncol Biol Phys 3:247–253

Cenci N, Magri M (1959) Considérations cliniques et thérapeutiques à propos de 275 cas de tumeurs de la base de la langue. Rev Laryngol Otol Rhinol (Bord) 80:318–347

Chaves E, Oliveira AM (1972) Primary malignant schwannoma of the glossopharyngeal nerve associated with a latent form of multiple neurofibromatosis (von Recklinghausen's disease). Rev Bras Cirurg 62:235–239

Chelloul N, Labayle J (1977) Parapharyngeal extra articular synovioblastomas. Report of 1 case. Sem Hop Paris 53:707–709

Chen TY, Webster JH (1974) Oral Monilia study on patients with head and neck cancer during radiotherapy. Cancer 34:246–249

Chen TY, Johnson R, Sako K (1975) Carcinoma of the tonsillar fossa. Excerpta Medica, ICS No 365:190–198

Cheng VST, Shetty KS, Deutsch M (1980) Carcinoma of the anterior tonsillar pillar and the soft palate – uvula: treatment by radiation therapy. Radiology 134:497–501

Chu W, Strawitz JG (1977) Parapharyngeal growth of parotid tumors. Report of two cases. Arch Surg 709–711

Chung ChK, Constable WC (1979) Squamous cell carcinomas of the soft palate and uvula. Int J Radiat Oncol Biol Phys 5:845–850

Clifford P, O'Connor AD, Durden-Smith J, Hollis BAB, Edwards WG, Dalley VM (1978) Synchronous multiple drug chemotherapy and radiotherapy for advanced (stage III and IV) squamous carcinoma of the head and neck. Antibiot Chemother 24:60–72

Coates HLC, Devine KD, Desanto LW, Weiland LH (1975) Glandular tumors of the palate. Surg Gynecol Obstet 140:589–593

Concannon JP (1971) Radiotherapy as initial treatment of epidermoid carcinoma of tonsil and base of tongue. JAMA 217:943–945

Cox JD, Koehl RH, Turner WM, King FM (1974) Irradiation in the local control of malignant lymphoreticular tumors (non-Hodgkin's malignant lymphoma). Radiology 112:179–185

Cregan ET, Fleming TR, Edmonson JH, Ingle JW, Woodt JE (1981) Cyclophosphamide, Adriamycine and cis-Diamminedichloroplatinum (II) in the treatment of patients with advanced head and neck cancer. Cancer 47:240–244

Cruz AB Jr., McInnis WD, Aust JB (1974) Triple drug intra arterial infusion combined with X ray therapy and surgery for head and neck cancer. Amer. J. Surg. 128:573–579

Cutler M (1949) Mixed tumors of the palate. Late results in five cases treated by telecurietherapy. Am J Roentgenol 61:82–90

Daly TE, Drane JB, MacComb WS (1972) Management of problems of the teeth and jaw in patients undergoing irradiation. Am J Surg 124:539–542

Dancot H (1955) Le traitement des épithéliomas de l'amygdale palatine. J Radiol Electrol 36:24–35

Dancot H, Patte M (1958) Influence de la dose appliqueée et de l'étendue de l'irradiation cervicale dans le traitement radiothérapique des lymphosarcomes de l'amygdale et du cavum. J Radiol Electrol 39:459–463

Dargent M, Gignoux M (1954) Pharyngectomie latérale transmaxillair dans le traitement des cancers étendues de la base de la langue et de l'amygdale. Lyon Chirurgical 49:760–766

Das BC (1972) Parapharyngeal pleomorphic adenoma. Indian J Otolaryng 24:178–180

Deckers C, Maisin J (1961) Le cancer de la langue. J Radiol Electrol 42:655–662

Denekamp J (1977) Tumor regression as a guide to prognosis: a study with experimental animals. Br J Radiol 50:271–279

Despons J (1972) The malignant bucco pharyngeal tumors in childhood. Rev Laryngol Otol Rhinol (Bord) 93:471–488

Djindjian R, Merland JJ (1978) Superselective arteriography of the external carotid artery. Springer, Berlin Heidelberg New York

Donaldson SS, Castro JR, Wilbur JR, Jesse RH Jr. (1973) Rhabdomyosarcoma of head and neck in children. Combination treatment by surgery, irradiation and chemotherapy. Cancer 31:26–35

Dritschilo A, Piro AJ (1980) Clinical combinations of radiation and drugs in the management of tumors in adults. In: Sokol GH, Maickel RP (eds) Radiation-drug interactions in the treatment of cancer, chap 11. John Wiley & Sons, New York Chichester Brisbane Toronto

Ducuing J, Ducuing L (1949) Les tumeurs malignes des voies aéro-digestives supérieures. Masson, Paris

Dutreix J, Hayem M, Pierquin B (1974) Epithéliomas de la région amygdalienne. Comparaison entre fractionnement classique et irradiation en deux séries (split-course). Acta Radiol [Ther] (Stockh) 13:167–184

Duval R, Lacassagne A (1922) Classification pratique des cancers dérivés des épithéliums cutanés et cutané-muqueux. Arch Franç Pathol Gen Exp 4:6–30

Dwyer JT (1979) Dietetic assessment of ambulatory cancer patients (with special attention to problems of patients suffering from head and neck cancers undergoing radiation therapy). Cancer 43:2077–2086

Ellis F (1971) Nominal standard dose and the ret. Brit. J. Radiol. 44:101–108

Ennuyer A, Bataini JP (1956) Les tumeurs de l'amygdale et de la région vélopalatine. Masson

Ennuyer A, Bataini J (1963) Télécobaltthérapie des épithéliomas de l'oropharynx et de l'hypopharynx. Ann Oto-Laryngol (Paris) 80:681–698

Ennuyer A, Bataini P (1972) Statistics on one thousand cases of pharyngeal epithelioma treated by radio cobalt at the curie foundation. Examination of results. Particularly in relation to cervical adenopathies (French). Ann Oto-Laryngol (Paris) 89:641–658

Ennuyer A, Bataini P (1973) Les lymphosarcomes des voies aérodigestives supérieures – traitement radiothérapique – a propos de 361 cas, formes généralisées exceptées. Nouv Presse Med 2:175–178

Ennuyer A, Bataini P (1973) A propos de 1000 cas de cancers du pharynx traités par radiocobalt. Résultats à cinq ans. J. Radiol. Electrol. 54:7–17

Ennuyer A, Bataini P (1975) Radiothérapie des territoires cervicaux en cas d'épithéliomas du rhinopharynx, de l'oropharynx et de l'hypopharynx. J Radiol Electrol 56:837–838

Ennuyer A, Bataini P, Helary J (1961) Maladie de Hodgkin des voies aéro-digestives supérieures. Porte d'entrée éventuelle de l'agent causal de la lymphogranulomatose maligne. Ann Oto-Laryngol (Paris) 78:474–509

Esser E, Wannenmacher M (1979) Langzeitergebnisse der synchronisierten Radiotherapie bei inoperablen orofazialen Plattenepithelkarzinomen. In: Kombinierte Strahlen- und Chemotherapie, Sonderband zur Strahlentherapie, Bd 75. Urban & Schwarzenberg, München Berlin Wien, S 120–125

Everson TC, Cole WH (1966) Spontaneous regression of cancer. Saunders, Philadelphia London

Fajardo LE, Lee A (1975) Rupture of major vessels after radiation Cancer 36:904–914

Farr HW (1971) Soft part sarcomas of the head and neck. Amer. J. Surg. 122:714–718

Farr HW, Gray GF, Vrana M, Panio M (1973) Extracranial meningioma. J Surg Oncol 5:411–420

Farr HW, Spiro RH, Shah JP (1976) Immediate repair of the commando defect by cervical and pectoral flaps. Am J Surg 132:533–535

Fauci AS, Johnson RE, Wolff M (1976) Radiation therapy of midline granuloma. Ann Intern Med 84:140–147

Fayos JV, Lampe I (1971) Radiation therapy of carcinoma of the tonsillar region. Am J Roentgenol 111:85–94

Fazekas JT, Sommer Ch, Kramer S (1980) Adjuvant intravenous MTX or definitive radiotherapy alone for advanced squamous cancer of the oral cavity, oropharynx, supraglottic larynx or hypopharynx. Int J Radiat Oncol Biol Phys 6:533–541

Filbert CG (1973) Histoplasmosis of the tonsils and pharynx. J Am Osteopath Ass 73:229–236

Fisch U (1966) Lymphographische Untersuchungen über das zervikale Lymphsystem. Fortschr Hals-Nasen-Ohrenheilk, Bd 14. Karger, Basel New York

Flamant R, Malaise EP, Dutreix A, Dutreix J, Hayem M, Pierquin B, Tubiana M (1967) Un essai thérapeutique clinique sur l'irradiation des cancers amygdaliens par faisceaux de photons ou d'électrons de 20 MeV. Eur J Cancer 3:169–181

Fletcher GH (1972) Elective irradiation of subclinical

disease in cancers of the head and neck. Cancer 29:1450–1454

Fletcher GH (1980) Textbook of radiotherapy, 3rd edn. Lea & Febiger, Philadelphia

Fletcher GH, MacComb WS (1962) Radiation therapy in the management of cancer of the oral cavity and oropharynx. Thomas, Springfield

Fletcher GH, Shukovsky LJ (1976) Isoeffect exponents for the production of dose response curves in squamous cell carcinomas treated between 4 to 8 weeks. J Radiol Electrol 57:825–827

Flury R (1957) Therapie und Prognose der Malignome der Valleculae, der seitlichen Mesopharynxwände, der hinteren Mesopharynxwand und der ausgedehnten Mesopharynxtumoren. Inaug Diss Zürich

Franke HD (1979) Results of clinical applications of fast neutrons at Hamburg-Eppendorf. High-LET radiations in clinical radiotherapy. Barendsen GW, Boerse JJ, Breur K (eds) Pergamon Press Oxford New York Toronto Sydney Paris Frankfurt

Fraser RW, Chism SE, Stern R, Fu KK, Buschke F (1979) Clinical course of early extranodal Non-Hodgkin's Lymphoma. Int. J. Radiation Oncology, Biol. Phys. 5:177–183

Friedman M, De Narvaes FN, Daly JF (1970) Treatment of squamous cell carcinoma of the head and neck with combined methotrexate and irradiation. Cancer 26:711–721

Fuchihata H, Wada T, Inoue T (1973) Radiotherapy of adenoid cystic carcinoma of the head and neck. Oral Surg. 36:753–759

Fuks Z, Kaplan HS (1973) Recurrence rate following radiotherapy for nodular and diffuse malignant lymphomas. Radiology 108:675–684

Gaillard J, Dumolard P, Romanet Ph (1977) Dysphagia and parapharyngeal tumor: Liposarcoma. J Franc Oto-Rhino-Laryngol 26:722–724

Gelinas M, Fletcher GH (1973) Incidence and causes of local failures after irradiation in squamous cell carcinomas of the faucal arch, tonsillar fossa and base of tongue. Radiology 108:383–387

Gilbert H, Kagan AR (1974) Recurrence patterns in squamous cell carcinoma of the oral cavity, pharynx and larynx. J Surg Oncol 6:357–380

Gilbert JG (1974) Bilateral lymphoepithelioma of the tonsils. J Laryngol Otol 88:569–570

Glanzmann Ch (1978) Ergebnisse der Radiotherapie des Tonsillenkarzinoms bei 161 Patienten aus dem Behandlungszeitraum 1950 bis 1976. Strahlentherapie 154:753–757

Glick JH (1980) The adjuvant treatment of inoperable stage III and IV epidermoid carcinoma of the head and neck with Platinum and Bleomycin infusions prior to definitive radiotherapy: an RTOG pilot study. Cancer 46:1919–1924

Golomb F (1971) Infusions ou perfusions? In: Saegesser F, Pettavel J (eds) Oncologie chirurgicale. Huber, Bern Stuttgart Wien, pp 865–890

Goode R, Goodwin D, Burgert P, Nelson L (1973) Radioisotope scanning for tumors of the head and neck. Experience with indium 111 and Phosphorus 32. Arch Otolaryngol 97:312–315

Grant BP, Fletcher GH (1966) Analysis of complications following megavoltage therapy for squamous cell carcinomas of the tonsillar area. Am J Roentgenol 96:28–36

Greiner G, Feblot P (1976) The effect of sthenorex. J Med Strasbourg 7:453–455

Greiner R, Veraguth PC, Lampret T (1979) Erfahrungen und Ergebnisse in der Behandlung von ORL-Tumoren mit Bleomycin und Strahlentherapie. Kombinierte Strahlen- und Chemotherapie. Wannenmacher M, Gauwerky F, Steffer C (Hrsg) Urban & Schwarzenberg, München Wien Baltimore

Greiner R, Schibler Ch, Stoller Ch, Zimmermann A, Goldhirsch A (1980) Maligne Non-Hodgkin-Lymphome der ORL-Region und des Magen-Darm-Traktes. Ergebnisse, Indikation und Technik der Strahlentherapie. Schweiz Med Wochenschr 110:1170–1177

Grimaud R, Wayoff M (1959) Considérations anatomo-cliniques à propos de deux cas de plasmocytomes extramédullaires (trachée et amygdales). Arch Oto-Rhino-Laryngol (Paris) 76:1111–1114

Grover. S, Hardas UD (1972) Childhood malignancies in central India. J Natl Cancer Inst 49:953–958

Hager A (1952) Beitrag zur Frage der metastatischen Tonsillengewächse. Monatsschr Ohrenheilkd 86:306–310

Hahn W (1980) Leucoplasie buccale. Hexagone ‚Roche‘ 8:2–6

Hall EJ (1972) Radiation dose-rate: a factor of importance in radiobiology and radiotherapy. Br J Radiol 45:81–97

Harder D, Abou Mandour M (1976) Berechnung und Dosisverteilung schneller Elektronen in und hinter Gewebeinhomogenitäten beliebiger Breite. Strahlentherapie 152:509–516

Harrold CC (1967) Surgical treatment of cancer of the base of the tongue. Am J Surg 114:493–497

Healy GB, Strong MS, Uchmakli A, Vaughan CW, DiTrota JF (1976) Carcinoma of the palatine arch. The rationale of treatment selection. Am J Surg 132:498–50?

Hellman S, Iannotti A'i, Tortino JR (1964) Determination of the levels of serum folate in patients with head and neck cancer treated with methotrexate. Cancer Res 24:105–113

Henk JM, Kunkler PB, Smith CW (1977) Radiotherapy and hyperbaric oxygen in head and neck cancer. Final report of first controlled clinical trial. Lancet 2:101–103

Hilaris BS (1975) Handbook of interstitial brachytherapy. Publishing Sciences Group, Acton

Hiles RW, Bodenham DC (1980) The surgical treatment of malignant melanoma in the head and neck. Acta Chir Mexillo-facial 5:201–206

Hiraide F (1977) Tuberculosis in the otolaryngological regions. Otolaryngology (Tokyo) 49:973–984

Hohl K (1960) Was leistet die Goldseeds-198-Au-Implantation in der Krebstherapie? Radiol Clin (Basel) 29:298–309

Hong WK, Shapshaw SM (1979) Induction chemotherapy in advanced squamous head and neck carcinoma with high dose cis-Platinum and Bleomycin infusion. Cancer 44:19–25

Horak F, Hussarek-Heinlein M (1976) Ergebnisse laufender LgE-Titerbestimmungen zur Frühdiagnostik bei Tumorerkrankungen im HNO-Bereich. Wien Klin Wochenschr 88:657–660

Horiot JC, Schraub S (1975) Conservation systématique des dents saines et prophylaxie de la carie dentaire chez les malades irradiés. J Radiol Electrol 56:767–772

Horiuchi J, Shimizu M (1980) Radiological treatment for malignant melanoma of the oral cavity. Acta Chir Maxillo-facial 5:262–265

Horwitz MR, Boles R (1974) Carcinoma of the tonsillar region. Trans Am Acad Ophthalmol Otolaryngol 78:368–377

Huang AT, Lucas VS, Baughn SG, Cole TB (1980) A trial of outpatient chemotherapy for recurrent head and neck tumors. Cancer 45:2038–2041

Huet PC, Labayle J (1958) Etude statistique de l'Institut G. Roussy (tumeurs de la base linguale). Traitement du Cancer de la Base de la Langue. Huet PC, Gignoux M, Berard F, Andre P, Labayle J (eds) Librairie Arnette, Paris, pp 175–179

Huet PC, Berard F, Wicart L (1953) A propos d'un mélanome amygdalien. Ann Oto-Laryngol 70:783–785

Huet PC, Gignoux M, Berard F, Andre P, Labayle J (1958) Traitement du cancer de la base de la langue. Librairie Arnette, Paris

Hybasek I (1973) Metastases of malignant tumors in the tonsillar region. Cs Otolaryngol 22:74–76

Ibrahim K, Jafarey NA, Zuberi SJ (1977) Plasma vitamin A and carotene levels in squamous cell carcinoma of oral cavity and oropharynx. Clin Oncol 3:203–207

Jackson H, Parker F (1947) Hodgkin's disease and allied disorders. Oxford University Press, New York

Jacobsson F (1948) Carcinoma of the tongue. A clinical study of 277 cases treated at Radiumhemmet 1931–1942. Acta Radiol [Suppl] (Stockh) 68:

Jacod M (1955) Importance de la cloison hyo-épiglottique dans l'extension des épithéliomas de la région épiglottique. Ann Oto-Rhino-Laryngol (Paris) 72:204–231

Jaeger E (1942) Das extramedulläre Plasmozytom. Zeitschr Krebsforsch 52:349–383

Jampolis S, Pipard G, Horiot JC, Bolla M, Le Dorze Ch (1977) Preliminary results using twice-a-day fractionation in the radiotherapeutic manage-

ment of advanced cancer of the head and neck. Am J Roentgenol 129:1091–1093

Jayant K, Balakrishnan V, Sanghvi LD, Jussawalla DJ (1977) Quantification of the role of smoking and chewing tobacco in oral, pharyngeal and oesophageal cancers. Br J Cancer 35:232–235

Jenkin RDT (1977) Radiation in the treatment of non-Hodgkin's lymphoma in children. Semin Oncol 4:311–315

Jesse RH (1979) The surgeon looks at recurrences after unsuccessful radiation therapy. Am J Roentgenol 132:13–15

Jesse RH, Lindberg RD (1975) The efficacy of combining radiatic therapy with a surgical procedure in patients with cervical metastasis from squamous cancer of the oropharynx and hypopharynx. Cancer 35:1163–1166

Jesse RH, Sugarbaker EV (1976) Squamous cell carcinoma of the orpharynx: why we fail. Am J Surg 132:435–438

Johnson RE (1975) Total body irradiation (TBI) as primary therapy for advanced lymphosarcoma. Cancer 35:242–246

Jong PC de (1972) The use of ^{197}HgCl$_2$ in diagnosis of malignant tumor of the head and neck region. Preliminary findings. ORL 34:303–307

Jørgensen SJ (1972) Time-dose relationships in combined Bleomycin treatment and radiotherapy. Eur J Cancer 8:531–534

Kaplan HS (1972) Hodgkin's disease. Harvard University Press, Cambridge (Mass)

Kette W, Rahn J (1958) Rezidivierende Tonsillenblutungen bei Hypernephromabsiedlung in Tonsille und Nasenrachenraum. T Laryngol Rhinol 37:513–518

Kim H, Jacobs J, Warnke RA, Dorfman RF (1978) Malignant lymphoma with a high content of epitheloid histiocytes – a distinct clinico-pathological entity and a form of so-called "Lennert's Lymphoma". Cancer 41:620–635

Klein MA, Jaffe R, Neiman RS (1977) "Lennert's Lymphoma" with transformation to malignant lymphoma. Histiocytic type (immunoblastic sarcoma). Am J Clin Pathol 68:601–605

Kovacs Z, Toth G (1975) A case of haemangioendothelioma tonsilla palatinae, healed by surgical intervention (Hungarian). Ful Orr Gegegyog 21:249–252

Kubo R, Takaki S (1976) Neurinoma of the parapharyngeal space (Japanese). Otologia (Fukuoka) 22:519–522

Kuhn E, Hertelendy A (1980) Hodgkin's disease in the Waldeyer's ring. Strahlentherapie 156:154–157

Kup W, Lange D (1972) Zu den bösartigen Geschwülsten in der Hals-Nasen-Ohrenheilkunde. III. Die Malignome der Gaumenmandeln. Arch Geschwulstforsch 39:348–366

Lacour J, Micheau C (1971) Traitement des tumeurs malignes des glandes salivaires à l'Institut Gustave-Roussy. Oncologie chirurgicale. Saegesser F, Pettavel (eds) Huber, Bern Stuttgart Wien

Lakota A (1974) A case of fibroma of the posterior wall of the oropharynx originating in the retropharyngeal space in a child aged 3 years (Polish). Otolaryngol Pol 28:329–331

Lallemant Y, Gehanno P (1973) Treatment of otalgias in oro pharyngeal neoplasias by section of Jacobson's nerve. Pathogenetic deductions. Ann Oto-Laryngol (Paris) 90:593–598

Laramore GE, Blasko JC, Griffin TW, Groudine MT (1979) Fast neutron teletherapy for advanced carcinomas of the oropharynx. Int. J. Radiation Oncology Biol. Phys. 5:1821–1827

Laughlin JS, Lundy A, Phillips R, Chu F, Sattar A (1965) Electron-beam treatment planning in inhomogeneous tissue. Radiology 85:524–531

Lawrence W Jr, Terz JJ, Rogers C (1974) Preoperative irradiation for head and neck cancer: a prospective study. Cancer 33:318–323

Lederman M (1956) Bucco-pharyngeal cancer: a clinical study with special reference to 'sulcus tumors' and classification. Br J Radiol 29:536–543; 605–622; 673–678

Lederman M (1959) Cancer of the base of the tongue: treatment by radiotherapy. J Laryngol 73:279–288

Lederman M (1967) Cancer of the Pharynx: a study based on 2417 cases with special reference to radiation treatment. J Laryngol Otol 81:151–172

Lee SC, Henry MM, Gonzalez Crussi F (1976) Simultaneous occurrence of melanotic neuroectodermal tumor and brain heterotopia in the oropharynx. Cancer 38:249–253

Lennert K, Mestdagh J (1968) Lymphogranulomatosen mit konstant hohem Epitheloidzellgehalt. Virchows Arch [Pathol Anat] 344, 1–20

Lennert K, Mohri N, Stein H, Kaiserling E (1975) The histopathology of malignant lymphoma. Br J Haematol [Suppl] 31:193–203

Lindberg R (1972) Distribution of cervical lymph node metastases from squamous cell carcinoma of the upper respiratory and digestive tract. Cancer 29:1446–1448

Livingston RB, Einhorn LH, Burgers MA, Gottlieb JA (1976) Sequential combination chemotherapy for advanced recurrent squamous carcinoma of the head and neck. Cancer Treat Rep 60:103–105

Loebe LP (1976) Rhinolaryngological aspects of leukaemic diseases. HNO 1:201–205

Luce JK (1975) Chemotherapy of melanoma. Semin Oncol 2:179–185

Ludescher P, Pawlata H (1973) Malignant tumors of the tongue, tonsils and floor of the mouth with particular reference to personal cases. Monatsschr Ohrenheilkd 107:364–370

Lund C, Sogaard H, Elbond O, Jorgenen K, Anderson AP (1975) Epidermoid carcinoma of the tongue: histological grading in the clinical evaluation. Acta Radiol [Ther] (Stockh) 14:513–521

Luzzatti G (1960) Risultati della radioterapie dei sarcomi trattati dal 1928 al 1945 (125 casi). Tumori 46:383–410

Mäntylä M, Kortegangas AE, Valavaara RA, Nordman EM (1979) Tumor regression during radiation treatment as a guide to prognosis. Br J Radiol 52:972–977

Mandel MA, Decosse JJ (1974) Salivary immunoglobulins in patients with oropharyngeal or pulmonary cancer. Br J Plast Surg 27:188–193

Manual for Staging of Cancer 1978. American Joint Committee for Cancer Staging and End-results Reporting. Edit. American Joint Committee, Chicago

Marcial VA (1959) Carcinoma of the base of the tongue. Am J Roentgenol 81:420–429

Marcial VA, Hanley JA, Ydrach A, Vallecillo LA (1980) Tolerance of surgery after radical radiotherapy of carcinoma of the oropharynx. Cancer 46:1910–1912

Marcial VA, Velez-Garcia E, Figueroa-Vallès NR, Cintron J, Vallecillo LA (1980) Multidrug chemotherapy (Vincristine-Bleomycin-Methotrexate) followed by radiotherapy in inoperable carcinomas of the head and neck. Int J Radiat Oncol Biol Phys 6:717–721

Marciani RD, Trodahl JN (1976) Cancellous marrow bone grafts in irradiated tissue. Oral Surg 42:431–441

Marks JE, Freeman RB, Lee F, Ogura JH (1978) Pharyngeal wall cancer: an analysis of treatment results, complications and pattern of failure. Int J Radiat Oncol Biol Phys 4:587–593

Martin CL, Martin JA (1956) Carcinoma of the posterior tongue treated with radiation. Radiology 66:835–841

Martin H (1942) Tumors of the palate (benign and malignant). Arch Surg 44:599–635

Martin H (1951) The case for prophylactic neck dissection. Cancer 4:92–97

Martin HE, Sugarbaker ED Jr. (1941) Cancer of the tonsil. Amer. J. Surg. 52:158–196

Martin HE, Munstek H, Sugarbaker ED Jr. (1940) Cancer of tongue. Arch. Surg. 41:888–936

Matar JH, McCarten AB (1973) Carcinoma of the tonsil and nasopharynx: a 20 year end results report. Am J Roentgenol 117:517–525

Mattich WC (1944) The diagnosis and treatment of cancer of tonsils. Radiology 35:268–273

Maurer HM, Moon ᴛ.᷉ Donaldson M, Fernandez C, Gehan EA, Hammond D, Hays DM, Lawrence W, Newton W, Ragab A, Raney B, Soule E, Sutow WW, Tefft M (1977) The intergroup rhabdomyosarcoma study. Cancer 40:2015–2026

McNeer GP, Cantin J, Chu F, Nickson JJ (1968) Effectiveness of radiation therapy in the management of sarcoma of soft somatic tissue. Cancer 22:391–397

Meoz-Mendez RT, Fletcher GH, Guilla-Mondeghi OM Peters LJ (1978) Analysis of the results of irradiation in the treatment of squamous cell carcinomas of the paryngeal walls. Int J Radiat Oncol Biol Phys 4:579–585

Mettler FA, Schultz K, Kelsey CA, Khan K, Sala J, Kligerman M (1979) Gray-scale ultrasonography in the evaluation of neoplasic invasion of the base of the tongue. Radiology 133:781–784

Meyers AD, Barker C, Grossman R, Potsic WP, Jafek BW (1976) Kaposi's sarcoma of the oropharynx following renal transplantation. Trans Am Acad Ophthalmol Otolaryngol 82:ORL 560–652

Micheau C (1975) Pathology classification of nasopharyngeal carcinomas. Bull Cancer (Paris) 62:277–286

Miglets AW, Viall JH, Kataria YP (1977) Sarcoidosis of the head and neck. Laryngoscope 87:2038–2048

Mill WB, Lee FA, Franssila KO (1980) Radiation therapy treatment of stage I and II extranodal non-Hodgkin's lymphoma of the head and neck. Cancer 45:653–661

Million RB, Fletcher GH, Jesse RH (1963) Evaluations of elective irradiation in the neck for squamous-cell carcinoma of the mesopharynx, tonsillar fossa and base of tongue. Radiology 80:973–988

Moedder U, Friedmann G, Gode A, Rose KG (1979) Computertomographie des Gesichtsschädels und des pharyngealen Raumes. Fortschr Röntgenstr 131:249–255

Möllendorff W von (1933) Lehrbuch der Histologie. Begr von Ph Stöhr. Fischer, Jena, S 261

Mole RH (1973) Late effects of radiation: carcinogenesis. Br Med Bull 29:78–83

Moss E, Lee WR (1974) Occurrence of oral and pharyngeal cancers in textile workers. Br J Ind Med 31:224–232

Moss WT, Brand WN, Battifora H (1979) Radiation oncology – rationale, technique results, 4th edn. Mosby, St. Louis Toronto London

Mossman KL (1979) Radiation-induced changes in gustatory function. Comparison of effects of neutron and photon irradiation. Int J Radiat Oncol Biol Phys 5:521–528

Movassaghi N, Leikin S, Chandra R (1974) Wilms tumor metastasis to uncommon sites. J Pediat 84:416–417

Mündnich K (1960) Die malignen Tumoren des Mesopharynx. Arch Ohr Nas Kehlk Heilk 176:237–412

Mündnich K (1963) Die Geschwülste des Mesopharynx. In: Berendes JL, Link L, Zöllner F (Hrsg) Handbuch der Hals-Nasen-Ohrenheilkunde, Bd II, Teil 1. Thieme, Stuttgart

Mumma CS (1953) Treatment of mixed tumor of the tongue with radioactive chromic phosphate solution. Arch Otolaryngol 58:192–195

Murphy SB (1977) Management of childhood non-Hodgkin's lymphoma. Cancer Treat Rep 61:1161–1173

Murthy AK, Hendrickson FR (1980) Is contralateral neck treatment necessary in early carcinoma of the tonsil? Int J Radiat Oncol Biol Phys 6:91–94

Musshoff K, Slanina J (1976) Maligne Systemerkrankungen. In: Scherer E (Hrsg) Strahlentherapie – Radiologische Onkologie. Springer, Berlin Heidelberg New York

Nedden G zur, Pedio G, Borek E (1980) Zytologische Diagnose der Mundschleimhauterkrankungen. Acta Chirurgiae maxillo-facialis, Bd 5. Tumoren im Kiefer-Gesichtsbereich. Barth, Leipzig, S 268–271

Neinhardt J, Schlosshauer B (1972) The prognosis of pharyngeal and laryngeal malignancies with special attention to reccurences. HNO 20:330–333

Nemeth G, Szabo I, Somlo F (1973) Experimental isotope examinations of the lymph nodes, for localization of hidden tumors in the tonsillar area. Ful-Orr-Gegegyog 19:137–139

New GB, Childrey JH (1931) Tumors of tonsils and pharynx. Arch Otolaryngol 14:699–730

New GB, Hallberg OE (1941) The end results of the treatment of malignant tumors of the palate. Surg Gynecol Obstet 73:520–524

Nichols RT, Greenfield LJ (1968) Experience with radical neckdissection in the management of 426 patients with malignant tumor of the head and neck. Ann Surg 167:23–34

Oberfield RA, Cady B, Booth JC (1973) Regional arterial chemotherapy for advanced carcinoma of the head and neck. Cancer 32:82–88

O'Connor AD, Clifford P, Durden Smith DJ, Edwards W, Hollis BA, Dalley VM (1977) Synchronous VBM and radiotherapy in the treatment of squamous cell carcinoma of the head and neck. Clin Otolaryngol 1:347–357

Palutke M, Varadachari C, Weise RW, Husain M, Tabaczka P (1978) Lennert's lymphoma, a T-cell neoplasm. Am J Clin Pathol 69:643–646

Pande K, Moghe KV, Hardas U (1973) A comparative study of cytology and histopathology in oropharyngeal tumors. Indian J Surg 35:269–274

Parshall DB, Stenstrom KW (1953) Malignant lesions of the tonsil. Radiology 60:564–572

Paterson ICM, Dawes PJDK, Henk JM, Moore JL (1981) Pilot study of radiotherapy with Misonidazole in head and neck cancer. Clin Radiol 32:225–229

Paterson R (1963) Treatment of malignant disease by radiotherapy 2nd edn. Williams & Wilkins, Baltimore

Pawlata H, Mikuz G (1972) Vascular neurofibromatosis in the region of the neck. Monatsschr Ohrenheilkd 106:286–295

Paymaster JC, Gangadharan P (1970) Cancer in the Parsi Community of Bombay. Int J Cancer 5:426–431

Perez CA, Lee, FA, Ackerman LV Ogura JH, Powers WE (1976a) Non randomized comparison of preoperative irradiation and surgery versus irradiation alone in the management of carcinoma of the tonsil. Am J Roentgenol 126:248–260

Perez CA, Lee FA, Ackerman LV, Korba A, Purdy J, Powers WE (1976b) Carcinoma of the tonsillar fossa. Significance of dose of irradiation and volume treated in the control of the primary tumor and metastatic neck nodes. Int J Radiat Oncol Biol Phys 1:817–827

Pernot M, Malissard L, Aletti P, Bey P, Hoffstetter S, Noel A (1980) Surdosage curiethérapique des tumeurs de la région vélo-amygdalienne – technique par fils de ^{192}Iridium sous tubes plastiques. J Eur Radiother 1:63–75

Perussia A (1950) Rendiconte clinico-statistico dei carcinomi della bocca e del faringe trattati dal 1928 al 1945. II. risultati della radioterapia dei carcinomi del palato molle (84 casi). Radiol Med Torino 36:379–412

Perussia F (1953) Die Strahlentherapie des Gaumenkarzinoms. Radiol Clin 22:334–340

Peters MV, Bush RS, Brown TC, Reid J (1975) The place of Radiotherapy in the control of non-Hodgkin's lymphomata. Br J Cancer [Suppl II] 31:386–401

Phillips TL, Wharam MD, Maegolis LW (1975) Modification of radiation injury to normal tissues by chemotherapeutic agents. Cancer 35:1678–1684

Pierquin B (1964) Précis de Curiethérapie. Masson, Paris

Pierquin B (1969) L'endocuriethérapie des carcinomes épidermoïdes du voile par l'iridium. J Radiol Electrol 50:23–28

Pierquin B, Chassagne D, Gasiorowski M (1959) Technique et dosimétrie de curiepuncture par fils d'or 198. J Radiol Electrol 40:690–693

Pierquin B, Mueller WK, Baillet F (1978) Low dose rate irradiation of advances head and neck cancers: present status. Int J Radiat Oncol Biol Phys 4:565–572

Pietrantoni L (1951) La chirurgia dei tumori della base della lingua. Arch. ital. Otol. 62:477–535

Piquet JJ, Pilliaert JM, Madelain M (1974) L'adénopathie dans les cancers du larynx et du pharynx. Valeur prognostique et traitement. Acta Otorhinolaryngol Belg 28:262–273

Pizetti F, Leonardelli G (1951) I tumori connettivali della tonsilla palatina. Arch Ital Otol [Suppl 7] 62:1–71

Pohlit W (1960) Dosisverteilung in inhomogenen Medien bei Bestrahlungen mit schnellen Elektronen. Fortschr Röntgenstr 93:631–641

Poretti GG, Ionesco-Farca F (1978) Use of the computer in high-energy electron therapy. Radiol Clin (Basel) 47:139–153

Presant CA, Ratkin G, Klahr C, Brown C (1979) Adriamycin, BCNU plus Cyclophosphamide (ABC) in advanced carcinoma of the head and neck. Cancer 44:1571–1575

Qasim MM (1975) Total body irradiation in non-Hodgkin lymphoma. Strahlentherapie 149:364–367

Radnai T, Kovacs Z (1973) Parapharyngeal Schwannoma. Ful-Orr-Gegegyog 19:126–128

Rafla S (1973) Significance and treatment of lymph node metastases of malignant mucous and salivary gland tumors. Am J Roentgenol 117:595–604

Raijundalia KB (1973) Kaposi's sarcoma of tonsil. J Laryngol 87:295–297

Randolph VL, Vallejo A, Spiro RH, Shah J, Strong EW, Huvos AG, Wittes RE (1978) Combination therapy of advanced head and neck cancer: Induction of remissions with diamminedichloroplatinum (II), bleomycin and radiation therapy. Cancer 41:460–467

Raven RW (1953) The surgical treatment of carcinoma of the pharynx. Proc. roy. soc. Med. 46:770–776

Regato JA del, Spjut HJ, (1977) Ackerman and del Regato's Cancer – Diagnosis, treatment and prognosis. 5th edn, St. Louis, Mosby, p. 355ff

Regaud C (1925) Ueber die Radiumtherapie des Zungenkrebses und ihre sekundären Drüsenerkrankungen. Strahlentherapie 21:73–80

Reilly CJ, Han T, Stutzman L, Slack NH, Webster J (1972) Reticulum cell sarcoma – A review of radiotherapeutic experience. Cancer 29:1314–1320

Richard JM, Sancho H, Brugere J, Vandenbrouck C (1973) Intra-arterial methotrexate in head and neck tumors. Eur J Cancer 9:847–851

Richards GJ, Chambers RG (1973) Hydroxyurea in the treatment of neoplasms of the head and neck: a resurvey. Am J Surg 126:513–518

Richman SP, Livingston RB, Gutterman JU, Suen JY, Hersh EM (1976) Chemotherapy versus chemoimmunotherapy in head and neck cancer: report of a randomized study. Cancer Treat Rep 60:535–539

Rickenmann W: Therapie und Prognose der Malignome des weichen Gaumens, der Tonsillen und des Gaumenbogen-Zungenwinkels. Zürcher Erfahrungen an 136 Fällen der Jahre 1936–1950. Dissertation Zürich 1954

Robinson GA (1930) Radium in the treatment of the tumor of the tonsil. Am J Roentgenol 23:623–647

Rollo J, Rosenbom CV, Thawley S, Korba A, Ogura J, Perez CA, Powers WE, Bauer WC (1981) Squamous carcinoma of the base of the tongue: a clinicopathologic study of 81 cases. Cancer 47:333–342

Rothman K, Keller A (1972) The effect of joint exposure to alcohol and tobacco on risk of cancer of the mouth and pharynx. J Chronic Dis 25:711–716

Rouviere H (1932) Anatomie des lymphatiques de l'homme. Masson, Paris

Roux-Berger JL, Jadlovkor M (1940) L'envahissement lymphatique dans les cancers de la base de la langue. Presse Méd 48:249–250

Rush BF Jr, Swaminathan A, Knightly JJ (1974) Use of split thickness grafts in the repair of excisions of the oropharynx, base of the tongue, and larynx. Am J Surg 128:553–556

Sabin AB, Tarro G (1973) Herpes simplex and Herpes genitalis viruses in etiology of some human cancers. Proc Natl Acad Sci USA 70:3225–3229

Sagerman RH, Chung CT, Cummings CW, King GA, Rabuzzi DD, Reed GF (1978) Surgical salvage after failure of radiation therapy in patients with advanced cancer of the oral cavity and oropharynx. J Laryngol Otol 92:51–56

Santo LW de (1977) Cancer of the posterior oral cavity. Surg Clin North Am 57:597–609

Sarna GP, Kagan AR (1980) Non-Hodgkin's lymphomas. In: Haskell ChM (ed) Cancer treatment, chap. 25. Saunders Company, Philadelphia London Toronto

Savary M, Crausaz P-H, Monnier P (1979) La place de l'endoscopie totale aéro-digestive supérieure en cancérologie. Schweiz Med Wochenschr 109:838–840

Scanlon PW, Soule EH, Devine KD, McBean JB (1969) Cancer of the base of the tongue: 116 patients treated radiotherapeutically in the 11 years period 1952–1962. Am J Roentgenol 105:26–36

Schall LA (1934) Carcinoma of tonsil. Statistical study of 230 cases. N Engl J Med 211:997–1000

Schindel J, Castoriano IM (1972) Late-appearing (radiation induced) carcinoma. Arch Otolaryngol 95:205–210

Schlegel G, Luethgens M (1980) Serum-IgE-Spiegel bei Tumorrezidiven im HNO-Bereich. Tumordiagnostik 2:101–106

Schleuning AJ, Summers GW (1972) Carcinoma of the tongue: Review of 220 cases. Laryngoscope 82:1446–1454

Schneider AB, Favus MJ, Stachura ME (1977) Salivary gland neoplasmas as a late consequence of head and neck irradiation. Ann Intern Med 87:160–164

Schneider AB, Pinsky S, Bekerman C, Yun Ryo U (1980) Characteristics of 108 thyroid cancers detected by screening in a population with a history of head and neck irradiation. Cancer 46:1218–1227

Schneider JJ, Fletcher GH, Barkley HT (1975) Control by irradiation alone of nonfixed clinically positive lymph nodes from squamous cell carcinoma of the oral cavity, oropharynx, supraglottic larynx and hypopharynx. Am J Roentgenol 123:42–48

Schoenbauer L (1941) Ueber das Karzinom der Tonsille. Strahlentherapie 69:121–126

Schröder F (1980) Indikationen zur operativen Behandlung von Melanomen im Kiefer-Gesichtsbereich. Acta Chirurgica maxillo-facialis Bd 5. Barth, Leipzig, S 208–209

Schwaab G, Eschwege F, Pene F, Micheau C, Brugere J (1973) Primary malignant melanoma of the mucosa of the upper air and food passages. Bull Cancer (Paris) 60:245–257

Seagren StL, Byfield JE, Nahum AM, Bone RC (1979) Treatment of locally advanced squamous cell carcinoma of the head and neck with concurrent Bleomycin and external beam radiation therapy. Int J Radiat Oncol Biol Phys 5:1531–1535

Seda HJ, Snow JB (1974) Surgery for carcinoma of the posterior pharyngeal wal. Arch Otolaryngol 99:297–299

Sessions DG, Stallings JO, Brownson RJ, Ogura JH (1973) Total glossectomy for advanced carcinoma of the base of the tongue. Laryngoscope 83:39–50

Seydel HG (1975) The risk of tumor induction in man following medical irradiation for malignant neoplasm. Cancer 35:1641–1645

Seydel HG, Scholl H (1974) Carcinoma of the soft palate and the uvula. Am J Roentgenol 120:603–607

Shapiro RS, Stool SE, Snow JB, Chamorro H (1975) Parapharyngeal rhabdomyoma. Arch Otolaryngol 101:323–326

Shukovsky LJ, Fletcher GH (1973) Time dose and tumor volume relationships in the irradiation of squamous cell carcinoma of the tonsillar fossa. Radiology 107:621–626

Shukovsky LJ, Baeza MR, Fletcher GH (1976a) Results of irradiation in squamous cell carcinomas of the glossopalatine sulcus. Radiology 120:405–408

Shukovsky LJ, Fletcher GH, Montague ED, Withers HR (1976b) Experience with twice-a-day fractionation in clinical radiotherapy. Am J Roentgenol 126:155–162

Sinclair WK (1952) Artificial radioactive sources for interstitial therapy. Brit. J. Radiol. 25:417–419

Singer C, Armstrong D, Jones TC, Spiro RH (1975) Imported mucocutaneous leishmaniasis in New York City. Report of a patient treated with amphotericin. Am J Med 59:444–447

Skolyszewski J, Korzeniowski S, Reinfuss M (1980) The reirradiation of recurrences of head and neck cancer. Br J Radiol 53:462–465

Slaughter DP, Southwick HW, Smejkal W (1953) "Field cancerization" in oral stratified squamous epithelium. Cancer 6:963–968

Smart CR, Lyon JL, Skolnick M (1974) Cancer of the head and neck in Utah. Am J Surg 128:463–465

Smith RO, Rueger RG (197) Parapharyngeal neurilemoma with intracranial extensio. South Med J 65:1171–1175

Snow GB, Boom RPA, Delemarre JFM, Bangert JA (1977) Squamous carcinoma of the oropharynx. Clin Otolaryngol 2:93–103

Sobel S, Rubin P, Keller B, Poulter C (1976) Tumor

persistence of outcome after radiation therapy of head and neck cancers. Int J Radiat Oncol Biol Phys 1:873–880

Soder PO (1973) The incidence of malignant tumours in the mouth and pharynx region in Sweden 1958–1967. Sven Tandlak Tidskr 66:419–428

Spanos WJ, Shukowsky LJ, Fletcher GH (1976) Time, dose and tumor volume relationships in irradiation of squamous cell carcinomas of the base of the tongue. Cancer 37:2591–2599

Spiro RH, Alfonso AE, Farr HW, Strong EW (1974) Cervical node metastasis from epidermoid carcinoma of the oral cavity and oropharynx. A critical assessment of current staging. Am J Surg 128:562–567

Stell PM, Green JR (1976) Management of Metastases to the lymph glands of the neck. Proc R Soc Med 69:411–413

Stephens RL, Hansen HH, Muggia FM (1973) Hypercalcemia in epidermoid tumors of the head and neck and oesophagus. Cancer 31:1487–1491

Stovall M, Shalek RJ (1972) A review of computer techniques for dosimetry of interstitial and intracavitary radiotherapy. Comput Programs Biomed 2:125–136

Stram JR (1972) Topographical histology of the oral cavity. Otolaryngol Clin North Am 5:201–206

Suit H, Lindberg R, Fletcher GH (1965) Prognostic significance of extent of tumor regression at completion of radiation therapy. Radiology 84:1100–1107

Syed AMN, Feder BH (1977) Technique of afterloading interstitial implants. Radiol Clin (Basel) 46:458–475

Syed AMN, Feder BH, George FW III, Noblett D (1978a) Iridium-192 afterloaded implant in the retreatment of head and neck cancers. Br J Radiol 51:814–820

Syed AMN, Feder BH, George FW (1978b) Afterloading interstitial implant in the treatment of oral cavity and oropharyngeal cancers. Front Radiat Ther Onc 12:136–143

Talib VH, Sultana Z, Patil SD, Desphande MS (1977) Chordoma of tonsil. Indian J Surg 39:418–421

Tapley NV, Evans RA, Morton M, Kligerman MM, Jacox HW (1959) Carcinoma of the tonsillar area: factors influencing the results of treatment. Am J Roentgenol 82:626–633

Teloh HA (1952) Cancer of the tonsil. Arch Surg 65:693–701

Templeton AC (1973) Tumours of the alimentary canal. Recent Results Cancer Res 41:23–56

Terz JJ, Estep H, Bright R (1974) Primary oropharyngeal cancer and hypercalcemia. Cancer 33:334–339

TNM-classification des tumeurs malignes. Harmer MH (ed) UICC, 3ème édit, Genève (1979)

Tubiana M (1980) Les associations radiothérapie-chimiothérapie. J Eur Radiothér 1:107–114

Tubiana M, Pouillart P, Hayat M, Schlienger M, Gerard-Marchant R, Schlumberger J, Brugere J, Amiel JL, Mathé G (1974) Résultats de la radiothérapie dans les stades I et II des lymphosarcomes et réticulosarcomes. Bull Cancer (Paris) 61:93–110

Tucker HM (1976) Carcinoma of the posterior pharyngeal wall. Surgical management with preservation of the larynx. Cleve Clin 43:61–69

Tucker HM, Rabuzzi DD, Sagerman RH, Reed GF (1974) Prevention of complications of composite resection after high dose preoperative radiotherapy. Laryngoscope 84:933–939

Vanderbrouk C, Cachin Y, Richard JM, Pierquin B (1969) Carcinomes épidermoïdes du voile du palais. Ann. Oto. Laryng. 86:296–302

Veraguth P (1964) Les chances de l'électronthérapie en cas de récidives pharyngo-laryngées après radiothérapie conventionnelle ou télécobalthérapie. J Radiol Electrol 45:868–872

Vermund H, Gollin FF (1973) Role of radiotherapy in the treatment of cancer of the tongue – a retrospective analysis on TNM-staged tumors treated between 1958 and 1968. Cancer 32:333–345

Veronesi A, Barzan L, Magri MD, Tirelli U, Galligioni E, Trovo MG, Tumolo S, Comoretto, R, Giogoletto E (1981) Sequential combination chemotherapy of advanced head and neck carcinoma: re-evaluation of a highly effective regimen. Strahlentherapie 157:277–279

Vogl SE, Kaplan BH (1979) Chemotherapy of advanced head and neck cancers with methotrexate, bleomycin and cisdiamminedichloroplatinum II in an effective out-patient schedule. Cancer 44:26–31

Votava C, Fletcher GH, Jesse RH, Lindberg RD (1972) Management of cervical nodes, either fixed or bilateral, from squamous cell carcinoma of the oral cavity and faucial arch. Radiology 105:417–420

Wachtler F (1958) Röntgentherapie der Tonsillenmalignome. Krebsarzt 13:449–453

Wagner G (1974) Epidemiology of malignancies of the oral cavity and the throat. Hautarzt 25:110–118

Wambersie A (1970) Irradiation on tonsillar carcinoma, discussion of a clinical trial on a comparison between the early effects of 22 MV photons and 21 MeV electrons. ⌐ymposium on High-Energy Electrons. Gil Y Gil C, Gil Gayarre C (eds) General Directorate of Health, Spain

Wang CC (1969) Malignant Lymphoma of Waldeyer's Ring. Radiology 92:1335–1339

Wang CC (1971) Radiotherapeutic management of carcinoma of the posterior pharyngeal wall. Cancer 27:894–896

Watson WL (1935) Adenocarcinoma of the oral cavity. Am J Roentgenol 34:53–62

Wawro NW, Babcock A, Ellison L (1970) Cancer

of the tongue. Experience at the Hartford Hospital from 1931 to 1963. Am J Surg 119:455–459

Weichert KA, Aron BS, Maltz R, Shumrick D (1976) Carcinoma of the tonsil: Treatment by a planned cobmination of radiation and surgery.Int J Radiat Oncol Biol Phys 1:505–508

Weller SA, Goffinet DR, Goode RL, Bagshaw MA (1976) Carcinoma of the oropharynx. Am J Roentgenol 126:236–247

Wey W (1968) Tonsillenkrebs. Aktuelle Probleme in der Chirurgie, Bd VIII. Huber, Bern Stuttgart

Whicker JH, Desanto LW, Devine KD (1972) Surgical treatment of squamous cell carcinoma of the base of the tongue. Laryngoscope 82:1853–1860

Whicker JH, Desanto LW, Devine KD (1974) Surgical treatment of squamous cell carcinoma of the tonsil. Laryngoscope 84:90–97

Wiley AL Jr., Ramirez G, Johnson RO, Brandenburg JH, Lieberman LM, Lo TC, Vermund H (1979) Treatment of carcinoma of base of tongue with radiation therapy and 5-Fu. Acta Radiol Oncol 18:235–243

Wojcieszek Z, Hliniak A (1974) Preliminary evaluation of the effectiveness of "two step" irradiation in cases of oropharyngeal carcinoma (Polish). Nowotwory 24:115–119

Wollner N, Burchenal JH, Lieberman PH, Exelby P, D'Angio G, Murphy ML (1976) Non-Hodgkin's lymphoma in children. A comparative study of two modalities of therapy. Cancer 37:123–134

Wood C (1959) Techniques and early results of treatment of carcinoma of the larynx and pharynx by supervoltage radiation. Br J Radiol 32:661–668

Yoshida T, Yoshida M, Mogi G (1977) Thyroid carcinoma in the parapharyngeal space. Auris Nasus Larynx 4:67–71

Zehm S (1974) What advantage is gained by the lateral approach to the fossa pterygopalatina fossa infratemporalis and orbit? Arch Otorhinolaryngol (NY) 207:426–437

Zielke-Temme B, Wannenmacher M (1978) Das zylindromatöse Adenokarzinom (Zylindrom) des Kopf-Hals-Bereichs. Eine klinische Studie über 82 Fälle. Acta Radiol Oncol 17:401–413

Zielke-Temme BC, Stevens K, Everts EC, Moseley HS, Ireland KM (1980) Combined intraarterial chemotherapy, radiation therapy and surgery for advanced squamous-cell carcinoma of the head and neck. Cancer 45:1527–1532

Zimmerli B (1963) Die Behandlung der Parotistumoren mit schnellen Elektronen. Schweiz Med Wochenschr 24:853–856

Zuppinger A (1931) Maligne Pharynx- und Larynxtumoren. Thieme, Leipzig

Zuppinger A (1968) Retreatment of previous irradiated cancer utilizing electrons. In: Vaeth JM (ed) Electron beam therapy. Front Radiat Ther Oncol 2:257–267

Zuppinger A, Escher F (1979) Schnelle Elektronen bei der Therapie von Speicheldrüsentumoren. Strahlentherapie 155:75–81

Tumoren des Hypopharynx

Von

C. WIELAND

Mit 16 Abbildungen und 4 Tabellen

A. Anatomie des Hypopharynx

Als Hypopharynx wird der untere Anteil des aus drei Abschnitten bestehenden Pharynx (Pars nasalis, oberhalb des weichen Gaumens; Pars oralis, zwischen Gaumen und Kehlkopfeingang; Pars laryngea, hinter dem Kehlkopfeingang gelegen) bezeichnet. Er ist der längste dieser drei Abschnitte, beginnt am Oberrand der Epiglottis und geht hinter dem Ringknorpel in die Speiseröhre über. Die Vorderwand stellt oben der von Epiglottis und Plicae aryepiglotticae eingefaßte Kehlkopfeingang dar, unten die Rückfläche der Stellknorpel und des Ringknorpels. Die Hinterwand liegt dem 3.–6. Halswirbel an. In Ruhe berühren sich unter dem Kehlkopfeingang Hinterwand und Vorderwand. Die Schleimhaut besteht aus mehrschichtigem Plattenepithel, einer schwachen Lamina propria und einer kräftigen Muscularis mucosae. Sie ist an der Rückwand des Kehlkopfs leicht abhebbar und in diesem Abschnitt von einem besonders starken Venennetz unterpolstert, das den Recessus piriformis freiläßt und die von Skelettanteilen, Ringknorpel und Wirbelsäule unterlagerte Pharynxwand vor Druck schützt. Der Recessus piriformis ist lateral der Plicae aryepiglotticae erkennbar. Er liegt somit zwischen der Schildknorpelplatte und den Plicae aryepiglotticae. Durch den Recessus piriformis verläuft unter der Plica die A. und V. laryng. sup. sowie der N. laryng. sup., welcher die Schleimhaut des Recessus piriformis versorgt. Die Pharynxmuskulatur setzt sich aus ringförmigen Schlundschnürern (Konstriktoren) oder längsgerichteten Hebern (Levatoren) zusammen, die entweder vom N. glossopharyngeus oder dem N. vagus versorgt werden. Die anatomischen Verhältnisse sind in den beiden nachfolgenden Abbildungen in Form eines Medianschnitts (Abb. 1) und schematisch (Abb. 2) dargestellt.

B. Sitz und Histologie der Hypopharynxtumoren

I. Tumortopographische Einteilung des Hypopharynx

Die tumortopographische Einteilung des Hypopharynx wird in der Literatur nicht einheitlich gehandhabt. Dies ist von Nachteil, wenn Behandlungsergebnisse unterschiedlicher Verfahren miteinander verglichen werden sollen. Am gebräuchlichsten dürfte die Klassifizierung der malignen Tumoren nach dem TNM-System der UICC sein, weshalb zuerst die Einteilung der Hypopharynxregionen nach diesem System besprochen werden soll. Die jetzt gültige

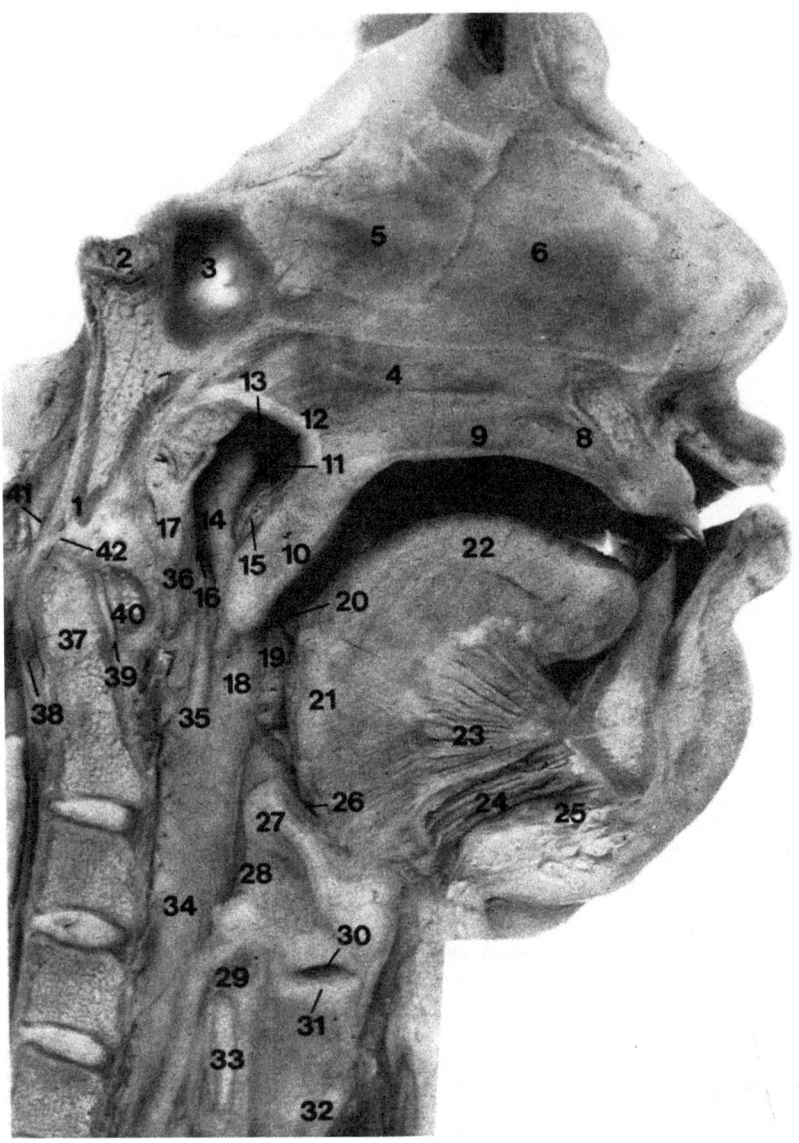

Abb. 1. Darstellung der anatomischen Verhältnisse des Pharynxbereichs mittels Medianschnitt. *34* Pars laryngea pharyngis (Hypopharynx) nach McMINN u. HUTCHINGS (1977).
1 Vorderrand des Foramen (occipitale) magnum; *2* Hypophyse; *3* Sinus sphenoidalis sinister; *4* Vomer; *5* Lamina perpendicularis ossis ethmoidalis; *6* Cartilago septi nasi; *7* Sinus frontalis; *8* Canalis incisivus; *9* Palatum durum; *10* Palatum molle; *11* Plica salpingopalatina; *12* Ostium pharyngeum tubae auditivae; *13* Torus tubarius; *14* Plica salpingopharyngea; *15* Torus levatorius; *16* Recessus pharyngeus (Rosenmüller); *17* Tonsilla pharyngea; *18* Arcus palatopharyngeus; *19* Tonsilla palatina; *20* Arcus palatoglossus; *21* Radix linguae; *22* Dorsum linguae; *23* M. genioglossus; *24* M. geniohyoideus; *25* M. mylohyoideus; *26* Vallecula epiglottica; *27* Epiglottis; *28* Plica aryepglottica; *29* Cartilago arytaenoidea; *30* Plica vestibularis; *31* Plica vocalis; *32* Arcus cartilaginis cricoidei; *33* Lamina cartilaginis cricoidei; *34* Pars laryngea pharyngis (Hypopharynx); *35* Pars oralis pharyngis (Mesopharynx); *36* Pars nasalis pharyngis (Nasopharynx); *37* Dens axis; *38* Lig. transversum atlantis; *39* Articulatio atlantoaxialis; *40* Arcus anterior atlantis; *41* Membrana tectoria; *42* Lig. apicis dentis

Klassifikation der Definitionen anatomischer Regionen und Bezirke für Mundhöhle, Oropharynx, Nasopharynx und Hypopharynx (Laryngopharynx) wurde 1972 angenommen und ersetzt zum Teil die 1968 von der UICC empfohlenen Einteilungen. Für den Hypopharynx ergeben sich danach folgende Regionen:

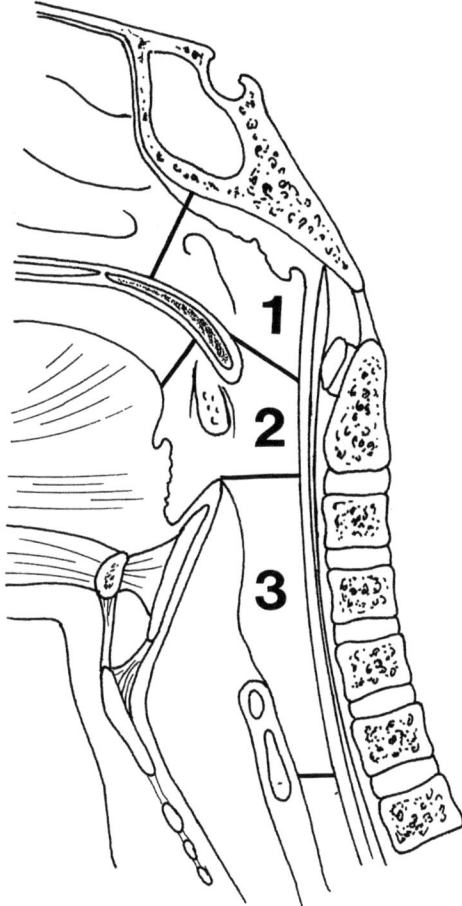

Abb. 2. Schematische Darstellung der 3 Abschnitte des Pharynx. *C* Hypopharynx

1. Sinus piriformis: erstreckt sich von der pharyngo-epiglottischen Falte bis zum oberen Ende des Ösophagus. Er wird seitlich vom Schildknorpel und medial von der lateralen Oberfläche der aryepiglottischen Falte sowie Ary- und Ringknorpel begrenzt.

2. Postcricoid-Bezirk (pharyngo-ösophageale Grenze): Dieser Bezirk liegt hinter dem Larynx. Er erstreckt sich von der Höhe der Aryknorpel mit Verbindungsfalten bis zum Unterrand des Ringknorpels.

3. Hypopharynxhinterwand: erstreckt sich von der Höhe der Valleculae bis zu den Crico-Arytaenoid-Gelenken.

Für die Behandlung und Prognose hat die „Befallsebene" der zervikalen Lymphknoten Bedeutung. Es ist bisher nicht möglich, für diese 4 Ebenen eine N-Klassifizierung zu geben. Sie sollen jedoch nachstehend aufgeführt werden:

1. Ebene: Tastbare Lymphknoten in der submandibularen und/oder submentalen Region.

2. Ebene: Tastbare Lymphknoten distal der 1. Ebene und beschränkt auf die Region oberhalb der Hautfalte, an und unmittelbar unter der Schilddrüsenkerbe.

3. Ebene: Tastbare Lymphknoten distal der 2. Ebene, jedoch beschränkt auf das vordere zervikale Dreieck, einschl. derer tief im M. sternocleidomastoideus.

4. Ebene: Tastbare Lymphknoten distal der 3. Ebene und beschränkt auf das hintere zervikale Dreieck unterhalb der Hautfalte auf der oder unmittelbar unterhalb der Höhe der Schilddrüsenkerbe.

Mit dieser Einteilung finden sich zahlreiche Autoren in Übereinstimmung. so GUISS (1963), BRYCE (1967), STEFANI und EELLS (1971), JØRGENSEN (1973), INOUE et al. (1973),

Lord et al. (1973) und Bohndorf (1976). Mehrere Autoren rechnen auch die Marginalzonen zum Hypopharynx, so Pietrantoni (1958), Kuttig et al. (1961) in Anlehnung an Lederman (1952), Pietrantoni (1958), Schwab (1968), Hess und Beckmann (1971). Moss et al. (1969) ordnen dagegen diese Region dem supraglottischen Anteil des Larynx zu, teilen jedoch den Hypopharynx aus prognostischen Gründen nach Baclesse (1967) in zwei Abschnitte ein. Auf die Zuordnung von Tumoren des zervikalen Ösophagus zum Hypopharynx (MacComb et al. 1967) und eine Einbeziehung von Epiglottistumoren in die Hypopharynxtumoren (Trotter 1929, 1932; Zuppinger 1931; Werner u. Båryd 1970) sei hingewiesen. Eine klare Abgrenzung gibt Boenninghaus (1980) in seinem Heidelberger Taschenbuch der Hals-Nasen-Ohrenheilkunde. Hiernach gehören zum Hypopharynx Tumoren des Recessus piriformis, der Hypopharynx-Seiten- und Hinterwand und der Postcricoidregion. Dagegen bilden die Tumoren des Kehlkopf-Hypopharynxrandgebietes als sog. marginale Tumoren eine eigene Gruppe innerhalb der Kehlkopftumoren mit Sitz zum Epiglottisrand, in der aryepiglottischen Falte und der Aryknorpelgegend. Die Einteilung der Hypopharynx-Kehlkopfkarzinome nach Boenninghaus (1980) ist nochmals in der nachfolgenden Aufstellung festgehalten:

Kehlkopfkarzinom (= „inneres" Kehlkopfkarzinom):
a) Karzinome des Kehlkopf-Hypopharynxrandgebietes (sog. marginale Tumoren der Supraglottis)
   Epiglottisrand
   Aryepiglottische Falte
   Aryknorpelgegend
b) Supraglottisches Karzinom:
   Laryngeale Epiglottisfläche
   Taschenfalte
   Morgagni-Ventrikel
c) Glottisches Karzinom
d) Subglottisches Karzinom:
   Stimmband
   vordere Kommissur
   Hinterwand
Hypopharynxkarzinom (= „äußeres" Kehlkopfkarzinom):
Karzinom des Recessus piriformis .
Karzinom der Hypopharynxhinterwand
Karzinom der Postcricoidgegend
Einteilung und Sitz der Kehlkopf- und Hypopharynxkarzinome (nach Boenninghaus)

II. Histologie

Pathologisch anatomisch handelt es sich bei den Hypopharynxkarzinomen fast immer um Plattenepithelkarzinome, ganz selten um Adenokarzinome. Während in der Literatur das Vorkommen von Karzinomen zu Sarkomen im Nasenrachen 85:15 (Smedal u. Watson 1953) und 47:53 (Wachtler 1958), in der Tonsillenregion zwischen 75:25 (Clementi u. Monosi 1966) und 52:48 (Oeken u. Arndt 1960) schwankt, überwiegen im Hypopharynxbereich die Karzinome so sehr, daß Sarkome eine Seltenheit sind und einen Anteil bis zu höchstens 1% aufweisen. Bedeutung dürfte dies vor allem dann haben, wenn es sich um Retothel-Sarkome handelt, die i.allg. etwas strahlenempfindlicher sind als Plattenepithelkarzinome, während die weniger strahlenempfindlichen Spindelzell-, Angio- und Rhabdomyosarkome als ausgesprochene Raritäten keine praktische Bedeutung haben. Bei den Plattenepithelkarzinomen überwiegen im Hypopharynxbereich solche mit Verhornungstendenz, die den Karzinomen höherer Differenzierungsstufe entsprechen (BEHRENDT 1979). Auch nicht verhornende Plattenepithelkarzinome können eine solche Differenzierung zeigen, wobei der Mitosereichtum wechselt. Karzinome von geringerer Differenzierung sind weniger häufig. Dabei kommt nach QUICK u. CUTLER (1927) das Transitional-Carcinoma als ganz entdifferenziertes Karzinom besonders im Hypopharynxbereich vor. Die Entdifferenzierung kann hier einen so hohen Grad erreichen, daß eine differentialdiagnostische Abgrenzung von einem Sarkom unmöglich wird. Lymphoepitheliome, wie sie hauptsächlich am Waldeyerschen Rachenring gefunden werden, sind selten. In unserem Krankengut von 47 Patienten mit Hypopharynxkarzinomen der Jahre 1954–1974, bearbeitet von GAUWERKY, fanden sich 32 verhornende (68%), 11 nicht verhornende (23%) Plattenepithelkarzinome. Je 1mal lag ein Übergangsepithel- und indifferentzelliges Karzinom vor, 2mal erfolgten keine näheren Angaben. Es ist bei der Auswertung dieses Krankengutes jedoch zu bemerken, daß die Tumoren der aryepiglottischen Falten (marginale Tumoren) mit zu den Hypopharynxtumoren gerechnet wurden. Metastasierungen anderer maligner Tumoren in den Pharynx sind möglich, wobei bisher Absiedlungen von Mamma- und Kolonkarzinomen beschrieben wurden, desgleichen Filiae eines Hypernephroms und Teratoms (KAUFMANN u. STAEMMLER 1956).

Auch strahleninduzierte Hypopharynxkarzinome kommen vor. Sie traten nach Bestrahlungen der Schilddrüse, meist wegen Hyperthyreose, und der früher häufig angewandten Röntgen-Bestrahlung tuberkulöser Halslymphknoten auf. So werden von GLASENAPP und FREITAG (1979) zwei Fälle einer Karzinomentstehung im Hypopharynx als Spätfolge nach lange zurückliegender Röntgenbestrahlung einer Struma in den 40er Jahren beschrieben. In beiden Fällen handelte es sich um Plattenepithelkarzinome, einmal mit Verhornung. Eine ausführliche Literaturzusammenstellung (135 Beobachtungen in 56 Publikationen) von Karzinomen im Larynx und Hypopharynx nach früherer Bestrahlung gutartiger Veränderungen in der Halsregion findet sich bei MARTIN et al. (1979). Sie fügen dieser Zusammenstellung einen eigenen Fall eines 72jährigen Mannes hinzu, der in seinem 19. und 35. Jahr mehrfach wegen Halslymphknotenschwellungen bestrahlt wurde. Die Bestrahlungstechnik und -dosis konnte nicht mehr ermittelt werden. Es bestand ein ausgedehntes Karzinom der Epiglottis, re. aryepiglottischen Falte, des Zungengrundes und der Pharynxhinterwand. Aufgrund dieses Falles untersuchten nun die Autoren 123 Patienten mit Kehlkopfkarzinomen und gesicherten Krankheitsverläufen über 5 bis zu 17 Jahren auf sog. Spätrezidive. Bei 14 rein chirurgisch Behandelten trat kein solches auf. Dagegen fanden sich unter 48 kombiniert mit Chirurgie und Kobalt-60-Teletherapie behandelten Patienten 3 (6%) späte Zweittumoren, 2mal im Hypopharynx und 1mal im Zungengrund. Bei 36 allein mit Telekobalt bestrahlten Fällen ergaben sich 2 (6%) Spätrezidive, unter 25 mit Kobalt-60-kontaktbestrahlten Fällen 3 (12%) Zweitkarzinome. Während strahleninduzierte maligne Neoplasien nach Bestrahlung gutartiger Veränderungen infolge der geänderten Indikation kaum noch eine Bedeutung haben, muß bei der Indikationsstellung für eine Operation oder Strahlentherapie eine mögliche Strahleninduktion insbesondere bei jüngeren Patienten berücksichtigt werden.

C. Klinik, Diagnostik, Tumorwachstum und Stadien

I. Häufigkeit, Alters- und Geschlechtsverteilung, Symptomatologie

1. Häufigkeit

Larynx- und Hypopharynxgeschwülste stellen im Vergleich mit anderen Tumoren, insbesondere zu den Bronchialkarzinomen, Magen- und Mammatumoren, eine zahlenmäßig kleine

Gruppe dar. Ihr Anteil an den Neoplasien der Menschen beträgt 2–3%. Für das Hypopharynxkarzinom allein ist der geschätzte Anteil mit einer Fehlerquote behaftet, da die Zuordnung der Karzinome des Kehlkopf-Hypopharynxrandgebietes, also der marginalen Tumoren, in der Literatur unterschiedlich gehandhabt wird. Er kann jedoch, bezogen auf das gesamte onkologische Krankengut, mit 0,1–1% angenommen werden (ARNDT 1973). Für den HNO-Bereich machen Larynx- und Hypopharynxgeschwülste zusammen etwa 40–50% der bösartigen Neubildungen aus (BOHNDORF 1976). Die Zahl der Erkrankungen hat in den letzten Jahren eine erhebliche Zunahme erfahren, was auf zunehmende Noxen der Umwelt, jedoch wohl besonders auf die Rauchgewohnheiten (kanzerogenes Benzpyren) zurückzuführen ist.

2. Alters- und Geschlechtsverteilung

Die überwiegende Mehrzahl der malignen Tumoren, etwa zwei Drittel, tritt im Lebensalter von 55–70 Jahren auf. Vor dem 30.–40. Lebensjahr sind sie selten. Unsere jüngste Patientin mit Hypopharynxkarzinom befand sich im Alter von 21 Jahren. Als mittleres Alter kann für die Männer ein Alter von 60 Jahren angenommen werden, während es für die Frauen bei 55 Jahren liegt (LEDERMAN 1955; GUISS 1963; JØRGENSEN 1973).

Bezüglich der Geschlechtsverteilung sind die Angaben in der Literatur z.T. recht unterschiedlich. BOHNDORF (1976) betrachtet das Hypopharynxkarzinom als ausgesprochene Männerkrankheit und gibt nur einen Anteil von 1 bis 3% für die Frauen an. Im Kollektiv von LEDERMAN (1955) mit 987 Patienten fanden sich 65% Männer und 35% Frauen, bei GUISS (1963) 75% Männer und 25% Frauen. KUTTIG gab 1963 ein Geschlechtsverhältnis von 87%:13%, ARNDT (1973) von 78%:22% und PRANZL (1965) von 88:12% an. Im Heidelberger Krankengut 1954–1974 (GAUWERKY 1976) betrug das Geschlechtsverhältnis 85%:15%. Erwähnt werden soll die unterschiedliche Verteilung von JACOBSSON 1951 mit 36% Männer zu 64% Frauen, die wohl auf einem Krankengut der Kriegsjahre 1939–1945 beruht. Bei Betrachtung der unterschiedlichen Abschnitte des Hypopharynx ist noch die Geschlechtsverteilung von DALLEY erwähnenswert, welcher 1968 für die Sinus piriformis-Karzinome 84%:16% (334 Fälle), für die Postcricoidkarzinome 22%:78% (208 Fälle) und für die Hypopharynxhinterwand 70:30% (47 Fälle) fand. Zusammenfassend kann so mit Ausnahme der Postcricoidkarzinome eine wesentliche Überlegenheit der Männer im Vergleich zu den Frauen gelten.

3. Symptomatologie

Hypopharynxtumoren verursachen im Anfangsstadium keine oder nur uncharakteristische Beschwerden. Hierzu gehören zunächst geringe Schluckbeschwerden, Kloß- bzw. Fremdkörpergefühl im Halsbereich, später auch Halsschmerzen, Stiche im Ohr. Die Nahrungsaufnahme ist zunächst nicht gestört. Ein Verschlucken und Zurückräuspern von Speiseresten nach Nahrungsaufnahme tritt erst später auf. Heiserkeit gehört nicht zu den Frühsymptomen und kommt erst beim Übergreifen des Tumors auf den Kehlkopf vor. Oft werden von den Patienten zuerst Lymphknotenmetastasen am Kieferwinkel bemerkt, besonders häufig bei Karzinomen des Sinus piriformis. Im Einklang mit JØRGENSEN (1973) und McCREA und DICKIE (1968) waren auch im Heidelberger Krankengut (GAUWERKY 1976) Schluckbeschwerden als Erstsymptome am häufigsten (49%). Vom Hals zum Ohr ausstrahlende Schmerzen wurden in 2 Fällen von Sinus piriformis-Karzinomen beobachtet. Dies beruht auf der anatomischen Lage des Ramus internus des N. laryngeus superior, der unter der Schleimhaut durch den Sinus piriformis zieht und Verbindungen zum Ramus auricularis des N. vagus aufweist. So fanden CARPENTER et al. (1976) Halsschmerzen in 87 Fällen (54%) ihrer 162 Patienten.

II. Diagnostik

Äußerlich ergeben sich keine Besonderheiten. Da jedoch Halslymphknotenmetastasen nicht zu selten Erstsymptome sind, ist auf eine sorgfältige Palpation des Halsbereichs Wert zu legen. Zu den wichtigsten Untersuchungsmethoden, welche sowohl die Diagnose sichern, als auch den genauen Sitz des Tumors und seine Ausdehnung erfassen sollen, gehören für den Larynx-Hypopharynxbereich die indirekte und direkte Laryngoskopie (mit Larynxoperationsmikroskop oder Optiken) und Probeexzision, die Stroboskopie, die Diaphanoskopie sowie eine indirekte und direkte Pharyngoskopie. Röntgenologisch sind Laryngographie, Tomographie, Schluckaktuntersuchung unter Kontrastmitteldarstellung des Ösophagus sowie eine computertomographische Darstellung des Larynx-Hypopharynx die wichtigsten Untersuchungsmethoden.

III. Tumorwachstum und Stadien

1. Regionale Verteilung

Wenn auch die Verteilung der Hypopharynxtumoren für die Einstellung und Durchführung der Strahlentherapie bei frühen Formen kaum Bedeutung haben dürfte, so doch für ihre lokoregionale Ausbreitung, Metastasierung und bezüglich der Prognose bei Frühformen. So fanden INOUE et al. (1973) bei ihren Fällen bessere Behandlungsergebnisse, wenn die Karzinome im oberen Hypopharynxbereich lagen. Eine Zusammenstellung aus der Literatur zeigt die nachfolgende Tabelle:

Tabelle 1. Verteilung von Hypopharynxkarzinomen auf den Sinus piriformis, die Postcricoid-Region und die Larnygopharynxhinterwand

Autor	n	Sinus piriformis	Postcricoid-Region	Hinterwand
GUISS (1963)	35	29 (83%)	1 (3%)	5 (14%)
STEFANI und EELLS (1971)	187	152 (81%)	10 (5%)	25 (14%)
INOUE et al. (1973)	180	96 (53%)	49 (27%)	35 (20%)
JØRGENSEN (1973)	103	50 (49%)	30 (29%)	23 (22%)
LORD et al. (1973)	146	93 (64%)	28 (19%)	25 (17%)
CARPENTER et al. (1976)	162	117 (72%)		

Wie aus dieser Tabelle hervorgeht, finden sich Karzinome des Sinus piriformis am häufigsten. Auch in unserem Heidelberger Krankengut (GAUWERKY 1976) waren die Sinus piriformiskarzinome am stärksten vertreten (67%). Bei Einbeziehung marginaler Karzinome ergeben sich bei ZUPPINGER (1931), RAVEN (1958), WERNER und BÅRYD (1970) folgende Verteilungen (Tabelle 2):

Tabelle 2. Verteilung von Hypopharynxkarzinomen unter Einbeziehung marginaler Karzinome

Autor	n	Sinus piriformis	Postcricoid-Region	Hinterwand	Epilarynx
ZUPPINGER (1931)	115	76 (66%)	7 (6%)	7 (6%)	25 (22%)
RAVEN (1958)	68	25 (37%)	24 (35%)	5 (7%)	14 (21%)
WERNER und BÅRYD (1970)	65	25 (38%)	5 (8%)	7 (11%)	28 (43%)

Unter der Bezeichnung Epilarynx versteht ZUPPINGER (1931) die äußere Epiglottis, aryepiglottische Falten und die Arygegend, während WERNER und BÅRYD (1970) damit Vallecula,
Epiglottis und aryepiglottische Falten meinen.

2. Wachstum und Metastasierung

Das biologische Verhalten der Tumoren, die durchweg als Plattenepithelkarzinome auftreten, ist neben ihrem Differenzierungsgrad besonders von der Lokalisation abhängig. So
ist es auch zu verstehen, daß bei der bestehenden Lymphknotenversorgung des Kehlkopf-
Hypopharynxbereichs supraglottische und Hypopharynxkarzinome frühzeitiger metastasieren als glottische Karzinome. Bei den Hypopharynxkarzinomen ist die lokoregionale Metastasierungsrate besonders hoch. Sie beträgt nach BEHRENDT (1979) 75% (supraglottische
Karzinome 40%, glottische 10%) und verschlechtert die Heilungsaussichten beträchtlich.
Sie wirkt sich nach OESER (1969) prognostisch ungünstiger und bestimmender aus als die
lokale Tumorausbreitung. Auch die Fernmetastasierungsrate ist bei den Hypopharynxkarzinomen mit 25% im Vergleich zu den inneren Kehlkopfkarzinomen mit nur 1–4% ungleich
höher.

Karzinome des Sinus piriformis zeigen, wenn sie am lateralen Rand gelegen sind, Neigung
zu schneller Infiltration des lateralen Flügels des Schildknorpels, welcher nur 1–2 mm unter
der Schleimhaut gelegen ist (ACKERMANN u. DELREGATO 1970; MACCOMB et al. 1967). RAVEN
(1958) fand in seinem Sektionsgut 17 Fälle (20,7%) mit Invasion des Karzinoms in den
lateralen Schilddrüsenlappen. Diese Ausbreitung wird durch einen vergrößerten Schilddrüsenlappen mit näherem Anliegen an den Sinus piriformis begünstigt. Bei mehr medial gelegenen Tumoren kann ein rascher Befall des Arytaenoids, der aryepiglottischen Falten und
des Larynx durch den Ventriculus laryngis eintreten. Weiter ist eine Infiltration der äußeren
Anteile des Cricoidknorpels möglich. MACCOMB et al. (1967) beschrieben eine leichte Ausbreitung der Tumoren entlang von Nervensträngen (Ramus internus des N. laryng. superior).
Sie halten die lateral gelegenen Karzinome für aggressiver als die medial sitzenden. Im Krankengut der 23 Sinus piriformis-Karzinome von MCCREA und DICKIE (1968) fand sich kein
einziges auf den Sinus piriformis beschränkt. Ausbreitungsgebiete waren Hinterwand (6
Fälle), aryepiglottische Falte (5), Vallecula-Epiglottis (4), Taschenband (3), Postcricoid (3),
zervikaler Ösophagus und unterer Tonsillenpol. Im Heidelberger Krankengut (GAUWERKY
1976) waren 6 von 22 Karzinomen des Sinus piriformis auf diesen begrenzt. In 9 Fällen
ergab sich eine Ausbreitung auf den Larynx (aryepiglottische Falte), im übrigen am häufigsten auf die Epiglottis, Glottis, Hinterwand und den Zungengrund. In einem Fall war ein
Einwachsen nach lateral in die Halsweichteile erfolgt.

Die Postcricoidkarzinome gehen gewöhnlich von der Mucosa aus und wachsen in den
vorderen Teil des Ösophagus ein (ACKERMANN u. DELREGATO 1970). Hier entwickeln sie
sich schneller und erfahren eine ringförmige Ausweitung, wenn sie in den Ösophagus herun-
tersteigen. Larynx und Trachea werden dadurch nach vorn verlagert. Bei den 22 Fällen
mit Postcricoidkarzinomen von MCCREA und DICKIE (1968) bestand 4mal eine Fixation
des Larynx mit Einschränkung der Stimmbandbeweglichkeit. In den übrigen Fällen hatte
sich das Karzinom auf mindestens zwei Gebiete der folgenden Bereiche ausgedehnt:
Postcricoid, Sinus piriformis, zervikaler Ösophagus, Hinterwand.

Bei den Karzinomen der Hypopharynxhinterwand findet sich häufig eine zentrale fissur-
ähnliche Ulzeration, die zur Nekrose neigt (ACKERMANN u. DELREGATO 1970). Ihre Ausbreitung erfolgt gewöhnlich in Richtung Ösophagusmund über oder unter der Mukosa (MAC-
COMB u. FLETCHER 1967). ACKERMANN und DELREGATO (1970) beschreiben den seltenen
Befall der prävertebralen Muskulatur. MCCREA und DICKIE (1968) sahen in 2 von 5 Fällen
ein ausgeprägt extensives Wachstum mit Karzinomfixation an der prävertebralen Muskulatur

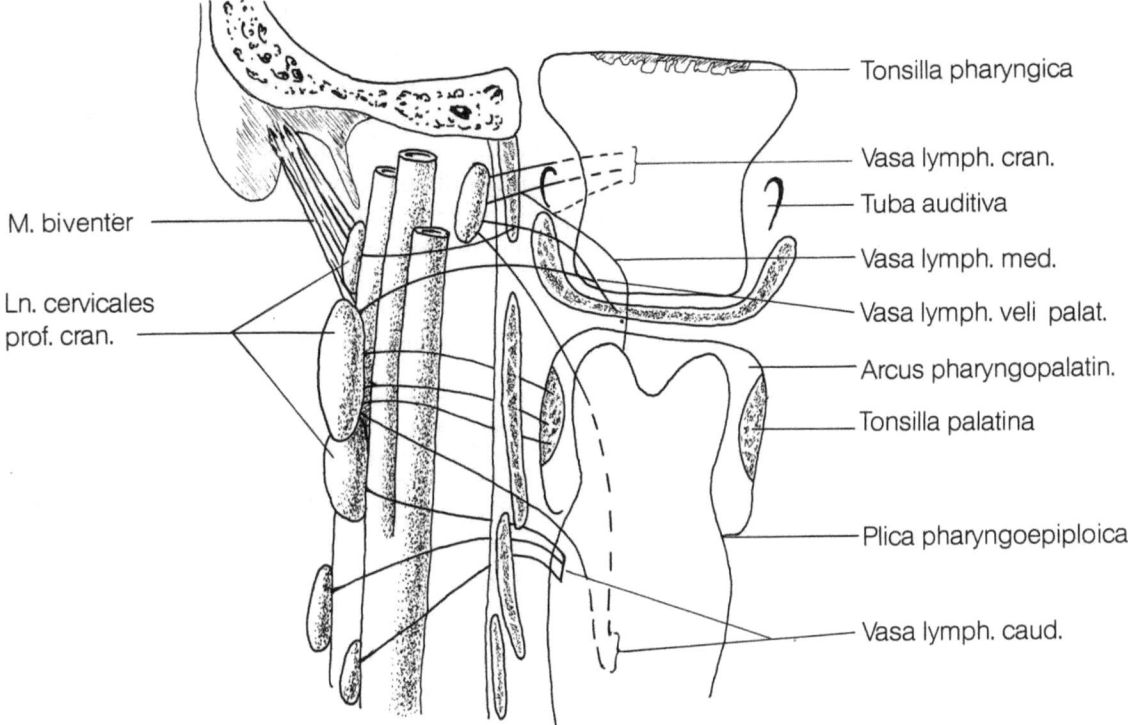

Abb. 3. Lymphabflußgebiet des Pharynx. (Nach ROUVIERE 1932)

und Ausweitung in den Oropharynx. In 2 weiteren Fällen zeigte sich ein Übergreifen auf
den Sinus piriformis und den zervikalen Ösophagus. Nur 1mal war das Karzinom auf die
Hinterwand beschränkt. Bei den 10 Fällen der Hypopharynxhinterwand im Heidelberger
Krankengut (GAUWERKY 1976) fanden sich 4mal ein isolierter Befall bzw. Ausbreitung auf
die Mesopharynxhinterwand. Eine Infiltration des Ösophagusmundes wurde 2mal gesehen.
Einmal war der Sinus piriformis mitbefallen. Meist bestand eine Ausbreitung auf nur eine
Region (5 Fälle).

Auf die Karzinome der aryepiglottischen Falten, die zu den marginalen Tumoren zu
rechnen sind, soll nur kurz eingegangen werden. Sie zeigen nach ACKERMANN und DELREGATO
(1970) ein exophytisches, blumenkohlartiges Wachstum und erstrecken sich über den laryn-
gealen und pharyngealen Anteil der aryepiglottischen Falte. Von hier aus kann eine Infiltration des Sinus piriformis und des Larynx erfolgen. Regelmäßig findet sich eine ödematöse
Schwellung der Plica vestibularis. Karzinome der aryepiglottischen Falten breiten sich jedoch
seltener auf mehrere Gebiete gleichzeitig aus als Sinus piriformis-Karzinome.

Die metastatische Ausbreitung hängt wesentlich von den topographischen Beziehungen
des tumorösen Geschehens zum Lymphabflußgebiet und Blutgefäßsystem ab. Während die
regionale Lymphknotenbeteiligung wohl zunächst über das Lymphsystem stattfindet, erfolgt
die Fernmetastasierung hämatogen.

In der nachfolgenden Abb. 3 ist das Lymphabflußgebiet des Pharynx dargestellt, wie
es bereits 1932 von ROUVIERE ausführlich beschrieben wurde.

Die Lymphe sammelt sich im Bereich des Sinus piriformis und gelangt supraglottisch
zu den zervikalen Lymphknoten. Diese liegen der V. jugularis interna benachbart zwischen
dem hinteren Bauch des M. digastricus und dem vorderen Bauch des M. omohyoideus.
Die Nd. cervicales profundi stehen in Kommunikation mit Lymphknoten, die entlang des
N. accessorius und unter dem M. omohyoideus bis zum Supraklavikulargebiet gelegen sind.

Die Metastasen können so von einer Seite auf die andere übergreifen und sich beidseitig entwickeln (RAVEN 1958). Auch die Lymphbahnen der Epiglottis ziehen unter dem Zungenbein hindurch zu den oberen Nd. lymph. cervicales profundi. Ein bevorzugter Befall ergibt sich für den Knoten am Einfluß der V. facialis in die V. jugularis interna. Für das Postcricoidkarzinom sind die Lymphknoten entlang des N. laryngeus recurrens Abflußgebiet. Bei Infiltration in den Larynx kann auch eine Metastasierung in die prälaryngealen und prätrachealen Lymphknoten erfolgen. Die prozentuale Häufgkeit einer regionären Lymphknotenmetastasierung bei Hypopharynxkarzinomen soll in der nachfolgenden Zusammenstellung aus der Literatur gezeigt werden (Tabelle 3).

Tabelle 3. Häufigkeit von Lymphknotenmetastasen bei Hypopharynxkarzinomen, Literaturzusammenstellung

Sitz	DALLEY (1968)	LEDERMAN (1967)	JØRGENSEN (1973)	INOUE (1973)	GAUWERKY (1976)
Sinus piriformis	66%	66%	60%	65%	64%
Postcricoid	42%		43%	45%	
Hinterwand	55%	55%	52%	46%	30%

Somit kann eine lymphogene lokoregionale Metastasierung in mindestens 55% aller Hypopharynxkarzinome angenommen werden (BEHRENDT (1979) 75%; BOENNINGHAUS (1980) 70%). BOHNDORF und HÖCKER (1976) fanden in ihrem Krankengut von 84 Patienten 65% Frühmetastasen und 9% Spätmetastasen (über 6 Monate nach Behandlungsbeginn). Die Metastasierungsrate bei den Sinus piriformis-Karzinomen ist mit 60–70% am höchsten. INOUE et al. (1973) (s. auch nachf. Abb. 4) fanden dabei vorwiegend Metastasen auf der Tumorseite, während Karzinome der Postcricoidregion und Hinterwand häufiger Metastasen auf der gegenüberliegenden Seite verursachen. Sie metastasieren auch mehr in das hintere Lymphabflußgebiet.

INOUE et al. (1973) haben die Metastasierungsverhältnisse bei Hypopharynxtumoren ausführlich in einem Schaubild dargestellt (Abb. 4).

Die Fernmetastasierung erfolgt hämatogen meist über die V. jugularis interna bzw. kleine zuführende Venen. Bezüglich der Häufigkeit von Fernmetastasen besteht zwischen klinischen Angaben und Veröffentlichungen von pathologisch-anatomischer Seite eine nicht unbeträchtliche Diskrepanz. Dies ist verständlich, da der Kliniker naturgemäß sehr viele frühere Stadien zu Gesicht bekommt, der Pathologe meist nur fortgeschrittene Fälle. Auch dürften dem Kliniker häufiger Fernmetastasen entgehen als dem pathologischen Anatom. So fand WALTHER (1948) bei 137 autopsierten Fällen einen Anteil von 56% viszeralen Metastasen. Am häufigsten waren Lungen- und Lebermetastasen (20 bzw. 13%). WILLIS (1934) sah in seinem Sektionsgut in 29 von 62 Fällen (47%) mit Hypopharynxkarzinom eine Infiltration in die V. jugularis interna. BEHRENDT (1979) gibt 25% Fernmetastasen an. Im klinischen Krankengut betragen die Angaben zwischen 4,2% (PIETRANTONI u. FIOR 1958) und 10% (LEROUX 1959), wobei Lungenmetastasen am häufigsten und diagnostisch wohl am zugänglichsten sind. RAVEN (1974a) berichtet über Lungenmetastasen in 14% seiner Fälle und beschreibt auch einen Fall mit einer Myokardmetastasierung. Eine prozentuale Verteilung der Fernmetastasierung findet sich bei STEFANI und EELLS (Abb. 5).

3. Stadieneinteilung

Stadieneinteilungen für Larynx-Hypopharynxkarzinome wurden schon vor Jahrzehnten vorgenommen. Bedeutung erlangten dabei die Klassifikationen von NIELSEN und STRANBERG

			Fall-zahl
Sinus	N_0		34
piriformis		unilateral	54
	N_+	bilateral	8

Post-	N_0		27
cricoid		unilateral	13
	N_+	bilateral	9

Seitl.	N_0		19
Hinter-		unilateral	11
wand	N_+	bilateral	5

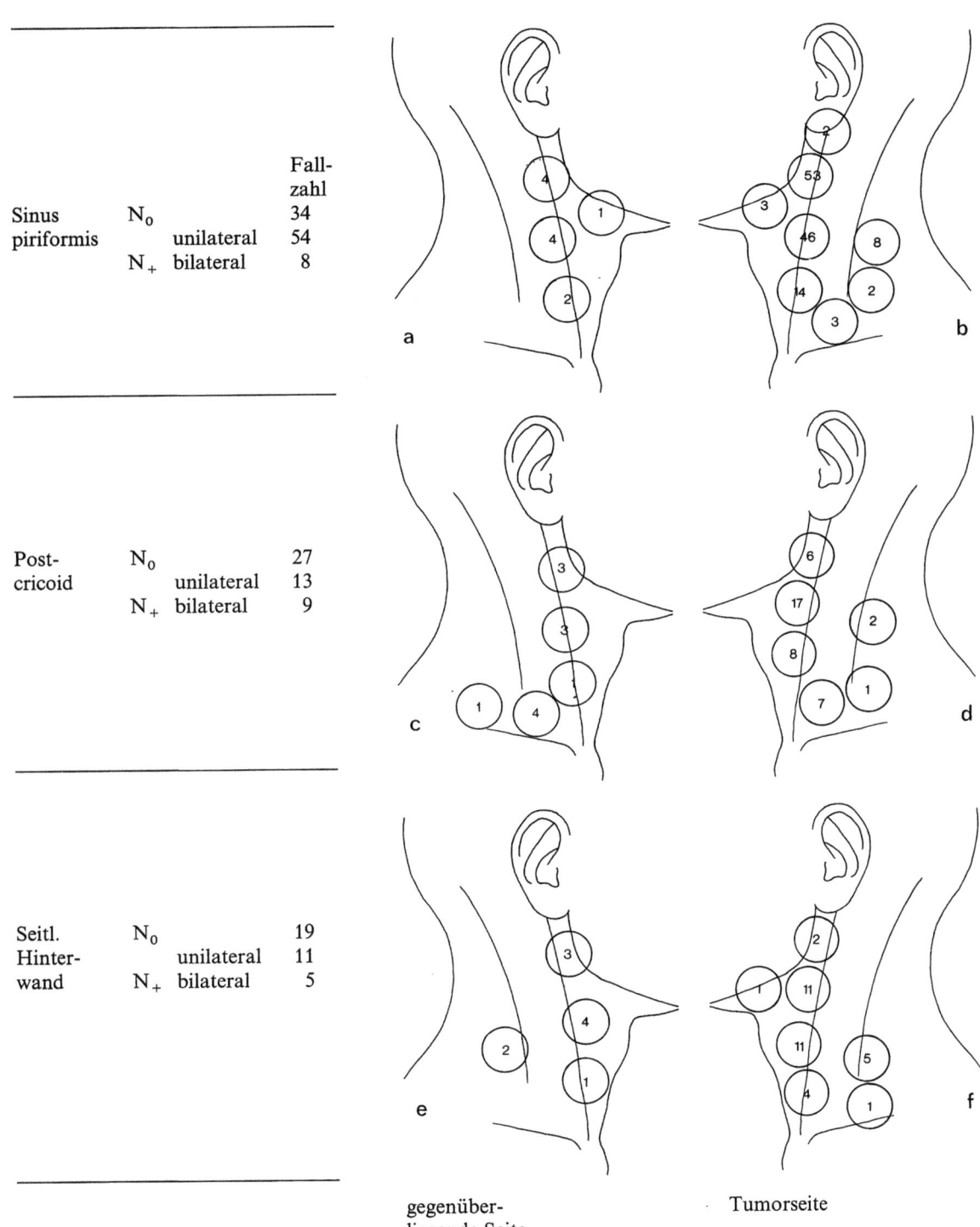

gegenüber-   Tumorseite
liegende Seite

Abb. 4. Häufigkeit und Lokalisation von Halslymphknotenmetastasen beim Hypopharynxkarzinom. (INOUE et al. 1973)

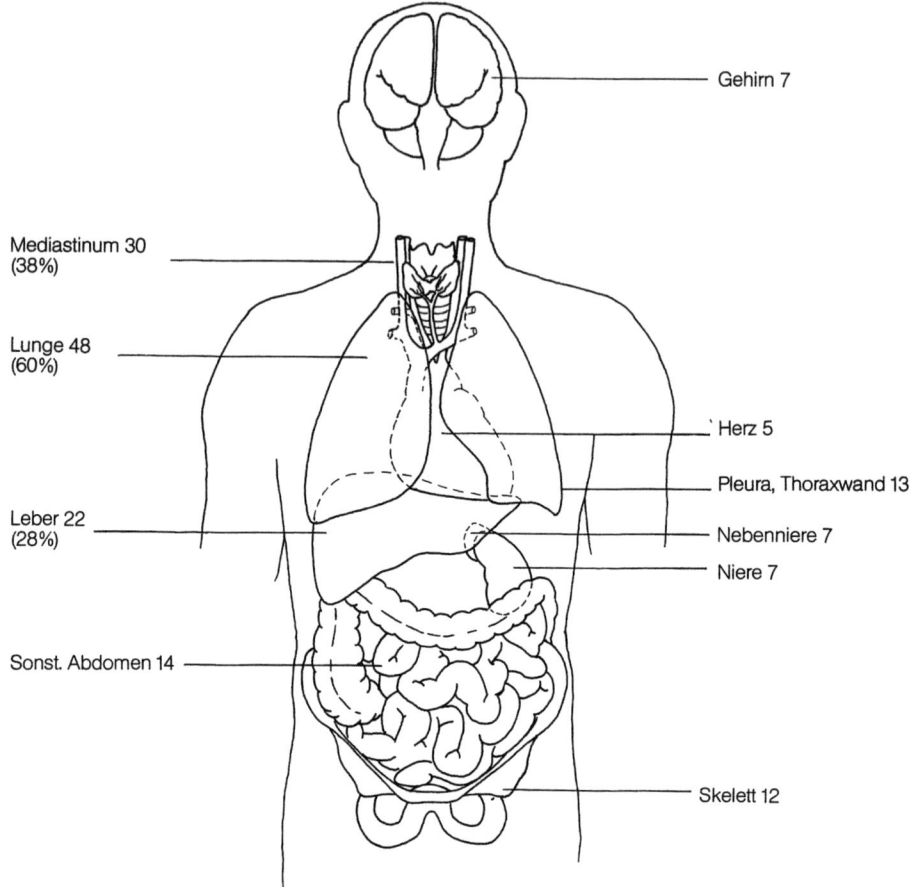

Abb. 5. Häufigkeit von Fernmetastasen bei 80 Patienten mit einem Hypopharynxkarzinom. (STEFANI u. EELLS 1971)

(1942), OESER (1943), LEBORGNE (1951), LEDERMAN (1952), PIETRANTONI und FIOR (1958) und die Klassifizierung des American Joint Committee on Cancer Staging and End Results Reporting (1962). Derzeit dürfte wohl die Stadieneinteilung der UICC nach dem TNM-System am verbreitesten und gebräuchlichsten sein, weshalb sie hier im einzelnen aufgeführt werden soll. Das Hypopharynxkarzinom wurde 1962 klassifiziert. Sein Erprobungszeitraum erstreckte sich auf die Jahre 1963–1972.

T – Primärtumor

a) Sinus piriformis
T0   Kein Primärtumor nachweisbar
TIS Präinvasives Karzinom (Carcinoma in situ)
T1   Der Tumor beschränkt sich auf den Sinus piriformis, ohne an benachbarte Strukturen fixiert zu sein
T2   Der Tumor erstreckt sich vom Sinus piriformis bis zur hinteren Hypopharynxwand oder er erstreckt sich bis zur postcricoiden Fläche, ohne an benachbarte Strukturen fixiert zu sein
T3   Der Tumor dringt in den Kehlkopf ein oder in den Thyroid-Knorpel oder in die Halsweichteile

b) Postcricoid (Pharyngo-ösophagaler Übergang)

T0 Kein Primärtumor nachweisbar

TIS Präinvasives Karzinom (Carcinoma in situ)

T1 Der Tumor beschränkt sich auf die postcricoide Fläche, ohne an benachbarte Strukturen fixiert zu sein

T2 Der Tumor dehnt sich in den Sinus piriformis aus oder bis zur hinteren Hypopharynxwand, ohne an den benachbarten Strukturen zu haften

T3 Der Tumor dringt in den Kehlkopf ein oder in die prävertebralen Muskeln

c) Hintere Pharynxwand

T0 Kein Primärtumor nachweisbar

TIS Präinvasives Karzinom (Carcinoma in situ)

T1 Der Tumor beschränkt sich auf die hintere Hypopharynxwand, ohne an benachbarte Strukturen fixiert zu sein

T2 Der Tumor dehnt sich bis in den Sinus piriformis aus oder bis zur postcricoiden Region, ohne an benachbarte Strukturen fixiert zu sein

T3 Der Tumor dehnt sich bis in die prävertebralen Muskeln aus oder auf Nachbarorgane

N – Regionale Lymphknoten

Der Kliniker sollte vermerken, ob er die palpablen Lymphknoten für befallen hält oder nicht.

N0 Keine palpablen Lymphknoten

N1 Bewegliche, homolaterale Lymphknoten

N1a Die Lymphknoten werden als nicht befallen betrachtet

N1b Die Lymphknoten werden als befallen betrachtet

N2 Bewegliche, kontralaterale oder bilaterale Lymphknoten

N2a Die Lymphknoten werden als nicht befallen betrachtet

N2b Die Lymphknoten werden als befallen betrachtet

N3 Fixierte Lymphknoten

M – Fernmetastasen

M0 Keine Fernmetastasen nachweisbar

M1 Fernmetastasen vorhanden

D. Therapie

Über die Entwicklung der Indikation zur Behandlung der Hypopharynxkarzinome in den letzten 20 Jahren berichtet ARNDT (1973). Danach vertrat 1958 DU MESNIL DE ROCHEMONT die Ansicht, daß eine radikale operative Behandlung wegen der hohen Operationsletalität abzulehnen sei. RICCABONA (1959) operierte dagegen mit der Begründung, daß es sich bei den Hypopharynxkarzinomen um wenig strahlensensible Tumoren handele. 1961 empfahlen SCHEER et al. die Radikaloperation mit postoperativer Strahlentherapie, LECCO und BERGONZINI (1973) die präoperative Bestrahlung mit nachfolgender Radikaloperation. Auch FERGUSON propagierte 1964 eine Vorbestrahlung mit zwei Drittel bis drei Viertel der Gesamtdosis mit nachfolgender Radikaloperation. LALANNE et al. empfahlen im gleichen Jahr 4000 rd als Vorbestrahlung und führten nach einer Pause von 4 Wochen die Radikaloperation aus. KAUFMANN hielt dagegen 1966 wieder eine alleinige Strahlentherapie mit Caesium-137-γ-Strahlen für vorteilhafter. Sie sei allen anderen Behandlungsmöglichkeiten leicht überlegen.

Unter den Arbeiten der späten 50er und der 60er Jahre sind noch die von HEILMANN et al. (1956), ZUPPINGER (1961), GARY-BOBO et al. (1963), HELLRIEGEL (1963), FLETCHER und LIND-BERG (1966) und LEDERMAN (1967) zu erwähnen.

I. Chirurgie allein und in Kombination mit Strahlentherapie

Chirurgie und Strahlentherapie oder die Kombination beider therapeutischer Maßnahmen stehen auch heute im Vordergrund der Behandlung von Hypopharynxkarzinomen. In letzter Zeit fanden auch Kombinationen von Zytostatika mit der Strahlentherapie Anwendung, über die gesondert berichtet wird. Die Frage, ob frühe Formen von Hypopharynxkarzinomen, die in 10–25% der Fälle zur Behandlung kommen, mit ausschließlicher Strahlentherapie oder alleiniger Chirurgie behandelt werden sollen, ist nicht eindeutig zu beantworten und hängt wohl auch im einzelnen von der Einstellung prominenter Vertreter der jeweiligen Fachdisziplin ab. So schreibt BOENNINGHAUS (1980) in seinem Heidelberger Taschenbuch über die Therapie der Hypopharynxkarzinome: „Wenn noch operabel: Laryngektomie mit Hypopharynxteilresektion und Neck dissection. Nachbestrahlung. Bei inoperablen Tumoren oder Fernmetastasen alleinige Bestrahlung." DRAF (1979) als Vertreter der Wiederherstellungschirurgie mit insgesamt 18 Rekonstruktionen des Hypopharynx und zervikalen Ösophagus seit 1973 (7mal nach Pharynxteilresektion, 9mal nach totaler Laryngo-Pharyngektomie und 2mal nach Laryngo-Pharyngo-Ösophagektomie) sieht folgende Indikationen zur chirurgischen Tumorentfernung:

1. Die Tumorausdehnung ermöglicht eine vollständige Resektion.
2. Der physische und psychische Zustand des Patienten läßt einen ausgedehnten Eingriff gerechtfertigt erscheinen.
3. Palliativmaßnahmen bei starken Schmerzen und Blockierung des Schluckaktes.

Auch BILLER et al. (1969) halten in sorgfältig ausgewählten Fällen eine primäre konservative chirurgische Behandlung für indiziert. RAVEN (1974b) setzt sich ausführlich anhand von 130 Patienten mit Hypopharynxkarzinomen mit der Indikationsstellung zur chirurgischen und strahlentherapeutischen Behandlung auseinander. Er kommt zu dem Ergebnis, daß für einen chirurgischen Eingriff fortgeschrittene Karzinome mit Fixierung des Hypopharynx, eine karzinomatöse Infiltration der paravertebralen Gewebe, ein Karzinombefall der Art. carotis communis und interna, Hautbefall der Halsgegend, fixierte zervikale Lymphknotenmetastasen und ein schlechter Allgemeinzustand Kontraindikationen darstellen. Hier können strahlentherapeutische Maßnahmen noch zu guten Palliativergebnissen führen. Indikationen für eine Laryngo-Ösophago-Pharyngektomie sind Karzinome, die mehr als die Hälfte des Hypopharynx eingenommen haben, Karzinome der hinteren Pharynxwand, Hypopharynxkarzinome mit Beteiligung des zervikalen Ösophagus, multilokale Hypopharynxkarzinome und Larynxkarzinome mit Befall des Hypopharynx. Nach SCHWAB und ZUM WINKEL (1975) sind chirurgische Teilresektionen bei strenger Indikationsstellung möglich, hierbei stehen die partielle Laryngo-Pharyngektomie (unter Erhaltung der Kehlkopffunktion) bei Sinus piriformis-Karzinomen, die Hinterwandresektion (unter Erhaltung des Kehlkopfes und primärer Rekonstruktion des Pharynx) bei Hypopharynxhinterwandkarzinomen und die Postcricoidresektion (mit Wiederherstellung des Schluckweges durch Verwendung von Teilen des Larynx und der Trachea) bei Postcricoidkarzinomen zur Verfügung. Die erforderliche Radikalität wird meist nur durch die Pharyngolaryngektomie gewährleistet. Alle Verfahren machen eine zusätzliche bilaterale neck dissection und perkutane Nachbestrahlung erforderlich. SACOUN (1977) gelangt anhand seines Krankengutes von 67 in unterschiedlicher Weise behandelten Patienten mit Hypopharynxkarzinomen zur Ansicht, daß chirurgische oder kombiniert-chirurgisch-stahlentherapeutische Behandlungsverfahren der ausschließlichen Strahlentherapie überlegen sind. CARPENTER et al. (1976) fanden bei ihren 162 Patienten keine besseren Behandlungsergebnisse bezüglich des Auftretens von Rezidiven oder der Überlebenszeiten für die kombinierte Chirurgie-Strahlentherapie gegenüber alleinigen chirurgischen Maßnahmen. Die alleinige Strahlentherapie war den anderen Verfahren unterlegen. Alle angewandten Verfahren können bei CONLEY (1970) nachgelesen werden und sind auch in einer Zusammenstellung von OGURA und BILLER (1972) enthalten. FLETCHER (1977) empfiehlt bei kleinen Tumoren des Sinus piriformis eine primäre Strahlentherapie, wenn keine palpablen Lymphknoten vorhanden sind. Bei T2-Formen mit der Frage einer tieferen Invasion will er nach 4 Wochen das Ansprechen des Tumors überprüfen und im Falle ungenügender Rückbildung oder der Wahrscheinlichkeit einer tieferen Infiltration die Bestrahlung als Vorbestrahlung beenden und eine Operation nach entsprechendem Intervall anschließen.

1. Vorbestrahlung

Die geplante Vorbestrahlung bei Hypopharynxkarzinomen konnte sich trotz guter Ergebnisse nicht endgültig durchsetzen und hat in letzter Zeit an Bedeutung verloren. Sie dient einer doppelten Zielsetzung, einmal, größere inoperable Tumoren zu verkleinern und operabel zu machen, zum anderen, die Zahl postoperativer Rezidive durch Erfassung und Vernichtung von Ausläufern oder Mikrometastasen zu reduzieren. Nachteilig ist, daß durch eine vorangegangene Bestrahlung die Durchführung der Operation erschwert werden kann. Die Dosis einer Vorbestrahlung muß daher so gewählt werden, daß sie den nachfolgenden chirurgischen Eingriff nicht beeinträchtigt. Dies dürfte mit 20–40 Gy in 2–4 Wochen der Fall sein (BOHNDORF 1976). RAVEN (1974b) sieht 45 Gy für eine präoperative Bestrahlung als ausreichend an, womit die Wundheilung nach Radikaloperation nicht beeinträchtigt wird. Die für die Vorbestrahlung empfohlenen Dosen liegen allerdings meist höher. So geben PEREZ et al. (1977) bei malignen Tumoren des Kopf-Hals-Bereichs, u.a. Hypopharynxkarzinomen, eine Vorbestrahlungsdosis von 30–50 Gy an. LORD et al. (1973) halten die präoperative Strahlentherapie bei den Sinus-piriformis-Karzinomen für die Methode der Wahl. Ihre Vorbestrahlungsdosis betrug 45–55 Gy Kobalt-60 in 5–6 Wochen auf den Primärtumor und die regionalen Lymphknoten. Die Operation erfolgte 6–12 Wochen nach Abschluß der Strahlentherapie. FLETCHER (1977) empfiehlt 50 Gy in 5 Wochen. CHUNG et al. (1978) unterzogen 77 Patienten mit fortgeschrittenen Karzinomen des Laryngopharynx einer hochdosierten Vorbestrahlung mit 50–55 Gy in 5–5$^{1}/_{2}$ Wochen. Sie fanden dabei keine Erhöhung der Komplikationsrate im Vergleich mit einem Kollektiv von 52 ausschließlich operierten Patienten und nach Operation wegen eines Versagens der Strahlentherapie nach 60–70 Gy in 6–8 Wochen bei 33 Patienten. Auch GOLDMAN et al. (1972a) treten für höhere Vorbestrahlungsdosen ein. VIRAG et al. (1976) nahmen eine Vorbestrahlung bei fortgeschrittenen Larynx- und Hypopharynxkarzinomen in unterschiedlicher Weise vor. Einmal verabfolgten sie 3500–4500 R Kobalt-60 in 4 Wochen (12 Patienten), zum anderen führten sie eine Kurzzeitvorbestrahlung mit 1500–2000 R über 4 Tage durch (18 Patienten). Die Operation wurde bei den über längere Zeit bestrahlten Patienten mit einem Intervall von 3–4 Wochen, bei den Kurzzeitvorbestrahlten 1–2 Tage nach Abschluß der Bestrahlung vorgenommen. Bei der Operation ergaben sich keine Komplikationen. Technische Schwierigkeiten traten nur bei den Patienten mit der Kurzzeitvorbestrahlung auf. Aufgrund der von ihnen erzielten 2-Jahres-Ergebnisse von 43% im Vergleich mit einem ausschließlich chirurgisch behandelten Kollektiv von 28% empfehlen VIRAG et al. (1976) die Vorbestrahlung besonders in fortgeschrittenen Fällen. Auch OGURA et al. (1972), BILLER et al. (1969) sowie FREDRICKSON et al. (1969) sprechen sich für eine präoperative Bestrahlung aus.

Voraussetzung einer erfolgreichen Vorbestrahlung ist eine ausreichende Dosis, die bei mindestens 40 Gy in 4 Wochen (1362 ret) bis 50 Gy in 5 Wochen (1572 ret) liegen dürfte. Niedrigere Vorbestrahlungsdosen wie die von REDDI et al. (1979) angewandten 15–18mal 2 Gy (30–36 Gy) führten, allerdings bei supraglottischen Larynxkarzinomen, zu keinem besseren Ergebnis gegenüber ausschließlich chirurgischen Maßnahmen. FLETCHER (1977) warnt bei Hypopharynxkarzinomen vor einer Unterdosierung der Vorbestrahlung. Die Kurzzeitvorbestrahlung mit höheren Einzeldosen ist derzeit noch zu wenig erprobt, um endgültige Schlüsse ziehen zu können, obwohl FLETCHER (1977) in einer kontrollierten Studie am Memorial Hospital mit einer Dosis von 5mal 4 Gy (20 Gy) im Vergleich mit 25mal 2 Gy (50 Gy) bei malignen Tumoren des Kopf-Hals-Bereichs eine Senkung der Rezidivrate (28,7%/25,6%) erreichen konnte.

2. Postoperative Bestrahlung

Eine postoperative Strahlenbehandlung ist indiziert, wenn ein Tumor in den Frühstadien nicht sicher im Gesunden exstirpiert werden konnte, bei Vorliegen größerer Tumoren (T3) und bei Befall regionaler Lymphknoten, die durch eine neck dissection nicht immer sicher entfernt werden können. FLETCHER (1977) hält im Gegensatz zur postoperativen Bestrahlung des supraglottischen Larynx bei den Hypopharynxkarzinomen den obligatorischen Einschluß der regionalen Abflußwege für erforderlich, wofür er eine Dosis von 50 Gy in 5 Wochen für ausreichend erachtet. Danach führt er die Bestrahlung unter Abdeckung der Mundpartie bis zu einer Gesamtdosis von 60 Gy weiter. Bei einem Zustand nach neck dissection bestrahlt er auf der operierten Seite mit 55 Gy. Auch MACCOMB et al. (1967) verwenden für die Nachbestrahlung 60 Gy in 6 Wochen. Wir streben für die postoperative Bestrahlung bei Durchführung in einer durchlaufenden Serie 60 Gy in 6–7 Wochen (1768–1737 ret) an. Wenn stärkere Nebenwirkungen auftreten, kann die Nachbestrahlung auch in Form einer unterbrochenen Serienbestrahlung (split course therapy, s. II.1, S. 269) durchgeführt werden.

II. Strahlentherapie

Wenn ein chirurgisches Vorgehen in fortgeschrittenen Fällen oder auch eine Kombination Strahlentherapie-Chirurgie in Form einer geplanten präoperativen Bestrahlung nicht möglich ist, kann mit einer ausschließlichen Strahlentherapie in vielen Fällen zumindest noch ein guter Palliativerfolg erreicht werden. INOUE und SHIGEMATSU (1972) gelangen aufgrund einer retrospektiven Studie an 180 Patienten mit Hypopharynxkarzinomen (96 Sinus piriformis-Ca, 49 Postcricoid-Ca und 35 Ca der posterolateralen Wand), eingestuft in 162 Fällen als T3 und in 100 Fällen mit regionalen Metastasen, sogar zu der Ansicht, daß die primäre externe Strahlentherapie in fortgeschrittenen Fällen die Methode der Wahl ist. Sie bestrahlen mit 70 Gy in 7 Wochen und konnten damit 3 Hinterwandkarzinome zu dauerhafter Rückbildung bringen. Derzeit empfehlen sie eine primäre Bestrahlung zunächst bis 40 Gy und entscheiden dann nach klinischer Kontrolle, ob chirurgische Maßnahmen ergriffen werden sollen oder bis zu 70 Gy weiter bestrahlt wird. Bezüglich der zu applizierenden Mindestdosis bei primärer Strahlentherapie besteht bei den meisten Autoren in der Literatur Übereinstimmung. Sie beträgt 60 Gy in 6 Wochen bei durchlaufender Bestrahlungsserie (ARNDT 1973; BOHNDORF 1976; SCHWAB u. ZUM WINKEL 1975; WIELAND et al. 1972, u.a.). Gesamtdosen über 80 Gy sind abzulehnen, da sie zu starke Nebenwirkungen verursachen, die in keinem Verhältnis zu den erzielbaren Behandlungsergebnissen stehen. Nach ENNUYER und BATAINI (1964) ist über eine biologische Vergleichsdosis von 1900 ret der NSD von ELLIS (1968a) hinaus keine weitere Ergebnisverbesserung möglich. Die Toleranzgrenzdosis wird für den

Kehlkopf / Hypopharynx von verschiedenen Autoren (ARISTIZABAL und CALDWELL 1972; RUBIN u. CASARETT 1972; VAETH et al. 1972; GOFFINET et al. 1973; MARKS et al. 1973) mit 1750–2040 ret angegeben. Somit dürfte die optimale Bestrahlungsdosis bei kontinuierlicher Serie zwischen 60 Gy in 6–7 Wochen und 70 Gy in 7–8 Wochen liegen. Postradiotherapeutische Rezidive dürften nur in wenigen Fällen in einer zweiten Serie mit niedrigerer Dosis bis max. 40 Gy in 4–6 Wochen erfolgreich angegangen werden. Für INOUE und SHIGEMATSU (1976) ist daher eine Operation die einzige Möglichkeit der Behandlung eines Strahlenrezidivs. Wenn Fernmetastasen von Hypopharynxkarzinomen aus palliativen Gründen einer Strahlentherapie zugeführt werden sollen, benötigen sie zur Rückbildung die gleiche Dosis wie die Primärtumoren, so daß auch hier 50–60 Gy in 5–6 Wochen erforderlich werden. Insbesondere können so bei Knochenmetastasen Frakturen vermieden werden. Schmerzfreiheit wird schon nach 20 Gy erreicht.

1. Bestrahlungsrhythmen

Im allgemeinen wird die Dosis (60–70 Gy in 6–7 Wochen, 1768–1952 ret) in einer kontinuierlichen Serie eingestrahlt. Eine Einzeldosis von 2 Gy (5mal pro Woche) sollte dabei nicht überschritten werden und ist bei den meist vorliegenden Plattenepithelkarzinomen mittlerer Strahlenempfindlichkeit auch nicht erforderlich. ARNDT (1973) hält eine Einzeldosis von 1,5 Gy für optimal und meint, daß die Schleimhaut des Pharynx eine höhere Einzeldosis nur schwer verträgt, wenn eine kurative Gesamtdosis von 60 Gy Zielsetzung ist. Nach ihm sind Einzeldosen über 5 Gy selbst bei Palliativbestrahlungen problematisch. Es ist zweckmäßig, den Behandlungsverlauf klinisch in Zusammenarbeit mit der HNO-Klinik zu überwachen und den Befund mindestens alle 14 Tage, besser noch alle 8 Tage zu kontrollieren. Es können so Nebenwirkungen der Strahlentherapie frühzeitig erfaßt und ein nicht selten auftretender Soor rechtzeitig behandelt werden. Hierfür empfehlen wir Moronal. Außerdem ist eine sorgfältige Mundpflege erforderlich, die u.a. mit Azulon liquid-Spülungen und Bepanthentabletten erfolgen kann. Die bestrahlten Felder sind einer milden Puderbehandlung zu unterziehen.

Bei sorgfältiger Überwachung des Bestrahlungsverlaufs lassen sich Knorpelnekrosen und Abszedierungen fast immer vermeiden. Vor Beginn der Strahlenbehandlung sollte auch eine Zahnsanierung erfolgen. Die günstigste Zeit hierfür liegt nach den Untersuchungen von STARCKE und SHANNON (1977) 10–14 Tage vor Einleitung der Strahlentherapie.

Nicht selten muß bei einer kurativen durchlaufend geplanten Bestrahlungsserie eine Unterbrechung wegen stärkerer Nebenwirkungen erfolgen. Es ist deshalb schon früher vorgeschlagen worden (ZUPPINGER 1944), bei malignen Tumoren im Kopf-Hals-Bereich mit einer unterteilten Serie zu bestrahlen. In neuerer Zeit haben HOLSTI und TASKINEN (1967) dieses Verfahren auch in der Absicht propagiert, bessere Behandlungsergebnisse zu erzielen. BOHNDORF (1976) spricht sich für eine Split course Bestrahlung aus, weil er neben der besseren Verträglichkeit in der Bestrahlungspause nochmals die Operationsindikation überdenken will. Er appliziert zunächst 20mal 2 Gy, legt dann eine Bestrahlungspause von 2–3 Wochen ein und bestrahlt dann nochmals mit 15mal 2 Gy bis zu einer Gesamtdosis von 70 Gy. WIELAND et al. (1972) gingen der Frage nach, ob sich die Behandlungsergebnisse bei malignen Tumoren des Kopf-Hals-Bereichs mit Hilfe einer unterteilten Serie verbessern lassen. Sie bestrahlten in einer prospektiven Untersuchungsreihe streng zufällig einmal in einer durchlaufenden Serie in ED von 1,7–2 Gy bis 60 Gy, zum anderen in einer unterteilten Serie zunächst bis 40 Gy, nach 14–21 Tagen Pause dann bis 70, max. 75 Gy (Wirkungsausgleich). 53 Patienten wurden der Splitserie zugeteilt, 48 durchlaufend bestrahlt. Bezüglich der Rezidivhäufigkeit ergab sich kein Unterschied zwischen den Verfahren, jedoch lebten die Patienten der unterteilten Serie trotz besserer Verträglichkeit nicht so lange wie in der durchlaufenden Serie. So sollte wohl doch dieser Bestrahlungsform der Vorzug gegeben werden, wenn die Strahlenverträglichkeit gut ist. Biologische Vergleichsdosen lassen sich einfach nach den Formeln von ORTON und ELLIS (1974) oder von KIRK et al. (1971) berechnen.

2. Bestrahlungstechnik (Wahl der Strahlenart und Bestrahlungsplanung)

a) Wahl der Strahlenart

Eine Kontaktbestrahlung kommt wohl bei der Lage und Ausdehnung von Hypopharynxkarzinomen kaum in Betracht. Für die perkutane Strahlentherapie besteht in der Literatur darüber Einigkeit, daß sie unter Megavoltbedingungen durchgeführt werden muß. Es ergibt sich bei diesen Strahlenarten und -qualitäten eine bessere Dosisverteilung mit wesentlich geringeren Nebenwirkungen als mit konventionellen Röntgenstrahlen (Orthovolttherapie). Eine gewisse Bevorzugung erfährt dabei die Kobalt-60-γ-Strahlung, doch lassen sich gleichgute Behandlungsergebnisse mit 10–30 MeV Elektronen oder mit 4–8 MeV Röntgenstrahlen eines Betatrons oder Linearbeschleunigers, auch mit einer Caesium-137-γ-Strahlung, erreichen. TOBIN et al. (1976) betonen in einer Arbeit über 153 Patienten mit malignen Tumoren des Kopf-Hals-Bereichs ausdrücklich, daß ihre mit 10–24 MeV Elektronen durchgeführten Bestrahlungen die gleichen Behandlungsergebnisse aufwiesen wie die mit Photonen erzielten. Nach CATTERALL et al. (1977) sind schnelle Neutronen für die Bestrahlung maligner Tumoren im Kopf-Hals-Bereich ebenfalls geeignet. Obwohl schnelle Neutronen als Strahlenart mit hohem LET ihre Indikation besonders bei hyp- oder anoxischen Tumoren haben, konnten bei 62 Patienten mit fortgeschrittenen Karzinomen des Kopf-Hals-Bereichs komplette Rückbildungen mit nur 2 Rezidiven erreicht werden.

b) Bestrahlungsplanung

Die Felderwahl muß bei den Hypopharynxkarzinomen berücksichtigen, daß es sich meist um fortgeschrittene Formen (T3) handelt und daß schon in einem hohen Prozentsatz (55–75%) regionale Metastasen, wenn auch manchmal klinisch okkult, vorhanden sind. Das Zielvolumen sollte daher sowohl das Tumorvolumen selbst als auch die typischen Ausbreitungsbezirke und Metastasierungsgebiete regionaler Lymphknoten umfassen. Hierzu gehören der Zungengrund, Larynxeingang, Sinus piriformis, die Hypopharynxhinterwand, der Ösophagusmund sowie das regionale Lymphabflußgebiet der Vena jugularis interna. Dies ist am besten mit opponierenden Feldern der Feldgrößen 10×6–12×8 (14–9) cm^2 zu erreichen. Die Zielvolumenkonturen und Referenzlinien zeigen die nachfolgenden Abbildungen (Abb. 6 u. 7).

FLETCHER (1975) gibt noch eine andere Methodik an, bei welcher der obere Anteil des Hypopharynx einschließlich der Abflußgebiete unter Verwendung einer Kombination von 15 MeV Elektronen und Kobalt-60 mit opponierenden Feldern bestrahlt wird, der untere Anteil durch ein weiteres Feld von vorn unter Gebrauch von 12 MeV schnellen Elektronen. Diese Methode hat jedoch den Nachteil, daß die Felder aneina..dergesetzt werden müssen. Weitere Bestrahlungspläne, welche insbesondere die Lymphknotenmetastasen des Halses berücksichtigen, finden sich bei SCHERER und RASSOW (1971). Die Dosisverteilung unter Verwendung opponierender Felder mit Kobalt-60 (QHA 80 cm) wurde von GAUWERKY (1976) untersucht. Er stellte verschiedene Bestrahlungspläne auf und gelangt zur Ansicht, daß mit einem Keil von 3,75° die günstigste Dosisverteilung erreichbar ist (Abb. 8). Die maximale prozentuale Dosisschwankung im Zielvolumengebiet beträgt entlang den Referenzlinien I + II 30 bzw. 45%, bei Einengung des Zielvolumens ventral um 0,7 cm 0 bzw. 20%. Das Halsmark wird mit 20% der Dosis im Referenzpunkt belastet, alle regionalen Lymphknoten erhalten

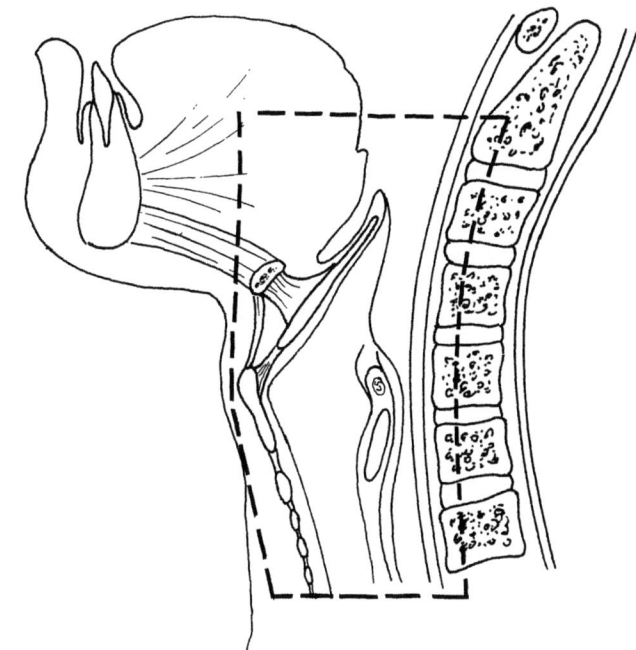

Abb. 6. Zielvolumenkonturen bei Bestrahlung von Hypopharynxkarzinomen. (Halsmark schraffiert)

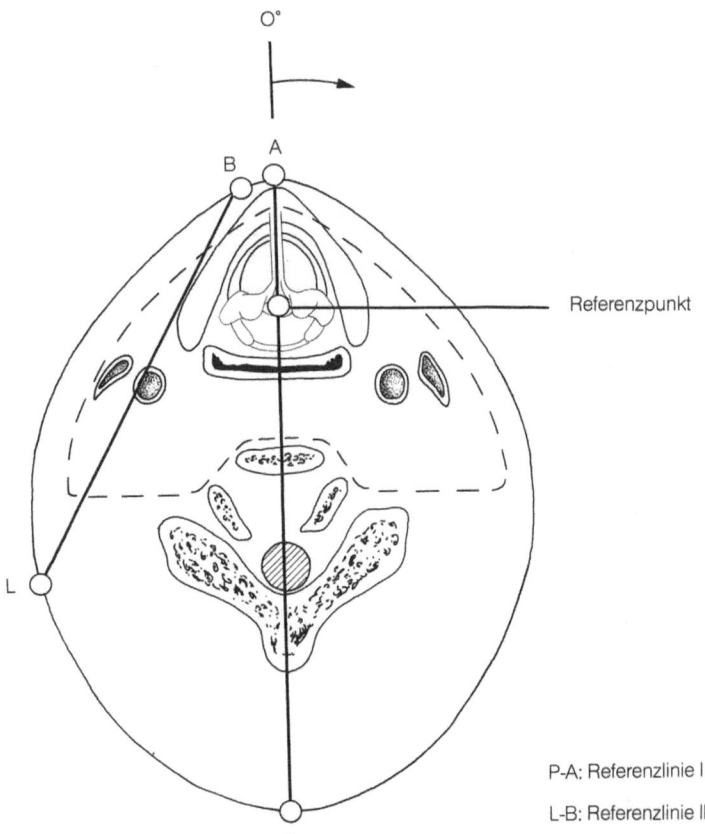

Abb. 7. Zielvolumenkontur und Referenzlinien bei Hypopharynxbestrahlung. Horizontalschnitt in Höhe C 5, Halsmark schraffiert. (Nach GAUWERKY 1976)

P-A: Referenzlinie I

L-B: Referenzlinie II

Referenzpunkt

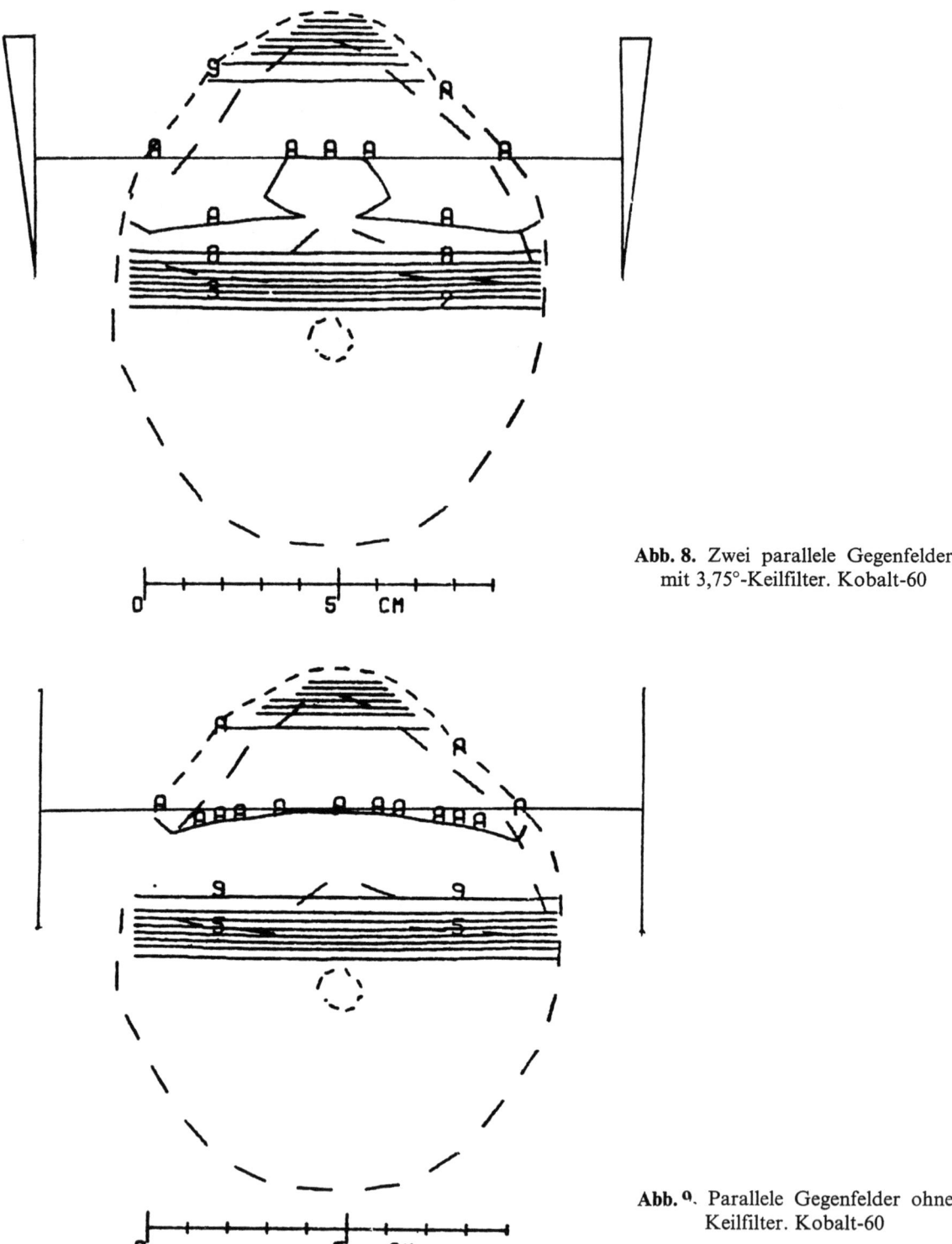

Abb. 8. Zwei parallele Gegenfelder
mit 3,75°-Keilfilter. Kobalt-60

Abb. 9. Parallele Gegenfelder ohne
Keilfilter. Kobalt-60

100% Dosis. Vergleichend dazu sei die Dosisverteilung ohne Keilfilter aufgezeichnet (Abb. 9). Weniger günstig ist die Dosisverteilung bei einer Bewegungsbestrahlung (Abb. 10), desgleichen mit einer 3-Felder-Technik nach POURQUIER (1962) (Abb. 11). Hier werden insbesondere die Abflußgebiete unzureichend bestrahlt. Eine Bewegungsbestrahlung kommt daher beson-

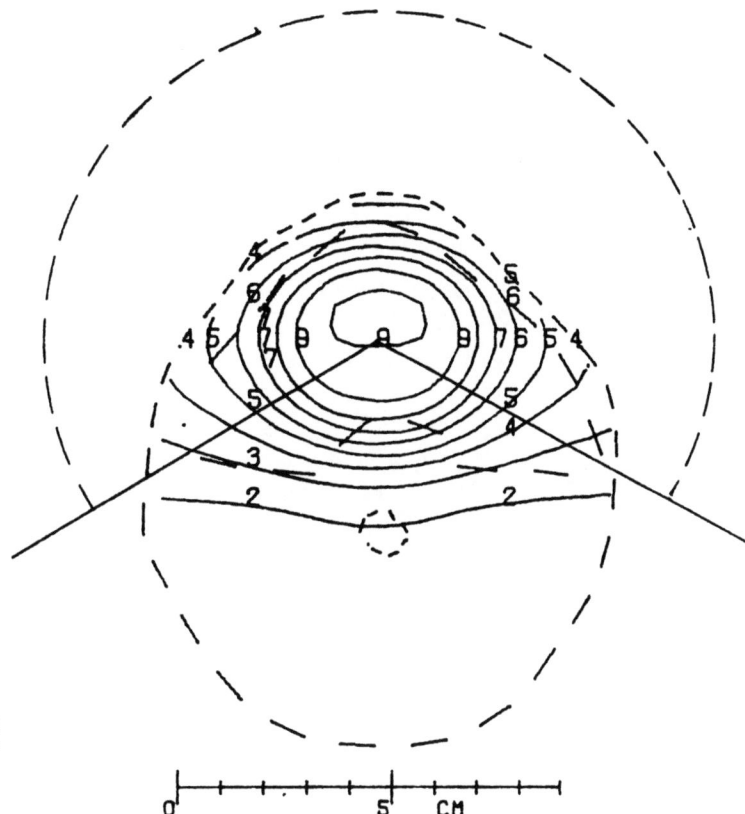

Abb. 10. Bewegungsbestrahlung mit Kobalt-60. Pendelwinkel 120°–120° (240°)

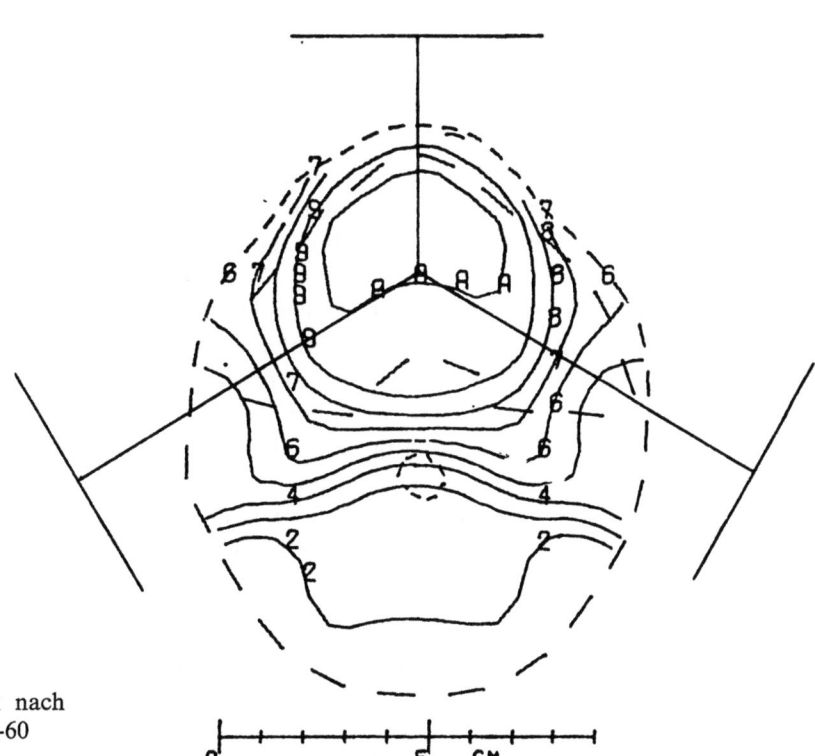

Abb. 11. Drei-Felder-Technik nach Pourquier (1966). Kobalt-60

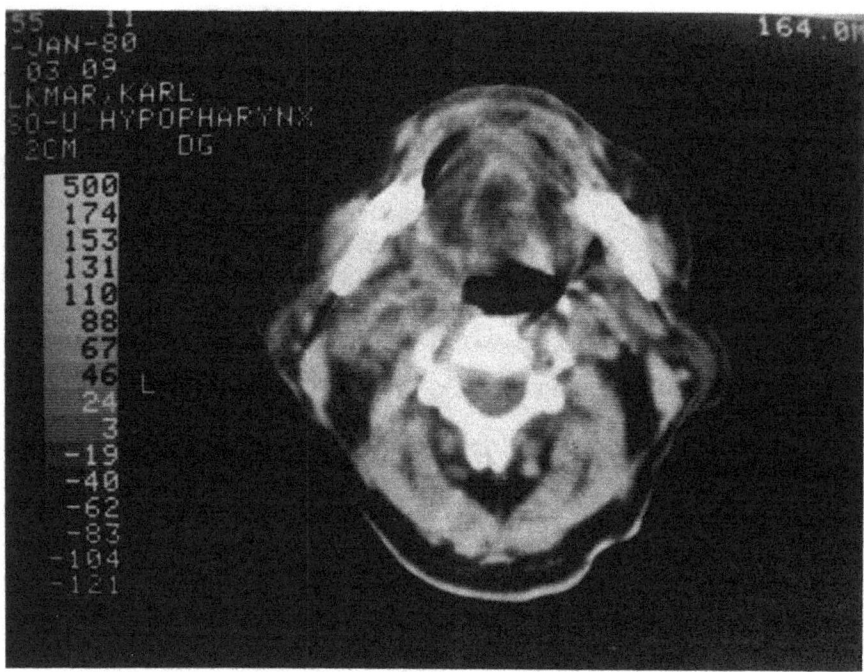

Abb. 12. Tomogramm vor Bestrahlungsbeginn. Großer linksseitiger Pharynxhinterwandseitentumor

ders als Rezidivbestrahlung einer Primärlokalisation in Betracht. Die Dosisverteilungen sind im einzelnen in den vorstehenden Abbildungen dargestellt (Abb. 8–11).

Eine Bestrahlungsplanung kann eine optimale Genauigkeit nur unter Verwendung eines Computertomogramms erreichen, wozu selbstverständlich zur Festlegung des genauen Zielvolumens noch Röntgenaufnahmen und konventionelle Schichtaufnahmen heranzuziehen sind. Diese Methodik wird anhand der Bestrahlungsplanung und Verlaufsbeobachtung bei einem 70 Jahre alten Patienten mit einem ausgedehnten inoperablen Hypopharynxkarzinom T3 N2 M1 demonstriert. Der Tumor erwies sich bei der PE als eins der seltenen Adenokarzinome.

Vor Bestrahlungsbeginn am 7.1.1980 fand sich an der linken Pharynxhinterseitenwand ein ausgedehnter Tumor, es bestanden regionale Lymphknotenmetastasen sowie eine Lungenmetastasierung. Die Tomographie ergab einen großen, links dorso-lateral gelegenen Tumor (Abb. 12).

Bei der Bestrahlungsplanung wurden vergleichende Dosisverteilungen für Kobalt-60, 15 MeV- und 42 MeV ultraharte Röntgenstrahlen angefertigt, welche nachstehend (Abb. 13–15) abgebildet sind. Wegen der Halslymphknotenbeteiligung empfahl sich die Kobalt-60-Verteilung. Die Halsmarkbelastung ist bei allen drei Verteilungen wegen der Ausdehnung des Befundes relativ hoch, liegt jedoch bei Kobalt-60 noch im Toleranzgrenzdosisbereich.

Die Strahlentherapie wurde mit 32mal 2 Gy in 44 Tagen (Gesamtdosis 64 Gy = 1837 ret) Kobalt-60 in Kombination mit einer Dezimeterwellenhyperthermie von 15 min Dauer (Wellenlänge 69 cm, Frequenz 433,92 MHz) durchgeführt. Am Ende der Bestrahlung fand sich eine Tumorrückbildung (Abb. 16).

3. Strahlenbehandlung in Kombination mit Hyperthermie

Die Hyperthermie in Kombination mit der Strahlentherapie ist ein lange bekanntes Verfahren. Bereits 1912 berichtete MÜLLER über therapeutische Erfahrungen und Ergebnisse

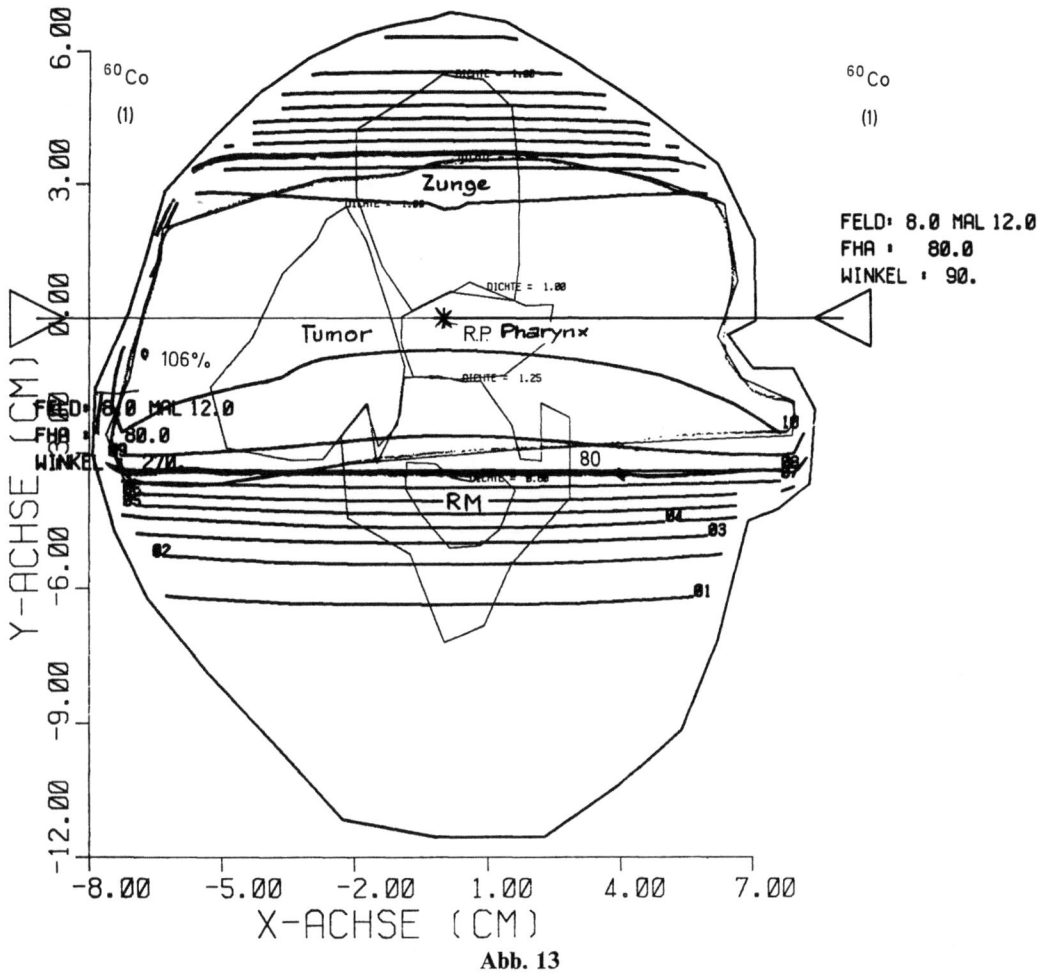

Abb. 13

Abb. 13–15. Vergleichende Dosisverteilungen mit Kobalt-60, 15 MeV und 42 MeV ultraharten Rö.-Strahlen, Feldgröße 12×8 cm^2, opponierende Felder

an 100 mit einer Kombination von Röntgenstrahlen und Hochfrequenz bzw. Diathermie behandelten Patienten mit bösartigen Neubildungen. Die Kombinationsbehandlung konnte sich jedoch nicht durchsetzen, da einmal keine gesicherten experimentellen Untersuchungen zugrunde lagen, zum anderen, weil das Verfahren in der Routinebestrahlung zu aufwendig erschien. Nach Enführung der Megavolttherapie in die Strahlentherapie maligner Tumoren geriet sie in Vergessenheit und wurde erst wieder aktuell, als auch mit der Megavolttherapie bei wenig strahlensensiblen bzw. hyp- und anoxischen malignen Tumoren Versager auftraten. In letzter Zeit ist eine Flut experimenteller Arbeiten über die Kombinationswirkung von Wärme und Strahlentherapie erschienen, welche im Buch von DIETZEL (1975) zusammengestellt sind. Aus diesen Arbeiten ist eine Überlegenheit der Kombination von Wärme (40–42° C) und Megavoltstrahlen mit niedrigem LET (Photonen, Elektronen) bei hypoxischen bzw. anoxischen malignen Tumoren abzuleiten, die der Wirkung von schnellen Neutronen (hoher LET) gleichkommt, aber eine bessere Hautverträglichkeit besitzen. Wir haben nach experimentellen Tierversuchen (HYMMEN u. WIELAND 1976), die ebenfalls eine Wirkungsüberlegenheit der Kombination ergaben, die kombinierte Hochfrequenz-γ-Strahlentherapie bei bestimmten, meist strahlenresistenten malignen Tumoren in die Routine-Strahlenbehandlung eingeführt. Es handelt sich hierbei um eine lokale Überwärmung, die streng von einer Ganzkörperhyperthermie oder von der von v. ARDENNE (1971) propagierten Krebs-

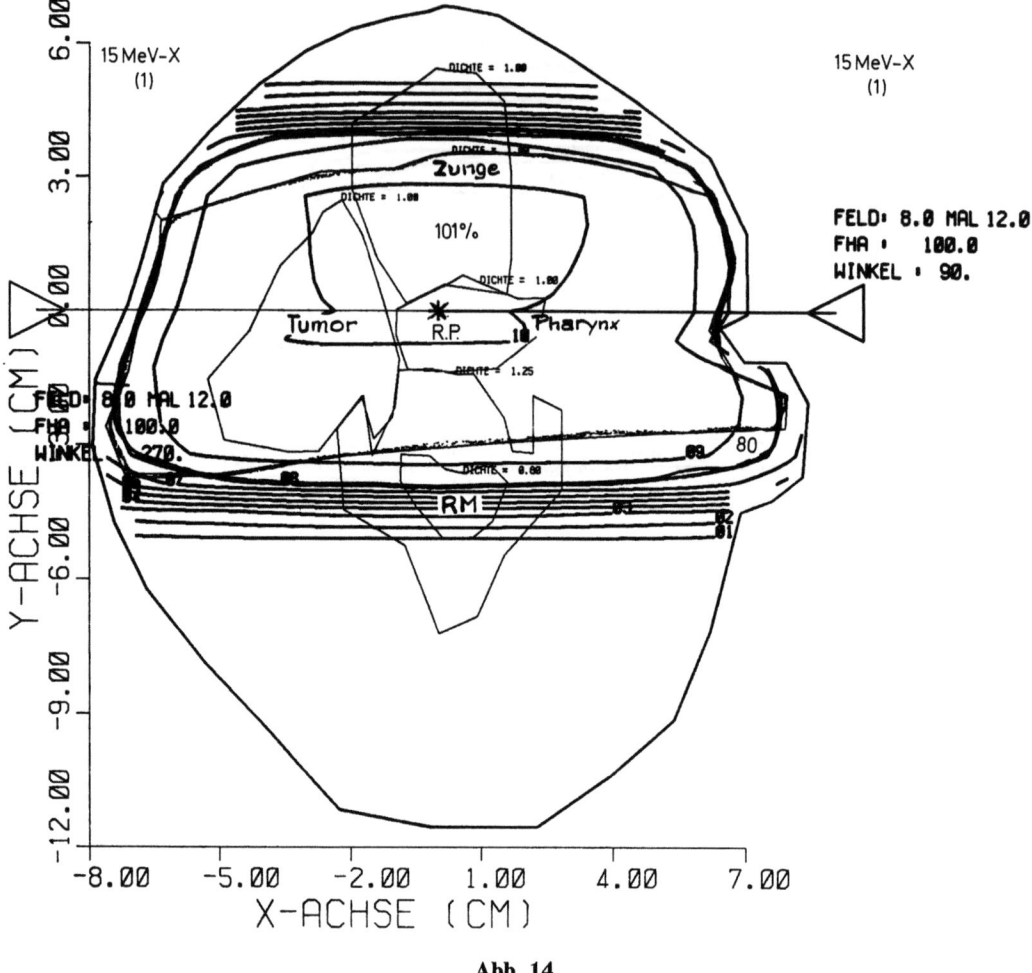

Abb. 14

Mehrschritttherapie zu trennen ist. Wir bestrahlten u.a. 21 Patienten mit fortgeschrittenen Plattenepithelkarzinomen des Kopf-Hals-Bereichs, darunter 9 Hypopharynxkarzinome. Zu Beginn der Behandlung erfolgte die Wärmeapplikation (40–42° C) mit einem Dezimeterwellengerät Erbotherm (433,92 MHz, Wellenlänge 69 cm). Nach 7–10 Min wurde die Strahlentherapie in Form von Kobalt-60- oder Caesium-137-γ-Strahlen zugeschaltet. Die Gesamtheizdauer betrug 12–15 Min, die Einzeldosis der γ-Strahlung 1,7–2 Gy, die angestrebte Herddosis 60 Gy. Es ergaben sich in 18 von 21 Fällen vollständige Rückbildungen, in 3 Fällen verblieben noch Tumorreste. Die Verträglichkeit war außerordentlich gut. Bis auf die übliche Trockenheit im Mundhöhlenbereich und Geschmacksverlust traten keine Nebenwirkungen auf. Ein dosissparender Effekt der Kombinationsbehandlung ist mit etwa 20% anzunehmen. Indikation bei den Hypopharynxkarzinomen sind alle fortgeschrittenen Stadien mit und ohne regionale Metastasierung. Die Gefahr der Induktion von Fernmetastasen unter der lokalen Überwärmungstherapie ist unseres Erachtens gering, da bei unseren nunmehr 100 mit lokaler Überwärmung behandelten Tumoren Fernmetastasierungen nicht häufiger auftraten als sonst auch.

4. Strahlenbehandlung unter Sauerstoff

Möglichkeiten einer chemischen Tumorsensibilisierung ergeben sich durch eine Erhöhung der Sauerstoffspannung im Gewebe. Nicht zuletzt hängt die Strahlenwirkung von der Durch-

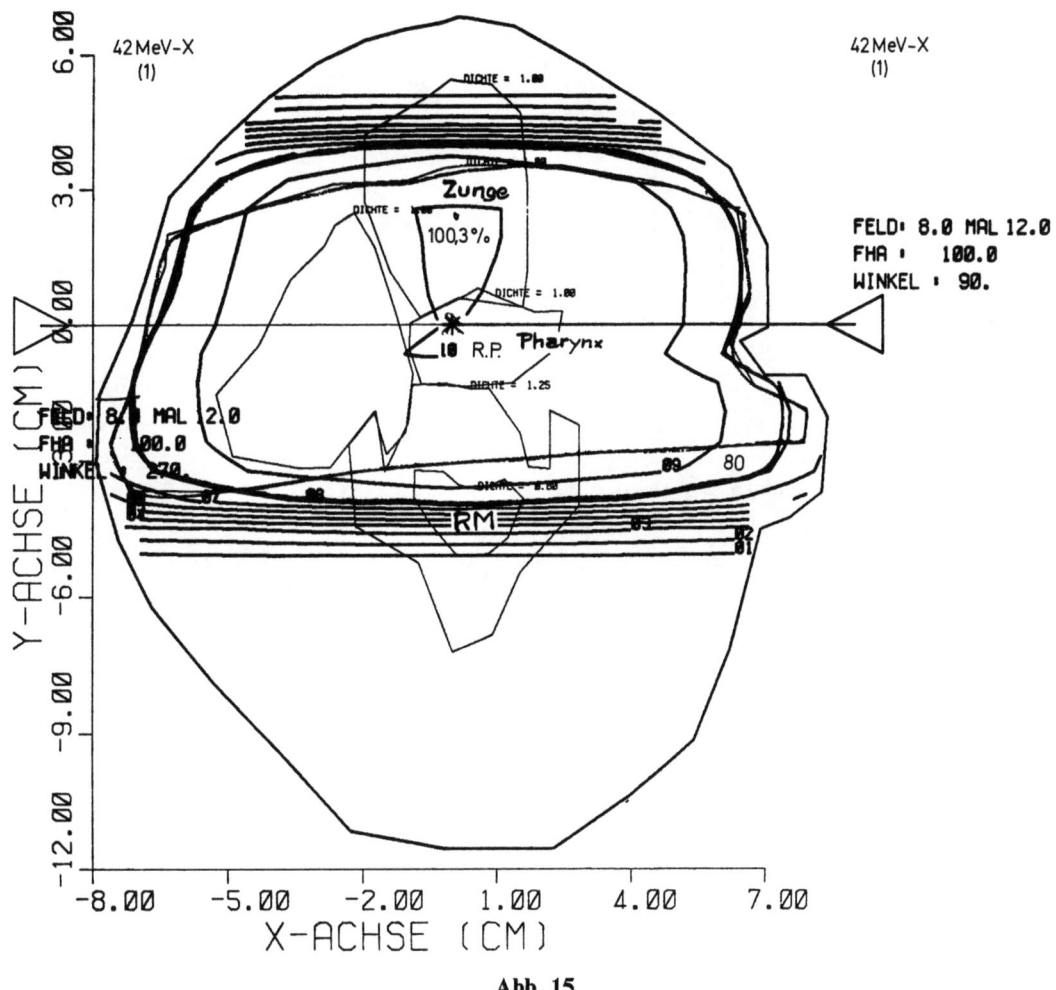

Abb. 15

blutung und damit Oxygenierung von Tumor und Tumorbett ab, die sich mit erhöhter Sauerstoffspannung wahrscheinlich über die Bildung von Wasserstoffsuperoxyd oder ähnlicher Radikale steigern läßt. Klinische Anwendung hat dieses Verfahren besonders von CHURCHILL-DAVIDSON (1965) unter Benutzung von Sauerstoff-Überdruckkammern gefunden.

Weitere Mitteilungen erfolgten durch SEAMAN et al. (1961), VAN DEN BRENK et al. (1962), DU SAULT (1963) (tierexperimentelle Untersuchungen an Mäusen), WILDERMUTH (1964), LAMPHIER (1964), ATKINS et al. (1965), MALLAMS et al. (1965), CHANG et al. (1968 u. 1973), CADE u. MCEWEN (1967), KÄRCHER et al. (1967), EVANS und SANFILIPPO (1970), HENK et al. (1970, 1977) sowie WIERNIK und PERRINS (1972). Die Behandlungsergebnisse werden recht unterschiedlich interpretiert. Während sich CHURCHILL-DAVIDSON (1965) und VAN DEN BRENK (1962) für die Strahlentherapie unter Sauerstoffüberdruck aussprechen, sahen CADE und MCEWEN (1967) keine wesentlich bessere Rückbildung von strahlenresistenten Primärtumoren und halten darüber hinaus wie WILDERMUTH (1964) die Gefahr einer Metastasierungsinduktion durch die Sauerstoffüberdrucktherapie für gegeben. Auch die in der Heidelberger Universitäts-Strahlenklinik mit einer an die Behandlungsschemata von CHURCHILL-DAVIDSON et al. (1955) angelehnten Methodik erzielten Behandlungsergebnisse ließen keine Überlegenheit der Sauerstoffüberdrucktherapie erkennen. Bestrahlt wurde in einer Überdruckkammer unter 3 bar Sauerstoffüberdruckbeatmung (bis 30 min) mit ED von meist 5 Gy 2mal wöchent-

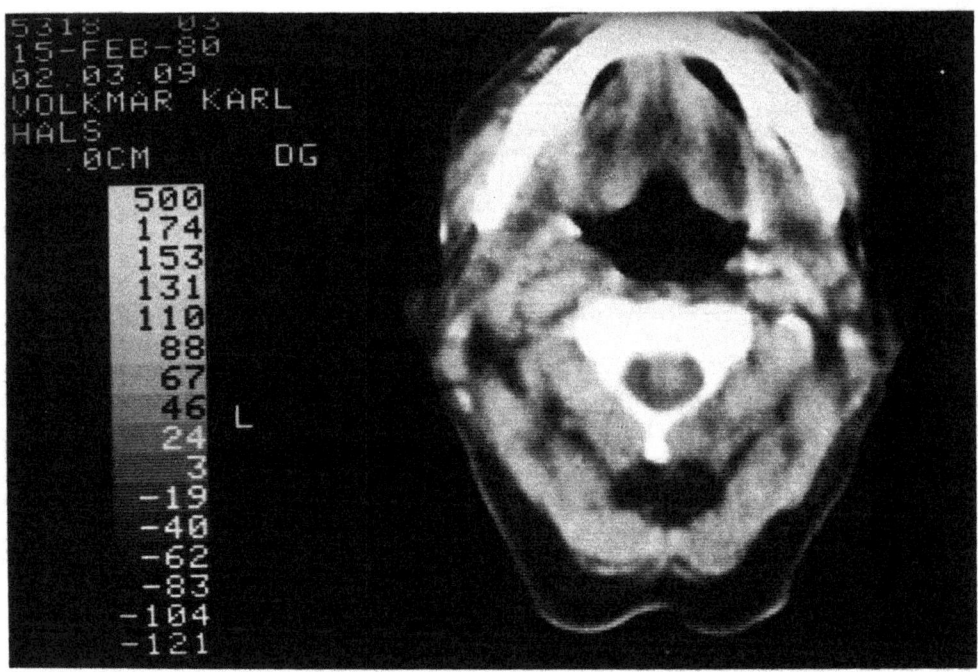

Abb. 16. Kontrolltomogramm nach Bestrahlungsende mit Tumorrückbildung

lich bis zu einer Gesamtherddosis von 40–63 Gy. Insbesondere ergab sich keine bessere
Rückbildung strahlenresistenter Tumoren. Die Durchführung der Kombinationstherapie an
sich war, abgesehen von einem erheblich größeren Zeitaufwand, leicht und komplikationslos.
In letzter Zeit haben CHANG et al. (1973) und HENK et al. (1977) kontrollierte bzw. prospektive Studien an Patienten mit fortgeschrittenen malignen Tumoren des Kopf-Hals-Bereichs
vorgenommen. So bestrahlten CHANG et al. (1973) 26 Patienten mit Oropharynxkarzinomen
unter gleichzeitigem O_2-Überdruck von 3 bar mit 6mal 6 Gy (2mal wöchentlich 6 Gy) = 1770
ret. Die Vergleichsgruppen ohne Sauerstoffüberdruck erhielten einmal 7mal 6 Gy = 42 Gy
in $3^1/_2$ Wochen (12 Patienten) bzw. 30mal 2 Gy in 6 Wochen (13 Patienten) = 1875 bzw.
1770–1945 ret. Es ergab sich eine Erhöhung der 5-Jahres-Überlebensergebnisse bei den mit
Sauerstoffüberdruck behandelten Patienten um 13–15%. Die Komplikations- und Fernmetastasierungsrate waren dabei nicht höher als in den Vergleichsgruppen. Die Kombinationsbehandlung wird daher empfohlen, obwohl der Ergebnisunterschied nicht statistisch signifikant
war. HENK et al. (1977) bestrahlten 2 Gruppen von Patienten mit malignen Tumoren des
Kopf-Hals-Bereichs mit 10mal 3,5 Gy, einmal unter normalen Bedingungen, zum anderen
unter Sauerstoffüberdruck. Während in einem vorläufigen Bericht eine bessere Tumorrückbildung zu verzeichnen war, jedoch keine Lebensverlängerung, fand sich später sowohl eine
bessere Tumorkontrolle als auch eine statistisch signifikante Lebensverlängerung. Die Nebenwirkungen waren nicht stärker. Bei Larynxkarzinomen konnten Laryngektomien vermieden
werden.

Bei kritischer Würdigung der Literatur und nach eigenen Erfahrungen glauben wir nicht,
daß sich bei Hypopharynxkarzinomen unter Sauerstoffüberdruckbeatmung eine wesentliche
Verbesserung der Behandlungsergebnisse erzielen läßt. Nachteilig ist die höhere Einzelfraktio-
nierung, die doch durch die erhöhte Sauerstoffspannung gelegentlich erhöhte Strahlenempfindlichkeit von Haut, Knorpel und Rückenmark sowie der erhöhte Zeitaufwand, der für
jeden Patienten eine Rüst- und Einstellzeit von mindestens 1 h erfordert. Als Indikationen
können Rezidivtumoren und resistente regionale Lymphknotenmetastasen gelten, sofern sie

nicht durch eine weniger komplizierte Bestrahlungsmethode (kombinierte Hyperthermie – Strahlentherapie, schnelle Neutronen) oder durch die Operation beherrscht werden können.

III. Chemotherapie und Strahlentherapie.
Kombination von Chemotherapie, Chirurgie und Strahlentherapie

Obwohl die Chemotherapie in der lokalen Behandlung maligner Tumoren des Kopf-Hals-Bereichs den chirurgisch-strahlentherapeutischen Verfahren deutlich unterlegen ist, hat es nicht an Versuchen gefehlt, Zytostatika auch lokal anzuwenden. Als Indikation kamen hier besonders Rezidivtumoren in Betracht. 1959 wurde die arterielle Infusionstherapie eingeführt, bevorzugt appliziert mit Methotrexat, die jedoch wegen ihrer erheblichen Nebenwirkungen (CARTER 1977; WATKINS u. SULLIVAN 1977; TINDEL 1967) umstritten ist. Diese konnten erst durch die Kombination mit Leucoverin rescue vermindert werden (BERTINO et al. 1975). Es ergaben sich hiermit auch bessere Behandlungsergebnisse als mit Methotrexat allein. Die Remissionsrate betrug 52% vers. 44% mit Methotrexat allein. Weitere Mitteilungen stammen von KHANDEKAR und WOLFF (1977), GOLDBERG et al. (1977), BUECHLER et al. (1977), SEALY und HELMAN (1972) und TAYLOR (1977). Bemerkenswert, daß Tonsillen- und Zungenkarzinome die längsten Remissionszeiten aufwiesen, Gaumen-, Oropharynx-, Mundboden- und Hypopharynxkarzinome die kürzesten. MEDENICA et al. (1976) berichteten über 32 Patienten mit inoperablen und nicht radiokurablen Plattenepithelkarzinomen des Kopf-Hals-Bereichs, die einer zytostatischen Kombinationsbehandlung mit Methotrexat (0,6 mg/kg i.v. wöchentlich), 15 mg Bleomycin i.v. wöchentlich und Hydroxurea (1000 mg/m², 3 orale Dosen wöchentlich) unterzogen wurden. In 11 Fällen konnte eine vollständige Remission, in weiteren 10 Fällen eine Teilremission mit über 50% Tumorrückbildung erreicht werden. Die durchschnittliche Dauer der Vollremissionen betrug 43, die der Teilremissionen 35 Wochen. Nebenwirkungen traten in Form von Leukopenien, Thrombozytopenien, Nausea, Erbrechen, Stomatitis und Hautveränderungen auf. Die Dreierkombination zeigte eine Überlegenheit im Vergleich mit früheren Behandlungen einer einfachen Bleomycin-Methotrexat-Kombination. Bei einer alleinigen palliativen Chemotherapie inoperabler Karzinome des Kopf-Hals-Bereichs erzielten RUFFMANN et al. (1981) mit dem V-B-M-Schema gute Tumorrückbildungen, insbesondere auch Schmerzfreiheit in 11 von 12 Fällen. Vincristin 1 mg wurde i.v. gegeben, 6 und 24 h danach folgten 15 mg Bleomycin i.m., 48 h später Methotrexat oral. Das Schema wurde bei wöchentlicher Wiederholung 4 Wochen appliziert.

1. Kombination mit kurativer Zielsetzung

Die Kombinierung von Zytostatika mit der Strahlentherapie geht von der Vorstellung aus, daß die Strahlentherapie selten in der Lage ist, größere Tumoren, die meist schlecht durchblutet sind und einen beträchtlichen Anteil hypoxischer Zellen aufweisen, allein zu beherrschen. So könnte eine Verkleinerung des Tumors durch die zytostatische Vorbehandlung der Strahlentherapie bessere Möglichkeiten zur Tumorvernichtung bieten. Ein zweites Argument ist die Sensibilisierung des Tumor für die Strahlentherapie. Als dritte Indikation wird die Vernichtung von noch vorhandenen malignen Zellen nach Abschluß der Strahlentherapie, Chirurgie oder ihrer Kombination angesehen. Allerdings ist bekannt, daß nach einer Strahlentherapie mit voller Kurativdosis die örtliche Ansprechbarkeit auf Zytostatika herabgesetzt ist.

FRIEDMAN (1969) und FRIEDMAN et al. (1970) waren unter den ersten, die eine gleichzeitige Methotrexatbehandlung mit der Strahlentherapie bei malignen Tumoren des Kopf-Hals-Bereichs durchführten. Methotrexat (MTX) wurde in 7–14tägigen Abständen gegeben. Die

Einleitung der Strahlentherapie erfolgte 3–5 Tage nach Beginn der MTX-Behandlung. Die MTX-Behandlung bewirkte bei 56 von 168 Fällen eine Tumorverkleinerung um mehr als 50%. Auch das 2 Jahres-Überleben war höher, wobei noch Patienten nach lokaler Tumorkontrolle an Fernmetastasen verstarben. CONDIT (1968) verwandte MTX intermittierend mit der Strahlentherapie, erzielte aber keine besseren Behandlungsergebnisse. Von ESSEN et al. (1968) erreichten in ihrer Studie MTX plus Radiotherapie vers. Radiotherapie allein eine Rückbildungsrate von 82 auf 53%, sahen aber keine Differenz in der Kurzzeitkontrolle. KRAMER (1971) verglich mehrere Anwendungen von MTX per os, intermittierend per os und i.v. plus Radiotherapie bei T 3 und T 4 Stadien und sah bei mehreren Hundert Patienten mit der Kombination bessere Rückbildungen als mit alleiniger Strahlentherapie. Spätergebnisse stehen noch aus. Weitere Studien erfolgten durch HELMAN et al. (1965), SEALY und HELMAN (1972), JESSE (1969), VOROBIEV und GARBUZOV (1976), NERVI et al. (1968) sowie BAGSHAW und DOGGETT (1969). Bei der letzten Arbeit handelte es sich um eine kontrollierte Studie MTX und Strahlentherapie gegen Strahlentherapie allein. Lokalkontrollen wurden in 32% (7/22) der Fälle gegen 38% (6/16) erreicht. Auch mit anderen Zytostatika (6 MP, BUdR) ergaben sich keine besseren Ergebnisse. SILVERBERG et al. (1976) verwandten Bleomycin als Zytostatikum. BERDAL (1976) kombinierte Bleomycin mit Radiotherapie bei 300 malignen Tumoren des Kopf-Hals-Bereichs mit einer Bestrahlung von 42 Gy Gesamtherddosis im Splitverfahren (1. und 3. Woche) bei ED von 3,5 Gy. Bleomycin wurde täglich in Dosen von 15 mg i.m. 1 h vor Beginn der Strahlentherapie in der 1. und 3. Woche sowie jeden 2. Tag in der 2. Woche gegeben (Gesamtdosis 180 mg). Nach einem Jahr fand sich eine komplette Tumorrückbildung in 115 von 212 Fällen = 54%. Eine Rückbildung um 50% wurde in weiteren 68 Fällen (32%) beobachtet. Bei T 1- und T 2-Stadien konnte sogar eine Vollremission in 93% der Fälle erzielt werden. Die Remissionsrate bei T 3–4 N 1-Tumoren betrug 53%. Die besten Ergebnisse fanden sich bei Karzinomen der Mundhöhle, der Zunge und des Hypopharynx. Andere in Kombination mit der Strahlentherapie angewandte Zytostatika sind Hydroxurea und eine Dreierkombination VBM (Vincristin, Bleomycin, Methotrexat). LERNER (1977) verabfolgte Hydroxurea als Einzeldosis von 80 mg/kg KG jeden 3. Tag. Eine Woche nach Beginn der zytostatischen Therapie wurde eine zusätzliche Strahlentherapie mit therapeutischen Dosen durchgeführt. Von 100 Patienten kam es in 73% der Fälle zu einer kompletten Tumorregression. Trotz erreichter Operabilität erfolgte in vielen Fällen keine Operation, weil die Patienten eine solche ablehnten. O'CONNOR et al. (1979) behandelten 183 Patienten mit T 1–2 N 1 b–N 3 bzw. T 3–4-Formen gleichzeitig mit VBM und 56–66 Gy in 6 Wochen und verglichen die Behandlungsergebnisse mit denen von ausschließlich strahlentherapeutisch behandelten Patienten. Es ergab sich ein 4-Jahres-Überleben von 56,1% zu 24,5% und eine Erkrankungsfreiheit von 56,5% zu 21,8% mit statistischer Signifikanz.

Ergebnisberichte bei fortgeschrittenen Plattenepithelkarzinomen im Kopf-Hals-Bereich mit Vincristin, Methotrexat, Leucovorin-Thymidin und Bleomycin-Inosin liegen auch von KRISTEN et al. (1981), WEIDAUER (1981) sowie WEIDAUER und SINGER (1981) vor. KRISTEN et al. (1981) behandelten 147 Patienten (21 Frauen und 126 Männer) nach diesem Schema, meist in Form von 4–6 Zyklen. In 134 Fällen stellte das Vorgehen eine präoperative Maßnahme dar, in 13 Fällen handelte es sich um Rezidive nach Operation und postoperativer Bestrahlung. In dieser Gruppe war nur ein kurzfristiger Palliativerfolg erreichbar. Von den übrigen 134 Patienten fanden sich bei Mundhöhlenkarzinomen (n=91) in 27 Fällen eine Voll- und 49mal eine Teilremission, was einem Therapieerfolg von 84% entspricht. Hochdifferenzierte (stark verhornende) Oropharynxkarzinome zeigten mit 84% gleich gute Ergebnisse. Hypopharynxkarzinome waren wegen ihres geringeren Differenzierungsgrades schlechter beeinflußbar. Nach 48 Monaten lebten von Patienten der T 2-Kategorie noch mehr als 50%, bei den T 3-Formen betrug die 2-Jahres-Überlebensziffer 46%. Als therapeutische Strategie wird die primäre präoperative Chemotherapie, Operation und postoperative Strahlentherapie empfohlen. WEIDAUER und SINGER behandelten in den Jahren 1975 bis 1980 121 Patienten mit fortgeschrittenen verhornenden Plattenepithelkarzinomen der Mundhöhle sowie des Oro- und Hypopharynx. Primär erhielten die Patienten eine systemische Chemotherapie (Vincristin / Methotrexat – Leucovorin – Thymidin / Bleomycin – Inosin). Die erzielten Voll- und Teilremissionen von mehr als 50% betrugen beim Mundhöhlenkarzinom 81%, beim Oropharynxkarzinom 73%. Hypopharynxkarzinome ließen mit etwa 50% eine geringere Empfindlichkeit auf die antineoplastische Chemotherapie erkennen. Die Remissionsergebnisse bringen jedoch günstige Voraussetzungen für den operativen Eingriff und/oder die nachfolgende Strahlentherapie. Lymphknotenmetastasen zeigen meist nur eine kurzdauernde Remission und müssen operativ mit radikaler Halslymphknotenausräumung bzw. suprahyoidaler Ausräumung angegangen werden. Während die mittlere Überlebenszeit beim fortgeschrittenen Mundhöhlenkarzinom bei 21 Monaten lag, betrug diese bei schwach verhornenden ausgedehnten Plattenepithelkarzinomen des Oro- und Hypopharynx 11 bzw. 10 Monate, wobei fixierte Lymphknotenmetastasen und selbstverständlich auch Fernmetastasen die Lebenserwartung statistisch signifikant senkten.

In letzter Zeit wurde CIS-Diamminedichloroplatinum (II) (DDP) in die zytostatische Behandlung eingeführt. Für den HNO-Bereich liegen Studien von KRAKOFF und LIPPMANN (1974), HAYES et al. (1977), RANDOLPH et al. (1977), BONOMI et al. (1977), VOGL und KAPLAN (1977), ROZENCWEIG et al. (1976), CREAGAN et al. (1981), SCHRÖDER et al. (1981) vor. DDP besitzt ein breites antitumorales Wirkungsspektrum, wobei jedoch die Nebenwirkungen (Nieren- und Ototoxizität, Übelkeit, Erbrechen, Myelosuppression) beachtet werden müssen. RANDOLPH et al. (1977) berichten über 7 mit DDP behandelten Patienten, welche nachfolgend eine Strahlentherapie mit kurativer Dosis erhielten. Es ergaben sich 4 Voll-, 2 Teilremissionen und 1 Versager. CREAGAN et al. (1981) waren dagegen von einer Kombination Adriamycin-Cyclophosphamid und Cis-Diamminedichloroplatinum (II) bei 14 Patienten mit fortgeschrittenen Karzinomen des Kopf-Hals-Bereichs bei einer Ansprechrate von nur 7% enttäuscht. SCHRÖDER et al. (1981) verglichen in den Jahren 1979 und 1980 in einer Pilotstudie die Wirksamkeit einer cis-Platin-Bleomycin-Kombination mit Methotrexat-Vindesin bei 21 Patienten mit fortgeschrittenen Plattenepithelkarzinomen des Kopf-Hals-Bereichs. Es ergab sich bei beiden Therapiearten kein wesentlicher Unterschied. Die erzielten Tumorremissionen lagen bei 50–70%.

SCHRÖDER et al. (1981) nehmen bei Plattenepithelkarzinomen des Kopf-Hals-Bereichs mit Operation und Strahlentherapie eine 5-Jahres-Überlebensrate von 50% der Patienten an, bei T3 und T4 Tumoren nur in 10–30% der Fälle. Anhand einer Zusammenstellung von Veröffentlichungen der Jahre 1977–1980 über die Ergebnisse der zytostatischen Therapie mit umfangreichen Tabellen gelangen sie zur Ansicht, daß die zytostatische Therapie noch nicht als etabliert angesehen werden kann. Für den Therapieerfolg scheinen die Kombinaton und Dosierung der drei wirksamsten Substanzen Methotrexat, Bleomycin und cis-Platinum weniger wichtig zu sein als die Selektion der Patienten nach prognostischen Faktoren. Die zytostatische Therapie verspricht besonders dann Erfolg, wenn sie primär eingesetzt wird und die Patienten sich in einem guten Ernährungs- und Allgemeinzustand befinden. WEIDAUER (1981) und WEIDAUER und SINGER (1981) beurteilen die antineoplastische Chemotherapie bei fortgeschrittenen Karzinomen des Kopf-Hals-Bereichs weitaus günstiger und sprechen von einer dritten bedeutenden Therapiemöglichkeit neben Operation und Bestrahlung.

Gute Behandlungsergebnisse sind besonders bei Primärapplikation der Chemotherapie mit nachfolgender Operation und Bestrahlung zu erwarten. Die Remissionsquoten und mittleren Überlebenszeiten lagen bei einer systemischen Kombination mit MTX, Vincristin und Bleomycin bei verhornenden Mundhöhlen- und Oropharynxkarzinomen am günstigsten, während die Ergebnisse beim Hypopharynxkarzinom mit der intraarteriellen MTX-Perfusion besser waren. Die Therapieresultate nach kombinierter cis-Platinbehandlung, intraarterieller Perfusion mit MTX und Bleomycin sowie nach dem VBM-Schema zeigten gute Einzelergebnisse, ließen jedoch wegen zu kleiner Fallzahlen keine endgültige Wertung zu.

Zusammenfassend stellt die Kombinierung von Zytostatika und nachfolgender Strahlentherapie in kurativer Höhe bei malignen Tumoren des Kopf-Hals-Bereichs und somit auch bei Hypopharynxkarzinomen eine durchaus brauchbare Behandlungsmethode dar. Sie bedarf jedoch weiterer Verbesserung und insbesondere einer guten interdisziplinären Zusammenarbeit.

2. Teilsynchronisation

Eine weitere Möglichkeit, bessere Rückbildungen maligner Tumoren im Kopf-Hals-Bereich zu erreichen, ist durch die Erhöhung der Radiosensibilität von Tumorzellen mittels Teilsynchronisaton gegeben. Hierbei werden Tumorzellen pharmakodynamisch in gleiche Wachstumsphasen gezwungen. Bei fast allen Zellsystemen kann eine ruhende von einer proliferierenden, teilungsfähigen Fraktion unterschieden werden. Der Zellzyklus läßt sich in eine Ruhephase G_0, Präsynthese G_1, Synthese S (Verdopplung der DNS), Prämitose G_2 (postsynthetisches Intervall) und Mitosephase M einteilen. Als strahlensensibel gilt die G_2-M-Periode. Diese charakteristische Phasenempfindlichkeit besteht nach KRUUV und SINCLAIR (1968) unabhängig von energieliefernden Vorgängen, so daß auch sauerstoffarme Neoplasien in der G_2-M-Periode am stärksten radiosensibel sind, obwohl sauerstoffarme Zellen eine höhere Strahlendosis für gleiche Überlebensraten benötigen. Die Dauer der einzelnen Phasen beträgt nach CLARKSON und FRIED (1971) 6–9 h für die S-Phase, 1–2 h für die prämitotische G_2-Phase und $^1/_2$ h für die Mitosephase. Nachteilig ist, daß die G_0-Phase nicht in die Synchronisation einbezogen werden kann. Plattenepithelkarzinome des Kopf-Hals-Bereichs sind besonders für eine Teilsynchronisation geeignet. Die Technik der klinischen Anwendung kann am besten bei SCHWAB et al. (1976) nachgelesen werden. 1 g Fluoro-Uracil, gelöst in 500 ml einer 5%igen Glukoselösung, wird 12 h infundiert, 8 h nach Beendigung erfolgt die Bestrahlung mit 3–5 Gy. Andererseits wird 10–12 h vor der Bestrahlung 1 mg Vincristin i.v. appliziert. Nach impulszytophotometrischen Untersuchungen haben 0,5 mg allerdings die gleiche Wirkung. Da häufig periphere Sensibilitätsstörungen auftreten, ist auch eine i.v. Anwendung von Bleomycin anstelle von Vincristin in einer Dosierung von jeweils 7,5 mg 30 und 6 h vor der Bestrahlung möglich. Die Bestrahlungen werden 2mal wöchentlich bis zu einer Gesamtdosis von 60 Gy vorgenommen. Höhere Einzeldosen als 5 Gy sollten nicht appliziert werden, da sonst häufig Weichteilfibrosen in den bestrahlten Arealen auftreten. Blutbildveränderungen, die zur Unterbrechung der Therapie zwingen, sind seltener. Es ergaben sich im Krankengut von AMMON et al. (153 Patienten, 71 mit malignen Tumoren des Kopf-Hals-Bereichs) teilweise rasche Tumorrückbildungen und das Ansprechen von Tumoren, die der Strahlentherapie nur im geringen Ausmaß zugänglich waren. Ähnliche Erfahrungen machten NITZE et al. (1972), GLUPE et al. (1972), FRANKE (1972), GREMMEL und QUÄCK (1972), SPARWALD et al. (1974) sowie KOCH et al. (1975). Besonders hervorzuheben waren Rückbildungen bei Karzinomrezidiven nach Bestrahlung im Kopf-Hals-Bereich, die als besonders resistent gelten. Auch KEIZER und MULDER sowie SAUER und WILMANNS beurteilen die Synchronisation in der Tumorchemotherapie positiv. KEIZER und MULDER (1976) meinen jedoch, daß die mit der Synchronisationsbehandlung zuweilen erreichte stärkere Tumorrückbildung nicht allein durch die Synchronisation erklärt werden kann, besonders bei soliden Tumoren, wo höchstens 25% der Zellen zur Wachstumsfraktion zu rechnen sind. Nach SAUER und WILMANNS (1976) bestehen drei Wirkungsmechanismen gleichzeitig, Synchronisation, Recruitment und Summation. Es handelt sich somit nicht ausschließlich um eine Synchronisation mit phasenspezifischer zytozider Therapie, sondern um eine mit zellkinetischen Daten korrelierte spezielle sequentielle Kombinationstherapie. In letzter Zeit erfolgte durch GANZER et al. (1977) eine kritische Stellungnahme zur Synchronisationsbehandlung, insbesondere auch zur zeitlichen Aufeinanderfolge der einzelnen Behandlungsschritte. Sie behandelten nahezu 300 Patienten mit malignen Tumoren des Kopf-Hals-Bereichs, wobei jeweils Infusionen mit 1 g Fluoruracil in 1000 ml 5,4%iger Glukose über 12 h gegeben wurden; 8–9 h danach erfolgte die Bestrahlung mit dem Betatron in ED von 5 Gy bis zu einer Gesamtdosis von 50–60 Gy in 5–6 Wochen. Die Behandlungsergebnisse ließen zu wünschen übrig. Nur in 60% der Fälle ergab sich eine schnelle Tumorrückbildung. Auch die Langzeitergebnisse waren unbefriedigend. GANZER et al. (1977) untersuchten deshalb die Fragen der individuellen Synthesezeit, der Beeinflussung der Länge der S-Phase und der Methodik der Zellzyklusbeeinflussung. Mit der zytophotometrischen Mitoseindexbestimmung und Doppelanreicherungstechnik mit ^{3}H- und ^{14}C-Thymidin fand sich eine Schwankung der S-Phase zwischen 8 und 16 h. Die Applikation von 5-FU hatte keinen Einfluß auf die DNS-Synthesezeit. Der Synchronisationsgrad von 5-FU betrug 2–2,5. Eine Erhöhung ist nur durch eine Einschleusung von G_0-Zellen in den Zellzyklus möglich. GANZER et al. (1977) wollen daher die Bestrahlung nicht mehr in der G_2-Phase verabfolgen, sondern bereits in der G_1-/S-Phase des Zellzyklus.

Zusammenfassend besteht an der Wirkung der Teilsynchronisationstherapie kein Zweifel. Die Behandlung ist allerdings durch gelegentlich stärkere Nebenwirkungen bei höheren Einzeldosen (bei 5 Gy 2mal wöchentlich in der Kombination) limitiert. Die bisherigen Indikationen zur Operation werden durch die synchronisierte Strahlentherapie nicht infrage gestellt. Eine Synchronisationsbehandlung als Routinemethode für maligne Tumoren des Kopf-Hals-Bereichs ist derzeit noch nicht angezeigt. Als Indikation gelten besonders Rezidive nach Operation und/oder üblicher Bestrahlung, wobei sich vor allem die Strahlensensibilität sauerstoffarmer Tumorpartien erhöhen läßt, was sonst nur mit dichter ionisierenden Strahlen (schnellen Neutronen, π-Mesonen, Protonen) oder einer Kombination mit lokaler Hyperthermie erreicht werden kann. Eine Dosiseinsparung ist durch die synchronisierte Strahlentherapie nicht möglich. Liegen bereits Fernmetastasen vor, sollte zum Zeitpunkt der synchronisierten Strahlentherapie noch ein zweites Zytostatikum verabfolgt werden (Zyklophosphamid, evtl. in Kombination mit Adriblastin). Eine Vorhersage über die Bestrahlungswirkung durch zellkinetische Untersuchungen oder den nuklearen DNS-Gehalt ist nach NERVI et al. (1978) nicht möglich.

3. Strahlensensitizer (Misonidazol)

Zur Strahlensensibilisierung hypoxischer Zellen bzw. maligner strahlenresistenter Tumoren wurden in letzter Zeit spezielle Strahlensensitizer entwickelt. Das erste Medikament im klinischen Versuch war Synkavit (MITCHELL 1960), später wurden noch alkylierende Substanzen (Tretamin), halogenierte Pyrimidine (5-FU, Bromuridin, Floxuridin), Actinomycin D und Folsäureantagonisten getestet. Da diese Substanzen aber auch auf normale Zellen gleiche Wirkungen entwickelten, ergab sich für die klinische Strahlentherapie kein Vorteil. 3-Dimethylamino-4-nitropropiophänon hydrochlorid (NDPP) war die erste selektiv in vivo wirkende chemische Verbindung, jedoch chemisch instabil (WHITMORE et al. 1975). Weitere Entwicklungen erfolgten über Metronidazol zu den 2-Nitroimidazolen Ro 07-1051 und Ro 07-0582, von denen letzteres als Misonidazol Bedeutung für die klinische Strahlensensibilisierung erlangte. Die tierexperimentellen Untersuchungen und klinische Anwendung von Misonidazol sind ausführlich in der Misonidazol-Broschüre von HOFFMANN – LA ROCHE (1977) zusammengestellt. DISCHE und SAUNDERS (1977) berichteten als erste über ihre Behandlungsergebnisse an 62 Patienten mit fortgeschrittenen Tumoren unterschiedlicher Lokalisation. Die Reaktion bestrahlter Gewebe blieb im Normalbereich, wobei der Eindruck einer besseren

Tumorrückbildung bestand. Eine längere Überlebenszeit konnte jedoch nicht wahrscheinlich gemacht werden. Die applizierte Dosis betrug 33–35 Gy über 3 Wochen. Misonidazol wurde ebenfalls in 6 Dosen verabfolgt. Kärcher et al. (1976) gewannen auch den Eindruck der Überlegenheit der Kombination Misonidazol – Strahlentherapie. Sie schlagen als Dosierung einen mehr konventionell ausgerichteten Bestrahlungsrhythmus mit 20mal 2 Gy in 4 Wochen vor, wobei sie Misonidazol in den ersten beiden Wochen und in der letzten Woche nicht über eine Gesamtdosis von 27 g hinaus geben wollen. Für den HNO-Bereich ist die Arbeit von Sealy (1978) von Bedeutung. Er behandelte 38 Patienten mit fortgeschrittenen malignen Tumoren des Kopf-Hals-Bereichs (T3–4 bzw. N3). In 37 Fällen bestanden Plattenepithelkarzinome, einmal ein malignes Melanom. 23 Patienten erhielten Misonidazol, 15 aus Kontrollgründen nicht. Von den 23 Misonidazol-Patienten waren 13 Teil der prospektiven Vergleichsstudie, 7mal erfolgte die Kombinationsbehandlung nach früherer Therapie, 3mal mit einer Strahlentherapie unter hyperbarem Sauerstoff. Die Strahlentherapie wurde mit Kobalt-60 in einer Dosierung von 36 Gy in 6 Fraktionen über 17 Tage durchgeführt. Die Misonidazol-Dosis betrug 2 g/m² 4 h vor Beginn der Strahlenbehandlung. Beim Vergleich der Tumorrückbildung ergab sich bei den früher unbehandelten Patienten keine signifikante Verbesserung zugunsten von Misonidazol. Nur 15% der Patienten überlebten 1 Jahr. Die Nebenwirkungen hielten sich in Grenzen und betrafen vorwiegend die Schleimhaut und das ZNS. Die Kombination bei vorbehandelten Patienten schien nützlich zu sein. Auch eine kombinierte Anwendung von Misonidazol in Verbindung mit hyperbarem Sauerstoff ist möglich. Sealy (1976) diskutiert noch einen anderen Bestrahlungsrhythmus, evtl. im Split-Verfahren, ist jedoch insgesamt vom Misonidazol enttäuscht.

Es müssen somit weitere prospektive Untersuchungsreihen abgewartet werden. Für die routinemäßige Anwendung bei malignen Tumoren des Kopf-Hals-Bereichs scheint die Kombination Misonidazol – Strahlentherapie derzeit noch nicht geeignet. Auch bei rezidivierenden Hypopharynxkarzinomen nach Operation oder Strahlentherapie empfiehlt sich das Verfahren im vorliegenden Versuchsstadium nicht.

4. Chemotherapie adjuvant und palliativ

Einer alleinigen Chemotherapie maligner Tumoren des Kopf-Hals-Bereichs, insbesonders auch Hypopharynxkarzinomen, dürfte kaum ein kurativer Erfolg beschieden sein. Trotzdem ergeben sich als Mono- oder Polychemotherapie noch Indikationen in der Form einer adjuvanten Therapie, nach Behandlungsrezidiven und in fortgeschrittenen Stadien einschließlich Fernmetastasierung.

So behandelten Eilber und Morton (1970) in einer nicht randomisierten Untersuchungsreihe 20 Patienten im Alter von 29–73 Jahren mit fortgeschrittenen Plattenepithelkarzinomen des Kopf-Hals-Bereichs in den Stadien T3/T4 mit 50 mg/m² Methotrexat einmal wöchentlich einen Monat lang. Außerdem erhielten die Patienten noch eine Immuntherapie mit BCG. Bei den 20 Patienten handelte es sich 6mal um Rezidive, bei welchen ausschließlich eine Chemoimmuntherapie durchgeführt wurde, 4mal erfolgte die Chemotherapie adjuvant zur Strahlentherapie mit 50 Gy, 10mal adjuvant zur Operation und postoperativen Strahlenbehandlung. In der ersten Gruppe konnte eine Vollremission erzielt werden. In der zweiten Gruppe ergaben sich 3 rezidivfreie Rückbildungen bei einem Todesfall, in der 3. Gruppe 8 rezidivfreie Überlebende. Die Nachbeobachtungszeit betrug allerdings nur 24 Monate. Dagegen sahen Lustig et al. (1976) in einer randomisierten Studie von einer gleichzeitigen Methotrexatbehandlung mit der Strahlentherapie keine besseren Behandlungsergebnisse als nach alleiniger Strahlentherapie. In der Methotrexatgruppe entwickelten sich jedoch Fernmetastasen in geringerer Zahl.

Obwohl CARTER (1977) und LIVINGSTON et al. (1974) über ermutigende Remissionsraten nach alleiniger Mono- oder Polychemotherapie bei fortgeschrittenen malignen Tumoren des HNO-Bereichs berichten, sind die Behandlungsergebnisse nach ROZENCWEIG et al. (1977a u. b) i. allg. dürftig. Das Durchschnittsüberleben überschreitet meist kaum 6 Monate. Am wirksamsten waren bisher Methotrexat (MTX) und eine Kombination von MTX und Bleomycin. Nach BERTINO et al. (1975) ergeben sich bei fortgeschrittenen oder rezidivierenden Plattenepithelkarzinomen mit Methotrexat 30–50% Tumorregressionen, während Bleomycin, Hydroxurea und Adriamycin weniger wirksam sind. Die intraarterielle Anwendung scheint dabei vorteilhafter als die i.v. Anwendung zu sein. VANHAELEN et al. (1979) verwenden eine Kombination von Vinblastin, Methotrexat und Bleomycin. Ihre Remissionsrate betrug 27%. 3 Patienten mit Vollremission lebten 8, 16 und 18 Monate. Bei Patienten mit Teilremission betrug die Remissionsdauer durchschnittlich 4 Monate. Die Anwendung der Kombination war jedoch durch Nebenwirkungen limitiert, so daß sie als Routinemethode nicht empfohlen werden konnte. PRIESTMAN (1973) behandelte von 50 Patienten mit fortgeschrittenen HNO-Karzinomen 40 ausschließlich mit Methotrexat. In 10 Fällen (=25%) ergab sch eine Remission von durchschnittlich 4 Monaten Dauer. 16 Therapieversager erhielten noch eine Kombinationstherapie mit Cyclophosphamid, Vincristin und 5-FU. Hierauf sprachen 5 Patienten an. Bei 10 Patienten wurde ohne vorherige MTX-Medikation diese Kombinationsbehandlung durchgeführt. Bei ihnen konnte in keinem Falle eine Remission beobachtet werden, 1 Patient überlebte 14 Monate. PRIESTMAN (1973) gelangt zur Ansicht, daß die chemotherapeutische Behandlung von Plattenepithelkarzinomen im Kopf-Hals-Bereich von zweifelhaftem Wert ist. RITTER und GANZER (1976) behandelten 40 Patienten ausschließlich mit Bleomycin bis zu einer Gesamtdosis von 300–600 mg. Die durchschnittliche Überlebenszeit betrug nur 3 Monate. PRESANT et al. (1979) führten eine Polychemotherapie mit Adriamycin, BCNU plus Cyclophosphamid (ABC-Schema) an 44 Patienten durch. 31 Fälle konnten ausgewertet werden. Es ergab sich eine Remissionsrate von 35%. Je nach dem Ansprechen überlebten die Patienten in den einzelnen Gruppen (Teilremission bis Versager) durchschnittlich zwischen 8,8 und 3,2 Monate. FAZIO et al. (1976) bevorzugten bei fortgeschrittenen HNO-Karzinomen eine Polychemotherapie mit Cyclophosphamid, 5-FU, Methotrexat und Bleomycin. Eine komplette Remission wurde in 9 von 35 Patienten (25,7%) erreicht, welche 5–33 Monate, durchschnittlich 22 Monate andauerte. Bei 15 von 35 Patienten (=42,8%) kam es zu einer Teilremission mit einer Remissionsdauer von 1–14, durchschnittlich 3 Monaten. In 11 von 35 Fällen (=31,5%) versagte die Kombination. PRICE et al. (1978) bzw. SHAW et al. (1978) (2 Arbeiten über das gleiche Krankengut) prüften die Wirkung von Adriamycin ebenfalls bei fortgeschrittenen Karzinomen des Kopf-Hals-Bereichs (117 Patienten). Einmal verwandten sie eine Kombination von Vincristin, Bleomycin, Methotrexat, Hydrokortison und Folinsäure mit Adriamycin, zum anderen ohne. Ein Ansprechen der Tumoren, d.h. eine Rückbildung um mehr als 50%, wurde in 67% der Fälle erreicht, in 63% der Fälle ohne und in 82% mit Adriamycin. Der Unterschied war jedoch nicht statistisch signifikant. Da sich auch im Vergleich mit alleiniger Chirurgie-Strahlentherapie mit nachfolgender Polychemotherapie in der angegebenen Kombination bessere Ergebnisse erreichen ließen, wird diese u.a. auch als adjuvante Therapie empfohlen. In neuerer Zeit werden auch Kombinationen mit cis-diamminedichloroplatinum (II) DDP empfohlen (ROZENCWEIG et al. 1977), insbesondere DDP mit Bleomycin (BLM). RANDOLF et al. (1977) erreichten mit DDP und BLM bei 18 Patienten 5 komplette und 7 Teilremissionen mit mehr als 50% Rückbildung. BONOMI et al. (1977) versuchten eine Kombination von DDP und Adriamycin, VOGL und KAPLAN (1977) testeten in einer Pilot-Studie DDP + MTX + BLM. Sie erreichten bei 4 Fällen zwei komplette Remissionen ohne wesentliche toxische Nebenwirkungen. Unter der Fülle vorliegender Publikationen wären noch die Arbeiten von MATTISON et al. (1977), OBERFIELD et al. (1973), HALMAN et al. (1976), LÖBE (1977), GLASOWSKI (1977), GRANT (1976) und ADLER et al. (1973)

zu erwähnen. Eine Studie (MAURO 1980) erfolgte auch zur Prüfung der Kombinationswirkung von Zytostatika und Hyperthermie. 21 Patienten mit malignen Tumoren im Kopf-Hals-Bereich erhielten Doxorubicin und Bleomycin allein oder zusammen mit lokaler Kurzwellen-hyperthermie von 42–43° C. Ein Vergleich mit alleiniger Chemotherapie ergab 9% komplette und 45% inkomplette Remissionen gegenüber 40/95% der Hyperthermiegruppe. Nach 6 Monaten kam es bei allen ausschließlich zytostatisch Behandelten zu einem Rezidiv, wogegen die vollständige Regression in der kombinierten Zytostatika-Hyperthermiegruppe anhielt. Während für eine solche Kombination Doxorubicin, Bleomycin und Dactinomycin geeignet sind, konnten für Vincristin, Methotrexat, 5-FU und Platin bisher weder ein additiver noch synergistischer Effekt nachgewiesen werden. Ungelöst blieben das Problem einer ständigen Wärmemessung und die technischen Schwierigkeiten bei der Anwendung, so daß diese Therapieform noch nicht als praxisfähig bezeichnet wird.

Wie aus den aufgeführten Arbeiten hervorgeht und auch nach eigenen Erfahrungen ist von einer zytostatischen Behandlung nur ein palliatives Ergebnis zu erwarten. Wenn auch gelegentlich längere Remissionen beobachtet werden, übersteigt die Lebensdauer nach Beginn der Chemotherapie selten 1 Jahr. Als Indikationen können fortgeschrittene maligne Tumoren des Kopf-Hals-Bereichs einschließlich von Hypopharynxkarzinomen bzw. Rezidive nach chirurgischer und strahlentherapeutischer Behandlung sowie Fernmetastasen gelten.

IV. Immuntherapie

Das Vorhandensein eines immunologischen Defektes bei Krebspatienten ist schon seit mehr als 50 Jahren angenommen und in letzter Zeit nachgewiesen worden (EILBER et al. (1974); SOLOWEY und RAPPAPORT (1965), HUGHES und MACKAY (1965); PINSKY et al. (1974, 1976); CATALONA et al. (1973); GATTI et al. (1970) und SUCIN-FOCA et al. (1974)). Zur Diagnose eignen sich ein in vivo Test zur Prüfung der verzögerten Empfindlichkeit auf Dinitrochlorobenzen (DNCB), die Reaktion auf mikrobielle Antigene (EILBER et al. (1974), SOLOWEY und RAPPAPORT (1965), HUGHES und MACKAY (1965), PINSKY et al. (1974, 1976), CATALONA et al. (1973)) und die in vitro-Untersuchung von Lymphozytenreaktionen auf Mitogene und gewöhnliche Antigene (CATALONA et al.; GATTI et al.; SUCIN-FOCA et al. 1974). Die immunologische Schwächung erhöht die Rezidivgefahr (EILBER et al. (1974), PINSKY et al. (1974, 1976); WANEBO et al. (1976)) und verkürzt das Leben (PINSKY et al. (1974, 1976), WANEBO et al. (1976)). Nach LUNDY et al. (1974), EILBER et al. (1974), WANEBO et al. (1976), CHRETIEN (1976) und MAISEL et al. (1976) findet sich bei Plattenepithelkarzinomen des Kopf-Hals-Bereichs ein besonders hoher Grad einer Immunsuppression selbst in frühen Stadien, welcher durch ein Fortschreiten der Erkrankung und Verkürzung des rezidivfreien Intervalls nach durchgeführter Therapie charakterisiert ist. HILAL et al. (1977) führten bei 183 Patienten mit Plattenepithelkarzinomen des Kopf-Hals-Bereichs immunologische Untersuchungen durch, davon hatten 52 Patienten Pharynxkarzinome. Meist handelte es sich um fortgeschrittene Tumoren im Stadium III oder um Patienten mit Fernmetastasen. Alle Patienten wiesen eine T-Zellen-Suppression auf. Die DNCB-Reaktion war bei Rezidiven der Stadien I und II positiv, in den Stadien III und IV nicht verwertbar. Eine immunstimulierende Therapie kann mit BCG und anderen Immunstimulatoren, so MER und C. parvum durchgeführt werden. BROWDER und CHRETIEN (1977) empfehlen aufgrund der Arbeiten von SYMOENS (1977), AMERY (i. Druck) und ROJAS et al. (1976) Levamisole auch für Karzinome des Kopf-Hals-Bereichs. Auf den günstigen Eindruck einer adjuvanten Chemoimmuntherapie mit Methotrexat und BCG zur Strahlentherapie oder kombiniert chirurgisch-strahlentherapeutischen Behandlung bei fortgeschrittenen Karzinomen des Kopf-Hals-Bereichs (EILBER u. MORTON 1970) wurde bereits hingewiesen.

Die Indikation für eine Immuntherapie ist vorwiegend bei malignen Tumoren in den Stadien I und II mit häufiger Lokal- bzw. Regionaltumorbeherrschung zur Verhinderung von Rezidiven gegeben. Bei Patienten mit niedrigeren Heilungsraten kann selbst in der Kombination mit Chirurgie und Strahlentherapie bei fortgeschrittenen Tumoren von einer Immuntherapie keine wesentliche Zunahme der Überlebensraten erwartet werden. Somit dürfte auch eine zusätzliche immunologische Behandlung bei Hypopharynxkarzinomen von zweifelhaftem Wert sein, da es sich hier häufig schon um fortgeschrittene Stadien handelt.

E. Nebenwirkungen der Strahlentherapie

Bei der täglichen Bestrahlung des Hypopharynxbereichs mit Einzeldosen von 1,7–2 Gy bei Verwendung opponierender Felder sind die Nebenwirkungen i. allg. gering. Üblicherweise treten nach 15–20 Gy Trockenheit im Mund und Rachen, später Geschmacksverlust ein. Diese Veränderungen sind jedoch nach Abschluß der Strahlentherapie meist reversibel. Die Haut zeigt selten mehr als ein leichtes bis mäßiges Erythem, soweit 60 Gy in 6 Wochen nicht überschritten werden. Im allgemeinen verordnen wir zur Hautpflege eine Puderbehandlung (Azulon-Puder), für die Mundpflege Spülungen mit Azulon liquid und Bepanthentabletten. Bei geklagter Trockenheit im Mund (Dyschylie) empfehlen sich Mucinol-Dragées oder eine Glandosane-Spray-Behandlung (künstlicher Speichel). Ein gelegentlich auftretender Soor erfordert eine antimykotische Behandlung, z.B. mit Moronal. Bei vorangehender zytostatischer Behandlung oder bei gleichzeitiger Anwendung von Zytostatika ist mit erhöhten Nebenwirkungen zu rechnen, da sich die additive Wirkung auch auf das gesunde Gewebe erstreckt. Dagegen werden durch eine zusätzliche lokale Hyperthermie die Strahlen-Nebenwirkungen nach eigenen Erfahrungen nicht verstärkt, sondern eher herabgesetzt. Von den frühen Nebenwirkungen sind die Spätschäden zu trennen, die insbesondere bei einer Dosierung über 65–70 Gy in $6^1/_2$–7 Wochen auftreten können. Hier wären vor allem Bindegewebsfibrosen zu nennen. ANDERSSON et al. (1978) sahen bei der Bestrahlung ihrer 74 Patienten mit malignen Tumoren im Kopf-Hals-Bereich mit über 60 Gy, darunter 19 Patienten mit Hypopharynxkarzinomen, 40 frühe Nebenwirkungen (54%) und 14 (19%) Spätschäden.

Unter den Spätschäden fanden sich 10mal eine persistierende Mundtrockenheit und 4mal Weichteilfibrosen mit gleichzeitigem Zahnverfall in 2 Fällen. Eine chronisch irreparable Schädigung der Speicheldrüsen kommt häufiger als eine Gewebefibrose vor, weil die minimale Toleranzgrenzdosis (T 5/5) für Speicheldrüsen mit 1550 ret nach RUBIN und CASARETT (1972) noch deutlich unter der für Bindegewebe (1700–1800 ret) liegt. JAMPOLIS et al. (1977) berichten über erhebliche Fibrosen im Halsbereich, die nach beendeter Strahlentherapie mit 7000 rd in $5^1/_2$–6 Wochen (2060–2080 ret) im Anschluß an eine zusätzliche neck dissection in 3 von 5 Fällen auftraten. Höhere Komplikationsraten mit Photonenstrahlen werden auch von HABEL (1965), CUMMINGS et al. (1977) und DONALD (1978), bei chirurgischen Eingriffen nach durchgeführter Strahlentherapie berichtet. JOSEPH und SHUMRICK (1973) sahen das Auftreten von Fisteln in 73% der Fälle bei Rezidivoperationen, die Karotisligaturrate betrug 50%. Bei geplanter präoperativer Bestrahlung mit nachfolgender Chirurgie waren es nur 17 bzw. 30%. GRIFFIN et al. (1979) verglichen diese Zahlen mit den Ergebnissen bei ihrer Strahlentherapie, die alternativ einmal mit schnellen Neutronen allein, zum anderen gemischt mit unterschiedlichen Anteilen von Neutronen- und Photonenstrahlen erfolgte. Während sich die gleiche Komplikationsrate für die Rezidivchirurgie ergab, waren die Komplikationen bei geplanter präoperativer Bestrahlung und nachfolgender Chirurgie mit Neutronen (73%) ungleich höher als mit „gemischten" Strahlen (20%). Da auch keine bessere Rückbildung mit alleiniger Neutronentherapie zu erreichen war, ziehen GRIFFIN et al. (1979) die „gemischte Strahlenapplikation" vor.

Osteoradionekrosen der Mandibula werden bei der Bestrahlung des Hypopharynx und seiner Abflußgebiete selten beobachtet und kommen wohl vorwiegend bei Bestrahlungen im Mesopharynxbereich vor, sofern Dosen über 60 Gy in 6 Wochen verabfolgt werden. Der prozentuale Anteil beträgt hier nach BEDWINEK et al. (1976) 1,8% bei Dosen unter 70 Gy in 7 Wochen und 9% über 70 Gy. CHENG et al. (1974) beobachteten bei 76 Fällen 13 (17%) Osteoradionekrosen der Mandibula nach hochdosierter externer Strahlentherapie, wobei sich in diesen Fällen eine Belastung von 2000–2900 ret an der Mandibula ergab. KUTZNER et al. (1978) sahen bei Herddosen zwischen 6200 und 8000 R 17 Osteoradionekrosen (2,7%). Sie traten überwiegend in den ersten 2 Jahren nach Beendigung der Strahlentherapie auf, entwickelten sich aber in Einzelfällen noch bis zu 9 Jahren. Als Ursache kommen vorwiegend Entzündungen in der Mundhöhle und kariöse Zähne in Betracht. Alkohol- und Rauchabusus, Xerostomie und schlechte Mundpflege sind Begleitfaktoren. Auf jeden Fall sollte vor Beginn der Strahlentherapie eine Zahnsanierung durchgeführt werden, um das Risiko der Entwicklung einer Osteoradionekrose zu verkleinern. Eine weitere nicht zu selten schon bei Bestrahlungen im therapeutischen Bereich auftretende Spätkomplikation ist die Nekrose des Larynx. Meist handelt es sich dabei nach Operationen um einen Komplexschaden durch bakterielle Entzündungen im traumatisierten Gewebe mit verzögerter Restitutionsmöglichkeit. STELL und MORRISON (1973) sahen 12 Patienten mit Radionekrosen des Larynx in den Jahren 1965–1971, von denen 8 mit 55 Gy in 16 täglichen Sitzungen bestrahlt worden waren. Sie fanden eine besondere Gefährdung bei Vorliegen chronischer Entzündungen des Respirationstraktes, allgemeiner Arteriosklerose und ausgedehntem Tumorbefall. Sie schlagen vor, die Felder möglichst klein zu halten sowie mit niedrigen Einzeldosen und über einen längeren Zeitraum zu bestrahlen. Auch am Ösophagusmund kann es zu Nekrosen und Gewebefibrosen kommen (crippled esophagus). Wenig bekannt ist, daß nach postoperativer Strahlentherapie in seltenen Fällen Rupturen größerer Gefäße wie der Art. carotis eintreten können (FAJARDO u. LEE 1975). Meist handelt es sich dabei ebenfalls um eine komplexe Ursache durch Entzündung, Nekrose und Fistelbildung. Gefäßerkrankungen bzw. -veränderungen durch eine kurative Strahlentherapie im Halsbereich sind zwar nicht häufig, finden sich aber nicht zu selten als kasuistische Mitteilungen in der Literatur (SHUMRICK 1973; LEVINSON et al. 1973; CONOMY und KELLERMEYER (1975), HAYWOOD 1972; GLICK 1972). In letzter Zeit beschrieben EISENBERG et al. (1978) den Fall eines 72 Jahre alten Mannes, bei welchem 9 Jahre zuvor wegen eines Sinus piriformis-Karzinoms eine Operation mit linksseitiger neck dissection vorgenommen wurde. Postoperativ erhielt er mit Kobalt-60 Teletherapie 6045 R (bezogen auf 4 cm Tiefe) in 42 Fraktionen über 60 Tage (7154 R im Dosismaximum). Es fand sich eine 7 cm lange bis zu 95%ige Verengung der linken Carotis communis, die zu klinischen Erscheinungen geführt hatte. Als Folge einer Strahlentherapie im Halsbereich kann es auch zu Myelopathien des zervikalen Rückenmarks kommen. Strahlenmyelopathien sind ein bekanntes Krankheitsbild. Die Gefährdung ist bei jüngeren Patienten größer als bei älteren. Es muß streng darauf geachtet werden, daß die Strahlenbelastung dieses Risikoorgans so gering wie möglich gehalten wird. Die Toleranzgrenzdosis für das zervikale Rückenmark wird von KRAMER et al. (1972) mit 1550 ret angegeben, liegt aber nach eigenen Erfahrungen bei jüngeren Patienten niedriger (1200–1300 ret).

F. Behandlungsergebnisse und Prognose

Neben anderen Kriterien (Immunologie, Behandlungsmethode) sind die Behandlungsergebnisse und Prognose beim Hypopharynxkarzinom besonders von der Größe des Primärtumors, seiner Neigung zum infiltrativen Wachstum und zur Ulzeration sowie von der sehr hohen Frühmetastasierungsrate abhängig. Rezidive nach abgeschlossener Behandlung sind häufig. Weiter wird das Behandlungsergebnis negativ beeinflußt, wenn unter der Bestrahlung Perichondritiden und tiefsitzende schlecht heilende Ulzera auftreten. Da sich Hypopharynxkarzinome bei Behandlungsbeginn meist schon in fortgeschrittenen Stadien befinden, ist die Prognose schlecht bis infaust. Dies geht auch aus der nachfolgenden Zusammenstellung der Behandlungsergebnisse aus der Literatur hervor (Tabelle 4). Sie sind allerdings teilweise schwer vergleichbar, weil sie sich häufig auf das Gesamtkollektiv beziehen und nicht immer eine Einteilung nach dem Tumorsitz (Sinus piriformis, Postcricoidregion, Hinterwand) und den vorliegenden Stadien vorgenommen wurde.

Tabelle 4. 5-Jahres-Überlebensergebnisse bei Hypopharynxkarzinomen

Autor	Methode	Sinus piriformis	Sitz Postcricoid-Region	Hinterwand	Hypopharynx ohne Differenzierung
JAKOBSSON (1954)	Radiotherapie		24/165 = 14,5%		
SCHÄRER (1954)	Radiotherapie	19/192 = 10%	2/23 = 9%	4/23 = 17%	
GIGNOUX et al. (1955)	Radiotherapie	30/103 = 29%	Metastasen mittels Neck-dissection		
BACH (1959)	Radiotherapie				6/61 = 10%
ROUSSEL et al. (1961)	Radiotherapie	7%			
ORMEROD (1961)	Radiotherapie, Operation	6/76 = 8% 7/25 = 28%	3/34 = 9% 4/15 = 27%	5/21 = 24% 1/6 = 17%	
ZUPPINGER (1961)	Radiotherapie		14/123 = 11%		
GARY-BOBO et al. (1963)	Radiotherapie				Konv. 0/80 Co-60 8/80 = 10%
LALANNE et al. (1964)	Radiotherapie				12/76 = 16%
LEDERMAN (1967a, b)	Radiotherapie		70/673 = 10%		
ENNUYER u. BATAINI (1973)	Radiotherapie				67/345 = 19,4%
INOUE u. SHIGE-MATSU (1976)	Operation + Radiotherapie				49/180 = 27%
GAUWERKY (1976)	Radiotherapie	2/20 = 10%			

Wie aus der tabellarischen Zusammenstellung ersichtlich ist, schwanken die 5-Jahres-Überlebensergebnisse ohne Berücksichtigung der Stadien zwischen 10 und 29%, wobei Zahlen über 20% Spitzenergebnisse darstellen dürften. Selbstverständlich ist in frühen Stadien auch beim Hypopharynxkarzinom mit einer höheren Lebenserwartung zu rechnen als in fortgeschrittenen. So betrugen die Durchschnittsüberlebenszeiten in unserem eigenen Krankengut bei Patienten mit Hypopharynxkarzinomen ohne Befall der Lymphknoten 13,3 Monate, bei bereits nachgewiesenen Lymphknotenmetastasen 6,3 Monate.

Im Gegensatz zu anderen malignen Tumoren ist es wohl bei Hypopharynxkarzinomen nicht so leicht möglich, durch Aufmerksamkeit zu einer frühzeitigeren Diagnose zu gelangen. Nachteilig sind vor allem auch die häufig uncharakteristischen Beschwerden, die den Patienten oft erst spät zum Arzt führen. Trotzdem lassen sich die Behandlungsergebnisse sicher durch eine gute interdisziplinäre Zusammenarbeit, besonders zwischen HNO-Ärzten und Strahlentherapeuten, verbessern, wozu eine gemeinsame Indikationsstellung für die einzuschlagende Therapieform und die gemeinsame Überwachung des Behandlungsverlaufs und der Nachsorge gehören.

Literatur

Ackermann LV, Delregato JA (1970) Carcinoma of the laryngopharynx. In: Cancer. Diagnosis – treatment – prognosis. Mosby, St Louis

Adler, GF, Hagan B, Indyk, J.S, Reayyoung PS (1973) Methotrexate in the treatment of squamous cell carcinomas of the head and neck. Med J Anst 1:747–748

Amery WK (in press) A placebocontrolled levamisole study in resectable lung cancer. In: Windhorst D, Terry WD (eds) Immunotherapy of cancer: Present status of trials in man. Raven, New York

Ammon J, Winkel K zum, Giesen M, Schwab W, Palme G (1973) Klinische Ergebnisse der synchronisierten Strahlentherapie unter Berücksichtigung ihrer theoretischen und tierexperimentellen Basis – Erfahrungsbericht über den Zeitraum 1970–1973, insbesondere bei Karzinomen im Kopf-Hals-Bereich. Z Laryng Rhinol 52:825

Ammon J, Winkel K zum, Hermann HJ, Schmidt L, Giesen M, Schwab W, Palme G (1974) Synchronisierte Strahlentherapie und Chemotherapie. Die Berliner Ärztekammer II:39–46

Andersson T, Biörklund A, Landerg T, Mercke C, Svahn-Tapper G (1978) En bloc irradiation of tumours of the head and neck and their lymphatics. II. Early results and side effects. Acta Radiol Oncol 17:189–198

Ardenne M v (1971) Krebs-Mehrschritt-Therapie, Teil I und II, 2. Aufl. VEB Volk und Gesundheit, Berlin

Aristizabal SA, Caldwell WI (1972) Radiation tolerance of the normal tissues of the larynx. Its implications in radiotherapy. Radiology 103:419

Arndt J (1964) Indikationen und Prognosen der Strahlentherapie der Geschwülste des inneren Larynx und Pharynx. Intern Zschrft für das Gebiet der Strahlther, Strahlenbiol, Strahlenphys und Nukl Med 5:261–272

Arndt J (1973) Indikationen und Grenzen der Strahlentherapie bösartiger Neubildungen. VEB Gustav Fischer, Jena S 102

Atkins HL, Seaman WB, Jacox HW, Matteo RS (1965) Experience with hyperbaric oxygenation in clinical radiotherapy. Am J Roentgenol, Rad Therapy & Nuclear Med 93:651–663

Bach E (1959) Die Ergebnisse der gegenwärtigen Therapie beim Hypopharynxkarzinom. Mschr Ohrenheilkd 93:54

Baclesse F (1958) Clinical experience with ultrafractionated roentgen therapy. In: Buschke F (ed) Progress in radiation therapy, vol I. Grune & Stratton, New York London, pp 128–136

Baclesse F (1967) Comparative study of results obtained with conventional radiotherapy and cobalt-therapy in the treatment of cancer of the larynx by the TNM-system. Clin Radiol 18:292–300

Bagshaw M, Doggett RLS (1969) A clinical study of chemical radiosensitization. Front Rad Ther Oncol 4:164–173

Bedwinek JM, Shukovsky LJ, Fletcher GH, Daley TE (1976) Osteonecrosis in patients treated with definitive radiotherapy for squamous cell carcinomas of the oral cavity and naso- and oropharynx. Radiology 119:665–667

Behrendt W (1979) Geschwülste des Zervikofazialen Bereichs. In: Gläser A (Hrsg) Klinische Pathologie der Geschwülste. Thieme, Leipzig, S 66

Berdal P (1976) Head and neck carcinoma: Treatment with bleomycin and radiation in GANN monograph on Cancer Research no 19. Fundamental and clinical studies of bleomycin. Univ Tokyo Press, pp 133–150

Bertino JR, Boston B, Capizzi RL The role of chemotherapy in the management of cancer of the head and neck. A review. Cancer 36:752–758

Biller HF, Ogura JH, Davis WH (1969) Planned preoperative irradiation for carcinoma of the larynx and laryngopharynx treated by total and partial laryngectomy. Laryngoscope 79:1387–1395

Biller HF, Hugh F, Lucente FE (1977) Conservation Surgery of the head and neck. Seminars in Onkology 4:365–373

Boenninghaus H-G (1980) Hals-Nasen-Ohrenheilkunde für Medizinstudenten. 5. Aufl. Springer, Berlin Heidelberg New York, S 290

Bohndorf W (1976) Tumoren des Larynx und Hypopharynx. Spezielle Metastasenprobleme am Hals. In: Scherer E (Hrsg) Strahlentherapie. Springer, Berlin Heidelberg New York, S 381–404

Bohndorf W, Höcker G (1976) Würzburger Therapieergebnisse beim Larnyxcarcinom. Strahlentherapie. 151:132–143

Bonomi PD, Mladineo J, Wilbanks GD (1977) Phase II. Trial of adriamycin and cis-diamminedichloroplatinum (CACP) in advanced squamous cell carcinoma (SCC). Proc Am Soc Clin Oncol 18:311 (Abstract)

Bonomi PD, Mladineo J, Wilbanks GD, Slayton R (1977) Phase II. Trial of adriamycin and cisdiamminedichloroplatinum (CACP) in advanced squamous cell carcinoma (SCC).

Brenk HAS van den, Elliot K, Hutchinson H (1962) Effect on singl and fractional doses of x-rays on radiocurability of solid EHRLICH tumour and tissue reactions in vivo for different oxygen tensions. Br J Cancer 16:518

Browder JP, Chretien PB (1977) Immune reactivity in head and neck squamous carcinoma and relevance to the design of immuntherapy trials. Semin Oncol 4:431–439

Bryce DP (1967) Pharyngectomy in the treatment of carcinoma of the hypopharynx. In: Conley J (ed) Cancer of the head and neck, paper presented at the intern workshop on cancer of the head and neck. Butterworths, Washington New York, S 314

Buechler M, Mukherji B, Chasin W, Nathanson L (1977) High dose methotrexate with and without BCG-therapy in advanced head and neck malignancy. Am Assoc Cancer Res ASCO 18:329

Cade IS, McEwen JB (1967) Megavoltage Radiotherapy in hyperbaric oxygen. Cancer 20:817–821

Carpenter III RJ, Desanto LW, Devine KD, Taylor WF (1976) Cancer of the hypopharynx, analysis of treatment and results in 162 patients. Arch Otolaryng 102:716–721

Carter SK, Stephen K (1977) The chemotherapy of head and neck. Cancer. Seminars in Oncology. 4:413–424

Catalona WJ, Chretien PB (1973) Abnormalities of quantitative dinitrochlorobenzene sensitization in cancer patients: correlation with tumor stage and histology. Cancer 31:353

Catalona WJ, Sample WF, Chretien PB (1973) Lymphocyte reactivity in cancer patients: correlation with tumor histology and clinical stage. Cancer 31:65

Catterall M (1977) The treatment of cancer of the head and neck: Fast neutrons – the way ahead? In: Seminars in Oncology 4:407–411

Catterall M, Vonberg DD (1974) Treatment of Advanced Tumours of Head and Neck with Neutrons. Br Med J 3:137–143

Catterall M, Sutherland I, Bewley DK (1975) First results of a randomized clinical trial of fast neutrons compared with x- or gamma rays in treatment of advanced tumours of the head and neck. Br Med J 2:653

Catterall M, Sutherland I, Bewley DK (1977) Second report on results of a randomized clinical trial of fast neutrons compared with x- or gamma rays in treatment of advanced tumours of the head and neck. Br Med J I:1642

Chang CH, Seaman WB, Jacox HW (1968) Clinical aspects of hyperbaric oxygen and radiotherapy. New York experience. Front Rad Therapy Onc I:183–188

Chang Chu H, Conley JJ, Herbert Ch (1973) Radiotherapy of advanced carcinoma of the oropharyngeal region under hyperbaric oxygenation. Am J Roentgenol 117:509–516

Cheng Vincent ST, Wang CC (1974) Osteoradionecrosis of the mandible resulting from external megavoltage radiation therapy. Radiology 112:685–689

Chretien PB (1976) Unique immunobiological aspects of head and neck squamous carcinoma. In: Alberti PW, Bryce DP (eds) workshops from the centennial Conference on Laryngeal Cancer. Appleton-Century-Crofts, p 339

Chung T Ch, Sagermann RH, King GA, Woon Sang Yu, Johnson JT, Cummings CW (1978) Complications of high dose preoperative irradiation for advanced Laryngeal-Hypopharyngeal Cancer. Radiology 128:467–470

Churchill-Davidson I (1965) The oxygen effect in radiotherapy – a historical review. In: Vaeth JM (ed) Hyperbaric oxygen and radiationtherapy of cancer. Mc Cutcheon, California, pp 1–16

Churchill-Davidson I, Sanger C, Thomlinson RH (1955) High pressure oxygen and radiotherapy. Lancet I:1091

Clarkson BD, Fried J (1971) Changing concepts of treatment in acute leucemia. Med Clin North Am 55:561

Clementi T, Monosi A (1973) Nunt Radiol (Firenze) 32 (1966) 1427. zit nach Arndt J. Indikationen und Grenzen der Strahlentherapie bösartiger Neubildungen. VEB Gustav Fischer, Jena, S 103

Condit PT (1968) Treatment of carcinoma with radiationtherapy and methotrexate. Miss Med 65:832–835

Conley J (1970) Concepts in head and neck surgery. Thieme, Stuttgart

Conomy JP, Kellermeyer RW (1975) Delayed cerebrovascular consequences of therapeutic radiation – A clinicopathologic study of a stroke associated with radiation-related carotid arteriopathy. Cancer 36:1702–1708

Creagan E, Fleming T, Edmonson J, Ingle JN (1981) Chemotherapy for advanced head and neck cancer with the combination adriamycin, cyclophosphamide, and cisdiamminedichlorplatinum (II): Preliminary assessment of a one day vs three day drug regimen. Cancer 47:2549–2551

Cummings CW, Johnson J, Chung CK (1977) Complications of laryngectomy and neck dissection following planned preoperative radiotherapy. Ann Otol Rhinol Laryngol 86:745–750

Dalley VM (1968) Cancer of the laryngopharynx. J Larngol Otol 82:407

Daly J, Friedman M (1964) Combined irradiation and chemotherapy in the treatment of squamous cell carcinoma of the head and neck. Trans Am Acad Ophthalmol Otolaryngol 68:625–643

Dietzel F (1975) Tumor und Temperatur. Urban & Schwarzenberg, München Berlin Wien

Dische S, Saunders MI (1977) Clinical experience with misonidazole, 8th LH. Gray Conference Cambridge, England, Sept 1977

Donald PJ (1978) Complications of combined therapy in head and neck carcinomas. Arch Otolaryngol 104:329–332

Draf W (1979) Die Rekonstruktion des Hypopharynx und zervikalen Oesophagus. Laryngol Rhinol 58:640–647

Eilber FR, Morton DL (1970) Impaired immunologic reactivity and recurrence following cancer surgery. Cancer 25:362

Eilber FR, Morton DL, Ketcham AS (1974) Immunologic abnormalities in head and neck cancer. Am J Surg 128:534

Ellis F (1968a) The relationship of biological effect

in dosetime fractionation factors in radiotherapy. Curr Top Radiat Res 4:357

Ellis F (1968b) Time, fractionation and dose rate in radiotherapy. Front Radiat Ther Onc 3:131

Ellis F (1971) Nominal standard dose and the ret. Br J Radiol 44:101

Eisenberg RL, Hedgcock MW, Donald PJ, Wara WM, Jeffrey RB (1978) Complications of combined therapy in head and neck carcinomas. Arch Otolaryngol 104:329–332

Ennuyer A, Bataini P (1964) Radiocobalthérapie dans le domaine de l'oto-rhinolaryngologie. J Radiol Electrol 45:849

Ennuyer A, Bataini P (1973) A propos de 1000 cas de cancers du pharynx traités par radiocobalt. Résultats à cinq ans. J Radiol Electrol 54:7–17

Essen von CF, Joseph L, Simon G (1968) Sequential chemotherapy and radiation therapy of buccal mucosa carcinoma in South India. Am J Roentgenol Radium Ther Nucl Med 102:530–540

Essen von CF, Joseph LBM, Simon GT, Singh AD, Singh SP (1968) Sequential chemotherapy and radiation therapy of buccal mucosa carcinoma in South India

Evans JC, Sanfilippo LJ (1970) Oxygen tension of oral cavity carcinoma. Radiol Clin Biol 39:54–58

Fajardo LF, Lee A (1975) Rupture of major vessels after radiation. Cancer 36:904–913

Fazio M, Cavallero P, Minetto E, Rattalino P, Sartoris S (1976) Polychemotherapy of advanced head and neck malignancies. Tumori 62:599–608

Ferguson GB (1964) High voltage radiation: An adjunct to surgery in large extrinsic malignancies of the larynx. South Med J 57:135–138

Ferguson GB (1973) South Med J 57:(1964) 135. Zitiert nach Arndt J. Indikationen und Grenzen der Strahlentherapie bösartiger Neubildungen. VEB Gustav Fischer, Jena, S 116

Fletcher GH (1975) Testbook of radiotherapy, 2nd ed. Lea & Febiger, Philadelphia, pp 203–246, 255–287

Fletcher GH (1977) Place of irradiation in the management of head and neck cancers. In: Seminars of oncology. 4:375–385

Fletcher GH, Lindberg RD (1966) Squamous cell carcinomas of the tonsillar area, and palatine arch. Am J Roentgenol 96:574

Franke H (1972) Die Anwendung strahlensensibilisierender Substanzen in der Strahlentherapie. Dtsch Röntgenkongr Düsseldorf 1971. Vieten H (Hrsg) Thieme, Stuttgart

Fredrickson JM, Strahan RW (1969) Cervical oesophageal reconstruction for heavily irradiated patients. Feasibility of a one stage procedure. Arch Otolaryngol 90:164

Friedman M (1969) The treatment of squamous cell carcinoma of head and neck with combined methotrexate and irradiation. Front Rad Ther Oncol 4:105–114

Friedman M, Narvaes F de, Daly G (1970) Treat-

ment of squamous cell carcinoma of the head and neck with combined methotrexate and irradiation. Cancer 26:711–721

Ganzer U, Ryzmann G, Vosieen KH (1977) Kritische Überlegungen zur Zeitfolge der einzelnen Behandlungsschritte bei der Synchronisationstherapie bösartiger Geschwülste. Arch Oto-Rhino-Laryngol 291–302

Gary-Bobo J, Pourquier H, Belotte J (1963) Conventional radiotherapy and cobalt telegammatherapy in the treatment of cancers of the piriform sinus. Comparison of 2 series of 80 cases. J Elektrol 44:191

Gatti RA, Garrioch DB, Good RA (1970) Depressed PHA responses in patients with nonlymphoid malignancies. In: Harris JE (ed) Proceedings of the Fifth Leukocyte Culture Conference. Academic Press, New York, pp 339–358

Gauwerky J (1976) Methodische und kritische Analyse zur Bestimmung der Zielvolumina bei Hypopharynx und Epiglottistumoren, und die Anpassung der Strahlendosisverteilung und ihre Ausbreitung. Inaug Dissertation Heidelberg

Gignoux MM, Papillon H, Montbarbon P, Perret H (1955) Résultats du traitement radiothérapique dans le cancer du sinus piriforme. Ann Otolaryng (Paris) 72:955–959

Glasenapp GB, Freitag F (1979) Hypopharynxkarzinom als Spätfolge nach Röntgenbestrahlung. Laryng Rhinol 58:629–634

Glasowski P (1977) Intratumorale Bleomycininfiltrationstherapie bei Plattenepitheltumoren im HNO-Bereich. Laryngol Rhinol Otol (Stuttg) 56:543–545

Glick B (1972) Bilateral carotid occlusive disease following irradiation for carcinoma of the vocal cords. Arch Pathol 93:352–355

Glupe J, Kraus H, Wannenmacher E (1972) Erfahrungen mit der kombinierten zytostatischen und Strahlenbehandlung unter Nutzung des Synchronisationseffektes bei Geschwülsten im Kopf- und Halsbereich. HNO 20:18–21

Goffinet DR, Eltringham JR, Glatstein F, Bagshaw MA (1973) Carcinoma of the larynx. Results of radiation therapy in 213 patients. Am J Roentgenol 117:553

Goldberg NH, Chretien PB, Elias EG (1977) Preoperative high dose methotrexate – A well tolerated regimen in head and neck cancer. Proc AACR-ASCO 18:292

Goldman JL, Roffman JD, Zak FG (1972a) High dose preoperative radiation and surgery for carcinoma of the larynx and laryngopharynx. Ann Otol Rhinol Laryngol 81:488–495

Goldman JL, Silverstone SM, Koffman JD (1972b) High dosage preoperative radiation and surgery for carcinoma of the larynx and laryngopharynx – a 14 year program. Laryngoskop 82:1869–1882

Grant HR (1976) Chemotherapy for head and neck

tumours. Observations on a twelve month study. J Larnygol Otol 90:433–440

Gremmel H, Quäck J (1972) Zum Problem der Synchronisation von Tumorzellen bei kombinierter Zytostatika- und Strahlenbehandlung. Strahlentherapie 144:35

Griffin TW, Laramore GE, Parker RG, Gerdes AJ, Hebard PW, Blasko JG, Groudine M (1978) An evaluation of fast neutron beam teletherapy of metastatic adenopathy from squamous cell carcinomas of the head and neck region. Cancer 42:2517–2520

Griffin TW, Weisberger EC, Laramore GE, Tong D, Blasko JC (1979) Complications of combined surgery and neutron radiation therapy in patients with advanced carcinoma of the head and neck. Radiology 132:177–178

Guiss LW (1963) The treatment of cervical lymph node metastases from carcinoma of the hypopharynx. Am J Roentgenol 90:997

Habel DW (1965) Surgical complications in irradiated patients. Arch Otolaryngol 82:382–386

Halman KE, Peto R, Palo GM de (1976) Bleomycin in advanced squamous cell carcinoma: a random controlled trial. Br Med J I:188–190

Hayes DM, Cvitkovic E, Golbey RB (1977) High dose cis-platinum diamminedichloride. Amelioration of renal toxicity by mannitol diuresis. Cancer 39:1372–1381

Haywood RH (1972) Arteriosclerosis induced by radiation. Surg Clin North Am 52:359–366

Heilmann W, Keller L, Vogel G (1956) Die Pendelbestrahlung der Rachen- und Kehlkopfgeschwülste. Strahlentherapie 101:65

Hellriegel W (1963) Krebstherapie mit schnellen Elektronen von 20–30 MeV- und 35-MeV-Röntgenstrahlen. Strahlentherapie 121:781

Helman P, Selay R, Malherbe E, Anderson J (1965) Intra-arterial cytotoxic therapy and x-ray therapy for cancer of the head and neck. Lancet 1:128–130

Henk JM, Smith CW (1977) Radiotherapy and hyperbaric oxygen in head and neck cancer, interim report of second clinical trial. Lancet II:104–105

Henk JM, Kunkler PB, Shaw NK, Smith CW, Sutterland WH, Wassif SB (1970) Hyperbaric oxygen in radiotherapy of head and neck carcinoma. Clin Radiol 21:223–231

Henk JM, Kunkler PB, Smith CW (1977) Radiotherapy and hyperbaric oxygen in head and neck cancer, final report of first controlled clinical trial. Lancet II:101–103

Hess F, Beckmann G (1971) Ergebnisse der Hochvolttherapie beim Larynx- und Hypopharynxkarzinom. Strahlentherapie. 141:518

Hilal EY, Wanebo HJ, Pinsky CM, Middleman P, Strong EW, Oettgen HF (1977) Immunologic evaluation and prognosis in patients with head and neck cancer. Am J Surg 134:469–473

Hoffmann-La Roche (1977) Investigational Drug Broschure on Misonidazole (Ro 07–0582) der Fa. Hoffmann La Roche

Holsti LR, Taskinen PJ (1967) Unterbrochene (split course) Serienbestrahlung der Pharynxgeschwülste. Strahlentherapie 133:331

Hughes LE, Mackay WD (1965) Suppression of the tuberculin response in malignant disease. Br Med J 2:1346

Hymmen U, Wieland C (1976) Leistung und Wirkungsmechanismus einer lokalen kombinierten Strahlentherapie-Wärmeanwendung. Med Klin 71:1183–1187

Hymmen U, Wieland C (1979) Combined treatment of radioresistant malignant tumors with high frequency hyperthermia and γ-rays therapy – recent results. J Microwave Power 14:173–180

Inoue T, Shigematsu Y (1972) Treatment of hypopharyngeal carcinomas. Nippon Acta Radiol 31:1100–1108

Inoue T, Shigematsu Y (1976) Treatment of Hypopharyngeal Carcinomas. Long term survivors following radical radiation. Ther Phys Biol 15:201–208

Inoue T, Shigematsu Y, Sato T (1973) Treatment of carcinoma of the hypopharynx. Cancer 31:649

Jacobsson F (1951) Carcinoma of the hypopharynx. A clinical study of 322 cases, treated at radium-hemmet from 1939 to 1947. Acta Radiol (Stockh) 35:1

Jacobbson F (1954) Die Strahlenbehandlung der Larynx- und Hypopharynxtumoren. Fortschr Med 72:71–78

Jampolis S, Pipard G, Horiot J, Bolla M, Dorze C le (1977) Preliminary results using twice a day fractionation in the radiotherapeutic management of advanced cancers of the head and neck. Am J Roentgenol 129:1091–1093

Jesse R (1969) Combined intraarterial infusion in radiotherapy for treatment of advanced cancer of the head and neck. Front Radiat Ther Oncol 4:126–131

Jørgensen K (1973) Carcinoma of the hypopharynx-therapeutic results in a series of 103 patients. Acta Radiol (Stockh) 10:465

Joseph DC, Shumrick DL (1973) Risks of head and neck surgery in previously irradiated patients. Arch Otolaryngol 97:381–384

Kärcher KH (1977) zitiert nach Hoffmann la Roche: Investigational Drug Broschure on Misonidazole (Ro 07–0582) der ι ͜ Hoffmann La Roche

Kärcher KH, Kuttig H, Becker J, Morita K (1967) Erste klinische und biologische Beobachtungen während der Strahlentherapie unter Sauerstoffüberdruck. Strahlentherapie. 134:482–494

Kaufmann E, Staemmler M (1956) Lehrbuch der speziellen Anatomie, 11. und 12. Aufl I/2. Berlin

Kaufmann H (1966) Die Telecaesiumbehandlung der Larynx- und Hypopharynxkarzinome. Dtsch Med Wochenschr 91:339

Keizer HJ, Mulder JH (1976) Prospektiven der

Krebsforschung. Synchronisation in der Chemotherapie von Tumoren. Eur J Cancer 12:79–85

Khandekar JD, Wolff A (1977) A clinical trial of high dose methotrexate with leucoverin rescue in advanced epidermoid cancer of the head and neck. Proc AACR–ASCO 18:281

Koch U, Herberhold C, Helpap B, Thelen M, Stiens R (1975) Klinische experimentelle Anmerkungen zur Synchronisationstherapie. Arch Otorhinolaryngol 210:271

Krakoff IH, Lippmann AJ (1974) Clinical trials of cisplatinum (II) diamminedichloride (PDD) in patients with advanced cancer, In: Connors TA, Roberts JJ (eds) Complexes in cancer chemotherapy. Recent results in cancer research. Springer, Berlin Heidelberg New York, pp 183–190

Kramer S (1971) Radiation therapy and chemotherapy combination. JAMA 217:946–947

Kramer S, Southard ME, Mansfield CM (1972) Radiation effect and tolerance of the central nervous system. Front Radiat Ther Onc 6:332

Krik I, Gray WM, Watson ER (1971) Cumulative radiation effect. Part I: Fractionated treatment regimes. Clin Radiol 22:144–155

Kristen K, Osswald H, Singer R, Weidauer H (1981) Behandlung fortgeschrittener Plattenepithelkarzinome im Kopf-Hals-Bereich. Eine interdisziplinäre Studie. Dtsch Ärztebl 18:873–878

Kruuv JW, Sinclair K (1968) X-ray sensitivity of synchronised chinese hamster cells irradiation during hypoxia. Radiat Res 36:45

Kuttig H (1963) Telekobalttherapie der Geschwülste des Larynx und Hypopharynx. Strahlentherapie 122:493–499

Kuttig H (1969) Geschwülste der Mundhöhle, des Rachens und des Kehlkopfes. Röntgendiagnostik, Kieferchirurgie, HNO-Heilkunde, Radiotherapie. Rundtischgespräch auf dem Dtsch Rö Kongr 1968. Sdb 68 zur Strahlentherapie, S 192–217

Kuttig H, Oberheuser F, Weitzel G (1961) Geschwülste im Bereich des Kopfes und Halses. In: Becker J, Schubert G (Hrsg) Die Supervolttherapie. Thieme, Stuttgart, S 353–355

Kutzner J, Heinrich HG, Draf W (1978) Osteoradionekrose bei Kobalt-60-Therapie im Kopf-Hals-Bereich. HNO 26:253–257

Lalanne CM, Ascarelli AA, Piquiaud J (1964) La thelecobaltotherapia all' istituto Gustave Roussy, Il-Tumori dell' ipofaringe. Nunt Radiol 30:110

Lalanne CM, Cachin Y, Juillard G, Lefur R (1971) Telecobalt therapy for carcinoma of the laryngopharynx. Am J Roentgenol 111:78

Lamphier EH (1964) Determinants of oxygenation; clinical application of hyperbaric oxygenation. Boerema I (Ed). Elsevior Publishing Co, Amsterdam pp 277–283

Leborgne F (1951) Roentgentherapy of cancer of the larynx. Clin Radiol 2:2–9

Lecco V, Bergonzini R (1973) Bol Mal Orecch 79:533. Zit. nach Arndt J (1961) Indikationen und Grenzen der Strahlentherapie bösartiger Neubildungen. VEB Gustav Fischer, Jena, S 116

Lederman M (1952) The classification and staging of cancer of the larynx. Br J Radiol 25:462–471

Lederman M (1955) Cancers de l'hypopharynx, classification, résultats de la radiothérapie. Ann Otolaryngol 72:506

Lederman M (1962) Carcinoma of the laryngopharynx. Results of radiotherapy. J Laryngol Otol 76:317

Lederman M (1967a) Role of irradiation in treatment of cancer of the head and neck (eds) McComb WS, Fletscher GH, Williams & Wilkins, Baltimore, pp 347–365

Lederman M (1967b) Role of irradiation in treatment of cancer of the hypopharynx, postcricoid and cervical oesophagus. In: Cancer of the head and neck, paper presented at the international workshop on cancer of the head and neck. New York, ed. by Conley Butterworths, Washington

Lerner Harvey J (1977) Concomitant hydroxurea and irradiation. Clinical experiences with 100 patients with advanced head and neck cancer at Pennsylvania Hospital. Am J Surg 134:505–509

Leroux Robert J (1959) Les métastases à distance dans les cancers du larynx et de l'hypopharynx. Ann D'Otolaryngol 76:567

Levinson SA, Close MB, Ehrenfeld WK, Stoney RJ (1973) Carotid artery occlusive disease following external cervical irradiation. Arch Surg 107:395–397

Levinson SA, Close MB, Ehrenfield WK (1973) Carotid artery occlusive disease following external cervical irradiation. Arch Surg 107:395–397

Livingston RB, Einhorn LH, Burgess MA (1974) Advances in treatment of recurrent and disseminated squamous carcinoma of the lung, head and neck. In: Cancer chemotherapy – fundamental concepts and recent advances. Chicago, Yearbook, pp 233–249

Löbe L-P (1977) Bleomycinbehandlung maligner Tumoren an 30 Patienten. Dtsch Gesundh-Wesen 32:2473–2477

Lord IJ, Briant DR, Rider WD, Bryce DP (1973) A comparison of preoperative and primary radiotherapy in the treatment of carcinoma of the hypopharynx. Br J Radiol 46:175

Lundy J, Wanebo J, Pinsky C, Strong E, Oettgen H (1974) Delayed hypersensitivity reactions in patients with squamous cell cancer of the head and neck. Am J Surg 128:530

Lustig Robert A, De Mare PA, Kramer S (1976) Adjuvant methotrexate in the radiotherapeutic management of advanced tumors of the head and neck. Cancer 37:2703–2708

MacComb WS, Fletcher GH (1967) Cancer of the head and neck. Williams & Wilkins, Baltimore, pp 179–212

MacComb WS, Healey JE, McGraw JP, Fletcher GH, Gallager HS, Paulus DD (1967) Hypopharynx and cervical esophagus. In: MacComb WS, Fletcher GH, (eds) Cancer of the head and neck. Williams & Wilkins, Baltimore, p 213

Maisel RH, Ogura JH (1976) Dinitrochlorobenzene skin sensitization and peripheral lymphocyte count: predictors of survival in head and neck cancer. Ann Otol Rhinol Laryngol 85:517

Mallams JT, Balla GA, Finney JW (1965) Regional oxygenation and radiation therapy: current status. Am J Roentgenol Rad therapy & nuclear med 93:160–169

Marks JF, Lowry ID, Lerch I, Griem MI (1973) Glottic cancer. Analysis of recurrence as related to dose, time and fractionation. Am J Roentgenol 117:540

Martin G, Glanz H, Kleinsasser O (1979) Ionisierende Strahlen und Kehlkopfkrebs. Laryngol Rhinol Otol (Stuttg) 53:187–195

Mauro F (1980) Hyperthermie verstärkt zytostatischen Effekt, zitiert durch Praxis-Kurier 3:6

Mattison W, Hellekant C, Andréasson (1977) Combination chemotherapy of advanced squamous carcinoma of the head and neck. Acta Radiol [Ther] (Stockh) 16:385–393

McCrea RS, Dickie WR (1968) Carcinoma of the hypopharynx and cervical oesophagus: a review of 61 cases. J Laryngol Otol 82:421

McMinn RMH, Hutchings RT (1977) Photographischer Atlas der Anatomie des Menschen. Dtsch Ausgabe. (Hrsg) Rohen JW, Schattauer, Stuttgart New York, S 47

Medenica R, Alberto P, Lehmann W (1976) Traitement des carcinomes épidermois oropharyngolaryngés disséminés bléomycine à petites doses. Schweiz Med Wochenschr 106:709–802

Medenica R, Alberto P, Lehmann W (1981) Combined Chemotherapy of head and neck squamous cell carcinoma with methotrexate, bleomycin and hydroxurea. Ca Chemother Pharmacol 5:145–149

Mesnil du de Rochemont R (1958) Lehrbuch der Strahlenheilkunde. Enke, Stuttgart

Mills EED (1972) Intermittent intravenous methotrexate in the treatment of advanced epidermoid carcinoma. S Afr Med J 46:398–401

Mitchell JS (1960) Studies in radiotherapeutics. Blackwell, Oxford

Moss WT, Brand WN, Battifora H (1969) Carcinoma of the hypopharynx. In: Therapeutic radiology. Mosby St Louis

Müller CH (1912) Therapeutische Erfahrungen an 100 mit Kombination von Rö.-Strahlen und Hochfrequenz bzw. Diathermie behandelten bösartigen Neubildungen. Münch Med Wochenschr 30:1546

Nervi C, Perrino A, Valente V, Cortese M (1968) Chemioterapia intraarteriosa prolungata con associazone di antimitotici nei tumori inoperabili del diretto orocervico facciale. Tumori 54:199–219

Nervi C, Arcangeli G, Badaracco G, Cortese M, Morelli M, Starace G (1978) The relevance of tumor size and cell kinetics as predictors of radiation response in head and neck cancer. Cancer 41:900–906

Nielsen J, Stranberg O (1942) Roentgen treatment in cancer of the larynx. Acta Radiol (Stockh) 189–208 and 255–266

Nitze HR (1969) Die Synchronisation menschlichen Gewebes in vivo. Habil. schrift Frankfurt a. M.

Nitze HR, Ganzer U, Vosteen KH (1972) Die Strahlenbehandlung maligner Tumoren nach Synchronisation des Zellteilungsrhythmus. Strahlentherapie 143:329

Oberfield RA, Blake C, Booth J (1973) Regional arterial chemotherapy for advanced carcinoma of the head and neck. Cancer 32:82–88

O'Connor AD, Clifford P, Dalley VM, Durden-Smith DJ, Edwards WG, Hollis B (1979) Advanced head and neck cancer treated by combined radiotherapy and VBM cytotoxic regimen – four year results. Clin Otolaryngol 4:329–337

Oeken FW, Arndt J (1973) Arch Ohr Nas Kehlk-Heilk 176:637. Zit. nach Arndt J (1960) In: Indikationen und Grenzen der Strahlentherapie bösartiger Neubildungen. VEB Gustav Fischer, Jena, S 103

Oeser H (1943) Die Strahlenbehandlung des endolaryngealen Karzinoms. Strahlentherapie 73:361–383

Oeser H (1969) Indikationen und Ausführungen der reinen Radiotherapie der Larynx- und Hypopharynxkarzinome. Dtsch Rö Kongr 1968, S 104. Urban & Schwarzenberg, München Berlin Wien

Ogura JH (1955) Surgical pathology of cancer of the larynx. Laryngoskope 65:867

Ogura JH, Biller HF (1972) Chirurgie des Hypopharynx und des oberen Oesophagus. In: Naumann HH (Hrsg) Kopf- und Hals-Chirurgie, Bd I, Thieme, Stuttgart

Ormerod FC (1961) The indications for and the five years results of surgery of cancer of the hypopharynx. Fortschr Hals-Nas-Ohrenheilk 9:193–219

Orton CG, Ellis F (1974) A simplification in the use of NSD concept in practical radiotherapy. Br J Radiol 47:200

Perez C, Marks J, Powers WE (1977) Preoperative irradiation in head and neck cancer. Semin Oncol 4:387–397

Pietrantoni L, Fior R (1958) Clinical and surgical problems of cancer of the larynx and hypopharynx. Acta Otolaryngol (Stockh) 142:1

Pinsky CM, El-Domeiri A, Caron AS, Knapper WH, Oettgen HF (1974) Delayed hypersensitivity reactions in patients with cancer. Recent results in cancer research. 47:37

Pinsky CM, Wanebo HJ, Mike V, Oettgen HF (1976) Delayed cutaneous hypersensitivity reactions and prognosis in patients with cancer. Ann NY Acad Sci 276:407

Pourquier H (1962) La télécobalttthérapie en cancerologie. Masson et Cie, Editeurs, Paris

Pranzl E (1965) Die Behandlungsergebnisse beim Hypopharynxkarzinom aus den Jahren 1953–1962. Arch Geschwulstforsch 25:253

Presant CA, Ratkin G, Klahr C, Brown C (1979) Adriamycin, BCNU und Cyclophosphamide (ABC) in advanced carcinoma of the head and neck. Cancer 44:1571–1575

Price LA, Hill BT, Calvert AH, Dalley M, Levene A, Busby ER, Schachter M, Shaw HJ (1978) Improved results in combination chemotherapy of head and neck cancer using a kinetically – based approach. A randomised study with and without adriamycin. Oncology 35:26–28

Priestman TJ (1973) Results in fifty cases of advanced squamous cell carcinomas of the head and neck treated by intravenous chemotherapy. Br J Cancer 27:400

Putten LM van, Keizer HJ, Mulder JH (1976) Perspektiven der Krebsforschung. Synchronisation in der Chemotherapie von Tumoren. Cancer 12:79–85

Quick O, Cutler M (1927) Transitional carcinoma. Surg Gynecol Obstet 45:320

Randolph VL, Vallejo A, Strong EW (1977) Combination treatment with chemotherapy and radiotherapy in head and neck cancer. Proc Am Soc Clin Oncol 18:336 (Abstract)

Raven RW (1958) Malignant tumors of the hypopharynx. In: Cancer, vol 2. Butterworth, London, p 93

Raven RW (1974a) Carcinoma of the hypopharynx. Am J Roentgenol 120:173–177

Raven RW (1974b) Combination therapy in certain cancerous diseases of the head and neck. Am J Roentgenol 120:178–181

Reddi RP, Mercado R (1979) Low dose preoperative radiation therapy in carcinoma of the supraglottic laynx. Radiology 130:469–471

Riccabona G (1973) Zit. nach Arndt J: Indikationen und Grenzen der Strahlentherapie bösartiger Neubildungen. VEB Gustav Fischer, Jena, S 116

Ritter R, Ganzer U (1976) Ergebnisse nach Bleomycinbehandlung von Geschwulstrezidiven im Kopf- und Halsbereich. HNO 24:14–16

Rojas AF, Mickiewicz E, Feierstein JN, Glait H (1976) Levamisole in advanced human breast cancer. Lancet 1:211–215

Roussel J, Schoumacher P, Pernot Mme, Mathieu J, Pigache R (1961) Premiers résultats du traitement des cancers avancés du sinus piriforme par radiothérapie à 4 MeV. J Radiol Electrol 42:587

Rouviere H (1932) Anatomie des lymphatiques de l'homme. Masson et Cie, Editeures, 120, Boulevard St Germain, Paris, p 104–109

Rozencweig M, Slavik M, Muggia FM, Carter SK (1976) Overview of early and investigational chemotherapeutic agents in solid tumors. Med Pediatr Oncol 2:417–432

Rozencweig M, Hoff DD von, Muggia FM (1977a) Investigational chemotherapeutic agents in head and neck cancer. Semin Oncol 4:425–429

Rozencweig M, Hoff DD von, Slavik M, Muggia FM (1977b) Cisdiammine-dichlorplatinum (II). A new anticancer drug. Ann Intern Med 86:803–812

Rubin P, Casarett G (1972) A direction for clinical radiation pathology. The tolerance dose. Front Radiat Ther Onc 6:1

Ruffmann R, Seifert R, Ross H (1981) Palliative Chemotherapie bei inoperablen Plattenepithel-Carcinomen im Kopf-Hals-Bereich. HNO 29:270–273

Sacoun A (1977) Cancer de l'hypopharynx à propos de 67 cas traités à la Clinique ORL de l'Hôpital cantonal de Genève. Schweiz Rdsch Med (Praxis) 66:365–368

Sauer H, Wilmanns W (1976) Derzeitiger Stand der Synchronisationstherapie von malignen Tumoren und akuten Leukämien. Klin Wochenschr 54:197–202

Sault LA du (1963) Effect of oxygen in response of spontaneous tumour in mice to radiotherapy. Br J Radiol 36:749–754

Schärer K (1954) Zürcher Erfahrungen der Strahlenbehandlung der Larynx- und Hypopharynxkarzinome unter Berücksichtigung der neuen internationalen Stadieneinteilung. Schweiz Med Wochenschr 84:1059–1063

Scheer KE, Schwab W, Ey W (1961) Indikationen zur Supervoltbestrahlung und lokalisierten Isotopen-Therapie in der Rhino-Laryngologie (I). Med Welt 416:363–368

Scherer E, Rassow J (1971) Methodische Grundlagen der perkutanen Strahlenbehandlung von Lymphknotenmetastasen des Halses. Strahlentherapie 141:523–530

Schröder M, Heyden HW von (1981) Stellenwert der Chemotherapie bei Plattenepithelcarcinomen im Kopf-Hals-Bereich. HNO 29:225–239

Schröder M, Heyden HW von, Beyer JH, Klee M (1981) Zytostatische Therapie von Plattenepithelkarzinomen im Kopf-Hals-Bereich mit Cisplatin/ Bleomycin oder Methotrexat/Vindesin. Laryngol Rhinol Otol (Stuttg) 60:331–333

Schwab W (1968) ∠·· Klassifizierung und Dokumentation bösartiger Geschwülste im HNO-Bereich unter Berücksichtigung der Richtlinien der UICC (TNM-System). Z Laryngol Rhinol 47:21

Schwab W, Winkel K zum (1975) Möglichkeiten der Strahlentherapie in der Hals-Nasen-Ohren-Heilkunde. Thieme, Stuttgart, S 51–87

Schwab W, Winkel K zum, Ammon J (1976) 5 Jahre synchronisierte Strahlentherapie bei Kopf-Hals-Carcinomen. (Erfahrungsbericht 1970–1974) HNO 24:301–305

Sealy R (1978) A preliminary clinical study in the use of Misonidazole in cancer of the head and neck. Br J Cancer 37:314

Sealy R, Helman P (1972) Treatment of head and neck cancer with intraarterial cytostatic drugs and radiotherapy. Cancer 30:187–189

Seaman WB, Tapley N du V, Sanger C, Jacox HW, Atkins HL (1961) Combined high pressure oxygen and radiation therapy in treatment of human cancer. Am J Roentgenol Rad Therapy & Nuclear Med 85:816–821

Shah JP, Shaha AR, Spiro RH, Strong EW (1976) Carcinoma of the hypopharynx. Am J Surg 132:439–443

Shaw HJ, Price LA, Hill BT, Calvert AH, Dalley VM, Levene A (1978) A randomized combination chemotherapy trial with and without Adriamycin, in squamous cell carcinoma of the head and neck. Oto-Rhino-Laryngol 86:845–850

Shingleton, Sedransk, Johnson (1979) Komplikationen nach Chemotherapie solider maligner menschlicher Tumoren und deren Therapie. Zbl Chir 104:1103–1110

Shumrick DL (1973) Risks of head and neck surgery in previously irradiated patients. Arch Otolaryngol 97:381–384

Silverberg IJ, Phillips TL, Fu K, Chan PYM (1976) Bleomycin with radiation therapy in the treatment of head and neck malignancies. Proc Am Assoc Cancer Res and ASCO 17:279

Sinclair WK (1968) Cyclic X-ray responses in mammalian cells in vitro. Radiat Res 33:629

Smalley R, Bornstein R (1975) CAF treatment of metastatic breast cancer. Am Soc Clin Oncol Proc 11th Am Meeting San Diego, 7–11

Smedal MI, Watson JR (1959) Surg Clin North Am 39:609. Zit nach Arndt J (1959) Indikationen und Grenzen der Strahlentherapie bösartiger Erkrankungen. VEB Gustav Fischer, Jena S 104

Solowey AC, Rappaport FT (1965) Immunologic responses in cancer patients. Surg Gynecol Obstet 121:756

Sparwald E, Müllensiefen C, Lange G, Slanina J, The KK (1974) Mitteilung über die Behandlung von 21 Fällen maligner Tumoren mit der synchronisierten Strahlentherapie. Laryngol Rhinol Otol (Stuttg) 53:399–401

Starcke EN, Shannon LL (1977) How critical is the interval between extractions and irradiation in patients with head and neck malignancy? Oral Surg 43:333–337

Stefani S, Eells R (1971) Carcinoma of the hypopharynx – a study of distant metastases, treatment failures and multiple primary cancers in 215 male patients. Laryngoscope 81:1491

Stell PhM, Morrison MD (1973) Radiation necrosis of the larynx. Arch Otolaryngol 98:111–113

Sucin-Foca N, Buda J, McManus J (1974) Impaired responsiveness of lymphocytes and serum inhibitory factors in patients with cancer of the head and neck. Am J Surg 128:534

Symoens J (1977) Levamisole, an antianergic chemotherapeutic agent: An overview. In: Chirigos MA (ed) Control of neoplasia by modulation of the immune system. Raven, New York

Taylor SG, Bytell IV, Sisson GA (1977) Methotrexate with leucoverin as adjuvant to surgery and radiotherapy in locally advanced squamous carcinoma of head and neck. Proc AACR ASCO 18:346

Tindel S (1967) Intra-arterial chemotherapy for recurrent neoplasmas. JAMA 200:913–917

Tobin Daniel A, Hall W, Scott RM (1976) Electron beam therapy in head and neck tumors. Am J Roentgenol 126:1251–1255

Tranum BL, Hoogstraten B (1976) Adriamycin in combination for breast cancer. Am Soc Clin Oncol Proc 12th Ann Meeting Toronto, Mai 4–8. Abstract No C-22, p 242

Trotter W (1929) Operations for malignant disease of pharynx. Br J Surg 16:485

Trotter W (1932) Malignant disease of hypopharynx and its treatment by excision. Br Med J 1:510

UICC (1976) TNM, Klassifizierung der malignen Tumoren und Allgemeine Regeln zur Anwendung des TNM-Systems, 2. Aufl. Springer, Berlin Heidelberg New York, S 20

Vaeth JM, Green JP, Schroeder AF (1972) Radiation therapy of cancer of the vocal cord and NSD implications. Am J Roentgenol 114:63

Vanhaelen C, Bertrand M, Bertrand M, Jager R de, Kenis Y (1979) Vinblastine, Methotrexate, Bleomycin, in the management of head and neck cancer. Eur J Cancer 15:1315–1348

Virag M, Krajina Z, Kosokovic F, Kubovic M, Zunter F, Vosskresensky I, Smiljanik B (1976) Die präoperative Bestrahlung von Pat. mit Larynx- und Hypopharynxkarzinom. Laryngol Rhinol Otol (Stuttg) 55:477–481

Vogl SE, Kaplan BH (1977) Methotrexate, bleomycin, and cis-diamminedichlorplatinum in combination for squamous cancer. Proc Am Soc Clin Oncol 18:316 (Abstract)

Vorobiev YU I, Garbuzov MI (1976) A split course of gammatherapy and its combination with chemotherapy in patients with late stages of malignant tumours of the head and neck. Med Radiol (Mosk) 21:3–8

Wachtler F (1973) Krebs...rt 13:449. Zit nach Arndt J (1958) Indikationen und Grenzen der Strahlentherapie bösartiger Neubildungen. VEB Gustav Fischer, Jena, S 104

Walther HE (1948) Krebsmetastasen. B Schwabe, Basel

Wanebo HJ, Rao B, Miyazawa N, Martini N, Middleman MP, Oettgen HF, Beattie EJ (1976) Immune reactivity in primary carcinoma of the lung and its relation to prognosis. J Thorac Cardiovasc Surg 72:339

Watkins E, Sullivan RO (1977) Zit. nach Carter SK: In Seminars in Oncology, pp 413–424

Weidauer H (1981) Antineoplastische Chemotherapie bei fortgeschrittenen Kopf-Hals-Tumoren. HNO: 29:374–380

Weidauer H, Singer R (1981) Ergebnisse einer primären antineoplastischen Chemotherapie bei fortgeschrittenen verhornenden Plattenepithelkarzinomen im Kopf-Hals-Bereich. Laryngol Rhinol Otol (Stuttg) 60:151–161

Werner G, Båryd I (1970) Telegamma therapy in carcinoma of the hypopharynx with special reference to cytologically verified metastases in the neck. Acta Radiol 9:129

Whitmore GF, Gulyas S, Varghese AJ (1975) Studies on the radiosensitising action of NDPP, a sensitiser of hypoxic cells. Radiat Res 61:325

Wieland C, Hymmen U, Scheurlen H (1972) Ergebnisse nach unterschiedlichen Bestrahlungsrhythmen mit Kobalt-60-Teletherapie von malignen Tumoren im Kopf-Hals-Bereich. Strahlentherapie 144:287–292

Wiernik G, Perrins D (1972) The radiosensitivity of human rectal mucosa to irradiation of hyperbaric oxygen. Br J Radiol 45:737–744

Wildermuth O (1964) Hybaroxic radiation therapy in cancer management. Radiology 82:767

Willis RA (1934) The spread of tumors in human body. Churchill Ltd, London

Wittes RE, Cvitkovic E, Shah J, Gerold FP, Strong EW (1977) cis-Dichlorodiammineplatinum (II) in the treatment of epidermoid carcinoma of the head and neck. Cancer Treat Rep 61:359–366

Zuppinger A (1931) Maligne Larynx- und Pharynxtumoren. Thieme, Leipzig

Zuppinger A (1944) Die Röntgenbehandlung der Pharynx- und Larynx-Tumoren. Zürcher Erfahrungen. Strahlentherapie 74:392

Zuppinger A (1961) Die Hypopharynxtumoren. IX. Intern Congress of Radiology, 159 München, Bd I, S 626. Rajewski B (Hrsg) Thieme, Stuttgart; Urban & Schwarzenberg, München Berlin

Tumoren der Atmungsorgane (Trachea, Bronchien, Lunge)

Von

H. Bünemann und H.-P. Heilmann

Mit 11 Abbildungen und 36 Tabellen

Tumoren der Trachea

A. Vorkommen, Pathologie, Klinik, Diagnostik

Der maligne Tumor der Trachea ist eine außerordentlich seltene Erkrankung, sein Anteil am Sektionsgut aller malignen Tumoren beträgt ca. 0,05% (Giese 1960). In der Mehrzahl der Fälle handelt es sich um Karzinome (Plattenepithel-, Adeno-, kleinzellige und undifferenzierte Karzinome). Etwas seltener finden sich Zylindrome, die zwar nach histologischem Bild und Proliferationstendenz als nur potentiell maligne gelten (Giese 1960), wegen ihrer nicht vorhersehbaren Neigung zu infiltrativem Wachstum und Fernmetastasierung aber in der Regel zu den malignen Tumoren gerechnet (Goetze 1959) und damit auch zu Recht adenoidzystisches Karzinom genannt werden. Nur vereinzelt wurden Sarkome (Spindelzell-, Fibro-, Chondro-, Osteo-, Myxo-, Myo-, Hämangioendothelsarkome (Giese 1960; Schmitt 1967), lymphoepitheliale Karzinome (Lukina zit. bei Arndt 1973), pleomorphe Adenome (Hutzly 1968) und Karzinoide (Briselli et al. 1978) beobachtet. Diese primär in der Luftröhre entstandenen Tumoren sind abzugrenzen gegen die von Nachbarorganen (Schilddrüse, Ösophagus, Larynx, Bronchus) auf die Trachea übergreifende Tumoren, auf die hier nicht näher eingegangen werden soll und auf die entsprechenden Abhandlungen über Tumoren dieser Nachbarorgane verwiesen werden kann.

Karzinome entstehen vorwiegend an der Hinterwand des unteren Drittels, sie wachsen diffus flächenhaft und infiltrierend, neigen zur Ulzeration und können als breitbasig aufsitzender Tumor das Lumen der Trachea einengen. Die Metastasierung erfolgt in die paratrachealen Lymphknoten, Fernmetastasen sollen relativ selten sein. Die mehr im jugendlichen Alter vorkommenden Sarkome durchbrechen erst spät die Tracheawand, ulzerieren selten und metastasieren kaum (Giese 1960).

Führendes Symptom ist die erschwerte Atmung, die lange als Bronchialasthma fehlgedeutet werden kann, so daß nicht selten die Diagnose erst im fortgeschrittenen und nicht mehr resezierbaren Stadium gestellt wird (Briselli et al. 1978; Nostrand 1977; Stark 1982). In Abhängigkeit von Sitz und Ausbreitung des Tumors können Husten, Heiserkeit, Stridor, Hämoptoe und auch retrosternale Schmerzen hinzukommen. In Fällen mit einer alle Wandschichten durchdringenden Tumorinfiltration kann die Rekurrensparese führendes Symptom werden (Huzly 1968).

Die Diagnosestellung der Trachealtumoren erfolgt durch Endoskopie und Biopsie. Tomographie des Mediastinums, Mediastinoskopie und Ösophagoskopie sind ergänzende Maßnahmen zur Feststellung der Tumorausdehnung (Huzly 1968; Nostrand 1977).

B. Therapie

I. Chirurgie

Im Frühstadium ist die chirurgische Behandlung die Therapie der Wahl, allenfalls beim sehr seltenen Lymphoepitheliom besteht in der Strahlentherapie eine echte Alternative (Huzly 1968; Nostrand 1977; Grillo 1978; Briselli et al. 1978). Zur Anwendung kommen Eingriffe unterschiedlichster Radikalität wie endotracheale Tumorabtragung, Mikrolaserchirurgie, Tumorabtragung nach Tracheofissur, Luftröhrenresektion mit End-zu-End-Anastomose, Trachealplastik oder Silikonrohreinpflanzung (Gagnon et al. 1976; Grillo 1978; Jako et al. 1978; Schildberg et al. 1980; Vogt-Moykopf 1979). Während bei den meist nur langsam wachsenden adenoidzystischen Karzinomen (Zylindromen) risikoreiche Eingriffe nur mit Zurückhaltung empfohlen werden (Gaillard u. Levasseur 1978), wird bei den übrigen malignen Tumoren die radikale Resektion bevorzugt und auch eine relativ hohe Operationsmortalität von ca. 15% in Kauf genommen (Grillo 1978).

II. Chemotherapie

Die Chemotherapie kam bisher vorwiegend bei fortgeschrittenen Fällen meist als Polychemotherapie mit Bleomycin, Endoxan, Methotrexat, 5 Fluoro-Uracil zur Anwendung. Remissionen konnten in maximal 30% der Fälle – meist nur als kurzzeitige Tumorverkleinerung – gesehen werden (Stathopoulos et al. 1976).

III. Strahlentherapie

Die Indikation zur Strahlentherapie stellt sich sowohl als adjuvante Behandlungsmaßnahme nach konservativer Operation wie Tumorabtragung oder Tumorexcision als auch als primäres Behandlungsverfahren bei sehr strahlensensiblen Tumoren oder aber bei Inoperabilität. Bei letzterem ist zwischen kurativem und palliativem Behandlungsziel zu unterscheiden.

Da es sich bei der Trachea um ein Hohlorgan mit relativ gering entwickeltem Gefäßbindegewebe handelt, wurde das Risiko radiogener Nekrosen nach Einstrahlung hoher, zur Tumorvernichtung erforderlicher Dosen als sehr hoch veranschlagt. Dieses ist der Hauptgrund für die vorwiegend palliative Zielsetzung bei der Strahlenbehandlung der malignen Tracheatumoren (Arndt 1973).

1. Methodik

Eine ausreichend homogene Dosisverteilung im Bereich des Tumors und der potentiellen Tumorausbreitungsgebiete ist nur mit perkutaner Bestrahlung, entweder als Rotationstechnik oder über mehrere Stehfelder („Kreuzfeuertechnik") möglich. Dabei sind wegen der erheblichen Gewebsinhomogenitäten des Zielvolumens Megavolt-Techniken unumgänglich. Die früher angewandte Radiumkontaktbestrahlung (BURGDORF et al. zit. bei GÖTZE 1959) war allenfalls als Palliativmaßnahme geeignet und dürfte heute als obsolet gelten. Die erforderliche Gesamtdosis beträgt bei kurativer Zielsetzung 60 bis 70 Gy, bei Behandlung mit palliativer Zielsetzung ist eine Beschwerdebesserung in der Regel mit 45 Gy zu erreichen (ARNDT 1973).

2. Postoperative Strahlentherapie

Die *postoperative Strahlenbehandlung* wird eingesetzt nach eingeschränkt radikalen Tumorresektionen sowie bei einem nicht sicher im Gesunden operierten adenoidzystischen Karzinom. Zielvolumen ist die gesamte Trachea und die Region der paratrachealen Lymphknoten. Die Gesamtdosis soll 50 bis 70 Gy betragen. Über eine Verbesserung der Heilungsraten durch die postoperative Bestrahlung finden sich keine verwertbaren Angaben, was in der nur kleinen Fallzahl der einzelnen Publikationen begründet sein dürfte (GAILLARD u. LEVASSEUR 1978; GRILLO 1978; JAKO et al. 1978; ROSTOM u. MORGAN 1978).

3. Primäre Strahlentherapie

Die *alleinige Strahlenbehandlung* der malignen Trachealtumoren kam fast ausschließlich bei inoperablen Patienten mit fortgeschrittenen Tumoren in Betracht. Entsprechend schlecht sind die Behandlungsergebnisse, die meist nur in einer vorübergehenden Tumorrückbildung bestanden (GRILLO 1976, 1978). Berichte über langfristige rezidivfreie Verläufe finden sich nur selten, Tumorstadien bzw. Gründe der Inoperabilität wurden so gut wie nie angegeben.

In einem von GÖTZE (1959) aus Literaturdaten sehr detailliert zusammengestellten Kollektiv von 76 Patienten mit einem adenoidzystischen Karzinom (Zylindrom) der Trachea fanden sich 8 Fälle, die nach Tracheotomie bzw. Tracheofissur nur eine Röntgen- oder Radiumbestrahlung erhielten. In 3 Fällen wurde Tumorfreiheit, in 2 weiteren Fällen eine Tumorverkleinerung erreicht und in einem Falle keine Reaktion auf die Bestrahlung gesehen. Das Behandlungsergebnis der beiden restlichen Patienten, von denen einer nach 2 Jahren noch lebte und einer nach 6 Monaten an Fernmetastasen verstarb, wurde nicht beschrieben. 2 der Patienten mit Vollremission rezidivierten nach 3 bzw. 5 Jahren lokal. Strahlendosis und angewendete Technik werden nicht beschrieben. PERCARPIO et al. (1978) konnten die vollständige Rückbildung eines nach primärer Bestrahlung rezidivierten Zylindroms durch nochmalige perkutane Bestrahlung in Kombination mit einer 192-Ir-Seeds-Spickung erreichen.

HUZLY (1968) beschreibt ein ausgedehntes Plattenepithel-Karzinom im mittleren Drittel mit hochgradiger Stenosierung und Rekurrensparese, das durch Strahlenbehandlung beseitigt werden konnte und nach einem Jahr endoskopisch nicht mehr eindeutig nachweisbar war.

ROSTOM und MORGAN (1978) berichten über 37 ausschließlich bestrahlte Patienten (24 Plattenepithel-, 3 Adeno-, 3 undifferenzierte, 3 kleinzellige, 3 adenozystische Karzinome, 1 Sarkom), von denen 6 über den gesamten Nachbeobachtungszeitraum von mindestens 4 Jahren tumorfrei blieben und 10 weitere an anderen Erkrankungen ohne Zeichen eines Tumorrestes in der Trachea verstarben. Eine vollständige Tumorrückbildung konnte in 45% der Fälle erreicht werden, am besten reagierten Plattenepithel-Karzinome, von denen 16 mit Gesamtdosen von 60 bis 70 Gy in Vollremission gebracht werden konnten.

In unserem eigenen Krankengut befindet sich eine bei Behandlungsbeginn 68 Jahre alte Patientin, bei der multiple, das Lumen weitgehend einengende Tumoren nur unvollständig abgetragen werden konnten, die histologisch ein undifferenziertes solides Karzinom ergaben. Angeschlossen wurde eine Kobaltbestrahlung mit einer Gesamtdosis von 60 Gy in 6 Wochen. Die Patientin blieb während der nächsten 6 Jahre rezidivfrei und wurde anschließend wegen eines Wohnortwechsels aus der Beobachtung entlassen. Eine Bronchoskopie nach 5 Jahren erbrachte lediglich den Nachweis einer chronisch unspezifischen Bronchitis.

4. Nebenwirkungen der Strahlentherapie

Die *Nebenwirkungen* der perkutanen Bestrahlung der Trachea und deren Nachbarregionen bestehen vorwiegend in einer Mukositis der miterfaßten Ösophagusabschnitte, was zu erheblichen Schluckbeschwerden führen kann. Die Nachbarschaft des unteren Zervikalmarks bzw. oberen Thorakalmarks erfordern sorgfältige Planung zur Optimierung der räumlichen Dosisverteilung. Sollte die Schonung des Rückenmarks nicht in dem erforderlichen Maße möglich sein, müßte eine stärkere Fraktionierung der Gesamtdosis in Einzeldosen von maximal 2,0 Gy in Erwägung gezogen werden, wie dies z.B. von Phillips und Buschke (1969) empfohlen worden ist.

Tumoren der Bronchien und der Lunge

Eine Abhandlung über die Therapie der in Bronchien und Lunge anzutreffenden Tumoren wird zwangsläufig der Tatsache Rechnung tragen müssen, daß die überwiegende Mehrheit der zum Gesamtkrankengut gehörenden Lungentumoren Bronchus-Karzinome sind. Es wird sich daher der weitaus größte Teil der folgenden Ausführung speziell mit dem Bronchus-Karzinom zu befassen haben und die übrigen Tumoren ihrer klinischen Bedeutung entsprechend – vorwiegend im Zuge differentialdiagnostischer oder -therapeutischer Abgrenzungen zum Bronchus-Karzinom – zu besprechen sein.

A. Historisches

Im Altertum und Mittelalter offensichtlich unbekannt, Mitte des 18. Jahrhunderts erstmals beschrieben (Morgagni 1761), im vorigen Jahrhundert nur sporadisch erwähnt, erlangten die Lungentumoren – und von diesen in erster Linie das Bronchus-Karzinom – während der letzten 5 Jahrzehnte eine herausragende Bedeutung und wurden zu einem der brennendsten Probleme der Medizin unserer Zeit. Jährliche Neuerkrankungsraten von mehr als 20000 in der Bundesrepublik (*Statistisches Bundesamt* 1973) und annähernd 100000 in den USA (*Cancer Facts* 1977) bei offenbar noch anhaltender Inzidenzzunahme sind eine Herausforderung der bisher trotz großer wissenschaftlicher und technischer Fortschritte in Diagnostik und Therapie ein Anstieg der Heilungsrate von 0 auf rund 3% innerhalb der letzten 150 Jahre gegenüberstehen (Gmelich 1975).

Diese enttäuschenden Ergebnisse dürften im wesentlichen ihre Ursache darin haben, daß
1. Nachweismethoden subklinischer Karzinome – entweder als Primärtumor oder als Metastase eines nachgewiesenen Tumors – fehlen.
2. effiziente Screenings zur Erfassung möglichst aller asymptomatischen Patienten mit einem klinisch nachweisbaren Tumor kaum realisierbar sind und
3. die Kenntnisse über Wechselwirkungen Tumor – Wirt bzw. Tumor – therapeutisches Agens noch erhebliche Lücken aufweisen (Bloedorn 1975).

Die Bedeutung der Radiotherapie bei der Behandlung der Bronchus-Karzinome wird deutlich an der Tatsache, daß 70 bis 80% der Patienten bei Diagnosestellung nicht mehr kurativ reseziert werden können und wirksamere therapeutische Alternativen zumindest für

nicht kleinzellige Bronchus-Karzinome nicht zur Verfügung stehen – auch nicht unter Berücksichtigung des Umstandes, daß in der Mehrzahl der Fälle lediglich Palliation, Heilung hingegen nur ausnahmsweise erreichbar sind.

B. Epidemiologie

I. Inzidenz

Im Gegensatz zu fast allen anderen Organtumoren ist das Bronchus-Karzinom noch
immer in zahlenmäßiger Zunahme begriffen, was nicht allein auf die Zunahme der Gesamtbevölkerung und der durchschnittlichen Lebenserwartung bzw. auf bessere Diagnostik zurückgeführt werden kann. Die immer noch ansteigende Mortalitätsrate der Gesamtheit aller
maligner Tumoren würde eine seit 2 Jahrzehnten anhaltende Plateaubildung aufweisen, wenn
man die Todesfälle an Bronchus-Karzinom ausklammern würde. Auch hieraus kann – da
die Prognose dieses Tumors in dem betreffenden Zeitabschnitt so gut wie unverändert blieb
– auf eine noch steigende Häufigkeit des Lungenkrebses geschlossen werden (DEL REGATO
u. SPJUT 1977; GMELICH 1975; DE VITA et al. 1979; ARNDT 1973).

Die Erkrankungsrate (ausgedrückt als Zahl der jährlichen Neuerkrankungen einer Altersgruppe pro Jahr) hat sich in den USA von 1947 bis 1970 verdoppelt (DEL REGATO u. SPJUT
1977) und ist in den darauffolgenden 6 Jahren noch um weitere 18% gestiegen (JONES u.
SALMON 1979). Während sich im internationalen Vergleich erhebliche Unterschiede bei führender Position durch Schottland, Wales, Belgien und Niederlande mit rund 100 Neuerkrankungen pro Jahr und 100 000 Einwohnern erkennen lassen, wurden auch innerhalb der einzelnen Länder regionale Unterschiede, insbesondere zwischen Städtern und Landbevölkerung
mit größerer Erkrankungsrate der ersteren festgestellt. Darüber hinaus findet man eine deutlich höhere Inzidenz bei unteren sozialen Schichten der Bevölkerung (HEYDEN u. LEUTNER
1972; SCHMITZ 1973; DEL REGATO u. SPJUT 1977).

Männer erkranken wesentlich häufiger als Frauen. Das Verhältnis stieg in den USA
von 4:1 zu Beginn dieses Jahrhunderts auf 9:1 im Jahre 1961 (KUCHAR 1966), scheint
aber inzwischen wieder eine rückläufige Tendenz durch Zunahme der Erkrankungsrate der
Frauen aufzuzeigen (GMELICH 1975; DOLL zit. bei HEYDEN u. LEUTNER 1972).

Der Altersgipfel des Erkrankungsbeginns liegt in der 5. und 6. Dekade, nur 3 bis 10%
der Männer erkranken in einem Alter höher als 70 Jahre, 2 bis 12% in einem Alter unter
40 Jahren, während für Frauen eine geringfügige Gipfelverschiebung in die höheren Lebensalter festzustellen ist (ARNDT 1973; DEL REGATO u. SPJUT 1977).

Sichere Hinweise auf Unterschiede in der Erkrankungshäufigkeit zwischen den einzelnen
Rassen lassen sich nicht finden. Bemerkenswert ist in diesem Zusammenhang, daß das Bronchus-Karzinom in Afrika selten ist, die Inzidenz der Farbigen in den USA hingegen höher
als bei den Weißen liegt. Bei Vergleich der alterskorrelierten Mortalitätsraten zwischen weißen
Amerikanern und der Bevölkerung von Japan und Taiwan findet sich zwar um das Drei-
bis Vierfache höhere Werte für die amerikanischen Männer, jedoch sind die Mortalitätsraten
bei den Frauen dieser drei Bevölkerungsgruppen nahezu identisch (GMELICH 1975).

II. Schadstoffeinfluß und prädisponierende Faktoren

Die enorme Zunahme der Erkrankungshäufigkeit veranlaßte zu weltweiter intensiver Suche nach deren Ursache. Übereinstimmendes Ergebnis der zahllosen epidemiologischen

Untersuchungen ist die Erkenntnis, daß hier in erster Linie zivilisatorische Umwelteinflüsse verantwortlich zu machen sind.

Berufliche Exposition mit Asbest, Chrom, Nickel, Eisenerz, Paraffin, Arsenik und Senfgas gelten inzwischen als anerkannte Ursache für die Bronchus-Karzinom-Entwicklung. Das gleiche gilt für Strahlenexposition durch Atombombenabwürfe, Radiumemanation und langdauernden Kontakt mit Uranerz. Aus der höheren Karzinom-Inzidenz der Stadtbevölkerung wurde auf ursächliche Zusammenhänge zwischen Luftverunreinigung durch Autoabgase und Asbeststaub der Bremsbeläge geschlossen, was jedoch unter Hinweis auf eine gleichhohe Erkrankungsrate der Bewohner der weitgehend abgasfreien Stadt Venedig bzw. auf eine nicht erhöhte Erkrankungsrate in Los Angeles – der Stadt mit höchster Luftverseuchung in den USA – von anderen wieder entschieden bestritten wird (Wynder et al. zit. bei Heyden u. Leutner 1972; Archer et al. 1974; Bunn et al. 1977).

Fast uneingeschränkte Übereinstimmung besteht in der Annahme ursächlicher Zusammenhänge zwischen inhaliertem Tabakrauch und der Entstehung des Bronchus-Karzinoms (Heyden u. Leutner 1972; Arndt 1973; Deeley 1973; Gmelich 1975; Del Regato u. Spjut 1977).

Zur Beweisführung werden tierexperimentelle, pathologisch-anatomische und vor allem epidemiologische Untersuchungsergebnisse angeführt:

Die Kanzerogenität der im Zigarettenrauch enthaltenen Substanzen, in erster Linie der Benzpyrene ließ sich experimentell nachweisen. Es ließ sich zeigen, daß der Selbstreinigungsmechanismus der Bronchien bei Rauchern durch Abnahme der Zilienlänge eingeschränkt ist und den inhalierten Noxen dadurch eine längere Einwirkzeit ermöglicht wird. Vorläufer oder Frühstadien eines Bronchus-Karzinoms (Basalzellhyperplasie, Metaplasien, Karzinoma in situ) fanden sich multilokulär in der Bronchusschleimhut von Rauchern (Dhom 1980), ihre Häufigkeit korrelierte eng mit der Menge der konsumierten Zigaretten. Weniger als 1% der Bronchus-Karzinom-Patienten sind Nichtraucher, während der Anteil der Nichtraucher an der Gesamtheit der Altersgruppe wesentlich höher liegt (Deeley 1971). Unter Nichtrauchern liegt die Erkrankungsrate bei Männern nur unwesentlich höher als die der Frauen (Del Regato u. Spjut 1977). Frauen mit gleichen Rauchgewohnheiten tragen das gleiche Lungenkrebs-Risiko wie männliche Raucher (Wynder et al. 1973). Zigarren- und Pfeifenraucher erkranken seltener an Bronchus-Karzinom, da diese den Tabakrauch weniger inhalieren. 12% der Männer mit einem mehrjährigen Zigarettenkonsum von mehr als 40 Stück pro Tag sterben an einem Bronchus-Karzinom (Heyden Leutner 1972). Allein der geringere Konsum und auch etwas veränderte Rauchgewohnheiten erklären das geringere Erkrankungsrisiko der Frauen, selbst die unterschiedliche Inzidenz bei urbaner und ländlicher Bevölkerung ließe sich durch die festgestellten Unterschiede im Zigarettenkonsum und den Rauchgewohnheiten erklären.

Diese enge Korrelation zwischen Zigarettenkonsum und Erkrankungshäufigkeit gilt als sicher für die Plattenepithel-Karzinome und die kleinzelligen Karzinome, nicht jedoch für Adeno-Karzinome, Adenome und Karzinoide der Lunge.

Prädisponierende Faktoren sind chronisch entzündliche Erkrankungen der Bronchien: In einer britischen Studie (Rimington 1971) konte nach. wiesen werden, daß Raucher mit chronischer Bronchitis zweimal häufiger als Raucher ohne chronische Bronchitis an einem Bronchus-Karzinom erkranken.

Abgesehen von der Lungen-Tuberkulose scheinen chronisch rezidivierende oder auch akut entzündliche Lungenerkrankungen allein nicht das Erkrankungsrisiko an Lungenkrebs zu beeinflussen. Das Risiko eines tuberkulosekranken Mannes, später an Lungenkrebs zu erkranken, ist um den Faktor 5, bei der Frau sogar um den Faktor 10 erhöht (Buccot zit. bei Heyden u. Leutner 1972). Kurpat et al. (1970) fanden in ihrem Resektionsgut eine Ko-Inzidenz von Lungentuberkulose und Bronchus-Karzinom in 15,8%. Ob das häufig zur Tuberkulosebehandlung eingesetzte INH co-Karzinogen gewirkt hat, ist unbekannt (HEY-DEN u. LEUTNER 1972).

Lungennarben – sowohl traumatischer als auch tuberkulöser Genese – können Ausgangs-punkt für Bronchus-Karzinome werden. Hier handelt es sich meist um Adeno-Karzinome, die sich offenbar vom Alveolarepithel ableiten lassen. Aber auch Plattenepithel-Karzinome sind relativ oft vertreten (GIESE 1960; HEYDEN u. LEUTNER 1972; BENNET et al. 1968).

III. Risikogruppen

Da das Bronchus-Karzinom selbst im klinischen Stadium – also bei röntgenologisch bereits nachweisbarem Tumor – über lange Zeit asymptomatisch bleibt, kann die Forderung nach Screening-Untersuchungen nicht ausbleiben. Derartige, allumfassende Untersuchungen sind jedoch entweder wegen ihres Aufwandes nicht realisierbar oder aber zu grobmaschig, um effektiv zu sein, wie sich aus Erhebungen an röntgenreihenuntersuchten Gruppen zeigte (s. S. 329).

Wesentlich wirkungsvoller ist die mehr oder weniger engmaschige Überwachung abge-grenzter Zielgruppen, die aus besonders gefährdeten Personen zusammengesetzt sind. Zu diesen sogenannten Risikogruppen gehören aufgrund der Erkenntnisse über Ätiologie und Epidemiologie
1. Raucher, die älter als 45 Jahre sind und einen langjährigen Zigarettenkonsum von mehr als 20 Stück pro Tag hatten und
2. Langzeitexponierte mit den oben genannten industriellen Karzinogenen (SANDERSON 1979).

C. Lokalisation der Lungentumoren

Das räumliche Verteilungsmuster der von Bronchien und Lungenparenchym ausgehenden Tumoren ist uneinheitlich. Während die rechte Lunge – wohl wegen ihres geringgradig größe-ren Volumens – mit 54~58% etwas häufiger als die linke Lunge erkrankt, findet sich in beiden Lungen ein eindeutig bevorzugter Befall der posterioren und anterioren Oberlappen-segmente (ANSTETT 1970; DEELEY 1973; SEYDEL et al. 1975; MÜLLER 1978).

Bei Einteilung der Tumoren nach ihrer Lokalisation unterscheidet man zentrale von peripheren Tumoren. Zentrale Tumoren sind in Haupt- und Lappenbronchus lokalisiert, während die peripheren Karzinome von den Segmentbronchien bzw. vom Lungenmantel ausgehen.

Unter den peripheren Karzinomen nimmt der von der Lungenspitze ausgehende und sich zentrifugal in Richtung Pleurakuppe ausbreitende „Superior-Sulcus"-Tumor (Pancoast-Tumor) hinsichtlich Klinik und Therapie eine Sonderstellung ein.

Die Kenntnisse über Entstehungsort und Ausbreitungsform des Bronchus-Karzinoms basierten bis vor nicht allzu langer Zeit in erster Linie auf Sektionsbefunden. In diesen waren Haupt- und Lappenbronchus, also die hilusnahe, *zentrale* Lungenregion Prädilektions-ort der Bronchus-Karzinome (GIESE 1960; FISCHER 1974). Dieses wird unterstützt durch Erfahrungen aus bronchoskopisch untersuchten Kollektiven, bei denen 75% der Bronchus-Karzinome im Sichtbereich des Bronchoskops entstanden sein sollen (DEELEY 1973), und bestätigt am Krankengut einer Westdeutschen Gemeinschaftsstudie (HEILMANN et al. 1976), die über ein radiologisch behandeltes Krankengut mit 79% zentral gelegenen Karzinomen berichtet.

Während kleinzellige und undifferenzierte Karzinome zu fast 90% als zentrale Karzinome angetroffen werden, findet sich ca. ein Viertel der Adeno-Karzinome in der peripheren

Lungenregion, wo sich auch Karzinoide, Alveolarzell-Karzinome und Lungenadenome bevorzugt entwickeln (Giese 1960; Fischer 1974; Hoppe 1974; Hermanek u. Gall 1979).

Da in vielen Fällen bei Diagnosestellung mittels Bronchoskopie und erst recht bei Sektion bereits ein fortgeschrittenes Tumorstadium vorliegt, besteht bei der zentripetalen Wachstums- bzw. Ausbreitungstendenz dieser Tumoren die Möglickeit, daß viele zunächst peripher entstandene Tumoren wegen ihrer Ausbreitung nach zentral fälschlicherweise als zentrales Bronchus-Karzinom diagnostiziert wurden (Fischer 1974). Dieses scheint sich an Resektionsstatistiken zu bestätigen, in denen die meisten (59%) der im Operationsmaterial festgestellten Tumoren *periphere* Karzinome sind (Eck et al. 1969). Wenn auch berücksichtigt werden muß, daß diese Daten nicht als voll repräsentativ gelten können, da periphere Karzinome in einem operierten Krankengut wegen der oft gegebenen Inoperabilität der zentralen Karzinome häufiger als im Gesamtkrankengut vorkommen können (Fischer 1974; Hoffmann et al. 1971), so besteht doch Übereinstimmung mit den Ergebnissen von Garland et al. (1962), die unter 150 Frühfällen den Hauptbronchus nur in 11%, Segmentbronchien und periphere Lungenabschnitte dagegen in 44% befallen fanden. Diese und andere Ergebnisse der Frühdiagnostik führten zu der Auffassung, daß etwa 70% aller Bronchus-Karzinome von den Segment- und Subsegmentbronchien ausgehen und zumindest in ihrem Anfangsstadium als periphere oder sogenannte „intermediäre" Bronchus-Karzinome zu gelten haben (Salzer 1967; Schulze 1974).

Trotz aller hier aufgezeigten Unsicherheiten über den Prädilektionsort des Bronchus-Karzinoms kann festgestellt werden, daß im Krankengut der radiologisch zu behandelnden Bronchus-Karzinome erfahrungsgemäß das zentrale, hilusnahe Karzinom eindeutig überwiegt.

D. Ausbreitung der Lungentumoren

Der weitaus größte Teil aller Lungentumoren entwickelt sich im Bronchus, nur wenige Tumoren gehen vom Epithel bzw. dem Stroma der Bronchiolen und Alveolen aus.

Das am häufigsten anzutreffende Bronchus-Karzinom wächst entweder intraluminal, intramural oder auch nach Durchdringung der Bronchuswand vorwiegend extrabronchial und kann bei weiterem Vordringen Pleura visceralis oder Perikard erreicht haben, bevor noch eine wesentliche Einengung der Ursprungsbronchien festzustellen ist.

Während sich beim Plattenepithel-Karzinom häufiger Ulzerationstendenzen erkennen lassen, findet sich beim Adeno-Karzinom ein mehr expansives Wachstum, so daß sich ebenso wie beim undifferenzierten Karzinom große intrapulmonale Tumoren entwickeln können (Seal 1971).

Tabelle 1. Metastasierungstendenz der Bronchuskarzinome im Sektionsgut. (Nach Line u. Deeley 1971a)

Ausbreitungs-modus	Plattenepithel-Karzinom (%)	Adeno-Karzinom (%)	Anaplastisches Karzinom (%)	Kleinzelliges Karzinom (%)
Lymphogen	54	75	76	85
Hämatogen	60	82	79	91

Neben dieser Tumorausbreitung per continuitatem sind lymphogene und hämatogene Metastasierung der Lungentumoren von erheblicher Bedeutung für Prognose und Therapieentscheidung. Beide Metastasierungswege werden etwa gleich häufig angetroffen (Tabelle 1). Die hämatogene Metastasierung findet sich häufiger bei undifferenzierten und Adeno-Karzinomen, relativ selten dagegen bei den Alveolarzell-Karzinomen, die vorwiegend lymphogen metastasieren (ZSCHICK u. KOBER 1967).

I. Lymphogene Ausbreitung

Die Lymphe der Lunge wird vorwiegend zentripetal abgeleitet über Bahnen, die entlang der Bronchiolen und Bronchien verlaufen. Daneben besteht ein oberflächliches subpleurales Netz. Drainage-Lymphknoten für beide sind die hilären und mediastinalen Lymphknoten. Erste Lymphknotenstation des Bronchus-Karzinoms ist in der Mehrzahl der Fälle (55 bis 70% nach HERMANEK u. GALL 1979) die *Hiluslymphknotenregion*, die in einer durch Ober- und Unterlappenbronchus sowie Mittel- bzw. Lingulabronchus und zentralen Unterlappensegmentbronchus begrenzten Region – dem von NOHL-OSER (1971) beschriebenen Lymphknotenzentrum – gelegen sind. Zweite Lymphknotenstation des Bronchus-Karzinoms sind die *mediastinalen Lymphknoten,* zu denen die subcarinalen, die tracheobronchialen und die paratrachealen Lymphknoten gezählt werden. In seltenen Fällen kann es – insbesondere bei tumorbedingter Blockierung der kranialwärts führenden Lymphabflußbahnen – retrograd über die Verbindung der parösophagealen Lymphknoten zu einer lymphogenen Ausbreitung ins obere Abdomen kommen (SINCLAIR u. GRAVELLE 1967).

Bei Diagnosestellung läßt sich bereits in ca. 50% aller Fälle eine Mitbeteiligung der regionären Lymphknoten feststellen. Bei Aufteilung nach histologischem Typ finden sich Lymphknotenmetastasen bei Plattenepithel-Karzinomen in 33%, bei Adeno-Karzinomen in 54%, bei undifferenzierten Karzinomen in 57% und beim kleinzelligen Karzinom in 77% (SEAL 1971).

Im Mediastinum lassen sich bei Erstuntersuchung durch Mediastinoskopie bereits in 48% mediastinale Lymphknotenmetastasen nachweisen (GOLDBERG et al. 1974), bei primär operabel erscheinenden Patienten waren es noch 34% (GRESCHUCHNA u. MAASSEN 1973). Dabei fand KIRSCHNER (1971) eine mediastinale Lymphknotenmetastasierung häufiger bei rechtsseitigen Tumoren (60%) als bei Tumoren der linken Lunge (27%). Diese Differenz läßt sich jedoch in anderen Statistiken nicht erkennen (CHAIT 1975). Bei Unterteilung nach histologischem Typ zeigt sich auch hier die höchste Frequenz beim kleinzelligen Karzinom mit 70 bis 77%, das vom undifferenzierten Karzinom mit 57 bis 68% und dem Adeno-Karzinom mit 54 bis 66% gefolgt wird. Das Plattenepithel-Karzinom weist bei Erstuntersuchung in lediglich 16 bis 33% der Fälle mediastinale Metastasen auf (GOLDBERG et al. 1974; SEAL 1971).

Durch Querverbindungen zwischen Hiluslymphknoten und tracheobronchialen Lymphknoten der Gegenseite bzw. zwischen den paratrachealen Lymphknoten beider Seiten besteht die Möglichkeit der lymphogenen Tumorausbreitung in die *kontralateralen mediastinalen Lymphknoten.* Dieser Metastasierungsweg läßt sich bei 20 bis 25% aller Patienten mit mediastinalen Metastasen nachweisen. Dabei fand sich bei den linksthorakalen Tumoren eine wesentlich größere Tendenz zur Metastasierung auf die Gegenseite als bei den Tumoren der rechten Lunge (Abb. 1) (GALL 1979; GRESCHUCHNA u. MAASSEN 1973).

Die *supraklavikulären Lymphknoten* sind in bis zu 20% der Fälle (EMAMI et al. 1978) bei Behandlungsbeginn beteiligt. Auch hier ist eine Bevorzugung der rechten Seite durch überkreuzende Metastasierung aus der linken Lunge festgestellt worden, die bei Tumoren der rechten Lunge nur selten vorkommen soll (BAIRD 1965).

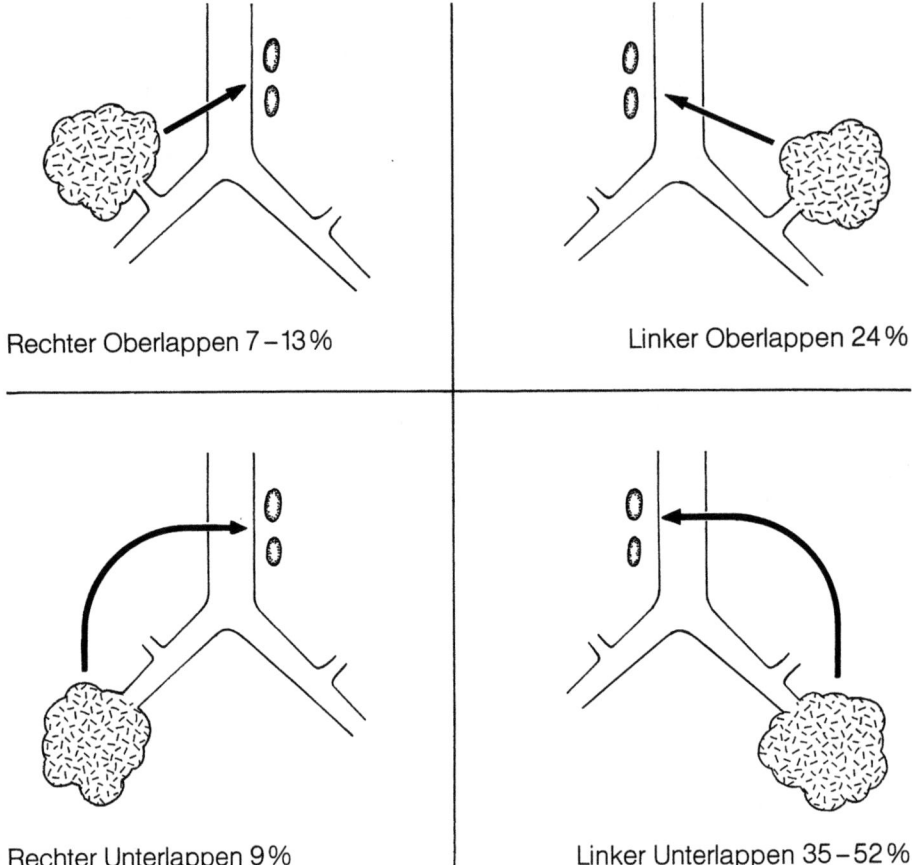

Rechter Oberlappen 7–13%   Linker Oberlappen 24%

Rechter Unterlappen 9%   Linker Unterlappen 35–52%

Abb. 1. Metastasierungstendenz in die kontralateralen mediastinalen Lymphknoten. Abhängigkeit von der Tumorlokalisation

II. Hämatogene Ausbreitung

Tumorausbreitung auf dem Blutwege wird sowohl nach Passage der zuständigen Lymphwege als auch direkt durch Einbruch des Tumors in die Venen möglich. Die Wahrscheinlichkeit eines Tumoreinbruchs in Blutgefäße wächst mit zunehmendem Tumorstadium und ist außerdem abhängig vom histologischen Tumortyp. Beim kleinzelligen Karzinom wurde in 66%, beim Plattenepithel-Karzinom dagegen nur in 28% ein Veneneinbruch festgestellt (Chait 1975).

Die bevorzugten Metastasenorte sind der Tabelle 2 zu entnehmen. Hier muß allerdings beachtet werden, daß es sich um Sektionsstatistiken von behandelten Patienten handelt, deren Metastasierungsmuster sich mit ziemlicher Wahrscheinlichkeit von dem bei Diagnosestellung gegebenen Muster unterscheiden dürfte.

Am häufigsten sind Leber, Skelett und Nebennieren befallen, beim kleinzelligen Karzinom fällt darüber hinaus die bevorzugte Absiedelung ins ZNS und eine deutliche Tendenz zur Metastasierung in die endokrinen Drüsen auf (Bunn et al. 1977; Hansen et al. 1978). Bei Untersuchungen vor Behandlungsbeginn sind bei dem am häufigsten hämatogen metastasierenden kleinzelligen Karzinom in der Leber bis zu 27%, im ZNS bis 47%, im Knochen 40 bis 50% der Fälle Tumormetastasen nachweisbar (Hansen u. Muggia 1972b; Hansen 1973; Eagan et al. 1974; Senn 1976; Dombernowsky et al. 1978). Hirnmetastasen sollen dabei bis zu 86% multipel auftreten (Ask-Upmark 1956; Chason et al. 1963).

Tabelle 2. Fernmetastasenlokalisation der Bronchuskarzinome. Literaturübersicht. (BUNN et al. 1978; GMELICH 1975; HANSEN et al. 1978; LINE u. DEELEY 1971 b)

Metastasenort	Plattenepithel-Karzinom (%)	Adeno-Karzinom (%)	Anaplastisches Karzinom (%)	Kleinzelliges Karzinom (%)
Leber	23–33	43–47	38	48–64
Skelett	18–23	29–41	30	38–45
Nebenniere	21–34	30–52	39	41–50
Hirn	8–17	14–39	24	37–55
Lunge	12–14	14–24	8	7–12
Niere	15–26	20–43	13,5	14–26
Herz	12			7–12
Pleura	7–10	5–14	5	11–12
Milz	5	5		9
Pankreas				31

Tabelle 3. Häufigkeit solitär vorkommender Fernmetastasen im Sektionsgut. (DEELEY 1973)

Plattenepithel-Karzinom	Adeno-Karzinom	Anaplastisches Karzinom	Kleinzelliges Karzinom
27%	14%	14%	19%

In der überwiegenden Mehrheit der Fälle mit einem metastasierenden Bronchus-Karzinom finden sich multiple Metastasen. Die Häufigkeit der Fälle mit autoptisch nachgewiesenen Solitärmetastasen wechselt in Abhängigkeit von der Histologie, wie in Tabelle 3 wiedergegeben.

E. Wachstumsgeschwindigkeit

Ein einmal maligne entartetes Gewebe wächst wahrscheinlich mit fast konstanter Tumorverdoppelungszeit – zumindest während der frühen Stadien. Durch röntgenologische Verlaufskontrollen konnten die Tumorverdoppelungszeiten als Maß für die Wachstumsgeschwindigkeit ermittelt werden. Dabei zeigte sich, daß sogar innerhalb der einzelnen histologischen Untergruppen des Bronchus-Karzinoms die Wachstumsgeschwindigkeiten außerordentlich unterschiedlich sind.

Für das Plattenepithel-Karzinom wurden Tumorverdoppelungszeiten von 7 bis 390 Tagen mit einem Mittelwert um 100 Tage, für das Adeno-Karzinom Zeiträume von 15 bis 600 Tagen mit Mittelwerten von 60 bis 200 Tagen angegeben. Beim kleinzelligen Karzinom wird relativ einheitlich über Werte zwischen 25 und 40 Tagen berichtet, woraus hervorgeht, daß sich das kleinzellige Karzinom schon durch seine Wachstumsgeschwindigkeit deutlich von nicht kleinzelligen Tumoren abgrenzen läßt (WATSON u. BERG 1962; CHAHINIAN 1972; STRAUS 1974; GMELICH 1975; RUBIN et al. 1976; BUNN et al. 1977; NOLTENIUS 1981).

Die außerordentliche Schwankungsbreite der Wachstumsgeschwindigkeit nicht kleinzelliger Bronchus-Karzinome läßt vermuten, daß hier neben tumoreigenen und meist gleichbleibenden Faktoren noch wirtseigene Mechanismen einen im Verlauf der Erkrankung evtl. unterschiedlich großen Einfluß ausüben. Weiss (1973) konnte bei einigen der beobachteten Tumoren Perioden unterschiedlicher Wachstumsgeschwindigkeit nachweisen.

Körpereigene Gegenregulation

Einzelne, mehr anekdotische Berichte über spontane Rückbildung histologisch nachgewiesener Bronchus-Karzinome lassen ebenso wie die oben genannte Beobachtung unterschiedlicher Wachstumsgeschwindigkeiten des gleichen Tumors die Möglichkeit wirtseigener Tumorabwehr wahrscheinlich werden.

Es liegen inzwischen die Ergebnisse zahlreicher Untersuchungen über Veränderungen immunologischer Parameter bei Patienten mit Bronchus-Karzinomen vor. Dabei konnte fast regelmäßig eine Funktionseinbuße der für die Immunabwehr zuständigen Systeme gefunden werden. Dieses Immundefizit war am meisten ausgeprägt bei kleinzelligen Karzinomen. Offen bleibt, ob der Tumor die Immunabwehr nachteilig beeinflußt oder aber durch eine primär insuffiziente körpereigene Abwehr das Karzinomwachstum erst möglich wurde. Eindeutige Zusammenhänge zwischen Prognose und Immunkompetenz ließen sich nicht sichern, wenn auch von einzelnen Autoren über eine höhere Überlebensrate bei z.B. tuberkulinpositiven Patienten im Vergleich zu tuberkulinnegativen Bronchus-Karzinom-Kranken berichtet worden ist (Concannon et al. 1977; Gmelich 1975; Ioachim et al. 1976; Matthias 1974; Perez 1977; Stefani et al. 1976; Wybran et al. 1979).

F. Zweittumoren

Daß Bronchus-Karzinome gleichzeitig oder sukzessiv multizentrisch auftreten können, ist bei der allgemein anerkannten Ätiologie dieser Tumoren nicht verwunderlich. Ihre Häufigkeit wird mit 8 bis 21% angegeben (Auerbach et al. 1969; Ott u. Titscher 1969; Caceres u. Felson 1972; Sakula 1974; Gmelich 1975; Shields et al. 1978; Hermanek u. Gall 1979).

Synchron bzw. metachron auftretende Zweit-Tumoren in anderen Organen sind insbesondere im Larynx-Hypopharynx-Bereich häufiger als dies der Zufallserwartung entsprechen würde. Gmelich (1975) fand unter 5000 Bronchus-Karzinomen 85 Larynx-Karzinome, die gleichzeitig oder später manifest wurden und alle bis auf einen Fall Plattenepithel-Karzinome waren. Mersheimer et al. (zit. bei Gmelich 1975) fand Larynx-Karzinome in 3,2% der Patienten mit Bronchus-Karzinom, andererseits entstanden bei 8,9% seiner Patienten mit Larynx-Karzinom später Bronchus-Karzinome.

In absteigender Häufigkeit fanden sich bei Bronchus-Karzinom-Kranken Prostata-Karzinome, Haut-Karzinome, Dickdarm- und Blasen-Karzinome. Nach Reynolds et al. (1978) können auch Adeno-Karzinome der Lunge mit Zweit-Tumoren in anderen Organen einhergehen.

G. Histologie der Lungentumoren

Die primären Tumoren der Bronchien und der Lunge lassen sich in drei Hauptgruppen gliedern:
1. gutartige Tumoren
2. gutartige Tumoren mit Neigung zu malignem Verhalten
3. bösartige Tumoren.

Zu den gutartigen Tumoren zählen die angeborenen Lungenadenome, Chondrome, Osteome, Fibrome, Myome, Neurofibrome und Neurinome sowie Angioneurome. Zu den semimalignen bzw. potentiell malignen Tumoren werden das adenozystische Karzinom (Zylindrom), der Mukoepidermoidtumor, die papillären Tumoren des Oberflächenepithels und die reifen Teratome gerechnet (GIESE 1960; HERMANEK u. GALL 1979).

Unter den bösartigen Tumoren ist das Karzinom mit Abstand der häufigste Tumor, wesentlich seltener finden sich Sarkome, Mesotheliome, Melanome und maligne Lymphome der Lunge.

I. Klassifizierung

Die Einordnung der malignen Tumoren nach ihrer Histologie erfolgt nach Klassifikations-Schemata, die während der letzten Jahrzehnte erhebliche Wandlungen erfahren haben und auch zur Zeit noch nicht als endgültig und von allen akzeptiert gelten dürfen. Die heute am häufigsten verwendete Klassifikation der WHO ist in Tabelle 4 wiedergegeben. Hier finden sich unter den Karzinomen 4 Haupttypen:
Plattenepithel-Karzinome (Synonym Epidermoid-Karzinom), kleinzellig-anaplastische Karzinome, Adeno-Karzinome und großzellige Karzinome. Jeder histologische Haupttyp läßt sich in mehrere Subtypen aufteilen.

Während für die Einteilung der Bronchus-Karzinome nach dem WHO-Schema der am weitesten ausdifferenzierte Zelltyp maßgebend ist, der Differenzierungsrad aber unberücksichtigt bleibt, wird in der WP-L-Modifikation (Working Party for Therapy of Lung Cancer) zusätzlich Wert auf das „Grading" der Plattenepithel-Karzinome und Adeno-Karzinome gelegt (Tabelle 5). Sowohl die WHO- als auch die WP-L-Klassifikation richten sich ausschließlich nach qualitativen Merkmalen. Da in einem Bronchus-Karzinom häufig ein unter-

Tabelle 4. WHO-Klassifizierung der Lungentumoren. (Nach KREYBERG et al. 1967)

I. Epidermoidkarzinome

II. Kleinzellig-anaplastische Karzinome
   1. fusiformer Zelltyp
   2. polygonaler Zelltyp
   3. lymphozytenähnlicher ("oat cell") Typ
   4. andere

III. Adenokarzinome
   1. bronchogen
      a) azinär ⎫
      b) papillär ⎭ mit oder ohne Muzinbildung
   2. bronchiolo-alveolär

IV. Großzellige Karzinome
   1. solide Tumoren mit muzinähnlichen Substanzen
   2. solide Tumoren ohne muzinähnliche Substanzen
   3. Riesenzellkarzinome
   4. „Klar"-Zell-Karzinome (hellzellige Karzinome)

V. Kombinierte Epidermoid- und Adenokarzinome

VI. Karzinoidtumoren

VII. Bronchialdrüsentumoren
   1. Zylindrome
   2. Mukoepidermoidtumoren
   3. andere

VIII. Papilläre Tumoren des Oberflächenepithels
   1. epidermoide
   2. epidermoide mit Becherzellen
   3. andere

IX. „Misch"-Tumoren und Karzinosarkome
   1. „Misch"-Tumoren
   2. Karzinosarkome vom embryonalen Typ („Blastome")
   3. andere Karzinosarkome

X. Sarkome

XI. Unklassifizierte Tumoren

XII. Mesotheliome
   1. lokalisierte
   2. diffuse

XIII. Melanome

Tabelle 5. WPL-Klassifizierung der Bronchuskarzinome.
(Nach Mathews 1973)

1. Plattenepithelkarzinom
    11. gut differenziert
    12. mäßig differenziert
    13. schlecht differenziert

2. Kleinzellig-anaplastisches Karzinom
    21. lymphozytenähnlich („oat cell-type")
    22. „intermediate cell"

3. Adenokarzinom
    31. gut differenziert
    32. mäßig differenziert
    33. schlecht differenziert
    34. bronchiolo-alveolär/papillär

4. Großzelliges Karzinom
    41. riesenzellig
    22. hellzellig

Tabelle 6. Klassifizierung der Bronchuskarzinome nach dem vorherrschenden Zelltyp. (Nach Eck et al. 1969)

I. Karzinome, deren Parenchym vorwiegend aus *undifferenzierten* Zellen bestehen:
    1. vorwiegend kleinzellig-anaplastische Karzinome
    2. vorwiegend polymorphzellige, undifferenzierte Karzinome
II. Karzinome, deren Parenchym vorwiegend aus *differenzierten* Zellen bestehen:
    1. vorwiegend Plattenepithelkarzinome
        a) ohne Verhornung
        b) mit Verhornung
    2. vorwiegend Adenokarzinome
    3. Alveolarzellkarzinome

schiedliches morphologisches Bild vorliegt, wurde von Eck et al. (1969) eine Einteilung vorgeschlagen, die sich nach dem im Gewebsbild vorherrschenden Zelltyp richtet (Tabelle 6). Auch
diese Einteilung findet – insbesondere im deutschsprachigen Schrifttum – häufige Verwendung. Bei ihr wird bewußt von einem der Grundsätze der WHO-Klassifizierung abgewichen,
nach dem für die Zuordnung ausschließlich der am meisten differenzierte, wenn auch quantitativ unbedeutende Zelltyp maßgebend ist.

Zu den Problemen, die durch die uneinheitliche Klassifikation mit den voneinander abwei-
chenden Prinzipien bei der histologischen Einordnung des Einzelfalles für Therapieentscheidung und Erfolgsbeurteilung entstehen, kommt schließlich die Möglichkeit der Fehlklassifi-
zierung. In 19 bis 35% der Fälle nachuntersuchter Kollektive mußte die Erstdiagnose ge-
ändert werden. Die größten Abweichungen gab es bei der Diagnose der schlecht differenzierten Plattenepithel- und Adeno-Karzinome sowie bei den großzelligen Karzinomen. Sogar
die für klinische Belange außerordentlich wichtige Abgrenzung zwischen kleinzelligen und
nicht kleinzelligen Karzinomen war nicht immer reproduzierbar, so mußten in dem von
Hermanek und Gall (1979) zusammengestellten Kollektiv 7 der 104 nicht kleinzelligen
Karzinome bei Nachuntersuchung in kleinzellige Karzinome, einer der 17 primär für kleinzellige Karzinome gehaltenen Fälle in ein Adeno-Karzinom umklassifiziert werden (Hermanek

Tabelle 7. Häufigkeit der einzelnen Karzinomhaupttypen im Gesamtkrankengut

	AUER-BACH	MÜL-LER	DEELEY	HINSON, MILLER	HOPPE (1974)	HERMANEK u. GALL (1979)			HEIL-MANN
Plattenepithel-Karzinom	35,2	30	37	71	40,6	45	61	39	55
Adeno-Karzinom	25,2	9	8	9	3,3	25	28	13	4
Kleinzelliges Karzinom	24,6	42	28	12	18,6	20	4	31	39
Großzelliges Karzinom	14,2	19	26	8	29	11	3	9	
		autoptisches Material			klinisches Material	Resektionsmaterial		bioptisches Material	

u. GALL 1979; VINCENT et al. 1977). Da die Zuverlässigkeit der histologischen Klassifikation in nicht unerheblichem Maße von der Menge des untersuchten Gewebes abhängt, war zu erwarten, daß die Trefferquote bei bronchoskopischen Biopsien niedriger liegt als bei Tumorresektaten. In einer Zusammenstellung von Literaturdaten konnten HERMANEK und GALL (1979) zeigen, daß nur in 335 von 408 (=82%) zunächst bioptisch klassifizierten Bronchus-Karzinomen die Typendiagnose anhand des Tumorresektats bestätigt werden konnte. Diese Verfasser weisen ausdrücklich auf die Irrtumsmöglichkeiten bei Diagnose eines kleinzelligen Karzinoms hin, das bei Biopsie durch traumatische Veränderung großer Zellen bei nicht kleinzelligen Karzinomen vorgetäuscht werden kann.

Bei Klassifikation aus dem *zytologischen* Material ist eine korrekte Zordnung nur in 70 bis 80% der Fälle möglich. Hier entstehen in erster Linie Schwierigkeiten bei der Einordnung undifferenzierter Karzinome, auch sollen in Bürstenabstrichen großzellige Karzinomzellen durch Traumatisierung bzw. Degeneration wie kleinzellige Karzinome imponieren können (HERMANEK u. GALL 1979).

II. Häufigkeit der einzelnen Tumortypen am Gesamtkrankengut

Die 4 Haupttypen Plattenepithel-, Adeno-, kleinzellig-anaplastisches und großzelliges Karzinom machen rund 95% aller Lungentumoren aus. Etwa die Hälfte dieser Karzinome sind Plattenepithel-Karzinome, je 20% entfallen auf Adeno-Karzinome bzw. kleinzellig-anaplastische Karzinome und ca. 10% auf großzellige Karzinome (HERMANEK u. GALL 1979). Die Anteile der einzelnen Haupttypen sind innerhalb der publizierten Kollektive unterschiedlich groß: Während die relativ ausdifferenzierten Karzinome erwartungsgemäß im Resektionsgut häufiger vorkommen als im Krankengut bioptisch gesicherter, aber nicht resezierbarer Karzinome, zeigen sich auch Unterschiede zwischen autoptisc und klinisch diagnostiziertem Material, die insbesondere in der Häufigkeit des Plattenepithel-Karzinoms deutlich werden (Tabelle 7), das mit 45 bis 71% an der Spitze der klinisch diagnostizierten Kollektive steht, im Obduktionsgut jedoch einen deutlich kleineren Anteil aufweist.

Häufigkeit der einzelnen Tumortypen in Abhängigkeit von Lebensalter und Geschlecht

Bei jüngeren Jahrgängen sind kleinzellige Karzinome und Adeno-Karzinome häufiger anzutreffen als Plattenepithel-Karzinome und großzellige Karzinome. Dennoch sind 72%

der Patienten mit kleinzelligem Karzinom und 81% der Patienten mit einem Adeno-Karzinom älter als 50 Jahre (Hoppe 1974; Seydel 1975).

Plattenepithel-Karzinome finden sich bei Männern 5 bis 16mal häufiger als bei Frauen, beim kleinzelligen Karzinom beträgt dieses Verhältnis etwa 10:1, während Adeno-Karzinome bei beiden Geschlechtern mit etwa gleichgroßen Anteilen pro Krankengut vertreten sind (Green et al. 1972; Hermanek u. Gall 1979; Hoppe 1974; Seydel et al. 1975).

III. Eigenschaften der einzelnen Tumorgruppen

Unter Berücksichtigung von Therapie und Prognose der Bronchus-Karzinome wird heute zunehmend die Einteilung in kleinzellige und nicht kleinzellige Karzinome bevorzugt. Während bei den nicht kleinzelligen Karzinomen noch zumindest für einen Teil der Fälle Heilung durch alleinige lokoregionale Behandlungsmaßnahmen erreicht werden kann, würde das kleinzellige Karzinom wegen seiner hohen Fernmetastasenrate bei erheblich höherer Proliferationsrate eher zu den systemischen Tumorerkrankungen passen.

Das *Plattenepithel-Karzinom* ist unter den nicht kleinzelligen Karzinomen am häufigsten vertreten und gilt als sogenannter Reizkrebs, der vorwiegend bei Rauchern entsteht. Es ist meist zentral lokalisiert, nekrotisiert nicht selten und hat im Gesamtkrankengut aller Bronchus-Karzinome die günstigste Prognose.

Zu den *Adeno-Karzinomen*, die nur ca. 30% aller zentralen Bronchus-Karzinome ausmachen, werden die eigentlichen – bronchogenen – Adeno-Karzinome und die Alveolarzell-Karzinome gezählt. In den Obduktionsstatistiken kommen ca. 4 Adeno-Karziome auf 1 Alveolarzell-Karzinom.

Die bevorzugt im Lungenmantel entstehenden, oft schleimbildenden Adeno-Karzinome bilden meist isolierte Knoten oder wachsen pneumonisch. Sie finden sich unterschiedlich weit differenziert; die entdifferenzierten Adeno-Karzinome metastasieren relativ früh hämatogen. Lungennarben kommt bei der Entstehung von Adeno-Karzinomen eine wesentliche Bedeutung zu: 40% aller Narbenkarzinome der Lunge sind Adeno-Karzinome.

Die Alveolarzell-Karzinome (Synonym: broncho-bronchiolo-alveoläres Karzinom, Lungenadenomatose) treten bevorzugt im höheren Lebensalter auf, entstehen häufig multizentrisch, bilden knotige oder diffuse pneumonische Infiltrate und metastasieren seltener als die übrigen Karzinom-Haupttypen der Lunge. Die Zellen des Alveolarzell-Karzinoms nehmen wahrscheinlich ihren Ausgang vom Epithel der Bronchioli und zeichnen sich aus durch die Eigenschaft, Hohlräume (Alveolen, Bronchioli) tapetenartig mit einem einreihigen schleimbildenden Zylinderepithel auszukleiden (Buschmann 1970; Noltenius 1981; Plössl u. Schmidt 1974; Tao et al. 1978).

Die *großzelligen Karzinome* sind solide Tumoren aus großkernigen, zytoplasmareichen Zellen mit Übergängen zu mehrkernigen Riesenzellen und zylindrischen Zellformen. Die Zellen zeigen häufig Schleimbildung, bilden aber nie drüsige Strukturen. Gelegentlich sind Differenzierungen zu atypischem Plattenepithel anzutreffen. Ihre Prognose im Gesamtkrankengut ist fast identisch mit der des Adeno-Karzinoms und nimmt eine Mittelstellung zwischen Plattenepithel-Karzinom und kleinzelligem Karzinom ein.

Kombinierte *Epidermoid- und Adeno-Karzinome* bilden sowohl plattenepithelähnliche als auch adenomatöse Strukturen. Diese Gruppe ist in den Klassifikationsschemata nach Eck et al. (1969), in dem nach vorherrschendem Zelltyp eingeteilt wird, nicht mehr vertreten.

Bei den *Karzinoiden* fehlt jede Möglichkeit, histologisch eindeutig zwischen benignen und malignen Tumoren zu unterscheiden. Sie entwickeln sich wahrscheinlich aus den normalerweise in der Bronchialschleimhaut vorkommenden Kulschitzky-Zellen, die den argentaffinen Zellen des Verdauungstraktes entsprechen. Die sehr langsam wachsenden Tumoren können sowohl intra- als auch trans- und extrabronchial wachsen und führen häufig zu peripheren Atelektasen bzw. Pneumonien. Metastasen sind selten, die Prognose relativ günstig (ESCHAPASSE et al. 1973; GODWIN 1975; RANAULT u. VERLEY 1973; SEYDEL et al. 1975).

Prognostisch ebenfalls relativ günstig sind die von den Schleimdrüsen der Bronchien ausgehenden Tumoren, die oft polypös in den Lappen- und Segmentbronchien vorwachsen. Die Bedeutung der zu dieser Gruppe gerechneten *adenozystischen Karzinome* (Zylindrome) liegt in der Metastasierungsrate von rund 50%, *Mukoepidermoidtumoren* metastasieren dagegen nur sehr selten (SEYDEL 1975).

Das *kleinzellig anaplastische Karzinom* nimmt offenbar ebenso wie das Karzinoid der Lunge seinen Ausgang von den Kulschitzky-Zellen und wird deshalb gelegentlich für eine hochmaligne Variante des Karzinoids gehalten (BENSCH et al. 1968; HATTORI et al. 1972; BARDEN 1974). Charakteristisch für beide Tumorzellarten ist die Fähigkeit, neurosekretorische Granula zu bilden, was mit der relativ oft anzutreffenden ektopen Hormonproduktion beim kleinzelligen Bronchus-Karzinom in Zusammenhang gebracht wird, die Ursache für paraneoplastische Syndrome wie Cushing-Syndrom, Flush-Syndrom, Diarrhoe u.a. ist (CASTLEMAN et al. 1973; SEYDEL et al. 1975; VON ROTTKAY 1976).

Im mikroskopischen Bild imponiert dieser Tumor durch eng zusammengedrängt liegende, zytoplasmaarme, spindelige oder lymphozytenähnliche Zellen mit nur gering entwickeltem Stroma. In ca. 50% der Fälle erinnert das morphologische Bild an ausgestreute Haferkörner, so daß vom „oat-cell-Typ" gesprochen wird. Davon abgegrenzt werden die Subtypen „polygonal", „fusiform" und eine weitere Gruppe, die meist ein Mischbild dieser Untergruppen erfaßt (MATTHEWS et al. 1978). Die Prognose dieser ebenfalls zu den Reizkrebsen gerechneten und früh sowohl lymphogen als auch hämatogen metastasierenden Tumoren ist mit Abstand die schlechteste aller Bronchus-Karzinome.

Sarkome der Lunge sind selten und sollen in einer Häufigkeit von ca. 1% aller Lungentumoren vorkommen. Sie entstehen aus den bindegewebigen Anteilen der Lunge, gelegentlich kann die Unterscheidung zwischen primär in der Lunge entstandenen und von Nachbargewebe (Mediastinum, Pleura) auf die Lunge eingewachsenen Tumoren schwierig werden. Die häufigsten mesenchymalen Tumoren der Lunge sind Fibro- und Spindelzellsarkome, seltener sind polymorphzellige Sarkome, Rhabdomyo-, Leiomyo-, Karzino- und Kaposisarkome (STIGLIANI u. SCILABRA 1968; BOPP 1970; FALLON et al. 1971; DANTZIG et al. 1974; GERDES et al. 1975). Darüber hinaus kommen sehr selten Non-Hodgkin-Lymphome, lymphoblastische oder immunoblastische Lymphome als primäre Lungentumoren vor (BOPP 1970; ELLORHAOUI u. GRAF 1976; HAUPT u. GLÖCKNER 1967).

Ebenfalls sehr selten sind primäre *Melanome* und in der Lunge selbst entstehende *Mesotheliome* (SEYDEL 1975).

H. Stadieneinteilung der Lungentumoren

Der Umfang der Tumorausbreitung ist von entscheidender Bedeutung für therapeutische Entscheidungen, prognostische Abschätzungen und vergleichende Aussagen über die Qualität von Behandlungsmethoden.

Dieser Erkenntnis folgend hatte die UICC 1966 eine Klassifikation nach den TNM-System vorgeschlagen, die auf Empfehlung des AJC (American Joint Committee für Cancer Staging and Result Reporting) ergänzt worden und seit 1.1.1979 in neuer Fassung gültig ist.

I. Das TNM-System

Die TNM-Klassifikation gilt nur für die 4 Haupttypen der Bronchus-Karzinome und für ihre Kombinationen, aber nicht für Sarkome, maligne Lymphome oder andere seltenere Tumoren, wie Karzinoide, adeno-zystische Karzinome usw. Die Entwicklung der letzten Jahre zeigt darüber hinaus, daß das TNM-System auch zur Einteilung der kleinzelligen Karzinome weniger gut geeignet ist, weshalb diese heute in der Regel nach einem eigenen System klassifiziert werden (s.u.).

Die Klassifikation der Karzinome nach dem Umfang der feststellbaren Tumorausdehnung muß als eine nur für den Untersuchungszeitraum aktuelle Bestandsaufnahme verstanden werden. Es ist deshalb unerläßlich, zusätzlich anzugeben, ob prä- oder posttherapeutisch bzw. bei Rezidivfeststellung klassifiziert worden ist:

Die *prätherapeutische*, klinische Klassifikation der Bronchus-Karzinome basiert auf Befunden, die durch klinische, röntgenologische und endoskopische Untersuchungen, u.U. auch durch Probethorakotomie *vor* einer definitiven Behandlung erhoben worden sind.

Die *postoperative* Klassifikation anhand der Ergebnisse histopathologischer Befunde erfolgt ebenfalls nach TNM-Formel, der das Präfix p voranzustellen ist. Um deutlich machen zu können, ob eine vollständige oder aber eine nur unvollständige Tumorresektion möglich war, wird vom AJC (1977) die Ergänzung der postoperativen Klassifikation durch die R-Klassifikation empfohlen, bei der unterschieden wird zwischen

R 0   weder makroskopisch noch histologisch Residualtumor
R 1   histologisch Residualtumor an den Resektionslinien nachweisbar
R 2   makroskopisch Residualtumor zurückgelassen.

Unter Hinweis auf die Feststellung von Mountain und Hermes (1979), nach denen bei 16% von 794 mit kurativer Intention operierten Patienten die Resektionsränder nicht tumorfrei waren, wird von Hermanek und Gall (1979) die Bedeutung der R-Klassifikation ausdrücklich hervorgehoben.

1. Einteilungsschema des TNM-Systems

Im einzelnen gelten die folgenden Kategorien:

T   Primärtumor
Tis   Präinvasives Karzinom (Carcinoma in situ)

T 0   Keine Anzeichen für einen Primärtumor

T 1   Tumor mißt in seiner größten Ausdehnung 3 cm oder weniger, ist umgeben von Lungengewebe oder viszeraler Pleura, ohne bronchoskopische Evidenz einer Infiltration proximal eines Lappenbronchus.

T 2   Tumor mißt in seiner größten Ausdehnung mehr als 3 cm, oder Tumor jeglicher Größe mit begleitender Atelektase oder obstruktiver Entzündung, die sich bis zum Hilus ausdehnt.
Bei der Bronchoskopie darf die proximale Ausdehnung des Tumors höchstens bis 2 cm distal der Carina reichen.
Jede begleitende Atelektase oder obstruktive Pneumonie muß weniger als einen ganzen Lungenflügel betreffen, und es darf kein Pleuraerguß bestehen.

T 3   Tumor jeglicher Größe mit direkter Ausdehnung auf benachbarte Strukturen wie Thoraxwand, Zwerchfell oder Mediastinum oder Tumor bei Bronchoskopie weniger als 2 cm distal der Carina oder Tumor verbunden mit Atelektase oder obstruktiver Pneumonie eines ganzen Lungenflügels oder Pleuraerguß

T X   Tumor, der nicht beurteilt werden kann, oder Tumor, der nur durch zytologischen Befund an bronchopulmonalem Sekret diagnostiziert wurde, aber weder radiologisch noch bronchoskopisch sichtbar ist (okkultes Karzinom)

N   Regionäre Lymphknoten

N 0   Keine Metastasierung in regionale Lymphknoten erkennbar.

N 1   Metastasen in peribronchialen und/oder homolateralen Hiluslymphknoten (Infiltration per continuitatem zählt hier als Metastase)

N 2   Metastasen in Lymphknoten des Mediastinums nachweisbar

N X   Beurteilung der Lymphknoten nicht möglich: Röntgenologisch keine Aussage möglich. Mediastinoskopie nicht durchgeführt.

M   Fernmetastasen

M 0   Keine Fernmetastasen nachgewiesen

M 1   Fernmetastasen vorhanden (als Fernmetastasen gelten auch die extrathorakalen Hals- und Skalenus-Lymphknoten)

M X   Ausschluß von Fernmetastasen ist nicht erfolgt

Um die diagnostische Sicherheit der TNM-Formel zu kennzeichnen, wird der Zusatz eines sogenannten C-Faktors (C = Certainty) empfohlen, der bei Bronchus-Karzinomen, die nach Thorakotomie klassifiziert werden, unbedingt Verwendung finden sollte:

C-Faktor-Kategorien

C 1   Einteilung erfolgte nur nach Befunden klinischer Untersuchungen.

C 2   Spezielle diagnostische Hilfsmittel kamen zur Anwendung.

C 3   Stadieneinteilung aufgrund chirurgischer Exploration.

C 4   Stadieneinteilung nach histologischer Untersuchung des Resektats

C 5   Stadieneinteilung nach Autopsiebefunden.

Beispiel: Bronchus-Karzinom mit mediastinalen Lymphknoten, die bei Probethorakotomie festgestellt werden:
$T_3 C_2 N_2 C_3 M_0 C_1$

2. Bildung von Stadiengruppen

Die verschiedenen TNM-Stadien des Bronchus-Karzinoms lassen sich einteilen in größere Gruppen mit ähnlicher therapeutischer Konsequenz und Prognose (Tabelle 8).

Diese Stadieneinteilung erfolgte einmal nach den Richtlinien der UICC, zum anderen nach denen der AJC sowie der Deutschen Arbeitsgemeinschaft Bronchial-Karzinom. Nach der AJC werden die Stadien III und IV der UICC in einer einzigen Gruppe zusammengefaßt. Allerdings wird von SELAWRY und HANSEN (1973) empfohlen, auch hier zwischen der Gruppe der nur regional bzw. supraklavikulär metastasierten Fälle und der ungünstigeren Gruppe der bereits fernmetastasierten Fälle zu unterscheiden, um eine bessere Beurteilung strahlentherapeutischer Behandlungsergebnisse zu ermöglichen. Im Krankengut von SLAWSON und SCOTT (1980) sind deutliche Unterschiede der Spätergebnisse erkennbar, wenn die Patienten des Stadiums III AJC in Fälle mit nur intrathorakalem Tumorsitz und solche mit auch extrathorakaler Tumormanifestation aufgegliedert werden. Diese Autoren sehen erhebliche Nachteile in der Tatsache, daß sowohl ein relativ kleiner aber weniger als 2 cm von der Carina entfernt gelegener Tumor ohne Metastasen als auch ein beliebig großer und bereits fernmetastasierter Tumor gleichermaßen zum Stadium III AJC gerechnet werden.

Im deutschsprachigen Schrifttum findet auch noch die Stadieneinteilung der Deutschen Arbeitsgemeinschaft für Bronchial-Karzinome Verwendung (KARRER et al. 1977), die deshalb in Tabelle 8 den Einteilungen der UICC und der AJC gegenübergestellt worden ist.

Für besondere Erfordernisse – z.B. bei der Entscheidung für eine von mehreren Behandlungsmethoden – sind die einzelnen Kategorien des TNM-Systems erweiterungsfähig, wie

Tabelle 8. Stadiengruppen nach den verschiedenen, z.Z. verwendeten Klassifizierungsschemata

	UICC-Stadien	AJC-Stadien	Stadien der Deutschen AG Bronchus-Karzinom „Wiener Gruppe"
$T_1 N_0 M_0$	Ia	I	I
$T_2 N_0 M_0$	Ia	I	I
$T_{0-1} N_1 M_0$	Ib	I	II
$T_2 N_1 M_0$	II	II	II
$T_3 N_{0-1} M_0$	III	III	III
$T_{0-3} N_2 M_0$	III	III	IV
$T_{0-3} N_{0-2} M_1$	IV	III	IV

Tabelle 9. Erweiterte TNM-Klassifizierung nach der WPL. (Nach Hermanek u. Gall 1979)

T 3	T 3.1	Superior-sulcus-Tumor mit direkter extrapulmonaler Ausdehnung
	T 3.2	Tumor jeder Größe mit (1) Atelektase oder obstruktiver Pneumonie der ganzen Lunge oder (2) Pleuratranssudat, zytologisch negativ, oder (3) Infiltration der Brustwand oder (4) irgendeiner Kombination von (1) bis (3)
	T 3.3	Tumor jeder Größe mit (1) Pleuratranssudat, zytologisch positiv, oder (2) Pleuraexsudat (unbeschadet Zytologie) oder (3) Invasion des Mediastinums oder (4) weniger als 2 cm distal der Carina oder (5) irgendeiner Kombination von (1) bis (4)
N 2	N 2.1	Metastasen in subcarinalen Lymphknoten und/oder homolateralen Lymphknoten an distaler Hälfte der thorakalen Trachea
	N 2.2	Metastasen in homolateralen Lymphknoten an proximaler Hälfte der intrathorakalen Trachea und/oder sonstige Lymphknoten des Mediastinums
M 1	M 1.11	Metastasen in homolateralen Skalenuslymphknoten und/oder homolateralen supraklavikulären Lymphknoten
	M 1.12	Metastasen in kontralateralen Skalenuslymphknoten und/oder kontralateralen supraklavikulären Lymphknoten
	M 1.2	Metastasen in anderen Halslymphknoten
	M 1.3	Metastasen in anderen Lymphknoten und in anderen Organen wie Lunge, Gehirn, Knochen usw.

dieses z.B. aus der durch die WPL (Working Party for the Therapy of Lung Cancer of the NCI) modifizierten Klassifikation (Tabelle 9) zu ersehen ist.

Von Hermanek und Gall (1979) wird darüber hinaus auf die Notwendigkeit der prognostisch wichtigen Unterscheidung zwischen rein intranodalen Metastasierung und perinodaler Ausbreitung einer Lymphknotenmetastase hingewiesen (Symbole: N_{2i} bzw. N_{2p}).

Tabelle 10. Karnofsky-Index

100	Normale Aktivität, keine Beschwerden	
90	Geringfügig verminderte Aktivität und Belastbarkeit	Nicht auf Hilfe anderer
80	Normale Aktivität nur mit Anstrengung, deutlich verringerte Aktivität	angewiesen
70	Unfähig zu normaler Aktivität, versorgt sich selbständig	Verminderte Belastbarkeit,
60	Gelegentliche Hilfe, versorgt sich noch weitgehend selbst	Arbeitsunfähigkeit, noch
50	Ständige Unterstützung und Pflege, häufige ärztliche Hilfe erforderlich	zu eigenen Leistungen in beschränktem Umfang fähig
40	Überwiegend bettlägerig, spezielle Hilfe erforderlich	
30	Dauernd bettlägerig, geschulte Pflegekraft notwendig	Auf ständige Fremdhilfe
20	Schwerkrank, Hospitalisierung, aktive supportive Therapie	angewiesen
10	Moribund	

II. Klassifizierung nach Allgemeinzustand des Patienten

Maßgebend für Therapie und Prognose sind nicht nur Größe, Ausdehnung und Eigenschaften des Tumors, sondern auch der Zustand des Tumorträgers, des mit einem Lungentumor erkrankten Patienten.

Für die Erfassung und Einstufung dieses Faktors findet das von KARNOFSKY und BURCHENAL (1949) inaugurierte Aktivitätsdiagramm, das sich vorwiegend an der körperlichen Leistungsfähigkeit orientiert, inzwischen allgemein Verwendung (Tabelle 10).

III. Feinstein-Schema

Nur noch selten findet eine 1966 von FEINSTEIN veröffentlichte Einteilung Verwendung, die sich nach dem biologischen Verhalten des Tumors richtet. Dieses Schema ist in Tabelle 11 wiedergegeben.

IV. Klassifizierung des kleinzellig anaplastischen Karzinoms

Während bei den drei Bronchus-Karzinom-Hauptgruppen Plattenepithel-Karzinom, Adeno-Karzinom und großzelliges Karzinom die nach dem TNM-System klassifizierten Tumorstadien ausreichend reproduzierbare prognostische Aussagen und relevante therapeutische Konsequenzen zulassen, ist dies beim kleinzelligen Bronchus-Karzinom nicht der Fall. Hier zeigt sich, daß bei einer vom AJC durchgeführten Untersuchung (MOUNTAIN et al. 1974) an mehr als 2000 – vorwiegend operativ behandelten – Patienten die Prognose in den Stadien I, II und III nahezu identisch war. Aus diesem Grunde wurde auf ein 1965 von HYDE et al. veröffentlichtes Klassifizierungsschema zurückgegriffen, in dem im wesentlichen unterschieden wird zwischen

a) Tumoren, die noch nicht die Grenzen der erkrankten Thoraxhälfte überschritten haben („limited disease") und

b) Tumoren mit Metastasen außerhalb der erkrankten Thoraxhälfte („extensive disease") (Tabelle 12).

Tabelle 11. Stadieneinteilung nach dem Feinstein-Schema

Gruppe I

Asymptomatischer Patient

Gruppe II

Nur pulmonale Symptome, die durch den Bronchustumor selbst verursacht sind. Anamnesedauer länger als 6 Monate

Gruppe III

Wie Gruppe II, Anamnesedauer kürzer als 6 Monate

Gruppe IV

Zusätzliche Fernsymptome, die nicht durch Metastasen verursacht sind: Anorexie, Gewichtsverlust, paraneoplastische Syndrome usw.

Gruppe V

Anzeichen für eine extrapulmonale Tumorausbreitung: Einflußstauung, Pancoast-Syndrom, Fernmetastasen

Gruppe VI

Nur extrapulmonale Symptome

Tabelle 12. VALCSG-Klassifikation des kleinzellig-anaplastischen Karzinoms. (Nach Hyde et al. 1965)

A. „limited disease":	Tumor hat Hemithoraxgrenzen noch nicht überschritten. Zum Hemithorax gehören Lunge, gesamtes Mediastinum, homolaterale Pleura und Brustwand. Die homolateralen supraklavikulären Lymphknoten sind ebenfalls einbezogen
B. „extensive disease":	alle Tumorstadien, auf die nicht die Bedingungen für „limited disease" zutreffen

Inzwischen wurde dieses Schema insofern modifiziert, als eine Pleuraergußbildung auch dann als „extensive disease" aufzufassen ist, wenn keine weiteren extrathorakalen Metastasen nachweisbar sind (Livingston 1978). Unsicher ist noch die prognostische Bedeutung der homolateralen supraklavikulären Lymphome beim kleinzelligen Bronchus-Karzinom (Livingston 1978). Maurer et al. (1980) konnten ebenso wie Fox et al. (1980) in ihrem Krankengut keine Beeinflussung der Prognose durch supraklavikuläre Lymphknotenmetastasen feststellen und zählen diese daher, wenn sie die einzigen extrathorakalen Tumorabsiedelungen sind, zu den „limited disease"-Fällen.

Im deutschsprachigen Schrifttum findet vorwiegend die von Holoye (1975) empfohlene Klassifizierung des kleinzelligen Bronchus-Karzinoms Verwendung, bei der auch Tumorfolgen wie Atelektasen, Rekurrensparesen und das Vena-cava-superior-Syndrom für die Stadienzuordnung Berücksichtigung finden (Diehl 1979, Tabelle 13).

V. Zuverlässigkeit der klinischen Stadieneinteilung

Bei 198 der nach klinischen und röntgenologischen Befunden dem Stadium I zugeordneten Patienten mußten Martini und Beattie (1977) eine postoperative Umklassifizierung ins

Tabelle 13. Klassifizierung des kleinzelligen Bronchuskarzinoms. (Nach HOLOYE 1975)

A. „limited disease":	Hemithoraxgrenzen noch nicht überschritten
	Keine größeren Atelektasen
	Kein Pleuraerguß
	Kein Vena-cava-superior-Syndrom
	Keine Rekurrensparese
B. „extensive disease":	Tumorausbreitung auf kontralaterale Thoraxhälfte
	und/oder größere Atelektasen
	und/oder Pleuraerguß
	und/oder Vena-cava-superior-Syndrom
	und/oder Rekurrensparese
	und/oder Befall der supraklavikulären Lymphknoten

C. extrathorakale Ausbreitung: Fernmetastasen

Stadium III vornehmen. Sogar bei den mediastinoskopierten Fällen fand sich eine erst intra-operativ nachzuweisende mediastinale Tumormetastasierung in 10% (BEATTIE 1977). Aber auch die postoperative Stadieneinteilung weist beachtliche Fehlergrenzen auf: Bei 24% der unmittelbar postoperativ gestorbenen und nach Meinung der Chirurgen kurativ resezierten Patienten ließen sich autoptisch Fernmetastasen feststellen (MATTHEWS 1973 zit. bei HERMA-NEK u. GALL 1979; RASMUSSEN 1964).

VI. Häufigkeit der einzelnen Tumorstadien am Gesamtkrankengut

Das Bronchus-Karzinom ist in der überwiegenden Mehrheit der Fälle bei Diagnosestellung bereits in einem Spätstadium. Dieses wird u.a. deutlich bei Aufschlüsselung des von MOUNTAIN et al. (1974) beschriebenen Krankengutes, bei dem zwei Drittel aller Fälle sich im Stadium III nach AJC (das sind die Stadien III und IV nach UICC) befanden. Regionale Unterschiede dieser Tumorstadienverteilungsmuster sind zu erwarten. Zusätzlich wird die Stadienzusammensetzung durch die vorherrschenden therapeutischen Modalitäten der berichtenden Institute beeinflußt, so daß das Krankengut einer Radiotherapeutischen Klinik einen noch höheren Anteil an Spätstadien enthalten muß (Tabelle 14). Bei weiterer Aufgliederung nach der Histologie zeigt sich, daß das Plattenepithel-Karzinom mit knapp 60% einen relativ geringen Anteil am Stadium III AJC enthält, der beim kleinzelligen Karzinom 84% ausmacht. Adeno-Karzinome und großzellige Karzinome nehmen dabei eine Mittelstellung ein (MOUNTAIN et al. 1974).

Tabelle 14. Anteile der einzelnen Tumorstadien am Gesamtkrankengut. (1) MOUNTAIN et al. 1974 (2) SALAZAR et al. 1976b (3) RINGLEB u. HEIDENREICH 1970

Tumorstadium (AJC-Klassifizierung)	I (%)	II (%)	III (%)
Chirurgisches Krankengut (1)	29,5	6,5	64
Radiotherapeutisches Krankengut (2)	1,5	11	87,5
(3)	20	20	80

J. Prognose des Bronchus-Karzinoms

Die Prognose des Bronchus-Karzinoms ist trotz bedeutender Fortschritte auf dem Gebiet der diagnostischen Methoden und der Behandlungstechnik nach wie vor ausgesprochen schlecht.

I. Prognose des Gesamtkrankengutes

Die alterskorrigierte 5Jahres-Überlebensrate des Gesamtkrankengutes aller Patienten mit einem Bronchus-Karzinom beträgt nach Berechnung aus neueren Statistiken der USA und der BRD rund 9,5% (Axtell et al. 1976; Becker et al. 1976). Hier hat sich in den letzten 3 Jahrzehnten eine nur unwesentliche Besserung von 6 auf 9% erreichen lassen, die kaum allein einer anteilmäßigen Zunahme der Frühstadien durch Aufklärung der Bevölkerung oder durch Verfeinerung der diagnostischen Methoden zu verdanken ist, da der Anteil der bei Diagnosestellung noch nicht metastasierten Fälle in diesem Zeitraum so gut wie konstant geblieben ist (Tabelle 15).

Beim Vergleich dieser im Survival-Report des NCI veröffentlichten Daten (Axtell et al. 1976) fällt auf, daß Anfang der siebziger Jahre rund 30% weniger Patienten als noch Anfang der fünfziger Jahre unbehandelt blieben. Da sich im gleichen Zeitraum der Anteil der chirurgisch behandelten Patienten nicht änderte und die erreichten 5Jahres-Überlebensraten dieses Zeitraumes fast gleich blieben (Hermanek u. Gall 1979), kann gefolgert werden, daß die Zunahme der Heilungsraten vorwiegend dem Einsatz nicht operativer Methoden wie Strahlentherapie und Chemotherapie zuzuschreiben ist, die Anfang der fünfziger Jahre nur bei 27% der Patienten, Anfang der siebziger Jahre dagegen in 55% zur Anwendung kamen (Axtell et al. 1976).

Prognose des nicht operierten Bronchus-Karzinoms

Sehr dubiös ist erwartungsgemäß die Prognose der nicht operierten Bronchus-Karzinom-Patienten. Bei Hermanek und Gall (1979) finden sich Zusammenstellungen von Literaturergebnissen, nach denen nur mit 5Jahres-Überlebensraten von 0 bis 2% gerechnet werden kann. Daraus wird gefolgert, daß die Lage des nicht operierten Bronchus-Karzinom-Kranken *generell* hoffnungslos ist. Allerdings bleibt dabei unberücksichtigt, daß das Krankengut nicht operabler Patienten zum größten Teil aus fortgeschrittenen Tumorstadien rekrutiert ist, daß aber in diesem Gesamtkollektiv eine zahlenmäßig kleine Gruppe von nicht operablen Patienten mit einem Frühstadium des Bronchus-Karzinoms enthalten ist, deren Prognose auch nach nicht chirurgischer Behandlung als wesentlich besser zu veranschlagen ist.

Tabelle 15. Prognose des Bronchuskarzinoms während der letzten drei Jahrzehnte. (Nach Axtell et al. 1976)

Berichts-zeitraum	1Jahr-Überlebens-rate (%)	3Jahres-Überlebens-rate (%)	5Jahres-Überlebens-rate (%)	Anteil lokalisierter Tumoren (%)
1950–1954	20	8	6	16
1955–1959	23	10	7	18
1960–1964	25	10	8	20
1965–1969	27	12	9	18
1970–1973	31			17

II. Prognose der unbehandelten Patienten

Nicht bzw. nur symptomatisch behandelte Patienten mit einem Lungentumor erreichen eine 5Jahres-Überlebensrate von 0,0 bis 1,3% (BIGNALL et al. 1967; BUCHBERG et al. 1951; GROHMANN zit. bei ARNDT 1973; HYDE et al. 1965). Dabei ist zu beachten, daß nicht in allen Fällen dieser Kollektive das Karzinom histologisch gesichert worden ist. Daß es sich hier nicht ausschließlich um Patienten handelte, deren Behandlung wegen bereits weit fortgeschrittener Erkrankung abgelehnt werden mußte, zeigt sich an dem von HYDE et al. (1973) beschriebenen Krankengut, das zu 30% aus Patienten mit einem als „limited disease" bezeichneten Tumorstadium bestand. Auch diese Patienten erreichten lediglich eine 2Jahres-Überlebensrate von 3,8% (Tabelle 16).

Literaturdaten über die durchschnittliche Lebenserwartung unbehandelter Patienten sind bei ARNDT (1973), BECKER et al. (1957), LANZOTTI et al. (1977) zusammengestellt. Die Werte variieren von 2,0 bis 10,6 Monaten, gerechnet vom Zeitpunkt der Diagnosestellung an. Diese erhebliche Streubreite der Werte ist nicht zu erklären, da die wesentlichen Einflußgrößen Tumorstadium, Allgemeinzustand und Tumorhistologie nicht angegeben werden.

Tabelle 16. Prognose des *unbehandelten* Bronchuskarzinoms

Überlebenszeit	1 Jahr (%)	2 Jahre (%)	3 Jahre (%)	4 Jahre (%)	5 Jahre (%)
Patienten aller Stadien, jeder Histologie	8 (5)	2 (3) 1,1 (5)	5,6 (1)		0,0 (5) 0,3 (6) 0,5 (7) 0,6 (4) 1,3 (1)
„extensive disease"	5,8 (5)	0,9 (2)			
„limited disease"	13 (5)	3,8 (2)			
Kleinzellige Karzinome	4,2 (5)	0 (5)	0 (5)	0 (5)	
Nicht kleinzellige Karzinome	9,7 (5)	2,0 (5)	0,3 (5)	0 (5)	

(1) BUCHBERG et al. (1951), (2) HYDE et al. (1973), (3) JOLLES zit bei ARNDT (1973), (4) GROHMANN zit. bei ARNDT (1973), (5) HYDE et al. (1965), (6) BIGNALL et al. (1967), (7) Sammelstatistik der Fälle aus (1), (4), (5), (6).

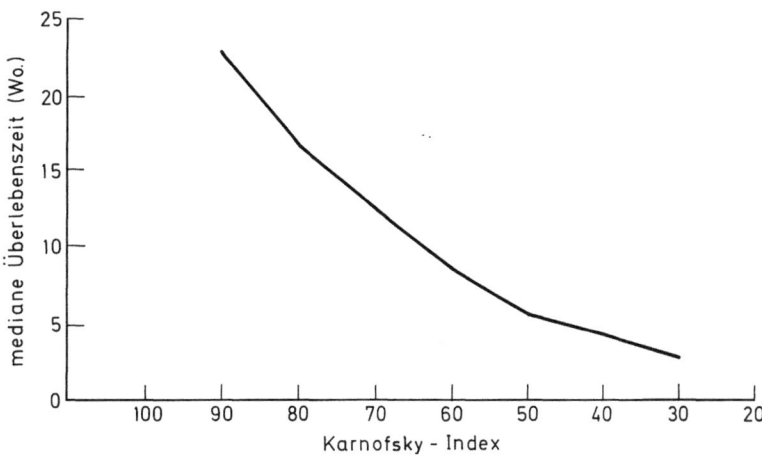

Abb. 2. Abhängigkeit der medianen Überlebenszeit (Wochen) vom Karnofsky-Index bei *unbehandelten* Bronchuskarzinomen (n = 667). (Nach HYDE et al. 1973)

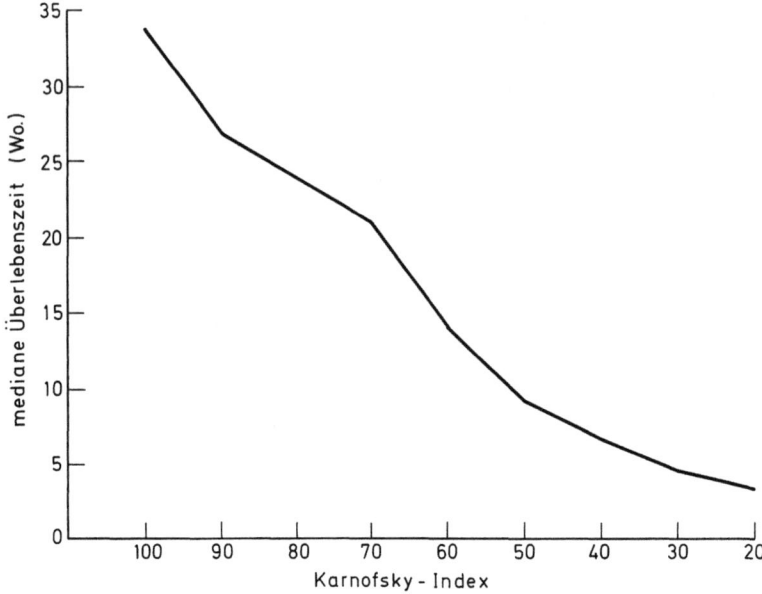

Abb. 3. Abhängigkeit der medianen Überlebenszeit (Wochen) vom Karnofsky-Index bei *inoperablen* Bronchuskarzinomen aller Stadien und Histologiegruppen (n = 5022). (Nach Stanley 1980)

Bei Patienten, die noch keine Tumorausbreitung über die Grenzen der erkrankten Thoraxhälfte hinaus aufweisen, ermittelten Hyde et al. (1965) eine durchschnittliche Lebenserwartung von 4,3 Monaten, bei Patienten mit einer den Hemithorax überschreitenden Tumorausbreitung dagegen eine durchschnittliche Überlebenszeit von 2,1 Monaten. Die gleiche Arbeitsgruppe konnte später (Hyde et al. 1973) zeigen, daß bei Allgemeinzustandsverschlechterung von Karnofsky 9 auf Karnofsky 4 die durchschnittliche Lebenserwartung von 25 auf 5 Wochen abnimmt (Abb. 2). Unbehandelte Adeno-Karzinome wiesen in diesem Krankengut mit 13 Wochen die längste, kleinzellige Karzinome dagegen mit 6,75 Wochen die kürzeste mittlere Überlebenszeit auf.

III. Prognose des behandelten Bronchus-Karzinoms

Die Prognose des behandelten Bronchus-Karzinom-Patienten wird beeinflußt durch
a) therapieabhängige Faktoren und
b) therapieunabhängige Faktoren.
Die *therapieabhängigen* Faktoren, die sich im wesentlichen aus Tumorvernichtungsrate und Behandlungsrisiko ergeben, werden bei Besprechung der einzelnen Therapieverfahren näher zu erörtern sein.

Die *therapieunabhängigen* Prognosefaktoren ergeben sich bei der Auswertung gleichartig behandelter Kollektive.

1. Inoperable Patienten

Bei *inoperablen Patienten* sind die entscheidenden prognostischen Parameter in der Reihenfolge ihrer Wertigkeit: *Allgemeinzustand, Tumorausdehnung* in Bezug zu den Grenzen der erkrankten Thoraxhälfte sowie der *Gewichtsverlust* während der letzten 6 Monate (Stanley u. Mietlowski 1979).

Als weniger wichtig gelten Lebensalter, Tumorgröße und Histologie.

Bei Auswertung eines 5138 Patienten umfassenden Krankengutes, das in Studienprotokollen der Veterans Administration Lung Cancer Study Group erfaßt war, ließ sich zeigen,

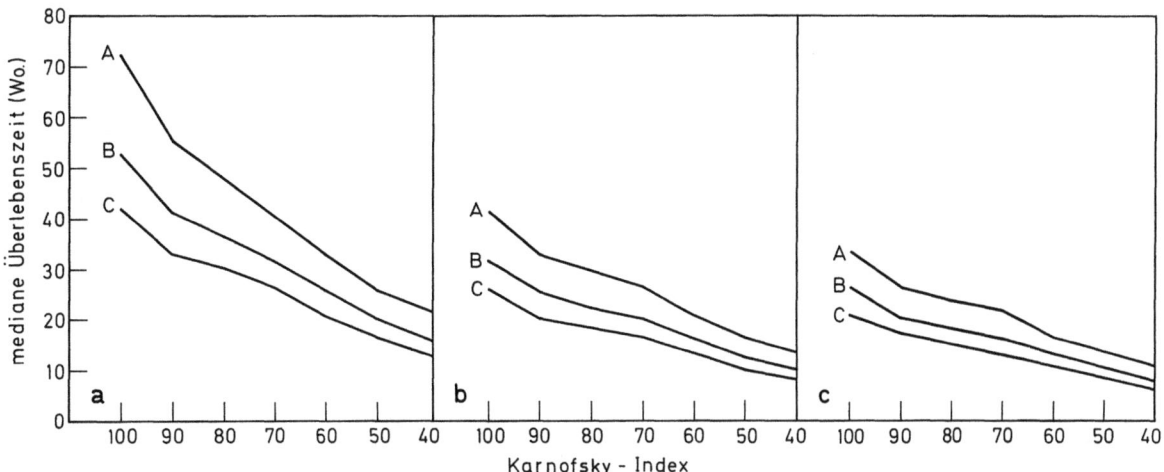

Abb. 4a–c. Abhängigkeit der medianen Überlebenszeit von Karnofsky-Index, Tumorstadium und Körpergewichtsverhalten bei inoperablen Bronchuskarzinomen. *A* Patienten ohne Körpergewichtsverlust, *B* Patienten mit Körpergewichtsverlust von <10%, *C* Patienten mit Körpergewichtsverlust von >10%. **a** „limited disease"-Stadium. **b** „extensive disease"-Stadium. **c** „extensive disease"-Stadium mit zusätzlichem Tumorbefall der supraklavikulären Lymphknoten. (Nach STANLEY 1980)

daß die Tumorausbreitung auf die *supraklavikulären Lymphknoten* sogar innerhalb der Gruppe der Patienten mit Fernmetastasen ein weiterer, prognostisch bedeutsamer Faktor ist, der hier in seiner Wertigkeit hinter dem Allgemeinzustand, dem Körpergewichtsverhalten und dem Tumorstadium an vierter Stelle rangiert (STANLEY 1980). In den Abb. 4a–c ist die Abhängigkeit der medianen Überlebenszeit von diesen prognostisch relevanten Faktoren bei nicht operablen radiotherapeutisch bzw. zytostatisch behandelten Patienten mit einem Bronchus-Karzinom aller histologischer Gruppen graphisch dargestellt.

Gewichtsverlust und Allgemeinzustand waren auch im Krankengut inoperabler Patienten des M.D. Anderson-Hospital in Houston die bedeutendsten Parameter für die Prognose (LANZOTTI et al. 1977). Hier konnte eine Verkürzung der zu erwartenden Überlebenszeit um mehr als die Hälfte nachgewiesen werden, wenn der Körpergewichtsverlust mehr als 12% betrug bzw. eine Bettlägerigkeit von mehr als 50% bestand. Im Kollektiv der „limited disease"-Fälle war der Gewichtsverlust die führende Einflußgröße, bei den „extensive disease"-Fällen dagegen der Allgemeinzustand.

Geschlechtsspezifische Einflüsse auf die Prognose lassen sich nicht erkennen. Die etwas günstigere Gesamtprognose der an einem Bronchus-Karzinom erkrankten Frauen dürfte in erster Linie durch den z.Z. noch wesentlich geringeren Anteil prognostisch ungünstiger kleinzelliger Karzinome verursacht sein (HERMANEK u. GALL 1979).

Die *Tumorlokalisation* wirkt sich offenbar nicht entscheidend auf die Prognose aus: Sowohl bei resezierten Fällen als auch bei inoperablen Patienten war kein Unterschied in der Prognose zu erkennen, wenn zentrale Tumoren den peripher entstandenen Tumoren gegenübergestellt wurden (DEELEY 1973; HEILMANN et al. 1976).

2. Prognostisch relevante Faktoren beim kleinzelligen Karzinom

Beim kleinzelligen Karzinom gelten als prognostisch relevante Faktoren in der Reihenfolge ihrer Bedeutung:

1. Tumorstadium, wobei die Abgrenzung als „limited disease" bzw. „extensive disease" ausreicht.

2. Allgemeinzustand, ausgedrückt als Karnofsky-Index.
3. Gewichtsverlust von mehr als 10% innerhalb der letzten 6 Monate.

Lebensalter und Immunstatus sollen von deutlich geringerem Einfluß auf die Prognose sein. Dagegen wird der Zugehörigkeit zu den jeweiligen histologischen Subtypen eine gewisse prognostische Bedeutung beigemessen: Die meist besser auf die Chemotherapie ansprechenden reinen „oat cell"-Karzinome können länger in der Remission gehalten werden als die „Intermediate"- oder die „Kombinations"-Typen des kleinzelligen Bronchus-Karzinoms (BUNN et al. 1977; COHEN u. MATHEWS 1978; LIVINGSTON 1978; NIXON et al. 1979; SEEBER et al. 1980).

IV. Spätprognose des Bronchus-Karzinoms

Die Spätprognose ist bei einem in der Regel rasch proliferierenden Tumor wie dem Bronchus-Karzinom weniger durch Tumorrezidive beeinflußt als durch kardiopulmonale Komplikationen, die u.a. auch als Behandlungsfolge in Kauf zu nehmen waren. Darüber hinaus besteht ein relativ großes Risiko einer Zweittumorerkrankung, das bei Langzeitüberlebenden nach Operation eines Bronchus-Karzinoms mit 20% veranschlagt wird. Diese Zweittumoren, die etwa zur Hälfte wieder Bronchus-Karzinome, daneben aber auch Tumoren der oberen Luftwege, der Harnblase und des Intestinaltraktes sind, sollen in ca. 50% der Fälle wieder kurativ behandelbar sein (RUBIN 1966; SHIELDS et al. 1978).

K. Symptomatologie der Lungentumoren

Verglichen mit anderen malignen Tumoren sind die Symptome des Lungentumors am wenigsten charakeristisch. Die Lungentumoren und unter ihnen in erster Linie die Bronchus-Karzinome können sowohl früh, aber ebenso oft auch erst sehr spät Symptome verursachen, was im wesentlichen abhängt von der Lokalisation, ihrer Wachstumsrate und ihrer Ausbreitungstendenz. Meist sind die ersten Krankheitszeichen banale Beschwerden, so daß diese anfangs fast immer für bedeutungslos gehalten werden.

Grundsätzlich kann unterschieden werden zwischen Symptomen, die durch den im Thorax befindlichen Tumor verursacht werden, solchen Symptomen, die durch Metastasen verursacht werden und schließlich den Veränderungen des Allgemeinzustandes, wie Gewichtsverlust, Mattigkeit, Inappetenz u.a.

Während die nur durch den Lungentumor verursachten Symptome zum Zeitpunkt der Diagnosestellung in 68% des Gesamtkrankengutes festgestellt wurden, bestand bei 13% eine nur durch Fernmetastasen verursachte Symptomatik. In 14% der Fälle waren Änderungen des Allgemeinzustandes führendes Krankheitszeichen, 5% waren bei Diagnosestellung symptomlos (DEELEY 1973).

Frühestes Symptom ist in der Regel ein anhaltender Reizhusten, oft nur während der Nacht und mit wechselnd starken, allmählich zunehmenden Sputummengen, die blutig tingiert sein können. Wiederholte bronchopneumonische Infektionen können mehrere Wochen oder auch Monate der Diagnosestellung vorausgehen.

Thoraxschmerzen treten meistens erst dann auf, wenn es durch vollständige Verlegung eines der Bronchien zur Atelektase gekommen ist oder aber ein peripher sitzender Tumor die Pleura erreicht hat. Größere Atelektasen und/oder Pleuraerguß können Atemnot verursachen, durch Tumorinfiltration der Speiseröhre können Schluckschmerzen auftreten. Heiserkeit als Folge einer Läsion des Rekurrensnerven ist häufig ein initiales Symptom beim Bronchus-Karzinom. Ein Horner-Syndrom kann erstes Zeichen eines Pancoast-Tumors sein, der außerdem durch Infiltration in den Plexus brachialis zu heftigen Schulter-Arm-Schmerzen führt. Die akut auftretende und auch rasch zunehmende obere venöse Einflußstauung ist ebenfalls nicht selten erstes Symptom eines Bronchus-Karzinoms.

Durch Fernmetastasen des Bronchus-Karzinoms hervorgerufene Beschwerden sind abhängig von ihrer Lokalisation und daher außerordentlich vielgestaltig. Nicht selten ist eine zunächst für einen apoplektischen Insult gehaltene Hemiparese Folge einer zerebralen Metastase des bis dahin unerkannt gebliebenen Bronchus-Karzinoms.

Gewichtsverlust als relativ konstantes Symptom beim Bronchus-Karzinom kann unmittelbare Folge der Inappetenz und des ständigen Hustenreizes sein, ist jedoch zumeist Zeichen der Tumorgeneralisierung. Anämie und/oder dekompensierte kardiorespiratorische Insuffizienz sind erst im Endstadium der Erkrankung zu erwarten.

Obwohl alle Lungentumoren im großen und ganzen die gleichen intra- oder extrathorakalen Symptome setzen, finden sich doch in einzelnen Fällen einige für den Tumor typische Zeichen: Erstes Symptom des langsam wachsenden und reich vaskularisierten *Karzinoids* kann eine massive Hämoptoe sein, bei größerer Tumormasse – also meist erst nach Metastasierung – kann es zum Flush-Syndrom kommen. Bei einzelnen ausgedehnten *Alveolarzell-Karzinomen* wurde schleimig eitriges Sputum in Mengen produziert, die sonst bei Lungentumoren unüblich sind (DEL REGATO u. SPJUT 1977).

I. Paraneoplastische Syndrome

Eine nicht unwesentliche Rolle in der Symptomatologie der Bronchus-Karzinome nehmen die *paraneoplastischen Syndrome* ein. Bei diesen handelt es sich um Symptome, die durch Fernwirkung eines malignen Tumors zustande kommen und nicht unmittelbar durch Raumforderung bzw. Infiltration des Tumors oder seiner Metastasen verursacht sind. Psychomotorische Syndrome bei Hirnmetastasen bzw. Zeichen einer Nebennierenrindeninsuffizienz bei Nebennierenmetastasen gelten deshalb nicht als paraneoplastische Syndrome.

Von allen soliden Tumoren entwickelt das Bronchus-Karzinom am häufigsten paraneoplastische Syndrome, die vorwiegend aus neurologischen bzw. muskulären Symptomen bestehen. Die besonders beim kleinzelligen Karzinom bestehende Neigung zur ektopen Hormonbildung kann zu vielfältigen hormonellen Funktionsstörungen führen. Ursache und Wirkungsmechanismus sind in vielen Fällen ungeklärt. Nicht selten bestehen die paraneoplastischen Syndrome bereits Monate, bevor das Karzinom entdeckt wird. Nach Remission des Tumors wurde in vielen Fällen Rückbildung dieser Syndrome beobachtet (BAUER et al. 1978; ENGELHARDT 1977; JENKYN et al. 1980; LINE u. DEELEY 1971 b).

Die häufigsten beim Bronchus-Karzinom vorkommenden paraneoplastischen Syndrome sind in Tabelle 16 a zusammengestellt, eine weiter detaillierte Besprechung ist in diesem Rahmen nicht möglich.

II. Anamnesedauer bis zur Diagnosestellung

Die Symptomdauer bis zur Diagnosestellung beträgt im Durchschnitt 3,5 Monate, in der Mehrzahl der Fälle 3 Monate, in seltenen Fällen bestehen Tumorsymptome aber auch 2 Jahre und länger bis zur Diagnosestellung (HOPPE 1974; VON WICHERT 1978; ZEIDLER u. LINDER 1973). HOPPE ermittelte bei statistischen Erhebungen an Bronchus-Karzinom-Kranken des Landes Nordrhein-Westfalen (1974) in 59,5% eine $^1/_4$-jährige, in 19,3% eine $^1/_2$-jährige und in 5,2% eine ganzjährige Anamnese. In 12,7% war die Anamnese bis zur Tumorentdeckung leer.

Tabelle 16a. Paraneoplastische Syndrome beim Bronchuskarzinom

Bezeichnung	Symptome	Befunde
Polyneuropathie	Sensibilitätsstörungen. Gelegentlich Muskelatrophie	Degeneration peripherer Nerven
Myopathie	Symmetrische proximale Muskelschwäche	Myositis bzw. Atrophie
Myasthenische Reaktion	Schwäche, vorzeitige Ermüdung proximale Muskeln	EMG-Veränderungen wie bei Botulismus
Paramyasthenische Reaktion (Lambert-Eaton-Syndrom)	Schwäche, vorzeitige Ermüdbarkeit der Extremitätenmuskulatur	Keine Reaktion auf Cholinesterasehemmer
Myelopathie	Störungen der Tiefensensibilität und Koordination	Pyramidenbahnzeichen. Hinterstrangdegeneration
Enzephalomyelitis	Intellektueller Abbau, affektive Störungen, bulbärparalytisches Syndrom	Degeneration im limbischen System, Hirnnervendegeneration
Zerebelläres Syndrom	Ataxie, Dysarthrie, Nystagmus	Zerebelläre Degeneration, Verlust von Purkinje-Zellen
ACTH-Syndrom	Hyperpigmentation, Hypertonus, Hypokaliämie, Alkalose, Cushing	1-39-ACTH 1-24-ACTH 18-39-ACTH α-MSH β-MSH Cortisol $\Bigg\}$ erhöht
Adiuretin-Syndrom	Erbrechen, Wasserintoxikation	Hyponatriämie, Serumhypoosmolarität
Hyperaldosteronsyndrom	Schwäche der Extremitätenmuskulatur	Hypokaliämie
Hyperkalzämie-Syndrom	Durst, Polyurie, Erbrechen, exogene Psychose	Parathormon Prostaglandin E $\Big\}\uparrow$
Gonadotropin-Syndrom	Gynäkomastie, Galaktorrhoe	HCG β-HCG $\Big\}$ $\uparrow$
Leukämoide Reaktion	–	Vermehrung peripherer Leukozyten Linksverschiebung
Thrombophlebitis migrans	Thrombosen wechselnder Lokalisation	–
Thrombozytämie	–	Extrem erhöhte Thrombozytenwerte

Tabelle 16a. (Fortsetzung)

Bezeichnung	Symptome	Befunde
Osteoarthropathia hypertrophicans (Pierre-Marie-Bamberger)	Gelenkschmerzen, Trommelschlägel-finger	–
Nephrotisches Syndrom	Ödeme, Hypertonie	Immunkomplexglomeru-lonephritis
Tumorfieber	Morgendliche Temperaturer-höhung ohne Schüttelfrost	–

L. Maßnahmen und Nutzen der Früherkennung (Screening)

Schwerpunkte der Lungentumorfrüherkennung sind Röntgenuntersuchung und Sputum-Zytologie. Beide können sich insofern ergänzen, als periphere Karzinome eher röntgenologisch, kleinere zentral gelegene Tumoren dagegen eher zytologisch im Sputum entdeckt werden können.

Die Früherkennung der Bronchus-Karzinome durch Röntgenuntersuchung der Lunge bedeutet Nachweis und differentialdiagnostische Einordnung von umschriebenen Verdichtungsbezirken. Diese röntgenologisch erkennbaren, solitären Verdichtungsbezirke sind mit einer Wahrscheinlichkeit von 25 bis 34% Bronchus-Karzinome, in 2 bis 12% jedoch Metastasen anderer Tumoren, in 45 bis 55% Granulome und in jeweils 4,5% gutartige Tumoren oder Rundherde anderer Ursachen. Bei Patienten, die älter als 50 Jahre sind, steigt der Anteil der malignen Tumoren auf 51% (SEYDEL et al. 1975).

Der Wert einer wiederholten röntgenologischen Screening-Untersuchung besonders gefährdeter Personengruppen wurde während der letzten Jahrzehnte wiederholt überprüft: In der Gruppe von 101 Bronchus-Karzinom-Kranken, die durch eine über 3 Jahre in 6monatigen Abständen durchgeführte Röntgenuntersuchung aus einem Kollektiv von 29723 mindestens 40 Jahre alten Männern mit langjährigem Zigarettenkonsum herausgefunden wurden, überlebten 15% die nächsten 5 Jahre, während nur 6% einer Kontrollgruppe (76 Karzinompatienten unter 25311 Untersuchten), die nur zu Beginn der Studie bzw. bei Auftreten von Symptomen gezielt untersucht wurde, 5 Jahre überlebten (BRETT 1969).

Weniger günstig waren die Ergebnisse einer amerikanischen Studie, bei der 6136 mehr als 45 Jahre alte Männer in 6monatigen Abständen einer Schirmbilduntersuchung unterzogen und nach Tumorsymptomen befragt wurden. Hier überlebten nur 8% der während der 10 Jahre dauernden Studie entdeckten 121 Karzinompatienten mehr als 5 Jahre.

In einer vom NCI veranlaßten und z.Z. noch nicht abgeschlossenen Studie wurden bisher durch Röntgen- und Sputumuntersuchungen in 4monatigen Abständen 84 Karzinome unter 9223 Männern gefunden, die älter als 45 Jahre waren und langjährig mehr als eine Packung Zigaretten geraucht hatten. Dabei waren immerhin noch 37% der durch diese engmaschige Überwachung festgestellten Karzinome bereits im Stadium III. 54% waren im Stadium I (postoperatives Staging), von ihnen konnten 63% radikal operiert werden. Obwohl in der Kontrollgruppe (Untersuchung nur zu Beginn der Studie bzw. bei Auftreten von Symptomen) 70% der Karzinome bei Feststellung im Stadium III waren, zeigten sich bisher noch keine Unterschiede der Krebsmortalitätsraten beider Gruppen (SANDERSON 1979).

Die zur Erfassung der Lungen-Tuberkulose üblichen Röntgenreihenuntersuchungen erbrachten ebenfalls nur enttäuschende Ergebnisse hinsichtlich der Früherkennung (Del Regato u. Spjut 1977). Die 1969 in einer westdeutschen Gemeinschaftsstudie erfaßten Patienten, bei denen das Karzinom durch Schirmbilduntersuchung entdeckt worden war, zeigten keine im Vergleich zum Gesamtkollektiv besseren Heilungsraten nach Strahlenbehandlung (Heilmann et al. 1976). Öser (1974) kommt bei kritischer Beurteilung der durch Röntgenreihenuntersuchungen in der DDR erzielten Ergebnisse zu dem Schluß, daß der Lungenkrebs zwar – trotz erheblicher Nachweisschwierigkeiten dieser vorwiegend zentral gelegenen Tumoren auf dem Schirmbild – etwas früher erkannt werden kann, sich dies aber nicht eindeutig in den Behandlungsergebnissen niederschlägt.

Insgesamt zeigt sich, daß mit den heute verfügbaren diagnostischen Methoden noch keine effektiven Screening-Untersuchungen möglich sind. Dennoch werden immer wieder Erwartungen in die Röntgenreihenuntersuchungen als die z.Z. einzig wirkungsvollen Maßnahmen zur Frühdiagnose gesetzt (Pichlmaier u. Junginger 1974; Zeidler 1974). Berechtigt wäre der mit diesen Untersuchungen verbundene Aufwand allenfalls bei Bevölkerungsgruppen mit hohem Erkrankungsrisiko. Dazu gehören in erster Linie Männer zwischen 40 und 64 Jahren, die mehr als 200000 Zigaretten geraucht haben, anhaltend husten und wiederholt blutig tingiertes Sputum aufweisen bzw. häufiger an Pneumonien erkranken (Del Regato u. Spjut 1977).

M. Diagnostik der Lungentumoren

I. Röntgenuntersuchung

Die wichtigste aller Methoden zur Untersuchung der Thoraxorgane bei Verdacht auf Tumorerkrankung ist die Röntgenuntersuchung. Sie besteht aus Aufnahmen in Standard-Ebenen, aus Durchleuchtung, ggf. aus Tomographie und Computertomographie sowie in Ausnahmefällen Bronchographie und Angiographie.

Im Alter unter 40 Jahren entspricht die tumorverdächtige Verschattung im Röntgenbild mit einer 2%igen Wahrscheinlichkeit einem Lungentumor, im Alter über 50 Jahren dagegen handelt es sich in 58% der Fälle um ein Karzinom.

Während die Röntgenzeichen des Lungentumors bei peripherem Sitz gleichbleibend in dem tumortypischen Verdichtungsbezirk bestehen, erfahren diese bei den zentral sitzenden Tumoren einen von der Tumorausdehnung abhängigen Typenwandel: paradoxer Hilusbefund mit „heller Lunge", partielle Überblähung als Folge einer Ventilstenose, Dystelektase, Atelektase, Hilusverplumpung. Bei Sarkomen sollen Hilusveränderungen seltener vorkommen. Diese Tumoren imponieren häufiger als große, glatt begrenzte Rundherde, die meist die Lappengrenzen respektieren. Da die Sarkome trotz ihres infiltrativen Wachstums nur sehr selten den Bronchus verlegen, finden sich Atelektasen nur ausnahmsweise (Bresan u. Platzbecker 1967).

Rasch wachsende Tumoren können zentral nekrotisieren und Höhlenbildungen erkennen lassen, die von Kavernen durch ihre ungleichmäßige Wanddicke abzugrenzen sind. Verkalkungen innerhalb der Verschattungen sind bei Tumoren zwar ungewöhnlich, können jedoch besonders in feinfleckiger Anordnung auch in Karzinomen vorkommen.

Lungeninfarkte können in 10% der Fälle durch Tumorkompression bzw. Thrombosierung von Lungengefäßen zustande kommen. Einengungen bzw. Abbrüche der Bronchien lassen sich durch Tomographie gut darstellen, so daß bronchographische Untersuchungen

Tabelle 17. Korrelation Röntgenbefund/Tumorhistologie. (Bauer 1981)

	HV	A	P	PR	PTI	MV
Plattenepithel-Karzinom	+	+	+	−	−	−
Adeno-Karzinom	−	−	+	+	+	−
Großzelliges Karzinom	+	−	+	+	−	+
Kleinzelliges Karzinom	+	−	+	−	+	−

HV = Hilusverplumpung; A = Atelektase; P = pneumonisches Infiltrat; PR = peripherer Rundherd; PTI = peripheres Tumorinfiltrat; MV = Mediastinalverbreiterung. + = Befund findet sich in mehr als 10% der Fälle; − = Befund findet sich in weniger als 10% der Fälle.

meist überflüssig werden. Hier erweist sich vor allem die Xerotomographie als sehr nützlich bei der Darstellung von Carina und zentralen Bronchien sowie zur Klärung hilärer Verdichtungen.

Die Art der pathologischen Röntgenbefunde korreliert relativ eng mit der Histologie der Tumoren, wie aus einer von Fraser und Pare (1978) zusammengestellten und von Bauer (1981) modifizierten Auflistung zu ersehen ist (Tabelle 17). Danach kommt z.B. die Atelektase beim kleinzelligen Karzinom selten, beim Plattenepithel-Karzinom dagegen häufiger vor, während sich eine Mediastinalverbreiterung beim kleinzelligen Karzinom häufiger als beim Plattenepithel-Karzinom findet.

Zusätzliche, insbesondere für die Indikationsstellung zur Thorakotomie wichtige Informationen liefert die Computertomographie der Thoraxorgane (Müller et al. 1981; Sommer et al. 1981). Dieses Verfahren ermöglicht nicht nur die Erkennung vergrößerter paratrachealer Lymphknoten und eine ausreichend sichere Abschätzung des Tumorabstandes von der Carina, sondern eignet sich darüber hinaus auch für die Feststellung einer Tumorinfiltration in Nachbarorgane bzw. -gewebe wie Perikard, mediastinale Gefäße, Thoraxwand und Zwerchfell. Durch Einbeziehung der Oberbauchregion wird zusätzlich die Überprüfung der bevorzugten Metastasenorgane Leber, Nebennieren und paraaortale Lymphknoten möglich.

II. Bronchoskopie

Die Bronchoskopie gehört zu den obligaten Untersuchungsmethoden bei Bronchus-Karzinom-Verdacht. Sie ist, da die großen Bronchien in der Mehrzahl der Fälle Tumorsitz sind, hervorragend zur Darstellung, Biopsie und Bürstenabstrich sowie zur histologischen bzw. zytologischen Sicherung der Tumordiagnose geeignet. Durch Einführung des Fiber-Bronchoskops gelang eine wesentliche Vergrößerung des Sichtbereiches, in den große Teile der mit starren Geräten nicht erreichbaren Segmentbronchien einbezogen sind. Die Bronchoskopie erlaubt nicht nur Aussagen über den Tumor selbst, sondern auch über eine evtl. Aufspreizung oder Fixierung der Carina, was ebenso wie die ebenfalls durch diese Untersuchung feststellbare Rekurrensparese als Hinweis auf Beteiligung mediastinaler Lymphknoten zu werten ist.

Die Bronchoskopie ist eine in der Regel gut tolerierte, komplikationsarme und in örtlicher Betäubung durchführbare Untersuchung.

III. Mediastinoskopie

Diese zum Nachweis mediastinaler Lymphknotenmetastasen geeignete Untersuchung ist ein relativ risikoarmer in Allgemeinnarkose durchzuführender operativer Eingriff. Er wird als eine unerläßliche Maßnahme zur Feststellung der Operabilität eines Bronchus-Karzinoms angesehen, da in rund 30 bis 40% der zunächst für operabel gehaltenen Fälle erst durch Mediastinoskopie Lymphknotenmetastasen im oberen Mediastinum nachgewiesen werden konnten (Hermanek u. Gall 1979; Pearson et al. 1972).

Bei dieser Untersuchung werden routinemäßig paratracheale, prätracheale, tracheobronchiale, subcarinale und hiläre Lymphknoten beider Seiten entnommen, auch wenn diese makroskopisch unauffällig erscheinen. In 18% der bei Mediastinoskopie für tumorfrei gehaltenen Lymphknoten lassen sich nach Larsson (zit. bei Hermanek u. Gall 1979) bei feingeweblichen Untersuchungen Karzinommetastasen nachweisen.

Die subaortalen, subcarinalen und die im hinteren und unteren Mediastinum gelegenen Lymphknoten sind durch Mediastinoskopie nicht vollständig erfaßbar.

IV. Skalenus-Biopsie

Die routinemäßige Skalenus-Biopsie kommt nur in wenigen Zentren zur Anwendung. Sie soll eine Verbesserung prognostischer Aussagen gestatten und die Entscheidung über die Miterfassung der Supraklavikularregion bei Strahlenbehandlung erleichtern (Huber et al. 1972).

V. Transthorakale Feinnadel-Biopsie

Bei peripher gelegenen, durch Bronchoskopie nicht erreichbaren Tumoren ist die feingewebliche Tumordiagnostik durch gezielte Punktion unter Durchleuchtung möglich. Dafür wird eine ca. 1 mm starke Nadel verwendet, durch die Tumorgewebe aspiriert und für die zytologische Untersuchung gewonnen werden kann. Die Diagnose konnte damit in 90% der Fälle gestellt werden, falsch positive Ergebnisse fanden sich in 2,4%, falsch negative in 3% der Fälle. Schwerwiegende Komplikationen sind selten und bestehen fast ausschließlich in Luftembolien, die durch vorherige Verabreichung von Hustensedativa vermeidbar sein sollen. Ein Pneumothorax entwickelte sich in fast jedem 4. Fall, war aber nur ausnahmsweise behandlungsbedürftig. In 2 bis 5% wurde eine vorübergehende Hämoptoe beobachtet. Impfmetastasen durch Tumorzellverschleppung in die Pleura wurden in einzelnen Fällen beobachtet, aus diesem Grunde wird empfohlen, den Einstich so zu setzen, daß mindestens 4 cm Lungengewebe zwischen Punktionsort und Tumor gelegen sind (Nordenström u. Sinner 1978; Sinner 1979; Kliems 1980).

VI. Lungenfunktionsuntersuchungen

Zur präoperativen Diagnostik gehört die Ermittlung der Atemreserven, die zur Entscheidung über das Ausmaß der zumutbaren Resektion von Lungengewebe bekannt sein müssen. Die Überprüfung der Lungenfunktion erfolgt durch Messung von Vitalkapazität, Sekundenkapazität (Tieffeneau-Test), Atemgrenzwert sowie des Sauerstoffpartialdruckes im arteriellen Blut (Ritzow 1968; Saunders et al. 1978).

VII. Zytologie

Die zytologische Untersuchung bei Verdacht auf Bronchus-Karzinom oder im Rahmen von Screening-Untersuchungen ist als eine wertvolle und recht zuverlässige Labormethode allgemein anerkannt. Zur Auswertung gelangt dabei sowohl Sputum als auch das durch Bürstenabstrich bei Bronchoskopie gewonnene Material, von dem in der Regel drei verschiedene Proben pro Patient untersucht werden sollen. Die Trefferquote wird dabei mit 80%, bei Plattenepithel-Karzinomen sogar mit 90% angegeben (DEL REGATO u. SPJUT 1977). Bei peripheren Tumoren oder bei stenosierten Bronchien ist die Zuverlässigkeit dieser Untersuchungsmethode erwartungsgemäß eingeschränkt.

Eine positive Zytologie wird als höherwertig als die negative Bronchoskopie angesehen und soll zur Thorakotomie rechtfertigen.

Falsch positive Ergebnisse sind beschrieben worden bei atypischen Pneumonien, Lungeninfarkten, Lungenmykosen und bei Tuberkulose. Hypopharynx- und Ösophagustumoren können einen zytologisch suspekten Sputumbefund verursachen. Darüber hinaus ist zu beachten, daß eine Strahlenbehandlung zu erheblichen Veränderungen der abgeschilferten Alveolardeckzellen führen kann, die sich nur schwer von Tumorzellen abgrenzen lassen (BENNET et al. 1969 b). Auch bei Verlaufskontrollen nach operativer Behandlung kommt die zytologische Sputumuntersuchung zum Einsatz, da durch sie ein Bronchusstumpfrezidiv relativ früh entdeckt werden kann.

VIII. Lungen-Szintigraphie

Die Perfusions-Szintigraphie der Lungen ergibt Hinweise zur Tumorlokalisation bei röntgenologisch unauffälligen, zytologisch jedoch tumorsuspekten Befunden. Zentrale Tumoren führen meist früh zu einer szintigraphisch darstellbaren Minderdurchblutung der homolateralen Lungen.

Darüber hinaus ist die differentialdiagnostische Abgrenzung zentraler – als Hilusvergrößerung imponierender Bronchus-Karzinome – gegen solche Tumoren möglich, die weniger häufig Gefäßstrukturen alterieren, wie z.B. Metastasen anderer Tumoren, maligne Lymphome und andererseits auch die Sarkoidose (DEBEVEC 1974; ITO et al. 1975).

Zur Erfolgsbeurteilung der Strahlenbehandlung stenosierender Bronchus-Karzinome kam die Perfusions-Szintigraphie ebenfalls zum Einsatz. Hier wurde jedoch in den Fällen mit einer Befundbesserung regelmäßig eine erneute Zunahme der Mangelperfusion durch die nach 2 Monaten einsetzende Pneumonitis bzw. Fibrose gesehen (MAXFIELD et al. 1971; TSYGANKOV et al. 1976).

Die direkte Tumordarstellung durch Radiopharmaka wie z.B. 111-In-Bleomycin (GEORGI et al. 1979) ist noch nicht gelungen.

IX. Laboruntersuchungen

Aussagefähige Laborparameter sind bei der Diagnostik des Bronchus-Karzinoms die Enzyme LDH, alkalische Phosphatase und γ-GT sowie die Elektrophorese. Eine normale BSG wurde in 3% der Fälle gesehen, so daß diese Untersuchungen allenfalls für Verlaufskontrollen von Bedeutung wären (BIERKAMP et al. 1974; ROTTE 1966).

Die besonders beim kleinzelligen Karzinom häufiger vorkommenden ektop gebildeten Hormone wie ACTH, Kalzitonin, Parathormon, Beta-HCG, ADH könnten sowohl bei Erstuntersuchung als auch bei Verlaufskontrolle wertvolle diagnostische Aussagen ermöglichen (BARJON et al. 1972; RICHARDSON et al. 1978; CHOI u. BLOCH 1980; HANSEN et al. 1980; GROPP u. HAVEMANN 1981). Während die Kalzitonin-Titer bei rund 50%, die ACTH-Titer in ca. 33% aller kleinzelligen Bronchus-Karzinome, so gut wie nie jedoch bei nicht kleinzelligen Karzinomen erhöht gefunden werden, sind Titer-Erhöhungen des Beta-HCG und des Parathormons bei allen Bronchus-Karzinom-Typen möglich.

Zunehmendes Interesse fand in den letzten Jahren das als Tumormarker geltende karzinoembryonale Antigen (CEA). Bei 70 bis 80% aller Bronchus-Karzinome läßt sich eine CEA-Titer-Erhöhung feststellen, die bei erfolgreicher operativer bzw. radiotherapeutischer Tumorbehandlung meist wieder rückläufig ist und somit Aussagen zur Prognose möglich macht. Bolla et al. (1979) fanden z.B. in ihrem strahlenbehandelten Krankengut eine 1Jahres-Überlebensrate von nur 6%, wenn der CEA-Titer nach Behandlung weiter anstieg, während von den Patienten, die einen Titerabfall aufwiesen, 89% mindestens 1 Jahr überlebten.

Bei Frühfällen läßt sich der CEA-Wert als diagnostisch relevanter Parameter nicht verwenden, da hier die Rate an falsch negativen Befunden zu hoch liegt: bei „limited disease"-Fällen fanden sich nur in 15%, bei „extensive disease"-Fällen dagegen in 85% erhöhte CEA-Titer. Werte von mehr als 10 ng werden als pathologisch gewertet, dabei ist allerdings zu beachten, daß bei exzessiven Rauchern der Titer leicht erhöht sein kann, ohne daß ein Bronchus-Karzinom vorliegen muß. Bei Werten über 50 ng/ml konnten regelmäßig Leber- oder Skelettmetastasen nachgewiesen werden (Vincent u. Chu 1973; Havemann et al. 1979; Lüthgens u. Schlegel 1981).

X. Sonstige Untersuchungen

Für Tumorstaging und Verlaufskontrolle sind Untersuchungen der als bevorzugte Fernmetastasen-Lokalisation geltenden Organe unumgänglich. Dazu werden verlangt: Leber-Szintigraphie und/oder Leber-Sonographie, Laparoskopie bei Lebermetastasenverdacht, Computer-Tomogramm der Oberbauchregion zur Beurteilung der Nebennieren, Skelett-Szintigraphie und Hirn-Szintigraphie, zumindest bei kleinzelligen Karzinomen. Von einigen Zentren wird darüber hinaus die routinemäßige Knochenmarkuntersuchung durchgeführt (Seydel et al. 1975; Garrett et al. 1976; Drings 1979). Eine routinemäßige kranielle Computertomographie des neurologisch symptomfreien Patienten soll beim kleinzelligen Karzinom nach Pedersen et al. (1982) keine therapeutische Entscheidungshilfe liefern, selbst dann nicht, wenn auf eine präventive Neurokraniumbestrahlung verzichtet wird.

N. Therapie der Lungentumoren

Jede konsequente Behandlung eines malignen Tumors ist für den Patienten eine schwere physische und psychische Belastung. Diese Tatsache verpflichtet den behandelnden Arzt, sich stets aufs Neue zu vergegenwärtigen,
    a) welches die erreichbaren Ziele sind,
    b) wieweit die notwendigen Maßnahmen zumutbar sind und
    c) welche evtl. therapeutischen Alternativen bestehen.
Das Bronchus-Karzinom ist eine Erkrankung, die unbehandelt mit Sicherheit zum Tode führt, Spontanheilungen haben bei diesen Erörterungen als absolut bedeutungslose Raritäten zu gelten.

Die durch ein Bronchus-Karzinom entstandene unmittelbare Lebensgefahr wäre an sich Rechtfertigung genug, wenn nicht sogar Verpflichtung, alle die Maßnahmen zu ergreifen, die nach geltenden wissenschaftlichen Erkenntnissen Aussicht auf Lebensrettung bieten. Mit den heute zur Behandlung eines Bronchus-Karzinoms verfügbaren Verfahren sind allerdings Versuche zur Lebensrettung in der Mehrzahl der Fälle zum Scheitern verurteilt, so daß es durchaus geboten erscheint, vor einem Entschluß zur Tumorbehandlung die Frage zu beantworten, ob derart belastende Maßnahmen bei diesen relativ geringen Erfolgsaussichten überhaupt zugemutet werden können.

Aus der im Einzelfall vorliegenden Situation muß sich ergeben, ob alles auf eine Karte gesetzt werden kann und muß oder ob mit weniger eingreifenden Maßnahmen unter Verzicht auf endgültige Heilung nur eine Verbesserung des Krankheitsverlaufes für den Patienten größere Vorteile erwarten lassen.

Dies würde bedeuten, daß die Auswahl der geeigneten Behandlung und damit gleichzeitig die Festlegung des Therapiezieles sich nicht allein nach dem Tumor – insbesondere nach dessen Stadium – zu richten hat, sondern daß gerade beim Bronchus-Karzinom die Belastbarkeit des Patienten stets ausreichende Berücksichtigung finden muß.

Die Definition des *Behandlungszieles* steht in jedem einzelnen Fall vor der Behandlungsplanung. Diese wird erst dann möglich, wenn entschieden ist, ob eine kurative, eine palliative oder nur eine symptomatische Behandlung durchgeführt werden soll.

I. Chirurgische Behandlung der Lungentumoren

Die wirkungsvollste Behandlung der Lungentumoren ist die Operation. Sie ist deshalb bei jedem Lungentumor-Patienten zunächst als Verfahren der Wahl in Erwägung zu ziehen.

Da die Lungentumoren – und unter ihnen insbesondere das Bronchus-Karzinom – in der Mehrzahl der Fälle bei Behandlungsbeginn nicht mehr als lokal begrenzte Erkrankung gelten können, muß zwangsläufig der Wert einer nur örtlich wirksamen Behandlungsmethode, wie sie die Resektion eines Lungentumors unter Einbeziehung seiner potentiellen Tumorausbreitungsregion darstellt, erhebliche Abstriche erfahren. Diese äußern sich darin, daß
1. die meisten Patienten wegen der Tumorgeneralisierung nicht operiert werden können und
2. 50 bis 75% aller operierten Patienten später am Tumorrezidiv sterben (GREEN 1981).

Grenzen der Operabilität

Nur bei rund 20 bis 30% aller Patienten ist die Resektion im erforderlichen Umfang durchführbar (BECKER et al. 1976; BROCK 1975; CARTER 1979; HENRY u. GOFFIN 1972; VOGT-MOYKOPF 1979), obwohl die erheblichen Fortschritte in der Verbesserung der Versorgung während der prä- und postoperativen Phase eine Verminderung des Operationsrisikos möglich machten. Dieser Abnahme des Behandlungsrisikos dürfte es zu verdanken sein, daß unter anderem der Anteil der älteren Jahrgänge am Gesamtkrankengut der resezierbaren Patienten während der letzten Jahre wesentlich zugenommen, in einzelnen Kollektiven sich sogar verdreifacht hat (PICHLMAIER 1978).

1. Kurative und palliative Tumorchirurgie

Die operative Behandlung des Lungentumors wird in der Regel mit kurativer Zielsetzung begonnen, nur in Ausnahmen werden palliativ-chirurgische Thoraxeingriffe durchgeführt.

Als *kurative Resektion* gilt die Tumorentfernung, bei der
a) vom Operateur kein makroskopisch erkennbarer Tumor im Körper zurückgelassen wird,
b) die histologische Untersuchung des OP-Präparates tumorfreie Schnittränder ergibt und
c) Fernmetastasen des Tumors zuvor ausgeschlossen worden sind.

Sind die am Resektionsrand gelegenen Lymphknoten histologisch tumorfrei, spricht man von einer *absolut* kurativen Resektion, während sie als nur *relativ* kurativ bezeichnet wird, wenn diese Lymphknoten histologisch tumorbefallen sind.

Die Tumorresektion mit *palliativer* Zielsetzung, bei der also schon vor Behandlung sicher ist, daß entweder nur eine inkomplette Resektion möglich ist oder aber Fernmetastasen vorliegen, wird nur in Ausnahmefällen wie bei massiver Blutung oder bei fortgeschrittener Tumorabszedierung und Verjauchung in Frage kommen (Carter 1979; Hermanek u. Gall 1979).

2. Indikationen und Kontraindikationen zur kurativen Operation

Die kurative Resektion der Lungentumoren ist indiziert, wenn nicht durch Tumorsitz bzw. -ausbreitung Inoperabilität besteht oder aber dem Patienten der Eingriff und/oder die Resektion von Lungengewebe nicht mehr zugemutet werden können.

Eine eingeschränkte Lungenfunktion wie sie bei den meist im vorgerückten Lebensalter befindlichen Patienten und der meist langjährigen Raucheranamnese zu erwarten ist, wird bei ca. einem Drittel aller Patienten als Kontraindikation angegeben (Hermanek u. Gall 1979). Detaillierte Untersuchungen der Lungenfunktion sind deshalb zur Indikationsstellung und auch zur Planung der Operationstechnik unerläßlich.

Lokale Inoperabilität wird im allgemeinen dann angenommen, wenn der Tumor Speiseröhre, Trachea, Carina, Herzvorhof, Hohlvene, Zwerchfell oder Brustwand infiltriert hat (Cleland 1971; Hermanek u. Gall 1979; Humphrey 1976; Pichlmaier et al. 1973). In besonders gelagerten Fällen sind Carinaresektionen bzw. Teilresektion der Arteria pulmonalis mit End-zu-End-Anastomose durchführbar (Pichlmaier 1978). Das Sulcus-superior-Karzinom, das als Pancoast-Tumor in die Schulterweichteile infiltriert ist, wird nicht von allen als inoperabler Tumor angesehen. Canoy (1976) erreicht 5Jahres-Überlebensraten von 22% nach Resektion dieser zuvor bestrahlten Tumoren. Auch über erfolgreiche Thorakoplastiken bei Brustwandbeteiligung anderer Lokalisationen wird berichtet, bei denen in 60% der Adeno-Karzinome und immerhin noch in 10% der anaplastischen Karzinome 5Jahres-Überlebenszeiten erreicht werden konnten (Geha et al. 1967; Mountain 1979).

Nicht ganz einhellig sind die Ansichten über die Bedeutung der mediastinalen Lymphknoten bei der Beurteilung der Operabilität. Allgemein wird anerkannt, daß eine obere venöse Einflußstauung und/oder mediastinoskopisch festgestellte Metastasen eines kleinzelligen Karzinoms oder der Kapseldurchbruch von Lymphknotenmetastasen oder ein Tumorbefall kontralateraler Metastasen nicht kleinzelliger Karzinome eine Kontraindikation zur kurativen Resektion darstellen (Hermanek u. Gall 1979; Martini 1979; Paulson 1971).

Andere Autoren halten auch bei homolateralen mediastinalen Lymphknoten die Operation für nicht indiziert, wenn eine Beteiligung cranialer paratrachealer Lymphknoten nachgewiesen werden konnte (Humphrey 1976; Paulson 1971; Pearson et al. 1972).

3. Operationsindikation beim kleinzelligen Karzinom

Die außerordentlich hohe Rate manifester bzw. okkulter Fernmetastasen beim kleinzelligen anaplastischen Bronchus-Karzinom, die schon bei Diagnosestellung mit fast 100% zu veranschlagen ist, muß erhebliche Zweifel an dem kurativen Effekt der lokoregionalen operativen Behandlung aufkommen lassen. Dem entsprechen auch die Spätergebnisse nach ausschließlich operativer Behandlung kleinzelliger Bronchus-Karzinome, die – ausgedrückt als 5Jahres-Überlebensraten – zwischen 0 und 1% angegeben wurden (Bunn et al. 1977; Daumet et al. 1973; Mountain 1974).

Dem stehen gegenüber die von Pichlmaier 1976 auf dem Deutschen Krebskongreß vorgetragenen 5Jahres-Überlebensraten von rund 20% beim kleinzelligen Karzinom und 38% beim anaplastischen Karzinom sowie die Ergebnisse von Greschuchna (1978), nach denen durch kurative Operation der Frühstadien („limited disease") eine deutliche Verlängerung der mittleren Überlebenszeit von 18,4 Monaten gegenüber 5,4 Monaten in unbehandelten

Kollektiven zu erreichen ist. Aufgrund dieser Ergebnisse wird im deutschen Schrifttum (BLUM et al. 1981; GALL 1979; GRESCHUCHNA 1978; PICHLMAIER 1978) das kleinzellige Bronchus-Karzinom im Frühstadium, insbesondere in N_0-Fällen für operationsbedürftig gehalten.

Fox und SCADDING (1973) wiesen durch eine über 10 Jahre laufende randomisierte Studie nach, daß durch Operation keine besseren Ergebnisse als durch Bestrahlung des kleinzelligen Karzinoms erzielt werden können. In einem von MATTHEWS et al. (1979) vorgestellten Kollektiv von 88 Langzeitüberlebenden waren 14 nur operiert, 37 im Anschluß an die Operation adjuvant (radiologisch bzw. zytostatisch) behandelt, 30 hatten eine Strahlenbehandlung in Kombination mit Chemotherapie und 8 nur eine Chemotherapie erhalten.

Nach MOUNTAIN (1978) läßt sich durch Operation des kleinzelligen Bronchus-Karzinoms keine Verlängerung der mittleren Überlebenszeit der Patienten erreichen. Er hält das kleinzellige Karzinom auch im Frühstadium prinzipiell für inoperabel und läßt als Ausnahme nur periphere Tumoren ohne Lymphknotenbeteiligung gelten, bei denen die histologische Diagnose durch Feinnadelbiopsie nicht zu stellen ist.

Die gleiche Auffassung wird u.a. vertreten von CARTER (1979), VAN DALE et al. (1978), HUMPHREY (1976), LIVINGSTON (1978) und MERLIER (1978). Diskutiert wird noch der Wert der operativen Tumormassenreduzierung für die Chemotherapie (LIVINGSTON 1978; MOUNTAIN 1978), hier fehlen aber zur Zeit noch ausreichende Erfahrungen.

4. Operationstechniken

Das Dilemma der kurativen Chirurgie des Bronchus-Karzinoms liegt im Konflikt zwischen Radikalitätsbestreben und Notwendigkeit der Erhaltung einer ausreichenden Lungenrestfunktion (NAEFF 1979).

Das heute geltende Prinzip der radikalen Krebschirurgie besteht in der Entfernung des Tumors weit im Gesunden und der En-bloc-Mitentfernung der regionalen Lymphknoten. Dies gilt für Operationen der Lungentumoren nur mit Einschränkung, da in der Mehrzahl der Fälle auf eine radikale Ausräumung aller erreichbaren mediastinalen Lymphknoten verzichtet werden muß (HERMANEK u. GALL 1979), was in erster Linie auf die Annahme eines erhöhten Operationsrisikos und auch auf die Unsicherheit über die Folgen einer Funktionseinbuße der in ihrer Wertigkeit noch schwer einzuordnenden immunkompetenten Systeme zurückzuführen ist (NAEFF 1979). Das Operationsrisiko soll jedoch bei radikaler Chirurgie des Lungentumors nicht höher liegen als bei den einfachen Verfahren, dagegen haben sich die 5Jahres-Überlebensraten besonders bei Patienten im N_2-Stadium durch radikale Resektion deutlich anheben lassen (BROCK 1975; KIRSH et al. 1971).

Man unterscheidet je nach Ausmaß der Mitentfernung mediastinaler Lymphknoten sogenannte *klassische* (einfache) Lobektomien, Pneumektomien und erweiterte Pneumektomien von den *radikalen* Lobektomien und Pneumektomien, bei denen die systemische En-bloc-Mitentfernung der mediastinalen Lymphknoten zum Eingriff gehört.

In Fällen eingeschränkter Operabilität kommen sogenannte *parenchymsparende Resektionen* zur Anwendung, zu denen die Segmentresektion, die Lobektomie mit Bronchusmanschettenresektion und die Lobektomie mit Carinaresektion gerechnet werden (HERMANEK u. GALL 1979).

a) Pneumektomie

Hat der Tumor die Lappengrenzen überschritten bzw. bei zentralem Vorwachsen den Lappenbronchus erreicht, ist die Pneumektomie notwendig. Bei Übergreifen auf Nachbarstrukturen kann eine sogenannte erweiterte Pneumektomie angezeigt sein, bei der Teile der tumorinfiltrierten Nachbarschaft (Brustwand, Zwerchfell, Herzbeutel, Hohlvene usw.) mitreseziert werden.

b) Lobektomie

Im Tumorstadium $T_1 N_0$ ist in der Regel die Lobektomie ausreichend, die ebenfalls bei Miterkrankung von Nachbarstrukturen als erweiterte Lobektomie durchgeführt werden kann. Bei älteren Patienten und bei erheblich reduzierter Atemreserve kann die Lobektomie an Stelle der Pneumektomie in Frage kommen. Hier wird dann meist eine Resektion größerer Abschnitte der zentralen Bronchien mit Anastomisierung von Lappenbronchus und Trachea notwendig (Lobektomie mit Bronchusmanschettenresektion). Das Operationsrisiko der Lobektomie liegt deutlich unter dem der Pneumektomie, dennoch ist die Lobektomie der Pneumektomie nur bei strenger Indikationsstellung gleichwertig. Bei falsch indizierter Lobektomie sind die Heilungsergebnisse wesentlich schlechter (GALL 1979; NAEFF 1979). In Fällen, bei denen die an sich notwendige Pneumektomie nicht durchführbar schien, konnten JENSIK et al. (1972) durch Vorbestrahlung die Zahl der noch durch Lobektomie mit Manschettenresektion operierbaren Patienten um den Faktor 4 erhöhen.

c) Segmentresektion

Die Segmentresektion ist nur in Frühfällen peripherer Karzinome als ausreichend radikaler chirurgischer Eingriff anzusehen. Sie wird daher nur selten eingesetzt (HERMANEK u. GALL 1979).

d) Resektionsverfahren bei semimalignen Tumoren

Auch bei den nur potentiell malignen Karzinoiden ist die Lobektomie das Resektionsverfahren der Wahl, die früher übliche endobronchiale Abtragung gilt als unzureichend (COURAUD et al. 1973; SMITH 1969). Ebenso wird bei Zylindromen (adenozystisches Karzinom) die stadiengerechte Resektion wie beim Karzinom, ggf. mit tracheo- bzw. bronchoplastischen Methoden empfohlen (DONAHUE et al. 1968).

5. Komplikationen

Wundheilungsstörungen, Blutungen, Embolien der nicht resezierten Lungenabschnitte, Pneumonien und Pleuraempyeme sind unmittelbar postoperativ auftretende Komplikationen, die in den meisten Fällen beherrschbar sind (BROCK 1975; KIRSH et al. 1976; SEYDEL et al. 1975). Dem postoperativ auftretenden Pleuraempyem wird von einigen Autoren (BROCK 1975; FERRANTE u. GIAMPAGLIA 1977) sogar eine günstige Auswirkung auf die Funktion immunkompetenter Systeme mit daraus resultierender Prognoseverbesserung nachgesagt, was allerdings u.a. von VANDERHOEFT (1980) bestritten wird, dessen Überlebensraten der Patienten mit Pleuraempyem eher schlechter ausfielen als bei Patienten ohne postoperatives Empyem der Pleura.

Hauptursache der mit 6 bis 25% angegebenen postoperativen Mortalität sind kardiovaskuläre Komplikationen. Hinzu kommt die respiratorische Insuffizienz unterschiedlicher Ursache, wie ausgedehnte Pneumonien, kompensatorische Emphysementwicklung u.a. (BECKER et al. 1976; BROCK 1975; KIRSH et al. 1976; OLSEN 1977; SEYDEL et al. 1975).

Die Mortalitätsrate der *Lobektomie* liegt je nach Autor zwischen 1 und 10%, die der *Pneumektomie* zwischen 7 und 20%. Bei erweiterter Pneumektomie wird mit einer postoperativen Mortalität von 20 bis 50% gerechnet (BECKER et al. 1976; BROCK 1975; DENEFFE et al. 1978; GALL 1979; HOFFMANN et al. 1971; PICHLMAIER et al. 1973; SEYDEL et al. 1975; VINCENT et al. 1976; VOGT-MOYKOPF 1979). Während die Lobektomie eine weitgehend altersunabhängige Mortalitätsrate aufweist, steigt diese Rate bei der Pneumektomie erwartungsgemäß mit zunehmendem Alter auf bis zu 40% (LEE 1972; PICHLMAIER 1978).

Tabelle 18. 5Jahres-Überlebensrate nach Bronchuskarzinom-Operation. Abhängigkeit von der Histologie

Autoren	Plattenepithel-Karzinom (%)	Adeno-Karzinom (%)	Großzellig-anaplastisches Karzinom (%)
HERMANEK, GALL (79) Sammel-statistik mit 4838 Fällen	27,7	20	16
GALL (79)	33	18	18
PICHLMAIER (78)	33	36	
MOUNTAIN (79)	37	27	27
KIRSH (76)	43	27,5	31

6. Behandlungsergebnisse der chirurgischen Bronchus-Karzinom-Behandlung

Eine Wertung der publizierten Behandlungsergebnisse gelingt nur mit Schwierigkeiten, da

1. der Einfluß der Selektionierung des operierten Krankengutes eine nicht unwesentliche Rolle spielt und
2. die meist als 5Jahres-Überlebensraten angegebenen Daten bei dem einen Autor nur auf die postoperativ Überlebenden, bei dem anderen jedoch auf das gesamte operierte Kollektiv bezogen sind.

a) Überlebensraten

In einer von HERMANEK und GALL (1979) zusammengestellten Statistik wurden durch radikale Resektion 5Jahres-Überlebensraten von 33 bis 39%, nach sogenannter klassischer Resektion 5Jahres-Überlebensraten von 22 bis 30% erreicht.

Bei Einteilung in histologische Karzinomtypen liegen die beim Plattenepithel-Karzinom erzielten Raten über denen der anderen nicht kleinzelligen Formen (HERMANEK u. GALL 1979; KIRSH et al. 1976; MOUNTAIN 1979), wie der Tabelle 18 zu entnehmen ist. SHIELDS (1979a) dagegen bestreitet Unterschiede in der Prognose der operierten nicht kleinzelligen Karzinome. In dem von PICHLMAIER (1978) zusammengestellten Kollektiv sind die 5Jahres-Überlebensraten der Adeno-Karzinome sogar etwas höher als die der Plattenepithel-Karzinome.

Bei den semimalignen Tumoren wurden durch Operation 5Jahres-Überlebensraten von 42% bei adenozystischen Karzinomen (Zylindromen) und 91% bei Karzinoiden erreicht (KOIKKALAINEN et al. 1974), sogar das Alveolarzell-Karzinom ist mit einer 5Jahres-Überlebensrate von 87% (RIENHOFF et al. 1965) als gut heilbarer Tumor anzusehen.

Stadienabhängigkeit der Behandlungsergebnisse

Die 5Jahres-Überlebensraten nach operativer Behandlung betragen im Stadium I 23 bis 58% (durchschnittlich 49%), im Stadium II 7 bis 29% (durchschnittlich 25%) und 7 bis 16% (durchschnittlich 14,5%) im Stadium III (GALL 1979; HERMANEK u. GALL 1979; BROCK 1975).

b) Tumorrezidive nach Operation

In der überwiegenden Mehrheit rezidiviert das operierte Bronchus-Karzinom als Fernmetastase (MOUNTAIN u. HERMES 1979). Die Rate der im behandelten Hemithorax aufgetretenen

Rezidive wird unterschiedlich hoch angegeben und ist mit Sicherheit abhängig von der Radikalität der durchgeführten Tumorresektion. Der Anteil der thorakalen Rezidive im Kollektiv der rezidivierten Patienten beträgt bei Kern et al. (1968) 42%, bei Reynolds et al. (1979) 25 bis 30% im Stadium I und 50% im Stadium II. Bei Richelme et al. (1979) war das Lokalrezidiv die Todesursache in 33% der verstorbenen Patienten.

Plattenepithel-Karzinom-Rezidive entwickelten sich in 50% aller Rezidivfälle innerhalb der ersten 2 Jahre, während bereits 75% aller Adeno-Karzinom-Rezidive in diesem Zeitraum auftreten (Mountain u. Hermes 1979).

c) Einfluß des Lebensalters auf die Behandlungsergebnisse

Abgesehen von den bereits dargestellten Faktoren Tumorstadium und Histologie ist in diesem Zusammenhang das Lebensalter von Bedeutung. Nach Daumet et al. (1973) sind mehr als die Hälfte der länger als 5 Jahre überlebenden Patienten bei Erstbehandlung jünger als 55 Jahre. Daß mit zunehmendem Alter auch nicht tumorbedingte Ursachen eine Rolle spielen, geht aus den Schätzungen von Shields (1979a) hervor, nach denen 25 bis 40% der während der nächsten 5 Jahre verstorbenen Patienten nicht tumorbedingten Ursachen erliegen.

Die operative Behandlung des Bronchus-Karzinoms ermöglicht trotz aller technischer und methodischer Fortschritte nur 7 bis 10% aller an diesem Tumor leidenden Patienten ein mindestens 5 Jahre langes Überleben (Cantor u. Weiss 1976; Gall 1979).

d) Adjuvante Maßnahmen

Prä- oder postoperative Bestrahlung, adjuvante Chemotherapie oder immunstimulierende Maßnahmen haben – wie noch darzustellen sein wird – nicht zu erheblichen Verbesserungen der durch Operation erreichten Ergebnisse geführt. Andererseits kann bei der Natur dieses Tumors auch von einer Verbesserung der Operationsverfahren keine wesentliche Zunahme der Heilungsraten mehr erwartet werden.

Die chirurgische Behandlung ist heute das sicherste Verfahren zur Heilung eines Bronchus-Karzinoms. Allerdings sind die damit für die Gesamtheit der an diesem Tumor erkrankten Patienten erreichten Ergebnisse deprimierend. Wirksame Behandlungsmethoden für nicht operable Patienten – die den überwiegenden Teil des Gesamtkrankengutes ausmachen – sind dringend erforderlich.

II. Strahlentherapie der Bronchus-Karzinome

1. Historisches

Obwohl schon kurz nach der Entdeckung der Röntgen- und Radiumstrahlen die Wirkung ionisierender Strahlen auf maligne Tumoren nachgewiesen werden konnte, wurden Strahlenbehandlungen der Lungentumoren erst relativ spät versucht und oft wegen der dabei gesetzten Fibrosen großvolumiger Lungenabschnitte bzw. Empyem- und Abszeßentwicklung als letztlich unbrauchbar angesehen. Immerhin wurden bereits Ende der 20er Jahre – also noch vor der ersten Lungentumorbehandlung durch Pneumektomie (Graham u. Singer 1933) – Strahlenbehandlungen mit Orthovoltgeräten und auch mit Tele-Radiumgeräten durchgeführt. Mitte der 30er Jahre erfolgten die ersten interstitiellen Behandlungen bei Thorakotomie lokal inoperabler Fälle (Leddy, Moersch 1940; Ormerod 1937).

Den eigentlichen Durchbruch erfuhr die Strahlentherapie jedoch erst Ende der 50er Jahre, nachdem die technische Entwicklung der Bestrahlungsgeräte einen Stand erreicht hatte, der die Einstrahlung tumorwirksamer Dosen unter ausreichender Schonung des gesunden Gewebes möglich machte.

Die sich damit für die Behandlung der Lungentumoren eröffnenden Möglichkeiten erweckten zunächst eine Begeisterung, in der auch von namhaften Chirurgen die Strahlentherapie für eine echte Alternative zur Operation gehalten wurde. In typischer Weise folgte sehr bald die Ernüchterung, als sich herausstellte, daß auch durch Radiotherapie mit Megavoltgeräten eine wesentliche Anhebung der nur niedrigen Heilungsraten nicht möglich war. Diese Ernüchterung ging mancherorts über in Resignation, welche sogar zum vollständigen Verzicht auf kurative Strahlenbehandlung des Bronchus-Karzinoms und Beschränkung auf ausschließlich palliative Maßnahmen führte.

2. Tumorwirksamkeit der Strahlenbehandlung

Die tumorzerstörende Wirkung der ionisierenden Strahlen ließ sich auch beim Bronchus-Karzinom belegen
1. durch den Nachweis der Tumor-„Sterilisierung" bei präoperativ radiotherapeutisch behandelten Patienten sowie im Obduktionsgut bestrahlter Bronchus-Karzinome,
2. durch die röntgenologisch kontrollierbare Tumorschrumpfung unter Strahlenbehandlung,
3. durch die Verbesserung der Überlebensraten bei Langzeit-Verlaufsbeobachtungen.

Der bioptisch-histologisch gesicherte Nachweis einer Tumorzerstörung durch perkutane Bestrahlung gelang erstmals im größeren Umfange BROMLEY und SZUR (1955), die in rund 40% ihrer Fälle im präoperativ bestrahlten Resektionsgut kein Tumorgewebe mehr auffinden konnten. BLOEDORN (1966) gelang dies durch Vorbestrahlung in 35% seiner Fälle. Im Obduktionsgut konnten RISSANEN et al. (1968) eine vollständige Tumorzerstörung durch Strahlentherapie in 30%, EICHHORN et al. (1972) in 39% bei deutlich erkennbarer Abhängigkeit von Gesamtdosis und Fraktionierungsschema nachweisen.

Eine röntgenologisch dokumentierte Tumorrückbildung ließ sich in enger Korrelation mit der Gesamtdosis in bis zu 87% der bestrahlten Fälle aufzeigen (PERESLEGIN et al. 1977; RUBIN 1974), der Umfang der Größenabnahme betrug dabei 70 bis 90% (SALAZAR 1976a).

Die Spätergebnisse nach Strahlenbehandlung liegen – gemessen an 5 Jahres-Überlebensraten – eindeutig über den entsprechenden Ergebnissen unbehandelter Kollektive. Das Ausmaß dieser Differenzen weist im Schrifttum einen erheblichen Spielraum auf, auf den noch im einzelnen einzugehen ist.

a) Indikation zur Strahlentherapie des Bronchus-Karzinoms

Die Strahlenbehandlung der Tumoren der Bronchien und der Lungen kommt sowohl als ausschließliches Behandlungsverfahren als auch in Kombination mit operativen bzw. chemotherapeutischen Maßnahmen zum Einsatz. Insbesondere bei Planung der Strahlentherapie als alleinige – oder überwiegende – Behandlungsmaßnahme ist streng zwischen *kurativer* und *palliativer* Behandlung zu unterscheiden.

Bei *kurativer* Bestrahlung wird sowohl der nachweisbare Tumor als auch die Region der potentiellen Tumorausbreitung mit einer Dosis bestrahlt, die erfahrungsgemäß zur Vernichtung sowohl des manifesten wie auch des „subklinischen" Tumors ausreicht.

Bei *palliativer* Bestrahlung wird entweder das Zielvolumen nur auf den nachweisbaren Tumor oder auch nur auf Teile von diesem beschränkt oder aber eine niedrigere Dosis als die, die zur vollständigen Tumorvernichtung nötig wäre, verabreicht.

b) Indikation der Strahlenbehandlung mit kurativer Zielsetzung

α) Strahlenbehandlung als Alternative zur Operation

Die Gegenüberstellung der Behandlungsergebnisse kurativ operierter und kurativ bestrahlter Patienten läßt zumindest für die nicht kleinzelligen Karzinome eineutig die Überle-

Tabelle 19. Stellenwert von Chirurgie und Radiotherapie bei Patienten mit operablem Bronchuskarzinom

Autoren	Behandlungsergebnisse	
	nach Operation (%)	nach Radiotherapie (%)
„Cooperative study" (3Jahres-Überlebensrate) 1969		
278 operable Patienten	20,1	
74 potentiell operable Patienten		9,0
Fox und Scadding (1973) (5Jahres-Überlebensrate)		
35 Patienten mit kleinzelligem Karzinom	0,0	
62 Patienten mit kleinzelligem Karzinom		4,8
Morrison et al. (1963) (4Jahres-Überlebensrate)		
Plattenepithel-Karzinom	30,0	6
Anaplastisches Karzinom	10,0	11
Smart (1966) (5Jahres-Überlebensrate, nur operable Patienten)		22,5

genheit der chirurgischen Behandlung erkennen (s. auch Tabelle 19). Bei derartigen Vergleichen ist zwar in Rechnung zu stellen, daß das Krankengut der bestrahlten Patienten fast ausschließlich aus technisch und/oder biologisch inoperablen Patienten zusammengesetzt ist, woraus primär schon auf eine schlechtere Prognose bei den zu bestrahlenden – weil inoperablen – Patienten geschlossen werden muß (Arndt 1973), doch wird in den wenigen vergleichbaren Behandlungsresultaten an randomisierten Kollektiven deutlich, daß die kurative Operation nicht ohne Erfolgseinbuße durch eine Strahlenbehandlung ersetzt werden kann.

Die sich daraus für den Strahlentherapeuten bei Übernahme der Behandlung eines Bronchus-Karzinoms ergebende Verantwortung sollte hinreichender Anlaß sein, in jedem zugewiesenen Fall zu überprüfen, ob eine Operabilität mit Sicherheit ausgeschlossen worden ist.

β) Sonderfall Pancoast-Tumor

Weniger eindeutig ist die Überlegenheit der Chirurgie beim apikalen Karzinom, dem sogenannten Pancoast-Tumor. Dieser Tumor hat zwar bei Vergleich mit Bronchus-Karzinomen anderer Lokalisation wegen seiner etwas geringeren Fernmetastasierungstendenz eine günstigere Prognose aufzuweisen, erreicht jedoch durch seine Neigung zum Ausbrechen in die Nachbargewebe (Pleura, Rippen, Wirbelkörper und Plexus brachialis) oft schon früh ein Stadium, in dem er als technisch inoperabel anzusehen ist. Für die operative Behandlung sind – mit oder ohne präoperative Bestrahlung – nur frühentdeckte Tumoren geeignet (Bretz et al. 1970; Komaki et al. 1980; Morris u. Abadir 1979; Paulson 1966). Die 5Jahres-Überlebensraten nach alleiniger Operation betragen bis zu 15% und nach alleiniger Strahlenbehandlung 3,5 bis 22%, wobei letztere sowohl operable als auch inoperable Fälle mit einem von Kollektiv zu Kollektiv unterschiedlich großen Anteil enthalten (Boyd 1966; Candy 1976; Hilaris et al. 1971; Komaki et al. 1980; Paulson 1966).

Wenn auch bei weiter fortgeschrittenen Tumoren die Hauptaufgabe der Strahlentherapie in der Verfolgung palliativer Behandlungsziele, wie z.B. der Beseitigung der meist sehr intensiven Schmerzen zu sehen ist, sollte jedoch auch in Fällen mit bereits erkennbaren mediastinalen Metastasen die Indikation zur kurativen Strahlenbehandlung überprüft werden. Immerhin konnten KOMAKI et al. (1981) bei ihren fast ausschließlich im Stadium III befindlichen Patienten eine Vollremission in 49% und eine 5Jahres-Überlebensrate von 22% erreichen, wobei diesen Zeitraum nur die Patienten überlebten, bei denen eine Vollremission gelungen war.

γ) Indikation zur Strahlenbehandlung mit kurativer Zielsetzung als Alternative zur Placebobehandlung

Dem zum Effektivitätsbeweis der Strahlenbehandlung verwendeten Vergleich der Ergebnisse historischer Kollektive aus unbehandelt gebliebenen und kurativ strahlenbehandelten Patienten könnte der Mangel der Selektionierung zu Gunsten der bestrahlten Kollektive anhaften: Da viele der zum Krankengut der unbehandelt gebliebenen oder nur palliativ behandelten Patienten sich bei Diagnosestellung bereits in einem fortgeschrittenen Krankheitsstadium befunden haben dürften und deshalb nicht kurativ behandelt werden konnten, sind hier zwangsläufig schlechtere Ergebnisse zu erwarten als bei Patienten in prognostisch günstigerem Tumorstadium, das noch eine Therapie möglich machte und zweckmäßig erscheinen ließ. Dieses gilt insbesondere dann, wenn als Vergleichsgröße die Überlebensrate nach relativ kurzen Beobachtungszeiträumen oder aber die mittlere Überlebenszeit Verwendung finden. Aufschlußreicher wäre hier eine Gegenüberstellung der Probanden, die mindestens ein Jahr überlebt haben.

Beim Vergleich der 5Jahres-Überlebensraten von behandelten und unbehandelten Patienten dürfte dieser hypothetische Unterschied in der Zusammensetzung der Kollektive hinsichtlich Tumorstadien und Allgemeinzustand bei ausreichender Kollektivgröße nicht mehr so stark zum Tragen kommen, da bei dem Malignitätsgrad dieser Tumoren die 5Jahres-Überlebenswahrscheinlichkeit für Früh- und Spätstadien bei Nichtbehandelten als gleichgroß zu veranschlagen ist.

Mittlere Überlebenszeiten von 6,0 bis 16,5 Monaten wie sie von ARNDT (1973) in einer Zusammenstellung von Literaturergebnissen kurativer Strahlentherapie ermittelt worden sind, sind ebenso wie die im Schrifttum der letzten Jahrzehnte mitgeteilten 5Jahres-Überlebensraten von 3 bis 9% ein tatsächlich entmutigendes Ergebnis, das verständlicherweise die Frage aufwirft, ob der damit verbundene Aufwand gerechtfertigt erscheint. 93 bis 97% Versager einer mit kurativer Zielsetzung durchgeführten Behandlung sind Grund genug, das Adjektiv „kurativ" in Anführungszeichen zu setzen und prospektiv angelegte Studien an randomisierten Kollektiven zu fordern, durch die der Nutzen der kurativen Strahlentherapie im Vergleich zur Placebotherapie – mit Palliativmaßnahmen bei Bedarf – unter Beweis gestellt werden kann.

Derartige Untersuchungen wurden bisher von BERRY et al. (1977), DURRANT et al. (1971) sowie – an nicht randomisierten Kollektiven von STAM und LOPES CARDOZO (1976) durchgeführt. Diese Autoren kamen zu dem Ergebnis, daß eine mit kurativer Zielsetzung unmittelbar nach Diagnosestellung begonnene Strahlenbehandlung keine besseren Ergebnisse bringt, als das sogenannte „wait and see"-Vorgehen, bei dem die Behandlung mit palliativer Zielsetzung erst nach Einsetzen von Beschwerden aufgenommen worden ist.

Unter Berufung auf die Ergebnisse dieser Untersuchungen wird in der letzten Zeit wiederholt empfohlen, die kurative Strahlenbehandlung des nicht kleinzelligen Bronchus-Karzinoms ganz zu unterlassen oder nur in Ausnahmefällen durchzuführen (GROSS u. KLEIN 1978; JUNGINGER u. PICHLMAIER 1979; DRINGS 1980; SAUER u. WILLMANNS 1980).

Dabei blieb jedoch unbeachtet, daß die in diesen Studien verabreichte Strahlendosis von 30 bis 40 Gy keinesfalls als kurativ wirkende Dosis bei den nicht kleinzelligen Karzinomen gelten kann und die Ergebnisse dieser Untersuchungen deshalb auch nicht zur Beurteilung der Effektivität einer kurativen Strahlenbehandlung verwertet werden können (BÜNEMANN u. HEILMANN 1980; PEREZ et al. 1980; SHERMAN et al. 1981).

Tabelle 20. Nicht kleinzellige Bronchus-Karzinome der Stadien I und II. Überlebensraten nach alleiniger Strahlentherapie

	Mediane Überlebenszeit (Monate)	Überlebensraten (Prozent)					
		1 Jahr	2 Jahre	3 Jahre	4 Jahre	5 Jahre	10 Jahre
ABE et al. (1971)	9,4	39					
ABRAMSON u. CAVANAUGH (1973)		38					
ALMARIC et al. (1969)		83		30		17	
BOHNDORF u. RICHTER (1979)							
operable Fälle		81	52	31	19	10	
Plattenepithel-Karzinom		66	31	20	8	5	
CALDWELL u. BAGSHAW (1968)		17					
COY (1978)		57	31	18	14	10	
EICHHORN u. LESSEL (1968)						6	
EISERT et al. (1976)		29	19				
EMAMI et al. (1979)	14			19			
FELCI et al. (1971)	8	36	13	7			
GUERIN (1977)						18	
GUTTMAN (1971)		40	13	7			
HEILMANN et al. (1976)		37	14	7	6	5	
HILTON (1950)		75	45	27	23	22	7,5
HOLSTI u. MATTSON (1980a)		50	29	17	10	4	
KUJAWSKA (1973)							
N_0-Fälle		80				32	
N_1-Fälle		35				1	
N_0- u-N_1-Fälle		39				4	
MILLER et al. (1978)	12		24	13	8		
MILTENYI et al. (1978)		75					
PETROVICH et al. (1978)	11	28	15	11			
RINGLEB u. HEIDENREICH (1970)		40	19				
SALAZAR et al. (1976a)	14,5	62					
SCHUMACHER (1975)							
Stadium I		77				33	
Stadium II		58				29	
AK St. Georg, Hamburg ($T_{1-2}N_0$-Fälle)		64		20		14	

Bei konsequenter Strahlenbehandlung der noch nicht metastasierten Bronchus-Karzinome sind – wie aus der Tabelle 20 zu entnehmen ist – 5Jahres-Überlebensraten von rund 10% zu erreichen, was unter Berücksichtigung der großen Zahl inoperabler Patienten Grund genug ist, eine kurative Strahlenbehandlung in allen geeigneten Fällen zu versuchen, diese Einstellung wird auch von einer großen Zahl anderer Autoren vertreten (CALDWELL u. BAGSHAW 1968; KÄRCHER 1972; BLEHER 1973; BLOEDORN 1973; DEELEY 1973; SEYDEL et al. 1975; PHILLIPS u. MILLER 1978; SLAWSON u. SCOTT 1979, 1980; COY u. KENELLY 1980; SHERMAN et al. 1981; WHITE u. BOLES 1981).

Ein weiteres Argument für den Einsatz der Strahlentherapie beim symptomfreien, inoperablen Bronchus-Karzinom ist schließlich die Erfahrung, daß Beschwerden, die durch Atelektasen und retrostenotische Pneumonien entstehen, nur dann mit ausreichender Wahrscheinlichkeit verhindert bzw. beseitigt werden können, wenn deren Ursache in einer frühen Phase behandelt und nicht erst die Entwicklung einer kompletten Stenose abgewartet wird (WHITE u. BOLES 1981).

δ) Indikation zur präventiven Bestrahlung potentieller Fernmetastasenregionen

Unter Hinweis auf die hohe Fernmetastasenrate wird von KOMAKI et al. (1977) die präventive Bestrahlung dieser Regionen für eine nützliche adjuvante Maßnahme gehalten und eine Gesamtdosis von 20 bis 24 Gy für die Leber bzw. 20 bis 40 Gy für das Neurokranium vorgeschlagen.

In einer von der Veterans Administration Lung Group (VALG) 1975 bis 1978 durchgeführten randomisierten Studie wurde u.a. auch der Nutzen einer präventiven Hirnbestrahlung beim nicht kleinzelligen Bronchus-Karzinom überprüft. Nach den von COX et al. (1981) veröffentlichten Ergebnissen entwickeln sich bei Patienten mit einem nicht kleinzelligen Karzinom (Plattenepithel-Karzinom, Adeno-Karzinom, großzelliges Karzinom) nach präventiver Bestrahlung nur in 6%, ohne präventive Bestrahlung dagegen in 13% der Fälle Hirnmetastasen (p=0.038). Die Überlebensraten beider Gruppen unterschieden sich jedoch während der 18 Monate dauernden Nachbeobachtungsperiode nicht signifikant voneinander, wenn auch die Absterbekurve der Patienten, die eine ZNS-Bestrahlung erhalten hatten, etwas flacher verlief.

Im Vergleich zum kleinzelligen Bronchus-Karzinom finden sich bei den nicht kleinzelligen Karzinomen zwar wesentlich seltener Hirnmetastasen (LUOMANEN u. WATSON 1968; MUGGIA u. CHERVU 1974; NEWMAN u. HANSEN 1974, s.a. Tabelle 2), doch sind diese relativ oft die einzige Fernmetastasenmanifestation (LUOMANEN u. WATSON 1968; COX et al. 1981). Da nach NEWMAN und HANSEN (1974) die Hirnmetastasenrate bei Adeno-Karzinom mit 25% und bei den großzelligen, undifferenzierten Karzinomen mit 29% etwa doppelt so hoch ist wie beim Plattenepithel-Karzinom, stellt sich die Frage, ob nicht die vorsorgliche Bestrahlung des Neurokraniums im Rahmen der Primärbehandlung zumindest beim Adeno-Karzinom und beim undifferenzierten großzelligen Karzinom angebracht wäre.

c) Indikation zur Strahlenbehandlung des kleinzelligen Karzinoms

Das kleinzellige Bronchus-Karzinom zählt zu den strahlenempfindlichsten Tumoren überhaupt. Daraus wäre an sich eine klare Indikation zur Strahlentherapie dieser Tumoren abzuleiten.

Lokoregionale Behandlungsmaßnahmen wie die hochdosierte Strahlenbehandlung sind jedoch ebenso wie die Operation nur ausnahmsweise geeignet, eine so früh disseminierte Erkrankung wie das kleinzellige Bronchus-Karzinom mit aller ihren Ausläufern voll zu erfassen, um so eine Heilung vom Tumor zu erreichen. Schlechte Spätergebnisse wie 5Jahres-Überlebensraten von 1 bis 4% (FOX u. SCADDING 1973; HORNBACK et al. 1976) können somit nicht überraschen.

Eine wirksame Behandlung dieses in der Regel als Systemerkrankung aufzufassenden, weil bereits bei Diagnosestellung so gut wie immer generalisierten Karzinoms ist deshalb nur in einer systemischen Therapie zu sehen (VON ROTTKAY 1976; SCHMIDT 1976; SELAWRY 1976; KENT et al. 1977; LIVINGSTONE 1978; BUNN et al. 1979). Durch Einführung und Weiterentwicklung der Polychemotherapie konnte dann auch eine Verbesserung der Behandlungsergebnisse erreicht werden, die u.a. in einer Verlängerung der medianen Überlebenszeit um

Tabelle 21. Behandlungsergebnisse bei kleinzelligen Bronchuskarzinomen. Kombinierte Chemo- und Strahlentherapie. („lim." = Fälle mit limited disease, „ext." = Fälle mit extensive disease)

Autoren	Mediane Überlebenszeit (Monate)	Überlebensrate (%) 1 Jahr	Überlebensrate (%) 2 Jahre	Strahlendosis (Gy)
ALEXANDER et al. (1977)	14			15–55
BERGSAGEL et al. (1972)	5			40–50
BLEEHEN (1977)	6,5	18		30
EINHORN et al. (1978)	lim. 18 ext. 9		26	18 + 18
FOX u. SCADDING (1973)	7	22	10	40–50
FOX et al. (1979)	lim. 15 ext. 9			40
HOLOYE et al. (1977)	lim. 12		19	25–30
KANE et al. (1979)	ext. 7 lim. 11,5		26	30 (12 Tage)
KENT et al. (1977)	> 20	50	36	30
LEE (1976)	7	20	8	47
LIVINGSTON et al. (1978)	12	50	15	45
LIVINGSTON (1978)	lim. 12 ext. 6			30 + 15
MANDELBAUM et al. (1978)	lim. 18 ext. 9			18 + 18
MOORE et al. (1978a)	lim 15,5 ext. 12	27		30 + 15
PEREVODCHIKOVA et al. (1977)	lim. 11,5 ext. 8,5			30 + 20
PEREZ et al. (1981)	lim 10	38	20	45
PETROVICH et al. (1977)	5	30		50–60
SEEBER et al. (1980)	lim. 21 ext. 10		23	30
STEVENS et al. (1979)	lim. 12			35
WITTES et al. (1977)	lim 12 ext. 8			30

den Faktor 2 bei Vergleich mit nur radiotherapeutischen Kollektiven und um einen Faktor 6–7 bei Vergleich mit unbehandelten Gruppen zum Ausdruck kommt (SEEBER et al. 1980, s. auch Tabelle 21).

Trotz günstiger strahlenbiologischer Gegebenheiten kann daher die Strahlentherapie bei diesem Tumor nur dann effektiv sein, wenn sie als Teil einer multimodalen Therapie eingesetzt wird, deren Kern die systemische Behandlung sein muß.

Bei Gegenüberstellung nur zytostatisch bzw. nur radiotherapeutisch behandelter Kollektive läßt sich feststellen, daß bei nicht Bestrahlten die Lokalrezidive und bei nicht zytostatisch Behandelten dagegen extrathorakale Rezidive häufiger sind (EAGAN et al. 1974; LAING et al. 1975a; McMAHON et al. 1979; SEYDEL et al. 1978). Nach MIRA et al. (1980) sollen bei ausschließlich zytostatisch behandelten Patienten 90% der Rezidive intrathorakal auftreten, nach kombinierter zytostatisch-radiotherapeutischer Behandlung sollen sich dagegen nur 50% der später auftretenden Rezidive intrathorakal entwickeln.

α) Einfluß der Strahlenbehandlung auf die Remissionsraten

Durch konsequenten Einsatz der Chemotherapie lassen sich bereits in vielen Fällen Vollremissionen, in fast allen Fällen zumindestens eine Teilremission erreichen, so daß der Nutzen einer zusätzlichen Strahlenbehandlung der Primärtumorregion wiederholt in Frage gestellt wurde. Bei Vergleich gleichartiger aber nicht randomisierter Kollektive läßt sich zeigen, daß durch die Strahlenbehandlung die durch Chemotherapie allein erreichten Remissionsraten sich noch um rund 20% erhöhen lassen (EINHORN et al. 1978; NATALE u. WITTES 1981). McCRACKEN et al. (1982) kamen bei ihrem aus 209 Patienten mit „limited disease" bestehenden Krankengut auf eine Remissionsrate von 71% (CR + PR), nachdem die vorangegangene Chemotherapie lediglich 47% erbracht hatte.

Wenn auch die Remission dieses Tumors ein sehr wichtiges Ergebnis darstellt, so ist doch nicht zu verkennen, daß es sich bei ihr allenfalls um den ersten Abschnitt des Weges zur endgültigen Heilung handelt. Die Spätergebnisse der Behandlung des kleinzelligen Bronchus-Karzinoms werden immer noch entscheidend durch hohe Rezidivraten beeinflußt, so daß gefragt werden muß, wie hoch der Nutzen bzw. die Nachteile der Strahlentherapie im Rahmen einer multimodalen remissions-*erhaltenden* Therapie zu veranschlagen sind.

β) Einfluß der Strahlenbehandlung auf die Rezidivraten

a) Einfluß auf die *Lokalrezidivraten*: Die Verbesserung der Lokalrezidivraten durch eine zusätzlich zur Chemotherapie durchgeführte Strahlentherapie ließ sich in allen hierüber angestellten Untersuchungen, die z.T. auch prospektiv randomisiert angelegt waren, nachweisen (NIXON et al. 1975; GLATSTEIN 1978; BRUNNER 1979; COHEN et al. 1979; FOX et al. 1979; MIRA u. LIVINGSTON 1980; GOODMAN et al. 1981; s.a. Tabelle 23).

b) Einfluß auf die Rate *zerebraler Rezidive*: Das Risiko eines Rezidivs im ZNS-Bereich ist bei einer autoptisch nachweisbaren Fernmetastasenrate von 30 bis 50% (BUNN, NUGENT u.a. 1978) als relativ hoch zu veranschlagen und durch die üblichen Zytostatika wegen ihrer Blut-Hirn-Schranke kaum beeinflußbar. Auch die besser hirngewebsgängigen Präparate Procarbacin und CCNU sind hierbei offensichtlich so gut wie wirkungslos (ALEXANDER et al. 1977; LIVINGSTON 1978; NUGENT et al. 1979; BUNN et al. 1979).

Hieraus ergibt sich die Indikation zur Strahlenbehandlung des Neurokraniums als eine Maßnahme, durch die die initiale Chemotherapie sinnvoll ergänzt wird. Bei Zusammenstellung einer Sammelstatistik aus Publikationen jüngeren Datums (Tabelle 24) ließ sich bei 1355 präventiv im Neurokraniumbereich bestrahlten Patienten nur in 4,9% der Fälle später ein zerebrales Rezidiv nachweisen, das dagegen in 24% der Fälle auftrat, wenn keine vorsorgliche Bestrahlung des Neurokranium durchgeführt worden war. Dieses Ergebnis ließ sich durch eine randomisiert angelegte Studie des RTOG/ECOG (SEYDEL et al. 1978) im wesentlichen bestätigen, wenn auch hier die Differenz mit 3 bzw. 13% geringer ausfiel. COX et al. (1978b) konnten dagegen in einer anderen, ebenfalls randomisiert angelegten multizentrischen Studie keine Unterschiede in den Rezidivraten von neurokranial bestrahlten bzw. nicht bestrahlten Patienten finden, allerdings wurden hier nur 20 Gy in 2 Wochen eingestrahlt, während die sonst übliche Gesamtdosis 30 Gy in 2 bis 3 Wochen beträgt.

Das Risiko eines zerebralen Rezidivs kann also offensichtlich durch präventive, ausreichend hoch dosierte Bestrahlung des Neurokraniums vermindert werden, eine absolute Absicherung gegen spätere zerebrale Metastasen kann diese Maßnahme jedoch nicht sein. LEVITT

Tabelle 22. Remissionsraten bei kombiniert chemotherapeutisch-radiologischer Behandlung des kleinzelligen Bronchuskarzinoms. („lim." = limited disease-Fälle „ext." = extensive disease-Fälle)

Autoren	Remissions-rate (%)	Vollremis-sionsrate (%)	Teilremis-sionsrate (%)	Strahlen-dosis (Gy)
Bychkov et al. (1978)	71			50
Choi u. Carey (1976)	85	66		45
Cohen et al. (1981)		lim. 77		40
Dillman et al. (1982)	ext. 59	ext. 38	ext. 21	20 + 20
Eagan et al. (1974)		55		
Einhorn et a. (1978)		41	48	18 + 18
Ginsberg et al. (1978)	100	63		45
Goodman et al. (1981)	lim. 90,5 ext. 86	lim 81 ext. 33	lim 9 ext. 52	50
Greco et al. (1978a)		lim. 96		30/2 Wochen
Hansen et al. (1980)	lim. 66			20 + 20
Hazra et al. (1974)	80			30 + 15
Hornback et al. (1976)		59	41	18 + 18
Johnson et al. (1978)		lim. 75 ext. 40		45
Kane et al. (1979)		26	63	30/12 Tagen
King et al. (1977)		49		24
Livingston (1978) (SWOG-Studie)		lim. 38 ext. 15		30 + 15
Mandelbaum et al. (1978)		43	47	18 + 18
Mc Cracken et al. (1978)	72	39		30
Moore et al. (1978b)		lim. 41 ext. 14		30 + 15
Murray et al. (1977)	100	46		30–40
Natale u. Wittes (1981)	lim. 100 ext. 90	lim. 67 ext. 65	lim. 33 ext. 25	45
Nixon et al. (1975)	100	73		28–32
Oldham et al. (1978)	100	94		30
Perevodchikova et al. (1977)		10	75	30
Perez et al. (1981)	74	40	34	45
Seeber et al. (1979)		lim. 77 ext. 50		30
Seydel et al. (1975)	82			30 + 15
Seydel et al. (1978)	74–84	38–45		45
Stevens et al. (1979)		60	27	35
Williams et al. (1977a)		40	40	30
Wittes et al. (1977)	83	15		30

Tabelle 23. Einfluß der Strahlentherapie auf die Lokalrezidivrate des kleinzelligen Bronchuskarzinoms

Autoren	Lokalrezidivrate		Kollektiv-bildung
	Chemotherapie ohne Radiatio (%)	Chemotherapie mit Radiatio (%)	
COHEN et al. (1981)	71	29	randomisiert
BRUNNER (1979)	45	25	randomisiert
FOX et al. (1979)	38	16	randomisiert
NIXON et al. (1975)	31	27	

Tabelle 24. Zerebrale Rezidive nach Behandlung des kleinzelligen Bronchuskarzinoms. Einfluß der präventiven Hirnbestrahlung auf die Rezidivhäufigkeit

Autoren	Mit präventiver Neuro-kraniumbestrahlung		Ohne präventive Neuro-kraniumbestrahlung	
	n	Hirn-metastasen-rate (%)	n	Hirn-metastasen-rate (%)
AISNER et al. (1982)	21	5	53	34
AJAIKUMAR u. BARKLEY (1978)	25	12	82	30
BEILER et al. (1978)	18	0	27	19
BUNN et al. (1979)	306	5	325	22
BYHARDT et al. (1981)	31	0		
COX et al. (1978a)	24	17	21	24
EAGAN et al. (1980)			61	48
EINHORN et al. (1978)	55	2		
EINHORN et al. (1976b)			25	20
HIRSCH et al. (1979)	55	9	56	13
HOLOYE et al. (1977)	45	18		
JACKSON et al. (1977)	14	0	15	27
LEVITT et al. (1978)	29	10		
LIVINGSTON et al. (1978)	358	3		
LYMAN et al. (1978)	24	17	21	24
MAURER et al. (1980)	79	4	84	18
NEWMAN u. HANSEN (1974)			46	28
PEREZ et al. (1981)	53	7		
SEEBER et al. (1979)	25	12	25	24
SEYDEL et al. (1978)	124	2	140	23
SHANK et al. (1981)	44	9		
TROWBRIDGE et al. (1977)			15	27
WILLIAMS et al. (1977a)	25	0		
	66/1355 4,9%		241/882 24%	

et al. (1978) machten die Beobachtung, daß bei den präventiv bestrahlten Patienten zerebrale Rezidive fast ausschließlich nur in den Fällen auftraten, die mit der Induktionsbehandlung lediglich eine Teilremission des intrathorakalen Tumors erreicht hatten. Auch im Krankengut von SHANK et al. (1981) kam es nur dann trotz präventiver Hirnbestrahlung zum zerebralen Rezidiv, wenn entweder keine Vollremission zu erreichen gewesen war oder aber sich Lokalrezidive im weiteren Verlauf entwickelt hatten. Dies gibt Anlaß zu der Vermutung, daß eine Art „reseeding" in die zuvor durch Neurokraniumbestrahlung sanierte Region Ursache der zerebralen Rezidive sein könnte.

Die von Einhorn et al. (1976b) noch vorausgesagte Verbesserung der Überlebensraten durch die vorsorgliche Neurokraniumbestrahlung ließ sich bis jetzt noch nicht in entsprechenden, am Gesamtkrankengut der „limited-disease"-Fälle durchgeführten klinischen Studien nachweisen (Bunn et al. 1979; Cox et al. 1981; Hansen et al. 1978; Tulloh et al. 1977; Williams et al. 1977a). Es stellt sich somit die Frage, ob der mit einer präventiven Neurokraniumbestrahlung verbundene Aufwand gerechtfertigt ist, um allein die im weiteren Verlauf evtl. auftretenden Symptome von Hirnmetastasen zu verhindern oder ob nicht besser diese Behandlungsmaßnahme einer ausgewählten kleinen Gruppe von Patienten vorbehalten sein sollte, bei denen die Bestrahlung des klinisch noch tumorfreien Neurokraniums doch einen positiven Effekt auf die Überlebensraten erwarten läßt.

Baglan und Marks (1981) versuchten zu klären, ob bei Verzicht auf eine präventive Bestrahlung und durch ZNS-Bestrahlung im Falle später auftretender Hirnmetastasen sich im Endergebnis der gleiche Nutzen für den Patienten ergibt. Sie erreichten bei 39 Patienten mit Hirnmetastasen durch Bestrahlung mit 14 bis 30 Gy in 2 bis 3 Wochen eine bis ans Lebensende anhaltende Beschwerdefreiheit in 64% der Fälle. Davon ausgehend, daß 23% der nicht präventiv Bestrahlten im weiteren Krankheitsverlauf zerebrale Metastasen entwickeln können, kamen die Autoren zu dem Ergebnis, daß von 100 Patienten mit einem kleinzelligen Bronchus-Karzinom bei Bestrahlung der später auftretenden Hirnmetastasen nur in 8 Fällen (nämlich 36% von 23) der gewünschte Erfolg ausbleibt. Dem gegenüber entwickeln 5 von 100 Patienten nach präventiver ZNS-Bestrahlung später Hirnmetastasen, woraus zu folgern ist, daß von der vorsorglichen Bestrahlung des Neurokraniums letztlich nur 3 Patienten profitieren, 77 aber überflüssigerweise bestrahlt werden. Dem ist allerdings entgegenzuhalten, daß auch eine trotz vorsorglicher Bestrahlung aufgetretene Hirnmetastasierung mit einer nochmaligen Bestrahlung wieder in Remission gebracht werden könnte und daß darüber hinaus schließlich einer ganzen Reihe von Patienten das Erlebnis eines Tumorrezidivs im ZNS durch eine präventive Bestrahlung des Neurokraniums erspart werden kann. Hinzu käme die Feststellung von Rosemann, Choi (1982), daß die nachteiligen Auswirkungen der Strahlenbehandlung auf Allgemeinzustand und Lebensqualität bei Bestrahlung manifester Hirnmetastasen erheblich ausgeprägter sind, als dies bei nur präventiver Bestrahlung zu beobachten ist.

Wenn sich aber trotz nachweisbarer Senkung der Rate zerebraler Rezidive eine Auswirkung der präventiven Hirnbestrahlung auf die Überlebensraten des Gesamtkrankengutes nicht erkennen läßt, dann kann dies seine Erklärung nur darin finden, daß Hirnmetastasen einen nur untergeordneten Einfluß auf die Überlebensraten im Gesamtkrankengut des kleinzelligen Bronchus-Karzinoms haben.

Im Krankengut von Nugent et al. (1979) unterschieden sich die medianen Überlebenszeiten der Patienten, die im weiteren Verlauf Hirnmetastasen entwickelten, nicht von denen, die im gesamten Krankheitsverlauf frei von Hirnmetastasen blieben.

Die Hirnmetastasenrate stieg von 10% bei der Diagnosestellung auf 50% nach einem und 80% nach zwei Jahren. Daraus ließe sich folgern, daß die überwiegende Mehrheit der Patienten mit einem kleinzelligen Bronchus-Karzinom dieser Erkrankung erliegt, bevor Hirnmetastasen ein das Leben bedrohendes Ausmaß erreicht haben. Dies findet seine Bestätigung u.a. auch in der von Cox et al. (1979b) veröffentlichten Studie der VALG, bei der sich herausstellte, daß bei den 57 autopsierten Patienten mit einem kleinzelligen Bronchus-Karzinom in keinem einzigen Fall die Hirnmetastasen als Todesursache infrage kamen.

Moore et al. (1978a) fanden im Sektionsgut ihrer präventiv am Neurokranium bestrahlten Patienten in den Fällen, die bei Diagnosestellung bereits ein „extensive disease"-Stadium aufwiesen, seltener Hirnmetastasen als bei den Fällen, die mit einer „limited disease" in Behandlung gekommen waren (6 von 152 gegenüber 6 von 88). Dieser zunächst paradox erscheinende Befund ließe sich am ehesten damit erklären, daß durch Bestrahlung des Neurokranium eine Sanierung dieser Region erreicht worden ist und die kürzere Überlebenszeit der im „extensive disease"-Stadium befindlichen Patienten in den meisten Fällen nicht mehr ausreichte, um die Entwicklung der später per „reseeding" angesiedelten Tumorelemente zu ermöglichen.

Dies alles deutet darauf hin, daß zerebrale Metastasen erst dann eine wesentliche Rolle im Todesursachenspektrum spielen können, wenn die Beherrschung aller anderen intra- bzw. extrathorakal gelegenen Tumorabsiedelungen gelungen ist. Ein Einfluß der präventiven Hirnbestrahlung auf die Überlebensraten dürfte demnach nur bei Langzeitüberlebenden nachweisbar sein (AISNER et al. 1982). Daraus wäre zu folgern, daß die Indikation zur adjuvanten ZNS-Bestrahlung erst nach Einleitung der Initialbehandlung und zu einem Zeitpunkt zu stellen ist, an dem sich erkennen läßt, daß mit einiger Wahrscheinlichkeit eine Vollremission zu erwarten ist. Dies wäre frühestens der Fall nach dem dritten Chemotherapiezyklus bzw. nach einer weitgehenden Tumorrückbildung während einer evtl. am Anfang der multimodalen Therapie stehenden Strahlenbehandlung.

γ) Einfluß auf die Häufigkeit von Rezidiven der Oberbauchregion

In den ebenfalls bevorzugt metastatisch befallenen Organen Leber und Nebenniere ließ sich die Rezidivrate nicht durch eine adjuvante Bestrahlung der gesamten Oberbauchregion senken (HANSEN et al. 1980). Dagegen führte diese Behandlung in der Mehrzahl der Fälle zu erheblichen Nebenwirkungen wie Gewichtsverlust und Mattigkeit (CHOI u. CAREY 1976; HANSEN 1978), so daß eine routinemäßige Bestrahlung der Oberbauchregion im Rahmen einer initialen Behandlung bis jetzt noch nicht empfohlen werden kann.

δ) Stellenwert der Großraumbestrahlung im Rahmen der multimodalen Primärbehandlung des kleinzelligen Bronchus-Karzinoms

Die Erfahrungen mit Großraumbestrahlungen – wie Halbkörper- oder Ganzkörperbestrahlungen –, die in erster Linie zur Behandlung generalisierter Skelettmetastasen gedacht waren und vom Konzept her eine Alternative zur Chemotherapie darstellen könnten, reichen noch nicht aus, um diese Maßnahmen für die tägliche Routine empfehlen zu können (FITZPATRICK u. RIDER 1976; PRATO et al. 1976; MONAGHAN 1977; BYHARDT et al. 1978; SEYDEL et al. 1978; QUASIM u. THE 1979; RUBIN 1979b; LESCHE et al. 1981).

Ganzkörperbestrahlungen als Alternative zu einer initialen Chemotherapie wurden von BYHARDT et al. (1979) in einer Pilotstudie mit 8 Patienten im „limited disease"-Stadium geprüft. Die in 10 Sitzungen à 0,1 Gy durchgeführte und an eine lokoregionale Tumorbestrahlung angeschlossene Behandlung wurde ausgezeichnet toleriert, doch waren die Ergebnisse im Vergleich zur Chemotherapie unbefriedigend. Diese bei einigen Non-Hodgkin-Lymphomen effektive Methode sollte beim kleinzelligen Bronchus-Karzinom lediglich dann in Erwägung gezogen werden, wenn eine konsequente Chemotherapie nicht durchführbar ist.

Halbkörperbestrahlungen, die in Fällen mit ausgedehnter Metastasierung eindrucksvolle Palliativverfolge in Form von rasch eintretenden und oft lang anhaltenden Schmerzlinderungen ermöglichten, können zwar eine Reduzierung der Tumorzellgesamtzahl um 1 bis 3 Zehnerpotenzen erwarten lassen, sind jedoch allein nicht als ausreichende adjuvante Systemtherapie anzusehen (RUBIN 1979b). Sie können daher nur in Kombination mit anderen systemisch wirkenden Behandlungsmethoden von Nutzen sein. Die Wirksamkeit dieser Großraumbestrahlungen wird z.Z. noch in prospektiven Studien (RTOG, ECOG) geprüft.

Tabelle 25. Einfluß des Remissionsumfanges auf die medianen Überlebenszeiten beim kleinzelligen Bronchuskarzinom

Autoren	Mediane Überlebenszeit (Wochen)	
	nach Voll-remission	nach Teil-remission
Brereton et al. (1979)	79	22
Goodman et al. (1981)	100	37
Johnson et al. (1978)	78	39
King et al. (1977)	73	50
Mandelbaum et al. (1978)	78	39
Seydel et al. (1978)	53	34

ε) Strahlentherapie als potentiell limitierender Faktor für die Chemotherapie

Eine Wirkungseinbuße der Chemotherapie durch Unterbrechung der Behandlung oder durch Dosisreduzierung während bzw. nach der Bestrahlungsserie wurde bisher noch nicht nachgewiesen (Greco et al. 1978a; Kent et al. 1977; Einhorn et al. 1978; Seeber et al. 1980; Catane et al. 1981). Es ist jedoch durchaus gerechtfertigt, jedes Therapiekonzept dahingehend zu überprüfen, ob nicht durch die Strahlentherapie längere Chemotherapiepausen oder Dosiskompromisse zur Vermeidung kumulativ-toxischer Behandlungskomplikationen erzwungen werden (z.B. Bunn et al. 1979), die zur Folge hätten, daß verbesserte Remissionsraten u.U. mit verschlechterten Rezidiv- bzw. Überlebensraten erkauft werden müßten.

ζ) Die Rolle der Strahlentherapie bei der multimodalen Behandlung des kleinzelligen Bronchus-Karzinoms

Wesentlichste Voraussetzung für eine Heilungschance ist im „limited disease"-Stadium die Vollremission nach Induktionsbehandlung (Einhorn et al. 1978; Bleehen 1979a; McMahon et al. 1979; Minna et al. 1979; Seeber et al. 1980; Salazar u. Creech 1980; Peschel et al. 1981; Goodman et al. 1981; Aisner et al. 1982; s.a. Tabelle 25). Nur Patienten in Vollremission haben eine Chance, länger als 1 Jahr zu überleben (Cohen et al. 1979). Die Chance, in eine Vollremission zu gelangen, läßt sich aber – wie auf Seite 345 dargestellt – durch die lokoregionale Strahlenbehandlung vergrößern.

Bei „extensive disease"-Fällen dagegen soll nach weit verbreiteter Ansicht die Strahlentherapie der thorakalen Tumorregion keinen zusätzlichen kurativen Gewinn bringen, da auch nach Erreichen einer Vollremission die Überlebenszeiten nicht wesentlich verlängert werden (Alexander u.a. 1977a; Livingston 1978; Brereton et al. 1979). Dem widersprechen allerdings die Ergebnisse von Goodman et al. (1981), die an ihrem Krankengut keine statistisch signifikanten Unterschiede in den Überlebenszeiten feststellen konnten, wenn „limited disease"- und „extensive disease"-Fälle in Vollremission miteinander verglichen werden. Für diese Autoren gilt ungeachtet des Tumorstadiums die Vollremission als der mit Abstand wichtigste prognostische Faktor, woraus gefolgert wird, daß auch in „extensive disease"-Fällen die Strahlentherapie zusätzlich zur Chemotherapie einzusetzen ist, um dieses vorrangige therapeutische Ziel zu erreichen. Das Lokalrezidiv gilt zumindest bei den „limited disease"-Fällen neben den Behandlungskomplikationen als die führende Todesursache (Brereton et al. 1979), weshalb Überlegungen darüber angestellt werden, ob nicht durch eine höher dosierte Strahlentherapie sowie durch effektivere Maßnahmen zur Prophylaxe und Therapie der lebensbedrohlichen, meist durch Zytostatika induzierten Behandlungsfolgen eine weitere Verbesserung der Heilungsraten möglich wird. In diesem Zusammenhang wird auch diskutiert, ob eine höher dosierte Strahlenbehandlung der intrathorakalen Tumorregion den Einsatz weniger toxischer Cemotherapieschemata möglich macht (MINNA et al. 1979; MCMAHON et al. 1979).

Die präventive Bestrahlung des Neurokranium ist zumindest bei allen durch Induktionsbehandlung in Remission gelangten Patienten angebracht, solange noch keine Zytostatika zur Verfügung stehen, die die Blut-Hirn-Schranke besser überwinden und effektive intrazerebrale Gewebsspiegel erreichen.

Auf den Stellenwert der Strahlentherapie bei palliativen Maßnahmen während der Behandlung des fortgeschrittenen kleinzelligen Bronchus-Karzinoms wird an anderer Stelle (S. 408ff.) eingegangen.

d) Indikation zur Strahlentherapie sonstiger Tumoren der Bronchien und der Lunge

Die in seltenen Fällen auch in der Lunge primär entstehenden *Non-Hodgkin-Lymphome* gelten als sehr strahlensensible Tumoren, bei denen die Strahlentherapie in der Regel kombiniert mit systemischer Chemotherapie erfolgreich eingesetzt wird. DEL REGATO und SPJUT (1977) halten z.B. die Prognose des in der Lunge vorkommenden lymphoblastischen Non-Hodgkin-Lymphoms (Lymphosarkom alter Nomenklatur) für günstiger als die des Bronchus-Karzinoms; BOPP (1970) beschreibt eine gute Ansprechbarkeit des immunoblastischen Lymphoms unter kombinierter Radio- und Chemotherapie. Da die Richtlinien für Indikationsstellung und Behandlung solitärer Nond-Hodgkin-Lymphome der Lunge im wesentlichen mit denen der systemisch vorkommenden Formen übereinstimmen, kann auf die entsprechenden Abhandlungen verwiesen werden.

Das *Alveolarzell-Karzinom* gilt als weitgehend strahlenresistent (BUSCHMANN 1970; BLOEDORN 1973), so daß eine Indikation zur Strahlenbehandlung allenfalls mit palliativer Zielsetzung gestellt werden kann.

Das gleiche gilt für die reiferen Formen der von den Bronchialdrüsen ausgehenden *Mukoepidermoidtumoren*, während die dem gleichen Ursprungsgewebe entstammenden *adenozystischen Karzinome* (Synonym: Zylindrome, Bronchialadenome) bereits erfolgreich bestrahlt werden konnten (VIETA u. MAIER 1957; SCHMID DE GRUNECK et al. 1977).

Auch die bevorzugt endobronchial wachsenden und meist carinanah lokalisierten, nur in 50% der Fälle malignen *tracheobronchialen Papillome* sollen in den meisten Fällen strahlensensibel sein und wären damit eine Indikation zur Strahlentherapie (BLACKMAN et al. 1959).

Karzinoide sind relativ schlecht durch alleinige Strahlenbehandlung zu beeinflussen. Diese ist jedoch wegen der gelegentlich vorkommenden lymphogenen Metastasierung bei den malignen Formen als postoperative adjuvante Maßnahme indiziert (DONAHUE et al. 1968; MARTIN 1970; LEVASSEUR u. ROJAS-MIRANDA 1973).

Karzinosarkome und Blastome (Synonyme: Karzinosarkome vom embryonalen Typ, Embryome) gelten als eingeschränkt strahlensensibel (CHITAMBAR et al. 1969; KENNEDY u. PRIOR 1976; PEACOCK u. WHITWELL 1976), so daß auch hier die Strahlentherapie lediglich als Palliativmaßnahme in Frage kommen könnte.

Fibro-, Spindelzell-, Leiomyosarkome sind entsprechend dem Verhalten dieser Tumoren bei anderen Lokalisationen als weitgehend refraktär bei den üblichen Strahlendosen aufzufassen und stellen damit allenfalls eine Indikation zur postoperativen Bestrahlung dar (BRESAN u. PLATZBECKER 1967; BOPP 1970; LÖHLEIN, DRAGOJEVIC 1976).

Beim *Rhabdomyosarkom* scheint die Strahlenbehandlung etwas günstiger zu wirken, so daß von einigen Autoren auf ein radikales operatives Vorgehen zu Gunsten einer hochdosierten Nachbestrahlung verzichtet wird (FALLON et al. 1971; GERDES et al. 1975).

Über ein auf Strahlenbehandlung gut ansprechendes *angioplastisches Sarkom* der Lunge wurde 1967 von HARTLEIB berichtet.

Auch die zu den noch benignen Tumoren gerechneten *Plasmazell-Granulome* sind in gewissem Grade strahlensensibel, so daß die Indikation zur Strahlenbehandlung im Falle der Inoperabilität gestellt werden kann (Hoover et al. 1977).

e) Voraussetzungen zur Indikationsstellung

Die Strahlenbehandlung eines Bronchus-Karzinom-Patienten muß zumutbar sein und Aussichten auf eine Verbesserung des Krankheitsverlaufes bieten. Eine Indikation zur kurativen Bestrahlung läßt sich daher nur dann stellen, wenn die folgenden Gegengründe ausgeschlossen worden sind:

1. Operabler Tumor, guter Allgemeinzustand und operationswilliger Patient!
2. Schlechter Allgemeinzustand mit einem Wert von weniger als 40% auf der Karnofsky-Skala.
3. Eine Tumorausdehnung, die Bestrahlungsfelder mit einer Feldgröße von mehr als 200 cm² für die gesamte Bestrahlungsserie erforderlich machen würde.
4. Ein gleichzeitig bestehender Zweittumor mit noch schlechterer Prognose.
5. Eine respiratorische Insuffizienz mit drohender, nicht tumorbedingter Dekompensation.
6. Fernmetastasen bzw. extrathorakale Tumorausbreitung per continuitatem (Ausnahme: Pancoast-Tumor).
7. Pleuraerguß mit nachweisbaren malignen Zellen bzw. sanguinolenter Erguß.
8. Beteiligung von kontralateralen Lungenabschnitten oder Vorliegen von kontralateralen mediastinalen Lymphknoten.
9. Broncho-ösophageale Fistel.
10. Schwere, insbesondere chronische Infekte wie Empyeme und Abszesse.
(Zum Winkel 1967; Caldwell u. Bagshaw 1968; Paunier 1970; Ott 1971; Kärcher 1972; Bleher 1973; Bloedorn 1973; Debevec 1974; Seydel et al. 1975; Heilmann 1978b).

Seydel et al. (1975) halten bei multiplen Herdsetzungen in einer Lunge die kurative Strahlenbehandlung nicht für möglich, zum Winkel (1967) zählt die massive Hämoptoe oder eine Leukopenie mit Werten unter 3000/ml ebenfalls zu den Kontraindikationen. Im Gegensatz zu vielen anderen sieht Paunier (1970) in der Tumoreinschmelzung und Kavernenbildung keinen Grund zur Unterlassung oder zum Abbruch der Strahlenbehandlung. Eine mittelgradige Hämoptoe bzw. Lungenabszesse sind nach Schumacher (1976) ebenfalls keine Kontraindikation.

Nach Bloedorn (1973) ist die kurative Strahlenbehandlung auch bei Tumorausbreitung auf benachbarte Brustwandabschnitte – insbesondere beim Sulkus-superior-Tumor (Pancoast-Tumor) ebenso wie bei Mitbeteiligung supraklavikulärer und kontralateraler mediastinialer Lymphknoten noch indiziert. Aristizabal und Caldwell (1976) konnten nach kurativer Bestrahlung bei keinem ihrer Patienten mit entdifferenzierten Tumoren, oberer Einflußstauung, supraklavikulären Lymphknoten und/oder Arrosion von Rippen bzw. Wirbelsäule eine 5 Jahre dauernde Überlebenszeit erreichen und zählen deshalb diese Kriterien ebenfalls zu den Kontraindikationen für eine kurative Bestrahlung.

Eine Lungentuberkulose ist keine absolute Gegenindikation. Bei noch vorhandenen Aktivitätszeichen oder auch bei Lage inaktiver Herde im Zielvolumen ist eine tuberkulostatische Begleitbehandlung in Zwei- oder Dreifachkombination erforderlich.

Die Sicherung der Diagnose durch histologische oder adäquate zytologische Untersuchung sollte eine conditio sine qua non sein. Ozarda und Manski (1969) halten es dennoch für vertretbar, nach eingehender klinischer und röntgenologischer Untersuchung eine Strahlenbehandlung durchzuführen, auch wenn die histologische Beweisführung nicht möglich oder aber mit nicht akzeptablen Risiken verbunden ist. Bloedorn (1973) rechnet darüber hinaus auch die peripheren Tumoren, wie z.B. die Pancoast-Tumoren, die nicht immer durch

Feinnadelpunktion erreichbar sind, oft jedoch schon durch Knochenarrosion ihr malignes Wachstum erkennen lassen, zu den Ausnahmen, die ohne histologische Absicherung bestrahlt werden sollten.

f) Indikation mit aufgeschobener Zielsetzung

Neben Allgemeinzustand, Körpergewichtsverhalten und Tumorstadium sind auch die Strahlensensibilität des Tumors und das Vorhandensein klinisch okkulter Fernmetastasen prognostisch wichtige Faktoren, deren Größe zum Zeitpunkt der Diagnosestellung noch nicht mit einer Sicherheit abgeschätzt werden kann, die in jedem Einzelfall für Entscheidungen über das Behandlungsziel ausreichend verbindlich wäre. So wird es letztlich nur in Ausnahmefällen möglich sein, schon vor Behandlungsbeginn festzulegen, ob die Strahlenbehandlung mit kurativer Zielsetzung, also mit dem Einsatz aller zumutbaren Mittel durchgeführt werden soll, oder aber, ob nur eine palliative Behandlung mit geringerer Gesamtdosis und oft kleinerem Zielvolumen in Frage kommt. Aus diesem Grunde empfehlen schon CALDWELL und BAGSHAW (1968) bei Patienten ohne nachweisbare Fernmetastasen die Strahlenbehandlung zunächst immer mit kurativer Zielsetzung zu beginnen. Um jedoch zu vermeiden, daß jeder Patient mit lokoregional fortgeschrittenem Tumor trotz geringer Erfolgsaussicht eine als kurativ geltende Gesamtdosis erhält und den damit verbundenen Belastungen und Risiken ausgesetzt wird, ist eine Selektionierung im Verlauf der Bestrahlungsserie notwendig, die am sinnvollsten nach Einstrahlung einer für palliative Ziele ausreichenden Dosis erfolgt.

Die Manifestierung klinisch bei Behandlungsbeginn noch nicht nachweisbarer Metastasen benötigt bei den nicht kleinzelligen Karzinomen in der Regel einen Zeitraum, der über die für eine Palliativbestrahlungsserie notwendige Bestrahlungszeit weit hinausreicht, so daß die Taktik einer Zwei-Serien-Bestrahlung (split-course-Technik) am besten für ein derartiges Verfahren der *aufgeschobenen Indikationsstellung* geeignet ist.

Die von vielen aus nur strahlenbiologischen Gründen empfohlene Strahlenbehandlung in Split-course-Technik (ABRAMSON u. CAVANAUGH 1970; ALLAIN et al. 1978; CARR et al. 1972; DUBOIS et al. 1978; GUTHRIE et al. 1973; HAZRA et al. 1974; HOLSTI u. MATTSON 1979; SALAZAR et al. 1976a; SCRUGGS et al. 1974) gewinnt somit zusätzlich an Wert durch die Möglichkeit einer Indikationsstellung nach nochmaliger Durchuntersuchung des Patienten vor Beginn der 2. Serie (ARISTIZABAL u. CALDWELL 1976; BOHNDORF u. RICHTER 1979; HESS 1975; LANDGREN et al. 1974; LEE et al. 1976; SAMBROOK 1971; WHITE u. BOLES 1981).

3. Vorbereitungen und Begleitbehandlungen

Von wesentlicher Bedeutung für die Durchführbarkeit und den Erfolg einer konsequenten Strahlenbehandlung ist der Allgemeinzustand des Patienten, der durch die oft schon lange bestehende konsumierende Erkrankung erheblich beeinträchtigt sein kann. Die Einhaltung einer kalorisch ausreichenden, eiweiß- und vitaminreichen Ernährung und eine bedarfsgerechte Flüssigkeitszufuhr müssen gewährleistet sein. Bei Anämie mit Hämoglobinwerten unter 10 g% sind Bluttransfusionen angezeigt, jeder mit Fieber einhergehende Infekt bedarf der Antibiotika-Behandlung, ggf. der Bestrahlungspause. In vielen Fällen werden Bronchiolytika und auch – besonders zur Nachtruhe – Hustensedativa zum Einsatz kommen müssen.

Evtl. simultan durchzuführende tumorspezifische additive Behandlungen wie Chemotherapie, Immuntherapie, Hyperthermie u.ä. werden weiter unten gesondert abzuhandeln sein.

In den meisten Fällen wird sich die Strahlenbehandlung ambulant durchführen lassen. Dieses bringt für den Patienten den Vorteil, weiter im häuslichen Milieu verbleiben zu können und nicht einer Infektionsgefahr durch Hospitalkeime ausgesetzt zu sein. Transportprobleme und auch Schwierigkeiten bei häuslicher Versorgung Pflegebedürftiger machen jedoch nicht selten die stationäre Durchführung der Behandlung unumgänglich.

4. Technische Möglichkeiten der Strahlentherapie

a) Perkutane Strahlentherapie. Strahlenqualität und Geräte

Für die Strahlentherapie intrathorakaler Neoplasmen steht in erster Linie die perkutane Strahlentherapie zur Verfügung. Es wurden in früherer Zeit eine Vielzahl von Feldeinstellungen und Methoden entwickelt, um mit dem Rüstzeug der Röntgentiefentherapie ausreichende Dosen im Bereich thorakaler Geschwülste zu erreichen. Aufgrund der relativ geringen Tiefendosis, vor allem aber wegen der unterschiedlichen Absorption der Strahlung in Knochen, Lungen und Hilus (KROKOWSKI 1959) wird die Kilovolttechnik heute für diese Indikationen nicht mehr eingesetzt.

Die perkutane Strahlentherapie der intrathorakalen Geschwülste erfolgt heute fast ausschließlich mit Hilfe der Megavolttechnik, d.h. mit den hochenergetischen Photonen, der Kobalt 60 Gammastrahlung bzw. der ultraharten Röntgenstrahlung von Beschleunigern sowie mit hochenergetischen schnellen Elektronen. Dabei kommen verschiedene Einstelltechniken zur Anwendung:

Dorsoventral opponierende Felder (Gegenfelder) werden in der überwiegenden Anzahl der Fälle (ca. 50%, HEILMANN et al. 1976) verwendet. Neben dem Vorteil der einfachen Bestrahlungsplanung bieten Gegenfelder die Möglichkeit, irreguläre Feldformen, z.B. durch Verwendung von Individualsatelliten, zu applizieren, eine Möglichkeit, die gerade auch bei Mitbestrahlung von peripheren Lungenanteilen, Lungenspitzen und supraklavikulären Lymphknoten von Vorteil ist.

In der oben zitierten Deutschen Gemeinschaftsstudie (HEILMANN et al. 1976) wurden nur 0,2% der Patienten mit Kreuzfeuermethodik und nur 10% mit Bewegungsbestrahlung behandelt. Mit zunehmender Verbesserung der strahlentherapeutischen Planungsmöglichkeiten dürften sich diese Prozentsätze deutlich verschoben haben.

Eine Modifikation der Gegenfeldtechnik ist die Bestrahlung über ein ventrales und ein schräg dorsales, auf der erkrankten Seite eingestelltes Feld, wie sie am Hermann-Holthusen-Institut seit vielen Jahren geübt wird und auch von DEELEY und SAPSFORD (1982) vorgeschlagen wird. Diese Methode bietet gegenüber der reinen Gegenfeldmethodik den Vorteil, das Rückenmark schonen zu können und höhere, mit kurativer Absicht eingestrahlte Dosen zuzulassen. In besonders gelagerten Fällen können im Bereich des ventralen Feldes ebenfalls Satelliten für unregelmäßige Feldbegrenzungen eingebracht werden. Gegenüber einer Kreuzfeuermethodik fällt die bessere Schonung der gesunden Lunge ins Auge.

Sowohl die Gegenfeldmethode als auch die modifizierte Gegenfeldmethode mit schräg eingestrahltem dorsalen Feld sind jedoch bei Verwendung der Kobalt-Gamma-Strahlung problematisch, da aufgrund des bekannten sanduhrförmigen Durchhangs der Isodosen in Körpermitte eine Unterdosierung gerade der Tumorregion möglich ist oder, umgekehrt, bei ausreichend breit gewählten Feldern ventral und dorsal unnötig viel Lungengewebe hochdosiert mitbelastet wird. Die Bestrahlung mittels Gegenfeld- oder modifizierter Gegenfeldmethodik sollte bei Lungengeschwülsten deshalb nach Möglichkeit mit Photonen einer Energie von 8 MeV und mehr erfolgen.

Mehrfeldermethoden werden bei zentralen Geschwülsten im Bereich der Hili und des Mediastinums im allgemeinen als Dreifelder-Methode geplant: Ein ventrales und zwei schräg dorsal eingestrahlte Felder unter Schonung des Rückenmarks. Die Vierfelder-Methode ist zur großräumigen Durchstrahlung des Mediastinums und der Hili nicht geeignet, sondern kann lediglich bei der gezielten kleinvolumigen Bestrahlung persistierender Tumorareale eingesetzt werden.

Die heute aufgrund der Möglichkeit der elektronischen Berechnung der Dosisverteilung wesentlich großzügiger eingesetzte Bewegungsbestrahlung (Rotationsbestrahlung) eignet sich ebenfalls in erster Linie für die kleinvolumige Aufsättigung persistierender Tumoranteile. Es lassen sich auch größere Volumina mit dieser Methode ausstrahlen, für die großvolumige Belastung des Mediastinums und der Hili ist aber die oben geschilderte Dreifelder-Methode bzw. die modifizierte Gegenfeldmethode der Rotationsbestrahlung meist überlegen, da mit der Bewegungsbestrahlung das Lungengewebe weniger gut geschont werden kann.

Es bietet sich daher an, den ersten Teil einer Strahlenbehandlung, insbesondere bei kurativer Zielsetzung, wenn das ganze Mediastinum durchstrahlt werden soll, über Gegenfeld- oder modifizierte Gegenfeldmethodik oder auch Dreifelder-Methodik, den weiteren Verlauf (bzw. die 2. Serie) einer Strahlentherapie, bei der das eigentliche Tumorareal kleinvolumig mit hohen Dosen belastet werden soll, mittels der Rotationsbestrahlung durchzuführen. Diese von BLOEDORN (1973) vorgeschlagene Unterteilung der Strahlentherapie in einen ersten Teil mit großem Zielvolumen und einen 2. Teil mit reduziertem Zielvolumen ermöglicht die Einstrahlung von Tumordosen von 60 bis 80 Gy, während bei großvolumiger Bestrahlung der Bronchus-Karzinome bereits das Überschreiten von 40 Gy in 28 Tagen vielfach zu tödlich endenden Strahlenfibrosen führen kann (DEELEY u. SAPSFORD 1982).

Die geschilderten Bestrahlungsmethoden gelten für den Einsatz von Photonen.

Die gerade bei den intrathorakalen Geschwülsten, speziell beim Bronchus-Karzinom recht gern eingesetzte hochenergetische Elektronenbestrahlung wird zumeist über relativ große Gegenfelder durchgeführt (LANDBERG et al. 1972; SCHUMACHER 1967, 1976; MINET u. CHEVALIER 1973).

Auch bei hochenergetischen schnellen Elektronen ist die Dosisverteilung der Gegenfeldmethode selten optimal. Verbesserungen sollen sich über eine Dreifeldermethodik oder aber eine Bewegungsbestrahlung erreichen lassen (KUTTIG et al. 1971).

Weiter vorgeschlagene Methoden mit hochenergetischen Elektronen sind die telezentrische Kleinwinkelpendelung (HEUß 1971) sowie die Anwendung der magnetischen Elektronenlinse (OTT u. HAWLICZEK 1967). Diese Methoden haben sich jedoch in der klinischen Praxis nicht durchsetzen können.

Neben der Kilovolttechnik, der Megavolttechnik unter dem Einsatz hochenergetischer Photonen sowie der Bestrahlung mit hochenergetischen Elektronen besteht die Möglichkeit der Bestrahlung mit *schnellen Neutronen*. Diese Methode muß heute noch als experimentell angesehen werden, da sie aus verschiedenen Gründen, nicht zuletzt wegen der geringen Verfügbarkeit von Neutronenbestrahlungsgeräten, keinen breiten Einzug in die klinische Praxis halten konnte.

Beim Bronchus-Karzinom verfügt die Arbeitsgruppe aus Berlin-Buch über die meisten Erfahrungen (EICHHORN et al. 1982). Bei einer Tiefendosis und Dosisverteilung, die im wesentlichen der der Kilovolttechnik entspricht, gelang zwar bei Bestrahlung über Gegenfelder mit schnellen Neutronen eine prozentual höhere Tumorvernichtung, die Überlebenszeiten der mit Neutronen behandelten Patienten waren aber eher kürzer als die der mit Photonen (Kobalt 60) bestrahlten Patienten.

Außer der oben zitierten zusammenfassenden Darstellung hat die Gruppe um EICHHORN im Laufe der Jahre eine Reihe von Ergebnissen einzeln publiziert, die ar h in anderen Arbeiten über die Neutronentherapie für das Bronchus-Karzinom immer wieder zitiert werden (EICHHORN u. LESSEL 1974; EICHHORN et al. 1974; EICHHORN u. LESSEL 1976; EICHHORN et al. 1981).

TSUNEMOTO et al. (1980) berichten über Erfahrungen mit der Neutronentherapie an Einzelfällen von Bronchus-Karzinomen. Sie beobachteten ein gutes Ansprechen von Pancoast-Tumoren sowie ein bevorzugtes Ansprechen von Adeno-Karzinomen. Gute Palliativergebnisse bei Sulcus-superior-Tumoren sahen auch HUSSEY et al. (1974), wenn nach primärer Bestrahlung mit locker ionisierenden Strahlen eine Boostdosis mit schnellen Neutronen verabfolgt wurde.

Als Besonderheit ist noch die *intraoperative Elektronenbestrahlung* zu erwähnen (Amino et al. 1975): Intraoperativ wurde mit dem Betatron eine Elektronenbestrahlung progressiver Bronchus-Karzinome vorgenommen, wenn eine kurative Resektion nicht möglich war. Auch diese Methode hat sich nicht durchgesetzt.

α) Methodik der perkutanen Strahlentherapie

Auf die Methodik, die bei der Bestrahlung von Lungentumoren zur Anwendung kommt, wurde unter dem Kapitel „Technik" teilweise schon eingegangen. Die im Einzelfall angewandte Methode hängt von dem Sitz und der Ausdehnung des Tumors, von seiner Metastasierung sowie vom histologischen Tumortyp ab. Generell gilt, daß das Zielvolumen die klinisch bestimmbare Ausdehnung des Tumors um etwa 2 cm nach allen Seiten überschreiten sollte. Bei Tumoren der Ober- und des Mittellappens sowie streng hilären Prozessen sollte die untere Begrenzung des Zielvolumens etwa 5 bis 6 cm unterhalb der Carina liegen, bei Unterlappentumoren dagegen muß die untere Grenze nach kaudal bis in Höhe der spinalen Ansatzstellen des Zwerchfells verschoben werden (Barkley 1980). Bei allen Gegenfeld- bzw. Gegen- und Schrägfeldbestrahlungen müssen beide Felder bei jeder Sitzung belastet werden, um eine biologisch gleichmäßige Dosisverteilung zu gewährleisten. Wie oben schon dargelegt, bieten dorsoventral opponierende Felder den Vorteil, die Feldgrenzen dem Zielvolumen optimal anpassen zu können, gegebenenfalls unter Verwendung von Individualsatelliten. Nachteilig ist die Belastung des Rückenmarks. Wenn eine kurative Bestrahlung mit Dosen von 60 bis 70 Gy geplant ist, muß deshalb von vornherein der Schonung des Rückenmarks besondere Aufmerksamkeit gewidmet werden.

Apikale Tumoren (Pancoast-Syndrom, Sulcus-superior-Tumor) werden über Gegenfelder bestrahlt. Bis zu einer Dosis von 40 Gy (im amerikanischen Schrifttum bis 45 Gy; Barkley 1980) wird das Mediastinum in die Bestrahlung eingeschlossen, danach das Rückenmark aus dem Zielvolumen herausgenommen. Wenn der Tumor sehr weit nach medial reicht und bei Ausblendung des Rückenmarks die Gefahr besteht, daß nicht alle Tumorausläufer erfaßt werden, kann die Bestrahlung über schräg opponierende Felder (von ventral-medial nach lateral-dorsal) fortgesetzt werden. Eine genaue Planung am Simulator ist dabei erforderlich!

Bei der Bestrahlung von *zentralen Lungentumoren* muß unterschieden werden, ob es sich um eine Strahlentherapie mit kurativer Zielsetzung handelt oder aber um eine Palliativmaßnahme.

Bei kurativer Therapie muß das Zielvolumen den befallenen Hilus, den kontralateralen Hilus und das ganze Mediastinum (Feldgrenze in Abhängigkeit von der Lage des Tumors, s.o.) umfassen, der Tumor und seine Lymphabflußwege werden sozusagen „en bloc" bestrahlt. Im Einzelfall ist darauf zu achten, daß sowohl der oben beschriebene Sicherheitssaum eingehalten als auch eine Durchstrahlung von zuviel Lungengewebe vermieden wird. Entsprechend dem Vorschlag von Bloedorn (1973) sollte dieses große Zielvolumen maximal bis zu einer Dosis von 50 Gy, besser etwa 40 bis 45 Gy, belastet und im Sinne der „shrinking-field-technic" anschließend der Tumorkern kleinvolumig mit höherer Dosis bestrahlt werden. Für die großvolumige Bestrahlung eignen sich Gegenfelder oder ventrale Felder mit einem oder mit zwei dorsalen Schrägfeldern am besten, während die kleinvolumige Aufsättigung des Tumorkerns im Regelfall mittels einer Rotationsbestrahlung erfolgen sollte. Alternativ kommt natürlich auch eine Mehrfeldermethode infrage, die Boxtechnik (Kombination von dorsoventralen und seitlichen Gegenfeldern) ist dagegen ungeeignet, da sowohl das normale Lungengewebe als auch das Rückenmark zu stark belastet wird.

Bei palliativer Therapie umfaßt das Zielvolumen nur die klinisch nachweisbare Tumorausbreitung bzw. in bestimmten Fällen nur die Tumoranteile, die für eine Symptomatik verantwortlich sind. Bei Totalatelektase einer Lunge ist es beispielsweise üblich, über ein ca. 10 × 10 cm großes Feld nur die Region des Hilus zu bestrahlen. Nach Beseitigung der Atelektase kann das Zielvolumen genauer festgelegt werden. Es empfiehlt sich, bei palliativer Zielsetzung eine Gesamtdosis von 50 Gy nicht zu überschreiten!

Die Verlagerung der Hili durch Atelektase und Erguß bedingt, daß bei Bestrahlung zentraler Lungentumoren spätestens alle 30 Gy, oft jedoch bereits nach 20 Gy neue Feldkontroll- bzw. Verifikationsaufnahmen angefertigt werden müssen, um nicht durch eine Verlagerung des Tumors aus dem Bestrahlungsfeld heraus Mißerfolge der Behandlung zu riskieren.

Bei dem Versuch, fortgeschrittene Tumoren, z.B. der N_2-Klassifikation, noch kurativ zu bestrahlen, ist es erforderlich, nicht nur die Region des Primärtumors am Hilus, sondern auch Teile des Mediastinums in die zweite, kleinvolumige Bestrahlungsserie, die bis zu Dosen von 60 bzw. 70 Gy durchgeführt wird, mit einzubeziehen. Dies kann zu erheblichen Problemen führen, da das Zielvolumen sehr groß wird. Es muß in jedem Fall darauf geachtet werden, daß so wenig Lungengewebe wie möglich mit hoher Dosis belastet wird, weil sonst die unvermeidliche Strahlenpneumonitis den eventuellen kurativen Effekt einer Behandlung zunichte machen kann.

Auf die Möglichkeit, die großvolumige und die zweite, kleinvolumige Bestrahlungsserie in Form einer split-course-Technik zeitlich voneinander zu trennen, wird an anderer Stelle ausführlicher eingegangen.

Die kurative Bestrahlung *peripherer Lungentumoren* bereitet wegen der Gefahr einer Pneumonitis besondere Schwierigkeiten. In einer ersten Serie muß – wie bei zentralen Tumoren – die Tumorregion mit dem dazugehörenden Lymphabfluß, also dem Mediastinum, en bloc bis zu einer Dosis von mindestens 40 Gy belastet werden. Dabei läßt sich eine Pneumonitis im bestrahlten Lungenareal kaum vermeiden. Eine Aufsättigung der Tumordosis im Bereich des peripheren Tumors auf die für kurative Behandlung erforderliche Höhe von 60 bis 70 Gy ist in vielen Fällen ohne schwerste Nebenwirkungen nicht möglich, so daß in diesen Fällen eine kurative Therapie nicht durchgeführt werden kann. Bei kleinen Tumoren, insbesondere in den Oberlappen, kann dagegen der fibrotische Ausfall eines Lungenareals oft in Kauf genommen werden, da er sich funktionell nicht wesentlich auswirkt.

Die bisher dargestellte Methodik gilt im wesentlichen für nicht kleinzellige Bronchustumoren, die konsolidierende Bestrahlung der *kleinzelligen Bronchus-Karzinome* nach vorangegangener Chemotherapie unterscheidet sich in erster Linie im Bereich der Strahlendosen! Die erste, großvolumige Serie, bei der die Region des Primärtumors sowie das ganze Mediastinum unter Einschluß des kontralateralen Hilus erfaßt werden, wird nur bis zu einer Dosis von 30 Gy durchgeführt. Die – meist ohne Pause anschließende – zweite kleinvolumige Bestrahlungsserie nur des Primärtumors bzw. der Region des ehemaligen Primärtumors wird dann bis zu einer Gesamtdosis von 45 Gy fortgeführt.

β) Physikalische Bestrahlungsplanung

Für die physikalische Bestrahlungsplanung gelten bei Lungentumoren gegenüber Geschwülsten in anderen Körperregionen Besonderheiten. Die Lage der Geschw ᵗ ., aber auch die Lage von Organen kann sich während der Behandlungszeit ändern, die reale Ausdehnung der Geschwulst ist häufig nur schwer feststellbar, und die unterschiedliche Dichte von Lungengewebe und Weichteilen erschwert die korrekte Berechnung von Dosisverteilung und Dosierung.

So wiesen schon OVERHOLT und RUMEL (1940) darauf hin, daß die tatsächlich und die röntgenologisch festgestellte Tumorausbreitung nur in etwa 17% der Fälle übereinstimmen! Besondere Schwierigkeiten bereiteten dabei paradoxerweise die peripheren Lungentumoren. In neuerer Zeit setzen sich van HOUTTE et al. (1980a) mit der Schwierigkeit der Bestrahlungsplanung nach 2 orthogonalen Röntgenaufnahmen auseinander und kamen zu dem Schluß, daß insbesondere nach Pneumektomie die Mediastinalverziehung nicht richtig erfaßt und die Region des Thorakalmarks als etwas zu weit ventral gelegen angenommen wird.

Es lag daher nahe, mit Einführung der Computertomographie in die Bestrahlungsplanung sich dieser Methode gerade auch bei der Planung der Strahlentherapie von Lungentumoren zu bedienen. Mira et al. (1982a) konnten nachweisen, daß in 78% der mit der Computertomographie geplanten Patienten Tumorausläufer unberücksichtigt geblieben wären, wenn nur nach normalen Röntgenaufnahmen geplant worden wäre. Insbesondere die Tumorausbreitung nach dorsal in Richtung auf die kostale Pleura sowie nach ventral unmittelbar hinter das Sternum konnte besonders gut computertomographisch nachgewiesen werden. Schwierigkeiten bereitet allerdings die Differenzierung zwischen Tumorgewebe und Atelektase, da beide im Computertomogramm die gleich Dichte haben, während Ergüsse sich durch geringere Dichte gut erkennen lassen (Mira et al. 1982b).

Bei der Dosisberechnung bietet der Thoraxraum besondere Schwierigkeiten. Die bei der üblichen Zugrundelegung von homogenem Weichteilgewebe für die Dosisberechnung auftretenden Ungenauigkeiten sind normalerweise bei Megavolttherapie zu vernachlässigen. Nicht so im Thoraxbereich. Die wesentlich geringere Dichte des Lungengewebes kann zu ganz erheblichen Abweichungen der tatsächlichen Dosis von der berechneten Dosis führen. Svarcer et al. (1965) fanden bei Messungen mit Lithium-Fluorid-Puder, daß die Dosis bei Bestrahlung von Lungenfeldern in der Praxis 60% größer sein kann als unter der Annahme eines homogenen Phantoms berechnet.

Es wurden deshalb schon sehr bald Korrekturfaktoren für Lungengewebe veröffentlicht (Jacobson u. Knauer 1956; Richmond 1958). Sampiere (1980) empfiehlt, für die Dosisberechnung in Lungengewebe eine Dichte von 0,35 g/cm^3 zugrunde zu legen. Alternativ beschreibt er eine zweite approximative Methode, die darin besteht, den Prozentsatz der Tiefendosis bei Kobalt 60 nach Passieren von jeweils 5 bis 8 cm Lungengewebe um jeweils 20% zu steigern.

Nach Deeley und Sapsford (1982) gibt es bei der Dosisberechnung bei Bestrahlung von Lungentumoren drei Alternativen:
1. Man legt für die Berechnung eine homogene Gewebsdichte zugrunde (in Kenntnis der Ungenauigkeiten dieses Vorgehens).
2. Man berechnet zu Beginn der Strahlentherapie Dosis und Dosisverteilung unter Zugrundelegung eines Korrekturfaktors und behält dies über die Behandlungsserie bei.
3. Man mißt mit einer Testdosis vor jeder Bestrahlung den Absorptionsfaktor.

Die Ungenauigkeiten der zweiten Methode sind nach Meinung der Autoren nicht kleiner als die der ersten. Die dritte Methode ist in der Praxis nicht durchführbar. Die Autoren entschieden sich deshalb, bei der ersten Methode zu bleiben.

Für die Dosisberechnung mit elektronischen Rechenanlagen sind spezielle Programme entwickelt worden, die die Berücksichtigung der Inhomogenitäten erlauben (Harder u. Mandour 1976; Sontag u. Cunningham 1977). Physikalisch-rechnerisch bietet die Berücksichtigung der unterschiedlichen Dichte von Lungen- und Weichteilgewebe somit keine Schwierigkeiten, das Problem liegt auch hier in der exakten Kenntnis über die ana ·r..ischen Verhältnisse. Die Einführung von Programmen für Inhomogenitäten in die Computerberechnung der Dosis und Dosisverteilung ist deshalb erst dann sinnvoll, wenn eine routinemäßige Bestrahlungsplanung mit Computertomographiegeräten gewährleistet ist (van Houtte et al. 1980a). Auch dabei treten eine Reihe von Problemen auf (Grauthoff et al. 1980). So ist die exakte Festlegung des Vergrößerungsmaßstabes wichtig, und es muß berücksichtigt werden, daß die im Computertomogramm angegebenen Dichteunterschiede auf der Schwächung von Röntgenstrahlen beruhen, die überwiegend durch den Fotoeffekt erfolgt; die Schwächung der in der Therapie verwendeten Strahlung einer Energie über einer Million Elektronenvolt dagegen ist abhängig vom Compton-Effekt und der Paarbildung.

Solange eine routinemäßige Bestrahlungsplanung mittels Computertomographie nicht verwirklicht werden kann, empfiehlt es sich deshalb, dem Vorschlag von DEELEY und SAPS-FORD (1982, s.o.) zu folgen und homogene Gewebsdichten zugrundezulegen. Dabei sollte bei Gegenfeld- und Mehrfeldbestrahlungen so wenig Lungengewebe wie möglich durchstrahlt, d.h. im wesentlichen mit ventrodorsalen oder dorsoventralen Feldern gearbeitet werden, Schrägfelder eingeschlossen. Bei Rotationsbestrahlungen kommen nur einaxiale Voll- oder Teilrotationen in Betracht. Man muß damit rechnen, daß die eingestrahlte Dosis etwas höher als berechnet ist und die Isodosen nach lateral ausweichen. Deshalb sind bisegmentale Teilrotation oder Bestrahlungen mit zwei nebeneinander liegenden Rotationsachsen nicht erlaubt, da sie diesen unerwünschten Effekt noch verstärken und das Lungengewebe unverhältnismäßig hoch belasten würden. Zweiaxiale Rotationen mit hintereinanderliegenden Achsen entfallen meist wegen der dann zu hohen Rückenmarksbelastung.

b) Intrakavitäre und interstitielle Applikation radioaktiver Isotope

Im Gegensatz zu anderen Bereichen der Tumortherapie hat die Applikation radioaktiver Isotope bei den Lungentumoren keine wesentliche Bedeutung erlangt. Dies liegt zum einen daran, daß diese Geschwülste selten von außen erreichbar sind und deshalb meist erst nach operativer Freilegung behandelt werden können, zum anderen bietet die vorwiegend lokal mit hohen Dosen wirkende Curietherapie bei den ausgedehnten, häufig bereits metastasierenden Lungentumoren selten eine Alternative.

Vor Einführung der Megavolttherapie bereitete es Schwierigkeiten, im Bereich des zentralen Bronchialbaumes ausreichend hohe Strahlendosen zu erreichen. Hier bot die lokale *Kontakt*therapie eine Möglichkeit. GAUWERKY und MOHR (1956) berichteten über eine Methode der palliativen Curietherapie als intrakavitäre Kontakttherapie. Ein mit Kobalt-60-Zylindern chargierter Nylonhohlfaden wurde in einem Gummischlauch unter Durchleuchtungskontrolle in den stenosierten Bronchusabschnitt vorgeschoben. Die Dosisleistung an der Schlauchoberfläche betrug 250 R/h. Nach 8 Stunden, während derer der Patient in einem Megaphen-Atosil-Dämmerschlaf gehalten wurde, waren an der Oberfläche 2000 R erreicht. Nach Angaben der Autoren war es möglich, auf diese Weise die Stenose bis zur Dauer eines Jahres zu beseitigen.

Über gute palliative Ergebnisse mit dieser Methode berichteten auch BUBLITZ und LA-BITZKE (1967). Erwartungsgemäß konnte keine Lebensverlängerung erreicht werden. Kritisch äußern sich die Autoren zur Strahlenbelastung des Personals, die recht hoch war.

Gute Palliativerfolge konnten auch BRANDT und SCHLUNGBAUM (1958) mit Kobalt-60-Perlen erreichen. Sie führten die Behandlung jedoch in 4 bis 6 Sitzungen durch und erreichten bei einer Narkosedauer von 4 Stunden eine Gesamtdosis von 4000 R Oberflächendosis auf der Bronchialschleimhaut.

PROKOP et al. (1967) verwendeten statt des Kobalt-60 Radiumtuben. Sie gaben Dosen von bis zu 11 000 R an der Oberfläche bei etwa 4000 R in 1 cm Entfernung in 24 Stunden an. Ein kurativer Effekt dieser Methode bei kleineren Tumoren sei möglich.

Es liegt auf der Hand, daß wegen der räumlichen Begrenzung der Strahlenwirkung im wesentlichen nur palliative Erfolge mit der Methode der endobronchialen Kontakttherapie erzielbar sind. Mit der Möglichkeit, durch die Gammastrahlung des Kobalt-60 oder ultraharte Röntgenstrahlen perkutan die erforderlichen Dosen einzustrahlen, entfiel diese Indikation, so daß diese Behandlung heute nicht mehr zur Anwendung kommt.

Bei der *interstitiellen* Therapie mit radioaktiven Isotopen muß unterschieden werden zwischen der Applikation von offenen Radionukliden in Form von Kolloiden sowie der Anwendung von radioaktiven Seeds. BECKER et al. (1957) injizierten 198-Au-Kolloid bzw.- Kohleadsorbat mittels eines Bronchoskops in den Tumor. Sie berechneten eine Dosis von 82 000 rep, die auf diese Art am Tumor erreicht werden könne. Der Dosisverlust durch den Abtransport des Kolloids sei beträchtlich, die dadurch verursachte Belastung der Leber betrage allerdings nur ca. 800 rep. Angaben über Behandlungsergebnisse fehlen in der Mitteilung.

ROESLIN et al. (1978) machten den Versuch, bei 127 Patienten zusätzlich zur operativen Behandlung eine Therapie mit radioaktiven gelatinösem Chromphosphat durchzuführen, entweder durch Injektionen in das Mediastinum vor oder nach dem operativen Eingriff oder während der Operation. Die 5Jahres-Überlebensrate lag mit 23,5% jedoch nicht höher als bei alleiniger operativer Therapie.

Wesentlich mehr Bedeutung erlangte die Therapie mit radioaktiven Seeds. Die erste Applikation von Seeds bei einem Lungentumor wurde 1933 von GRAHAM und SINGER intraoperativ durchgeführt. 1941 implantierte BINKLEY (1950) Radon-222-Seeds im Memorial Hospital, New York, bei einem Patienten mit inoperablem Sulcus-superior-Tumor.

Das Memorial Sloan-Kettering Cancer Center, New York, wurde in der Folgezeit die Hochburg der interstitiellen Therapie der Lungentumoren. Von 1940 bis 1955 wurde insgesamt bei 142 Fällen eine Implantation von Radon-222-Seeds durchgeführt, 2 dieser Patienten überlebten mehr als 10 Jahre (HILARIS 1975). 1955 stieß HENSCHKE zum Team des Memorial Hospitals und publizierte 1958 die wesentlichsten Änderungen der Methode: Statt des Radon wurde ^{192}Ir verwendet, und methodisch kam erstmals das Afterloading-Verfahren zur Anwendung (CLIFFTON et al. 1958), auch mit ^{198}Au (HENSCHKE et al. 1963). Die Methode wurde im folgenden von HILARIS weiter ausgebaut und insbesondere bei apikalen Tumoren angewendet. Statt des ^{192}Ir wurde ^{125}J eingeführt (HILARIS et al. 1974).

Die Vielzahl der Veröffentlichungen der Gruppe um HILARIS über das Thema der interstitiellen Therapie der Lungentumoren ist zusammenfassend dargestellt im „Handbook of Interstitial Brachytherapy" (HILARIS 1975). Die Wahrscheinlichkeit einer besseren Tumorkontrolle durch Curietherapie intraoperativ sieht HILARIS durch folgende Argumente gestützt:
1. Durch die Implantation von radioaktiven Seeds kann am Tumor eine höhere Dosis appliziert werden als durch externe Strahlentherapie.
2. Die Nebenwirkungen am normalen Lungengewebe sind bei der Curietherapie aufgrund des steilen Dosisabfalls geringer.
3. Es handelt sich um eine protrahierte Bestrahlung.
Dementsprechend sieht er folgende Indikationen für die interstitielle Brachytherapie:
1. Patienten mit schlechter Lungenfunktion, bei denen eigentlich eine Pneumonektomie durchgeführt werden müßte.
2. Patienten mit einem am Hilus fixierten Tumor, bei denen die sichere Trennung von Tumor und Gefäßen nicht möglich ist.
3. Patienten mit ausgedehnten, fixierten mediastinalen Lymphknotenmetastasen.
4. Patienten mit Ausdehnung des Tumors auf den kontralateralen Bronchus oder Ausdehnung des Tumors auf die Thoraxwand.

Als Kontraindikationen werden anaplastische Karzinome, kleinzellige Karzinome, großzellige Karzinome sowie Fernmetastasen genannt.

Die Ergebnisse stellen sich zusammengefaßt wie folgt dar: Mit ^{222}F Seeds wurde in 36% der Fälle eine lokale Kontrolle des Tumors erreicht, mit ^{192}Ir in 50% und mit ^{125}J in 63%. Im Stadium I betrug die lokale Kontrollrate sowohl mit ^{192}Ir als auch mit ^{125}J ca. 80%. Für das Stadium I wird eine mediane Überlebenszeit von 24 Monaten und eine 3Jahres-Überlebensrate von 40% angegeben (11 Fälle), für das Stadium II 17 Monate und 12,5% (8 Fälle), und für das Stadium III 7 Monate bzw. 5,5% (146 Fälle). Auch bei der Aufschlüsselung nach der Histologie wurden die besten Ergebnisse mit ^{125}J erzielt (konsekutive Serie, nicht randomisiert).

Eine besondere Indikation für die interstitielle Brachytherapie sieht die Gruppe um HILARIS bei den apikalen Tumoren. Hier gehen sie wie folgt vor:

4 bis 6 Wochen nach einer Vorbestrahlung mit 40 Gy in 4 Wochen wird eine explorative Thorakotomie durchgeführt. Wenn möglich, erfolgt eine en-bloc-Resektion des Tumors. Wenn eine vollständige Entfernung nicht möglich ist, wird eine Teilresektion vorgenommen und anschließend ^{125}J-Seeds implantiert. Wenn der Tumor inoperabel ist, erfolgt lediglich eine Probeexzision, anschließend wird eine Implantation von ^{125}J-Seeds durchgeführt. Die Methodik und die Dosisberechnung werden in dem o.g. Handbuch ausführlich dargestellt. Die lokale Kontrollrate betrug nach Resektion und Implantation (14 Patienten) 64%, nach alleiniger Implantation (26 Patienten) 60%. Eine Schmerzreduktion wurde in 80% aller implantierten Patienten sowie bei allen Langzeitüberlebenden erreicht. Die 5Jahres-Überlebensrate betrug nach partieller Resektion und anschließender Implantation 17%, nach alleiniger Implantation bei inoperablen Tumoren 15%. Im Vergleich dazu lag die 5Jahres-Überlebensrate der Patientengruppe, bei denen eine vollständige operative Tumorentfernung möglich war und deshalb keine Implantation erfolgte, bei 27%.

Eine ausführliche Beschreibung der Technik der interstitiellen Implantation findet sich im deutschen Schrifttum im Handbuch der Medizinischen Radiologie, Bd. XVI (HENSCHKE et al. 1971).

Außer dem umfangreichen Schrifttum der Arbeitsgruppe des Memorial Hospitals finden sich vereinzelt auch Angaben anderer Autoren (GIBBONS u. BAKER 1969; SCHUMACHER 1974). Dabei wurde statt des ^{192}Ir ^{198}Au in Form von Seeds angewandt. SCOTT (1975) berichtete über die Anwendung von ^{125}J-Seeds, die in „Vicryl"-Schläuche eingeschweißt sind und unter Verwendung einer atraumatischen Nadel mit chirurgischer Technik an den Ort der Wirkung verbracht werden.

Trotz der immer wieder berichteten Behandlungserfolge hat sich die Methode der Implantation apikaler oder sonst inoperabler Lungentumoren nicht durchsetzen können. In der Monographie „Brachytherapy" der Pariser Arbeitsgruppe (PIERQUIN et al. 1978), die außer dem Memorial Hospital sicher die größte Erfahrung mit der Afterloading-Technik in der interstitiellen Applikation besitzt, fehlt die Indikation „Lungentumoren" völlig. SHIELDS (1975) setzt sich mit der interstitiellen Brachytherapie bei Lungentumoren, insbesondere mit den Arbeiten und Ergebnissen von HILARIS, kritisch auseinander. Da Unterschiede der Ergebnisse in den selektionierten Kollektiven nicht erkennbar sind, hält er eine Thorakotomie zur Implantation für nicht gerechtfertigt. Nach seiner Auffassung dürfte die interstitielle Therapie der Lungentumoren keine weite Verbreitung finden, da gleiche Ergebnisse mit geringerem Aufwand erzielt werden können und lediglich der präoperativ falsch klassifizierte Patient mit einem nicht resezierbaren Tumor im Stadium III von diesem Verfahren möglicherweise profitiert.

Nach eigener Auffassung dürfte die Tatsache, daß die Methode sich nicht verbreitet hat, zum einen mit dem erheblichen Aufwand, der spezielle Krankenhausstrukturen voraussetzt, zu erklären sein, zum anderen mit der schon oben angeführten Tatsache, daß beim Bronchus-Karzinom das Hauptproblem in der Ausbreitung und Metastasierung des Tumors liegt. Eine lokal streng begrenzte Therapie wie die interstitielle Implantation kann nur bei frühen Stadien kurativ wirken. Eine Ausnahme könnten die apikalen Tumoren bilden, bei denen das lokale Tumorproblem im Vordergrund stehen kann. Hier sollten die New Yorker Erfahrungen andernorts aufgegriffen werden.

5. Zielvolumen

Auch beim Bronchus-Karzinom sind zum Zielvolumen der Strahlenbehandlung sowohl die *erkennbare* als auch die *potentielle* intrathorakale bzw. regionäre Tumorregion zu rechnen. Hinzu kommen unter bestimmten Bedingungen die Prädilektionsorgane für Fernmetastasen.

Dementsprechend variieren die Zielvolumina in Abhängigkeit von Histologie und Lokalisation des Tumors.

a) Nicht kleinzellige Karzinome

α) Zentrale Tumoren

Der Primärtumor und seine nachgewiesenen intrathorakalen Absiedelungen sowie eine 2 bis 3 cm messende „Sicherheitszone" sind als Kern des Zielvolumens anzusehen (Bloedorn 1973; Deeley 1973; Seydel et al. 1975; White u. Boles 1981). Bei größeren Atelektasen kann die Abgrenzung des Zielvolumens gelegentlich Schwierigkeiten bereiten. In diesem Fall wird empfohlen, den größten Teil der atelektatischen Lunge ebenso wie die Hilusregion zu erfassen und durch Röntgenkontrollen nach jeweils 20 Gy zu überprüfen, ob die Tumorkonturen durch Lösung der Atelektasen zwischenzeitlich besser zur Darstellung kommen und damit eine Zielvolumenbegrenzung auf das unbedingt erforderliche Maß möglich wird (Bloedorn 1973).

β) Hilus und Mediastinum

Hilusregion und oberes Mediastinum sollen auch bei nicht nachweisbaren Lymphknotenmetastasen stets in das Zielvolumen einbezogen werden. Das Mediastinum soll dabei über ein mindestens 10 cm breites Feld erfaßt werden, wobei nach Bloedorn besonderer Wert auf die routinemäßige Erfassung der rechten paratrachealen Lymphknoten gelegt werden soll, die auch beim linksseitigen Tumor relativ oft metastatisch beteiligt sind (s.S. 308). Obere Grenze des Zielvolumens ist die Ebene des Sternoklavikulargelenkes, nach kaudal reicht der zu bestrahlende Abschnitt des Mediastinums bei Tumoren der Oberlappen bis 5 cm, bei Tumoren der Unter- und des Mittellappens bis 8 cm unterhalb der Carina (Bloedorn 1973; Seydel et al. 1975; White u. Boles 1981).

Durch routinemäßigen Einsatz der Computertomographie wird es in vielen Fällen möglich sein, das Zielvolumen enger einzugrenzen und damit die Komplikationsrate zu senken. Emami et al. (1978b) mußten ihre ursprünglich vorgesehenen Bestrahlungsfelder nach Durchführung der Computertomographie in 21 von 32 Fällen korrigieren, wobei in 13 Fällen eine Zielvolumenverkleinerung möglich war.

γ) Supraklavikularregion

Über die Notwendigkeit einer Einbeziehung der Supraklavikularregion in das Zielvolumen bestehen unterschiedliche Ansichten. Während Aristizabal und Caldwell (1976) bei zentralen Tumoren nur dann die Supraklavikularregion bestrahlen, wenn hier vergrößerte Lymphknoten tastbar sind, besteht nach Salazar et al. (1976a) immer die Indikation zur Bestrahlung der *homolateralen* supraklavikulären Lymphknotenregion. Emami et al. (1978a) sahen nur in einem von 75 Fällen nach adjuvanter Bestrahlung der Supraklavikularregion ein hier entstandenes Rezidiv, das sich bei nicht Bestrahlten später in 14% der Fälle entwickelte.

White und Boles (1981) entscheiden über die Indikation zur Bestrahlung der supraklavikulären Lymphknotenregionen anhand der Tumorhistologie. Sie halten die adjuvante Bestrahlung beider Supraklavikularregionen für notwendig beim Adeno-Karzinom, bei allen gering differenzierten Karzinomen und beim zentral sitzenden großzelligen Karzinom.

Sind Metastasen in einer der Supraklavikularregionen oder im oberen Mediastinum nachweisbar, gehören nach Seydel et al. (1975), Salazar et al. (1976a) und nach White und Boles (1981) immer die Supraklavikularregionen *beider Seiten* zum Zielvolumen.

δ) Dosisabhängige Zielvolumenvariation („shrinking-field-technic")

Die Gesamtdosis für klinisch tumorfreie, nur potentiell tumortragende Regionen wird auf 40 bis 60 Gy begrenzt, anschließend erfolgt die Feldverkleinerung auf die nachgewiesene Tumorregion und die unmittelbar angrenzenden Abschnitte des Mediastinums (BLOEDORN 1973; SEYDEL et al. 1975; SALAZAR et al. 1976a).

Eine solche Reduzierung des Zielvolumens im Verlauf der Bestrahlungsserie – im angelsächsichen Schrifttum mit „shrinking-field"-Technik bezeichnet – ist bei Einstrahlung einer kurativen Dosis immer unumgänglich, um schwerwiegende Strahlennebenwirkungen vermeiden zu können. Bei Behandlung mit unterbrochener Bestrahlungsserie wird in einzelnen Fällen durch die noch zunehmende Tumorschrumpfung während der Bestrahlungspause eine günstigere Zielvolumenbegrenzung möglich als bei Bestrahlung mit einer nicht unterbrochenen Serie (SALAZAR et al. 1976a). Die Form des reduzierten Zielvolumens richtet sich nach dem Sitz des Primärtumors sowie nach dem Ausmaß und der Lokalisation der Lymphknotenmetastasen. Beispiele finden sich in der Abb. 5.

ε) Periphere Tumoren

Bei brustwandnah gelegenen peripheren Tumoren wird die möglichst großzügige Miterfassung der benachbarten Thoraxwandregion für erforderlich gehalten (BLOEDORN 1973; SEYDEL et al. 1975), da nicht selten bereits eine pleurale Aussaat vorliegen kann.

Die regionalen hilären und mediastinalen Lymphknoten werden von der Mehrzahl der Autoren wie bei den zentralen Lungentumoren mitbehandelt. FREISE (1971) dagegen plädiert für Verzicht auf Mitbestrahlung des Mediastinums bei mediastinoskopisch metastasenfreien Fällen, da in seinem Krankengut die Ergebnisse nach Bestrahlung des Mediastinums deutlich schlechter waren als bei den Patienten, die nur eine Bestrahlung der peripheren Tumoren erhalten hatten. Diese Differenz ist allerdings schon allein durch eine erhöhte Komplikationsrate nach der in seinem Krankengut üblichen Einstrahlung großer Einzeldosen von 4 bis 10 Gy pro Sitzung und Gesamtdosen von 60 bis 78 Gy erklärbar.

Eine Sonderstellung nimmt auch hier das Karzinom der Lungenspitze ein, das in bis zu 30% der Fälle in die mediastinalen Lymphknoten metastasieren kann, andererseits aber auch bei Einbruch in Schulterweichteile direkten Anschluß an die Drainagegebiete der supraklavikulären und u.U. auch der axillären Lymphknoten erhalten kann. Während bei nicht nachweisbaren Metastasen die Bestrahlung der Lungenspitze, der homolateralen Supraklavikularregion und des Mediastinums in „shrinking-field"-Technik ausreichend ist, wird die Einbeziehung auch der kontralateralen Supraklavikularregion bei nachweisbaren Lymphknotenmetastasen des oberen Mediastinums oder der homolateralen Supraklavikularregion notwendig (BLOEDORN 1973; KOMAKI et al. 1980; SEYDEL et al. 1975).

b) Kleinzellige anaplastische Karzinome

Bei den früh auch lymphogen metastasierenden kleinzelligen Karzinomen wurde bis vor kurzem noch die routinemäßige Einbeziehung beider Supraklavikularregionen in das Zielvolumen empfohlen (BLOEDORN 1973; CHOI u. CAREY 1976; SALAZAR et al. 1976a; SEYDEL et al. 1975). Bei kombinierter zytostatisch-radiotherapeutischer Behandlung kann allerdings nach HORNBACK et al. (1976), SEEBER et al. (1977) auf die Mitbestrahlung dieser Region verzichtet werden, wenn hier keine Metastasen nachweisbar sind.

Die inzwischen allenorts übliche integrierte chemotherapeutische Behandlung des kleinzelligen Bronchus-Karzinoms beinhaltet ein Risiko kumulativ toxischer Nebenwirkungen, das voraussichtlich in absehbarer Zeit noch zunehmen wird, da einerseits die Tendenz zur aggres-

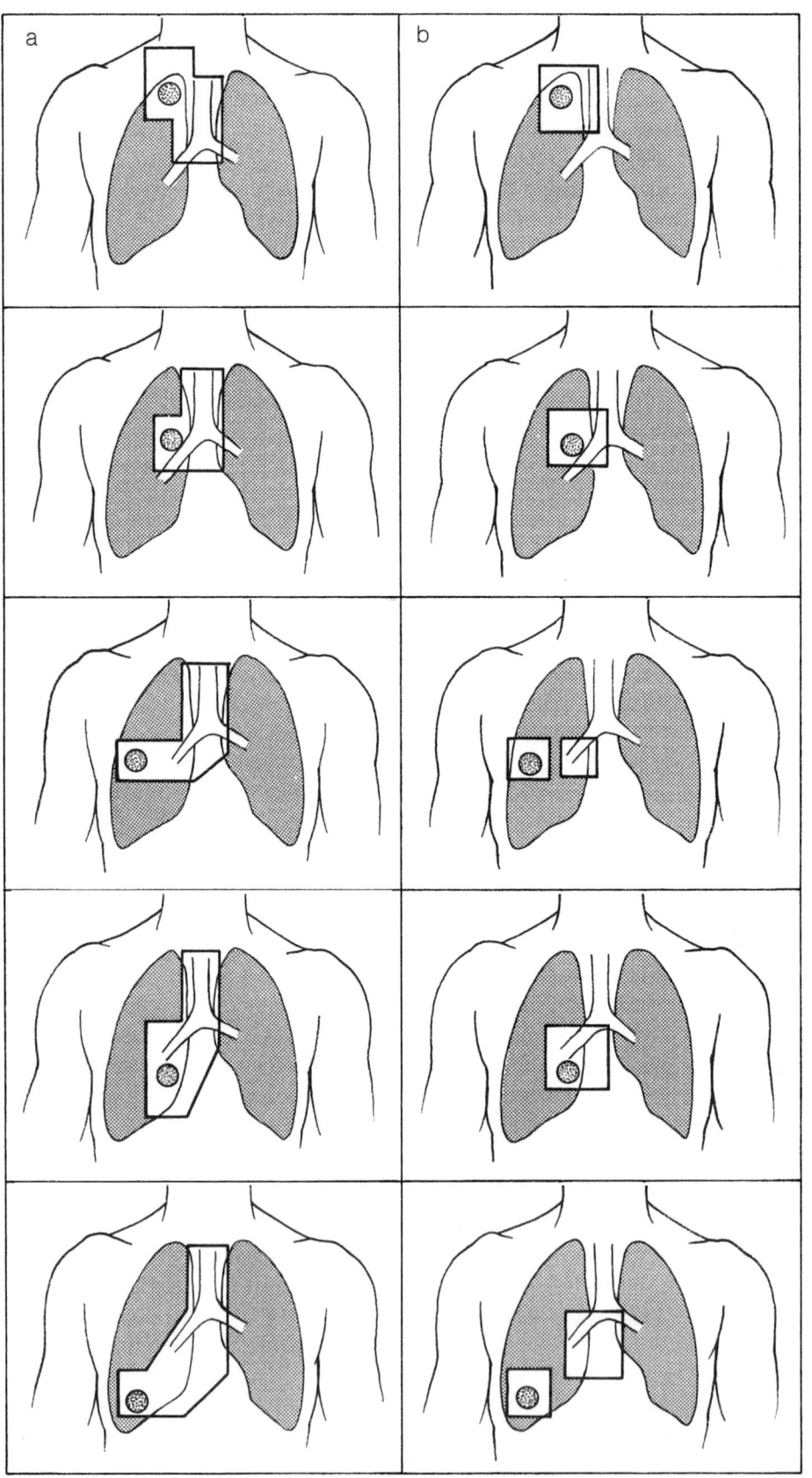

Abb. 5

siveren Chemotherapie unverkennbar ist, andererseits aber auch die Forderung nach höheren Strahlendosen wegen immer noch hoher Lokalrezidivraten erhoben wird. Dies führte zu Überlegungen, ob nicht die ausschließliche „Involved field"-Bestrahlung beim kleinzelligen Bronchus-Karzinom am besten geeignet wäre (BLEEHEN 1979a; BRUNNER 1979; FOX et al. 1979; SCHMIDT 1979). Hier ist allerdings zu beachten, daß als „involved field" das *vor* Behandlungsbeginn zur Tumorregion erklärte Gebiet zu gelten hat und nicht der *nach* initialer Chemotherapie und vor Beginn der Strahlenbehandlung noch nachweisbare Tumorrest. Dies wird umso wichtiger, als von MIRA und LIVINGSTON (1980) bei Analyse ihres Krankengutes und mehrerer anderer Literaturdaten festgestellt wurde, daß intrathorakale Rezidive in vielen Fällen außerhalb der bestrahlten Region, also marginal nach zu knapper Bemessung der Feldgrößen entstanden sind.

Die Fernmetastasenhäufigkeit und die ausgeprägte Strahlensensibilität dieses Tumors sind naheliegende Gründe für Versuche sogenannter „prophylaktischer" Großvolumenbestrahlungen, bei denen zusätzlich zur Primärtumorbehandlung Körperregionen bestrahlt werden, die als Prädilektionsorte für Fernmetastasen gelten. Über die Zweckmäßigkeit dieser in den letzten Jahren in einigen Zentren der USA durchgeführten Ganzkörper- oder alternierenden Halbkörperbestrahlungen sind z.Z. noch keine verbindlichen Aussagen möglich (s.S. 351).

Fast völlige Übereinstimmung besteht dagegen über die Notwendigkeit einer vorsorglichen Schädelinnenraumbestrahlung (s.S. 347 ff). Hier sind sowohl das gesamte Neurokranium als auch die Meningen zum Zielvolumen zu rechnen, dessen Grenze zum Spinalraum in Höhe C 1 bis C 2 angenommen wird. Bei der Festlegung der kaudalen Feldgrenze wird von der Mehrzahl der Autoren die gesamte Schädelbasis einbezogen, wobei die Augenregion ausgeblendet wird. Von anderen wird die verlängerte Verbindungslinie Augenbraue-Tragus als Feldgrenze verwendet. Nach MIRA et al. (1980) sind beide Verfahren gleichwertig.

6. Dosis

Die für die Strahlenbehandlung der Lungentumoren erforderliche Strahlendosis variiert in weiten Grenzen und ist dabei abhängig von

1. dem Bestrahlungsziel, das kurativ oder palliativ sein kann,
2. der Tumorhistologie, bei der grob in kleinzellige und nicht kleinzellige Karzinome sowie in sonstige Tumoren einzuteilen ist,
3. der Strahlenqualität, wobei von entscheidender Bedeutung die Unterteilung in locker und dicht ionisiernde Strahlen ist,
4. der Tumorgröße,
5. der zeitlichen Dosisverteilung
6. der Normalgewebstoleranz, auf die sich sowohl die Größe des bestrahlten Volumens als auch die Qualität der räumlichen Dosisverteilung auswirken,
7. den zusätzlich gegen den Tumor gerichteten Maßnahmen, wie Operation, Chemotherapie, Immunotherapie und wirkungssteigernde Begleitbehandlungen, zu denen _.. Hyperthermie und die Radiosensitizer zu rechnen wären.

Abb. 5a, b. Änderung des Zielvolumens im Verlauf einer kurativen Strahlenbehandlung nicht kleinzelliger Bronchuskarzinome. **a** Zielvolumen unter Einbeziehung potentiell tumortragender Regionen. **b** Zielvolumen nach Eingrenzung auf Regionen nachweisbarer Tumorabsiedelung einschließlich Sicherheitszone. Bei linksseitigen Tumoren gilt das Schema spiegelbildlich

Detaillierte Angaben über die optimale Strahlendosis sind nur in Verbindung mit Aussagen über die räumliche und zeitliche Dosisverteilung möglich.

Die Abschätzung der erforderlichen Dosis erfolgt an den festzustellenden Auswirkungen auf die Behandlungsergebnisse, also anhand der Parameter Remissionsrate, Überlebensrate, mediane Überlebenszeit, Lokalrezidivrate und Komplikationsrate.

a) Kurative Dosis bei kleinzelligen Bronchus-Karzinomen

Kleinzellige Bronchus-Karzinome zählen zu den sehr strahlensensiblen Tumoren, die in der Regel bereits bei 20 bis 30 Gy/2 bis 3 Wochen eine deutliche Größenabnahme erkennen lassen und sich durch eine Gesamtdosis von 40 Gy/4 Wochen in 50% der Fälle vollständig zurückbilden lassen (Hess 1975).

Therapie der Wahl des kleinzelligen Bronchus-Karzinoms ist heute die Chemotherapie in Kombination mit der Strahlenbehandlung – u.U. auch in Kombination mit der Operation. Der Beitrag der eingesetzten Zytostatika zur Regression der bestrahlten Tumoren ist dabei unterschiedlich hoch zu veranschlagen und abhängig von Zusammensetzung und Dosis der angewandten Chemotherapie-Schemata.

Die bei kombinierter zytostatisch-radiologischer Behandlung auf das intrathorakale Zielvolumen zu verabreichende Strahlengesamtdosis wird mit mindestens 30 Gy angegeben, nur selten werden mehr als 45 Gy für notwendig gehalten. Dabei werden 30 Gy meist in einer Serie eingestrahlt, der nach einer mehrwöchigen Pause eine zweite Serie zur Verabreichung einer sogenannten „Boost"-Dosis auf die nachweisbar tumorbefallene Region folgt.

Die Ermittlung der optimalen Strahlendosis durch Vergleich von Behandlungsergebnissen des Schrifttums ist – wie aus den Tabellen 21, 22 und 26 zu entnehmen – so gut wie unmöglich, da kaum in sich homogene – und damit vergleichbare – mit unterschiedlich hoher Gesamtdosis bestrahlte Kollektive zur Verfügung stehen.

Choi und Carrey (1976) konnten durch Auswertung des eigenen Krankengutes nachweisen, daß eine bis zu 4 Monaten anhaltende Remission in der bestrahlten Region nach 1133 ret in nur 60%, nach 1360 ret (entsprechend 40 Gy in 4 Wochen) in 79% und nach 1518 ret (entsprechend 45 Gy in 4,5 Wochen) in 88% zu erreichen war.

Durch Einstrahlung von menr als 1600 ret gelang Cox et al. (1978a) in ihrem nicht zusätzlich zytostatisch behandelten Krankengut eine Remissionsrate von 80%, während diese im Dosisbereich von 1200 bis 1500 ret nur 23% ausmachte. Bei kombiniert radiotherapeutisch-zytostatisch behandelten Patienten betrug die Remissionsrate mit Gesamtdosen von 1200 bis 1500 ret bereits 87%.

Zur Tumor*remission* sind also bei der allgemein üblichen Kombinationsbehandlung mit Chemotherapie und Strahlentherapie nur relativ niedrige Strahlendosen erforderlich. Diese reichen aber offenbar nicht aus, um die initial bewirkte Remission über einen längeren Zeitraum aufrechterhalten zu können.

Lokalrezidivraten von bis zu 50% (Tabelle 26) bei „limited disease" Fällen haben als ausgesprochen unbefriedigendes Behandlungsresultat bei einem Tumor zu gelten, der allgemein für strahlensensibel gehalten wird. Dies wird ausschlaggebend dafür gewesen sein, daß zunehmend eine Gesamtdosis von 45 Gy, meist als Zwei-Serien-Behandlung mit 30 bzw. 15 Gy empfohlen wird. Bei dieser Gesamtdosis ist noch eine adäquate Chemotherapie ohne wesentliche Erhöhung des Komplikationsrisikos möglich (u.a. Brunner 1979; Choi u. Carey 1976; Johnson et al. 1978; Makoski et al. 1977; Perez u. Seydel 1978; Seydel et al. 1978).

Eaton et al. (1981) erreichten eine Senkung der Lokalrezidivrate von 37,5% auf 13%, wenn menr als 42 Gy in Split-course-Technik verabreicht werden konnten. Die Bestrahlung wurde im Anschluß an eine 6wöchige Chemotherapie begonnen, Nebenwirkungen wie Öso-

Tabelle 26. Kleinzellige Bronchuskarzinome im „limited disease"-Stadium. Gegenüberstellung von Lokalrezidivrate und Strahlendosis

Autoren	Lokal-rezidivrate (%)	Strahlen-dosis (Gy)
BRUNNER (1979)	25	45
BYHARDT et al. (1981)	17	37,5
EATON et al. (1981)	13	>42
FOX et al. (1979)	16	40
GOODMAN et al. (1981)	28	50
GLATSTEIN (1978)	33	30
SEEBER et al. (1979)	50	30
SEYDEL et al. (1978)	25	45
SHANK et al. (1981)	48	50

phagitis und Pneumonitis traten in einer Häufigkeit von 5% auf. SHANK et al. (1981) dagegen beobachteten in ihrem Krankengut auch mit einer Gesamtdosis von 50 Gy noch eine Lokalrezidivrate von 48%. Evtl. war hier von Bedeutung, daß die Strahlenbehandlung erst 2 Monate nach Abschluß einer Induktionsbehandlung mit alternierenden CAV- bzw. DDP/VP 16-Kursen begonnen worden ist. Mediane Überlebensraten von mehr als 12 Monaten sind nur bei den Patienten zu erwarten, die in Vollremission gelangten (ABELOFF et al. 1976; GRECO et al. 1978a; COHEN 1979, 1980). Vollremissionen sind durch zusätzliche Bestrahlung der intrathorakalen Tumoren mit größerer Wahrscheinlichkeit zu erreichen als durch die Chemotherapie allein. Die lokale Remissionsrate hingegen ist abhängig von der Strahlendosis, daher müßte sich eine Erhöhung der Strahlendosis auch günstig auf die *Überlebensraten* auswirken (CHOI u. CAREY 1976; SEYDEL et al. 1978; FOX et al. 1979; MCMAHON et al. 1979). Andererseits sind einer Verbesserung der Remissions- und Rezidivraten mittels Erhöhung der Strahlendosis auch wieder Grenzen gesetzt durch eine gleichzeitige Zunahme der unvermeidlichen Nebenwirkungen, die, da kumulativ toxische Reaktionen sowohl bei simultaner als auch bei sukzessiver Chemotherapie ablaufen, bereits bei relativ niedrigen Strahlengesamtdosen ein bedrohliches Ausmaß annehmen können. Bei Vergleich unterschiedlicher Kombinationen von Chemotherapie und Strahlentherapie in einer Studie mit verschiedenen Therapiemodalitäten gewannen CATANE et al. (1981) den Eindruck, daß trotz Senkung der Lokalrezidivraten durch Erhöhung der Strahlendosis die 2Jahres-Überlebensrate abnahm, was am ehesten auf die Zunahme der therapiebedingten Todesfälle zurückzuführen war (Abb. 6). In dieser Zusammenstellung wird darüber hinaus angedeutet, daß die Dauer einer simultanen Behandlung von Einfluß auf die Behandlungsergebnisse, insbesondere auf die Komplikationsraten ist. Die Kollektivgröße dieser Studie sind allerdings mit maximal 15 Fällen pro Therapiearm noch zu klein, als daß die hier getroffenen Feststellungen bereits Allgemeingültigkeit beanspruchen könnten.

Eine ausreichend hoch dosierte Strahlenbehandlung wird in der Regel eine längere Unterbrechung der Chemotherapie erforderlich machen, wenn nicht schwerwiegende Nebenwirkungen oder aber eine weitgehende Aufsplittung der Bestrahlungsserie in Kauf genommen werden sollen. Sehr wahrscheinlich beinhaltet diese Problematik die Gründe für die Feststellung, daß die – insgesamt noch schlechten – Spätergebnisse der Behandlung kleinzelliger Bronchus-Karzinome sich auch durch eine höher dosierte Strahlenbehandlung noch nicht überzeugend haben bessern lassen (BUNN et al. 1979; STEVENS et al. 1979).

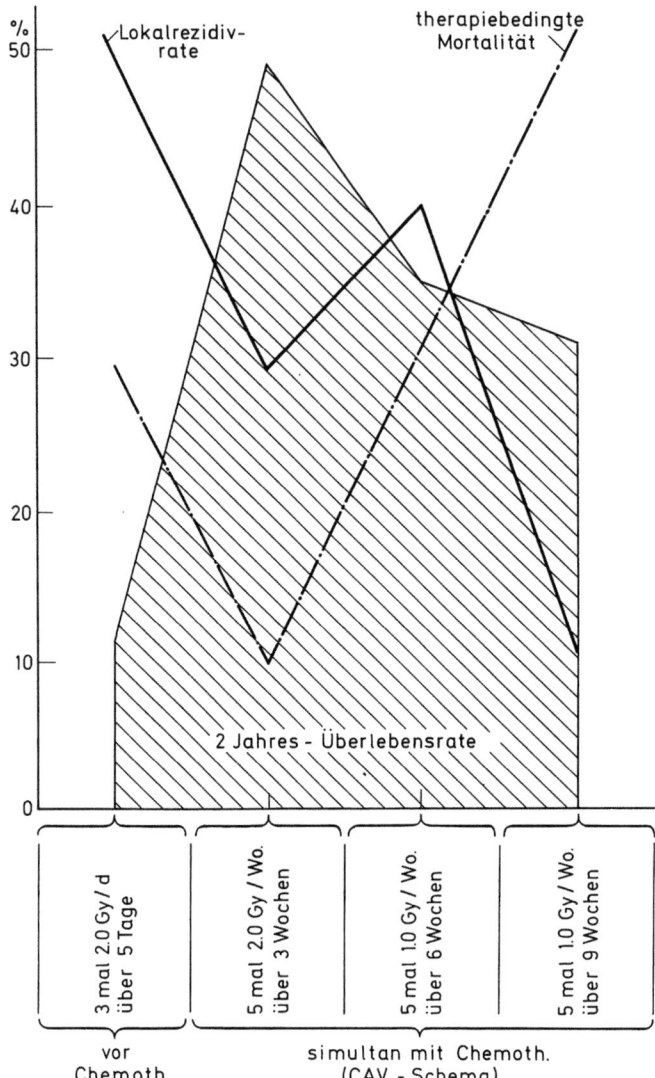

Abb. 6. Korrelationen von Lokalrezidivrate, therapiebedingter Mortalität und 2Jahres-Überlebensrate in Abhängigkeit vom Kombinationsmodus einer chemo-radiotherapeutischen Behandlung des kleinzelligen Bronchuskarzinoms. (Nach Catane et al. 1981)

α) Dosis für präventive Bestrahlung des Neurokraniums

Die von der Mehrzahl der Autoren angegebene Gesamtdosis für die Bestrahlung des Neurokraniums beträgt 30 Gy, die innerhalb von 2 bis 3 Wochen in Einzeldosen von 2,5 bis 3,0 Gy eingestrahlt werden (Brereton et al. 1979; Bunn et al. 197ʋ; Greco et al. 1978b; Jackson et al. 1977; Levitt et al. 1978; Lyman et al. 1978; Seydel et al. 1978; Williams et al. 1977a).

Cox et al. (1978b) verabreichten nur 20 Gy in 2 Wochen, konnten damit aber nicht die Rate der zerebralen Rezidive eindeutig senken. Beiler et al. (1978) hielten eine in 10 Tagen verabreichte Gesamtdosis von 24 Gy für ausreichend und meinten, daß damit die Möglichkeit einer nochmaligen Hirnbestrahlung bei später auftretenden Rezidiven erhalten bleibt. In ihrem allerdings mit 18 Patienten noch sehr kleinen Krankengut sei es zu keinen Hirnmetastasen gekommen. Byhardt et al. (1981) berichten über ein kombiniert behandeltes Krankengut von 31 Patienten, in dem es nach 25 Gy/10 Tagen ebenfalls in keinem der

Fälle zu Hirnmetastasen gekommen war. SHANK et al. (1981) sahen dagegen sogar nach Einstrahlung von 40 Gy in 2 Wochen – wobei zu Beginn der Serie Einzeldosen von 5,0 Gy verabreicht wurden – in 4 von 44 Fällen später auftretende Hirnmetastasen. Daraus wird deutlich, daß die Raten zerebraler Rezidive für die Abschätzung der erforderlichen Strahlendosis nur mit Vorbehalt Verwendung finden können. Der bereits auf Seite 349 erwähnte und sicher nicht unwesentlich von der Überlebenszeit abhängige „reseeding"-Faktor kann bei derartigen vergleichenden Gegenüberstellungen nicht ohne weiteres ausgeklammert bleiben.

β) Dosis für Halbkörperbestrahlungen

Halbkörperbestrahlungen im Rahmen der multimodalen, chemotherapeutisch-radiotherapeutischen Behandlung des kleinzelligen Bronchus-Karzinoms wurden bisher fast ausnahmslos als Einzeitbestrahlungen durchgeführt. Während bei Bestrahlungen der unteren Körperhälfte eine Dosis von $1 \times 10,0$ Gy in der Regel gut toleriert wurde, erwies sich bei Bestrahlungen der oberen Körperhälfte das Pneumonitisrisiko als dosislimitierend. Hier wurden Einzeldosen von 6,0 bis 7,2 Gy empfohlen (RUBIN 1979b; PINO Y TORRES et al. 1980; PAYNE et al. 1981; SCARANTINO 1981), wobei allerdings beachtet werden sollte, daß die tatsächlich im Lungengewebe absorbierte Dosis in Abhängigkeit vom Thoraxdurchmesser bis zu 22% höher zu veranschlagen ist als die ohne Berücksichtigung der Gewebeinhomogenitäten errechnete Mittelebenendosis (VAN DYK et al. 1981; PAYNE et al. 1981). Da nach VAN DYK et al. (1981) das Pneumonitisrisiko bei einer – korrigierten – Dosis von 7,5 Gy beginnt, bei 8,2 Gy 5% und bei 9,3 Gy bereits 50% erreicht, sollte nach Möglichkeit in jedem Einzelfall die nach Gewebeinhomogenitäten korrigierte Lungendosis unter Verwendung von CT-Schnittbildern ermittelt werden.

b) Kurative Dosis bei nicht kleinzelligen Karzinomen
(Plattenepithel-Karzinom, Adeno-Karzinom, großzellig-anaplastisches Karzinom)

Dosis-Effekt-Beziehungen der Strahlenbehandlung nicht kleinzelliger Bronchus-Karzinome wurden sowohl durch bioptische Untersuchungen als auch durch klinische, d.h. röntgenologische Verlaufskontrollen ermittelt. Alle verfügbaren Verfahren lassen aber nur recht grobe Abschätzungen zu, da zum einen im histologischen Bild eines kurz zuvor bestrahlten Tumors nicht immer sicher zu erkennen ist, ob dieser noch vital oder bereits letal geschädigt ist, und zum anderen klinische Verlaufskontrollen wegen unterschiedlicher Tumorrückbildungsgeschwindigkeiten und Maskierung der röntgenologischen Tumorzeichen durch radiogene Lungenparenchymveränderungen erschwert sein können. Es erscheint daher zweckmäßig, bei der Suche nach der optimalen Strahlendosis die Gesamtheit der mit unterschiedlichen Verfahren gewonnenen Informationen zu verwerten.

α) Häufigkeit der histologisch nachweisbaren Tumorvernichtung in Abhängigkeit
von der Strahlendosis

Durch Untersuchung der Resektionspräparate präoperativ bestrahlter Karzinome und durch Auswertung von Autopsiebefunden konnte EICHHORN (1968, 1981) zeigen, daß mit 35 Gy in 5 von 65 Fällen, mit 55 Gy dagegen in 31 und 65 Fällen Tumorfreiheit erreicht worden war, wobei kleinere, noch als operabel geltende Tumoren in 53% und größere, nicht mehr operable Tumoren in 27 bis 38% vernichtet worden waren. GALIL-OGLY et al. (1978) konnten eindeutig strahlenbedingte Tumorveränderungen beim Plattenepithel-Karzinom erst bei Dosen von mehr als 35 Gy und ausgeprägte Rückbildungen der differenzierten

Tumoren erst bei Dosen über 45 Gy feststellen. Im Krankengut von Rissanen et al. (1968) ließen sich in allen Fällen, die präoperativ weniger als 30 Gy erhalten hatten, noch Tumorgewebsreste nachweisen, während eine Dosis von 48 bis 62,5 Gy in 30% der Fälle zur vollständigen Tumorzerstörung ausgereicht hatte. Hellman et al. (1964) erreichten eine vollständige Tumorfreiheit in 7 von 24 Fällen mit 55 bis 60 Gy, die in 5,5 bzw. 6 Wochen eingestrahlt worden waren. Bei 3 weiteren Patienten waren Tumorreste nur noch mikroskopisch nachweisbar. Sambrook (1971) erwartete aufgrund seiner Ergebnisse präoperativer Bestrahlungen, daß rund 50% der Tumoren mit einem maximalen Durchmesser von 4 bis 6 cm durch eine Dosis von 60 Gy in 6 Wochen „sterilisiert" werden können.

Einfluß der Strahlendosis auf klinische Parameter

Während Deeley noch 1973 eine aus 20 Fraktionen bestehende und in 28 Tagen zu verabreichende Gesamtdosis von 30 Gy auch bei nicht kleinzelligen Tumoren für optimal hielt, zeichnet sich in den letzten Jahren doch eine weitgehende Übereinstimmung darüber ab, daß zur kurativen Behandlung dieser Tumoren mindestens 50 Gy notwendig sind (Guttman 1971; Bleher 1973; Calapaj 1974; Aristizabal u. Caldwell 1976; Salazar et al. 1976a; Bettendorf et al. 1976; Coy 1978; Miltenyi et al. 1978; Petrovich et al. 1978). Nach den Erfahrungen anderer (Amalric et al. 1969; Hess 1975; Schumacher 1976; Guerin 1977; Allain et al. 1978; Heilmann 1978a; Bohndorf u. Richter 1979) kann eine Heilung erst dann erwartet werden, wenn eine Mindestdosis von 60 Gy oder eine entsprechende Äquivalenzdosis bei geänderter Fraktionierung bzw. bei Splitcourse-Technik eingestrahlt wurde.

β) Dosisabhängigkeit der Remissionsraten

a) Einfluß des Feststellungszeitpunktes: Häufiger noch als durch bioptische Untersuchungen wurden die Zusammenhänge Dosis und Tumorremission durch röntgenologische Verlaufskontrollen überprüft. Dabei stellte sich heraus, daß für die Beurteilung des Behandlungserfolges der Feststellungszeitpunkt, also das Intervall zwischen Abschluß der Strahlenbehandlung und Untersuchungstermin von großer Bedeutung ist. Die Tumorrückbildung verläuft bei den nicht kleinzelligen Karzinomen stark verzögert, so daß am Ende der Bestrahlungsserie kaum etwas Endgültiges über die erreichte Tumorremission gesagt werden kann. Perez et al. (1978b) sahen in ihrem Krankengut eine Steigerung der Remissionsraten von 66% bei Behandlungsende auf 85% bei Untersuchung nach 8 Wochen und 93% nach Ablauf von 16 Wochen. Auf der anderen Seite kann es aber gerade bei hochdosierter Bestrahlung in einzelnen Fällen schon nach etwa 10 bis 12 Wochen zu radiogenen Parenchymveränderungen der bestrahlten Lungenregion kommen, wodurch die Röntgenzeichen des Tumors überdeckt und Größenvergleiche unmöglich gemacht werden können.

b) Der Einfluß der Tumorgröße auf die Remissionsraten wird zwar allgemein als Selbstverständlichkeit akzeptiert, erfährt jedoch im Schrifttum bei der Mitteilung von Remissionsraten nur selten die ihm zustehende Beachtung. Perez et al. (1978) erreichten bei Tumoren des Stadiums T_1 eine komplette Remission in 53% ihrer Fälle, die mit gleicher Dosis nur in 30% der T_3-Tumoren zu erreichen war. Nach Rubin (1979a) reicht eine Dosis von 50 Gy nicht mehr aus, um nicht kleinzellige Karzinome mit einem maximalen Durchmesser von 5 cm in Remission zu bringen. Ähnliche Erfahrungen machten Galil-Ogly et al. (1979), die bei Plattenepithel-Karzinomen mit einem Durchmesser von mehr als 5 cm nach Einstrahlung von mindestens 45 Gy nur eine beginnende Tumorverkleinerung registrieren konnten.

c) Einfluß der Histologie: Auch innerhalb der Gruppe der nicht kleinzelligen Bronchus-Karzinome lassen sich offenbar von der Histologie abhängige Unterschiede in der Strahlen-

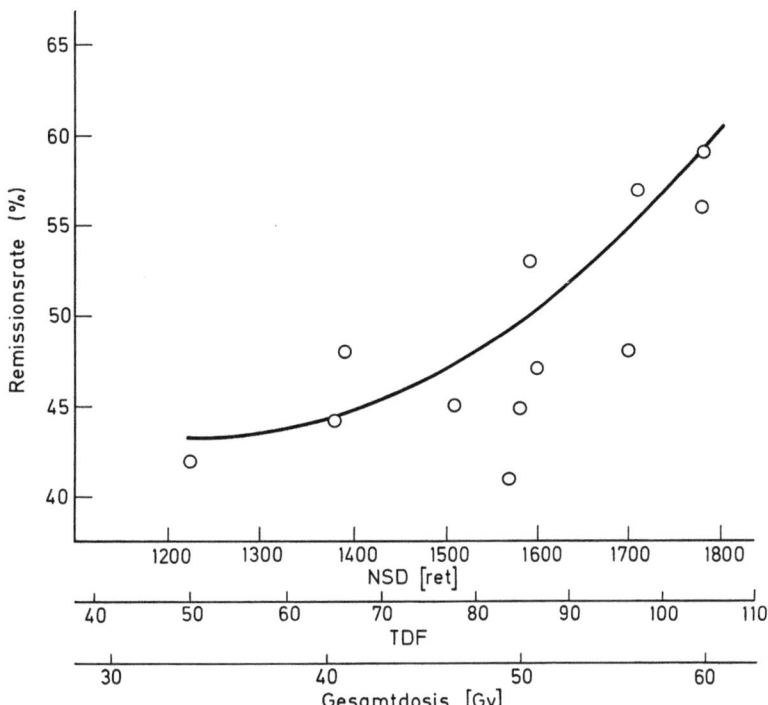

Abb. 7. Strahlenbehandlung nicht kleinzelliger Bronchuskarzinome. Zusammenhang Remissionsraten (CR + PR) und Gesamtdosis. (Angaben in Gy gelten für Fraktionierung 5mal wöchentlich 2,0 Gy). (Gepoolte Literaturdaten aus: BERRY et al. 1977; BYAR et al. 1978; COY u. KENELLY 1980; EAGAN et al. 1979; EMAMI et al. 1979; LEE et al. 1976; PALMER u. KROENING 1978; PEREZ et al. 1980). Regressionsanalyse: Dipl. Phys. D. SCHIRRMEISTER

sensibilität erkennen, die allerdings bei weitem nicht das Ausmaß erreichen, welches bei Vergleich der Strahlensensibilität von kleinzelligen und nicht kleinzelligen Bronchus-Karzinomen festzustellen ist. SALAZAR et al. (1976a) gewannen den Eindruck, daß eine Korrelation mit der Proliferationsrate der Tumoren besteht und fanden bei Adeno-Karzinomen mit ihrer relativ langen Tumorverdoppelungszeit von durchschnittlich 187 Tagen eine geringere Remissionsrate als beim Plattenepithel-Karzinom mit seiner durchschnittlichen Tumorverdoppelungszeit von 98 Tagen. Letztere wiederum war niedriger als die des großzelligen Karzinoms mit seiner durchschnittlichen Tumorverdoppelungszeit von 80 Tagen. Diese Rangfolge in der Strahlensensibilität wurde allerdings von anderen nicht bestätigt: LEE et al. (1976) konnten ebenso wie CHOI und DOUCETTE (1981) bei Adeno-Karzinomen eine höhere Remissionsrate als bei Plattenepithel-Karzinomen erreichen. Die großzelligen Karzinome zeigten sich auch bei diesen Untersuchungen als die am meisten srahlensensiblen Tumoren innerhalb der Gruppe der nicht kleinzelligen Bronchus-Karzinome.

d) Dosiseffektbeziehungen: Die Mindestdosis, bei der der Beginn einer Größenabnahme eines nicht kleinzelligen Karzinoms zu erwarten ist, dürfte bei rund 30 Gy liegen, wenn 10 Gy pro Woche in 4 bis 5 Fraktionen eingestrahlt werden. Während bei 20 Gy in der Regel noch kein Ansprechen der Tumoren zu verzeichnen ist, kann mit 40 Gy eine Tumorverkleinerung um mehr als die Hälfte der Ausgangsgröße in 15% der Fälle erreicht werden (MATSUURA 1969; SALAZAR et al. 1976a).

In Abbildung 7 wird versucht, die Abhängigkeit der Remissionsraten von der Strahlendosis deutlich zu machen. Diese ist in dem dargestellten Dosisbereich von 1200 bis 1800 ret erwartungsgemäß zumindest als Tendenz zu erkennen, wenn auch eine breite Streuung der Einzelwerte vorliegt, für die sicher zum einen die relativ unscharfe Definition des Parameters „Remissionsrate" und zum anderen die unterschiedliche Zusammensetzung der Kollektive hinsichtlich Tumorgröße und Feststellungszeitpunkt der Remission verantwortlich sind. Kaum eindeutiger wird die Proportionalität beim Vergleich der nur beim Plattenepithel-Karzinom erzielten Ergebnisse (Abb. 8).

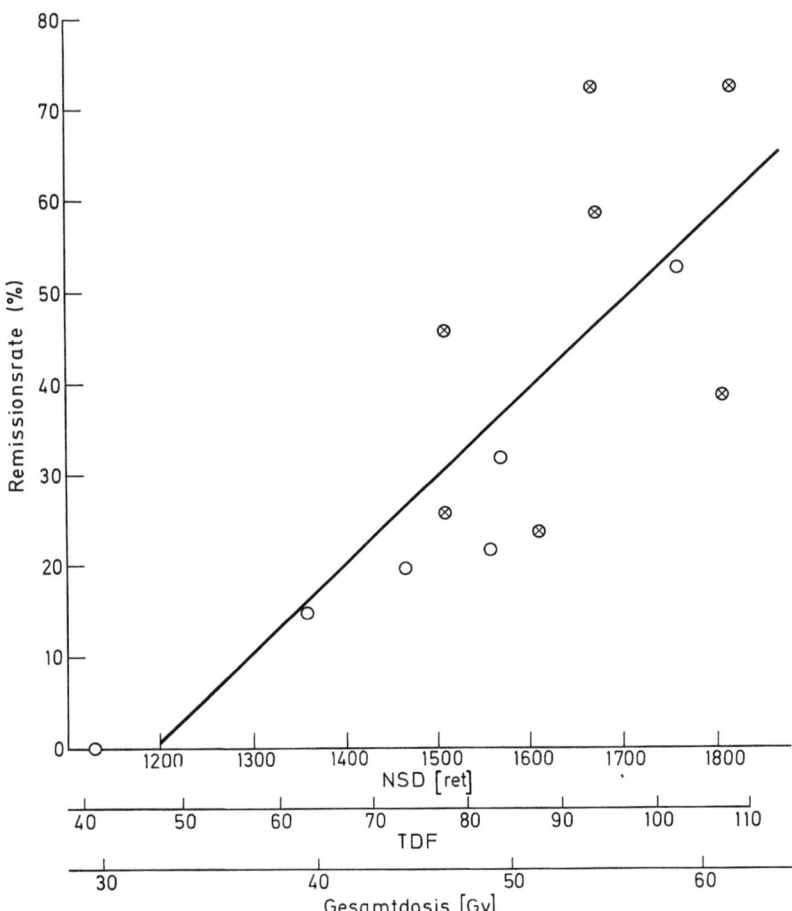

Abb. 8. Strahlenbehandlung der Plattenepithelkarzinome der Bronchien. Zusammenhang Remissionsraten (CR + PR) und Gesamtdosis (Angaben in Gy gelten für die Fraktionierung 5mal wöchentlich 2,0 Gy). ⊗ = Split-course Technik. (Gepoolte Literaturdaten aus: Lee et al. 1976; Salazar et al. 1976; Sealy et al. 1982; White et al. 1982). Regressionsanalyse: Dipl.-Phys. D. Schirrmeister

In beiden Dosiseffektdarstellungen scheint die Steigung der Regressionskurve im oberen Dosisbereich noch zuzunehmen. Dies würde u.a. auch mit den Ergebnissen von Phillips und Miller (1978) korrelieren, die Vollremissionen in 32% der Fälle mit 50 bis 60 Gy (5× wöchentlich 2,0 Gy entsprechend 1570 bis 1780 ret) mit 66 Gy (1880 ret) dagegen in 63% erreichten. Eine Plateaubildung im oberen Dosisbereich wie sie z.B. von Eisert et al. (1976) bei 1450 ret und von Salazar et al. (1976a) bei Dosen über 1670 ret gesehen wurden, ist jedenfalls nicht zu erkennen. Im Krankengut von Pereslegin (zit. bei Seydel et al. 1975) wurde die höchste Remissionsrate mit rund 1900 ret erreicht, die in der mit noch höheren Dosen (bis 85 Gy) bestrahlten Gruppe dann wieder niedriger ausfiel. Hieraus wurde auf eine sogenannte Glockenform der Dosiseffektkurve geschlossen (Seydel et al. 1975), was kaum gerechtfertigt ist, da es sich bei den im oberen Dosisbereich befindlichen Fällen um Patienten handeln dürfte, die höhere Dosen erhalten haben, weil die Remission nach Einstrahlung der üblichen Gesamtdosis noch unzureichend war.

Nach Einstrahlung von mindestens 1600 ret wurden Vollremissionen in durchschnittlich 25% und Teilremissionen in weiteren 30% der Fälle erzielt (Choi u. Doucette 1981; Coy u. Kenelly 1980; Namer et al. 1980; Perez et al. 1980; Salazar et al. 1976a). Cox et al. (1979a) erreichten mit Gesamtdosen von mehr als 1700 ret in 64% ihrer Fälle Vollremissionen, was mit 1400 bis 1500 ret nur in 28% und mit einer Dosis von weniger als 1400 ret nur in 22% möglich war. Hess (1975) berichtet über Vollremissionsraten von 33% nach Behandlung mit 60 Gy.

Die prognostische Bedeutung des Remissionsumfanges für die Überlebenszeit wird u.a. von Cox et al. (1979a), Perez et al. (1980) und von Salazar et al. (1976b) hervorgehoben.

Tabelle 27. Strahlenbehandlung nicht kleinzelliger Bronchuskarzinome. Gegenüberstellung von Gesamtdosis und Responsedauer

Autoren	Gesamt-dosis (Gy)	NSD (ret)	TDF	Responsedauer (Medianwert in Tagen)
BERGSAGEL et al. (1972)	40	1330–1390	62–66	116
Cox et al. (1979b)	50–55	1580–1640	90–93	147
PALMER u. KROENING (1978)	30	1225	56	154
PETROVICH et al. (1980, 1981)	50	1570	82	128
	42	1590	83	240
SEALY et al. (1982)	40	1530	80	161
	50	1640	90	210

Die mediane Überlebenszeit der in Vollremission gelangten Fälle betrug 52 bis 69 Wochen, während bei Patienten in Teilremission nur 32 bis 44 Wochen erreicht werden konnten. 2 Jahre überlebten nach Vollremission 40% der Patienten und nach Teilremission nur 20%.

Zusammenfassend kann festgestellt werden, daß erst mit Gesamtdosen von mehr als 60 Gy (bei 10 Gy pro Woche) einigermaßen zufriedenstellende Behandlungsergebnisse zu erwarten sind. Das Nebenwirkungsrisiko beginnt allerdings bei 40 Gy steil anzusteigen, weshalb von vielen Therapeuten eine Gesamtdosis von nicht mehr als 50 Gy verabreicht wird.

Auch die Bemessung der Gesamtdosis sollte bei Bestrahlung des nicht kleinzelligen Bronchus-Karzinoms nicht schematisch erfolgen. Vielmehr sollte in jedem Einzelfall unter Berücksichtigung von Allgemeinzustand und Gesamtprognose und unter vergleichender Gegenüberstellung von Nebenwirkungsrisiko und Tumorrisiko die Dosisverordnung vorgenommen werden. Die für diese Entscheidung notwendigen Informationen können durch das auf Seite 355 beschriebene Verfahren der aufgeschobenen Indikation noch verbessert werden.

γ) Dosisabhängigkeit der Remissionsdauer

Wenn durch höhere Strahlendosen eine bessere Tumorremission zu erreichen ist, dann sollte auch eine Zunahme des rezidivfreien Intervalls bzw. des Zeitraums bis zur erneuten Größenzunahme eines in Teilremission befindlichen Tumors durch Steigerung der Gesamtdosis zu erreichen sein. Die hierüber vorliegenden Ergebnisse lassen jedoch eine Dosisabhängigkeit der Response-Dauer nicht erkennen (Tabelle 27).

Es liegen allerdings die hier angewandten Gesamtdosen noch im unteren Bereich der bei diesen Tumoren für notwendig gehaltenen Strahlendosis. Wahrscheinlich ist die Abschätzung der Response-Dauer nach höher dosierter Bestrahlung nicht mehr möglich, da die Rezidiverkennbarkeit in dem dann oft radiogen veränderten Lungenparenchym erschwert ist.

δ) Dosisabhängigkeit der Lokalrezidivrate

30 bis 60% der Patienten mit einem Tumorrezidiv nach Strahlenbehandlung rezidivieren zuerst im Bereich der bestrahlten Region und von diesen ist das lokoregionale Rezidiv schließlich unmittelbare Todesursache in 50 bis 75% der Fälle (ABADIR u. MUGGIA 1975; BERGSAGEL et al. 1972; Cox et al. 1979b; GHILEZAN et al. 1976; KOMAKI et al. 1977; RISSANEN et al. 1968). Dies unterstreicht die Notwendigkeit einer ausreichend hoch dosierten Strahlenbe-

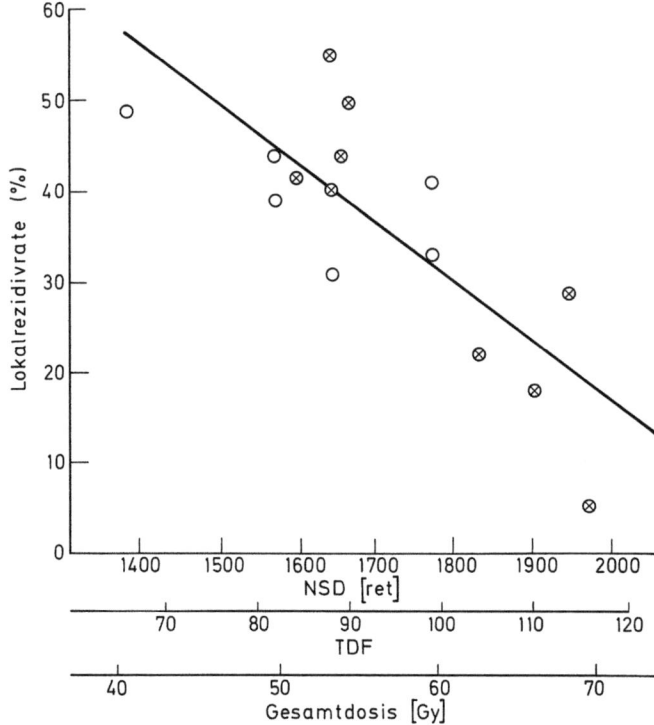

Abb. 9. Strahlenbehandlung nicht kleinzelliger Bronchuskarzinome. Zusammenhang Lokalrezidivrate und Gesamtdosis. (Angaben in Gy gelten für Fraktionierung 5mal wöchentlich 2,0 Gy). ⊗ = Split-course-Serien. (Zusammengestellte Literaturdaten aus Abramson u. Cavanaugh 1973; Aristizabal u. Caldwell 1976; Emami et al. 1979; Perez et al. 1980; Salazar et al. 1976a1; Sealy et al. 1982; Sherman et al. 1981). Regressionsanalyse: Dipl. Phys. D. Schirrmeister

handlung der intrathorakalen Tumorregion, die – wenn kurative Intentionen bestehen – nicht nur die Erreichung einer Vollremission zum Ziel haben sollte. In Abb. 9 sind die Zusammenhänge zwischen applizierter Strahlendosis und Lokalrezidivrate graphisch dargestellt.

ε) Dosisabhängigkeit der Überlebensrate

Die Überlebensrate eines bestrahlten Kollektivs gilt als schlecht geeignetes Beurteilungskriterium für die Wirksamkeit der Strahlenbehandlung am Ort der Bestrahlung, weil bei der Metastasierungstendenz dieses Tumors die außerhalb der behandelten Region bestehenden Tumormanifestationen den Parameter „Überlebensrate" erheblich beeinflussen (Cohen 1978). Daraus wäre zu folgern, daß eine vergleichende Darstellung von Überlebensraten keine Hinweise auf die für eine optimale lokale Wirkung erforderliche Strahlendosis erwarten läßt. Hinzu kommt, daß die bisher veröffentlichten Überlebensraten unterschiedlich hoch dosierter Bestrahlungen nur schwer zu verwerten sind, da sie auch bei Stratifizierung der Kollektive nach Tumorstadium und Histologie in weitem Bereich variieren. Dies ist wahrscheinlich darauf zurückzuführen, daß nur ausnahmsweise bereinigte und alterskorrigierte Überlebensraten veröffentlicht werden, prognostisch wichtige Parameter, wie Allgemeinzustand und Körpergewichtsverhalten hierbei kaum Berücksichtigung finden und außerdem eine Selektionierung unterschiedlichen Ausmaßes möglich ist.

In Tabelle 28 sind die im Rahmen einer westdeutschen Gemeinschaftsstudie ermittelten Überlebensraten der noch nicht metastasierten Bronchus-Karzinome in ihrem Zusammenhang mit der Strahlendosis aufgeführt. In Tabelle 29 findet sich eine Zusammenstellung von Literaturergebnissen, bei der versucht wurde, nur die Kollektive zu verwenden, deren verabfolgte Gesamtdosis der vorgesehenen Dosis entsprach. Damit sollte vermieden werden, daß zu der Gruppe mit dem niedrigsten Gesamtdosisbereich auch die Patienten gezählt werden, die nur wegen ihrer ungünstigen Prognose oder aber wegen Unverträglichkeit der Strahlenbehandlung bei reduziertem Allgemeinzustand nicht die vorgesehene höhere Dosis

Tabele 28. Zentrale Bronchuskarzinome im Stadium
$T_{1-2}N_0M_0$, Zusammenhang Strahlendosis und
Überlebensraten. (Aus HEILMANN et al. 1976)

	Dosisbereiche (Gy)		
	40–50 (n = 33) (%)	60 (n = 153) (%)	61–75 (n = 33) (%)
1 Jahr	24	47	73
2 Jahre	21	21	33
3 Jahre	12	10,5	9
4 Jahre	9	10,5	9
5 Jahre	9	8,5	9

Tabelle 29. Nicht kleinzellige Bronchuskarzinome der Stadien I und II. Zusammenhang Strahlendosis und Überlebensrate. (Gepoolte Ergebnisse aus Mitteilungen von BOHNDORF u. RCHTER 1979; CHOI u. DOUCETTE 1981; COY 1978; COY u. KENELLY 1980; EMAMI et al. 1979; GUTTMAN 1971; HEILMANN et al. 1976; HOLSTI u. MATTSON 1980a; MILLER et al. 1978; PEREZ et al. 1980; PETROVICH et al. 1977; RINGLEB u. HEIDENREICH 1970; RUBIN et al. (1970)

	Dosisbereiche (ret)					
	1250–1600		1600–1800		1801–2100	
	(%)	n	(%)	n	(%)	n
1 Jahr	33,8	1297	39	1188	49,7	636
2 Jahre	11,8	1007	14,4	1018	22,6	610
3 Jahre	7	974	8,3	996	12,3	610
4 Jahre	4,8	883	4,3	814	5,1	610
5 Jahre	3,6	883	1,9	720	2,8	610

erhalten konnten. Diese Abtrennung war notwendig, weil nach den hier aufgelisteten Daten die mit niedriger Dosis bestrahlten Patienten nur in den ersten 3 Jahren schlechter abschneiden und in den darauffolgenden Jahren die Ergebnisse eine Abhängigkeit von der Gesamtdosis nicht mehr erkennen lassen. Daraus könnte der hier sicher nicht zutreffende Schluß gezogen werden, daß nur die Patienten höher dosiert bestrahlt wurden, die trotz vergleichbaren Tumorstadiums zu Behandlungsbeginn eine bessere Prognose – z.B. wegen ihres besseren Allgemeinzustands – aufwiesen.

Man erkennt auf den Tabellen 28 und 29 deutlich, daß höhere Gesamtdosen nur in den ersten 3 Jahren eine Verbesserung der Überlebensraten erbr gen und vom 4. Jahr an die Ergebnisse in allen drei Dosisbereichen gleich schlecht ausfallen (Abb. 10).

Dies wäre am ehesten zu erklären mit einem Wechsel der dominierenden Todesursachen im weiteren Verlauf der Erkrankung.

Hier ließen sich zwei Phasen mehr oder weniger scharf voneinander abgrenzen: Ein erster posttherapeutischer Abschnitt, in dem unbeherrschte Primärtumoren die Haupttodesursache darstellen, und ein zweiter posttherapeutischer Abschnitt, in dem die bei Behandlungsbeginn zwar schon vorhandenen, aber noch nicht nachweisbaren Fernmetastasen inzwischen eine Größe erreicht haben, mit der sie unter den Todesursachen die führende Rolle übernehmen können.

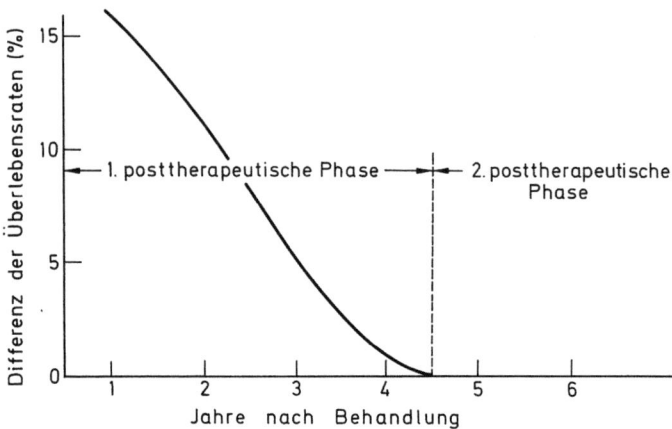

Abb. 10. Differenz der Überlebensraten unterschiedlicher Dosisbereiche der Tabelle 29. Aufhebung einer Dosisabhängigkeit der Überlebensraten nach 4–5 Jahren

Im ersten posttherapeutischen Abschnitt lassen sich die Überlebensraten verbessern, wenn durch die Strahlenbehandlung sowohl die Remissionsraten als auch die Lokalrezidivraten verbessert werden. Beide sind – wie sich zeigen ließ – dosisabhängig.

Im zweiten posttherapeutischen Abschnitt wird dann in vielen Fällen durch den in unbehandelten Regionen nachwachsenden Tumor das wieder verloren, was durch Strahlentherapie des Primärtumorbereiches gewonnen worden war. Es können jetzt lediglich die Fälle überleben, die bei Behandlungsbeginn noch frei von Fernmetastasen gewesen sind.

Daraus lassen sich drei wesentliche Feststellungen ableiten:

1. Die alleinige Strahlentherapie macht wahrscheinlich nur in den Fällen ein langfristiges Überleben oder eine endgültige Heilung des nicht kleinzelligen Bronchus-Karzinoms möglich, in denen der Tumor bei Behandlungsbeginn eine Größe aufweist, für die Gesamtdosen von maximal 1600 ret zur Tumorvernichtung ausreichen. Bei größeren Tumoren, die nur mit höheren Strahlendosen saniert werden können, ist es in der Regel zu Fernmetastasen gekommen, die später – weil sie unbehandelt blieben – zum Tode führen. Hier gelten für die Strahlentherapie ähnliche Grenzen wie für die ebenfalls nur lokal wirksame Chirurgie.

2. Eine Verbesserung der Langzeitergebnisse ist nur durch wirksame systemische Behandlungsmaßnahmen zu erwarten, die jedoch z.Z. noch nicht zur Verfügung stehen.

3. Durch Strahlendosen, die höher als 1600 ret sind, läßt sich die Überlebenschance in den ersten drei posttherapeutischen Jahren eindeutig verbessern.

Sollen beim inoperablen nicht kleinzelligen Bronchus-Karzinom alle Möglichkeiten zur Lebensverlängerung genutzt werden, die die moderne Strahlentherapie bietet, und sollen bei der Bemessung der Gesamtdosis das Tumorrezidivrisiko und das Nebenwirkungsrisiko in einem vernünftigen Verhältnis zueinander stehen, dann gilt, daß für den Primärtumor 60 bis 70 Gy und für die makroskopisch tumorfreien regionären Lymphknoten 40 bis 50 Gy – bzw. eine adäquate Dosis bei Split-course-Technik – notwendig sind.

ζ) Dosis für die präventive Bestrahlung des Mediastinums

Die für klinisch tumorfreie Abschnitte des Mediastinums erforderliche Dosis wird mit 40 bis 50 Gy in 4 bis 5 Wochen angegeben (Bloedorn 1973; Salazar et al. 1976a; White u. Boles 1981). Unmittelbar dem Tumor benachbarte Regionen des Mediastinums erhalten die volle Tumordosis. Diese Abstufung ergibt sich zwangsläufig bei Anwendung der vielerorts üblichen „Shrinking-Field"-Technik (s.S. 365).

η) Dosis für die präventive Bestrahlung des Neurokraniums

Für die präventive Bestrahlung des Neurokraniums kamen die auch beim kleinzelligen Karzinom empfohlenen Dosen (s. Seite 370) zur Anwendung. Überraschenderweise konnte nach den von Cox et al. (1981) publizierten Ergebnissen der VALG-Studie bereits mit 20 Gy in 2 Wochen eine Senkung der Hirnmetastasenrate erreicht werden.

θ) Dosis für die präventive Halbkörperbestrahlung

Durch Einzeldosen von 6 bis 8 Gy, die zusätzlich zur üblichen Bestrahlung der intrathorakalen Tumorregion und auch zur adjuvanten Chemotherapie auf die obere Körperhälfte appliziert wurden, konnte eine Verlängerung der rezidivfreien Zeit erreicht werden. Das Pneumonitisrisiko lag dabei über 10% (SCARANTINO 1981). Die auf diesem Gebiet gewonnenen Erfahrungen reichen noch nicht aus, um diese Maßnahme als ein bereits etabliertes Behandlungsverfahren gelten zu lassen.

c) Dosis für Tumoren nicht epithelialen Ursprungs

Während die Non-Hodgkin-Lymphome in der Regel mit 40 bis 50 Gy ausreichend sicher vernichtet werden können, gelten die Weichteilsarkome als sehr wenig strahlensensibel. Die hier notwendigen Dosen liegen in dem für nicht kleinzellige Karzinome angegebenen Bereich.

7. Fraktionierung der Strahlendosis

Bei der Strahlentherapie der Bronchuskarzinome kommen folgende Variationen der zeitlichen Dosisverteilung zur Anwedung:
1. Die Variation von Einzeldosis und Zahl der Fraktionen mit oder ohne Veränderung der Gesamtbehandlungszeit, wobei die einzelnen Behandlungssitzungen in mehr oder minder gleich langen Abständen aufeinander folgen.
2. Die einmalige oder mehrmalige Unterbrechung der konventionell fraktionierten Bestrahlungsserie für 2 bis 4 Wochen („Split-Course-Technik").
3. Die Kombination aus diesen beiden Möglichkeiten, wobei zusätzlich zur Aufsplittung der Serien sowohl eine Erhöhung der Wochendosis der einzelnen Teilserien als auch eine Größenänderung der Einzeldosen (hohe Einzeldosen z.B. nur zu Behandlungsbeginn) während einer Serie vorgenommen wird.

a) Fraktionierung bei durchgehender Serie

Nach den Ergebnissen einer Mitte der 60iger Jahre durchgeführten Umfrageaktion bei 95 Zentren in den USA, in Kanada, Großbritannien und in Frankreich bevorzugen 85% aller strahlentherapeutischen Institute die Fraktionierung der Wochendosis in 5 Sitzungen (MARCIAL 1967). Dennoch besteht keinesfalls Einigkeit darüber, daß diese Art der zeitlichen Dosisverteilung ein optimales Verhältnis von Tumorwirkung und Nebenwirkungsrisiko erwarten läßt. Bis in die jüngste Zeit wurden immer wieder klinische Studien mit alternativen Fraktionierungen durchgeführt, die zu unterschiedlichen, teils auch einander widersprechenden Ergebnissen kamen. Dabei ging es sowohl um die Vergrößerung der therapeutischen Breite und um die Verbesserung der Bedingungen für die Kombination mit Radiosensitizern als auch um die Verringerung der für Patient und behandelndes Institut entstehenden Belastungen.

α) Niedrige Fraktionierung

Gegen ein Festhalten an der üblichen, noch aus der Orthovolttherapie-Ära übernommenen Fraktionierung sprechen sowohl tumorzellkinetische als auch strahlenbiologische Gesichtspunkte.

Eine optimale Strahlenwirkung auf den Tumor ist zu erwarten, wenn die Einzeldosen ausreichen, den gesamten Proliferationspool zu zerstören bzw. soweit zu devitalisieren, daß im Intervall zwischen zwei Bestrahlungssitzungen keine nennenswerte Zellteilung mehr erfolgen kann, und, wenn die Intervalle den Zeiten entsprechen, die für das Recruitment nach Zerstörung des Proliferationspools bzw. für die Reoxygenierung der zuvor hypoxischen Tumoranteile benötigt werden (SALAZAR et al. 1976b; SCRUGGS et al. 1974; SCHUMACHER 1976; WHITE u. BOLES 1981). Eine in täglichen Abständen durchgeführte Bestrahlung mit Einzeldosen, die noch im Schulterbereich der an Zellkulturen ermittelten Dosiseffektkurven liegen, kann diesen strahlenbiologischen Gegebenheiten kaum Rechnung tragen.

Die alternativ angewendeten Fraktionierungsschemata begannen meist mit einer Fraktion pro Woche, wobei Einzeldosen von 6,0 bis 10,0 Gy eingestrahlt wurden. Diese Dosis wurde erst im weiteren Verlauf reduziert, von einigen Autoren dann zweimal wöchentlich verabreicht oder auch durch eine konventionelle Fraktionierung im letzten Abschnitt der Bestrahlungsserie abgelöst. MINET und CHEVALLIER (1973) verglichen nach Randomisierung ihres 191 Patienten umfassenden Krankengutes die Ergebnisse einer niedrig fraktionierten Bestrahlung mit denen einer konventionell fraktionierten Strahlenbehandlung. Nach 4 Sitzungen à 10 Gy, die zunächst in einwöchigen, nach der 3. Sitzung in 2wöchigen Abständen erfolgten, lag die Remissionsrate höher als in den Fällen, die in konventioneller Fraktionierung 75 Gy Gesamtdosis erhalten hatten. Dennoch waren die Überlebensraten bereits nach einem Jahr bei dem mit wenigen hochdosierten Fraktionen bestrahlten Kollektiv niedriger als im Vergleichskollektiv.

Bei Vergleich der Ergebnisse unterschiedlich fraktionierter, aber mit gleich hoher Gesamtdosis behandelter Serien kamen HOLSTI et al. (1978) zu der Feststellung, daß mit der niedriger fraktionierten Bestrahlung zwar eine bessere Tumorwirkung zu erreichen war, andererseits sich aber in fast allen Fällen später eine Lungenfibrose entwickelte. Diese Autoren begannen mit einer Fraktion von 10 Gy und verabreichten dann am 8. Tag 7 Gy, am 12. Tag 5 Gy, vom 15. bis 28. Tag 3mal wöchentlich 3 Gy und in der letzten Woche 5mal 2,0 Gy. Das Vergleichskollektiv wurde mit 5mal 2,0 Gy behandelt.

SCHUMACHER (1975, 1976) sieht die Vorteile der von ihm ausschließlich angewendeten niedrig fraktionierten Bestrahlung des Bronchus-Karzinoms unter anderem auch in der Möglichkeit, die Gesamtdosis der aus Histologie und Tumorgröße resultierenden Rückbildungstendenz anzupassen. Durch Einzeldosen von 5,0 Gy wöchentlich, die einer einmaligen initialen Dosis von 9 bis 10 Gy folgen, wird die Behandlungszeit auf 12 bis 14 Wochen gestreckt. Die mit diesem Verfahren erreichten Überlebensraten der Stadien I bis III betrugen nach einem Jahr 63%, nach 5 Jahren 8,1%.

SALAZAR und VAN HOUTTE berichteten 1981 über die ersten Ergebnisse einer Phase I/II-Studie, in der die von SCHUMACHER (1974, 1976) inaugurierte Fraktionierung bei Patienten mit fortgeschrittenem Karzinom des Stadium III überprüft werden sollte. Von den 18 auswertbaren Fällen konnten 17 mit einer Gesamtdosis von 60 Gy/12 Wochen (2050 ret) in eine Remission gebracht werden, in 6 Fällen gelang die Vollremission. Es wurden nur milde Nebenwirkungen beobachtet, die später auftretenden Lungenfibrosen schienen geringfügiger als die nach adäquaten Dosen in konventioneller Fraktionierung. Weitere Untersuchungen in Form einer Phase III-Studie sind beabsichtigt.

Von MOHIUDDIN et al. wurde 1979 über eine Pilotstudie an 30 Patienten mit einem Plattenepithel-Karzinom berichtet. Die Bestrahlungsserie wurde hier mit 6,0 Gy am ersten und

4,0 Gy am dritten Tag begonnen und dann mit 3mal wöchentlich 2,0 Gy bis zum Erreichen einer Gesamtdosis von 66 Gy fortgesetzt. Dadurch verlängerte sich der Behandlungszeitraum auf insgesamt 10 Wochen. In 7 Fällen konnte eine Vollremission, in weiteren 20 Fällen eine Teilremission (Größenabnahme um mehr als 50%) erreicht werden. Die Nebenwirkungen waren akzeptabel: In drei Fällen entwickelte sich eine medikamentös beherrschbare Pneumonitis, die in allen Fällen auftretende Lungenfibrose war nur gering ausgeprägt.

Weniger überzeugend waren die von Cox et al. (1980) gesammelten Erfahrungen mit der niedrig fraktionierten Bestrahlung des Bronchus-Karzinoms. Bei Gegenüberstellung der Ergebnisse nach 5, 3 und 1wöchentlicher Fraktion fielen die Remissionsraten der Serien mit 1wöchentlichen Fraktionen von 6,8 Gy deutlich schlechter aus als mit 3wöchentlichen Fraktionen à 3,0 Gy. Diese wiederum lagen niedriger als die mit 5wöchentlichen Fraktionen à 2,0 Gy erreichten Behandlungsergebnisse. Die hier verabreichten Gesamtdosen waren allerdings mit durchschnittlich 1800 ret niedriger als die von SCHUMACHER (1974, 1976) oder von SALAZAR und van HOUTTE (1981) verwendeten Dosen.

EICHHORN u. Mitarb. bestimmten die Tumorvernichtungsraten nach unterschiedlich fraktionierter Bestrahlung durch bioptische Untersuchung von Operations- bzw. Sektionspräparaten (EICHHORN 1981; EICHHORN et al. 1970; EICHHORN u. LESSEL 1975). Verglichen wurden die Ergebnisse der konventionell fraktionierten Serie (22mal 2,5 Gy in 27 Tagen, entsprechend 1843 ret) mit denen der niedriger fraktionierten Serie, die teils mit hohen Einzeldosen von 10 Gy begonnen und mit wöchentlich 1mal 6,0 Gy fortgesetzt wurden, teils aber aus gleich großen und einmal wöchentlich verabreichten Fraktionen von 6,0 Gy bestanden und auch hinsichtlich ihrer Gesamtdosis sowohl den von SCHUMACHER (1974, 1976) als auch den erst kürzlich von SALAZAR und VAN HOUTTE (1981) verwendeten Behandlungsschemata glichen. Dabei erwies sich die Bestrahlung mit konventioneller Fraktionierung als eindeutig überlegen. Höhere Einzeldosen erbrachten lediglich dann Vorteile, wenn sie ein- bis dreimal zum Anfang einer in täglicher Fraktionierung mit Einzeldosen von 2,5 Gy fortgesetzten Serie verabreicht wurden. Die Verfasser suchen die Erklärung für dieses, den oben genannten strahlenbiologischen Grundlagen widersprechende Ergebnis in der Annahme, daß Bronchus-Karzinome nur über einen relativ kleinen Proliferationspool verfügen, für den die niedrigen Einzeldosen ebenso wie für die Zerstörung des anschließend durch Recruitment entstehenden Pools ausreichend sind, wenn sie häufig genug und über einen längeren Zeitraum gegeben werden.

Zunehmendes Interesse erfuhr die niedrig fraktionierte Strahlenbehandlung in letzter Zeit durch die Einführung der Radiosensitizer. Während bei der Sauerstoffüberdruckbeatmung eine Fraktionierung in täglich verabreichte Einzeldosen schon wegen des damit verbundenen technischen Aufwandes für den Routinebetrieb kaum in Frage kommt, ist bei der Kombination der Bestrahlung mit dem am häufigsten verwendeten Radiosensitizer Mesonidazol zu berücksichtigen, daß die für eine ausreichende Strahlensensibilisierung notwendige Dosis neurotoxisch wirkt, wenn dieses Mittel häufiger als 2mal wöchentlich gegeben wird (COX et al. 1980; SALAZAR u. VAN HOUTTE 1981; SIMPSON et al. 1980).

Die für diese Kombinationsbehandlung optimale Fraktionierung muß ebenso wie die erforderliche Strahlengesamtdosis noch ausgelotet werden. Als Ter'enz scheint sich abzuzeichnen, daß 1 bis 2 Sitzungen pro Woche die größte Tumorwirkung bei noch tragbarer Toxizität erwarten lassen.

β) Bestrahlung mit höherer Fraktionierung bzw. Protrahierung

Über die Wirkung einer hyperfraktionierten Bestrahlung mit z.B. mehrmals täglich verabreichten kleinen Einzeldosen sind noch keine verwertbaren Ergebnisse bekannt.

Die von PIERQUIN und BAILLET (1971) mitgeteilten Ergebnisse der Bestrahlung mit niedriger Dosisleistung galten zumindest bei Anwendung im Bereich der Kopf- und Halstumoren

als sehr vielversprechend, da gleich gute Remissionsraten und eine bessere Normalgewebs-
schonung zu verzeichnen waren. Beim Bronchus-Karzinom konnten Seydel et al. (1975)
allerdings keine Ergebnisverbesserung erreichen: auch die Rate der Nebenwirkungen war
bei Bestrahlung mit einer Dosisleistung von 0,2 Gy/min nicht niedriger als bei 2,0 Gy/min

γ) Dosisfraktionierung bei kleinzelligen Bronchus-Karzinomen

Die hier aufgeführten Fraktionierungsschemata kamen fast ausschließlich bei der Behandlung des nicht kleinzelligen Bronchus-Karzinoms zur Anwendung. Bei der meist in Kombination mit einer Chemotherapie durchgeführten Bestrahlung des kleinzelligen Bronchus-Karzinoms wurde nur selten von einer Aufteilung der Wochendosis auf 4 bis 5 Fraktionen abgewichen. Allerdings wurde von mehreren Autoren eine auf 3,0 Gy erhöhte Einzeldosis verwendet,
so daß die meist nur 30 Gy betragende Gesamtdosis innerhalb von 2 Wochen verabreicht
werden konnte (z.B. Greco et al. 1978b; Mandelbaum et al. 1978; Maurer u. Tulloh
1974; McCormick et al. 1977). Dieses Vorgehen erscheint bei der größeren Proliferationsrate
des kleinzelligen Karzinoms durchaus gerechtfertigt und ist bei dieser Gesamtdosis auch
nur mit einem geringen Nebenwirkungsrisiko belastet. Die dadurch verkürzte Behandlungszeit erleichtert darüber hinaus das Timing der gleichzeitig durchgeführten Chemotherapie.

b) Split-Course-Technik

Das Konzept der Split-Course-Technik basiert auf der Vorstellung, daß durch eine Reihe
von ausreichend hochdosierten Einzeldosen eine fast komplette Zerstörung des Proliferationspools eines Tumors erreicht werden kann, dann aber eine weitere Tumorrückbildung durch
Fortsetzung der Bestrahlung nicht zu erwarten ist, da die verbliebenen, nicht im Zellteilungszyklus befindlichen Zellen wesentlich weniger strahlensensibel sind. Erst nach Einschaltung
einer mehrwöchigen Bestrahlungspause kann damit gerechnet werden, daß ein größerer Teil
der sich in Ruhephase befindlichen Zellen in den Zellteilungszyklus eingeschleust und damit
wieder wesentlich strahlensensibler geworden ist, so daß die Fortsetzung der Bestrahlungsserie sinnvoll wird. Als weiteres Argument für die Strahlenbehandlung mit unterbrochener
Serie gilt die bessere Verträglichkeit, die auf die größere Erholungsfähigkeit des Normalgewe-
bes im Vergleich zum Tumorgewebe zurückgeführt wird (Emami et al. 1979; Lee et al. 1976;
Salazar et al. 1976b; Scruggs et al. 1974; Seydel et al. 1975).

Über den Nutzen der Split-Course-Technik wurden während der letzten 10 Jahre vergleichende Untersuchungen in großer Zahl durchgeführt, die zu den unterschiedlichsten und
z.T. auch einander widersprechenden Ergebnissen führten.

Scruggs et al. (1974) verglichen die Ergebnisse einer konventionell fraktionierten, mit
Gesamtdosen von 35 bis 40 Gy durchgeführten Bestrahlung mit denen einer Split-Course-
Technik, bei der 20 Gy in 5 Fraktionen und weitere 20 Gy in 8 Sitzungen nach einer 2wöchi-
gen Pause verabreicht wurden. Sie fanden bessere Ergebnisse be⋅ der mit Split-Course-Technik behandelten Gruppe, obwohl diese aus prognostisch ungünstigeren Fällen zusammengesetzt war.

Salazar et al. (1976b) verglichen die Überlebensraten von 59 Patienten nach Split-
Course-Behandlung mit den Daten von 101 Patienten, die mit durchlaufender Serie bestrahlt
worden waren, und kamen zu dem Ergebnis, daß die mediane Überlebenszeit, die Überlebensraten nach 12 und 18 Monaten und die Lokalrezidivraten nach Split-Course Behandlung
signifikant besser ausfielen. Allerdings hatten nur wenige Patienten der kontinuierlichen Serie
60 Gy erhalten, bei Vergleich der TDF-Werte zeigt sich, daß diese bei den Split-Course-Serien
mit 88 eindeutig höher lagen als bei der kontinuierlichen Serie mit maximal 82.

BYAR et al. (1978) fanden keine Unterschiede beim Vergleich der Ergebnisse eines in durchgehender Serie bestrahlten und eines mit Split-Course-Technik (20 Gy/2 Wochen – 2 Wochen Pause – 20 Gy/2 Wochen – 2 Wochen Pause – 20 Gy/2 Wochen) behandelten Kollektivs.

HOLSTI und MATTSON (1979) konnten in einer randomisiert angelegten Studie, bei der entweder mit 50 Gy in 5 Wochen in konventioneller Fraktionierung oder aber mit 55 Gy und 3wöchiger Pause nach der Hälfte der Gesamtdosis bestrahlt wurde, keine Unterschiede in den Überlebensraten herausarbeiten, meinten jedoch, daß das Nebenwirkungsrisiko bei der Split-Course-Technik geringer zu veranschlagen ist.

LEE et al. (1976) konnten in einer ebenfalls randomisiert angelegten Studie lediglich bei Patienten mit großzellig anaplastischen Karzinomen einen Gewinn durch Anwendung der Split-Course-Technik feststellen, während die Ergebnisse bei den anderen Zelltypen keine Unterschiede zur Bestrahlung mit durchlaufender Serie erkennen ließen.

LANDGREN e al. (1974) erreichten mit 50 bis 60 Gy in 5 bis 6 Wochen 2Jahres-Überlebensraten von 19%, die bei einer vergleichbaren, mit Split-Course-Technik (30 Gy/2 Wochen – 4 Wochen Pause – 30 Gy/2 Wochen) bestrahlten Gruppe nur 12% betrug.

Auch bei EMAMI et al. (1979) waren die Ergebnisse der Split-Course-Behandlung schlechter ausgefallen als in dem mit kontinuierlichen Serien behandelten Krankengut. Hier lag allerdings der TDF-Wert der Split-Course-Behandlung niedriger als bei der Behandlung mit durchlaufender Serie.

Zur Zeit kann noch nicht mit hinreichender Sicherheit entschieden werden, ob die Split-Course-Technik einer Bestrahlung mit durchlaufender Serie überlegen ist. Es hat den Anschein, daß der für die Split-Course-Technik ursprünglich konzipierte Einfluß auf das Verhältnis von Proliferationspool zu Ruhezellpool nur eine untergeordnete Rolle spielt.

Andererseits gewinnt man aber bei kritischer Wertung der veröffentlichten Behandlungsergebnisse (z.B. HOLSTI u. MATTSON 1979; WHITE u. BOLES 1981) den Eindruck, daß eine wesentliche Wirkungseinbuße durch eine mehrwöchige Unterbrechung der konventionell fraktionierten Serie nicht zu befürchten ist, wenn vor dieser Bestrahlungspause mindestens 30 bis 35 Gy eingestrahlt worden sind. Es bestehen daher keine ernsthaften Bedenken gegen eine Split-course-Behandlung, bei der eine ausreichend hohe Dosis mit konventioneller Fraktionierung in 2, von einer 3–4wöchigen Pause unterbrochenen Serien eingestrahlt wird. Durch diese Pause wird eine bessere Verträglichkeit der Strahlenbehandlung erwartet. Zudem gestattet dieses Vorgehen eine nochmalige Überprüfung des Tumorstatus vor Beginn der 2. Serie. Dadurch kann einerseits das therapeutische Ziel am Ende dieser Pause noch einmal überprüft und neu definiert und andererseits auch ein günstigeres Zielvolumen nach noch weitergehender Tumorschrumpfung während der Pause festgesetzt werden (BOHNDORF u. RICHTER 1979; CHOI u. CARREY 1976; EMAMI et al. 1979; LANDGREN et al. 1974; LEE et al. 1976; WHITE u. BOLES 1981, s. auch S. 365).

Am Hermann-Holthusen-Institut wird seit ca. 6 Jahren die Bestrahlung der nicht kleinzelligen Bronchus-Karzinome in Split-Course-Technik durchgeführt, bei der in der ersten Serie 40 Gy in 4 Wochen und in einer nach weiteren 4 Wochen folgend n 2. Serie 20 bis 30 Gy auf ein reduziertes Zielvolumen eingestrahlt werden. Diese Behandlung wurde fast ausnahmslos gut toleriert, für die Zusammenstellung von Behandlungsergebnissen ist dieser Zeitraum jedoch noch zu kurz.

8. Präoperative Bestrahlung

Auf der Suche nach Möglichkeiten zur Verbesserung der Ergebnisse einer operativen Behandlung des Bronchus-Karzinoms wurde vornehmlich in den 60er und 70er Jahren der Nutzen einer präoperativen Bestrahlung des Primärtumors einschließlich seiner potentiellen Ausbreitungsgebiete im Thoraxraum überprüft.

Grundlage dieses Behandlungskonzepts war die Erkenntnis, daß es möglich ist, bioptisch gesicherte intrathorakale Tumoren durch Bestrahlung mit tolerablen Dosen soweit zu vernichten, daß sie sich in 30 bis 53% der Fälle bei späterer Thorakotomie oder Autopsie nicht mehr nachweisen lassen (BLOEDORN 1966; BROMLEY u. SZUR 1955; EICHHORN 1968, 1981; GALIL-OGLY et al. 1978; PERELMAN 1977; VIERECK 1971). Hier eröffneten sich Perspektiven zur Reduzierung der Rezidivhäufigkeit operierter Fälle ebenso wie zur Verbesserung der Operabilität marginal operabler bzw. primär inoperabler Fälle.

Eine besondere Rolle spielte dabei die Annahme einer größeren Strahlensensibilität der peripheren und damit ausreichend mit Sauerstoff versorgten Tumoranteile, die einerseits führender Ausgangsort einer intraoperativen Tumorzellstreuung, andererseits aber auch bei nicht eindeutig radikaler Resektion in 10 bis 30% der Fälle Ursprung postoperativ auftretender Lokalrezidive sein können (BLOEDORN et al. 1964; DEELEY 1973; NIAS 1971). Darüber hinaus sah man in der präoperativen Bestrahlung eine Maßnahme, mit der es durch Vernichtung der randständigen Tumoranteile möglich werden müßte, das Ausmaß der Lungenresektion soweit einzuschränken, daß auch bei Patienten mit einer fortgeschrittenen kardiopulmonalen Insuffizienz eine kurative Resektion durchführbar wird.

a) Präoperative Bestrahlung als Routinemaßnahme

RAMSEY et al. (1969) erreichten durch Lobektomie und mediastinale Lymphonodektomie nach Vorbestrahlung eine 5Jahres-Überlebensrate von 66%, während in einem vergleichbaren, aber nicht randomisierten Kollektiv von nicht Vorbestrahlten nur 30% diesen Zeitraum überlebten.

VIERECK (1971) konnte durch Vorbestrahlung mit 40 bis 50 Gy trotz postoperativer Mortalität von 17,5% eine 1Jahres-Überlebensrate von 75% aufweisen, während die Rate der nur operativ Behandelten lediglich 58% betrug. Nach präoperativer Bestrahlung mit 25 bis 40 Gy erreichten PERELMAN et al. (1977) bei ihrem prognostisch relativ ungünstigen Krankengut (Stadium I 3%, Stadium II 33%, Stadium III 56%, Stadium IV 8%) Überlebensraten von 77% nach 1 Jahr (92/119), 69% nach 3 Jahren (56/81) und 57% nach 5 Jahren (24/42). Durch Kurzzeitvorbestrahlung mit 5mal 4 Gy in 5–7 Tagen unmittelbar vor Operation konnten PERESLEGIN et al. (1977) bei Patienten mit hilären Lymphknotenmetastasen die 3Jahres-Überlebensraten von 19 auf 44% anheben, während bei metastasenfreien Patienten diese präoperative Bestrahlung keine Verbesserung der Behandlungsergebnisse erbrachte, was im übrigen auch mit den von VIERECK (1971) getroffenen Feststellungen übereinstimmt.

Ohne Einfluß auf die Überlebensraten blieb die routinemäßige Vorbestrahlung im Krankengut von BLOEDORN (1973), POTTER (1975), SEYDEL et al. (1975) und SMITH und PARNSINGHA (1969). Von allen wird auf die deutlich höhere Rate postoperativer Komplikationen hingewiesen, die in dem von HUMPHREY (1976) untersuchten Kollektiv ausschlaggebend dafür war, daß die Überlebensraten der präoperativ Bestrahlten sogar signifikant schlechter ausfielen als die der nur operierten Patienten.

Umfassende *randomisierte Studien* über den Wert der präoperativen Bestrahlung haben bis jetzt nur enttäuschende Ergebnisse gezeigt. In einem vom Committee *for Radiation Studies* (National Collaborative Study 1975) geleiteten, unter Beteiligung von 17 Zentren der USA durchgeführten randomisierten Studie wurden operable Patienten entweder präoperativ mit mindestens 40 Gy über 4 Wochen bestrahlt oder ohne Vorbestrahlung operiert. In beiden Gruppen war die 5Jahres-Überlebensrate fast identisch: 14% bei Vorbestrahlten, 16% bei nicht Vorbestrahlten.

1970 veröffentlichten ROSWIT et al. die Ergebnisse einer vom Veterans Administration Surgical Adjuvant Center durchgeführten randomisierten Studie, in der 166 Patienten mit 36 bis 45 Gy über 4 bis 6 Wochen vorbestrahlt und nach 4 bis 6, maximal 12 Wochen operiert wurden. Eine 2. Gruppe aus 165 Patienten wurde ohne Vorbestrahlung operiert. Die Überlebensraten betrugen nach 12 Monaten für die Gruppe der Vorbestrahlten 44% gegenüber 60% für die Gruppe der ohne Vorbestrahlung Operierten. Nach 3 Jahren lebten noch 23% der vorbestrahlten und 36% der nicht vorbestrahlten Patienten. Die postoperative Mortalität war in der Gruppe der Bestrahlten während der ersten 6 Monate statistisch signifikant höher, was in erster Linie durch zusätzliche Einschränkung der kardiopulmonalen Reserven erklärt wurde (SHIELDS et al. 1970; SHIELDS 1972). Das Tumorresektat war in 23 der 166 vorbestrahlten Patienten histologisch frei von Tumor, 2 wiesen jedoch bei späterer Autopsie ein Lokalrezidiv auf.

Die vorliegenden Daten dürften ausreichen für die Schlußfolgerung, daß die präoperative Strahlenbehandlung der Bronchus-Karzinome als Routinemaßnahme nicht indiziert ist (SEYDEL et al. 1975; SHERMAN u. WEICHSELBAUM 1981).

Eine Ausnahme von dieser Regel könnte für 2 Gruppen in Frage kommen, die einmal wegen ihrer Histologie und zum anderen von ihrer Tumorlokalisation her eine Sonderstellung einnehmen:

α) Vorbestrahlung beim kleinzelligen Karzinom

BATES et al. (1974) erreichten bei 29 Patienten mit kleinzelligem Bronchus-Karzinom eine 4Jahres-Überlebensrate von 24% durch Pneumektomie unmittelbar nach Vorbestrahlung mit 17,5 Gy in 8 Tagen. Tumorstadien wurden nicht angegeben, doch waren auch Fälle mit mediastinalen Metastasen im Krankengut vertreten. Da hier kein Vergleich mit einem ähnlich zusammengesetzten, nicht vorbestrahlten Krankengut angestellt wurde, andererseits annähernd gleiche Ergebnisse von anderen Autoren durch alleinige Operation – allerdings ausschließlich in Frühfällen – erreicht wurden, ist nicht bewiesen, daß die Vorbestrahlung einen positiven Beitrag zur Ergebnisverbesserung geleistet hat.

β) Vorbestrahlung beim Sulcus-superior-Tumor (Pancoast-Tumor)

Durch präoperative Bestrahlung mit 30 Gy in 12 Tagen und die nach 4 bis 6 Wochen folgende radikale En-bloc-Resektion des Tumorgebietes konnte PAULSON (1975) eine 1Jahr-Überlebensrate von 59% erreichen. Von den 46, mindestens 5 Jahre nachbeobachteten Patienten lebten 16 (35%), 8 von 30 überlebten 10 Jahre. Obwohl auf eine bioptische Sicherung der Karzinomdiagnose vor Behandlungsbeginn verzichtet werden mußte, ließ sich die Verdachtsdiagnose lediglich in 5 von 48 Fällen nicht bestätigen. Hier handelte es sich in 3 Fällen um Lungenmetastasen anderer Tumoren und in 2 Fällen um eine Lungentuberkulose!

Diese Ergebnisse gleichen denen von HILARIS et al. (1971), die ebenfalls eine 5Jahres-überlebensrate von 34% in den Fällen erreichten, deren Tumor vollständig resezierbar war. In dem von MILLER et al. (1979) in gleicher Weise wie von PAULSON (1975) behandelten Krankengut betrug die 5Jahres-Überlebensrate bei 26 Patienten trotz hoher postoperativer Komplikationsrate 32%.

Nach CANOY (1976) ist die Kombination präoperative Bestrahlung und anschließende Tumorresektion nur in Frühfällen erfolgversprechend, in weiter fortgeschrittenen, nur unvollständig resezierbaren Fällen dagegen nicht der alleinigen Strahlentherapie überlegen. In seinem Krankengut wurden 22% 5Jahres-Überlebensraten für die kombiniert behandelte Gruppe, 15% für die nur operierten und 3,5% für die nicht operablen, nur bestrahlten Patienten erreicht.

PAULSON (1979) hielt die Bestrahlung der Tumorregion bei Aussparung der mediastinalen Lymphknoten für ausreichend, obwohl von den Patienten, die Metastasen im Mediastinum aufwiesen, niemand 3 Jahre überleben konnte. KOMAKI et al. (1980) fanden mediastinale

Metastasen in immerhin 30% ihrer Fälle mit Pancoast-Tumoren und glauben, daß die bei dieser Tumorausdehnung als außerordentlich ungünstig geltende Prognose durch Einbeziehung des oberen und mittleren Mediastinums in das Zielvolumen noch verbessert werden kann. Es ist jedoch noch nicht überprüft worden, ob nicht durch diese relativ großvolumige Bestrahlung postoperative Komplikationen in einem Umfang zunehmen, der den durch Bestrahlung des Mediastinums erzielten Gewinn wieder aufheben kann. Hinzu kommt, daß in diesen Fällen mit einer entscheidenden Beeinflussung der Prognose durch bereits vorhandene Fernmetastasen gerechnet werden muß.

Wenn auch Beweise durch randomisierte Studien fehlen, kann doch aus den bisher vorliegenden Daten geschlossen werden, daß beim Pancoast-Tumor die präoperative Bestrahlung zur Verbesserung der Behandlungsergebnisse beiträgt, solange die Tumorausdehnung noch eine vollständige Resektion zuläßt.

b) Vorbestrahlung bei marginal (fraglich) operablen Fällen

Die Prognose der Bronchus-Karzinome verschlechtert sich erheblich, sobald die intrathorakale Tumorausdehnung eine radikale Resektion nicht mehr zuläßt. Da durch Strahlenbehandlung mit tolerablen Dosen zumindest eine Tumorverkleinerung nachgewiesenermaßen erreichbar ist, müßte durch präoperative Bestrahlung auch für inoperable Patienten eine Verbesserung der Ausgangslage möglich sein, solange es noch nicht zur Fernmetastasierung gekommen ist.

BLOEDORN et al. (1964) erreichten bei 98 Patienten, die aufgrund klinischer Untersuchungsergebnisse und auch nach Probethorakotomie als inoperabel galten, eine Operabilität in 80% der Fälle durch Bestrahlung der Tumorregion mit 55 bis 60 Gy und der Lymphabflußwege mit 45 Gy. Eine Verbesserung der Prognose ließ sich jedoch nicht nachweisen. Schwere Komplikationen wie bronchopleurale Fisteln und Pleuraempyeme verursachten eine postoperative Mortalitätsrate von immerhin 29%.

HELLMAN et al. (1964) konnten mit annähernd gleicher Technik eine 1Jahr-Überlebensrate von 60% und eine 2Jahres-Überlebensrate von 27% bei 24 primär inoperablen Patienten erreichen.

VIEHWEGER (1973) hält ein operatives Vorgehen nach Einstrahlung von 60 Gy wegen der hohen Komplikationsrate für nicht mehr zulässig. In seinem Krankengut wurden 10% der Fälle durch eine über 4 Wochen verabreichte Gesamtdosis von 40 Gy operabel, bei diesen wurden im Anschluß an die 4 bis 5 Wochen später durchgeführte Operation weitere 24 Gy auf die Tumorregion appliziert. SVANBERG (1974) erreichte durch 26 Gy und gleichzeitige Bleomycin-Behandlung eine Operabilität bei 13 primär inoperablen Fällen, wesentliche postoperative Komplikationen traten nicht auf, Spätergebnisse wurden allerdings nicht mitgeteilt.

SHERMAN et al. (1978) konnten bei 38 von 53 Fällen lokal fortgeschrittener Tumoren (49 Patienten im Stadium III, 4 Patienten im Stadium II mit limitierter respiratorischer Reserve) durch Gesamtdosen von 30 bis 40 Gy die Operabilitä ermöglichen. 27% der operierten Patienten überlebten 5 Jahre.

Weniger ermutigend sind dagegen die Ergebnisse einer vom NCI geförderten multizentrischen Studie: Hier wurden 425 inoperable Patienten über 4 Wochen mit 40 Gy bestrahlt, anschließend konnten 152 von ihnen (36%) als operabel eingestuft werden. Dieses Kollektiv wurde randomisiert in eine Gruppe, die thorakotomiert wurde und eine Vergleichsgruppe, die keine weitere Behandlung erhielt. Die 5Jahres-Überlebensraten betrugen 8 bzw. 6% und zeigten somit keine statistisch signifikanten Unterschiede.

Man wird wohl davon ausgehen müssen, daß bei lokal weit fortgeschrittenen Bronchus-Karzinomen eine lokoregionale Sanierung allein nur in seltenen Fällen zur Heilung führen kann, da in der überwiegenden Mehrzahl dieser Fälle die Prognose durch Fernmetastasen geprägt ist. Dies dürfte ausschlaggebend dafür sein, daß die kombinierte radiochirurgische Behandlung primär inoperabler Bronchus-Karzinome heute allgemein als obsolet gilt und nur für wenige Ausnahmefälle in Frage kommt (POTTER 1975; SHERMAN et al. 1981).

c) Vorbestrahlung bei Inoperabilität wegen eingeschränkter kardiopulmonaler Reserven

In einer Reihe von Fällen mit Bronchus-Karzinomen kann die Indikation zur kurativ radikalen Resektion trotz einwandfrei festgestellter technischer Operabilität nicht gestellt werden, da eine grenzkompensierte kardiopulmonale Insuffizienz die erforderliche Resektion größerer Lungenanteile nicht zuläßt. Durch subradikale Eingriffe, wie z.B. die „sleep-resection" bei Lappenresektion könnte zwar eine ausreichende respiratorische Kapazität erhalten bleiben, eine sichere Tumorfreiheit kann so jedoch nur in Ausnahmefällen erreicht werden.

Die präoperative Bestrahlung wäre eine adjuvante Behandlungsmaßnahme, die einmal die notwendige Begrenzung des Resektionsumfanges ermöglichen und darüber hinaus zur lokoregionalen Sanierung nicht resezierter Gebiete beitragen könnte. SAXENA et al. berichteten 1972 über ein Kollektiv von 42 Patienten, die 45 bis 50 Gy in 28 bis 32 Tagen erhalten hatten und anschließend subradikal reseziert wurden. Die Überlebensraten betrugen nach 1 Jahr 71% und nach 3 Jahren 50%. Ein Lokalrezidiv entwickelte sich nur in 2 Fällen. 4 Patienten erlagen therapiebedingten Komplikationen, 1 Patient verstarb unmittelbar postoperativ.

d) Nebenwirkungen der präoperativen Bestrahlung

Die ausbleibende Bestätigung der theoretisch entwickelten Erwartungen durch die Behandlungsergebnisse in der Praxis wird vorwiegend damit zu erklären sein, daß eine mit der präoperativen Bestrahlung sicherlich erreichte positive Wirkung auf den Tumor wieder wettgemacht worden ist durch eine höhere postoperative Komplikationsrate.

Die Größe des Einflusses der präoperativen Bestrahlung auf die *postoperative Mortalitätsrate* ist allerdings nur schwer abzuschätzen, da hier die von Operateur zu Operateur unterschiedlich weit gesteckten Grenzen der Indikation zur Operation eine wesentliche, bei den vorher nur marginal operablen oder inoperablen Fällen wahrscheinlich sogar die dominierende Rolle spielen.

Als unmittelbar postoperativ auftretende Komplikationen werden am häufigsten *bronchopleurale Fisteln und Empyeme* angegeben. Eine Dosisabhängigkeit ist nicht zu erkennen: mit durchschnittlich 3,5% ist die Rate dieser Komplikationen bei 17,5 Gy in 8 Tagen ebenso hoch wie bei 45 bis 50 Gy in 4 bis 4,5 Wochen bzw. 55 bis 60 Gy in 5 bis 6 Wochen, was einem TDF-Bereich von 23 bis 99 bzw. einer NSD von 944 bis 1778 ret entsprechen würde (BATES et al. 1974; SAXENA et al. 1972; SHERMAN et al. 1978; SMITH u. PARNSINGHA 1969). Von größerer Bedeutung dürfte dagegen die Länge des Intervalles zwischen präoperativer Bestrahlungsserie und operativem Eingriff sein:

SMITH und PARNSINGHA (1969) erlebten bei 58 Patienten, die präoperativ 45 Gy in 6 Wochen erhalten hatten, eine bronchopleurale Fistel in 9 Fällen (15,5%). Hier wurde die Operation frühestens 2 Monate nach Ende der Bestrahlungsserie durchgeführt. Dagegen hatte BLACK (1969) unter 37 Patienten, die höchstens 2 Wochen nach Abschluß der Bestrahlungsserie (45 Gy in 4 Wochen) operiert worden waren, nur in einem Fall eine Fistel zu verzeichnen. BLOEDORN (1973) fordert, daß nicht länger als 8 Wochen mit dem operativen Eingriff abgewartet werden sollte, da sonst mit einem wesentlichen Anstieg der Komplikationsrate zu rechnen ist.

Postoperative Blutungen und Wundheilungsstörungen werden nur selten erwähnt (Saxena et al. 1972; Sherman et al. 1981).

Wichtigste Spätkomplikationen sind *Fibrosen* der bei präoperativer Bestrahlung unvermeidlich miterfaßten Lungenabschnitte. Diese Komplikation ist zwar nur bei den Patienten zu erwarten, die nicht pneumektomiert worden sind, doch könnte sich gerade in diesen Fällen, denen wegen reduzierter pulmonaler Reserven in der Regel keine größere Lungenresektion zugemutet werden konnte, eine solche Strahlenspätfolge als verhängnisvoll auswirken.

9. Postoperative Strahlenbehandlung des Bronchus-Karzinoms

Der Begriff „postoperative Bestrahlung" umfaßt beim Bronchus-Karzinom im wesentlichen drei radiotherapeutische Modalitäten, die hinsichtlich Indikationsstellung und Zielsetzung voneinander zu unterscheiden sind.

Postoperative Bestrahlung im engeren Sinn wäre zum einen die Strahlenbehandlung nach kurativer, d.h. radikaler Tumorresektion – also eine Behandlung wegen eines mehr oder weniger vagen Verdachtes auf das Vorhandensein nicht resezierter Tumorreste – zum anderen die Strahlenbehandlung nach zwar weitgehender, aber mit großer Wahrscheinlichkeit nur inkompletter Tumorresektion.

Eine postoperative Bestrahlung im weiteren Sinne wäre dagegen die Strahlenbehandlung eines Bronchus-Karzinoms, dessen Inoperabilität sich erst durch Thorakotomie erkennen ließ. Da in solchen Fällen die Prinzipien der primären Radiotherapie Gültigkeit haben, werden im folgenden ausschließlich die postoperative Bestrahlung als *adjuvante Behandlung* und die postoperative Bestrahlung als *Teil einer Kombinationsbehandlung* (Heilmann 1978a) zu erörtern sein.

a) Postoperative Strahlenbehandlung als adjuvante Maßnahme

α) Ausgangslage

Der unter Einsatz aller heute verfügbaren diagnostischen Mittel als operabel eingestufte Patient stirbt mit einer Wahrscheinlichkeit von annähernd 75% an einem späteren Tumorrezidiv, auch wenn eine kurative Operation mit radikaler Resektion des tumortragenden Gewebes durchführbar war (Green 1981). Diese Rezidive nehmen je nach Tumorstadium zu Behandlungsbeginn in 25 bis 60% aller Fälle ihren Ausgang von bereits bei Diagnosestellung vorhandenen, aber nicht nachweisbaren Fernmetastasen (Cohen 1978; Richelme et al. 1979) und wären demnach nur durch systemisch angewandte adjuvante Maßnahmen vermeidbar gewesen. 25 bis 40% der Patienten sterben innerhalb der ersten 5 postoperativen Jahre an nicht tumorbedingten Ursachen (Shields 1979b). Daraus ließe sich ableiten, daß ein – allerdings schwer abschätzbarer – Teil des operierten Krankengutes von einer routinemäßigen, adjuvanten lokoregionalen Sanierungsmaßnahme profitieren könnte.

Dies hat zur Folge, daß bei der Suche nach Möglichkeiten zur Verbesserung der Überlebenschancen operierter Patienten die adjuvante Strahlentherap , noch immer – wenn auch mit ständig wechselndem Interesse – zur Diskussion steht. Die postoperative Bestrahlung potentiell tumortragender Regionen eines kurativ operierten Patienten muß als eine konsequente Behandlungsmaßnahme gelten, solange die Möglichkeit einer lokoregionalen Rezidiventwicklung mit hinreichender Wahrscheinlichkeit vorliegt.

β) Indikation

Bei der Erörterung der Indikation zur routinemäßigen postoperativen Bestrahlung muß davon ausgegangen werden, daß bei ca. 80% der Patienten diese nicht risikofreie Maßnahme überflüssigerweise zur Anwendung käme und daß ein postoperativ entstandenes Tumorrezidiv bei nicht nachbestrahlten Patienten in 46% der Fälle wieder in Remission gebracht werden könnte, wodurch eine 5Jahres-Überlebensrate von 10% nach dieser Rezidivbehandlung zu erreichen wäre (KOPELSON u. CHOI 1980).

Dies gibt Anlaß, nach Parametern zu suchen, an denen zu erkennen ist, welchen der operierten Patienten die adjuvante Bestrahlung mit hinreichender Wahrscheinlichkeit Vorteile bringt bzw. in welchen Fällen die zusätzliche Bestrahlung eine wahrscheinlich nutzlose Belastung darstellt.

Derartige Hinweise sind sowohl aus dem von Tumorart und -ausdehnung abhängigen *Rezidivmuster* als auch aus den bisher vorliegenden *Ergebnissen der postoperativen Bestrahlung* zu erwarten.

Von 115 Patienten mit einem nicht kleinzelligen Bronchus-Karzinom, die nach absolut kurativer radikaler Operation und sorgfältiger histologischer Aufarbeitung des Primärtumors einschließlich der hilären und mediastinalen Lymphknoten dem Stadium I zugeordnet werden konnten, lebten nach 3 Jahren 77% ohne Zeichen für Tumorrezidiv. Lokalrezidive waren in keinem einzigen Fall vorgekommen (MARTINI u. BEATTIE 1977). CARR (1977) berichtet über eine 65% betragende 5Jahres-Überlebensrate nach Operation von Plattenepithel-Karzinomen der Lunge im Stadium I (PS). Ungefähr die Hälfte der in diesem Zeitraum verstorbenen Patienten erlag anderen Erkrankungen. Daraus kann gefolgert werden, daß in Fällen mit einem nach sorgfältiger chirurgischer und pathologischer Exploration festgestellten Stadium I eine ausreichende lokoregionale Sanierung durch die Operation allein gelungen ist und eine adjuvante Therapie keinen zusätzlichen Gewinn erwarten läßt.

Eine derart minutiöse Resektion der intrathorakalen Tumoranteile dürfte jedoch nicht routinemäßig zu verwirklichen sein. Daraus ergibt sich zum einen die Möglichkeit des „Understagings" mit der Gefahr der prognostischen Fehleinschätzung und zum anderen die Möglichkeit des lokoregionalen Rezidivs aus bereits vorhandenen und nicht resezierten intrathorakalen Tumorabsiedelungen. Bei 186 Patienten, an denen eine kurative Operation mit Revision des Mediastinums durchgeführt worden war und die postoperativ innerhalb der ersten 30 Tage verstarben, fanden MATTHEWS et al. (1977) 22 (12%) noch regional vorhandene Tumorreste. Dabei konnte ein unterschiedliches Verteilungsmuster in Abhängigkeit von der Histologie aufgezeigt werden:

Beim Plattenepithel-Karzinom überwog die Zahl der Patienten mit nur regional nachweisbaren Resttumoren, beim Adeno-Karzinom und beim großzellig anaplastischen Karzinom dagegen die Zahl der Patienten mit Fernmetastasen. Gleiche Tendenzen fanden die Autoren im Sektionsgut inoperabler Bronchus-Karzinome, in denen die Plattenepithel-Karzinome in 46%, die Adeno-Karzinome in 20% und die großzelligen Karzinome in 14% ausschließlich lokoregional nachzuweisen waren. Bei 64 postoperativ nach 2 und mehr Monaten verstorbenen Patienten konnte RASMUSSEN (1964) in 20 Fällen ein ausschließlich lokoregionales Rezidiv nachweisen und auch die Tendenz der Plattenepithel-Karzinome zu überwiegend intrathorakaler Rezidivierung aufzeigen. GREEN und KERN (1978) fanden in rund 10% ihrer kurativ operierten Fälle lokoregionale Rezidive ohne Fernmetastasen, auʰ hier überwog wieder das Plattenepithel-Karzinom. GREEN (1981) kommt nach Auswertung der Literaturergebnisse zu dem Schluß, daß Primärtumoren, die den Bereich der Pleura visceralis noch nicht überschritten haben, wesentlich seltener extrathorakal als lokoregional rezidivieren und daß diese Tendenz besonders beim Plattenepithel-Karzinom deutlich wird.

Zusammenfassend ergeben sich folgende, für die Indikationsstellung zur postoperativen Strahlenbehandlung wichtige Feststellungen:
1. Eine ausreichende operative Sanierung der Thoraxregion kann auch nach kurativer Resektion nicht garantiert werden.
2. Der Anteil der Patienten, bei denen aufgrund ihres Resttumorverteilungsmusters eine

Heilung durch postoperative Bestrahlung der Thoraxregion theoretisch möglich wäre, ließe sich grob auf 10% des Gesamtkrankengutes schätzen.

3. Plattenepithel-Karzinome, deren Primärtumor noch auf das Ursprungsorgan begrenzt ist, weisen zwar häufig intrathorakale Lymphknotenmetastasen, wesentlich seltener jedoch bereits Fernmetastasen auf. Bei weiter fortgeschrittenen Plattenepithel-Karzinomen und bei allen Bronchus-Karzinomen anderer Histologie muß dagegen mit dem Vorhandensein von Fernmetastasen gerechnet werden, deren Weiterentwicklung nicht durch eine adjuvante Behandlung der Thoraxregion aufgehalten werden kann.

γ) Behandlungsergebnisse

Die dem Schrifttum zu entnehmenden Erfahrungsberichte über die postoperative adjuvante Strahlenbehandlung des nicht kleinzelligen Bronchus-Karzinoms zeichnen sich insbesondere während des letzten Jahrzehnts durch z.T. weit voneinander abweichende Behandlungsergebnisse aus.

Kunitsyn und Aleinikov (1978) erreichten bei 20 postoperativ mit 40 bis 50 Gy bestrahlten Patienten eine Überlebensrate von 24,8% nach 5 Jahren, die deutlich schlechter ausfiel als die eines aus 189 nur operierten Patienten bestehenden Vergleichskollektivs, in dem 38,6% 5 Jahre überlebten. Deeley (1973) fand weder im eigenen Krankengut noch bei Literaturdurchsicht Hinweise auf eine Verbesserung der Überlebensraten durch die adjuvante Strahlenbehandlung nach kurativer Resektion. Seydel et al. (1975) kommen zu dem gleichen Ergebnis. Ebenso konnten Reynolds et al. (1979) keinen lebensverlängernden Effekt der postoperativen Strahlenbehandlung feststellen. .

Aus japanischen Zentren (Togo 1975; Naruke et al. 1977; Takegawa 1977) wurde wiederholt über eindeutige Verbesserungen der Überlebensraten durch adjuvante Bestrahlung berichtet. Choi et al. (1980) konnte bei nachbestrahlten Patienten mit Adeno-Karzinomen eine bessere 5Jahres-Überlebensrate und bei Patienten mit Plattenepithel-Karzinom eine Senkung der Lokalrezidivrate ohne sichere Verbesserung der Langzeitüberlebensrate feststellen.

Kirsh et al. (1976) berichteten über 367 Patienten, bei denen zusätzlich zur Lobektomie bzw. zur Pneumektomie eine sorgfältige Resektion der mediastinalen Lymphknoten (ventrale, paratracheale, kontralaterale, parösophageale, subkarinale, bei links-seitigen Tumoren auch die subaortalen) auch im N_2-Stadium durchgeführt worden waren. 34 der Patienten mit nachweisbaren mediastinalen Lymphknotenmetastasen erhielten postoperativ eine Bestrahlung des gesamten Mediastinums mit 50 Gy, worauf es nur in 2 dieser Fälle zu einem Lokalrezidiv kam. Die 5Jahres-Überlebensrate dieses Kollektivs betrug beim Plattenepithel-Karzinom mit mediastinalen Metastasen 34,4% und beim Adeno-Karzinom mit gleicher Tumorausbreitung 11,8%. Demgegenüber überlebte keiner der Patienten mit einem nur in die Hiluslymphknoten metastasierten und deshalb nicht postoperativ bestrahlten Karzinom die 5Jahres-Grenze. Die Autoren schließen aus diesen Ergebnissen auf einen Nutzen der postoperativen Bestrahlung bei Plattenepithel-Karzinomen mit mediastinalen Metastasen, während sie dieses beim Adeno-Karzinom für noch nicht gesichert halten.

Green et al. (1975) berichteten über ein 219 Patienten umfassendes Krankengut, bei dem nur makroskopisch vergrößerte Lymphknoten zusätzlich zur Lungenresektion entfernt worden waren. 125 wurden postoperativ bestrahlt, unter ihnen waren 66 mit nachweisbaren Lymphknotenmetastasen. Es wurden 44 Gy in 5,5 Wochen auf den homolateralen Hilus, das Mediastinum und beide Supraklavikularregionen eingestrahlt, bei vorausgegangener Pneumektomie wurde nur die homolaterale Supraklavikularregion bestrahlt, um eine Funktionseinschränkung der Restlunge zu vermeiden. Während sich die 5Jahres-Überlebensraten bei den N_0-Fällen durch die postoperative Bestrahlung nicht verbessern ließen, waren eindeutige Unterschiede bei den Patienten mit nachgewiesenen Lymphknotenmetastasen aufzuzeigen. Von den nicht nachbestrahlten 30 Patienten überlebte nur einer 5 Jahre, von den postoperativ bestrahlten dagegen überlebten 23 von 66 (35%). GREEN (1981) schließt aus diesen Ergebnissen einerseits, daß die Resektion von Tumor und größeren Lymphknotenmetastasen ausreichen müßte, wenn eine intensive Strahlenbehandlung angeschlossen wird und andererseits, daß eine postoperative Bestrahlung in Fällen mit hilären bzw. mediastinalen Metastasen angezeigt ist.

Zu unterschiedlichen Aussagen kamen die bisher publizierten *randomisierten Studien.* PATERSON und RUSSEL (1962) fanden während eines 3jährigen Beobachtungszeitraumes keine Unterschiede in den Überlebensraten der nur operierten und der postoperativ bestrahlten Patienten. In diesen Studien ist allerdings die Stadienzuordnung unsicher, da größere mediastinale Tumoren nur röntgenologisch ausgeschlossen werden konnten. Außerdem wurde nur der homolaterale Hilus und die angrenzenden Abschnitte des Mediastinums bestrahlt. In einer von BANGMA und TONKES (1965) angelegten holländischen Studie überlebten 17 von 23 (74%) der nur operierten und 13 von 21 (62%) der zusätzlich nach Lobektomie oder Pneumektomie bestrahlten Patienten 1 Jahr. Hier wurde allerdings nicht nach Tumorstadien stratifiziert!

Von einer Leningrader Arbeitsgruppe (VAGNER et al. 1979) wurde über eine prospektive Studie berichtet, in der alle radikal pneumektomierten Patienten der Stadien II und III randomisiert wurden in eine Gruppe, die postoperativ mit 30 bis 40 Gy bestrahlt wurde und eine Kontrollgruppe, die ohne weitere Behandlung blieb. Die nachbestrahlte Gruppe wies signifikant bessere 1-, 2- und 3Jahres-Überlebensraten auf (91%, 70%, 53%), als die nicht bestrahlte Gruppe (80%, 67%, 33%). Abgesehen davon, daß beide Kollektive mit je 48 Patienten für verbindliche Aussagen relativ klein sind, muß zusätzlich einschränkend festgehalten werden, daß der Anteil an Fällen des Stadium III in der nur operierten Gruppe deutlich größer war.

In einer von der EORTC durchgeführten randomisierten Studie an Patienten mit Plattenepithel-Karzinomen im M_0-Stadium lagen die Rezidivraten des postoperativ mit 45 bis 50 Gy bestrahlten Kollektivs deutlich niedriger als die des nicht nachbestrahlten Kollektivs. Die Unterschiede waren aber noch nicht statistisch signifikant (ISRAEL et al. 1979).

In einer multizentrischen belgischen Studie (VAN HOUTTE et al. 1980b) wurden 175 kurativ operierte Patienten des Stadiums $T_{1-3}N_0M_0$ randomisiert in eine nicht nachbehandelte und eine postoperativ bestrahlte Gruppe. Dabei wurden während eines 6wöchigen Zeitraumes 60 Gy auf das Mediastinum eingestrahlt. Die 5Jahres-Überlebensrate der bestrahlten Gruppe betrug 24% und war damit schlechter ausgefallen als die Rate der nicht bestrahlten Patienten, die 43% betrug. Diese Differenz ist statistisch noch nicht signifikant. Bei weiterer Aufteilung nach Tumorstadien zeigt sich aber, daß die Patienten mit einem T_2-Tumor durch postoperative Bestrahlung statistisch signifikant schlechter abschneiden. Vom Rezidivmuster her läßt sich allerdings doch auf einen positiven Effekt der Strahlenbehandlung schließen: Regionale Rezidive entwickelten sich bei den nicht bestrahlten Patienten in 10 Fällen, bei den bestrahlten nur in einem Fall; extrathorakale Rezidive entwickelten sich in '7 bzw. 21 Fällen. Die Verfasser können zwar keine Angaben über die Todesursache machen, äußern aber die Vermutung, daß die auf ein relativ großes Volumen eingestrahlte Dosis von 60 Gy zu Nebenwirkungen führte, durch die ein evtl. tumorizider Effekt der Strahlenbehandlung zumindest z.T. wieder aufgehoben wurde.

δ) Zusammenfassung

Die hier zusammengestellten, vorwiegend aus Überlebensraten bestehenden Behandlungsergebnisse erlauben keine verbindlichen Aussagen über den Nutzen der adjuvanten postoperativen Bestrahlung des nicht kleinzelligen Bronchus-Karzinoms. Dies kann – auch wenn von methodischen Beanstandungen einmal abgesehen wird – nicht überraschen, da nur rund 10%, maximal 20% (Rubin et al. 1976) des gesamten Krankengutes überhaupt von einer postoperativen Bestrahlung profitieren können und ein in dieser kleinen Gruppe zu erreichender Nutzen nur in größeren und mehr homogenen Kollektiven sichtbar zu Buche schlagen kann. Bei der hohen Fernmetastasenrate des Bronchus-Karzinoms kann der Nutzen einer ausschließlich lokalen Zusatzbehandlung nur dann mit den Parametern „Überlebenszeit" oder „Überlebensrate" gemessen werden, wenn gleichzeitig eindeutige Angaben über die Todesursachen gemacht werden. Die nicht erkennbare Verbesserung der Überlebensraten bei immer wieder festgestellter Senkung der Lokalrezidivrate könnte am ehesten damit geklärt werden, daß entweder die Selektion der für eine postoperative Bestrahlung geeigneten Patienten unzureichend war oder aber die Strahlenbehandlung selbst zu Komplikationen führte, die einen durch Lokalrezidivverhinderung erreichten lebensverlängernden Effekt wieder wettmachen. Die Klärung dieser noch offenen Frage muß weiteren Studien überlassen bleiben, in denen mehr als bisher die exakte anatomische Lokalisation des Tumors und seiner Lymphknotenmetastasen, die Zahl der befallenen Lymphknoten und der Nachweis von Lymphknotenkapseldurchbrüchen berücksichtigt werden (Green 1981) und zusätzlich zu den Überlebensraten die Lokalrezidivfrequenzen, die Komplikationsraten und die Todesursachen ermittelt werden. Zur Zeit kann auf dem Boden der bis jetzt gewonnenen Erkenntnis nur festgestellt werden, daß eine routinemäßige adjuvante postoperative Bestrahlung des kurativ operierten, nicht kleinzelligen Bronchus-Karzinoms *nicht* indiziert ist. Als Ausnahmen können in Betracht kommen die nicht absolut kurativ operierten Plattenepithel-Karzinome der Stadien T_{1-1}, N_{0-2}, M_0 sowie nicht kleinzellige Bronchus-Karzinome auch anderer Histologie im Stadium T_{1-2}, N_0, bei denen eine operative Revision der mediastinalen Lymphknoten nicht möglich war.

b) Die postoperative Bestrahlung
als Teil einer operativ-radiotherapeutischen Kombinationsbehandlung

Die postoperative Bestrahlung von nicht oder zumindest nicht sicher vollständig resezierten Bronchus-Karzinomen wird übereinstimmend als sinnvolle Maßnahme zur Verbesserung der Heilungschancen gesehen und war daher noch nicht Gegenstand studiengerechter klinischer Analysen. Es finden sich im Schrifttum lediglich Erfahrungsberichte, in denen 5Jahres-Überlebensraten von 0 bis 35% mitgeteilt werden (Green 1981). Oft handelt es sich dabei um Veröffentlichungen über kleine und unterschiedlich selektionierte Kollektive mit uneinheitlicher Prognose.

Zu enttäuschenden Ergebnissen kam Guttman (1965), die 20 Patienten nach tumorverkleinernder Operation mit hoher Dosis bestrahlte. Alle Patienten verstarben an einer Tumorgeneralisierung innerhalb von 13 Monaten.

Deeley (1967) erreichte dagegen eine 3Jahres-Überlebensrate von 12% durch Bestrahlung von Tumorregion und Mediastinum im Anschluß an eine Teilresektion des Tumors.

Lutomirsky und Brunner (1974) verglichen die Überlebenszeiten von 86 nicht radikal operierten Patienten, die postoperativ bestrahlt wurden mit denen einer Gruppe von 51 Patienten, die nicht nachbestrahlt wurden. Dabei kamen die Verfasser zu dem Ergebnis, daß eine Abflachung der Absterbekurven durch die zusätzliche Bestrahlung erreicht werden konnte. Hier handelt es sich allerdings nicht um randomisierte Kollektive, der Grund der Kollektivzuordnung ist für die einzelnen Fälle nicht angegeben. Besonders hervorgehoben wird, daß bei palliativ lobektomierten und anschließend nachbestrahlten Patienten mit einem Plattenepithel-Karzinom eine mediane Überlebenszeit von 33,5 Monaten zu verzeichnen war, während bei kleinzelligen Karzinomen die palliative Resektion mit oder ohne Bestrahlung keinen Nutzen für den Patienten bringt.

ROBILLARD et al. (1979) konnten in ihrem Krankengut die Prognose durch Teilresektion des Tumors in Kombination mit einer postoperativen Bestrahlung signifikant verbessern. Sie fanden nach 3 Jahren unter den 58 Teilresezierten noch 13% Überlebende, während von den 27, die nur thorakotomiert und nachbestrahlt wurden, keiner 3 Jahre überlebte. Auch hier wurden allerdings die miteinander verglichenen Kollektive nicht randomisiert.

VAN HOUTTE et al. (1979a) erreichten bei 212 nur palliativ operierten Patienten nach postoperativer Bestrahlung mit 56 bis 60 Gy eine 5Jahres-Überlebensrate von 10%. Lokalrezidive entwickelten sich in 10% der Fälle.

Da es sich bei fast allen nur unvollständig resezierten Patienten um Fälle mit lokal weit fortgeschrittenen Tumoren gehandelt hat, darf davon ausgegangen werden, daß die Überlebensrate nicht durch größere operative Radikalität zu verbessern gewesen wäre, weil dies zu einer erheblichen Erhöhung der Moribiditäts- und Mortalitätsrate geführt hätte. Auf der anderen Seite stellt sich dann allerdings die Frage, ob die Teilresektion dieser Fälle überhaupt wesentlich zur Heilungsrate beigetragen hat bzw. ob nicht mit alleiniger Strahlentherapie das gleiche Ergebnis erzielt worden wäre. Die hier genannten Überlebensraten der erst kürzlich veröffentlichten Untersuchungen französischer und belgischer Arbeitsgruppen sind von anderen Autoren (Tabelle 20) auch durch alleinige Bestrahlung erreicht bzw. sogar überboten worden, wenn eine Selektion nach prognostisch günstigen Fällen vorausgegangen war.

Es bleibt also noch offen, ob nicht auf eine Tumorteilresektion in den Fällen verzichtet werden kann, bei denen während einer mit kurativer Absicht begonnenen Thorakotomie die Inoperabilität festgestellt wird und eine ausreichend hochdosierte Strahlentherapie möglich ist.

Die Indikation zur postoperativen Bestrahlung der Patienten, deren Tumor makroskopisch zwar im Gesunden reseziert worden ist, histologisch jedoch nicht tumorfreie Schnittränder aufweist, wird kaum bestritten. Auch wenn Vergleiche mit nicht nachbestrahlten Kollektiven fehlen, gilt die Bestrahlung der Region, in der ein Rezidiv mit großer Wahrscheinlichkeit zu erwarten ist, als berechtigt (GREEN 1981; SEYDEL et al. 1975).

c) Methodik der postoperativen Strahlenbehandlung

Bei einer adjuvanten Behandlung, die nur in einem von 10 Fällen Vorteile für den Patienten verspricht, verdient das Nebenwirkungsrisiko eine besonders große Beachtung.

Das Risiko relevanter radiogener Schäden am intrathorakalen Normalgewebe ist zum einen von der Kompensationsfähigkeit der zwangsläufig mitbestrahlten Organe, zum anderen von der verabreichten Gesamtdosis und der zeitlichen Dosisverteilung abhängig. Eine Strahlendosis, die geeignet ist, einen angenommenen Tumorrest zu zerstören und dabei noch keine wesentlichen Schäden an den Strukturen der angrenzenden Organe setzt, kann nur dann auf das gesamte Zielvolumen appliziert werden, wenn eine akurate Planung der räumlichen Dosisverteilung möglich ist. Dies verlangt den Einsatz des Therapiesimulators, evtl. auch der axialen Computertomographie und der computerunterstützten Planung der Bestrahlungstechnik (GREEN 1981; VAN HOUTTE et al. 1980a).

Zum Zielvolumen zählt das Mediastinum in seiner ganzen Breite und mit einer vom Jugulum bis ca. 8 cm kaudal der Bifurkation reichenden Länge, der homolaterale Hilus und die Supraklavikularregion bds. (EMAMI et al. 1980a; GREEN 1981). Der gesamte Hemithorax sollte nur in Ausnahmefällen, z.B. nach Pneumektomie wegen eines die Thoraxwand bereits erreichten Tumors erfaßt werden. In Fällen mit einer gerade noch kompensierten respiratorischen Insuffizienz muß insbesondere nach Pneumektomie eine Mitbestrahlung von Anteilen der Restlunge strikt vermieden werden. Aus diesem Grunde wird hier auch meist auf die Bestrahlung der kontralateralen Supraklavikularregion verzichtet. Ein besonderes Problem stellt in diesem Zusammenhang die nach Pneumektomie auftretende Mediastinalverziehung und eine damit einhergehende Herniierung der gesunden Lunge zur operierten Seite dar, die als Folge der Resorption des Seropneumothorax einige Wochen nach der Operation einsetzt. Nur durch kurzfristige röntgenologische Kontrollen und entsprechende Anpassung der Bestrahlungsfelder kann vermieden werden, daß die medialen Abschnitte der sich zur Gegenseite ausdehnenden gesunden Lunge mitbestrahlt und die homolateralen Abschnitte des Mediastinums nicht mehr vom Bestrahlungsfeld erfaßt werden. Ein möglichst frühzeitiger Beginn der postoperativen Bestrahlung könnte diesem Planungsfehlerrisiko zumindest zum Teil vorbeugen.

Von der Mehrzahl der Autoren wird eine Technik mit ventrodorsalen, parallel opponierenden Feldern bevorzugt (Green 1981; Choi u. Kazemi 1980; Seydel et al. 1975), wobei eine Gesamtdosis von maximal 50 Gy auf das Thorakalmark, dem Risikoorgan I. Ordnung, für vertretbar gehalten wird.

Wir bevorzugen eine Stehfeldtechnik, bei der das dorsale Feld schräg am Thorakalmark vorbeigeführt wird und dadurch mit dem ventralen Feld einen zur operierten Seite geöffneten stumpfen Winkel bildet. Diese individuell mittels Computer geplante Technik ergibt eine sichere Schonung des Thorakalmarkes, so daß auch eine evtl. notwendig werdende Boost-Dosis auf Regionen hoher Rezidivinzidenz möglich wird. Die dadurch in Kauf genommene Miterfassung der ventromedialen Lungenabschnitte der gesunden Seite bringt kaum Nachteile, da die auf diesen Bereich eingestrahlte Gesamtdosis nicht die Toleranzwerte für Normalgewebe überschreitet.

Bei adjuvanter postoperativer Bestrahlung werden als Gesamtdosis in jüngeren Publikationen durchweg 50 Gy als notwendig und auch hinsichtlich Nebenwirkungsrisiko als vertretbar angegeben. Bei postoperativer Bestrahlung nach unvollständiger Tumorresektion werden dagegen mindestens 56 bis 60 Gy erforderlich. Die zeitliche Dosisverteilung variiert nur gering, fast ausnahmslos werden 9 bis 10 Gy pro Woche verabreicht, woraus eine Behandlungszeit von 5 bis $5^1/_2$ Wochen resultiert (Choi u. Kazemi 1980; Deeley 1973; Green 1981; van Houtte et al. 1979a; Naruk et al. 1977; Seydel et al. 1975; Togo 1975).

d) Nebenwirkungen der postoperativen Bestrahlung

Im Vergleich mit der primären Bestrahlung inoperabler Bronchus-Karzinome erhält das Nebenwirkungsrisiko eine ungleich größere Bedeutung bei der Indikationsstellung zur adjuvanten Strahlenbehandlung. Es liegt auf der Hand, daß bei den nach operativen Eingriffen oft schon an der Grenze der Dekompensation einer respiratorischen oder kardialen Insuffizienz befindlichen Patienten ein auch nur geringes Nebenwirkungsrisiko die Gegenindikation zur routinemäßigen adjuvanten Bestrahlung darstellen kann. Dies gilt umso mehr, als nur eine geringgradige Verbesserung der Heilungsergebnisse zu erwarten ist und der endgültige Beweis für den Nutzen dieser Behandlungsmaßnahme immer noch aussteht.

Die Auswirkungen der postoperativen Strahlenbehandlung auf die intrathorakalen Nachbarorgane unterscheiden sich nur graduell von denen bei primärer Strahlenbehandlung dieser Region, weshalb auf die Ausführungen dieses Kapitels (Seite 414ff) verwiesen werden kann. Hier sei lediglich noch auf das Risiko der erhöhten Fernmetastasenrate nach postoperativer Bestrahlung eingegangen:

Die 1962 von Paterson und Russel veröffentlichte Studie über den Wert der postoperativen Bestrahlung verursachte mit der Feststellung einer größeren Fernmetastasenhäufigkeit im Kollektiv der nachbestrahlten Patienten einige Aufregung. Allerdings ließen sich diese Ergebnisse in späteren Untersuchungen (u.a. Abadir u. Muggia 1975) nicht mehr bestätigen.

10. Strahlentherapie in Kombination mit Chemotherapie

Die nach Remission durch Strahlentherapie immer noch in großer Häufigkeit vorkommenden lokalen oder extrathorakalen Rezidive waren ebenso wie die trotz hochdosierter Strahlenbehandlung nur unbefriedigenden Remissionsraten Grund für die zahlreichen Versuche, die Strahlentherapie der nicht operablen Bronchus-Karzinome mit einer zytostatischen Chemotherapie zu kombinieren. Das Konzept dieser Kombinationsbehandlung basierte auf der Vorstellung, daß einerseits die Strahlensensibilität des Tumors durch die gleichzeitig oder zuvor verabreichte Chemotherapie erhöht wird und andererseits die systemisch wirkende Chemotherapie evtl. vorhandene Mikrometastasen mit größerer Wahrscheinlichkeit beseitigen kann als dies bei späterem Einsatz gegen klinisch manifeste Fernmetastasen zu erwarten ist.

a) Nicht kleinzellige Bronchus-Karzinome

In Tabelle 30 sind die Ergebnisse vergleichender, teils randomisierter Studien aufgeführt, in denen die alleinige Strahlenbehandlung der Kombination Strahlenbehandlung und zytostatische *Mono*therapie gegenübergestellt ist. In Tabelle 31 wird die alleinige Strahlentherapie mit einer Kombination Strahlentherapie plus *Poly*chemotherapie verglichen und in Tabelle 32 finden sich weitere mit der Kombination Strahlentherapie plus Chemotherapie erreichte Behandlungsergebnisse, die nicht mit Kontrollgruppen verglichen worden sind.

Überzeugende Anzeichen einer Ergebnisverbesserung durch die zusätzlich zur Strahlentherapie durchgeführte Chemotherapie lassen sich nicht erkennen.

GOLLIN et al. (1964) sowie SANDISON et al. (1967) konnten zwar eine Erhöhung der medianen Überlebenszeit durch adjuvante 5-Fluoro-Uracil-Behandlung verbuchen, doch ließen sich diese Ergebnisse nicht durch Untersuchungen anderer Autoren bestätigen. BERGSAGEL et al. (1972) erreichten in ihrer randomisiert angelegten Studie durch Kombination der Strahlenbehandlung mit Cyclophosphamid eine signifikant höhere mediane Überlebenszeit, nach 6 Monaten war allerdings kein Unterschied in den Ergebnissen der beiden miteinander verglichenen Gruppen mehr erkennbar.

Die Ergebnisse von HORWITZ et al. (1965), nach denen durch eine Leukeran-Dauerbehandlung im Anschluß an die Bestrahlungsserie eine Verlängerung der medianen Überlebenszeit zu erreichen sein soll, müssen mit Zurückhaltung verwertet werden, da die Kollektive nur aus 12 bzw. 11 Patienten bestanden. Auch CHAN et al. (1976), die durch eine Kombination der Strahlenbehandlung mit Bleomycin bei Plattenepithel-Karzinom der Bronchien eine deutlich höhere Remissionsrate und eine Verlängerung der medianen Überlebenszeit auf mehr als das Doppelte verzeichnen konnten, behandelten nur jeweils 15 Patienten in jedem Kollektiv. Allein wegen ihrer hohen Rate schwerer, nicht selten tödlicher Pneumonitiden und Lungenfibrosen (GOTTLIEB 1975; SAMUELS et al. 1976) wird sich diese Kombination kaum als Routinemaßnahme einführen lassen. Wahrscheinlich ist die verkürzte mediane Überlebenszeit des Kollektivs der im Rahmen einer SWOG-Studie (WHITE u. BOLES 1981) mit Adriblastin und Bestrahlung behandelten Patienten ebenfalls zumindest zum Teil mit der kumulativen Toxizität der beiden Behandlungsmodalitäten zu erklären.

Die Polychemotherapie als Adjuvans zur Strahlentherapie führt ebenfalls mit nur einer Ausnahme (SERROU et al. 1979, Tabelle 32) nicht zu einer überzeugenden Ergebnisverbesserung bei der Behandlung des nicht kleinzelligen Bronchus-Karzinoms. In einer EORTC-Studie wurden alle Patienten mit einem Plattenepithel-Karzinom, bei denen zumindest eine Teilremission durch Strahlenbehandlung erreicht worden war, in 4 Gruppn randomisiert, die entweder mit einem Placebo oder mit BCG oder mit einer Polychemotherapie (CTX, MTX, CCNU mit oder ohne BCG) weiterbehandelt wurden. Die nach einem Jahr überprüften Behandlungsergebnisse waren in allen 4 Gruppen gleich (ISRAEL 1979). Besondere Beach-

Tabelle 30. Nicht kleinzellige Bronchuskarzinome. Vergleich Strahlentherapie allein gegen Strahlentherapie in Kombination mit zytostatischer Monotherapie

Autoren		Strahlendosis (Gy)	Zytostatica	Mediane Überlebenszeit (Tage)		1Jahres-Überlebensrate (%)		2Jahres-Überlebensrate (%)		Remissionsrate (CR+PR)	
				Rad.	Rad. + Chth.	Rad.	Rad. + Chth.	Rad.	Rad. + Chth.	Rad.	Rad. + Chth.
Hosley et al. (1962)		40	MTX	150	150						
Gollin et al. (1964)		nurRT40 RT+CT:34	5 FU	150	294						
Cohen et al. (1971)		nurRT:40 RT+CT:20	5 FU	206	186						
Fingerhut u. Barnett (1966)		30	5 FU	105	96						
Benninghoff u. Alexander (1967)		40	5 FU	270	270						
Hall et al. (1967)		50	5 FU	136	133						
Holsti (1973)		64	5 FU	405	402						
Sandison et al. (1967)		50	5 FU	210	291						
Carr et al. (1972) Plattenepithel-Karzinom		45	5 FU			32	36				
Adeno-Karzinom						42	60				
Hering u. Seegelken (1976) Plattenepithel-Karzinom		50–60	5 FU			47	40	15	14		
Durrant et al. (1971)		40	Stickstofflost	255	264						
Bergsagel et al. (1972)	R	45	CTX	216	306						
Host (1973)		50	CTX	300	300						
Byar et al. (1978)	R	60	CTX	240	240					66	66
Tucker et al. (1973) Plattenepithel-Karzinom		30	MTX	240	270						
Hosley et al. (1962)		40	MTX	150	150						
Horwitz et al. (1965)	R	50	Chlorambucil	147	228						
Landgren et al. (1973)	R	60	PCZ			38	32	19	11		
Palmer u. Kroening (1978)						29	26			42	50
T$_3$-Tumoren		30	PCZ	308	119						
N$_1$-Tumoren				378	252						
N$_2$-Tumoren				252	238						

Tabelle 30 (Fortsetzung)

Autoren		Strahlen-dosis (Gy)	Zyto-statica	Mediane Über-lebenszeit (Tage)		1Jahres-Über-lebensrate (%)		2Jahres-Über-lebensrate (%)		Remis-sions-rate (CR+PR)	
				Rad.	Rad. + Chth.	Rad.	Rad. + Chth.	Rad.	Rad. + Chth.	Rad.	Rad. + Chth.
WHITE u. BOLES (1981) (SWOG-Studie)	R	60	ADR	385	294					30	33
CHAN et al. (1976) Plattenepithel-Karzinom	R	40 (Split)	BLEO	180	390			0	(27)	(27)	(47)
COY (1970)	R	40	VLB	195	195						
LANDGREN et al. (1974)	R	60 (Split)	Hydroxy-urea			48	46	12	11		

R = randomis. Studie

Tabelle 31. Nicht kleinzellige Bronchuskarzinome. Vergleich Strahlentherapie allein (RT) gegen Strahlenthe-rapie plus Chemotherapie (RT/CT) in randomisierten Studien

Autor	Strah-len-dosis (Gy)	Zytostatika-kombination	Remissions-raten (CR+PR) (%)		Mediane Über-lebenszeit (Tage)		1Jahres-Über-lebensrate (%)	
			RT	RT/CT	RT	RT/CT	RT	RT/CT
PETROVICH et al. (1977) Plattenepithel-Karzinom Adeno-Karzinom Großzelliges Karzinom	50–60	CCNU/Litalir			212 164 216	233 156 203		
SEALY (1979) Plattenepithel + großzellige Adeno-Karzinom	50	MTX/Mustargen CTX/MTX CTX/MTX/CCNU	30 33 gleich	13 33	242 184 203	145 121 199		
SERROU et al. (1979)	40 (Split)	ADR/VCR/5-FU/ CCNU+BCG	29	52			30	39

tung verdient auch die Feststellung von PETROVICH et al. (1978), nach der in der von ihnen publizierten VALG-Studien 11% der ausschließlich bestrahlten Pat nten und nur 4% der kombiniert behandelten Patienten 30 Monate und mehr überlebten.

Deutlich bessere mediane Überlebenszeiten bzw. Remissionsraten ergab die Kombination mit Cisplatin (EAGAN 1981; HOLSTI et al. 1981) sowie der Zusatz von Aktinomycin D bei der kombinierten Behandlung des Adeno-Karzinoms (HANSEN et al. 1972). Hier handelt es sich jedoch um Ergebnisse, die noch einer Bestätigung durch weitere vergleichende Unter-suchungen bedürfen.

Die Lokalrezidivrate eines von TROVO et al. (1982) kombiniert zytostatisch-radiotherapeu-tisch behandelten Kollektivs mit Plattenepithel-Karzinom im „limited disease"-Stadium (s. Tabelle 32) lag mit 43% ziemlich genau in dem Bereich, der bei alleiniger Strahlenbehandlung

Tabelle 32. Nicht kleinzellige Bronchuskarzinome im limited-disease-Stadium. Beispiele einer Kombinationsbehandlung mit Strahlentherapie und Polychemotherapie

Autoren	Strahlen-dosis (Gy)	Zytostatikakombination	Remissions-raten (%) (CR+PR)	Mediane Über-lebenszeit (Tage)
Bitran et al. (1978) (Stadium III, M_0)	30	CTX/ADR/MTX/PCZ	51	288
Booser et al. (1982)	50	CTX/DDP/VP16 CTX/DDP/ADR	53 53	330 240
Eagan (1981) (nur M_0-Fälle)	40 (Split)	CTX/ADR/DTIC CTX/ADR/DDP		258 480
Eagan et al. (1982)	40 (Split)	CTX/ADR/DDP CTX/ADR/DDP/VP16	67 70	470 480
Holsti et al. (1981)	55	VDS/DDP (12 Patienten) VP16/DDP (12 Patienten)	(100) (92)	
Trovo et al. (1982)	45	CTX/ADR/MTX/PCZ	62	385

mit gleicher Dosis zu erwarten ist. Ein dosiseinsparender Effekt der Chemotherapie ist hier nicht zu erkennen.

Zusammenfassend ist festzustellen, daß der Nutzen einer zusätzlich zur Bestrahlung durchgeführten Chemotherapie noch nicht zu beweisen ist. Es läßt sich mit den bisher geprüften Substanzen weder eine Verbesserung der Remissionsraten noch eine Verlängerung des rezidivfreien Intervalls und ebensowenig eine Änderung des Lokalisationsmusters der Rezidive erreichen. Die Gründe dafür sind in der nur geringen Tumorwirksamkeit und der im Verhältnis hierzu hohen kumulativen Toxizität der verfügbaren Therapiemodalitäten zu sehen, während das Konzept der Kombination einer Lokaltherapie der Primärtumorregion mit systemisch wirkenden Zytostatika durch diese Ergebnisse noch nicht in Frage gestellt sein muß (Petrovich et al. 1977; Livingston 1979; Sealy 1979; Bleehen 1980; White u. Boles 1981). Die Kombination Strahlenbehandlung/Chemotherapie kann bei den nicht kleinzelligen Bronchus-Karzinomen zum jetzigen Zeitpunkt noch nicht als etabliertes Behandlungsverfahren gelten.

b) Chemotherapie und Strahlenbehandlung beim kleinzelligen Bronchus-Karzinom

Unvergleichlich wirkungsvoller ist der Einsatz der zytostatischen Chemotherapie bei der Behandlung der kleinzelligen Bronchus-Karzinome, der erstmals – zumindest beim „limited-disease"-Stadium – mediane Überlebenszeiten von mehr als einem Jahr möglich machte und bei einer allerdings noch kleinen Gruppe von Patienten Spätergebnisse erbrachte, die dieses außerordentlich bösartige Karzinom zu einem potentiel heilbaren Tumor werden lassen.

Die mit Chemotherapie erreichbaren Remissionsraten sind so eindrucksvoll, daß die Notwendigkeit einer zusätzlichen Strahlentherapie schon wiederholt in Zweifel gezogen, in letzter Zeit jedoch zumindest für die „limited-disease"-Fälle wieder bestätigt wurde (Bleehen 1979a; Byhardt et al. 1981; Cohen et al. 1981; Huang et al. 1978; Peschel et al. 1981; Salazar u. Creech 1980). Das Konzept der kombinierten chemo- und radiotherapeutischen Behandlung basiert auf der Erfahrung, daß einerseits die in der Regel bereits bei Diagnosestellung abgelaufene Tumorgeneralisierung einer systemischen Behandlung bedarf, andererseits aber die Chemotherapie nicht selten bei Vorliegen größerer intrathorakaler Tumorkonvolute versagt.

Die Aufgabe der Strahlentherapie wäre dabei zum einen die Verkleinerung der Tumorlast und zum anderen die Konsolidierung einer evtl. durch die primär eingesetzte Chemotherapie erreichten Remission des intrathorakalen Tumors. Hinzu kommt die präventive Behandlung des ZNS-Systems, die aber bei den folgenden Erörterungen über die Kombination der Modalitäten Chemotherapie und Strahlentherapie unberücksichtigt bleiben soll. Der Einsatz der Strahlentherapie additiv zur Chemotherapie ist bei diesem außerordentlich strahlensensiblen Tumor eine an sich logische Maßnahme. Die Gefahr liegt allerdings in den Kompromissen, die wegen der kumulativen Toxizität notwendig werden können.

Die bei Monochemotherapie des kleinzelligen Bronchus-Karzinoms wirksamsten Zytostatika sind:

Adriamycin (ADR), Methotrexat (MTX), Cyclophosphamid (CTX), VP-16, Vincristin (VCR), Cis-Platin (DDP), Vepesid (VPS) und Vindesin (VDS). Es folgen in der Reihe ihrer Ansprechraten Procarbacin (PCZ), Bis-Chloraethyl-Nitrosourea (BCNU) und Cyclohexyl-Chloraethyl-Nitrosourea (CCNU) (SELAWRY 1977).

Die Monotherapie ist der Polychemotherapie unterlegen. Die zum Schema einer Polychemotherapie gehörenden Substanzen werden in der Regel simultan verabreicht. Von einigen Zentren werden verschiedene Kombinationen nicht kreuzresistenter Zytostatika entweder in zyklischem Wechsel oder aber alternierend angewendet. Wichtig ist eine möglichst rasche Remission durch eine intensive Induktionsbehandlung.

Über Notwendigkeit und Form einer zytostatischen Konsolidationsbehandlung nach Vollremission besteht noch keine Einigkeit. In Tabelle 33 sind Beispiele einer Kombination aus Polychemotherapie und Strahlentherapie zusammengestellt, die dem Schrifttum der letzten Jahre zu entnehmen waren. Die hier ausschließlich bei „limited-disease"-Fällen erzielten Behandlungsergebnisse weisen eine breite Streuung auf, deren Ursache sich nicht allein mit den unterschiedlichen Behandlungsmodalitäten erklären läßt.

Die Ansichten über das günstigste Timing der Strahlentherapie bei der kombinierten Behandlung sind uneinheitlich. Man gewinnt den Eindruck, daß die in einigen Studien nachgewiesene Überlegenheit der Kombination Strahlentherapie / Chemotherapie vorwiegend bei simultaner Anwendung beider Therapiearten zu Beginn der Induktionsphase zustande kommt (BUNN u. IHDE 1981). COHEN et al. (1981) erreichten durch eine gleichzeitig mit der Chemotherapie (CTX, MTX, CCNU) begonnene und in einer Dosis von 40 Gy/3 Wochen verabreichte Strahlentherapie Vollremissionen in 11 von 14 „limited-disease"-Fällen, was durch alleinige Chemotherapie nur in 6 von 14 Fällen möglich war. Lokal rezidivierten 4 von 14 in der bestrahlten Gruppe gegenüber 10 von 14 in der Kontrollgruppe. Nach 18 Monaten lebten rezidivfrei 4 von 8 aus der ersten und 1 von 9 aus der letzten Gruppe.

GRECO und Mitarbeiter kamen bei simultan begonnener Kombinationsbehandlung zu einer Vollremissionsrate von 96% (GRECO et al. 1978 b). CATANE et al. (1981) und JOHNSON et al. (1978) erreichten bei einem ähnlichen Timing CR-Raten von 72 bzw. 75%. Die Chemotherapie-Schemata der letzten 3 Arbeitsgruppen enthielten Adriamycin. CATANE et al. (1981) hatten eine therapiebedingte Mortalitätsrate von 42% und JOHNSON et al. (1978) eine von 17% zu verzeichnen!

Die Strahlenbehandlung vor Beginn der Chemotherapie könnte eine Verringerung der Tumorlast ermöglichen und damit vielleicht bessere Voraussetzungen für die Chemotherapie schaffen. Diese Reihenfolge hat jedoch den Nachteil, daß einerseits die in der Regel bereits vorhandenen, klinisch noch nicht manifesten Fernmetastasen zunächst unbehandelt bleiben und dadurch eine erneute Zunahme der Tumorlast verursachen können und andererseits bei Vollremission durch Strahlentherapie die Wirksamkeit der anschließend eingesetzten Zytostatika nicht rechtzeitig beurteilt und damit eine Langzeitbehandlung mit ungeeigneten Medikamenten möglich werden könnte (GILBY et al. 1977). Die von BRUNNER (1979) vorgetragenen Ergebnisse einer Studie, in der bei kombinierter Chemo-Radiotherapie randomisiert wurde in initiale Strahlenbehandlung gegen initiale Chemotherapie wiesen hinsichtlich Remis-

Tabelle 33. Kombination Strahlentherapie/Chemotherapie beim *kleinzelligen* Bronchuskarzinom. Behandlungsergebnisse bei limited disease-Fällen. CR = Vollremission, PR = Teilremission, Abkürzungen der Zytostatika s. Tabelle 34

Autoren	Fall-zahl	Strah-len-dosis (Gy)	Zyto-statika	Timing	Therapie-bedingte Mortali-tät (%)	Mediane Über-lebens-zeit (Mo-nate)	2Jahres-Über-lebens-rate (%)	CR (%)	PR (%)	CR+ PR (%)	Lokal-rezidiv-rate (%)
Brereton et al. (1979)		30–45	ADR/ CTX/ VCR	unter-schied-lich	17	>24	36	79	3	82	26
Kane et al. (1979)	30	30	CCNU/ CTX/ MTX/ VCR	nach 1. Zyklus				30	67		
Hansen et al. (1980)	55	40	CCNU/ CTX/ MTX	simultan 6 Wochen nach Behand-lungs-beginn	2	10					31
Maurer et al. (1980)	115	32	CTX CTX/ MTX CTX/ MTX/ VCR CTX/ HDMTX/ VCR	nach 2. Zyklus		12,1		40	16,5		70
Schultz et al. (1980)	39	40 Split	ADR/ CCNU/ VLB	vor und nach 1. Zyklus	0			73	14		
Seeber et al. (1980)		30	ADR/ CTX/ VCR später CCNU/ CTX	nach 3. Zyklus		21		77			50
Byhardt et al. (1981)	16	37,5	MTX/ CTX/ ADR/ VCR	nach 6. Zyklus (nur bei CR)				87	6		
Shank et al. (1981)	24	50	Induk-tion CTX/ ADR/ VCR/ DDP/ VP16 Konsolid CTX/ VCR	nach 2. Zyklus	4,5	16		83			57

Tabelle 33 (Fortsetzung)

Autoren	Fall-zahl	Strah-len-dosis (Gy)	Zyto-statika	Timing	Therapie-bedingte Mortali-tät (%)	Mediane Über-lebens-zeit (Mo-nate)	2Jahres-Über-lebens-rate (%)	CR (%)	PR (%)	CR + PR (%)	Lokal-rezidiv-rate (%)
SCHULZ et al. (1982)		45	ADR/ CTX/ VCR	nach 4. Zyklus				76			16
BUNN u. IHDE (1981)	26	32	Mono-therapie	zwischen 2 Zyklen		11–12	0	27		50	
	89	32–60	2 Sub-stanzen	zwischen 2 Zyklen		9,5–18	19	42		74	
	304	24–45	3 Sub-stanzen	zwischen den Zyk-len 1 × simultan		9–18,5	20	58		77	
	73	28–45	4 Sub-stanzen	zwischen den Zyk-len 1 × simultan		6+ −12	10	34		84	
NATALE u. WITTES (1981)	24	50	ADR/ CTX/ VCR alter-nierend mit DDP/ VP16	nach 4. Zyklus		20		83	12		

sionsrate und mittlerer Überlebenszeit bessere Ergebnisse in der zuerst zytostatisch behandelten und später nach Remission bestrahlten Gruppe auf. Auch in einer noch unveröffentlichten Hamburger Studie waren durch initiale Chemotherapie zunächst bessere Überlebensraten erreicht worden, die sich aber nach einer einjährigen Beobachtungszeit denen der initial bestrahlten Patienten wieder angeglichen hatten.

In einer ebenfalls prospektiv randomisiert angelegten Studie der Southeastern Cancer Study Group zeigte sich, daß die Kombinationsbehandlung mit einer Strahlentherapie am Ende der 12 Wochen dauernden Induktionsphase einer Kombination mit der am Anfang der Induktionsphase durchgeführten Strahlenbehandlung überlegen war. Die Vollremissionsraten unterschieden sich statistisch signifikant, die Lokalrezidiv- und Fernmetastasenraten fielen ebenfalls besser aus, ohne daß sich hier die Differenz statisti h sichern ließen (PEREZ et al. 1981).

Bei der von EINHORN et al. (1978) sowie von HOLOYE et al. (1977) bevorzugten „Sandwich-Technik", in der die Bestrahlung in Split-Course-Serien zwischen die Chemotherapie-Zyklen eingeschoben wurde, war oft eine Dosisreduzierung des Adriblastin in den der Radiotherapie folgenden Zyklen notwendig, das dann auch später oft nicht mehr in der vorgesehenen Dosis gegeben werden konnte. Die mit diesem Timing erreichten Ergebnisse sind wegen unterschiedlicher Stratifizierung der Kollektive nicht vergleichbar. Immerhin kam es in dem 55 Patienten umfassenden Krankengut von EINHORN et al. (1978) zu 6 therapiebedingten Todesfällen.

Auch auf die Möglichkeit einer wiederkehrenden Ösophatitis bei Anwendung adriblastin-haltiger Zytostatika-Kombinationen nach vorausgegangener Strahlenbehandlung (sogenann-tes „recall"-Phänomen) wurde hingewiesen (Wittes et al. 1977).

Die erheblichen Nebenwirkungen mit der daraus resultierenden Reduzierung der Zytosta-tikadosis waren Anlaß, für eine Verschiebung der Bestrahlungsserie von dem früher üblichen 2. oder 3. Chemotherapie-Interall auf einen späteren Zeitpunkt zu plädieren (Schmidt 1979). Im Memorial Sloan-Kettering Cancer Center konnten durch 4 Zyklen einer alternierend eingesetzten ADR-CTX-VCR- bzw. DDP-VP-16-Kombination bereits 67% der „limited-disease"-Fälle in Vollremission und weitere 33% in Teilremission gebracht werden. Durch die dann folgende Bestrahlung mit 45 Gy ließ sich die Rate der Vollremissionen auf 83% erhöhen. Diese Patienten erhielten keine weitere Erhaltungstherapie und erreichten eine medi-ane Überlebenszeit von 20 Monaten. Hier kam es in 20% der Fälle zu Pneumonitis, die in 2 der anschließend wegen noch erkennbarer Tumorreste zytostatisch weiterbehandelten Fälle letal ausging (Natale u. Wittes 1981).

Ähnlich wie in dem Schema der ACO II RT-Studie der Essener Arbeitsgruppe (Seeber et al. 1980) wird auch von uns die Strahlenbehandlung der intrathorakalen Tumorregion als Konsolidationsmaßnahme aufgefaßt und während der letzten Jahre erst nach frühestens 5 Chemotherapie-Zyklen durchgeführt, wenn nicht ein vorher einsetzender Tumorprogress unter der Chemotherapie zu einem Abweichen von dieser Regel zwingt.

11. Immuntherapie in Kombination mit der Strahlenbehandlung

Mängel der zellständigen und humoralen Immunabwehr sind ein häufig nachweisbares Merkmal der malignen Tumorerkrankung, das insbesondere beim Bronchus-Karzinom in hoher Inzidenz nachzuweisen ist (Forbes et al. 1978; Oldham et al. 1976). Da Grund zur Annahme einer potentiellen immunologischen Tumorkontrolle gegeben ist, lag es nahe, die Immuntherapie als adjuvantes Behandlungsverfahren zur Operation, zur Strahlenbehandlung und auch zur Chemotherapie des Bronchus-Karzinoms zu erproben. Von den zur Verfügung stehenden Möglichkeiten zur Verbesserung des Immunstatus kam im größeren Rahmen nur die aktive unspezifische Immunisierung zur Anwendung, während die passive und adoptive Immunisierung mit Seren oder Lymphozytenkonzentraten von Tumorträgern ebenso wie die passive spezifische Immunisierung mit Tumorbestandteilen vorwiegend auf Tierversuche beschränkt blieb.

Die aktive unspezifische Immuntherapie ist eine Maßnahme, bei der die körpereigene Abwehr gegen ein bestimmtes Antigen – hier die Tumorzelle – nicht durch dieses Antigen selbst, sondern durch andere antigen wirkende Stoffe eingeleitet bzw. verstärkt wird. Diese unspezifischen Antigene bewirken nicht eine gezielte immunologische Reaktion, sondern steigern lediglich die Widerstandsfähigkeit des Wirtsorganismus gegen die meisten viralen, fungalen, bakteriellen und tumorassoziierten Antigene. Die bisher in größerem Umfange klinisch getesteten Substanzen dieser Gruppe sind: BCG (Bacillus Calmette Guerin). MER (methanol extraction residue of BCG), Corynebakterium parv :m, Levamisol und DNCB (Dinitrochlorbenzol).

Voraussetzung für eine gewinnbringende Tumorwirkung der unspezifischen Immunthera-pie ist eine weitgehende Verkleinerung der Tumorlast vor Beginn dieser Maßnahme, da die getriggerten Antikörper wegen ihrer nur geringen tumoriziden Potenz allenfalls für eine Tumorzellzahl von 10^6 bis 10^7 ausreichen. Dies wird deutlich an den Ergebnissen der postope-rativen BCG-Therapie, die erkennen ließen, daß nur Patienten im Stadium I von dieser Maßnahme profitieren (McKnEAlly et al. 1977; Perlin et al. 1977; Pouillart et al. 1977a; Edwards u. Whitwell 1978).

Während durch einen operativen Eingriff noch keine wesentlichen Nachteile für die im-munkompetenten Systeme des Wirtsorganismus zu erwarten sind, stellt sich jedoch die Frage, ob nicht die erforderliche Verkleinerung der Tumorlast durch Strahlentherapie und/oder Chemotherapie zu einer erheblichen Beeinträchtigung der wirtseigenen Systeme führt, die dann anschließend nicht mehr zu einer vermehrten Antikörperproduktion in der Lage wären. Da eine zumindest passagere Proliferationshemmung der mitbehandelten Normalgewebe unvermeidlich ist, dürfte eine vorübergehende Unterdrückung eines Teils der immunkompetenten Systeme zu erwarten sein. Dies ließ sich bei der Bestrahlung des Bronchus-Karzinoms z.B. an der Verminderung der absoluten T-Zellwerte ebenso wie an einer verminderten Stimulierbarkeit zur Blastentransformation der Lymphozyten nachweisen, wenn auch der Einfluß der Strahlenbehandlung auf die ohnehin schon defizitäre Immunabwehr des Bronchus-Karzinom-Kranken unterschiedlich hoch eingeschätzt wird (BRAEMAN u. DEELEY 1973; DELLON et al. 1975; GROSS et al. 1973; NISHIKAWA et al. 1978; NORDMAN u. TOIVANEN 1978; STEFANI et al. 1976).

Die bis heute gewonnenen Erkenntnisse über das labile Wechselspiel zwischen Tumor und wirtseigenem Immunsystem reichen noch nicht aus, um voraussagen zu können, wieweit sich die Beeinträchtigung der immunkompetenten Systeme durch proliferationshemmende Maßnahmen schließlich auf den Tumor selbst auswirkt bzw. wieweit sich ein iatrogenes Immundefizit durch anschließende stimulierende Maßnahmen soweit überbrücken läßt, daß tumorizide Immunprozesse möglich werden. Es deutet aber vieles darauf hin, daß die Proliferationshemmung der immunkompetenten Systeme durch eine anschließende adjuvante Immuntherapie zumindest zum Teil kompensiert werden kann, wenn sich vor Beginn der immunsuppressiven Behandlungsmaßnahmen in entsprechenden Hauttests oder Laboruntersuchungen noch eine ausreichende Immunansprechbarkeit nachweisen läßt.

Das Konzept der adjuvanten Immuntherapie beim strahlenbehandelten Bronchus-Karzinom leidet erheblich unter dem Mangel an Kenntnissen über die für diesen Tumor geltenden immunsuppressiven Mechanismen ebenso wie unter dem sehr lückenhaften Verständnis der Wirkung der angewendeten Immunstimulantien. Die bisher nur empirisch gewonnenen Daten erlauben weder verbindliche Aussagen über die am besten geeigneten Substanzen noch über deren Dosis, die zeitliche Dosisverteilung und die optimale Behandlungsdauer.

a) Adjuvante BCG-Behandlung

PINES (1976) konnte durch adjuvante BCG-Behandlung nach kurativer Strahlenbehandlung von Patienten mit Plattenepithel-Karzinomen eine signifikant bessere Überlebens- und Fernmetastasenrate erreichen als in einem vergleichbaren Kollektiv ohne BCG-Behandlung. Diese Unterschiede hatten sich aber schon im 2. posttherapeutischen Jahr wieder ausgeglichen. KERMAN und STEFANI (1977) konnten die mediane Überlebenszeit ihres mit BCG zusätzlich behandelten Krankengutes bei Vergleich mit einem Kontroll-Kollektiv signifikant verlängern. ROBINSON et al. (1977) gewannen den Eindruck, daß sich durch MER-Stimulation ein nach Strahlenbehandlung und/oder Chemotherapie entstandenes Immundefizit wieder auffüllen ließ, was mit einer leicht verbesserten medianen Überlebenszeit der noch nicht extrathorakal metastasierten Fälle und einer geringeren Rate viszeraler Metastasen einherging. Von YAMAMURA et al. (1979) wurde wegen des geringeren Nebenwirkungsrisikos eine aus Zellwandresten bestehende BCG-Aufbereitung angesetzt. Diese Autoren fanden in ihrem adjuvant immunotherapeutisch behandelten Krankengut eine signifikant bessere mediane Überlebenszeit sowohl für das Plattenepithel-Karzinom der Stadien I bis III als auch für die Adeno-Karzinome und kleinzelligen Karzinome der Stadien III. Die hier verglichenen Kollektive waren zwar uneinheitlich sowohl aus operierten als auch aus bestrahlten bzw. zytostatisch behandelten Patienten zusammengestellt, doch weisen die Verfasser ausdrücklich darauf hin, daß auch bei separatem Vergleich der nur bestrahlten Patienten eine signifikant bessere Überlebensrate durch BCG-Behandlung erreicht worden war. Ob diese nur radiotherapeutisch behandelten Kollektive hinsichtlich ihrer prognostischen Faktoren in sich homogen waren, wird jedoch verschwiegen.

Kleisbauer et al. (1974) setzten BCG bei Plattenepithel-Karzinomen zusätzlich zur kombinierten Radio-Chemotherapie (CTX + MTX) ein und fanden keine Ergebnisunterschiede bei Vergleich mit den Patienten, die ohne BCG-Behandlung geblieben waren. Ruckdeschell et al. (1980) registrierten in einer randomisierten Studie sogar eine Verringerung der medianen Überlebenszeit (23 gegenüber 47 Wochen), wenn vor Beginn einer kombiniert zytostatisch-radiotherapeutischen Behandlung BCG intrapleural verabreicht worden war.

Bei kleinzelligen Karzinomen führt der Einsatz von BCG im Gegensatz zu der oben genannten Feststellung von Yamamura et al. (1979) bei kombiniert chemo-radiotherapeutisch behandelten Patienten nicht zu einer Verbesserung der Behandlungsergebnisse (Bunn u. Ihde 1981; Holoye et al. 1978; Jackson et al. 1982; McCracken et al. 1982; Pines 1976).

b) Adjuvante Therapie mit Levamisol

Das lange Zeit als Anthelminticum eingesetzte Levamisol soll durch Aufhebung einer beim Bronchus-Karzinom-Patienten angenommenen Lymphozytenfunktionshemmung die Verstärkung der Immunantwort hervorrufen und ebenfalls einer therapiebedingten Immunsuppression entgegenwirken können. Allerdings ließ sich der u.a. von Amery (1978) anfänglich festgestellte Nutzen einer *postoperativen* Levamisol-Behandlung in späteren, gleichartigen Untersuchungen nicht mehr nachweisen (van Houtte et al. 1979b). Andere Autoren fanden sogar eine deutliche Zunahme der Rate von nicht tumorbedingten Todesfällen, meist als Folge von kardio-pulmonalen Komplikationen (Anthony et al. 1979).

Als *Adjuvans zur Strahlenbehandlung* der Plattenepithel-Karzinome wurde Levamisol in Kombination mit BCG von Pines (1979) eingesetzt, der damit eine Verbesserung der Fernmetastasenrate und der Überlebensrate erreichen konnte, wenn diese Mittel im Abstand von 2 Wochen gegeben werden. Die Egebnisunterschiede waren allerdings vom 3. Nachbeobachtungsjahr an nicht mehr statistisch signifikant. Bei den von White et al. (1982) mitgeteilten Ergebnissen einer SWOG-Studie unterschieden sich die Remissionsraten der entweder nur bestrahlten oder zusätzlich zur Bestrahlung mit Levamisol behandelten Gruppen nicht.

An Nebenwirkungen wurden bei der adjuvanten Levamisol-Therapie grippeähnliche Syndrome, gastrointestinale Störungen, Hautausschlag, Agranulozytose und ZNS-Funktionsstörungen gesehen (Parkinson et al. 1977).

c) Sonstige immuntherapeutische Methoden

Über die Immunstimulation durch das auch intravenös anwendbare *Corynebakterium parvum* in Kombination mit der Strahlenbehandlung liegen noch keine verwertbaren Ergebnisse vor.

Auch über den Wert der spezifischen Immuntherapie mit einer Mischung aus Tumorextrakten und Freunds Adjuvans als Zuatzmaßnahme zur Strahlentherapie fehlen brauchbare Erfahrungen, während sich bei Kombination dieser Immuntherapie mit der Operation Ergebnisverbesserungen bereits abgezeichnet haben sollen (Takita et al. 1978).

Die adjuvante Immuntherapie wäre zwar ein nicht nur rea 'v kostengünstiges, einfach zu applizierendes und im Vergleich zur adjuvanten Chemotherapie gut verträgliches Verfahren, doch sind – wenn auch selten – bedrohliche Nebenwirkungen wie anaphylaktischer Schock, Septikämie und schmerzhafte nekrotisierende Entzündungen am Applikationsort beschrieben worden. Nicht außer acht zu lassen ist darüber hinaus das in einzelnen Fällen vorkommende und nicht voraussehbare Tumor-Enhancement durch Immuntherapie.

Zusammenfassend ist festzustellen, daß sich weder aus den bisher vorliegenden Kenntnissen über die Immunbiologie und die Tumorimmunologie noch aus den bis jetzt veröffentlichten Therapiestudien die Berechtigung für die Einführung der Immuntherapie als adjuvante Routinemaßnahme bei der Strahlentherapie der Bronchus-Karzinome ableiten läßt.

12. Hyperalimentation in Kombination mit der Strahlentherapie

Die Hyperalimentation als adjuvante Maßnahme in der Karzinombehandlung fand während der letzten zehn Jahre zunehmendes Interesse. Dies war nicht nur durch die sich hiermit bietende Möglichkeit zur Beseitigung der tumorbedingten Mangelernährung, sondern auch durch die sich abzeichnenden – aber noch nicht eindeutig bewiesenen – positiven Einflüsse der Hyperalimentation auf Immunstatus, auf Hämoptopoese, auf Nebenwirkungsrisiko der klassischen Behandlungsmaßnahmen und schließlich auch auf den Tumorzellzyklus selbst verursacht (COPELAND et al. 1979; DONALDSON u. LENON 1979; KNÜFERMANN u. WANNENMACHER 1981).

Der Wert der Hyperalimentation bei der multimodalen Behandlung des Bronchus-Karzinoms wurde erst unlängst von SERROU et al. (1981) anhand einer randomisierten Studie überprüft. Dabei wurden kleinzellige und anaplastische Karzinome chemotherapeutisch (ADR, VP-16, VCR) behandelt und zusätzlich einer präventiven Neurokraniumbestrahlung unterzogen. Bei Plattenepithel-Kazinomen wurde die gleiche Chemotherapie mit einer BCG-Immuntherapie kombiniert und der thorakale Tumorbereich zusätzlich bestrahlt. Randomisiert wurde in ein Kontrollkollektiv und ein Kollektiv, das eine Hyperalimentation durch parenterale Zufuhr von Glukose, Aminosäuren und Lipiden (insgesamt 1550 kcal) erhielt.

Bei kleinzelligen und anaplastischen Karzinomen konnte kein Unterschied in den Behandlungsergebnissen aufgezeigt werden, wogegen die mit Hyperalimentation behandelten Plattenepithel-Karzinom-Patienten im Vergleich zu der Kontrollgruppe signifikant besser abschnitten. Die mediane Überlebensheit wurde von 12 auf 24 Monate verdoppelt, 6 Monate überlebten von den hochkalorisch ernährten Patienten 76,5% gegenüber 59,7% der Patienten ohne Hyperalimentation.

Das uneinheitliche Ansprechen der Tumoren auf die Hyperalimentation bleibt noch unerklärt. Möglicherweise ist hier der Einfluß der Lipide ausschlaggebend. Diese sollen sowohl die Einschleusung der im Ruhezellpool befindlichen Tumorzellen in den Zellteilungszyklus fördern als auch die Aktivität der immunkompetenten Lymphozyten stimulieren. Bei dem nachgewiesenermaßen auf immunstimulierende Maßnahmen ansprechenden Plattenepithel-Karzinom könnte die Beeinflussung des Immunsystems auf der einen Seite und die Größenzunahme des Proliferationspools mit der daraus resultierenden Sensibilitätssteigerung auf Chemotherapie und Strahlentherapie auf der anderen Seite ausschlaggebend gewesen sein. Beim kleinzelligen Bronchus-Karzinom dagegen ist eine durchgreifende Verbesserung des meist desolaten Immunsystems kaum zu erwarten, ebenso dürfte eine Recruitmentsteigerung bei der ohnehin schon hohen Proliferationsrate und der guten Radio- und Chemosensibilität dieses Tumortyps nur von geringer Bedeutung sein.

13. Adjuvante Behandlung mit Antikoagulantien

Die Antikoagulantien waren als Mittel zur Metastasenprophylaxe schon wiederholt in der Diskussion, ihr u.a. bei Osteosarkomen und Kollum-Karzinomen beschriebener Nutzen wird unterschiedlich bewertet.

Die Verbesserung der Behandlungsergebnisse durch den adjuvanten Einsatz von gerinnungshemmenden Substanzen soll in erster Linie auf dem Wege einer Reduzierung der als „Cancer cell stickiness" bezeichneten und die Haftfähigkeit der Tumorzelle fördernden thromboplastischen Aktivität zustandekommen, die dadurch zu einem Rückgang der Angehrate zirkulierender Tumorzellen führen könnte.

Bei der Behandlung des Bronchus-Karzinoms haben sich die Antikoagulantien als Adjuvans noch nicht durchsetzen können. Anfängliche Erfolgsmeldungen über ihren Einsatz bei der Chemotherapie inoperabler Bronchuskarzinome (ELIAS et al. 1975) konnten in einer späteren, randomisierten Studie nicht bestätigt werden (Stanford 1979). Neues Interesse wurde jetzt wieder geweckt durch die positiven Ergebnisse von Zacharsky et al. (1981), die in einer randomisierten Studie beim kombiniert radio-chemotherapeutisch behandelten kleinzelligen Karzinom eine Verdoppelung der medianen Überlebenszeit in dem adjuvant mit dem Curmarinderivat Warfarin behandelten Kollektiv erreichten. Da hier kein Einfluß auf die Remissionsrate bzw. -dauer zu erkennen war, wird angenommen, daß die Verbesserung der Überlebensrate über eine Senkung der Fernmetastasenrate zustandegekommen ist.

14. Radiosensitizer

Das Vorhaben einer lokoregionalen Tumorvernichtung durch Strahlentherapie ist in vielen Fällen dadurch zum Scheitern verurteilt, daß größere Tumormassen einen erheblichen Anteil hypoxischer Elemente enthalten, deren Devitalisierung erst mit Strahlendosen gelingt, die weit oberhalb der Dosistoleranzgrenze des umgebenden gesunden Gewebes gelegen sind. Die Notwendigkeit einer Anwesenheit von Sauerstoff wird erklärt mit der Annahme, daß Sauerstoff in seiner Eigenschaft als elektronenaffines Molekül die Ausbeute der bei Einwirkung locker ionisierender Strahlung im intrazellulären Wasser entstehenden Radikale erhöht und ihre Einwirkzeit auf die Zellstrukturen verlängert. Eine Verbesserung der Strahlenwirkung in einer hypoxischen Zelle ist bei gleicher Dosis möglich durch eine Erhöhung der Sauerstoffkonzentration oder aber durch Einschleusung anderer elektronenaffiner Substanzen, die den Sauerstoff in dieser Reaktionskette ersetzen können.

Derartige Maßnahmen der Strahlensensibilisierung wurden bei einer Reihe von Tumoren, insbesondere des HNO-Bereiches und der Cervix uteri, erprobt. Sowohl der Sauerstoff als auch die ähnlich wirkenden Substanzen werden in diesem Zusammenhang als elektronenaffine Radiosensitizer bezeichnet.

a) Bestrahlung in hyperbarem Sauerstoff

Es liegen nur wenige Erfahrungsberichte über den Einsatz dieser Methode bei Patienten mit Bronchus-Karzinomen vor. Der damit verbundene Aufwand an Technik und Zeit macht es erforderlich, die Gesamtdosis auf maximal 2 Sitzungen pro Woche zu fraktionieren. Vergleichende Untersuchungen ergaben keine Verbesserung der Überlebensraten (Cade u. McEwen 1978; Sause et al. 1981). Wahrscheinlich genügt auch die durch Überdruckbeatmung erreichte Sauerstoffsättigung des Blutes nicht, um das durch die längere Diffusionsstrecke von der Kapillare bis zur Zelle verursachte Konzentrationsgefälle zu kompensieren.

b) Bestrahlung unter Sauerstoffbeatmung

Durch Einatmung eines normobaren Gemisches aus 95% O_2 und 5% CO_2 vor und während der Bestrahlung läßt sich ebenfalls die Sauerstoffsättigung des Blutes steigern, der Zusatz von CO_2 soll darüber hinaus das Atemvolumen erhöhen und die Sauerstoffpermeabilität der Gefäßwände verbessern.

Abe et al. (1977) prüften diese Methode an 24 Bronchus-Karzinom-Patienten, die in 8 bis 12 Sitzungen über 4 bis 6 Wochen mit 40 bis 60 Gy bestrahlt wurden. Die dadurch erreichten Überlebensraten unterschieden sich bei einem Beobachtungszeitraum von 5 Jahren nicht signifikant von denen, die bei einer gleichgroßen Gruppe unter Normalluftbedingungen und mit gleicher Fraktionierung erreicht wurden. Es schnitten lediglich während der ersten beiden Jahre die mit dem Sauerstoffgemisch behandelten Patienten etwas besser ab. Allerdings verliert dieser Vergleich dadurch an Wert, daß der Anteil an histologischen Untergruppen nicht in beiden Gruppen übereinstimmte.

c) Strahlensensibilisierung durch Nitroimidazol-Derivate

Zu den elektronenaffinen Substanzen, die sich u.a. durch eine hohe Diffusionskapazität mit bevorzugter Anreicherung im hypoxischen Gewebe auszeichnen, gehören das 5-Nitroimidazol (Metronidazol), das unter dem Handelsnamen Flagyl und Clont registriert ist, sowie das 2-Nitroimidazol (Misonidazol), das sich z.Z. noch als Ro/07/0582 in der klinischen Erprobung befindet.

Größere klinische Studien befassen sich vorwiegend mit der Prüfung des Misonidazols, über dessen Wert bei der Behandlung des Bronchus-Karzinoms zum jetzigen Zeitpunkt noch nichts Endgültiges gesagt werden kann.

Es wird angenommen, daß sich die Tumorremissionsrate um den Faktor 1,8 anheben läßt, wenn Misonidazol in ausreichend hoher Dosis verabreicht wird. Hier zeigen sich aber auch die Grenzen der Methode, da nur wenige Einzeldosen dieser neurotoxischen Substanz möglich sind, wenn man einerseits vor jeder Bestrahlung einen wirksamen Tumorgewebsspiegel erreichen und andererseits die gerade noch tolerierte Gesamtdosis von 12 g/m² Körperoberfläche nicht überschreiten will. Es zeigte sich, daß Einzeldosen von 1,75 bis 2 g/m² erforderlich sind, was eine Aufteilung der Strahlengesamtdosis in nur 6 Einzelfraktionen zur Folge hatte, die meist in 2 Sitzungen pro Woche verabreicht wurden.

In einer 1978 begonnenen Phase I/II-Studie der RTOG (SIMPSON et al. 1982) wurde dieses Verfahren bei 51 Patienten mit einem nicht kleinzelligen, die Grenzen des erkrankten Hemithorax noch nicht überschreitenden, aber vorwiegend zum Stadium III gehörenden Bronchus-Karzinom eingesetzt. Vier Stunden nach der Misonidazoleinnahme wurden Einzeldosen von 6,0 Gy auf den Tumor und das obere Mediastinum eingestrahlt. Die Gesamtdosis betrug 36 Gy, was einem TDF-Wert von 92 oder einer in Einzeldosen von 5mal 2,0 Gy verabreichten Gesamtdosis von 56 Gy entsprechen würde. Von den 49 auswertbaren Fällen erreichten 9 eine komplette und weitere 24 eine partielle Remission, die mediane Überlebenszeit betrug 9 Monate. Bei Vergleich mit einem historischen, nur bestrahlten Kollektiv der gleichen Arbeitsgruppe wurde festgestellt, daß die Überlebenskurve zumindest im ersten Jahr etwas flacher verläuft und Lokalrezidive seltener auftraten.

Dieses Verfahren wurde mit fast identischer Dosierung und Dosisfraktionierung von einer britischen Arbeitsgruppe in einer randomisierten Studie geprüft (SAUNDERS et al. 1982), wobei sich herausstellte, daß Tumorremissionsraten, Remissiondauer und Überlebenskurven der mit Misonidazol behandelten Gruppe denen der nur mit einem Plazebo behandelten Gruppe vollständig gleichen.

Diese ersten, bisher nur wenig ermutigenden Ergebnisse dürften ihre Erklärung in den Kompromissen finden, die wegen der Toxizität dieser Substanz erforderlich wurden. Neben Übelkeit, Erbrechen Durchfallneigung und einer höheren Rate an Komplikationen wie Pneumonitiden, Ösophagitiden bzw. Ösophagusstenosen ist dieses Verfahren insbesondere durch die Neurotoxizität des Misonidazols belastet, die sich in Parästhesien, Abschwächung der Sehnenreflexe, Muskelschwäche, Lethargie, Verwirrtheitszuständen und auch epileptiformen Krampfanfällen äußert (DISCHE et al. 1979; PHILLIPS et al. 1981; SIMPSON et al. 1982).

d) Sonstige potentielle Radiosensitizer

Die durch ionisierende Bestrahlung erreichbare DNS-Strangbruchrate läßt sich experimentell durch Einbau pyrimidinanaloger Substanzen wie Bromdesoxyuridin, Bromdesoxycytidin oder Chlordesoxyuridin erhöhen. Diese für langsam proliferierende Tumoren empfohlenen Sensitizer haben sich bei der Behandlung der Bronchus-Karzinome noch nicht durchsetzen können.

In einer randomisierten, prospektiven Studie prüften SPITTLE et al. (1979) den potenzierenden Effekt von Rasoxan (ICRF 159) bei der Strahlenbehandlung der Bronchus-Karzinome. Sie konnten eine geringe, aber statistisch nicht signifikante Verlängerung der Überlebensraten bei Kombination von Strahlentherapie und Rasoxan feststellen. Der Einfluß auf die Remissions- oder Lokalrezidivraten wurde nicht untersucht.

Das noch in den 60er Jahren als Radiosensitizer beim Bronchus-Karzinom eingesetzte Synkavit hat seine Bedeutung verloren, nachdem in kontrollierten Studien keine Verbesserung der Überlebensraten festzustellen war (EVANS u. TODD 1969; ROSS 1971).

15. Hyperthermie und Strahlenbehandlung

Aufgrund der erhöhten Thermosensibilität hypoxischer und azidotischer Tumorzellen stellt die Hyperthermie eine vielversprechende Ergänzung der Behandlung mit locker ionisierenden Strahlen dar. Die Attraktivität der Kombination Hyperthermie – Strahlentherapie erhöht sich noch durch den Umstand, daß Tumoren ein im Vergleich zum Normalgewebe wesentlich größeres Kompartment hypoxischer Zellen beinhalten und daß die applizierte Wärme wegen reduzierter Durchblutungsgröße im Tumorgewebe mehr als im umgebenden Normalgewebe kumuliert.

Dem Einsatz dieser Kombinationsbehandlung beim Bronchus-Karzinom steht jedoch zur Zeit noch eine Reihe technischer Probleme entgegen. Diese sind einerseits in den unzureichenden Möglichkeiten der Temperaturmessung im Zielvolumen, andererseits in den Schwierigkeiten einer optimalen räumlichen Wärmeverteilung im Thorax zu sehen. Während die Hochfrequenz- und Mikrowellengeräte eine zu geringe Eindringtiefe ermöglichen, ist bei der Ultraschallhyperthermie von Nachteil, daß lufthaltige Räume und Knochen wie Isolatoren wirken (SALAZAR u. ZAGARS 1981).

Aus diesen Gründen existieren bisher lediglich kasuistische Beiträge zur Hyperthermie-Behandlung des Bronchus-Karzinoms (SUGAR u. LE VEEN 1979), die die erwartete günstige Tumorwirkung auch erkennen lassen. Verwertbare Mitteilungen über den kombinierten Einsatz von Hyperthermie und Strahlentherapie fehlen zur Zeit noch.

Über erste Erfahrungen mit der Ganzkörperhyperthermie, die in Kombination mit der Strahlenbehandlung bei 9 Patienten mit inoperablen, nicht kleinzelligen Bronchus-Karzinomen zur Anwendung kam, berichteten HINKELBEIN et al. (1982). Dabei wurden die Körpertemperaturen der Patienten auf 40° C erhöht und nach 15 Minuten die Bestrahlung durchgeführt. Es wurde zwar in allen Fällen eine Teilremission erreicht, doch ließ sich weder die durchschnittliche Remissionsdauer noch die Überlebenszeit der Patienten wesentlich verbessern.

16. Palliative Strahlenbehandlung beim Bronchus-Karzinom

Der größte Teil der wegen eines Bronchus-Karzinoms zur Strahlenbehandlung zugewiesenen Patienten leidet an Symptomen eines bereits fortgeschrittenen und damit nicht mehr heilbaren Tumors (LINE u. DEELEY 1971a; WHITE u. BOLES 1981). Die Abb. 11 zeigt den Anteil der 1976 bis 1979 im Hermann-Holthusen-Institut, Hamburg, palliativ bestrahlten Patienten am hier behandelten Gesamtkrankengut.

Strahlenbehandlung mit palliativer Zielsetzung bedeutet in Abgrenzung zur kurativen Behandlung, daß auf Maßnahmen zur Tumorheilung wegen fehlender Erfolgsaussichten verzichtet werden mußte. Es kann jedoch keineswegs in der palliativen Strahlenbehandlung eine obligate Alternative zur kurativen Behandlung gesehen werden, da sie grundsätzlich nur dann indiziert ist, wenn damit Aussichten auf Qualitätsverbesserung der in diesen Fällen meist nur noch kurzen Lebensspanne geboten werden. Diese Voraussetzung muß erfüllt sein, da feststeht, daß bei intrathorakal fortgeschrittenen oder fernmetastasierten Bronchus-Karzinomen die Prognose durch keine der verfügbaren Therapiemodalitäten noch wesentlich

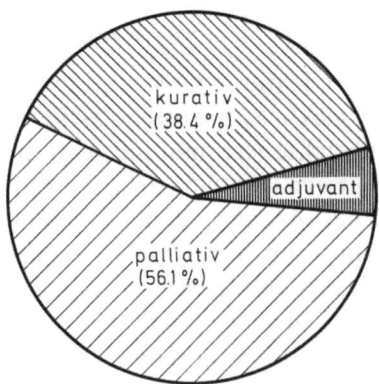

Abb. 11. Zusammensetzung des im Hermann-Holthusen-Institut von 1976–1979 behandelten Krankengutes (n = 328). Einteilung nach therapeutischer Zielsetzung

verbessert werden kann. Alle therapeutischen Maßnahmen können in dieser Situation nur dann dem Patienten nützlich sein, wenn sie geeignet sind, bestehende Beschwerden zu bessern oder unmittelbar bevorstehende Komplikationen zu verhindern. Beim bloßen Nachweis von symptomlosen Tumormetastasen, die keine unmittelbare Bedrohung der Nachbarstrukturen darstellen, kann z.B. die Indikation zur palliativen Strahlenbehandlung nicht gestellt werden.

Tumorbedingte Beschwerden oder drohende Komplikationen sind bei der Indikationsstellung stets abzuwägen gegen die Belastung, die dem Patienten durch die Palliativbehandlung zugemutet werden muß. Ein vernünftiges Verhältnis von Nutzen und Nachteil der Behandlung sollte gerade bei der Palliativtherapie des Bronchus-Karzinoms Grundlage der Indikationsstellung sein. Dies ist jedoch insbesondere bei der Therapieerwartung des seiner Prognose nicht bewußten Patienten oder auch z.B. bei tumorbedingten, aber noch medikamentös beeinflußbaren Schmerzen erfahrungsgemäß nicht immer eine Selbstverständlichkeit.

Beim Bronchus-Karzinom können die folgenden tumorbedingten Beschwerden eine palliative Strahlenbehandlung erforderlich machen:

Unstillbarer Husten; Dyspnoe durch Atelektase, retrostenotische Pneumonie, ausgedehnte Metastasen oder Lymphangiosis carcinomatosa der Lunge; Hämoptoe; Thoraxschmerzen; obere venöse Einflußstauung; Heiserkeit; Schluckbeschwerden; frische Paresen bzw. epileptiforme Anfälle durch ZNS-Metastasen. Unmittelbar bevorstehende Komplikationen sind in erster Linie drohende Atelektasen bei bereits weit eingeengter respiratorischer Kapazität und Skelettmetastasen, die die Gefahr einer pathologischen Fraktur bzw. einer Rückenmarkkompression beinhalten.

Durch palliative Strahlenbehandlung ist eine Beschwerdebesserung in rund 70% aller Fälle möglich, wobei allerdings je nach Art und Ursache der Symptome sehr unterschiedliche Ansprechraten zu erwarten sind. So läßt sich z.B. die Heiserkeit als Folge einer tumorbedingten Recurrensparese wesentlich schlechter bessern als eine obere venöse Einflußstauung.

a) Palliative Bestrahlung bei unstillbarem Hust.:t

Die Notwendigkeit zur palliativen Strahlenbehandlung ergibt sich nur bei Wirkungslosigkeit oder Unverträglichkeit der gängigen Hustensedative. Da der Hustenreiz sowohl durch paratracheale Lymphknotenmetastasen als auch durch den Primärtumor selbst ausgelöst sein kann, wird eine großzügige Zielvolumenbemessung nicht selten unumgänglich sein. Die erforderliche Strahlendosis ist u.a. abhängig von der Tumorhistologie: Bei nicht kleinzelligen Karzinomen können Gesamtdosen von 50 Gy/5 Wochen notwendig werden, bevor eine Beschwerdebesserung zu verzeichnen ist. Die Erfolgsrate der palliativen Strahlentherapie wird mit 50 bis 75% angegeben (LINE u. DEELEY 1971a; WHITE u. BOLES 1981).

b) Palliative Strahlenbehandlung bei tumorbedingter Dyspnoe

Die durch Obstruktion oder Kompression von Trachea oder Hauptbronchus bzw. durch Atelektase, retrostenotische Pneumonie oder Lymphangiosis carcinomatosa der Lungen verursachte Atemnot läßt sich in 60 bis 70% der Fälle durch eine palliative Strahlenbehandlung bessern (Deeley 1973; Newton u. Spittle 1969; Seydel et al. 1975; White u. Boles 1981). Die Lösung von tumorbedingten Atelektasen gelang bei Slawson und Scott (1979) allerdings nur in 3 von 44 Fällen, während White und Boles (1981) aus Literaturangaben einen Durchschnittswert von 37% errechneten und Ringleb und Heidenreich (1970) in 13 von 17 Fällen eine Wiederbelüftung von Totalatelektasen erreichten. Eine wesentliche Rolle dürfte hier die Symptomdauer bis zum Behandlungsbeginn spielen, da eine bereits länger bestehende Atelektase sich nur selten wiederbelüften lassen wird.

Das Zielvolumen wird sich in der Regel auf die obliterierende Raumforderung beschränken. Da diese bei größeren Atelektasen nicht immer einwandfrei abgrenzbar ist, kann es in einzelnen Fällen notwendig werden, die Behandlung mit hohen Einzeldosen und kleinen, auf die Hilusregion gerichteten Feldern zu beginnen, um eine möglichst rasche Atelektasenlösung zu erreichen und damit eine bessere Zielvolumenabgrenzung möglich zu machen.

Bei der Lymphangiosis carcinomatosa wird ebenso wie bei fortgeschrittenen Lungenmetastasen von einigen Autoren eine Bestrahlung des gesamten Thoraxraumes propagiert, die in täglichen Einzeldosen von 1,0 bis 1,5 Gy bei Gesamtdosen von 14 bis 25 Gy mit oder ohne gleichzeitige Chemotherapie gute Palliativerfolge ermöglichen soll (Green et al. 1977; Newton u. Spittle 1969).

c) Hämoptoe

Während ein anhaltender Hustenreiz oder eine mehr oder weniger ausgeprägte Luftnot von vielen Patienten als eine noch nicht behandlungsbedürftige Störung hingenommen werden, wird die Hämoptoe immer als ein außerordentlich bedrohliches Symptom empfunden, das unbedingt einer konsequenten Behandlung bedarf. Die Beseitigung dieses Symptoms ist deshalb ohne Einschränkung Aufgabe der Palliativtherapie. Die Erfolgsraten der palliativen Strahlentherapie betragen durchschnittlich 67% (White u. Boles 1981). Line und Deeley (1971a) geben sogar 95% an. Daraus läßt sich ableiten, daß die gelegentlich gegen eine Strahlenbehandlung bei Hämoptoe geäußerten Bedenken kaum gerechtfertigt sind (Miller, McGregor 1980).

d) Obere venöse Einflußstauung, sog. Vena-cava-superior-Syndrom

Die durch eine Raumforderung im oberen Mediastinum entstandene Einengung der Vena cava superior ist in 97% der Fälle durch maligne Tumoren verursacht. In 50% der Fälle liegt ein Bronchuskarzinom vor, 15% sind maligne Lymphome. 3–4% aller Bronchuskarzinome führen im Verlauf der Erkrankung zu einer oberen Einflußstauung, bei der der Tumor in 4 von 5 Fällen auf der rechten Seite entstanden ist und wegen der engen Nachbarschaft von rechtem Hauptbronchus und oberer Hohlvene schon früh diese Komplikation verursachen kann (Lokich u. Goodman 1975; Davenport et al. 1976; Perez et al. 1978a). Häufigste Ursache des Vena-cava-superior-Syndroms ist das kleinzellige Bronchuskarzinom, das hier unter den Bronchuskarzinomen mit 63% vertreten ist, gefolgt vom Plattenepithelkarzinom mit 29% und dem Adenokarzinom mit 8% (Davenport et al. 1978; Kanji et al. 1980). Das großzellig anaplastische Karzinom führt offenbar nur selten zu einer wesentlichen Einengung der oberen Hohlvene.

Gesichts- und Halsödem, gestaute Jugularvenen und Ektasie der kutanen Venen der Thoraxvorderwand sind die führenden Symptome. Anschwellung einer oder beider oberer

Extremitäten, Atemnot sowie Kopfschmerzen und andere Zeichen eines Hirnödems können hinzukommen (DAVENPORT et al. 1976; PEREZ et al. 1978a; ROSWIT et al. 1953; RUBIN u. CICCIO 1971).

Die noch vor Behandlungsbeginn notwendige Diagnostik sollte sich auf die Abgrenzung der Raumforderung durch konventionelle Röntgenuntersuchungen beschränken, die evtl. noch durch eine beidseitige Armphlebographie oder eine szintigraphische Gefäßdarstellung mit 99m-Technetium-Kolloid ergänzt werden (SCARANTINO et al. 1979). Jeder Zeitverlust durch nicht unbedingt notwendige diagnostische Maßnahmen ist zu vermeiden, die Mehrzahl der in der Tumordiagnostik obligaten Untersuchungen kann auch nach Behandlungsbeginn absolviert werden. Bei Unsicherheit über die Art der Raumforderung könnte die Bronchoskopie weiterhelfen, eine Mediastinoskopie mit Biopsie ist wegen der Blutungsgefahr risikoreich und käme nur dann in Betracht, wenn begründete Zweifel am Vorliegen eines malignen Tumors bestehen. In den Fällen, in denen das Vena-cava-superior-Syndrom erstes Krankheitszeichen ist, kommt die bioptische Sicherung der Verdachtsdiagnose auch noch nach weitgehender Besserung der venösen Einflußstauung rechtzeitig genug.

Therapeutisch steht an erster Stelle die Strahlenbehandlung, die bei dieser Krankheitssituation notfallmäßig, ggf. auch am Wochenende begonnen werden muß. Das Zielvolumen umfaßt das gesamte Mediastinum von der Carina an aufwärts, häufig ist es notwendig, die untere Feldgrenze auch noch weiter nach kaudal zu verlagern. Die röntgenologische Ausdehnung des Mediastinaltumors muß nach beiden Seiten mit einem entsprechenden Sicherheitssaum von 1 bis 2 cm erfaßt werden. Uneinheitlich sind die Meinungen darüber, ob die beiden Supraklavikulargruben grundsätzlich in das Zielvolumen mit einbezogen werden sollen oder nicht. PEREZ et al. (1978a) beobachteten, daß 87% ihres Krankengutes lokal rezidivfrei blieben, wenn die Supraklavikulargruben mitbestrahlt worden waren, im Gegensatz zu nur 33%, wenn die Supraklavikulargruben nicht mitbestrahlt, das Zielvolumen also auf das Mediastinum begrenzt worden war. HOWARD (1971) wies durch Phlebographie von 45 Fällen mit einer oberen Einflußstauung nach, daß nur in 36% ausschließlich die Vena cava superior verlegt war und in weiteren 31% die Venae subclaviae entweder allein oder gemeinsam mit den weiter zentral liegenden venösen Strombahnen obliteriert waren.

Die Strahlentherapie wird zumeist über dorsoventrale Gegenfelder durchgeführt. Dabei ist von Vorteil, daß Individualsatelliten verwendet werden können, um die Lunge soweit wie möglich zu schonen. Über diese Feldanordnung kann eine Tumordosis von bis zu 40 Gy eingestrahlt werden. Sind höhere Dosen notwendig, ist das Thorakalmark entsprechend auszublenden.

Von den meisten Autoren werden Einzeldosen von 4 bis 6 Gy während der ersten 3 Tage und ein anschließender Übergang auf eine konventionelle Fraktionierung empfohlen. Die Gesamtdosis wird in Abhängigkeit von weiterem Verlauf und dem Behandlungsziel zwischen 20 und 60 Gy liegen (DAVENPORT et al. 1978; FISHERMAN u. BRADFIELD 1973; GHILEZAN et al. 1976; KANJI et al. 1980; RUBIN u. CICCIO 1971; SCARANTINO et al. 1978; SEYDEL et al. 1975). PEREZ et al. (1978a) vertreten die Ansicht, daß die hohen Einzeldosen nur geringgradig wirkungsvoller in der akuten Besserung der Symptome sind als eine von Anfang an konventionelle Fraktionierung, die Spätergebnisse seien in jedem Fall gleich.

Die Ansprechrate ist erwartungsgemäß abhängig von der Gesamtdosis. Sie beträgt 67 bis 89% (DAVENPORT et al. 1978; KANJI et al. 1980; RUBIN u. CICCIO 1971). Während die subjektive Besserung meist schon am 2. bis 3. Tag erwartet werden kann, lassen sich subjektive Zeichen des Ödemrückgangs meist nach 6 bis 7 Tagen feststellen. KANJI u. Mitarb. fanden eine Abhängigkeit der Ansprechgeschwindigkeit von der Entwicklungszeit der Einflußstauung und konnten erste Rückbildungszeichen nach 3 bis 5 Tagen bei Patienten mit akut einsetzender Stauung gegenüber 6 bis 10 Tagen bei Patienten mit subakut einsetzender Symptomatik registrieren. Läßt sich bereits eine Kollateralenbildung entweder phlebographisch oder bei szintigraphischer Angiographie nachweisen, dann kann mit einer verlangsamten Rückbildung der Einflußstauung und auch mit einer schlechteren Prognose der Erkrankung gerechnet werden (Scarantino et al. 1979). Die zusätzliche Verabreichung von Diuretica soll von Nutzen sein, während eine simultane Chemotherapie keine schnellere Rückbildung bewirken soll (Kanji et al. 1980; Perez et al. 1978a; Rubin u. Ciccio 1971; Scarantino et al. 1979).

Das Ausbleiben der Ödemrückbildung kann durch eine aufgepfropfte massive Thrombose der vorgeschalteten Venen verursacht sein. Davenport et al. (1978) fanden diese bei den beiden einzigen Therapieversagern ihres Krankengutes. Eine flankierende Antikoagulantientherapie dürfte in der Mehrzahl der Fälle zu spät kommen.

Oft diskutiert wurde das Risiko einer radiogenen Zunahme der Einflußstauung, die mit einer Größenzunahme der bestrahlten Tumorzelle, mit einer weiteren Vasodilatation und auch mit einer Vermehrung der extrazellulären Flüssigkeit erklärt wird. Cameron et al. (1969) konnten durch Messung der absoluten Einsekundenkapazität eine zu Beginn der Bestrahlungsserie auftretende passagere Zunahme der tumorbedingten Trachea- bzw. Bronchusstenose nachweisen. Eine vorsorgliche Verabreichung von Antiphlogistika oder Steroiden bzw. eine schonende medikamentöse Diurese werden als Begleitbehandlung empfohlen. Nach Rubin et al. (1963) wird das Risiko einer strahlenbedingten Ödemzunahme nicht durch höhere Einzeldosen vergrößert.

Die Prognose der Patienten mit einem durch Bronchuskarzinom verursachten Vena-cava-superior-Syndrom läßt nach Scarantino et al. (1978) Zusammenhänge mit der Ödemrückbildungsgeschwindigkeit erkennen. Die mediane Überlebenszeit beträgt durchschnittlich 12 Monate, wenn die Besserung innerhalb der ersten 3 Tage einsetzt, und sinkt auf durchschnittlich 3 Monate, wenn eine Rückbildung der Einflußstauung erst später als nach dem 4. Tag beginnt. Da es sich in der Mehrzahl der Fälle um Patienten mit fortgeschrittener mediastinaler Metastasierung handelt, dürfte die Gesamtprognose als außerordentlich ungünstig zu veranschlagen sein, so daß die zunächst nur auf Palliation ausgerichtete Strategie sehr selten – und dann allenfalls beim kleinzelligen Bronchuskarzinom – einer Änderung durch Neufestsetzung kurativer Behandlungsziele bedarf.

In neuerer Zeit bietet auch die Chemotherapie eine Alternative bei der notfallmäßigen Behandlung der oberen Einflußstauung. Sie kommt in erster Linie in Betracht bei Einflußstauungen, die durch das kleinzellige Bronchuskarzinom (oder durch maligne Lymphome) bedingt sind (Kane et al. 1976; Dombernowsky u. Hansen 1978). Sie bietet sich bei diesen Erkrankungen vor allen Dingen dann an, wenn es sich um sehr große mediastinale Tumormassen handelt, die die Mitbestrahlung eines erheblichen Lungenareals erforderlich machen würden. Auf die Chemotherapie sollte nach Verkleinerung des Tumors eine Radiotherapie folgen, insbesondere bei solchen Patienten, die auf die Chemotherapie nur ungenügend angesprochen haben (Carabell u. Goodman 1982).

e) Tumorbedingte Thoraxschmerzen

Eine Besserung der tumorbedingten Thoraxschmerzen durc` palliative Strahlentherapie gelingt in 24 bis 76% der Fälle, wobei auch hier die Höhe der Gesamtdosis von Einfluß auf die Ansprechrate sein dürfte. Diese wird mit 30 bis 60 Gy angegeben (Deeley 1973; Berry et al. 1977; Green u. Kern 1978; Morris u. Abadir 1979). Besonders der beim Pancoast-Syndrom vorherrschende Schmerz erfordert eine hochdosierte Bestrahlung, bevor eine ausreichende Besserung zu erwarten ist.

f) Pleuraerguß

Die palliative perkutane Strahlenbehandlung des tumorbedingten Pleuraergusses, die noch von Deeley (1973) sowie von Seydel et al. (1975) in Form einer Hemithoraxbestrahlung mit 30 Gy in 2 Wochen bzw. auch mit 45 Gy in 4 Wochen empfohlen worden ist, dürfte nur noch ausnahmsweise in Frage kommen. Hier sind Maßnahmen wie die mehrtägige Dauerdrainage und die Instillation sklerosierender Substanzen (z.B. Tetrazyklin oder auch Zytostatika wie das Thiotepa) wirksamer und auch weniger aufwendig.

g) Lungenmetastasen

Über die palliative Bestrahlung der beim Bronchuskarzinom nur selten vorkommenden Lungenmetastasen liegen nur relativ wenige Erfahrungsberichte vor.

NEWTON und SPITTLE (1969) erreichten mit einer in täglichen Fraktionen von 1,5 Gy auf den ganzen Thorax applizierten Gesamtdosis von 20–25 Gy in 30 von 40 Fällen mit Lungenmetastasen unterschiedlichster Primärtumoren eine objektive Besserung. ABBATUCCI et al. (1973), die auf die gesamte Lunge 20 Gy einstrahlten und anschließend die Dosis im Bereich solitärer Metastasen bis auf 60 Gy erhöhten, berichten über dadurch verlängerte Überlebenszeiten. SEYDEL et al. (1975) konnten dagegen keinen Gewinn in der hier mittels moving-strip-Technik durchgeführten Lungenganzbestrahlung erkennen.

GREEN et al. (1977) setzten die Lungenganzbestrahlung in Kombination mit einer Chemotherapie (Adriamycin oder Cyclophosphamid oder eine Kombination aus 5 Fluorouracil, Cyclophosphamid und Vincristin) ein. Mit 5mal wöchentlich 1,0 Gy und Gesamtdosen von 14–17 Gy wurde die Dyspnoe gebessert und auch eine Verlängerung der Überlebenszeit vermutet. Diese Autoren weisen zwar ausdrücklich auf die niedrigen Komplikationsraten hin, doch hat sich dieses Verfahren noch nicht als Alternative zur alleinigen Chemotherapie durchsetzen können. ULTMANN et al. (1982) empfehlen, eine Gesamtdosis von 15 Gy nicht zu überschreiten, wenn gleichzeitig, vorher oder kurz darauf eine zytostatische Chemotherapie zur Anwendung kommt.

h) Lokalrezidive

Da bei primärer Strahlenbehandlung der Bronchus-Karzinome Gesamtdosen verabreicht werden, die in der Regel die Grenze der Normalgewebstoleranz erreichen bzw. schon erheblich überschreiten, gilt allgemein, daß eine nochmalige Bestrahlung im Falle eines Rezidivs nicht mehr möglich ist. Bei Lokalrezidiven, die erhebliche Beschwerden bereiten und in denen therapeutische Alternativen nicht mehr gegeben sind, muß allerdings gelegentlich von diesem Grundsatz abgewichen werden. Dabei dürfte von Bedeutung sein, daß die durch nochmalige Bestrahlung verursachten Komplikationen erst später einsetzen und von den Patienten voraussichtlich nicht mehr erlebt werden. DEELEY (1973) empfiehlt, bei Hämoptoe z.B. die tägliche Bestrahlung in konventioneller Fraktionierung bis zum Sistieren der Blutung. Bei tumorbedingten und zu Atemnot führenden Atelektasen befürwortet er wöchentliche Einzeldosen von 4,0 Gy bis zur Symptombesserung.

Bei postoperativ auftretenden Lokalrezidiven ist dagegen die Bestrahlung mit voller Tumordosis möglich. GREEN und KERN (1978) bestrahlten 46 Patienten mit dem Rezidiv eines nicht kleinzelligen Karzinoms, bei denen Fernmetastasen nicht nachweisbar waren. Mit Gesamtdosen von mehr als 40 Gy konnte in 70% der Fälle eine objektive Besserung erreicht werden, was mit Dosen von 20 bis 40 Gy nur in einem Drittel der Fälle möglich war. Die Überlebensraten nach 1 Jahr betrugen 38%. 10% überlebten 2 Jahre, 5% 3 und 4 Jahre und keiner der Patienten 5 Jahre.

j) Palliativbehandlung von Hirnmetastasen

Eine wirkungsvolle Behandlung von Hirnmetastasen der nicht kleinzelligen Bronchus-Karzinome kann sich unter Umständen auch günstig auf die Überlebenszeit auswirken, da diese Metastasen nicht selten die einzige Rezidivmanifestation darstellen (Cox et al. 1981; Loumanen u. Watson 1968; Robin et al. 1982).

Aber auch bei fortgeschrittenen und generalisierten Fällen kann sich die Notwendigkeit einer palliativen Strahlenbehandlung von Hirnmetastasen ergeben, wenn progrediente Paresen, psychomotorische Anfälle oder eine quälende Hirndrucksymptomatik vorliegen. Eine fortschreitende Bewußtseinstrübung durch Metastasen ist dagegen in Anbetracht der Gesamtprognose eher eine Gegenindikation zur Hirnmetastasenbestrahlung.

Die durch Bestrahlung erreichbaren Ansprechraten betragen durchschnittlich 55%, wobei die veröffentlichten Ergebnisse zwischen 40 und 70% streuen (Deeley 1973; Glanzmann et al. 1976; Horton et al. 1971; Jazy u. Aron 1974; Newman u. Hansen 1974; Robin et al. 1982; Sauer u. Hünig 1975).

Es empfiehlt sich die Bestrahlung des gesamten Neurokraniums, da nicht selten multilokuläre Hirnmetastasen anzutreffen sind. Ggf. kann auf größere Herdsetzungen eine sogenannte „Boost"-Dosis nachgereicht werden.

Bei Metastasen nicht kleinzelliger Bronchus-Karzinome sind Gesamtdosen von 40 Gy und mehr erforderlich, falls konventionell fraktioniert wird. Beim kleinzelligen Karzinom dagegen reichen meist 30 Gy/2 Wochen aus (Seydel et al. 1975; Mira et al. 1980). Die Fraktionierung der Gesamtdosis wird unterschiedlich gehandhabt: Neben der konventionellen Serie mit 40 Gy in 4 Wochen wurden hohe Einzeldosen initial oder auch als Einzelschlagbestrahlung angewendet. Gelegentlich wird die einschleichende Dosierung mit kleinen Einzeldosen empfohlen (Sauer u. Hünig 1975; Seydel et al. 1975), was auf die Vorstellung von einer ödemprovozierenden Wirkung der Strahlenbehandlung zurückzuführen ist.

Harwood und Simpson (1977) kamen in einer randomisierten Studie zu der Feststellung, daß eine einmalige Bestrahlung mit 10 Gy die gleichen Ergebnisse hinsichtlich Ansprechrate und Überlebenszeit ergibt wie eine fraktionierte Bestrahlung mit 30 Gy in 2 Wochen. Borgelt et al. (1981) fanden hingegen, daß nach Einzeitbestrahlung mit 10 Gy zwar die Ansprechrate gleich hoch, die Remissionsdauer jedoch deutlich kürzer ausfällt, als nach fraktionierter Bestrahlung (20 Gy in einer Woche, 30 Gy in 2 Wochen bzw. 40 Gy in 3 Wochen).

Durch eine gleichzeitige Steroidbehandlung kann das häufig sehr ausgeprägte perifokale Ödem reduziert werden, wodurch eine beschleunigte Symptombesserung zu erreichen ist (Glanzmann et al. 1976; Sauer u. Hünig 1975; Seydel et al. 1975).

k) Perikardmetastasen, tumorbedingter Perikarderguß

Perikardmetastasen sowie der metastatisch bedingte Perikarderguß sind gerade beim Bronchuskarzinom kein seltenes Ereignis. Strauss et al. (1977) konnten in ihrem 418 Fälle umfassenden Sektionsgut in 25% einen Perikardbefall nachweisen. Bei diesen Patienten bestanden Herzrhythmusstörungen in Form von Sinustachykardien oder absoluter Flimmerarrhythmien, eine Niedervoltage sowie Veränderungen der ST-Strecke und/oder auch unterschiedliche Schenkelblockbilder. Röntgenologisch fanden sich Zeichen der Herzvergrößerung. Der tumorbedingte, oft hämorrhagische Perikarderguß is. eine bedrohliche Komplikation und kann sogar beim noch okkulten Bronchuskarzinom Ursache eines plötzlichen Todes sein (Kounis u. Constantinidis 1979). Cham et al. (1975) konnten die Perikardergußbildung durch eine perkutane Bestrahlung vermindern.

17. Nebenwirkungen und Risikoorgane

Das zentrale Problem bei der Strahlenbehandlung der Lungentumoren stellt die hohe Strahlensensibilität der Lunge selbst dar. Von besonderem Interesse sind dabei die Lungenalveolen, und zwar die Alveolarzellen oder Pneumozyten, die alveolären und kapillären Endothelien, das elastische Stroma und die Leukozyten. Aber auch die Bronchien und Bronchiolen, die Pleura und der muskuläre und knöcherne Aufbau des Thoraxraumes verdienen Interesse, da sie für die ungestörte Aufrechterhaltung der Atemfunktion von hoher Wichtigkeit sind.

Bei den Alveolarzellen wird unterschieden zwischen den vakuolisierten Alveolarzellen und den nicht vakuolisierten Alveolarzellen. Wenn man vom lymphatischen Gewebe absieht, stellen die Alveolarzellen den Gewebsteil mit der höchsten Teilungsrate im Lungengewebe dar.

Die vakuolisierte Form der Alveolarzellen produziert einen „Alveolarüberzug", der die Oberflächenkräfte beeinflußt und dem von PATTLE (1955) isolierten „Surfactant" entspricht. In den nicht vakuolisierten Alveolarzellen überwiegt die phagozytäre Aktivität, diese Zellen unterliegen einer stärkeren Sequestration ins Alveolarlumen und haben eine höhere Zellverlustrate.

Sowohl die Produktion des alveolaren Surfactant als auch die phagozytäre Aktivität sind essentiell für die Lungenfunktion. Alle Substanzen, die eine Depopulation der Alveolarzellen der Lunge verursachen, werden daher auch schwere Schädigungen der Lungenfunktion verursachen. Die relativ hohe Zellerneuerungsrate der Alveolarzellen läßt vermuten, daß dieses System besonders empfindlich gegenüber ionisierender Strahlung ist.

Wesentliche Bestandteile des Surfactant sind das Dipalmithyllecithin und ein spezielles Glykoprotein, wahrscheinlich ein Molekül von hohem Molekulargewicht, dessen Aminosäureanteil aus Hydroxiprolin besteht und in dem 6% Hexosen, 2% Neuraminsäure und 4% Glukosamin gefunden werden (SAHU u. LYNN 1980). Der Lungensurfactant kleidet die Lungenalveolen mit einer dünnen muzinösen Schicht aus, die die Oberflächenspannung beeinflußt. Der Surfactant ist von überragender Bedeutung für die normale Respirationsfähigkeit und verhindert die Tendenz der Wände der Alveolen, während der Expiration zu kollabieren, sich aneinanderzulegen und so eine Atelektase zu verursachen. Der Surfactant balanciert also die Summe der hydrostatischen und osmotischen Druckfaktoren, die auf das alveolokapilläre System einwirken. Bei seiner Abwesenheit kann es zur Transsudation von Serumproteinen und Blut in das Alveolarlumen kommen, so daß eine Reduktion des Surfactant eine Prädisposition für pulmonales Ödem und pulmonale Hämorrhagie darstellt.

Verlust von Lungensurfactant und in der Folge Lungenödem und Blutungen werden bei einer Reihe von pathologischen Situationen beobachtet, so zu hohe Sauerstoffkonzentration, Ozonvergiftung, Einwirkung verschiedener chemischer Substanzen sowie auch beim „Respiratory-Distress-Syndrome" des Früh- und Neugeborenen (RENOVANZ 1978).

Der Verlust von Surfactant resultiert in einem Kollaps des osmotischen Gleichgewichtes der alveolokapillären Oberflächen, verursacht eine alveoläre Instabilität mit Atelektase und die Passage von Bluttranssudaten und eine Hämorrhagie in das Alveolarlumen, mit exzessiver Desquamation von verbrauchten Alveolarzellen. Genau dieses histopathologische Phänomen ist aber auch charakteristisch für die Strahlenpneumonitis!

Es gibt offensichtlich bis heute noch keine exakten Studien, die nachweisen, daß ionisierende Strahlen einen Verlust des Lungensurfactants verursachen, der die Ursache für die folgende Strahlenpneumonitis ist. Die Koinzidenz der pathophysioic rischen Abläufe bei Verlust des Lungensurfactants sowie bei der Strahlenpneumonitis lassen jedoch einen Zusammenhang sehr wahrscheinlich erscheinen. Van den BRENK (1971) schlägt deshalb die Arbeitshypothese vor, daß die Strahlenpneumonitis prinzipiell verursacht wird von einem dosisabhängigen Verlust von Alveolarzellen und weniger durch Schäden der Kapillaren und des Lungenstromas.

So konnten RUBIN et al. (1980) nachweisen, daß bei Benutzung einer Alveolarwaschtechnik das aus den Lungen gewonnene Material nach Bestrahlung zum überwiegenden Teil aus Lungensurfactant bestand. Die erhöhten Spiegel des Alveolarsurfactants waren eine Stunde nach Bestrahlung bereits nachweisbar und hielten etwa einen Monat an, dann normalisierten sie sich allmählich. Tierexperimentell ließ sich eine Dosiseffektkurve aufstellen, die eine enge Korrelation zwischen dem frühen biologischen Effekt einer Surfactantausschwemmung und der späteren Strahlenpneumonitis anzeigte (Rubin et al. 1981).

Ebenfalls tierexperimentell studierten Curti und Renovanz (1981) die Auswirkungen verschiedener Substanzen auf den Lungensurfactant und überprüften dabei die Druckvolumendiagramme (PV-Diagramme). Dabei konnten nicht nur Beeinflussungen des Surfactants durch Vincristin, Kolchicin, Amphotericin B, Diazepam und Bromcarbamid nachgewiesen werden, sondern auch gegenteilige Wirkungen der Substanz Ambroxol, die die negativen Wirkungen der genannten Substanzen auf den Lungensurfactant zum Teil aufheben konnte!

Der klinische Effekt einer eingeschränkten Lungenfunktion ist wegen der ausgeprägten Kompensationsmechanismen des Lungensystems durch die üblichen Lungenfunktionsproben nur schwer nachweisbar. Durch diese Balance-Mechanismen wird häufig die Lungenfunktion trotz starker Ausfälle noch lange Zeit aufrecht erhalten, so daß schließlich geringe Zunahmen der schädigenden Noxe, beispielsweise der Strahlung, zu einem tödlichen Versagen der Lungenfunktion führen. Strahlendosiseffektkurven auf die Lungenfunktion beim Menschen neigen daher dazu, eine „alles oder nichts-Charakteristik" anzunehmen (van den Brenk 1971).

Die Phasen der Entwicklung einer *Strahlenpneumonitis* werden unterschiedlich beschrieben. Nach Engelstadt (1940) sind die vier klassischen Phasen der Strahlenpneumonitis:
1. 2 bis 48 Stunden nach hochdosierter Bestrahlung Degeneration der Lymphfollikel und Hyperämie der Bronchialschleimhaut, vermehrte Leukozyteninfiltration. Bei Einhaltung der typischen täglichen Fraktionierung ist das Ödem nicht sehr ausgeprägt.
2. Ein latentes Stadium relativ normaler Struktur und Funktion dauert etwa 2 bis 3 Wochen.
3. Das degenerative Stadium beginnt 3 Wochen nach einer einzelnen hohen Strahlendosis. Reichliche Ablagerungen von fibrinähnlichem Material in den Alveolen. Veränderungen des hydrostatischen und osmotischen Drucks entlang der alveolokapillaren Membran. Dieses Stadium kann mit ausgeprägtem Ödem kombiniert sein. Gelegentlich werden hyaline Membranen beobachtet.
4. Das letzte Stadium, das der Regeneration, wird geprägt durch die Proliferation der Nachbargewebe in das Lungenparenchym, Proliferation des Bronchialepithels und Sklerosierung. Es folgen pleurale Adhäsionen und eine Größenabnahme des Thoraxvolumens.

Van den Brenk (1971) unterscheidet 3 Stadien: Im exsudativen Stadium kommt es zu einem Epithelschaden, vorwiegend der Alveolarzellen mit entzündlichen proteinreichen Exsudaten, Dauer bis 40 Tage.

Die zweite Phase der eigentlichen „Strahlenpneumonitis" ist durch Desquamation und konsolidierende Veränderungen bedingt (sekundäre alveoläre Instabilität?). Man sieht frühe Veränderungen im Retikulinnetz mit beginnender Organisation, Dauer 21 bis 60 Tage und mehr.

In der dritten „Reparationsphase" kommt es zur progressiven Vernarbung und Devaskularisation, man sieht eine Verdickung des Retikulum und kollagenöse Veränderungen, Dauer 60 bis 200 Tage.

Die klinische Diagnostik der Strahlenpneumonitis fußt auf der Symptomatologie und dem Röntgenbefund. Das Auftreten von Hustenreiz, die Produktion eines zähflüssigen, teils schaumigen, weißlichen Sputums sowie das Auftreten von Temperaturen in der Folge einer Strahlenbehandlung, bei der größere Lungenareale mit hoher Dosis belastet wurden, sind untrügliche Zeichen für die sich entwickelnde Pneumonitis. Im Röntgenbild ist häufig als erstes Zeichen eine geringgradige feinfleckige Zeichnungsvermehrung, sehr bald eine Art milchglasartige Trübung des bestrahlten Abschnittes zu erkennen, der im Verlauf der Pneumonitis mit zunehmender Rückbildung und Übergang in *Fibrose* in eine mehr harte, streifig fleckförmige Verschattung übergeht, die differentialdiagnostisch häufig schwer von Tumorresten zu trennen ist. Bei entsprechend geformten Strahlenfeldern, z.B. bei Bestrahlung über dorsoventrale Gegenfelder, kann die kastenartige Ausbreitung des verschatteten Bezirkes einen zusätzlichen differentialdiagnostischen Hinweis geben. RUBIN und ANDREWS (1968) betonen, daß die meisten Patienten mit Strahlenveränderungen im Lungenbild nach der Therapie asymptomatisch sind und sich die geschilderten klinischen Symptome der Strahlenpneumonitis und Strahlenfibrose bis hin zu schwereren Formen nur bei einem Teil der Patienten entwickeln. Dabei scheint das Risiko von Patienten mit chronischen Lungenerkrankungen nicht wesentlich höher zu sein als das von Normalpatienten (GREEN et al. 1974).

In seltenen schweren Fällen kann es aufgrund der progressiven Abnahme der pulmonalen kapillären Strombahn infolge der Strahlenfibrose zu einem Rechtsherzversagen mit tödlichem Ausgang kommen (WHITFIELD et al. 1963).

Weitere Untersuchungen zur rechtzeitigen Diagnose einer sich entwickelnden Strahlenpneumonitis sind für die klinische Routine nicht bekannt. Szintigraphisch nachweisbare leichte Veränderungen der Lungenperfusion 7 Wochen nach einer Bestrahlung der ganzen Lunge mit 30 Gy berichten GOLDMAN et al. (1969). Tierexperimentell konnten LISSNER et al. (1966) gleichzeitig mit dem Auftreten der Pneumonitis einen signifikanten Abfall der Serumkomplemente nachweisen, eine Bestätigung der Versuche beim Menschen ist nicht bekannt. Auch tierexperimentelle Arbeiten über Veränderungen des Angiotensin I Converting-Enzyms, die tierexperimentell Veränderungen sowohl nach Bleomycin als auch nach Strahleneinwirkung zeigen, haben bis heute keine klinische Relevanz (HENDERSON et al. 1981).

Der Kliniker muß infolgedessen seine Diagnose neben der Symptomatologie in erster Linie auf den röntgendiagnostischen Befunden aufbauen. Regelmäßige, relativ engmaschige Überwachungen bestrahlter Patienten nach Behandlung eines Bronchus-Karzinoms sind deshalb unbedingt erforderlich.

Die Frage der Abhängigkeit der Strahlenpneumonitis von der Dosis, der Fraktionierung und vom Bestrahlungsvolumen wird nicht einheitlich gesehen. SEYDEL und MAUN (1969) weisen auf die Schwierigkeit hin, die dadurch besteht, daß bei einem großen Teil der Fälle wegen persistierender Verschattungen im Röntgenbild differentialdiagnostisch nicht zwischen verbleibendem Tumor, Rezidiv oder Strahlenpneumonitis unterschieden werden kann. Häufigkeitsangaben über die Fibrose sind daher sehr schwierig. Werte der Literatur können im wesentlichen immer nur Anhaltswerte sein. Ziemlich übereinstimmend findet sich die Angabe, daß bei Dosen um 50 bis 60 Gy bei normaler Fraktionierung bei 50% der Patienten sich eine stärkere Lungenfibrose entwickelt (HYMEN u. WIELAND 1973; MATEEV et al. 1971). Auch HOLSTI umd VUORINEN (1967) sahen bei ununterbrochener Serie bei 1040 ret in 50% der Fälle Strahlenpneumonitiden, die dann in Fibrosen übergingen. Diese Dosis reduzierte sich auf 840 ret, wenn in Kombination mit Actinomycin D bestrahlt wurde. SEYDEL und MAUN (1969) sahen nach 12 Monaten in 17% geringe, in 50% mäßige Fibrosen und in etwa 25% der Fälle schwere Fibrosen; milde sowie auch schwerere klinische Symptome beobachteten sie bei ungefähr 30% ihres Krankengutes.

Unterhalb einer Dosis von etwa 25 Gy in 10 Fraktionen tritt eine Pneumonitis selten auf (WARA et al. 1973; PHILLIPS u. MARGOLIS 1972; STRASHININ et a˙ 1975).

Eine Häufigkeit unter 5% wird wiederum bei Dosen unter 770 ret (WARA et al. 1973) beobachtet.

Das NSD-Konzept ist zwar für Lungengewebe nur bedingt gültig, kann jedoch als Entscheidungshilfe verwendet werden. So finden sich in der Literatur häufig Angaben über die Toleranzdosen in „ret" (HERRMANN et al. 1979).

Ausprägung und Ausmaß einer Pneumonitis ist nicht nur abhängig von der Gesamtdosis, sondern auch von der Fraktionierung, vom Volumen, vom Lebensalter und von der Tumorart (SEYDEL et al. 1975). Für den Dosiszeiteffekt bei der Entstehung der Pneumonitis berechneten PHILLIPS und MARGOLIS (1972) ein Strandquist-Diagramm. MATEEV et al. (1971) fanden dagegen keinen Unterschied in der Pneumonitisrate zwischen einer normal fraktionierten Bestrahlung mit kleinen Einzeldosen und einer wenig fraktionierten Therapie mit hohen Einzeldosen. Aus der Tatsache, daß das Auftreten einer Pneumonitis abhängig ist vom bestrahlten Volumen, schließen die Autoren, daß nicht nur zelluläre Reaktionen, sondern auch sekundäre Einflüsse, wie Entzündung, Blutversorgung und ähnliches mehr für die Entwicklung einer Pneumonitis verantwortlich sind.

Beziehungen zwischen dem bestrahlten Volumen und der Häufigkeit der Entwicklung einer Strahlenpneumonitis beobachteten auch GERMON und BRADY (1968).

In der *Therapie der Pneumonitis* steht an erster Stelle die Behandlung mit hochdosierten Kortikosteroiden in Verbindung mit einem Antibiotikum. Schwere Symptome sowie die Atemnot reagieren darauf normalerweise schnell (RUBIN u. ANDREWS 1968). Auch ROSWIT (1977) empfiehlt die sofortige Gabe von hochdosierten Kortikosteroiden, betont jedoch, daß die Dosisreduktion sehr vorsichtig erfolgen muß, weil ein abrupter Entzug der Kortikosteroide eine latente Pneumonitis aktivieren kann (s.u.)! Kritisch äußert sich VAN DEN BRENK (1971), nach dessen Meinung es sich bei der Kortikoidtherapie um ein zweischneidiges Schwert handelt, das positive Effekte zeigt durch die Abschwächung der entzündlichen Regionen, möglicherweise auch durch Verzögerung des Zelltods sowie durch Effekte auf die vaskuläre Permeabilität, das aber ebenso eine ungünstige Wirkung haben kann durch Abschwächung der entzündlichen und reparativen Mechanismen und damit des Heilungsvorgangs im Ganzen.

Auch MAISIN (1973) ist der Meinung, daß der Einsatz von Steroiden und Antikoagulantien enttäuscht hat. Über positive Wirkungen von Oxyphenbutazon bei der Behandlung der Pneumonitis berichten MÜLLER-FASSBENDER et al. (1973).

In ganz schweren Fällen von Strahlenfibrose bringt die Pneumonektomie eine deutliche Besserung (BERGMANN u. GRAHAM 1951).

In seltenen Fällen werden auch bilaterale Strahlenpneumonitiden nach einseitiger Bestrahlung beobachtet (BENNET et al. 1969b).

Bei der heute gelegentlich durchgeführten Halbkörperbestrahlung mit hohen Einzeldosen ist das Pneumonitisrisiko besonders bedrohlich. Über einen tödlichen Zwischenfall nach Einstrahlung von 8 Gy berichtet DAWES (1979). Van DYK et al. (1981) entwickelten eine Dosiseffektkurve für Pneumonitis nach Halbkörperbestrahlung mit hohen Einzeldosen. Danach beginnt das Pneumonitisrisiko bei 7,5 Gy. Die Wahrscheinlichkeit beträgt bei 8,2 Gy 5%, bei 9,3 Gy bereits 50% und bei 10,6 Gy 95%. Diese beginnt 1 bis 7 Monate nach der Bestrahlung mit einem Gipfel im 2. bis 3. Monat (für diese Berechnungen verwenden die Autoren im Gegensatz zu den meisten anderen Mitteilungen der Literatur Dosen, die auf die Gewebsinhomogenitäten der Lunge mittels eines Korrekturfaktors berechnet waren).

Der *Spontanpneumothorax* als Komplikation einer Strahlentherapie der Lunge ist zwar sehr selten, wird jedoch in der Literatur beschrieben (LIBSHITZ u. BANNER 1974; HAY et al. 1976; TWIFORD et al. 1978). Die Ursache ist unklar und wird im Elastizitätsverlust der verdickten Pleura bei Lungenfibrose gesehen.

a) Nebenwirkungen bei kombinierter Therapie

Die Behandlung der Sonderform des Bronchus-Karzinoms, des *kleinzelligen Bronchus-Karzinoms*, gehört in besonderem Maße zu den Therapieformen, bei denen eine kombinierte Therapie aus Strahlentherapie und Chemotherapie („combined modality") heute die Regel ist. Entsprechend gebührt den Nebenwirkungen und Folgen bzw. sogar Schäden dieser kombinierten Therapie besondere Aufmerksamkeit. Dabei wirkt sich nachteilig aus, daß trotz einer Fülle von experimentellen Untersuchungen der verschiedensten Fragestellungen diese für die tägliche Arbeit des klinischen Arztes bisher nur wenig brauchbare Hinweise geben, so daß der Arzt im wesentlichen auf klinische Erfahrungswerte angewiesen ist (HEILMANN 1982).

Es muß im wesentlichen unterschieden werden zwischen der simultanen, d.h. der gleichzeitigen Anwendung von Strahlentherapie und zytostatischen Substanzen, sowie der sequentiellen Therapie, d.h. dem Aufeinanderfolgen von Strahlentherapie und Chemotherapie – oder umgekehrt – in mehr oder weniger großen Zeitabständen. TUBIANA (1980) warnt dabei vor der simultanen Therapie, da nach seiner Auffassung die Anwendung von Drogen, die in den Zellzyklus eingreifen, *während* der Strahlentherapie nur die toxische Wirkung der Strahlentherapie auf die gesunden Zellen verstärkt, ohne die Strahlenwirkung auf den Tumor zu erhöhen. Das COMMITTEE FOR RADIATION ONCOLOGY STUDIES (1976) gibt für die Modifikation der Strahlenwirkung auf die Lunge durch Chemotherapie Faktoren von 1,3 bis 1,6 an. Bei RHOMBERG (1980) finden sich Dosis-Effekt-Faktoren (DEF) für folgende Substanzen:

Adriamycin (nur Tierversuch: Mäuse)	1,6
Bleomycin	1,1 bis 1,8
Endoxan	1,3
Vincristin	1,18

Methotrexat sei zwar lungentoxisch, additive Effekte dagegen nicht bekannt.

Die Toleranzdosis der Lunge wird von 25 Gy in 10 Fraktionen bei unbehandelten Patienten auf nur 15 Gy in 10 Fraktionen nach Actinomycin D herabgesetzt (WARA et al. 1973). Nach PHILLIPS und FU (1976) liegt der Verstärkungsfaktor für Vincristin bei 1,2 und für Actinomycin D bei 1,6. Alle bisher berichteten Todesfälle traten nach gleichzeitiger, d.h. simultaner Anwendung von Strahlentherapie mit Actinomycin D oder Adriamycin auf. Dabei waren die applizierten Adriamycindosen niedriger als die Dosen, von denen ein ähnlicher Effekt ohne Strahlentherapie zu erwarten war.

Im Bereich der Lunge sind es vor allen Dingen 2 Substanzen, die die besondere Aufmerksamkeit des Klinikers erfordern:

Das Bleomycin und das Adriamycin.

SAMUELS et al. (1976) konnten nachweisen, daß die strahlenbedingte Lungenfibrose durch Bleomycin verstärkt wird. Auch EINHORN et al. (1976a) beobachteten schwere Lungenfibrosen bei 5 von 13 Patienten, die gleichzeitig bestrahlt und nach dem BACO-Schema behandelt wurden, während keine Lungenfibrosen auftraten, wenn bei gleichzeitiger Strahlen- und Chemotherapie das Bleomycin weggelassen wurde, die Tumoransprechbarkeit war die gleiche.

Keine Komplikationen fanden diese Autoren, wenn das BACO-Schema nach abgeschlossener Strahlenbehandlung zum Einsatz kam.

CATANE et al. (1979) betonen, daß der Effekt von Bleomycin und Radiotherapie im histologischen Bild sehr ähnlich ist und tierexperimentell sowohl synergistische wie auch additive Wirkungen beobachtet werden. Die pulmonale Toxizität steigt bei Anwendung von Bleomycin und Radiotherapie steil an. Bei 115 simultan behandelten Patienten beobachteten die Autoren in 19% eine erhebliche pulmonale Toxizität, dadurch bedingte Todesfälle sogar in 10% des Krankengutes. GERHARTZ (1975) macht darüber hinaus darauf aufmerksam, daß Bleomycin die Entwicklung bakterieller Infekte im Bereich der Haut und der Schleimhäute, insbesondere im Bereich der Luftwege deutlich begünstigt. In seinem Krankengut sah er dagegen nur 5% Lungenfibrosen.

Beim Adriamycin haben GRECO et al. (1976) erhebliche Verstärkungen des Adriamycineffektes durch eine gleichzeitige Strahlentherapie nachgewiesen und das inzwischen bekannte „Recall-Phänomen" beobachtet. Mit Adriamycin konnte noch Monate nach abgeschlossener Strahlentherapie eine heftige Hautreaktion hervorgerufen werden. Die verstärkte Wirkung von Bestrahlung und Adriamycin war insbesondere auch im Bereich des Ösophagus zu beobachten, worauf sicher eine Reihe von Ösophagitiden bzw. Ösophagusstrikturen bei kombinierter Therapie zurückzuführen sind (s.u.).

Auch Mayer et al. (1976) berichten über Verstärkung der Strahlenreaktion auf die Lunge durch eine Potenzierung der Strahlenwirkung durch Adriamycin.

Eagan et al. (1977) fanden dagegen keine ungewöhnlichen Nebenwirkungen bei der Kombination von Adriamycin und Strahlentherapie. Sie schließen, daß der zeitliche Ablauf von Strahlentherapie und Applikation von Adriamycin der kritische Punkt der verstärkten Toxizität sein dürfte. Ruckdeschell et al. (1979) berichten über ein Recall-Phänomen im Bereich des Ösophagus: Eine vorher beobachtete Strahlenösophagitis exazerbierte erneut nach Gabe von Adriamycin. Sie beobachteten eine erheblich erhöhte Morbidität der Kombinationsbehandlung, insbesondere bei älteren Patienten über 64,8 Jahren. Mit Ausnahme des berichteten Falles stellte das Recall-Phänomen bei Bestrahlung intrathorakaler Strukturen jedoch kein schweres klinisches Problem dar. Der schwerste Nebeneffekt der kombinierten Chemo-Radiotherapie war die Leukopenie.

Im Tierexperiment konnten Redpath et al. (1978) nachweisen, daß bestrahlte Ratten nach einer Dosis von 14 Gy 24 Stunden nach Applikation einer Adriamycindosis wesentlich schneller starben als solche Tiere, die nur eine Dosis von 16 Gy allein (ohne Adriamycin) erhalten hatten.

Über einen Fall einer tödlichen Strahlenpneumonitis nach subklinischer Busulphan-Schädigung (Myleran-Schädigung) berichten Soble und Perry (1977): Nach insgesamt 480 mg Myleran wurde 6 Jahre später eine Strahlentherapie in Form einer Mantelbestrahlung mit 40 Gy durchgeführt. Innerhalb von 4 Wochen verstarb der Patient an respiratorischer Insuffizienz. Die Sektion bestätigte die ausgedehnten strahlenfibrotischen Veränderungen.

Der Effekt von Cyclophosphamid in Kombination mit Strahlentherapie auf pulmonale Strukturen ist nicht sicher. Scarantino und Maulsby (1980) beobachteten gehäuft Zeichen einer Strahlenpneumonitis, wenn Patienten mit einem nicht kleinzelligen Bronchus-Karzinom zusätzlich zur üblichen Tumorbestrahlung eine obere Halbkörperbestrahlung simultan mit einer Endoxantherapie erhielten und schließen daraus, daß die Toleranzgrenze des Lungengewebes durch Endoxan herabgesetzt werde.

Von Wichtigkeit erscheint in diesem Zusammenhang nochmals der bereits oben erwähnte Hinweis, daß strahlenbedingte Lungenveränderungn durch plötzliches Absetzen einer Kortisontherapie exazerbieren können (Castellino et al. 1974). Die meisten Literaturangaben finden sich über die Nebenwirkungen der kombinierten Chemo-Radiotherapie des kleinzelligen Bronchus-Karzinoms. Horwich et al. (1975) berichten über 2 Fälle mit Speiseröhrenstriktur im Bestrahlungsfeld nach kombinierter Chemo-Radiotherapie des kleinzelligen Bronchus-Karzinoms. Ebenfalls über Ösophaguskomplikationen bei der kombinierten Therapie berichten McCormick et al. (1977). 8 von 22 behandelten Patienten zeigten diese Komplikation, sie war offensichtlich abhängig von der zeitlichen Reihenfolge zwischen Bestrahlung und Chemotherapie und der Strahlendosis. Die Komplikation der Ösophagitis ließ sich durch eine Senkung der Strahlendosis nicht wesentlich reduzieren, durch eine zeitliche Pause von mindestens 7 bis 10 Tagen dagegen weitgehend vermieden (Aristizabal 1977).

Nach Moore et al. (1978) sind nach kombinierter Therapie in 5% Ösophagitiden und in 2,7% jeweils pulmonale bzw. kardiale Symptome zu beobachten.

Nach einer kombinierten Chemo-Radiotherapie mit Cyclophosphamid, Methotrexat und Adriamycin sowie Strahlendosenvon 10 bis 40 Gy entwickelten 9 von 12 Patienten eine Strahlenpneumonitis, während ohne Chemotherapie nur 4 von 12 Patienten diese Komplikation erlitten (Matthiessen 1978). Nach Seydel et al. (1978) ist mit folgenden Komplikationsraten zu rechnen: „Leichte" Komplikationen in 7 bis 20%, „mittelgradige" Komplikationen in 33 bis 38%, „schwere" Komplikationen in 2 bis 32%. Die schweren Komplikationen waren z.T. lebensbedrohlich, davon waren 13% schwere Leukopenien, 9% Thrombozytopenien und 4% Anämien. Darüber hinaus beobachteten die Autoren in 10% Nausea und Erbrechen, eine Ösophagitis in 4% sowie eine respiratorische bzw. pulmonale Toxizität in 2%. Die gleichen Autoren geben in einer anderen Arbeit (SEYDEL et al. 1979) im Rahmen des Berichtes über eine prospektiv randomisierte Studie in der Behandlung des kleinzelligen Bronchus-Karzinoms eine Rate von 2% schwerer Ösophagitis und Pneumonitis sowie eine Rate von 24% schwerer Knochenmarksdepression und gastrointestinaler Toxizität an bei Bestrahlung mit 45 Gy und einer Chemotherapie mit Cyclophosphamid und CCNU. EAGAN et al. (1979) berichteten in einer anderen prospektiven Studie bei zwei unterschiedlichen Chemotherapieregimen (Cyclophosphamid, Adriamycin, Cis-Platin gegen Cyclophosphamid, Adriamycin, DTIC) eine gleiche Häufigkeit und Stärke der Myelosuppression sowie eine gelegentliche leichte Erhöhung des Serum-Kreatinins, in diesem Krankengut entwickelte kein Patient eine schwere radiogene Ösophagitis. In einem Fall wurde Vorhofflimmern beobachtet, das nach Absetzten von Adriamycin aufhörte. Über unerwartet schwere Toxizität bei kombinierter Therapie berichten dagegen LIVINGSTON et al. (1979), die bei Anwendung von Cyclophosphamid, Vincristin, Methotrexat und Adriamycin in einem Fall (von 35 Patienten) eine tödlich endende bilaterale interstitielle Pneumonie, in einem weiteren Fall eine eosinophile pleurale Exsudation sowie in einem weiteren Fall einen akuten Myokardinfarkt beobachteten.

Zusammenfassend läßt sich somit feststellen, daß bei der heute üblichen Chemo-Radiotherapie des kleinzelligen Bronchus-Karzinoms den Substanzen Bleomycin und Adriamycin besondere Aufmerksamkeit gewidmet werden muß. Die Gefahr der Pneumonitis steigt bei kombinierter Therapie an, eine Strahlen-Ösophagitis wird insbesondere bei simultaner Therapie beobachtet, nachteilige Wirkungen auf das Herz sind ebenfalls möglich. Nach Möglichkeit sollte die sequentielle Applikation der simultanen Applikation vorgezogen werden, da dadurch die Nebenwirkungsrate erheblich reduziert werden kann.

b) Strahlentherapie und Tuberkulose

Eine Strahlentherapie eines Bronchus-Neoplasmas bei bestehender Tuberkulose ist möglich und kann ohne größere Komplikationen durchgeführt werden (VIERECK et al. 1965). Nach VON BABO und VIERECK (1967) blieb bei 41 von 47 Patienten die Tuberkulose während der Strahlentherapie stationär. 5 der 6 Verschlechterungen ereigneten sich in dem Gebiet der höchsten Strahlenwirkung. Es bestand gleichzeitig eine gewisse Abhängigkeit von der Tuberkuloseform: Bei indurativ-produktiver Form kam es in 2 von 32 Fällen, bei infiltrativ-exsudativer Form in 4 von 8 Fällen zur Progredienz. Die Autoren betonen, daß aktive tuberkulöse Prozesse deshalb eine systematische Behandlung mit einer Dreier-Kombination während der Strahlentherapie erfordern.

III. Chemotherapie des Bronchus-Karzinoms

Eine ausführliche Besprechung der Chemotherapie des Bronchus-Karzinoms ist in diesem Rahmen weder sinnvoll noch durchführbar. Hier soll lediglich eine Standortbestimmung mit Abgrenzung gegen andere Therapiemodalitäten, insbesondere gegen die Strahlentherapie versucht werden. Dabei muß im Hinblick auf die rasche Weiterentwicklung der zytostatischen Chemotherapie auf fast allen Gebieten der Onkologie mit der Möglichkeit gerechnet werden, daß die heute getroffenen Feststellungen bereits in absehbarer Zeit ihre Gültigkeit verloren haben.

Tabelle 34. Gebräuchliche Abkürzungen für Zytostatika

ADR	Adriamycin	DTIC	Dacarbamid	VCR	Vincristin
BCNU	Bis-Chloraethyl-Nitrosourea	IFF	Ifosfamid	VDS	Vindesin
CCNU	Cyclohexyl-Chloraethyl-Nitrosourea	MTC	Mitomycin	VLB	Vinblastin
CTX	Cyclophosphamid	MTX	Methotrexat	VP16	Etoposid
DDP	cis-Platin	PCZ	Procarbazin		

Tabelle 35. Kleinzellige Bronchuskarzinome im limited-disease-Stadium. Remissionsraten nach alleiniger Chemotherapie (CR: Vollremission, PR: Teilremission)

Autoren	Fallzahl	Zytostatikakombinationen	(%) CR	(%) PR
Cohen et al. (1978)	19	CTX/MTX/CCNU/ADR/VCR/PCZ	74	
Tenczynski et al. (1978)	12	VP16/IFF/ADR/VCR	66	
Abeloff et al. (1979)	6	Induktion: VP16/ADR/CTX Erhaltung: BCNU/VCR/MTX/PCZ	50	
Klastersky et al. (1980)	8	DDP/VP16/ADR	63	37
Valdivieso et al. (1980)	23	VP16/CTX/ADR/VCR	70	
Goldhirsch et al. (1980)	28	DDP/VP16/ADR	36	50
Aisner et al. (1982)	44	CTX/ADR/VP16	64	25
Stewart et al. (1980)	24	ADR/MTX/CTX/VP16	75	12
Havemann et al. (1980)	6	VP16/IFF/VDS	33	67
Wellens et al. (1980)	15	VP16/IFF	53	27

1. Chemotherapie des kleinzelligen Bronchus-Karzinoms

Durch Einführung der Chemotherapie wurde es möglich, die beim unbehandelten Krankengut ca. 3 Monate betragende mediane Überlebenszeit auf etwa das Sechsfache zu verlängern. Einer ständig zunehmenden, wenn auch immer noch viel zu kleinen Zahl von Patienten wird durch die zytostatische Behandlung eine mehrjährige rezidivfreie Überlebenszeit ermöglicht, die Chance einer endgültigen Heilung beginnt sich abzuzeichnen.

Die Polychemotherapie erwies sich der Monotherapie als überlegen, aus der Zahl der beim kleinzelligen Bronchus-Karzinom wirksamen Zytostatika sind mehr als 100 verschiedene Zytostatika-Kombinationen konstruierbar. Die meisten der bisher erprobten Kombinationen enthalten Cyclophosphamid und Vincristin oder Vindesin, denen Methotrexat, Procarbacin, Adriamycin oder die Nitrosoharnstoffe BCNU sowie CCNU hinzugefügt wurden. In letzter Zeit kamen darüber hinaus Behandlungsschemata zum Einsatz, die Cisplatin und VP 16 enthielten. Das anfänglich noch häufiger verwendete Bleomycin ist in letzter Zeit kaum noch Bestandteil der bei diesem Tumor eingesetzten Chemotherapie-Kombination, dagegen findet in einigen westdeutschen Institutionen das Ifosfamid Verwendung. In Tabelle 34 findet sich eine Zusammenstellung der im folgenden verwendeten Kürzel, in Tabelle 35 eine Auswahl der im Schrifttum der letzten Zeit beschriebenen Zytostatika-Kombinationen mit den dazugehörenden Behandlungsergebnissen.

Die Zytostatika-Kombinationen werden in periodischen Abständen verabreicht. Die zwischen den einzelnen Zyklen liegende behandlungsfreie Zeit soll der Erholung von Blutbild und immunkompetenten Systemen dienen. Diese Intervalle sind in der Regel von vornherein festgelegt, einzelne Institute richten sich aber auch allein nach der individuellen Erholungszeit des blutbildenden Knochenmarks. Dosis und Zyklusfolge der Zytostatika sind auf eine möglichst rasche Tumorremission ausgerichtet, die ca. 6 Wochen nach Behandlungsbeginn einsetzen soll. Der für die Induktionsphase vorgesehene Behandlungsabschnitt beträgt im Durchschnitt 4 bis 6 Monate. Anschließend erfolgt die Durchführung remissionserhaltender Maßnahmen, zu denen neuerdings vielerorts die Bestrahlung der Primärtumorregion gezählt wird. Meist wird eine zytostatische Konsolidierungsbehandlung über einen Zeitraum von 12 bis 18 Monaten angeschlossen, in einigen Zentren wird dagegen bei den in Vollremission gelangten Patienten des „limited-disease"-Stadium die Behandlung am Ende der Induktionsphase abgeschlossen.

Es bleibt unbestritten, daß die Chemotherapie beim kleinzelligen Bronchus-Karzinom die dominierende Therapiemodalität ist. Der Wert der zusätzlichen Strahlenbehandlung zur Remissionsverbesserung und -konsolidierung wird uneinheitlich beurteilt. Ihre Nachteile liegen in den durch die kumulative Toxizität erzwungenen Kompromissen bei der Dosierung und Fraktionierung der Chemotherapie, wie dies im Kapitel „Strahlentherapie und Chemotherapie" näher erörtert worden ist.

2. Chemotherapie des nicht kleinzelligen Bronchus-Karzinoms

Die immer noch außerordentlich schlechten Heilungsraten des nicht kleinzelligen Bronchus-Karzinoms waren Anlaß, die zytostatische Chemotherapie sowohl adjuvant postoperativ als auch in Kombination mit der Strahlentherapie bzw. sogar in „limited-disease"-Fällen alternativ zur Strahlenbehandlung einzusetzen. Darüber hinaus sind Erfolge bei der Palliativbehandlung der fortgeschrittenen Bronchus-Karzinome beschrieben worden.

a) Postoperative Chemotherapie

Der mit kurativer Zielsetzung operierte Bronchus-Karzinom-Patient stirbt mit einer Wahrscheinlichkeit von ca. 75% später an einem Tumorrezidiv (GREEN 1981). Diese Rezidive nahmen in 25 bis 60% der Fälle ihren Ausgang von bereits bei Diagnosestellung vorhandenen, aber noch nicht nachweisbaren Fernmetastasen (COHEN 1978; RICHELME et al. 1979). Daraus ergibt sich, daß nur durch Zusatz potenter systemischer Maßnahmen der überwiegende Teil der noch im operablen Stadium diagnostizierten Patienten geheilt werden kann. Der routinemäßige postoperative Einsatz der Chemotherapie wäre damit eine logische Konsequenz. Leider hat jedoch bis heute keine der in dieser Richtung konzipierten Studien eine Verbesserung der Spätergebnisse nachweisen können (BONADONNA 1979; BRUNNER et al. 1979; COHEN 1978; KENIS 1980; LEGHA u. MUGGIA 1979; LIVINGSTON 1979 b), so daß die adjuvante postoperative Chemotherapie als Routinemaßnahme heute noch nicht empfohlen werden kann.

b) Chemotherapie in Kombination mit der Strahlentherapie

Der Wert der zytostatischen Chemotherapie in ihrer Kombination mit der Strahlenbehandlung wird im einzelnen auf Seite 395 ff. behandelt. Es zeigt sich, daß die Kombination Chemotherapie plus Strahlentherapie heute noch nicht als ein etabliertes Behandlungsverfahren gelten kann.

c) Chemotherapie als Alternative zur Strahlentherapie

Wie auf S. 344 erörtert, gilt ein nicht kleinzelliges Bronchus-Karzinom im „limited-disease"-Stadium auch im Falle der Inoperabilität unter bestimmten Voraussetzungen als po-

Tabelle 36. Nicht kleinzellige Bronchuskarzinome im limited disease-Stadium. Behandlungsergebnisse der Polychemotherapie

Autoren	n	Remissionen			Mediane Über-lebenszeit (Monate)
		CR	PR	CR+PR	
Chahinian et al. (1979)	19			11	
Corkery et al. (1980)	17			6	
Evans et al. (1980)	31			9	
Focan et al. (1981)	28			11	13
Goldhirsch et al. (1981)	13		3	3	
Holsti u. Mattson (1980a)	18	2	14	16	
Klastersky et al. (1981)	37	3	16	19	
Milstein u. Robinson (1981)	31			4	
Takita et al. (1981)	12			6	
Vogl et al. (1979)	9			0	
	215			85 (39,5%)	

tentiell kurabel, wenn eine ausreichend hochdosierte Bestrahlung der Primärtumorregion und der zuständigen Lymphabflußwege durchgeführt werden kann.

Die deprimierenden Spätergebnisse mit 5Jahres-Überlebensraten von 5 bis 10% sind allerdings Grund genug, nach nützlichen Alternativen zu suchen, zu denen theoretisch die Chemotherapie gehören könnte. So wird es verständlich, daß immer wieder neue Polychemo-therapie-Schemata beim nicht kleinzelligen Bronchus-Karzinom zum Einsatz kommen und nicht nur „extensive-disease"-Stadien, sondern auch – alternativ zur potentiell kurativen Strahlentherapie – Patienten im „limited-disease"-Stadium primär zytostatisch behandelt werden. Dies wäre gerechtfertigt, wenn bewiesen wäre, daß die Chemotherapie beim nicht kleinzelligen Bronchus-Karzinom im „limited-disease"-Stadium bessere Behandlungsergeb-nisse ermöglicht als die Strahlentherapie. Derartige Beweisführungen durch vergleichende klinische Studien wurden bisher selten versucht (z.B. Brunner 1979), eine Überlegenheit der Chemotherapie ließ sich weder durch Vergleich der Remissionsrate noch der medianen Überlebenszeiten feststellen.

Untersuchungen größeren Umfanges wären wünschenswert, um zu verbindlichen und allgemein gültigen Schlußfolgerungen kommen zu können. Vorerst besteht jedoch nur die Möglichkeit, die bisher in unkontrollierten Studien durch Chemotherapie erhaltenen Ergeb-nisse den Ergebnissen der alleinigen Strahlentherapie vergleichend gegenüberzustellen. Dies ist nicht unerheblich dadurch erschwert, daß in der Mehrzahl der vorliegenden Berichte über die Chemotherapie die Ergebnisauswertung nicht nach Stadien gegliedert vorgenommen wird und nicht selten sogar die Kollektive einen unbekannt großen Anteil kleinzelliger Karzinome enthalten. In Tabelle 36 sind die Ergebnisse der Chemotherapie ͏us Publikationen jüngeren Datums zusammengestellt, die zusammengerechnet eine Tumorremission (mehr als 50% der Ausgangsgröße) in rund 40% der Fälle aufweisen. Vollremissionen sind hierbei offensichtlich eine Rarität, sie werden nur ausnahmsweise als separate Behandlungsergebnisse angegeben (Holsti u. Mattson 1980a; Klastersky et al. 1981). Vergleicht man diese Remissionsraten mit denen der Strahlentherapie (z.B. Abb. 7 und 8), dann läßt sich erkennen, daß die Chemo-therapie Behandlungsergebnisse ermöglicht, die durch Strahlentherapie bereits mit Gesamt-dosen erreicht werden, wie sie bei der Palliativbehandlung üblich sind.

Für die Überlebensraten bietet sich kaum eine Vergleichsmöglichkeit, da die beim „limi-ted-disease"-Stadium erreichten Ergebnisse der Chemotherapie so gut wie nie gesondert ausgewiesen wurde. Lediglich bei FOCAN et al. (1981) findet sich eine mediane Überlebenszeit von 13 Monaten, die damit nur einen Monat mehr ausmacht, als die aus gepoolten Literaturdaten errechnete und in Tabelle 20 angegebene Überlebenszeit nach kurativer Strahlentherapie. Wesentliche bessere Ergebnisse als die der alleinigen Strahlentherapie wären auch nicht zu erwarten, da verbesserte Überlebensraten trotz schlechterer Remissionsraten nur durch eine günstige Wirkung auf subklinische Fernmetastasen zu erreichen wäre. Dies hat sich aber, wie aus den Erfahrungen mit der adjuvanten postoperativen Chemotherapie abzuleiten, ist, bisher nicht realisieren lassen.

d) Chemotherapie beim „extensive-disease"-Stadium des nicht kleinzelligen Bronchus-Karzinoms

Beim nicht kleinzelligen Bronchus-Karzinom im „extensive-disease"-Stadium können in rund 30% der Fälle Remissionen erreicht werden, die durchschnittlich 30 Wochen andauern. Die mediane Überlebenszeit beträgt bei Behandlung mit zytostatischer Chemotherapie durchschnittlich 33 Wochen, wobei die einzelnen Angaben zwischen 15 und 96 Wochen streuen und das beste Ergebnis mit ultrahohen Cis-Platin-Dosen erreicht worden ist (KELSEN et al. 1981). Responder überleben erwartungsgemäß mit durchschnittlich 37 Wochen (15 bis 88 Wochen) länger als Non-Responder mit durchschnittlich 15 Wochen (11 bis 31 Wochen). Diese Werte wurden errechnet aus den Daten von 32 Veröffentlichungen der letzten 3 Jahre. Vergleiche mit sogenannten Null-Serien sind nicht vorgenommen worden und aus ethischen Gründen wahrscheinlich auch zukünftig nicht durchführbar. Es läßt sich somit nur schwer abschätzen, wieviel an Überlebenszeit durch die Chemotherapie gewonnen werden kann. Nach den Berechnungen von HYDE et al. (1973) beträgt die Überlebenszeit unbehandelter metastasierender Karzinome beim Karnofsky-Index 60 bis 90 durchschnittlich 12 bis 25 Wochen (s. auch Abb. 2). Wenn ein Vergleich mit diesen Daten gestattet wäre, dann ließe sich daraus eine Verlängerung der medianen Überlebenszeit von 3 bis 6 Monaten ableiten.

e) Verwendete Substanzen, Zytostatika-Kombinationen

Beim nicht kleinzelligen Bronchus-Karzinom kommen fast ausnahmslos die gleichen Zytostatika wie auch beim kleinzelligen Bronchus-Karzinom zum Einsatz.

Bewährte Kombinationen sind MTX/ADR/CTX/CCNU („MACC"-Schema), DDP/VDS; DDP/VP-16; ADR/CTX/DDP oder CTX/PCZ/MTX/Prednison. Beim Adeno-Karzinom werden von einigen Autoren Kombinationen bevorzugt, die 5FU, Mitomycin und Vincristin oder statt dessen Vindesine enthalten.

Das Cis-Platin fand während der letzten Jahre rasch wachsendes Interesse und konnte eine leichte Anhebung der Remissionsraten (CR + PR) von 24 auf 33% erbringen (gepoolte Daten aus jüngeren Publikationen, 1032 Fälle, die mit DDP-haltigen Kombinationen behandelt wurden, 551 Fälle, die Kombinationen ohne DDP enthielten). Errechnet man die Durchschnittswerte der hier publizierten Daten, dann entsteht der Eindruck, daß dieses Zytostatikum beim Plattenepithel-Karzinom wirksamer ist als beim Adeno-Karzinom (CR + PR 45% gegenüber 31%) und letzteres auf Kombinationen ohne Cis-Platin besser anspricht als auf DDP-haltige Polychemotherapie-Schemata (CR 7% gegenüber 2%, PR 33% gegenüber 21%).

f) Zusammenfassung

Zusammenfassend ergeben sich folgende Feststellungen:
1. Beim kleinzelligen Bronchus-Karzinom gilt die zytostatische Chemotherapie als die dominierende Therapiemodalität.

2. Beim nicht kleinzelligen Bronchus-Karzinom konnte sich die zytostatische Chemotherapie als Adjuvans weder postoperativ noch in Verbindung mit einer kurativ konzipierten Strahlentherapie bewähren.

3. Beim „limited-disease"-Stadium des nicht kleinzelligen Bronchus-Karzinoms ist die Chemotherapie keine besser wirkende Alternative zur Strahlentherapie.

4. Beim „extensive-disease"-Stadium des nicht kleinzelligen Bronchus-Karzinoms sind Palliativerfolge in etwa einem Drittel aller Fälle und eine Verlängerung der medianen Überlebenszeit um 3 bis 6 Monate möglich.

Es darf aber nicht unbeachtet bleiben, daß die Chemotherapie mit den derzeit verfügbaren Zytostatika ein sehr aufwendiges und auch für den Patienten sehr belastendes Verfahren darstellt und deshalb beim nicht kleinzelligen Karzinom für den Routineeinsatz noch nicht geeignet ist. Sie sollte daher bei diesem Tumor vorerst nur in kontrollierten klinischen Studien oder aber ausschließlich als Palliativmaßnahme zur Anwendung kommen, wenn keine anderen Maßnahmen zur Beschwerdebesserung verfügbar sind und berechtigte Aussichten auf eine Verbesserung der Qualität der nur noch kurzen Überlebensfrist bestehen.

Literatur

Abadir R, Muggia FM (1975) Irradiated lung cancer. An autopsy analysis of spread pattern. Radiology 114:427–430

Abbatucci JS, Fourre D, Quint R, Roussel A, Urbajtel M, Brune D (1973) Possibilités de la Radiothérapie dans les métastases pulmonaires. A propos de cent cinquante cas. Ann Radiol (Paris) 16:385–389

Abe M, Takahashi M, Onoyama Y, Sai H, Nishidai T, Oshima S (1971) Radiotherapy of carcinoma of the lung. Nippon Acta Radiol 31:825–832

Abe M, Yabumoto E, Nishidai T, Takahashi M (1977) Trials of new forms of radiotherapy for locally advanced bronchogenic carcinoma. Strahlentherapie 153:149–158

Abeloff MD, Ettinger DS, Baylin StB, Hazra T (1976) Management of small cell carcinoma of the lung. Therapy, staging, and biochemical markers. Cancer 38:1394–1401

Abeloff MD, Ettinger DS, Khouri NF (1979) Intensive induction therapy for small cell carcinoma of the lung. Proc Amer Ass Cancer Res ASCO-Abstr C 144

Abisatov KA, Balmukhanov SB (1978) Behandlungsergebnisse beim Bronchuskarzinom mit unterschiedlich fraktionierter Bestrahlung in Kombination mit Chemotherapie. Sov Med 11:42–45

Abramson N, Cavanaugh PJ (1970) Short-course radiation therapy in carcinoma of the lung. Radiology 96:627–630

Abramson N, Cavanaugh PJ (1973) Short-course radiation therapy in carcinoma of the lung. A second look. Radiology 108:685–687

Aisner J, Whitacre M, Van Echo DA, Esteray RJ, Wiernik PH (1980) Alternating non-cross resistant combination chemotherapy for small cell carcinoma of the lung. ASCO-Abstr C 528:

Aisner J, Whitacre M, VanEcho D, Wesley M, Wiernik PH (1982) Doxorubicin, Cyclophosphamide and VP 16–213 (ACE) in the treatment of small cell lung cancer. Cancer Chemother Pharmacol 7:187–193

Ajaikumar BS, Barkley HTh (1978) The role of radiation therapy in treatment of small cell undifferentiated bronchogenic carcinoma. 20th annual meeting of the ASTR, Los Angeles, Calif, Oct/Nov

AJC (American Joint Committee for Cancer Staging and End-Result Reporting) (1977) Manual for staging of cancer. AJC, Chicago

Alexander M, Glatstein EJ, Gordon DS, Daniels JR (1977) Combined modality treatment for oat cell carcinoma of the lung: A randomized trial. Cancer Treat Rep 61:1–6

Allain YM, Souaille C, Le Floch O, Maiilard P, Viallet S (1978) La radiothérapie du cancer bronchique inopérable en 1977. Quest Med 31:785–789

Amalric R, Clement R, Lieutaud R, Seigle J (1969) Les irradiations itératives des carcinomes bronchiques. J Radiol Electrol Med Nucl 50:552–553

Amery WK (1978) A placebo-controlled Levamisol study in resectable lung cancer. Prog Cancer Res Ther 6:191–201

Amino S, Abe K, Nishio H, Saito K, Okamoto S, Motohiko A (1975) Experience with intraoperative irradiation for progressive carcinoma of the lung. Nippon Acta Radiol 35:304–312

Anstett K (1970) Die Bedeutung der Lokalisation für die röntgenologische Differentialdiagnose des peripheren Bronchialkarzinoms. Z Erkr Atmungsorgane 132:245–251

Anthony HM, Mearns AJ, Mason MK (1979) Levamisol and surgery in bronchial carcinoma patients: Increase in deaths from cardiorespiratory failure. Thorax 34:4–12

Archer E, Saccomanno G, Jones JH (1974) Frequency of different histologic types of bronchogenic carcinoma as related to radiation exposure. Cancer 34:2056–2060

Aristizabal SA (1977) Complications from combination chemotherapy and irradiation in oat cell lung cancer. JAMA 237:1824

Aristizabal SA, Caldwell WL (1976) Radical irradiation with the split-course-technique in carcinoma of the lung. Cancer 37:2630–2635

Arndt J (1973) Die bösartigen Neubildungen der Bronchien und Alveolen. In: Indikationen und Grenzen der Strahlentherapie bösartiger Neubildungen. Fischer, Stuttgart

Ask-Upmark E (1956) Metastatic tumors of the brain and their localisations. Acta Med Scand 154:1–9

Auerbach O, Stout A, Harmond E, Garfinkel L (1969) Multiple primary bronchial carcinomas. Cancer 20:699–705

Auerbach O, Garfinkel L, Parks VR (1975) Histologic type of lung cancer in relation to smoking habits, year of diagnosis and sites of metastases. Chest 67:382–387

Axtell LM, Asire AJ, Myers MH (1976) Cancer patient survival. Report No 5. National Cancer Institute, Bethesda

Babo H v, Viereck H-J (1967) Beitrag zur Lungentuberkulose bei der Telekobaltbestrahlung des Bronchialkarzinoms. Röntgenblätter 20:243–253

Baglan RJ, Marks JE (1981) Comparison of symptomatic and prophylactic irradiation of brain metastases from oat cell carcinoma of the lung. Cancer 47:41–45

Baird JA (1965) The pathways of lymphatic spread of carcinoma of the lung. Br J Surg 52:868–875

Bangma PJ (1971) Post-operative radiotherapy. In: Deeley TJ (ed) Carcinoma of the bronchus. Butterworth, London

Bangma PJ, Tonkes E (1965) De Waarde van postoperative Röntgenbestraling bij Bronchuscarcinoom. Ned Tijdschr Geneeskd 109:653–657

Barden RP (1974) The "oat-cell"tumors: A medical and biological challenge. Radiology 112:743–744

Barjon P, Michel F-B, Mion H, Vidal J (1972) Recherche systématique d'une sécrétion inappropriée d'hormone antidiurétique au cours du cancer bronchique primitif. Sem Hop Paris 48:3305–3309

Barkley HTh (1980) Lung. In: Fletcher GH (ed) Textbook of Radiotherapy. 3rd edn. Lea & Felbinger, Philadelphia, p 664

Bates M, Hurt R, Levison V, Sutton M (1974) Treatment of oat-cell carcinoma of bronchus by preoperative radiotherapy and surgery. Lancet I:1134–1135

Bauer KH (1981) Organisation in der Diagnostik und Therapie des Bronchialkarzinoms, eine Herausforderung an die Kooperationsbereitschaft zwischen Praxis und Klinik. Therapiewoche 31:144–151

Bauer W, Siegenthaler W, Siegenthaler G (1978) Paraneoplastische Syndrome aus internistischer Sicht. Monatskurse Aerztl Fortb 28:89–98

Beattie EJ (1977) Diskussionsbeitrag. 57th Annual Meeting of the American Association for Thoracic Surgery. Toronto, Ontario, Canada. 18.–20. April

Becker H, Borst HG, Brieler HS, Dahm P, Dalichau H, Dornhöfer A, Hegemann G, Junginger Th, Kessler E, Kümmerle F, Mühe E, Pichlmaier H, Reidemeister JChr, Reusch G, Satter P, Savić B, Sommerwerck D, Schotte JF, Schwaiger R, Stöhr U, Strothmann A, Täger B, Timm D, Ungeheuer E, Viereck R, Wache H, Wassner UJ, Zierott G (1976) Ergebnisse der operativen Behandlung des Bronchialkarzinoms. Dtsch Med Wochenschr 101:1553–1557

Becker J, Werner K, Kuttig H, Scheer KE, Weitzel G (1957) Das Bronchuskarzinom in strahlenklinischer Sicht. II. Teil. Strahlentherapie 103:348–367

Beiler DD, Kane RC, Bernath AM, Cashdollar MR (1978) Low dose elective brain irradiation in small cell carcinoma of the lung. Proc 20th Annual ASTR-Meeting, Los Angeles, Oct/Nov

Bennett DE, Sasser WF, Ferguson ThB (1969a) Adenocarcinoma of the lung in men. Cancer 23:431–439

Bennett DE, Million RR, Ackerman LV (1969b) Bilateral radiation pneumonitis, a complication of the radiotherapy of bronchogenic carcinoma. (Report and analysis of seven cases with autopsy). Cancer 23:1001–1018

Benninghoff DL, Alexander LL (1967) Treatment of lung carcinoma: Radiation versus radiation combined with 5-FU. NY State J Med 68:532–534

Bensch KG, Corrin B, Pariente R (1968) Oat cell carcinoma of the lung. Its origin and relationships to bronchial carcinoid. Cancer 22:1163–1172

Bergmann M, Graham EA (1951) Pneumonectomy for severe irradiation damage. J Thorac Surg 22:549–564

Bergsagel DE, Jenkin RDT, Pringle JF, White DM, Fetterly JCM, Klaassen DJ, McDermot RSR (1972) Lung cancer: Clinical trial of radiotherapy alone vs. radiotherapy plus cyclophosphamide. Cancer 30:621–627

Berry RJ, Laing AH, Newman CR, Peto J (1977) The role of radiotherapy in treatment of inoperable lung cancer. Int J Radiol Oncol Biol Phys. 2:433–439

Bettendorf A, Menu P, Poirier R, Kleisbauer JP, Laval P (1976) Survie thérapeutique au-dela de 5 ans des carcinomes bronchiques primitifs traites médicalement. A propos de 9 observations. Poumon Coeur 32:307–313

Bierkamp W, Lindner O, Schmitt E (1974) Statistische Auswertungen zur Früherkennung des Bronchialkarzinoms. Aktuelle Geront 4:99–106

Bignall JR, Martin M, Smithers DW (1967) Survival in 6086 cases of bronchial carcinoma. Lancet I:1067–1070

Binkley J (1950) Role of surgery and interstitial radon therapy in cancer of superior sulcus of lung. Acta Un Int Canc 6:1200–1203

Bitran JD, Desser RK, DeMeester T, Shapiro CM, Billings A, Rubenstein L, Evans R, Colman M, Rao Y, Griem M, Golomb HM (1978) Combined modality therapy for stage III$_{MO}$ non-oat cell bronchogenic carcinoma. Cancer Treat Rep 62:327–332

Black H (1969) Diskussionsbemerkung. 49th Annual Meeting of the American Association for Thoracic Surgery, San Francisco, Calif

Blackman J, Cantril ST, Lund PK, Sparkman D (1959) Tracheobronchial papillomatosis treated by roentgen irradiation. Radiology 73:598–606

Bleehen NM (1977) Diskussionsbeitrag. IInd National Cancer Institute Conference on Therapy of Lung Cancer. Airlie House, Virginia, May 22–24

Bleehen NM (1979a) Treatment of inoperable lung cancer by radiotherapy plus chemotherapy. EORTC-Symposium on Progress and Perspectives in Lung Cancer Treatment. Brussels, May 3–5

Bleehen NM (1979b) Role of radiation therapy and other modalities in the treatment of small cell carcinoma of the lung. In: Muggia F, Rozencweig M (ed) Lung Cancer: Progress in Therapeutic Research. Raven Press, New York

Bleehen NM (1980) The treatment of inoperable lung cancer by radiotherapy and chemotherapy. Int J Radiat Oncol Biol Phys 6:1007–1012

Bleher EA (1973) Indikation und Ergebnisse der Strahlenbehandlung des Bronchialkarzinoms. Schweiz Med Wochenschr 103:1867–1873

Bloedorn FG (1966) Rationale and benefit of preoperative irradiation in lung cancer. JAMA 196:340–341

Bloedorn FG (1973) Lung. In: Fletcher GH (ed) Textbook of Radiotherapy, 2nd ed. Lea & Felbinger, Philadelphia

Bloedorn FG (1975) In: Seydel HG, Chait A, Gmelich JT (eds) Cancer of the lung. John Wiley & Sons, New York Sydney Toronto

Bloedorn FG, Crowley RA, Cuccian CA (1964) Preoperative irradiation in bronchogenic carcinoma. Am J Roentgenol 92:77–78

Blum U, Ungeheuer E, Wacha H, Kiel G (1981) Ist die chirurgische Therapie beim kleinzelligen Bronchuskarzinom heute noch indiziert? Dtsch Med Wochenschr 106:1286–1288

Bohndorf W, Richter E (1979) Ergebnisse der 2-Serien-Bestrahlung des Bronchialkarzinoms. Strahlentherapie 155:596–600

Bolla M, Vreusos C, Paramelle B, Agnus-Delord J,

Schaerer R, Kolodie H (1979) One year survival rate in patients with carcinoma of the lung treated with split-course radiation, correlation with serum value of carcinoma embryonic antigen. EORTC-Symposium on Progress and Perspectives in Lung Cancer Treatment. Brüssel, Mai 3–5

Bonadonna G (1979) Surgical adjuvant chemotherapy: Overview. In: Muggia F, Rozencweig M (eds) Lung cancer. Progress in therapeutic research. Raven Press, New York

Booser DJ, Farha P, Umsawasdi Th, Murphy WK, Chiuten D, Casimir MT, Spitzer G, Dhingr HM, Carr DT, Issel BF, Valdivieso M (1982) Combined Chemotherapy (CCRT) in limited inoperable adeno- and squamous cell lung cancer with cyclophosphamide, platinum and either etoposide or adriamycin. Proc Amer Soc Clin Oncol 1:148, Abstr C-575

Bopp F (1970) Über Sarkome der Lunge. Pneumologie 142:42–58

Borgelt B, Gelber R, Larson M, Hendrickson F, Griffin Th, Roth R (1981) Ultra-rapid high dose irradiation schedules for the palliation of brain metastases: Final results of the first two studies by the Radiation Therapy Oncology Group. Int J Radiat Oncol Biol Phys 7:1633–1638

Boyd DP (1966) Current cancer concepts: Is extended radical resection superior to lobectomy in treating resectable bronchial cancer? JAMA 195:157

Braeman J, Deeley TJ (1973) Radiotherapy and the immune response in cancer of the lung. Br J Radiol 46:446–449

Brandt HJ, Schlungbaum W (1958) Die endobronchiale Bestrahlung des Bronchuscarcinoms. Strahlentherapie 105:207–217

Brenk HAS van den (1966) Lung damage in rats due to radical X-radiation in high pressure oxygen. Aust Radiol 10:375

Brenk HAS van den (1971) Radiation effects on the pulmonary system. In: Berdjis ChC (ed) Pathology of irradiation. Williams & Wilkins, Baltimore, p 569

Brereton HD, Kent CH, Johnson RE (1979) Chemotherapy and radiation therapy for small cell carcinoma of the lung: A remedy for past therapeutic failure. In: Muggia F, Rozencweig M (eds) Lung cancer: Progress in therapeutic research. Raven Press, New York

Bresan J, Platzbecker H (1967) Zur Klinik der primären Lungensarkome. Zentralbl Chir 92:248–254

Brett AZ (1969) Earlier diagnosis and survival in lung cancer. Br Med J 4:260–262

Bretz G, Lott St, El-Mahdi A, Hazra T (1970) The response of superior sulcus tumors to radiation therapy. Radiology 96:145–150

Briselli M, Mark GJ, Grillo HC (1978) Tracheal carcinoids. Cancer 42:2870–2879

Brock Sir R (1975) Long survival after operation for cancer of the lung. Br J Surg 62:1–5

Bromley LL, Szur L (1955) Combined radiotherapy and resection for carcinoma of the bronchus. Lancet 2:937–941

Brunner KW (1979) Strahlentherapie bzw Chemotherapie allein versus kombinierte Strahlen- und Chemotherapie beim Plattenepithelkarzinom und beim kleinzelligen Bronchialkarzinom. Symposium der Arbeitsgemeinschaft für internistische Onkologie, Marburg, 11/12 Okt

Brunner KW, Marthaler T, Müller W (1979) Adjuvant chemotherapy with Cyclophosphamide for radically resected bronchogenic carcinoma: 9-year follow-up. In: Muggia F, Rozencweig M (eds) Lung cancer: Progress in therapeutic research. Raven Press, New York

Bublitz G, Labitzke R (1967) Ergebnisse endobronchialer Kontaktbestrahlung des Bronchuskarzinoms mit Co-60-Perlen. Strahlentherapie 134:332–338

Buchberg A, Lubliner R, Rubin EH (1951) Carcinoma of the lung: Duration of life of individuals not treated surgically. Diss Chest 20:257–272

Bünemann H, Heilmann HP (1980) Kurative Zielsetzung bei der Strahlentherapie des Bronchuskarzinoms. Deutsches Ärzteblatt 5:261–263

Bunn PA, Ihde DC (1981) Small cell bronchogenic carcinoma: A review of therapeutic results. In: Livingston RB (ed) Lung cancer 1. Nijhoff, Den Haag Boston London

Bunn PA, Cohen MH, Ihde DC, Fossieck BE, Matthews MJ, Minna JD (1977) Advances in small cell bronchogenic carcinoma. Cancer Treat Rep 61:333–342

Bunn PA, Nugent JL, Matthews MJ (1978) Central nervous system metastases in small cell bronchogenic carcinoma. Semin Oncol 5:314–322

Bunn PA, Cohen MH, Ihde DC, Shackney StE, Matthews MJ, Fossieck BE, Minna JD (1979) Review of therapeutic trials in small cell bronchogenic carcinoma of the lung. In: Muggia F, Rozencweig M (eds) Lung cancer: Progress in therapeutic research. Raven, New York

Buschmann St (1970) Das Alveolarzellkarzinom. Eine klinisch-röntgenologische Studie. Med Welt 21:1096–1104

Byar D, Kenis Y, Van Andel JG, Jong M de, Laval P, Marion L, Couette JE, Longueville J (1978) Results of a EORTC randomised trial of Cyclophosphamide and radiotherapy in inoperable lung cancer: Prognostic factors and treatment results. Eur J Cancer 14:919–930

Bychkov MB, Starichkov MS, Abdurasulov BD, Simakova LS (1978) Die kombinierte Behandlung des kleinzelligen Bronchuskarzinoms. Klin Med (Mosk) 56:85–90

Byhardt RW, Cox JD, Wilson JF, Libnoch J, Stein RS (1978) Total body irradiation vs chemotherapy as a systemic adjuvant for small cell carcinoma of the lung. Proc of the 20th Annual ASTR-Meeting. Los Angeles, Calif, Oct/Nov

Byhardt RW, Cox JD, Wilson F, Libnoch J, Stein RS (1979) Total body irradiation vs. chemotherapy as a systemic adjuvant for small cell carcinoma of the lung. Int J Radiat Oncol Biol Phys 5:2043–2048

Byhardt RW, Cox JD, Holoye PY, Libnoch JA (1981) The role of consolidation irradiation in combined modality therapy of small cell carcinoma of the lung. Proc of the 23rd Annual ASTR-Meeting, Miami Beach, Oct

Caceres J, Felson B (1972) Double primary carcinomas of the lung. Radiology 102:45–50

Cade IS, McEwen JB (1978) Clinical trials of radiotherapy in hyperbaric oxygen at Portsmouth. Clin Radiol 29:333–338

Calapaj GG (1974) Sopravvivenza di pazienti portatori di tumori bronco-polmonari maligni trattati con telecobaltoterapia. Cancro 27:175–185

Caldwell WL, Bagshaw MA (1968) Indications for and results of irradiation of carcinoma of the lung. Cancer 22:999–1004

Cameron SJ, Grant IWB, Lutz W, Pearson JG (1969) The early effect of irradiation on ventilatory function in bronchial carcinoma. Clin Radiol 20:12–18

Cancer Facts and Figures. (1977) American Cancer Society, New York

Canoy NR (1976) Apical lung cancer. Mo Med 73:571–575

Cantor RI, Weiss AJ (1976) Cancer of the lung. In: Sutnik AI, Engstrom PF (eds) Oncologic medicin. Clinical topics and practical management. University Park Press, Baltimore

Carabell StC, Goodman RL (1982) Oncologic emergencies. In: DeVita VT Jr, Hellman S, Rosenberg StA (eds) Cancer. Principles and practice of oncology. Lippincott, Philadelphia Toronto, p 1582

Carr DT (1977) Does staging help? In: Williams TE, Wilson HE, Yohn DS (eds) Perspectives in lung cancer. Frederick E Jones Memorial Symposium in Thoracic Surgery. Karger, Basel

Carr DT, Childs DS, Lee RE (1972) Radiotherapy plus 5-FU compared to radiotherapy alone for inoperable and unresectable bronchogenic carcinoma. Cancer 29:375–380

Carter StK (1979) Introduction – What has happened in the last five years. In: Muggia F, Rozencweig M (eds) Lung cancer. Progress in Therapeutic Research. Raven Press, New York

Castellino RA, Glatstein E, Turbow MM, Rosenberg S, Kaplan HS (1974) Latent radiation injury of lungs or heart activated by steroid withdrawal. Ann Int Med 80:593–599

Castleman B, Scully RE, McNeely BU (1973) Case records of the Massachusetts General Hospital. N Engl J Med 289:91–99

Catane RC, Schwade JG, Turrisi AT, Webber BL, Path MB, Muggia FM (1979) Pulmonary toxicity after radiation and Bleomycin. A review. Int J Radiat Oncol Biol Phys 5:1513–1518

Catane R, Lichter A, Lee YJ, Brereton HD, Schwade JG, Glatstein E (1981) Small cell lung cancer. Analysis of treatment factors contributing to prolonged survival. Cancer 48:1936–1943

Chahinian APh (1972) Relationship between tumor doubling time and anatomical clinical features in fifty measurable pulmonary cancers. Chest 61:340–345

Chahinian APh, Mandel EM, Holland JF, Jaffrey IS, Teirstein AS (1979) MACC (Methotrexate, Adriamycin, Cyclophosphamide, and CCNU) in advanced lung cancer. Cancer 43:1590–1597

Chait A (1975) The role of lymphatics in metastasis from cancer of the lung. In: Seydel HG, Chait A, Gmelich JT (eds) Cancer of the lung. John Wiley & Sons, New York London Sydney Toronto

Cham WC, Freiman AH, Carstens PHB (1975) Radiation therapy of cardiac and pericardial metastases. Ther Radiol 114:701–704

Chan PYM, Byfield JE, Kagan AR, Aronstam EM (1976) Unresectable squamous cell carcinoma of the lung and its management by combined Bleomycin and radiotherapy. Cancer 37:2671–2676

Chason JL, Wacker FB, Lauders JW (1963) Metastastic carcinoma in the central nervous system. A prospective autopsy study. Cancer 16:781–787

Chitambar IA, Gujral JS, Aikat BK (1969) Embryonal sarcoma of the lung. A case report with a discussion regarding its morphogenesis. J Thorax Cardiovasc Surg 57:657–662

Choi CHH, Carey RW (1976) Small cell anaplastic carcinoma of the lung. Reappraisal of current management. Cancer 37:2651–2657

Choi NCH, Bloch KJ (1980) Carcinoembryonic antigen (CEA) as a marker of radiation therapy in lung cancer. Int J Radiat Oncol Biol Phys 6:1454–1455

Choi NCH, Doucette JA (1981) Improved survival of patients with unresectable non-small cell bronchogenic carcinoma by an innovated high-dose en-bloc radiotherapy approach. Cancer 48:101–109

Choi NCH, Kazemi H (1980) Evaluation of pulmonary function changes by postoperative radiotherapy in patients with lung cancer. Int J Radiat Oncol Biol Phys 6:1339

Choi NCH, Grillo HC, Dardiello M, Scannell JG, Wilkins EW (1980) Basis for new strategies in postoperative radiotherapy of bronchogenic carcinoma. Int J Radiat Oncol Biol Phys 6:31–35

Cleland WP (1971) The place of surgery in the treatment of carcinoma of the bronchus. In: Deeley TJ (ed) Carcinoma of the bronchus. Butterworth, London

Cliffton E, Henschke U, Selby H (1958) Treatment of cancer of the lung by interstitial implantation. Cancer 11:9–11

Cohen JL, Krant MJ, Snider BI, Matias PI, Horton J, Baxter D (1971) Radiation plus 5-FU: Clinical demonstration of an additive effect in bronchogenic carcinoma. Cancer Chemoth Rep 55:253–258

Cohen MH (1978) Bronchogenic carcinoma. In: Staquet MJ (ed) Randomized trials in cancer: A critical review by sites. Raven Press, New York

Cohen MH (1979) Treatment of small cell lung cancer – Progress, potential and problems. EORTC-Symposium on Progress and Perspectives in Lung Cancer treatment. Brüssel, 3–5 Mai

Cohen MH (1980) Treatment of small cell lung cancer: Progress, potential and problems. Int J Radiat Oncol Biol Phys 6:1079–1082

Cohen MH, Matthews MJ (1978) Small cell bronchogenic carcinoma: A distinct clinicopathologic entity. Semin Oncol 5:234–243

Cohen MH, Ihde DC, Fossieck BE (1978) Cycling alternating combination chemotherapy of small cell carcinoma. Proc. ASCO 19:359

Cohen MH, Fossieck BE, Ihde DC, Bunn PA, Matthews MJ, Shackney StE, Minna JD (1979) Chemotherapy of small cell carcinoma of the lung: Results and concepts. In: Muggia F, Rozencweig M (eds) Lung cancer: Progress in therapeutic research. Raven Press, New York

Cohen MH, Lichter AS, Bunn PA, Glatstein EJ, Ihde DC, Fossieck BE, Matthews MJ, Minna JD (1981) Chemotherapy-radiation therapy versus chemotherapy in limited small cell lung cancer. Proc AACR and ASCO, Abstr C-511

Committee for Radiation Oncology Studies (1976) Research plan for radiation oncology. Radiation therapy and chemotherapy. Cancer 37:2093–2107

Concannon JP, Dalbow MH, Eng ChP, Conway J (1977) Immunoprofile studies for patients with bronchogenic carcinoma – I. Correlation of pretherapy studies with stage of diseases. Int J Radiat Oncol Biol Phys 2:447–454

Copeland EM, Daly JM, Ota DM, Dudrick StJ (1979) Nutrition, cancer, and intravenous hyperalimentation. Cancer 43:2108–2116

Corkery J, Wilinson J, Zipoli T, Greene R, Lokich J (1980) Effective chemotherapy in non-oat cell cancer of the lung. Proc ASCO, Abstr C-515

Couraud L, Schmitt F, Avril A, Laumonier P (1973) Tumeurs carcinoides des bronches. Bilan récapitulatif a propo. de 34 observations. Rev Franç Mal Resp 1:343–348

Cox JD, Byhardt RW, Wilson JF, Komaki R, Eisert DR, Greenberg M (1978a) Dose-time relationships and the local control of small cell carcinoma of the lung. Radiology 128:205–207

Cox JD, Petrovich Z, Paig C, Stanley K (1978b) Prophylactic cranial irradiation in patients with inoperable carcinoma of the lung. Preliminary report of a cooperative trial. Cancer 42:1135–1140

Cox JD, Eisert DR, Komaki R, Mietlowski W, Petrovich Z (1979a) Patterns of failure following treatment of apparently localized carcinoma of the lung. In: Muggia F, Rozencweig M (eds) Lung cancer: Progress in therapeutic research. Raven Press, New York

Cox JD, Yesner R, Mietlowski W, Petrovich Z (1979b) Influence of cell type on failure pattern after irradiation for locally advanced carcinoma of the lung. Cancer 44:94–98

Cox JD, Byhardt RW, Komaki R, Greenberg M (1980) Reduced fractionation and the potential of hypoxic cell sensitizers in irradiation of malignant epithelial tumors. Int J Radiat Oncol Biol Phys 6:37–40

Cox JD, Stanley K, Petrovich Z, Paig C, Yesner R (1981) Cranial irradiation in cancer of the lung of all cell types. JAMA 245:469–472

Coy P (1970) A randomized study of irradiation and Vinblastine in lung cancer. Cancer 26:803–807

Coy P (1978) Curative radiotherapy in lung cancer. Proc 20th Annual ASTR-Meeting, Los Angeles Calif Oct/Nov

Coy P, Kenelly GM (1980) The role of curative radiotherapy in the treatment of lung cancer. Cancer 45:698–702

Curti PC, Renovanz H-D (1981) Physikochemische und arzneimittelbedingte Nebenwirkungen auf die Produktion des Lungensurfactant und deren Therapie. Therapiewoche 31:5633–5647

Dale P van, Houtte P van, Jager R de, Jacobovitz-Derks D, Rocmans P (1978) Faut-il encore pratiquer l'exérèse des épithéliomas bronchiques anaplasiques à petites cellules? Acta Chir Belg 77:275–284

Dantzig PI, Richardson D, Rayhanzadeh S, Mauro J, Shoss R (1974) Thoracic involvement of non-African Kaposi's sarcoma. Chest 66:522–525

Daumet Ph, Daussy M, Depierre R, Garnier Ch, Pasquier P, Vanetti A (1973) Etude de 70 cas de survie de plus de cinq ans après résection de cancer broncho-pulmonaire. Rev Franç Mal Resp 1:785–792

Davenport D, Ferree C, Blake D, Raben M (1976) Response of superior vena cava syndrome to radiation therapy. Cancer 38:1577–1580

Davenport D, Ferree C, Blake D, Raben M (1978) Radiation therapy in treatment of superior vena caval obstruction. Cancer 42:2600–2603

Dawes PJ (1979) Acute pulmonary distress following high-dose irradiation of the upper half of the body. Br J Radiol 52:876–879

Debevec M (1974) Über die Verifizierung der Lungentumoren vor der Strahlentherapie. Strahlentherapie 147:149–158

Deeley TJ (1967) The treatment of carcinoma of the bronchus. Br J Radiol 40:801–822

Deeley TJ (1971) Methods of controlling the disease. In: Deeley TJ (ed) Carcinoma of the bronchus. Butterworths, London

Deeley TJ (1973) The chest. Monographs on oncology. Butterworth, London

Deeley TJ, Sapsford RN (1982) Thorax. In: Halnan KE (ed) Treatment of cancer. Chapman & Hall, London p 371

Dellon AL, Potvin C, Chretien PB (1975) Thymus-dependent lymphocyte levels during radiation therapy for bronchogenic and esophageal carcinoma: Correlation with clinical course in responders and nonresponders. Am J Roentgenol 123:500–511

Deneffe G, Daenen W, Suy R, Stalpaert G (1978) Heelkundige behandeling van het bronchuscarcinoom. Vijf-jaar overleving. Belangrijke heelkundige verwikkelingen. Acta Chir Belg 77:311–316

De Vita VT, Henney JE, Stonehill E (1979) Cancer mortality: The good news. In: Jones St, Salmon S (eds) Adjuvant therapy of cancer II. Grune & Stratton, New York London Toronto Sydney San Francisco

Dhom G (1980) Präneoplasien und Frühstadien des Krebses. Monatskurse Aertl Fortbild 30:984–988

Diehl V (1979) Bronchialkarzinom: Was bringt die Chemotherapie? Onkologische Fortbildungsveranstaltung der Med Universitätsklinik Erlangen, 17. Febr

Dillmann RO, Taetle R, Seagren St, Royston I, Koziol J, Mendelsohn J (1982) Extensive disease small cell carcinoma of the lung. Trial of non-cross resistant chemotherapy and consolidation radiotherapy. Cancer 49:2003–2008

Dische S, Saunders MI, Flockhart IR, Lee ME, Anderson P (1979) Misonidazole – a drug for trial in radiotherapy and oncology. Int J Radiat Oncol Biol Phys 5:851–860

Dombernowsky P, Hansen HH (1978) Combination chemotherapy in the management of superior cava canal obstruction in small-cell anaplastic carcinoma of the lung. Acta Med Scand 204:513–516

Dombernowsky P, Hirsch F, Hansen HH, Hainau B (1978) Peritoneoscopy in the staging of 190 patients with small-cell anaplastic carcinoma of the lung with special reference to subtyping. Cancer 41:2008–2012

Donahue JK, Weichert RF, Ochsner JL (1968) Bronchial adenoma. Ann Surg 167:873–885

Donaldson SS, Lenon RA (1979) Alternations of nutritional status: Impact of chemotherapy and radiation therapy. Cancer 43:2036–2052

Drings P (1979) Problematik und Durchführung des Tumorstagings bei Lungentumoren. Symposium der Arbeitsgemeinschaft für internistische Onkologie. Marburg, 11 und 12. Okt

Drings P (1980) Neue Therapiekonzepte bei Bronchuskarzinomen. Onkologie 3:1–44

Dubois JB, Pourquier H, Michel FB, Valls A (1978) L'irradiation coupée ("split-course therapy") des cancers bronchiques inopérables. J Radiol Electrol Med Nucl 59:649–651

Durrant KR, Ellis F, Black JM, Berry RJ, Ridehalgh

FR, Hamilton WS (1971) Comparison of treatment policies in inoperable bronchial carcinoma. Lancet I: 715–719

Dyk J van, Keane TJ, Kan S, Rider WD, Fryer CJH (1981) Radiation pneumonitis following large single dose irradiation: A re-evaluation based on absolute dose to lung. Int J Radiat Oncol Biol Phys 7: 461–467

Eagan RT VP 16 alone and in combination with Cyclophosphamide, Adriamycin, and Cisplatinum in patients with M_0 and M_1 non-small cell lung cancer. Etoposid-Symposium, Frankfurt/Main, Mai 1981

Eagan RT, Maurer LH, Forcier RJ, Tulloh M (1974) Small cell carcinoma of the lung: Staging, paraneoplastic syndromes, treatment, and survival. Cancer 33: 527–532

Eagan RT, Lee RE, Carr DT (1977) Adriamycin and radiation reaction (letter to editor). Ann Intern Med 85: 243

Eagan RT, Lee RE, Frytak St, Fleming ThR, Cregan ET, Ingle JN, Kvols LK (1979) Randomized trial of thoracic irradiation plus combination chemotherapy for unresectable adenocarcinoma and large cell carcinoma of the lung. Int J Radiat Oncol Biol Phys 5: 1401–1404

Eagan RT, Lee RE, Frytak St, Ingle JN, Creagan ET (1980) Combination chemotherapy with and without Cisdiaminedichloroplatinum plus thoracic radiation therapy for limited small cell cancer. Proc AACR and ASCO Abstr 523

Eagan RT, Lee RE, Frytak St, Fleming ThR, Nichols WC, Creagan ET (1982) Prospective randomized trial of thoracic radiation therapy plus combination chemotherapy with either Cyclophosphamide, Doxirubicin, and Cisplatin or those same 3 drugs plus either VP-16 or Triazinate in locally inoperable non-small cell lung cancer. Proc AACR, Abstr 613

Eaton WL, Maurer H, Glicksman A, Pajak Th, Reinstein L The relationship of infield recurrences to prescribed tumor dose in small cell carcinoma of the lung. Proc 23rd Annual ASTR-Meeting, Miami Beach, Oct 1981

Eck H, Haupt R, Rothe G (1969) Die gut- und bösartigen Lungengeschwülste. In: Lubarsch O, Henke F (Hrsg) Handbuch der speziellen pathologischen Anatomie und Histologie. Springer, Berlin Heidelberg New York

Edwards FR, Whitwell F (1978) Use of BCG as an immunostimulant in the surgical treatment of carcinoma of the lung: A five year followup report. Thorax 33: 250–252

Eichhorn H-J (1968) Über die Häufigkeit histologisch vollständiger Tumorzerstörung nach präoperativer Bestrahlung bei Bronchialkarzinom. Überprüfung an Hand histologischer Untersuchung der Resektionspräparate. Strahlentherapie 136: 414–415

Eichhorn H-J (1981) Different fractionation schemes tested by histological examination of autopsy specimens from lung cancer patients. Br J Radiol 54: 132–135

Eichhorn HJ, Lessel A (1968) Spätresultate nach Telekobalttherapie bei histologisch gesichertem, inoperablem Bronchialkarzinom. Strahlentherapie 136: 411–413

Eichhorn H-J, Lessel A (1974) Klinische Erfahrungen mit Neutronentherapie. Arch Geschwulstforsch 43: 268–276

Eichhorn H-J, Lessel A (1975) Histologisch kontrollierte Untersuchung über die Wirkung verschiedener Fraktionierungsrhythmen bei der Bestrahlung des Bronchialkarzinoms. III. Europ Röntgenkongreß, Edinbourgh

Eichhorn H-J, Lessel A (1976) A comparison between combined neutron- and telecobalt-therapy with telecobalt-therapy alone for cancer of the bronchus. Br J Radiol 49: 880–882

Eichhorn H-J, Lessel A, Jacob R (1970) Der Einfluß unterschiedlicher Einzeldosen und Fraktionierungsrhythmen auf die Rückbildung menschlicher Tumoren. Strahlentherapie 140: 148–155

Eichhorn H-J, Lessel A, Rotte K-H (1972) Einfluß verschiedener Bestrahlungsrhythmen auf Tumor- und Normalgewebe in vivo. Strahlentherapie 143: 614–629

Eichhorn H-J, Lessel A, Matschke S (1974) Vergleiche zwischen Neutronen- und Telekobalttherapie am Bronchus-, Magen- und Ösophaguskarzinom. Strahlentherapie 147: 559–563

Eichhorn H-J, Lessel A, Dallüge KH, Hüttner J, Welker K, Grunau H (1981) Pilot study on neutron therapy. Radiobiol Radiother (Berl) 22: 262–292

Eichhorn H-J, Lessel A, Dallüge KH, Hüttner J, Grunau H, Welker K (1982) Pilot-Versuch über die Anwendbarkeit der Neutronentherapie. Schriftenreihe des Zentralinstituts für Krebsforschung der Akademie der Wissenschaften der DDR, Bereich Experimentelle und Klinische Strahlentherapie

Einhorn LW, Krause M, Hornback N, Furnas B (1976a) Enhanced pulmonary toxicity with Bleomycin and radiotherapy in oat-cell lung cancer. Cancer 37: 2414–2416

Einhorn LW, Fee WH, Farber MO, Livingston RB, Gottlieb JA (1976b) Improved chemotherapy for small-cell undifferentiated lung cancer. JAMA 235: 1225–1229

Einhorn LH, Bond WH, Hornback N, Joe BT (1978) Long-term results in combined-modality treatment of small cell carcinoma of the lung. Semin Oncol 5: 309–313

Eisert DR, Cox JD, Komaki R (1976) Irradiation for bronchial carcinoma: Reasons for failure. I. Analysis of local control as a function of dose, time, and fractionation. Cancer 37: 2665–2670

Elias EG, Shukla SK, Mink IB (1975) Heparin and

chemotherapy in the management of inoperable lung carcinoma. Cancer 36:129–136

Ellorhaoui M, Graf B (1976) Intrathorakale Tumoren mit Begleithypoglykämie. Z Inn Med 3:77–80

Emami B, Lee DJ, Munzenrider JE (1978a) The value of supraclavicular area treatment in radiotherapeutic management of lung cancer. Cancer 41:124–129

Emami B, Melo A, Carter BL, Munzenrider JE, Piro AJ (1978b) Value of computed tomography in radiotherapy of lung cancer. Am J Roentgenol 131:63–67

Emami B, Munzenrider JE, Lee DJ, Rene JB (1979) Radical radiation therapy of advanced lung cancer. Evaluation of prognostic factors and results of continous and split course treatment. Cancer 44:446–456

Engelhardt D (1977) Paraneoplastische Syndrome. Aerztl Praxis 40:1977–1980

Engelstadt RB (1940) Pulmonary lesions after roentgen and radium irradiation. Am J Roentgenol 43:676–681

Eschapasse H, Gaillard J, Henry E, Mégardon L (1973) Adénomes carcinoides. Considérations sur 34 opérés. Rev Franç Mal Resp 1:371–376

Evans CM, Todd IDH (1969) Synkavit and radiotherapy in the treatment of bronchial carcinoma. A random trial. Clin Radiol 20:228–230

Evans WK, Feld R, Deboer G, Osoba D, Curtis JE, Pritchard KI, Myers R, Quirt IC (1980) Cyclophosphamide, Adriamycin, and cis-Platinum in the treatment of non-small cell lung cancer. Proc ASCO Abstr C-506

Fallon G, Schiller M, Kilman JW (1971) Primary rhabdomyosarcoma of the bronchus. Ann Thorac Surg 12:650–654

Feinstein AR (1966) Symptoms as an index of biological behavior and prognosis in human cancer. Nature 209:241–245

Felci U, Milani F, Musumeci R, Viganotti G, Zucali R (1971) Telecobaltoterapia delle neoplasie polmonari inoperabili. Radiol Med (Torino) 57:56–62

Feld R, Rubinstein LV, Weisenburger TH (1982) Sites of recurrence in resected stage I non small cell lung cancer: A guide for future studies. Proc AACR, Abstr 554

Ferrante G, Giampaglia F (1977) Langzeitergebnisse nach Operation des Plattenepithelkarzinoms der Lunge. Bronchopneumologie 27:403–405

Fingerhut AG, Barnett MB (1966) X-ray therapy and combined therapy (X-ray and 5-FU) in the treatment of cancer of the lung. Dis Chest 49:393–395

Fischer R (1974) Pathologische Anatomie des Bronchialkarzinoms. Röntgenblätter 27:159–164

Fisherman WH, Bradfield JS (1973) Superior vena caval syndrome: response with initially high daily dose irradiation. South Med J 66:677–680

Fitzpatrick PJ, Rider WD (1976) Half body radiotherapy. Int J Radiat Oncol Biol Phys 1:197–207

Focan C, Le Hung S, Bays R, Claessens JJ, Monfort F (1981) Methotrexate, Cyclophosphamide, and Vindesine vs. Methotexate, Cyclophosphamide, and Vinblastine in advanced lung cancer. Proc Internat Vinca Alkaloid Sympos. Karger, Basel München Paris London New York Sydney

Forbes JT, Greco FA, Oldham RK (1978) Immunologic aspects of small cell carcinoma. Semin Oncol 5:263–271

Fowler JF, Adams GE, Denekamp J (1976) Radiosensitizers of hypoxic cells in solid tumors. Cancer Treat Rev 3:227–256

Fox RM, Woods RL, Brodie GN, Tattersall MHN (1979) A randomized study of adjuvant radiation therapy in small cell anaplastic cancer treated by combination chemotherapy. EORTC-Symposium on Progress and Perspectives in Lung Cancer Treatment. Brüssel, 3–5 Mai

Fox RM, Woods RL, Brodie GN, Tattersall MHN (1980) A randomized study: Small cell anaplastic lung cancer treated by combination chemotherapy and adjuvant radiotherapy. Int J Radiat Oncol Biol Phys 6:1083–1085

Fox W, Scadding JG (1973) Medical research council comparative trial of surgery and radiotherapy for primary treatment of small-celled or oat-celled carcinoma of the bronchus. Lancet II:63–65

Fraser RG, Pare JA (1978) Diagnosis of diseases of the chest. 2nd edn, Saunders, Philadelphia London Toronto

Freise G (1971) Zum Problem der Strahlenbehandlung des inoperablen peripheren Bronchialkarzinoms. Strahlentherapie 141:291–299

Gagnon NB, Mansour S, Vauclair R, Larochelle D (1976) Cylindroma of the head and neck. Union Med Can 105:1502–1506

Gaillard J, Levasseur P (1978) Traitement des carcinomes adéno-cystiques (cylindromes) de la trachée et des bronches. Bronchopneumologie 28:430–447

Galil-Ogly GA, Losev SI, Krylov LM, Poroshin KK, Alipchenko LA (1978) Morphologische Überprüfung der Wirksamkeit einer präoperativen Bestrahlung bei Patienten mit Bronchuskarzinomen. Med Radiol (Mosk) 23:18–24

Galil-Ogly GA, Charcenko VP, Krylov LM, Parosin KK, Alipcenko LA, Ivaov ED (1979) Die morphologische Beurteilung der Wirksamkeit der Präoperativen Bestrahlung von Lungenkarzinomen. Radiobiol Radiother (Berl) 20:157–161

Gall FP Das Bronchialkarzinom. Wann soll und wann kann operiert werden. Onkologische Fortbildungsveranstaltung der Medizinischen Universitätsklinik Erlangen, 17 Febr 1979

Garland LH, Beier RL, Coulson W, Heald JH, Stein RL (1962) The apparent sites of origin of carcinoma of the lung. Radiology 78:1–11

Garret MJ (1972) Techniques in megavoltage radiotherapy. No. 4 Carcinoma of the bronchus. Clin Radiol 23:273–276

Garret TJ, Gee TS, Lieberman PH, McKenzie S, Clarkson BD (1976) The role of bone marrow aspiration and biopsy in detecting marrow involvement by nonhematologic malignancies. Cancer 38:2401–2403

Gastpar H (1979) Der Einfluß der Antikoagulantien und Aggregationshemmer auf die Metastasierung. In: Krokowski E (Hrsg) Neue Aspekte der Krebsbekämpfung. Thieme, Stuttgart

Gauwerky F, Mohr H (1956) Spezielle Methoden der lokalisierten Curie-Therapie mit 60-Cobalt. Fortschr Roentgenstr 85:460–473

Geha AS, Bernatz PE, Woolner LB (1967) Bronchogenic carcinoma involving the thoracic wall: Surgical treatment and prognostic significance. J Thorac Cardiovasc Surg 54:394–402

Georgi P, Schaaf J, Vogt-Moykopf I, Löhlein A, Sinn H (1979) Zur Frage der klinischen Relevanz der 111-In-Beomycin-Szintigraphie bei intrathorakalen Erkrankungen. Strahlentherapie 155:622–627

Gerdes AJ, Parker RG, Berry HC (1975) Pleomorphic rhabdomyosarcoma: Response to irradiation. Radiol Clin (Basel) 44:97–102

Gerhartz H (1975) Nebenwirkungen unter Bleomycin. In: Wilmanns W (Hrsg) Bleomycin. Experimentelle Grundlagen und erste klinische Ergebnisse. Mack, Illertissen

Germon P, Brady LW (1968) Physiological changes before and after radiation treatment for carcinoma of the lung. JAMA 206:809–814

Ghilezan N, Milea N (1978) Das Verhältnis Dosis-Zeit bei der Bestrahlung des Kompressionsyndroms der Vena cava superior. Radiobiol Radiother (Berl) 19:117–122

Ghilezan N, Milea N, Tamburlin S (1976) Telecobalt therapy for malignant lung tumors. Acta Radiol Ther 15:394–400

Ghosh BC, Cliffton EE (1973) Malignant tumors with superior vena cava obstruction. NY State J Med 73:283–289

Gibbons JR, Baker R (1969) Treatment of carcinoma of the bronchus by interstitial irradiation. A study of 198 patients. Thorax 24:451–456

Giese W (1960) Tumoren der Trachea. In: Kaufmann E, Staemmler M (Hrsg) Lehrbuch der speziellen pathologischen Anatomie, Bd II, Teil 3. De Gruyter, Berlin

Gilby ED, Bondy PK, Morgan RL, McElwain TJ (1977) Combination chemotherapy for small cell carcinoma of the lung. Cancer 39:1959–1966

Ginsberg SJ, King GB, Tinsley RW, Fitzpatrick A (1978) Intensive alternating combination chemotherapy of small cell anaplastic lung cancer. Proc AACR and ASCO 19:377

Glanzmann Ch, Jutz P, Horst W (1976) Ergebnisse der Strahlentherapie bei Hirnmetastasen. Strahlentherapie 152:352–357

Glatstein E (1978) Mechanism of failure after irradia-

tion of small cell carcinoma of lung. World Conference on Lung Cancer, Hilton Head, SC, USA. 10.–13. Mai

Gmelich JT (1975) The history of diagnosis and treatment of cancer of the lung. In: Seydel HG, Chait A, Gmelich JT (eds) Cancer of the lung. Wiley, New York London Sydney Toronto

Godwin JD (1975) Carcinoid tumors: An analysis of 2837 cases. Cancer 36:560–569

Götze A (1959) Über Zylindrome der Trachea. Z Laryng Rhin Otol 38:657–677

Goldberg EM, Shapiro CM, Glicksman AS (1974) Mediastinoscopy for assessing mediastinal spread in clinical staging of lung carcinoma. Semin Oncol 1:205–215

Goldhirsch A, Joss R, Alberto P, Cavalli F, Brunner KW (1980) Cis-Platinum and VP16-213 combination with and without Adriamycin in the treatment of lung cancer. Proc AACR and ASCO, Abstr c-514 21:449

Goldhirsch A, Joss R, Cavalli F, Brunner KW (1981) Etoposid-Mono- und Polychemotherapie des Bronchialkarzinoms. Etoposid-Symposium, Frankfurt/Main, Mai

Goldman SM, Freeman LM, Ghossein NA, Sanfilipe LJ (1969) Effects of thoracic irradiation on pulmonary arterial perfusion in man. Radiology 93:289–296

Gollin FF, Ansfield FJ, Vermund H (1964) Clinical studies of combined chemotherapy and irradiation in inoperable bronchogenic carcinoma. Am J Roentgenol 92:88–95

Goodman GE, Manning MR, Ketchel St, Jackson R, McMahon LJ (1981) Improved survival in small cell lung cancer treated with combination chemotherapy and high dose adjuvant radiotherapy In: Salmon SE, Jones StE (eds): Adjuvant therapy of cancer III. Grune & Stratton, New York London Toronto Sydney San Francisco

Gottlieb JA (1975) Panel Discussion: Pathologic changes and chemotherapy. In: Cancer Chemotherapy. Year Book Medical Publishers Inc Chicago

Graham E, Singer J (1933) Successful removal of entire lung for carcinoma of bronchus. JAMA 101:1371–1374

Grauthoff H, Barwig P, Frommhold H (1980) Rechnergestützte Bestrahlungsplanung mit Hilfe des Computertomographen. Strahlentherapie 156:345–352

Greco FA, Brereton HD, Kent H, Zimbler H, Merril J, Johnson RE (1976) Adriamycin and enhanced radiation reaction in normal esophagus and skin. Ann Int Med 85:294–298

Greco FA, Einhorn LH, Richardson RL, Oldham RK (1978a) Small cell lung cancer: Progress and perspectives. Semin Oncol 5:323–335

Greco FA, Richardson RL, Schulman SF, Stroup S, Oldham RK (1978b) Treatment of oat cell carcinoma of the lung: Complete remissions, acceptable complications, and improved survival. Br Med J 2 (6129):10–11

Green N (1981) Lung cancer-post resection irradiation. In: Livingston RB (ed) Lung cancer I. Nijhoff, Den Haag Boston London

Green N, Kern W (1978) The clinical course and treatment results of patients with postresection locally recurrent cancer. Cancer 42:2478–2479

Green N, Kurohara SS, George FW, Crews QE (1972) The biologic behavior of lung cancer according to histologic type. Radiol Clin (Basel) 41:160–170

Green N, Iba G, Shirey JK (1974) The clinical experience of patients with carcinoma of the lung and cronic pulmonary disease treated by radiotherapy. Radiology 111:189–192

Green N, Kurohara SS, George FW (1975) Postresection irradiation for primary lung cancer. Radiology 116:405–407

Green N, Kern W, Levis R, Schleiter W, Bonnoris J, Berne CJ (1977) Lymphangitic carcinomatosis of the lung: Pathologic, diagnostic and therapeutic considerations. Int J Radiat Oncol Biol Phys 2:149–153

Greschuchna D (1978) Ergebnisse der operativen Behandlung des kleinzelligen Bronchialkarzinoms. Thoraxchir. 26:300–303

Greschuchna D, Maassen W (1973) Die lymphogenen Absiedelungswege des Bronchialkarzinoms. Thieme, Stuttgart

Grillo HC (1976) Reconstruction of the trachea. Jpn Assoc Thorac Surg 24:339–350

Grillo HC (1978) Tracheal tumors. Ann Thorac Surg 26:112–125

Gropp C (1979) Die Bedeutung von Tumormarkern in der Diagnostik und Behandlung des Bronchialkarzinoms. Symposium der Arbeitsgemeinschaft für internistische Onkologie. Marburg 11. und 12. Okt

Gropp C, Havemann K (1981) Tumormarker beim Bronchialkarzinom. DIA 10:36–44

Gropp C, Havemann K, Lehmann F-G (1978) Carcinoembryonic antigen and Ferritin in patients with lung cancer before and during therapy. Cancer 42:2802–2808

Gross R, Klein O (1978) Neuere Entwicklungen auf dem Gebiet der zytostatischen Kombinationschemotherapie. Deutsches Aerzteblatt 2121–2128

Gross L, Manfredi OL, Protos AA (1973) Effect of cobalt-60 irradiation upon cell-mediated immunity. Radiology 105:653–655

Guérin RA (1977) Traitement médical des cancers bronchiques primitifs. Guérisons. Recul de plus de 5 ans. Sem Hop Ther 53:27–29

Guthrie RT, Ptacek JJ, Hass AC (1973) Comparative analysis of two regimens of split course radiation in carcinoma of the lung. Am J Roentgenol 117:605–608

Guttman RJ (1965) Results of radiation therapy in patients with inoperable carcinoma of the lung whose status was established at exploratory thoracotomy. Am J Roentgenol 99–103

Guttman RJ (1971) Radical supervoltage therapy in inoperable carcinoma of the lung. In: Deeley TJ (ed) Carcinoma of the bronchus. Butterworth, London

Hall TC, Dederick MM, Chalmers TC, Krant MJ, Shnider BI, Lynch JJ, Holland JF, Ross C, Koons R, Owens AJ, Frei E, Brindley C, Miller SP, Brenner S, Hosley HF, Olson KB (1967) A clinical pharmacologic study of chemotherapy and X-ray therapy in lung cancer. Am J Med 43:186–193

Hansen HH (1973) Should initial treatment of small-cell carcinoma include systemic chemotherapy and brain irradiation? Cancer Chemother Rep 4:239–241

Hansen HH (1978) Small cell undifferentiated carcinoma. World Conference on Lung Cancer, Hilton Head, SC, USA, 10.–13. Mai

Hansen HH, Muggia FM (1972) Staging of inoperable patients with bronchogenic carcinoma with special reference to bone marrow examination and peritoneoscopy. Cancer 30:1395–1401

Hansen HH, Muggia F, Andrews R, Selawry OS (1972) Intensive combined chemotherapy and radiotherapy in patients with non-resectable bronchogenic carcinoma. Cancer 30:315–324

Hansen HH, Dombernowsky P, Hirsch FR (1978) Staging procedures and prognostic features in small cell anaplastic bronchogenic carcinoma. Semin Oncol 5:280–287

Hansen HH, Dombernowsky P, Hirsch FR, Hansen M, Rygard J (1980) Prophylactic irradiation in bronchogenic small cell anaplastic carcinoma. A comparative trial of localized versus extensive radiotherapy including prophylactic brain irradiation in patients receiving combination chemotherapy. Cancer 46:279–284

Hansen M, Hammer M, Hummer L (1980) ACTH, ADH, and Calcitonin concentrations as markers of response and relapse in small-cell carcinoma of the lung. Cancer 46:2062–2067

Harder D, Mandour A (1976) Berechnung der Dosisverteilung schneller Elektronen in und hinter Gewebeinhomogenitäten beliebiger Breite. Strahlentherapie 152:509–'16

Hartleib J (1967) Klinische und anatomische Beobachtungen an 5 seltenen Lungenerkrankungen Thoraxchirurgie 15:361–370

Harwood AR, Simpson WJ (1977) Radiation therapy of cerebral metastases: A randomized prospective clinical trial. Int J Radiat Oncol Biol Phys 2:1091–1094

Hattori S, Matsuda M, Tateishi R (1972) Oat-cell carcinoma of the lung. Clinical and morphological studies in relation to its histogenesis. Cancer 30:1014–1024

Haupt R, Glöckner R (1967) Das primäre Lymphosarkom der Lunge. Z Tuberk 126:253–265

Havemann K, Gropp C, Lehmann FG (1979) CEA in bronchial carcinoma: Staging and monitoring of radio- and chemotherapy. EORTC-Symposium on Progress and Perspectives in Lung Cancer Treatment. Brüssel, 3.–5. Mai

Havemann K, Gropp G, Gassel WD, Dombrowski H, Fischer M, Mitrou PS (1980) Treatment of small cell lung cancer with a new combination chemotherapy consisting of VP 16-213, Iphosphamide, and Vindesine (AIO-Study B I). In: Hansen HH, Dombernowsky P (eds) II. World Conference on Lung Cancer. Exerpta Medica, Amsterdam Oxford Princeton

Hay MR, Cho K, Shin H (1976) Pneumothorax as a complication of radiation therapy for primary lung cancer. Australas Radiol 20:338–340

Hazra TA, Chandrasekaran MS, Colman M, Prempree Th, Inalsingh A (1974) Survival in carcinoma of the lung after a split course of radiotherapy. Br J Radiol 47:464–466

Heilmann HP (1978a) Die Rolle der Strahlentherapie im Rahmen der interdisziplinären Onkologie. Chirurg 49:546–550

Heilmann HP (1978b) Strahlentherapie und adjuvante Therapie des Bronchialkarzinoms. In: Erkrankungen des Lungenparenchyms. Thieme, Stuttgart

Heilmann H-P (1982) Internistische und radiologische Krebstherapie: Kombination, Synergismen, Antagonismen. Kassenarzt 22:367–384

Heilmann HP, Doppelfeld E, Fernholz HJ, Birkner R, Schlicker H, Becker G, Gordon-Harris L, Hackl A, Sager WD, Jentsch F, Kraft W, Bünemann H, Horstmann W, Hassenstein E, Kuttig H, Wieland C, Schmidt N, Müller A, Quäck J, Buchelt L, Hess F, Koop EA, Lieven H van, Heinze HG, Castrup W, Wannenmacher M, Rey G, Voss AC, Nuse A, Eibach E, Grund W, Bohndorf W, Schindler G (1976) Ergebnisse der Strahlenbehandlung des Bronchuskarzinoms. Deutscher Röntgenkongreß, Berlin 1975. Dtsch Med Wochenschr 101:1557–1562

Hellman S, Kligerman MM, Essen CF von, Scibetta P (1964) Sequelae of radical radiotherapy of carcinoma of the lung. Radiology 82:1055–1061

Henderson SD, McDonald RD, Kimler BF, Mansfield CM, Vats TS, Svoboda DJ (1981) Development of an Angiotensin-I-converting enzyme assay as a predictor of pulmonary fibrosis. Int J Radiat Oncol Biol Phys 7:1294–1295

Henry J, Goffin JC (1972) Etat actuel du traitement des cancers bronchiques primitifs. J Belge Radiol 55:415–423

Henschke U (1958) Interstitial implantation in the treatment of primary bronchogenic carcinoma. Am J Roentgenol 79:981–987

Henschke U, Hilaris BS, Mahan GD (1963) After-loading in interstitial and intracavitary radiation therapy. Am J Roentgenol 90:386–395

Henschke U, Hilaris BS, Mahan DG (1971) Interstitielle Implantation. Handbuch der med Radiologie XVI, Teil 2. Springer, Berlin Heidelberg New York

Hering K, Seegelken K (1976) Ergebnisse einer kombinierten Chemo- und Strahlentherapie des Bronchialkarzinoms. Strahlentherapie 152:5–8

Hermanek P, Gall FP (1979) Lungentumoren. In: Hermanek P (Hrsg) Kompendium der klinischen Tumorpathologie. Witzstrock, Baden-Baden Köln New York

Herrmann Th, Voigtmann L, Ehrhardt M, Eberhardt H-J, Strietzel M (1979) Die Anwendung des NSD-Konzeptes zur Erfassung von Toleranzdosen im Lungenbereich. Strahlentherapie 155:10–14

Heß F (1975) Strahlentherapie: Behandlung einiger wichtiger Tumoren. Therapiewoche 25:7663–7666

Heuß K (1971) Beitrag zur Bestrahlungsplanung bei der Elektronentherapie des Bronchialkarzinoms. Strahlentherapie 141:25–31

Heyden S, Leutner R (1972) Klinische Epidemiologie des Krebses. Thieme, Stuttgart

Hilaris BS (ed) (1975) Handbook of interstitial brachytherapy. Publishing Sciences Group, Acton Mass

Hilaris BS, Luomanen RK, Beattie EJ (1971) Integrated irradiation and surgery in the treatment of apical lung cancer. Cancer 27:1369–1373

Hilaris B, Martini N, Luomanen RK, Batata M, Beattie EJ (1974) The value of preoperative radiation therapy in apical cancer of the lung. Surg Clin North Am 54:831–840

Hilton G (1950) British Practice in Radiotherapy. Butterworths, London, pp 258 ff

Hinkelbein W, Neumann H, Engelhardt R, Wannenmacher M Radiothermo-Therapie nicht kleinzelliger Bronchialkarzinome mit moderater Ganzkörperhyperthermie. Deutscher Röntgenkongreß, Berlin, Mai 1982

Hinson FW, Miller AB, Tall R (1975) An assessment of the World Health Organisation on classification of the histologic typing of lung tumors applied to biopsy and resected material. Cancer 35:399–406

Hirsch FR, Hansen HH, Paulson OB (1979) Development of brain metastases in small cell anaplastic carcinoma of the lung. In: Kay J, Whitehouse J (eds) Complications of malignant disease, McMillan, New York

Hoffmann E, Jünemann A, Pisa G (1971) Ergebnisse beim resezierten Bronchialkarzinom in Abhängigkeit von Lymphknotenbefall, Karzinomtyp und Tumorlokalisation. Bruns' Beitr Klin Chir 218:518–527

Holoye PY (1975) Chemotherapy of bronchogenic small cell carcinoma. In: Cancer Chemotherapy

– Fundamental concepts and recent advances. Year Book Medical Publ, Chicago, pp 215–232

Holoye PY, Samuels ML (1975) Cyclophosphamide, Vincristine and sequential split-course radiotherapy in the treatment of small cell lung cancer. Chest 67:675–679

Holoye PY, Samuels M, Lanzotti V, Smith T, Barkley H (1977) Combination chemotherapy and radiation therapy for small cell carcinoma JAMA 237:1221–1224

Holoye PY, Samuels ML, Smith T, Sinkovics JG (1978) Chemoimmunotherapy of small cell bronchogenic carcinoma. Cancer 42:34–40

Holsti LR (1973) Alternative approaches to radiotherapy alone and radiotherapy as a part of a combined therapeutic approach for lung cancer. Cancer Chemoth Rep 4:165–169

Holsti LR, Mattson K (1979) Long-term results of split-course radiotherapy of lung cancer. A randomized study. EORTC-Symposium on Progress and Perspectives in Lung Cancer Treatment. Brussel, 3.–5. Mai

Holsti L-r, Mattson K (1980) Combination chemotherapy with Vindesine plus Cis-Platin versus VP-16 plus Cis-Platin in epidermoid carcinoma of the lung. Proc Intern Vinca Alkaloid Symposium, Frankfurt/Main, Nov

Holsti LR, Mattson K (1980b) A randomized study of split-course radiotherapy of lung cancer: Long term results. Int J Radiat Oncol Biol Phys 6:977–981

Holsti LR, Vuorinen P (1967) Radiation reaction in the lung after continuous and split-course megavoltage radiotherapy. Br J Radiol 40:280–284

Holsti LR, Salmo M, Elkind MM (1978) Unconventional fractionation in clinical radiotherapy. Br J Cancer (Suppl) 37:307–310

Holsti LR, Mattson K, Gröhn P, Heinonen E, Niitamo S, Holsti P (1981) Cisplatinum in combination with Vindesine versus VP 16 in the treatment of epidermoid carcinoma of the lung. 12. Internationaler Chemotherapiekongreß, Florenz, Juli

Hoover StV, Granston AS, Koch DF, Hudson ThR (1977) Plasma cell granuloma of the lung, response to radiation therapy. Cancer 39:123–125

Hoppe R (1974) Lungenkrebsdiagnostik durch die bronchologischen Untersuchungsstellen im Lande Nordrhein-Westfalen (1500 Fälle). GBK-Mitteilungsdienst 6:3–34

Hornback NB, Einhorn L, Shidnia H, Joe BT, Krause M, Furnas B (1976) Oat cell carcinoma of the lung. Early treatment results of combination radiation therapy and chemotherapy. Cancer 37:2658–2664

Horton J, Baxter DH, Olson KB (1971) The management of metastases to the brain by irradiation and corticosteroids. Am J Roentgenol 111:334–336

Horwich A, Lokich JJ, Bloomer WD (1975) Doxorubicin, radiotherapy, and oesophageal stricture. Lancet II:561–562

Horwitz H, Wright TL, Perry H, Barret ChM (1965) "Suppressive" chemotherapy in bronchogenic carcinoma. Am J Roentgenol 93:615–638

Hosley HF, Marangondakis S, Ross CA, Murphy WT, Holland JF (1962) Combined radiation-chemotherapy for bronchogenic carcinoma. Cancer Chemoth Rep 16:467–471

Host H (1973) Cyclophosphamide as adjuvant to radiotherapy in the treatment of unresectable bronchogenic carcinoma. Cancer Chemoth Rep 4:161–164

Houtte P van, Nguyen Thi Hien, Rocmans P, Smets P, Lustman-Marechal J, Vanderhöeft P, Henry J (1979a) Postoperative radiation therapy in lung cancer. Twelve years experience after palliative and curative resection. EORTC-Symposium on Progress and Perspectives in Lung Cancer Treatment. Brüssel, 3.–5. Mai

Houtte P van, Rocmans P, Bondue H, Michel J, Wybran J, Balikdjan D, Vanderhoeft P, Kenis Y (1979b) Adjuvant immunotherapy by Levamisol in resectable lung cancer: A control study. 5th Annual Meeting of the Medical Oncol Soc, Nizza, 1.–3. Dez

Houtte P van, Piron A, Lustman-Maréchal J, Ostéaux M, Henry J (1980a) Computed axial tomography contribution for dosimetry and treatment evaluation in lung cancer. Int J Radiat Oncol Biol Phys 6:995–1000

Houtte P van, Rocmans P, Smets P, Goffin J-C, Lustman-Maréchal J, Vanderhoeft P, Henry J Postoperative radiation in lung cancer: A controlled trial after resection of curative design. Int J Radiat Oncol Biol Phys 6:983–986

Howard N (1971) Superior mediastinal obstruction. Value of phlebography. In: Deeley TJ (ed) Carcinoma of the bronchus. Butterworth, London

Huang MN, Takita H, Catane H, Chen TY (1978) Therapy of small cell carcinoma of the lung with Hexamethylmelamine. Oncology 35:29–32

Huber CM, DeGiorgi LS, Levitt SH, King ER (1972) Carcinoma of the lung: An evaluation of the scalene node biopsy in relation to radiation therapy of the supraclavicular region. Cancer 29:84–89

Humphrey EW (1976) Operative therapy for carcinoma of the lung. In: Najarian JS, Delaney JP (eds) Advances in cancer surgery. Stratton, New York

Hussey DH, Fletcher GH, Caderao JB (1974) Experience with fast neutron therapy using the texas A & M variable energy cyclotron. Cancer 34:65–77

Huzly A (1968) Klinik und Therapie der Trachealtumoren. 2. Maligne Tumoren. Chir Praxis 12:201–209

Hyde L, Yee J, Wilson R, Patno ME (1965) Cell type and the natural history of lung cancer. JAMA 193:140–142

Hyde L, Wolf J, McCracken St, Yesner R (1973)

Natural course of inoperable lung cancer. Chest 64:309–312

Hymen U, Wieland C (1973) Strahlenreaktion der Lunge bei unterschiedlicher Fraktionierung der Telegammatherapie anhand klinischer und tierexperimenteller Untersuchungen. In: Braun H, Heuck E, Ladner HA, Messerschmidt O, Musshoff K, Streffer C (Hrsg) Strahlenempfindlichkeit von Organen und Organsystemen der Säugetiere und des Menschen. Strahlenschutz in Forschung und Praxis, Bd XIII. Thieme, Stuttgart, S 65ff

Ihde C, Bilek FS, Cohen MH, Bunn PA, Eddy J, Minna JD (1979) Response to thoracic radiotherapy in patients with small cell carcinoma of the lung after failure of combination chemotherapy. Radiology 132:443–446

Ioachim HL, Dorsett BH, Paluch E (1976) The immune response at the tumor site in lung carcinoma. Cancer 38:2296–2309

Israel L (1979) EORTC controlled trial on adjuvant immuno and chemotherapy with radiotherapy in inoperable squamous cell carcinoma of the lung. EORTC-Symposium on Progress and Perspectives in Lung Cancer Treatment. Brüssel, 3.–5. Mai

Israel L, Bonadonna G, Sylvester R, and Members of the EORTC Lung Cancer Group (1979) Controlled study with adjuvant radiotherapy, chemotherapy, immunotherapy, and chemoimmunotherapy in operable squamous carcinoma of the lung. In: Muggia F, Rozencweig M (eds) Lung cancer: Progress in therapeutic research. Raven, New York

Ito H, Ishii Y, Sakamoto T, Suzuki T, Fujita T, Hamamoto K, Toriuka K (1975) Radionuclide studies in bronchogenic carcinoma of the hilum. Scintigraphy and tomography: Their complementary features. Am J Roentgenol 125:640–650

Jackson DV, Richards F, Cooper MR, Ferree C, Muss HB, White DR, Spurr CL (1977) Prophylactic cranial irradiation in small cell carcinoma of the lung: A randomized study. JAMA 237:2730–2733

Jackson DV, Paschal BR, Ferree C, Richards F, Muss HB, Cooper MR, White DR, Stuart JJ, Spurr ChL, Wells B, Sartiano G, McFarland J, McCulloch J (1982) Combination chemotherapy-radiotherapy with and without the Methanol-extraction residue of Bacillus Calmette-Guerin (MER) in small cell carcinoma of the lung. Cancer 50:48–52

Jacobson LE, Knauer IS (1956) Correction factors for tumor dose in chest cavity due to diminished absorption and scatter in lung tissue. Radiology 67:863–876

Jako GJ, Vaughan CW, Strong MS, Polanyi TG (1978) Surgical management of malignant tumors of the aerodigestive tract with carbon dioxide laser microsurgery. Int Adv Surg Oncol 1:265–284

Jazy F, Aron BS (1974) Single dose irradiation in treatment of cerebral metastases from bronchial carcinoma. Cancer 34:254–256

Jenkyn LR, Brooks PhL, Forcier RJ, Maurer LH, Ochoa J (1980) Remission of the Lambert-Eaton-syndrome and small cell anaplastic carcinoma of the lung induced by chemotherapy and radiotherapy. Cancer 46:1123–1127

Jensik R, Penfield Faber L, Milloy FJ, Amata JJ (1972) Sleeve lobectomy for carcinoma. J Thorac Cardiovasc 64:400–412

Johnson RE, Brereton HD, Kent CH (1978) "Total" therapy for small cell carcinoma of the lung. Ann Thorac Surg 25:510–515

Junginger Th, Pichlmaier H (1979) Chirurgische Therapie und Nachsorge beim Bronchialkarzinom. Klinikarzt 8:363–371

Kärcher KH (1972) Die Strahlentherapie des Bronchuskarzinoms. Wien Klin Wochenschr 84:121–124

Kane RC, Cohen MH, Broder LE (1976) Superior vena caval obstruction due to small-cell anaplastic lung carcinoma: response to chemotherapy. JAMA 235:1717–1719

Kane RC, Cashdollar MR, Porter P, Beiler DD (1979) Alternating drug combinations in small cell bronchogenic carcinoma: A randomized trial. Proc AACR 20:406

Kanji AM, Chao JH, Liebner EJ, Lobo P, Thakrar MB (1980) Extrinsic compression of superior vena cava. An analysis of 41 patients. Int J. Radiat Oncol. Biol. Phys. 6:213–215

Karnofsky DA, Burchenal JH (1949) Clinical evaluation of chemotherapeutic agents in cancer. In: Mcleod CM (ed) Evaluation of chemotherapeutic agents. Columbia University Press, New York

Karrer K, Priduhn N, Denck H, Sighart H (1977) Polychemotherapie bei Patienten nach radikaler Operation wegen Bronchuskarzinom. Oester Zschr Onkol 3:127–141

Kelsen DP, Gralla R, Casper E, Golbey R (1981) Cisplatin and Vindesine based combination chemotherapy for non-small cell lung cancer. In: Brade W, Nagel GA, Seeber S (eds) Proceedings of the International Vinca Alkaloid Symposium – Vindesine. Karger, Basel, München, Paris London New York Sydney

Kenis Y (1980) Surgical adjuvant chemotherapy in non-small cell carinoma of the lung. Int J Radiat Oncol Biol Phys 6:1075–1077

Kennedy A, Prior AL (1976) Pulmonary blastoma: A report of two cases and a review of the literature. Thorax 3:776–781

Kent HC, Brereton HD, Johnson RE (1977) "Total" therapy for oat cell carcinoma of the lung. Int J Radiat Oncol Biol Phys 2:427–432

Kerman R, Stefani S (1977) Radiotherapy and immunotherapy of lung cancer: A preliminary report. In: Crispen RG (ed) Solid tumor therapy. Proc of a Sympos

Kerman R, Stefani S (1978) Effect of BCG immunotherapy on the active-T and total T-RFC in patients with lung cancer. Cancer Immunol Immunother 4:41–47

Kern WH, Jones JC, Chapman ND (1968) Pathology of bronchogenic carcinoma in long-term survivors. Cancer 21:772–780

King GA, Comis R, Ginsberg S, Goldberg J, Dale HT, Brown J, Dalal P, Chung C, Gottlieb A (1977) Combination chemotherapy and radiotherapy in small cell carcinoma of the lung. Radiology 125:529–530

Kirsch M, Wetzer K, Römer KH, Römer Ch (1969) Ergebnisse der operativen Behandlung des Bronchialkarzinoms. Zentralbl Chir 94:393–403

Kirschner PA Diskussionsbemerkung. 7th Annual Meeting of the Soc Thorac Surg, Dallas Tex, Jan 1971

Kirsh MM, Kahn DR, Gago O, Lampe J, Fayos JV, Prior M, Moores WY, Haight C, Sloan H (1971) Treatment of the bronchogenic carcinoma with mediastinal metastases. Ann Thorac Surg 12:11–21

Kirsh MM, Prior M, Gago O, Moores WY, Kahn DR, Pellegrini RV, Sloan H (1972) The effect of histological cell type on the prognosis of patients with bronchogenic carcinoma. Rev Surg 29:402

Kirsh MM, Rotman H, Argenta L, Bove E, Cimmino V, Tashian J (1976) Carcinoma of the lung: Results of treatment over ten years. Ann Thorac Surg 21:371–377

Klastersky J, Nicaise C, Longeval E (1980) Therapy of small cell bronchogenic carcinoma with Cisplatin, VP-16-213, and Adriamycin. Abstr of the Annual Meeting Nice, Dec 6–8, 1980. Cancer Chemother Pharmacol [Suppl] 5:103

Klastersky J, Longeval E, Nicaise C, Weerts D (1981) Etoposide and Cisplatin in non-small cell bronchogenic carcinoma. Etoposid-Symposium, Frankfurt/Main, Mai

Kleisbauer J-P, Poirier R, Dugue P, Rathelot P, Laval P (1974) A propos d'un essai thérapeutique des carcinomes bronchiques épidermoides primitifs inopérables. Mars Med 111:425–428

Kliems G (1980) Chirurgische Diagnostik des Bronchialkarzinoms. Therapiewoche 30:6731–6734

Knüfermann H, Wannenmacher M (1981) Begleitende Ernährungsführung unter der Strahlentherapie. Therapiewoche 31:2075–2081

Koikkalainen K, Keskitalo R, Luosto R, Taskinen E (1974) Carcinoid tumours and cylindromas of the tracheobronchial tree. Ann Chir Gynecol Fenn 63:332–341

Komaki R, Cox JD, Eisert DR (1977) Irradiation of bronchial carcinoma – II. Pattern of spread and potential for prophylactic irradiation. Int J Radiat Oncol Biol Phys 2:441–446

Komaki R, Roh J, Cox JD, Lopes da Conceicao A (1980) Superior sulcus tumors: Results of irradiation of 36 patients. Int J Radiat Oncol Biol Phys 6:1338–1339

Kopelson G, Choi NCH (1980) Radiation therapy for postoperative local-regionally recurrent lung cancer. Int J Radiat Oncol Biol Phys 6:1503–1506

Kounis NG, Constantinidis K (1979) Malignant constrictive pericarditis and occult bronchial carcinoma. J Irish Med Ass 72:25–26

Kreyberg L, Liebow AA, Uehlinger EA (1967) Histological typing of lung tumours. WHO, Genf

Krokowski E (1959) Absorptionskurven für die Strahlentherapie des Bronchialkarzinoms. Fortschr Roentgenstr 91:382–388

Kuchar BE (1966) Primary lung cancer. Calif Med 105:182–196

Kujawska J (1973) Badania nad promieniolecznictwem raka pluca. Pol Przeg Radiol 37:159–165

Kunitsyn AG, Aleinikov G (1978) Nachbestrahlung beim Bronchuskarzinom. Vopr Onkol 24:67–73

Kurpat D, Rothe G, Baudrexl A (1970) Das Bronchialkarzinom und Lungentuberkulose. Z Erkr Atmungsorgane 132:127–139

Kuttig H, Brands K, Schnabel K (1971) Elektronen-Tiefentherapie im Thoraxbereich. Dosimetrische Untersuchungen. Strahlentherapie 142:621–628

Laing AH, Berry RJ, Smith P (1975a) Treatment of small cell carcinoma of bronchus. Lancet I:129–132

Laing AH, Berry RJ, Newman CR, Peto J (1975b) Treatment of inoprable carcinoma of the bronchus. Lancet II:1161–1164

Landberg T, Nordberg U-B, Olivecrona H, Lindgren M, Hendrikson H (1972) Treatment of inoperable pulmonary tumors with high-energy electrons. Acta Radiol [Ther] (Stockh) 11:172–175

Landgren RC, Hussey DH, Samuels ML, Leary WV (1973) A randomized study comparing irradiation alone to irradiation plus Procarbazin in inoperable bronchogenic carcinoma. Radiology 108:403–406

Landgren RC, Hussey DH, Barkley HTh, Samuels ML (1974) Split-course irradiation compared to split-course irradiation plus Hydroxyurea in inoperable bronchogenic carcinoma – a randomized study of 53 patients. Cancer 34:1598–1601

Lanzotti VJ, Thomas DR, Boyle LE, Smith TL, Gehan EA, Samuels ML (1977) Survival with inoperable lung cancer. In Integration of prognostic variables based on simple clinical criteria. Cancer 39:303–313

Leddy ET, Moersch HJ (1940) Roentgen therapy for bronchogenic carcinoma. JAMA 115:2239–2242

Lee RE, Carr DT, Childs DS (1976) Comparison of split-course radiation therapy and continuous radiation therapy for unresectable bronchogenic carcinoma: 5 year results. Am J Roentgenol 126:116–122

Lee YTN (1972) Prognostic factors in surgical treatment of bronchogenic carcinoma. Surg Gynecol Obstet 135:961–975

Legha SS, Muggia FM (1979) Adjuvant chemotherapy in lung cancer: An appraisal of past studies. In: Muggia FM, Rozencweig M (eds) Lung cancer: Progress in Therapeutic Research. Raven New York

Lesche A, Herrmann T, Eberhardt HJ, Voigtmann L, Barke R (1981) Einzeitige Halbkörperbestrahlung beim Bronchuskarzinom – erste Ergebnisse eines klinisch kontrollierten Versuches. Radiobiol Radiother (Berl) 22:433–437

Levasseur Ph, Rojas-Miranda A (1973) Les tumeurs carcinoides des bronches. Bull Cancer (Paris) 60:279–286

Levitt M, Meikle A, Murray N, Weinerman B (1978) Oat cell carcinoma of the lung: CNS metastases in spite of prophylactic brain irradiation. Cancer Treat Rep 62:131–133

Levitt SH, Jones TK, Kilpatrick SJ (1969) Treatment of malignant superior vena caval obstruction. Cancer 24:447–451

Libshitz HI, Banner MP (1974) Spontaneous pneumothorax as a complication of radiation therapy to the thorax. Radiology 112:199–201

Line D, Deeley TJ (1971a) Palliative therapy. In: Deeley TJ (ed) Carcinoma of the bronchus. Butterworth, London

Line D, Deeley TJ (1971b) The necropsy findings in carcinoma of the bronchus. Br J Dis Chest 65:238–242

Lissner J, Argenton H, Bock H, Breddin H-K, Dippel J (1966) Tierexperimentelle Untersuchungen über die Strahlenpneumonitis. Strahlentherapie 131:577–594

Livingston RB (1978) Treatment of small cell carcinoma: Evolution and future directions. Sem Oncol 5:299–308

Livingston RB (1979a) Approaches to the control of central nervous system metastases in patients with small cell carcinoma of the lung. In: Muggia F, Rozencweig M (eds) Lung cancer: Progress in Therapeutic Research. Raven Press, New York

Livingston RB (1979b) Combined modality therapy for non-small cell carcinoma of the lung. In: Jones StE, Salmon SE (eds) Adjuvant therapy of cancer II. Grune & Stratton, New York, London Toronto Sydney San Francisco

Livingston RB, Moore TN, Heilbrun L, Bottomley R, Lehane D, Rivkin SE, Thigpen T (1978) Small cell carcinoma of the lung: Combined chemotherapy and radiation: A Southwest Oncology Group study. Ann Intern Med 88:194–199

Livingston RB, Mira J, Haas Ch, Heilbrun L (1979) Unexpected toxicity of combined modality therapy for small cell carcinoma of the lung. A Southwest Oncology Group Study. Int J Radiat Oncol Biol Phys 5:1637–1641

Löhlein DW, Dragojevic D, Oelert H (1976) Beobachtungen bei zwei Fibrosarkomen der Lunge. Thoraxchir 24:147–153

Lokich JJ, Goodman R (1975) Superior vena cava syndrome. JAMA 231:58–61

Lüthgens M, Schlegel G (1981) Verlaufskontrolle mit Tissue Polypeptide Antigen und Carcinoembryonalem Antigen in der radio-onkologischen Nachsorge und Therapie. Tumordiagnostik 2:179–188

Luomanen RKJ, Watson WL (1968) Autopsy findings in lung cancer – a study 5000 Memorial Hospital cases. Mosby, Saint Luis

Lur'e-Pokrovskaia TA, Dorfman MV, Levchenko AM, Tkachuk VA (1976) Morphologische Befunde beim Bronchus-karzinom nach präoperativer intensiver Split-course-Bestrahlung. Vrach Delo 8:94–98

Lutomirsky C, Brunner KW (1974) Zur Prognose des inoperablen Bronchuskarzinoms. Schweiz Med Wochenschr 104:760–767

Lyman GH, Hartmann RC, Saba HI, Preston D, Shukovsky L, Jensen R, Knight M (1978) Combination chemotherapy and radiation therapy of undifferentiated small cell bronchogenic carcinoma. South Med J 71:519–524

Maisin JR (1973) Radiosensivity of the lung. In: Braun H, Heuck E, Ladner HA, Messerschmidt O, Musshoff K, Streffer C (Hrsg) Strahlenempfindlichkeit von Organen und Organsystemen der Säugetiere und des Menschen. Strahlenschutz in Forschung und Praxis, Bd III. Thieme, Stuttgart, S 49 ff

Makoski HB, Schmitt G, Osieka R, Schmidt CG (1977) Integrierte Behandlung des inoperablen kleinzelligen Bronchialkarzinoms. Strahlentherapie 153:649–654

Mandelbaum I, Williams SD, Hornback NB, Joe BT, Einhorn LH (1978) Combined therapy for small cell undifferentiated carcinoma of the lung. J Thorac Cardiovasc Surg 76:292–296

Marcial V (1967) Time-dose fractionation relationships in radiation therapy. Radiobiology and radiotherapy. Natl Cancer Inst. Monogr 24:187–203

Martin R (1970) Management of carcinoid tumors. Cancer 26:547–551

Martini N (1979) Identification and prognostic implication of mediastinal lymph node metastases in carcinoma of the lung. In: Muggia F, Rozencweig M (eds) Lung cancer. Progress in Therapeutic Research. Raven, New York

Martini N, Beattie EJ (1977) Results of surgical treatment in stage I lung cancer. J Thorac Cardiovasc Surg 74:499–505

Mateev B, Eichhorn H-J, Welker K (1971) Röntgenologische Untersuchungen über Häufigkeit und Zeitpunkt des Auftretens der Strahlenpneumonitis und -fibrose im Lungenparenchym nach Bestrahlung von Bronchialkarzinompatienten. Strahlentherapie 142:1–12

Matsuura Y (1969) Radiation treatment of cancer of the lung. Nippon Act Radiol 92:1404–1408

Matthews MJ (1973) Morphologic classification of bronchogenic carcinoma. Cancer Chemoth Rep 4:299–302

Matthews MJ, Pickren J, Kanhouwa S (1977) Who has occult metastases? In: Williams TE, Wilson HE, Yohn DS (eds) Perspectives in lung cancer. Karger, Basel

Matthews MJ, Gazdar AF, Ihde DC, Cohen MH, Bunn PA, Minna JD (1978) Histologic subtypes of small cell carcinoma of the lung and their clinical significance. Proc AACR 19:397

Matthews MJ, Rozencweig M, Staquet MJ, Minna JD, Muggia F (1979) The NCI-registry for long-term survivors with small cell carcinoma of the lung. EORTC-Symposium on Progress and Perspectives in Lung Cancer Treatment. Brüssel, 3.–5. Mai

Matthias M (1974) Immunologische Probleme bei menschlichen malignen Tumoren unter besonderer Berücksichtigung des Bronchialkarzinoms. Dtsch Gesundheitswes 29:2065–2069

Matthiessen W (1978) Controlled clinical trial of radiotherapy alone, against radiotherapy plus chemotherapy in small-cell carcinoma of the lung: Comparison of radiation damage (Preliminary results). Scand J Respir Dis 102:209–211

Maurer LH, Tulloh M (1974) Combination chemotherapy versus single agent chemotherapy in treatment of small cell carcinoma of the lung. Proc AACR 15:125

Maurer LH, Tulloh M, Weiss RB, Blom J, Leone L, Glidewell O, Pajal Th (1980) A randomized combined modality trial in small cell carcinoma of the lung. Comparison of combination chemotherapy-radiation therapy versus Cyclophosphamide-radiation therapy effects of maintenance chemotherapy and prophylactic whole brain irradiation. Cancer 45:30–39

Maxfield WS, Hatch HB, Nelson JR (1971) Perfusion lung scanning In: Deeley TJ (ed) Carcinoma of the bronchus. Butterworth, London

Mayer ED, Pooulter CA, Aristizabal SA (1976) Complications of irradiation related to apparent drug potentiation by adriamycin. Int J Radiat Oncol Biol Phys 1:1179–1188

McCormick B, Hopfan S, Wittes R (1977) Esophageal complications in the treatment of oat cell carcinoma with combined irradiation and chemotherapy. Radiology 123:185–187

McCracken J, White J, Reed R, Livingston R, Hoogstraten B (1978) Combined chemotherapy, radiotherapy, and immunotherapy for oat cell carcinoma of the lung. Proc AACR 19:395

McCracken J, Chen T, White J, Samson M, Stephens R, Coltman Ch, Saiki J, Lane M, Bonnet J, McGavran M (1982) Combination chemotherapy, radiotherapy, and BCG immunotherapy in limited small-cell carcinoma of the lung. A South-West Oncology Group study. Cancer 49:2252–2258

McGuire WP (1981) Adjuvant therapy with surgery: Immunotherapy overview. In: Livingston RB (ed) Lung cancer I. Nijhoff, Den Haag Boston London

McKneally MF, Maver CM, Kausel HW (1977) Intrapleural BCG immunostimulation in lung cancer. (Letter to editor). Lancet I:1003

McMahon LJ, Herman TS, Manning MR, Dean JC (1979) Pattern of relapse in patients with small cell carcinoma of the lung treated with Adriamycin-Cyclophosphamide chemotherapy and radiation therapy. Cancer Treat Rep 63:359

Merlier M (1978) Limites de la chirurgie dans le cancer bronchique primitif. J Radiol Electrol Med Nucl 59:640–643

Miller JI, Mansour KA, Hatcher CR (1979) Carcinoma of the superior pulmonary sulcus. Ann Thorac Surg 28:44–47

Miller RJ, Hill DR, Margolis L, Phillips Th (1978) The value of radiotherapy in inoperable bronchogenic carcinoma. Proc 20th Annual Meeting of ASTR. Los Angeles Calif, Oct/Nov

Miller RR, McGregor DH (1980) Hemorrhage from carcinoma of the lung Cancer 46:200–205

Milstein D, Robinson E (1981) Four-drug combination chemotherapy in advanced lung cancer: Methotrexate, Doxorubicin, Cyclophosphamide and CCNU. Cancer 48:2358–2363

Miltenyi L, Dezsi Z, Vargha G, Sallay A, Kormos M (1978) Ergebnisse der Strahlentherapie beim inoperablen Bronchuskarzinom. Radiobiol Radiother 19:541–549

Minet P, Chevallier Ph (1973) Traitement des cancers bronchiques par électrothérapie. Essai randomisé en fonction du fractionnement. J Belge Radiol 56:139–142

Minna JD, Brereton HD, Cohen MH, Ihde DC, Bunn PA, Shackney StE, Fossieck BE, Matthews MJ (1979) The treatment of small cell carcinoma of the lung. Prospects for cure. In: Muggia F, Rozencweig M (eds) Lung cancer. Progress in therapeutic research. Raven, New York

Mira JG, Livingston RB (1980) Evaluation and radiotherapy implications of chest relapse patterns in small cell lung carcinoma treated with radiotherapy-chemotherapy. Cancer 46:2557–2565

Mira JG, Livingston RB, Moore MD (1980) Influence of radiotherapy on relapse in extensive small cell carcinoma of lung treated by combined modality: Clinical implications. Int J Radiat Oncol Biol Phys 6:1337–1338

Mira JG, Potter JL, Fullerton GD, Ezekiel J (1982a) Advantages and limitations of computed tomography scans for treatment planning of lung cancer. Int J Radiat Oncol Biol Phys 8:1617–1623

Mira JG, Fullerton GD, Ezekiel J, Potter JL (1982b) Evaluation of computed tomography numbers for treatment planning of lung cancer. Int J Radiat Oncol Biol Phys 8:1625–1628

Mohiuddin M, Rouby E, Kramer S (1979) Results

of a pilot study with extended fractionation in the treatment of lung cancer. Int J Radiat Oncol Biol Phys 5:2039–2042

Monaghan M (1977) Treatment of the lymphomata and oat cell carcinoma of the bronchus by whole body radiotherapy. Radiography 43:25–43

Moore TN, Livingston R, Heilbrun L, Eltringham J, Skinner O, White J, Tesh D (1978a) The effectiveness of prophylactic brain irradiation in small cell carcinoma of the lung. A Southwest Oncology Group study. Cancer 41:2149–2153

Moore TN, Livingston R, Heilbrun L, Durrance FY, Tesh D, Hickman B, Bogardus C (1978b) An acceptable rate of complications in combined Doxorubicin-irradiation for small cell carcinoma of the lung. A Southwest Oncology Group study. Int J Radiat Oncol Biol Phys 4:675–680

Morgagni JB (1761) De sedibus et causi morborum. Lavanii Typograph. Acad Lib II, ep 22

Morris RW, Abadir R (1979) Pancoast tumor: The value of high dose radiation therapy. Radiology 132:717–719

Morrison R, Deeley TJ, Cleland WP (1963) The treatment of carcinoma of the bronchus. A clinical trial to compare surgery and supervoltage radiotherapy. Lancet I:683–684

Mountain CF (1974) Surgical therapy in lung cancer: Biologic, physiologic, and technical determinants. Sem Oncol 1:253–258

Mountain CF (1978) Clinical biology of small cell carcinoma: Relationship to surgical therapy. Semin Oncol 5:272–279

Mountain CF (1979) Regional extension of lung cancer. EORTC-Symposium on Progress and Perspectives in Lung Cancer Treatment. Brüssel, 3.–5. Mai

Mountain CF, Hermes KE (1979) Management implications of surgical staging studies. In: Muggia F, Rozencweig M (eds) Lung cancer: Progress in Therapeutic Research. Raven, New York

Mountain CF, Carr DT, Anderson WAD (1974) A system for the clinical staging of lung cancer. Am J Roentgenol 120:130–139

Müller HA, Kaick G van, Schaaf J, Lüllig H, Vogt-Moykopf I, Delphendahl A (1981) Präoperatives Staging des Bronchialkarzinoms: Wertigkeit der Computertomographie im Vergleich zur konventionellen Radiologie. Fortschr Roentgenstr 134:601–607

Müller KM (1978) Morphologie und Epidemiologie des Bronchialkarzinoms. In: Georgii A (Hrsg) Verhandlungen der Deutschen Krebsgesellschaft I. Fischer, Stuttgart New York

Müller-Fassbender H, Klein U, Bublath H, Heinze HG (1973) Strahleninduzierte Lungenveränderungen und deren Beeinflußbarkeit durch Oxyphenbutazon. Med Klin 68:478–483

Muggia FM, Chervu LR (1974) Lung cancer: Diagnosis in metastatic sites. Semin Oncol 1:217–228

Murray N, Meikle A, Weinermann B, Tishler J, Ar-

naott E, Levitt M (1977) Response rate, survival, and toxicity in limited intrathoracic or metastatic oat cell carcinoma of the lung with intensive combined modality treatment. Proc ASCO 18:299

Naeff AP (1979) New techniques in the surgical treatment of lung cancer. In: Muggia F, Rozencweig M (eds) Lung cancer: Progress in Therapeutic Research. Raven, New York

Namer M, Lalanne CM, Boublil J-I, Héry M, Chauvel P, Verschoore J, Aubanel J-M, Bruneton JN (1980) Radiotherapy of inoperable lung cancer. Int J Radiat Oncol Biol Phys 6:1001–1005

Naruke T, Yoneyama T, Ogata T, Suemasu K (1977) Surgical treatment for lung cancer with metastases to mediastinal lymph nodes. Jpn J Thorac Surg 30:459–465

Natale RB, Wittes RE (1981) Combination Cisplatinum and VP 16 in small cell lung cancer. Etoposid-Symposium, Frankfurt/Main, Mai

National Collaborative Study (1975) Preoperative irradiation of cancer of the lung: Final report of a therapeutic trial. Cancer 36:914–925

Newman StJ, Hansen HH (1974) Frequency, diagnosis, and treatment of brain metastases in 247 consecutive patients with bronchogenic carcinoma. Cancer 33:492–496

Newton KA, Spittle MF (1969) An analysis of 40 cases treated by total thoracic irradiation. Clin Radiol 20:19–22

Nias AHW (1971) Pre-operative radiotherapy. In: Deeley TJ (ed) Carcinoma of the bronchus. Butterworth, London

Nishikawa H, Yasaki S, Yosimoto T, Sakatani M, Itoh M, Masuno T, Namba M, Ogura T, Hirao F, Azuma I, Yamamura Y (1978) Effect of BCG cell-wall skeleton immunotherapy on the peripheral blood lymphocytes in patients with lung cancer after radiotherapy. Gann 69:819–824

Nixon DW, Carey RW, Suit HD (1975) Combination chemotherapy in oat cell carcinoma of the lung. Cancer 36:867–872

Nixon DW, Murphy GF, Sewell ChW, Kutner M, Lynn MJ (1979) Relationship between survival and histologic type in small cell anaplastic carcinoma of the lung. Cancer 44:1045–1049

Nohl-Oser HC (1971) The lymphatic spread of carcinoma of the bronchus. Odense University Press, Odense

Noltenius H (1981) Systematik der Onkologie. Urban & Schwarzenberg, München Wien Baltimore

Nordenström B, Sinner WN (1978) Needle biopsies of pulmonary lesions. Fortschr Roentgenstr 129:414–418

Nordman E, Toivanen A (1978) Effects of irradiation on the immune function in patients with mammary, pulmonary or head and neck carcinomas. Acta Radiol Oncol 17:3–9

Nostrand AW (1977) Tracheal tumors – early diagnosis and treatment. J Otolaryngol 6:77–84

Nugent JL, Bunn PA, Matthews MJ, Ihde DC,

Cohen MH, Gazdar A, Minna JD (1979) CNS-metastases in small cell bronchogenic carcinoma. Increasing frequency and changing pattern with lengthening survival. Cancer 44:1885–1893

Oeser H (1974) Krebsbekämpfung: Hoffnung und Realität. Thieme, Stuttgart

Oldham RK, Weese JL, Herberman RB (1976) Immunoembryonic monitoring and immunotherapy in carcinoma of the lung. Int J Cancer 18:739–743

Oldham RK, Greco F, Richardson RL (1978) Small cell lung cancer: A potentially curable neoplasm. Proc AACR and ASCO 19:361

Olsen BK (1977) Primary bronchial carcinoma. An analysis of lung operations performed at Kolding Hospital during the 10-year period 1965–1974. Scand J Thorac Cardiovasc Surg 11:269–271

Ormerod FC (1937) The pathology and treatment of carcinoma of the bronchus. J Laryngol Otol 52:733–745

Ott A (1971) Fünf Jahre Strahlentherapie des Bronchuskarzinoms mit hochenergetischen Elektronen. Strahlentherapie 141:141–145

Ott A, Hawliczek F (1967) Zur Strahlentherapie des Bronchuskarzinoms mit der magnetischen Elektronenlinse. Strahlentherapie 134:381–386

Ott A, Titscher R (1969) Das primäre Doppelkarzinom der Lunge. Fortschr Roentgenstr 10:793–799

Overholt RH, Rumel WR (1940) Clinical studies of primary carcinoma of the lung. JAMA 114:735–742

Ozarda AT, Manske AO (1969) Radiotherapy without histological diagnosis. Is it justified? Arguments for its occasional use. Radiol Clin 38:171–181

Palmer RL, Kroening PM (1978) Comparison of low dose radiation therapy alone or combined with Procarbazine for unresectable epidermoid carcinoma of the lung, stage T3, N1, N2, or M1. Cancer 42:424–428

Parkinson DR, Jerry LM, Shibata HR, Lewis MG, Gano PO, Capek A, Mansell PW, Marquis G (1977) Complications of cancer immunotherapy with Levamisole. Lancet I:1129–1132

Paterson R, Russel MR (1962) Clinical trials in malignant disease. Part IV – Lung cancer. Value of post-operative radiotherapy. Clin Radiol 13:141–144

Pattle RE (1955) Properties, function, and origin of the alveolar lung layer. Nature 1975:1125–1126

Paulson DL (1966) The survival rate in superior sulcus tumors treated by presurgical irradiation. JAMA 196:342

Paulson DL (1971) Diskussionsbemerkung. 7th Annual Meeting of the Society of Thoracic Surgeons, Dallas Tex, Jan

Paulson DL (1975) Carcinomas in the superior pulmonary sulcus. J Thorac Cardiovasc Surg 70:1095–1104

Paulson DL (1979) Carcinoma of the superior pulmonary sulcus. Ann Thorac Surg 28:3–4

Paunier J-P (1970) Cancers broncho-pulmonaires primitifs, traitement radiothérapique. Schweiz Rdsch Med 59:173–174

Payne D, Yeoh JL, Feld WK, Evans WK, Pringle JF, Herman JG, Quirt IC, Fitzpatrick PJ (1981) Upper half body irradiation for extensive small cell carcinoma of lung. Proc of the 23rd Annual ASTR Meeting, Miami Beach, Oct

Peacock MJ, Whitwell F (1976) Pulmonary blastoma. Thorax 31:197–204

Pearson FG, Nelems JM, Henderson RD, Delarue NC (1972) The role of mediastinoscopy in the selection of treatment for bronchial carcinoma with involvement of superior mediastinal lymph nodes. J Thorac Cardiovasc Surg 64:382–390

Pedersen AG, Karle A, Boysen G, Dombernowsky P, Hojgaard K (1982) Brain CT-scanning and neurologic examination as screening procedures in patients with small cell carcinoma. Proc AACR Abstr 615

Percarpio B, Price JC, Murphy P (1978) Endotracheal irradiation of adenoid cystic carcinoma of the trachea. Radiology 128:209–210

Perelman MI, Pereslegin IA, Filkowa EI, Knjasewa GD, Grigirjewa SP, Fischkowa WP (1977) Kombinationsbehandlung des Lungenkrebses. Zentralbl Chir 102:577–584

Pereslegin IA, Kunitsyn AG, Aleinikov GE (1977) Kombinierte Behandlung des Bronchuskarzinoms unter Einbeziehung der präoperativen Bestrahlung. Med Radiol (Mosk) 22:3–8

Perevodchikova NI, Bychkov MB, Starichkov MS (1977) Kombination von Strahlenbehandlung und Chemotherapie beim kleinzelligen Bronchuskarzinom. Vopr Onkol 23:30–34

Perez CA (1977) Radiation therapy in the management of carcinoma of the lung. Cancer 39:901–916

Perez CA, Seydel HG (1978) Diskussionsbeitrag. 20th Annual Meeting of the ASTR, Los Angeles Calif, Oct/Nov

Perez CA, Presant CA, Amberg AL van (1978a) Management of superior vena cava syndrome. Semin Oncol 5:123–134

Perez CA, Stanley K, Mietlowski W (1978b) Preliminary report of two dose fractionation studies in non-oat cell carcinoma by the Radiation Therapy Ocology Group. 2nd International Conference on Lung Cancer Treatment, Cancer Institute, Airlie House, VA

Perez CA, Stanley K, Mietlowski W (1979) Radiation therapy in the treatment of non-small cell bronchogenic carcinoma – preliminary report of two dose fractionation studies. In: Muggia F, Rozencweig M (eds) Lung cancer: Progress in Therapeutic Research. Raven, New York

Perez CA, Stanley K, Rubin P, Kramer S, Brady L, Perez-Tamayo R, Brown S, Concannon J, Seydel HG, Rotman M, Hanson W (1980) Some dosimetric observations in irradiation of non-oat cell unresectable carcinoma of the lung. A randomized study by the Radiatiation Therapy Oncology Group. Int J Radiat Oncol Biol Phys 6:1336

Perez CA, Krauss St, Bartolucci AA, Durant JR, Lowenbraun St, Salter MM, Storaasli J, Kellermeyer R, Comas F, and the Southeastern Cancer Study Group (1981) Thoracic and elective brain irradiation with concomitant or delayed multiagent chemotherapy in the treatment of localized small cell carcinoma of the lung. Cancer 47:2407–2413

Perlin E, Weese JL, Heim W, Reid J, Oldham R, Mills M, Miller C, Bloom H, Green D, Bellinger S, Law I, Cannon G, Herberman RB, Connor R (1977) Immunotherapy of carcinoma of the lung with BCG and allogenic tumor cells. In: Crispen RG (ed) Solid tumor therapy. Proc Sympos

Peschel RE, Kapp DS, Carter D, Knowlton A (1981) Long term survivors with small cell carcinoma of the lung. Int J Radiat Oncol Biol Phys 7:1545–1548

Petrovich Z, Mietlowski W, Ohanian M, Cox J (1977) Clinical report on the treatment of locally advanced lung cancer. Cancer 40:72–77

Petrovich Z, Ohanian M, Cox J (1978) Clinical research on the treatment of locally advanced lung cancer. Final report of VALG protocol 13 limited. Cancer 42:1129–1134

Petrovich Z, Stanley K, Cox J, Paig C (1980) Radiotherapy in the management of locally advanced lung cancer. Final report of a randomized trial. Int J Radiat Oncol Biol Phys 6:1334

Petrovich Z, Stanley K, Cox J, Paig C (1981) Radiotherapy in the management of locally advanced lung cancer of all cell types: Final report of randomized trial. Cancer 48:1335–1340

Phillips Th, Buschke F (1969) Radiation tolerance of the spinal cord. Am J Roentgenol 105:659–664

Phillips ThL, Fu K (1976) Quantification of combined radiation therapy and chemotherapy effects on critical normal tissues. Cancer 37:1186–1200

Phillips ThL, Margolis L (1972) Radiation pathology and the clinical response of lung and esophagus. In: Frontiers Radiat Ther Oncol, vol 6. Karger, Basel and University Park Press, Baltimore, p 254

Phillips ThL, Miller RJ (1978) Editorials – Should asymptomatic patients with inoperable bronchogenic carcinoma receive immediate radiotherapy? Am Rev Respir Dis 117:405–414

Phillips ThL, Wasserman TH, Johnson RJ, Levin VA, Raalte G van (1981) Final report on the United States phase I clinical trial of the hypoxic cell radiosensitizer Misonidazole (Ro-07-0582) Cancer 48:1697–1704

Pichlmaier H (1978) Chirurgische Therapie des Bronchialkarzinoms. In: Georgii A (Hrsg) Verhandlungen der Deutschen Krebsgesellschaft I. Fischer, Stuttgart New York

Pichlmaier H, Junginger Th (1974) Diagnostik und Therapie des Bronchialkarzinoms. Muench Med Wochenschr 116:137–142

Pichlmaier H, Junginger Th, Sommer B (1973) Das sogenannte inoperable Bronchialkarzinom. Dtsch Med Wochenschr 98:347–350

Pierquin B, Baillet F (1971) La teleradiotherapie continue et de faible. Debit Ann Radiol 14:617–629

Pierquin B, Chassagne DJ, Chahbazian ChM, Wilson JF (1978) Brachytherapy. Green, St Louis

Pines A (1976) A 5-year controlled study of BCG and radiotherapy for inoperable lung cancer. Lancet I:380–381

Pines A (1979) BCG plus Levamisol following irradiation of advanced squamous bronchial carcinoma. EORTC-Symposium on Progress and Perspectives in Lung Cancer Treatment. Brüssel, 3.–5. Mai

Pino y Torres J, Bross D, Saral R, Santos G, Wharam M, Order S (1980) Lung tolerance following single dose and fractionated TBI for bone marrow transplantation. Int J Radiat Oncol Biol Phys 6:1353

Plößl RGN, Schmidt M (1974) Zum sogenannten Alveolarzellkarzinom. Röntgenber 3:280–294

Potter JF (1975) Preoperative irradiation and surgery for certain cancers. Cancer 35:84–90

Pouillart P, Mathe G, Palangie T, Schwarzenberg L, Huguenin P, Morin P, Gautier H, Baron A (1977a) Trial of BCG immunotherapy in the treatment of resectable squamous cell carcinoma of the bronchus (stages I and II). Recent Results Cancer Res. 62:151–155

Pouillart P, Palangie T, Huguenin P, Morin P, Gautier H, Lededente A, Baron A, Mathe G (1977b) Attempt at immunotherapy with BCG of patients with bronchus carcinoma: Preliminary results. In: Salmon S, Jones SE (eds) Adjuvant therapy of cancer. Elsevier/North Holland Biomedical Press, Amsterdam

Prato FS, Kurdyak R, Saibil EA, Carruthers JS, Rider WD, Aspin N (1976) The incidence of radiation pneumonitis as a result of single fraction upper half body irradiation. Cancer 39:71–78

Prokop J, Beska F, Cerný J, Stepánek V, Tomás J (1967) The eno bronchial application of radium in bronchogenic carcinoma. Rozhl Tuberk 27:507–513

Quasim MM, The SK (1979) Combined total body irradiation and local radiation therapy in oat cell carcinoma of the bronchus. Clin Radiol 30:161–165

Raith L (1973) Symptomatik und Therapie paraneoplastischer Endokrinopathien. Muench Med Wochenschr 115:892–898

Ramsey HE, Cahan WG, Beattie EJ, Humphrey C (1969) The importance of radical lobectomy in lung cancer. J Thorac Cardiovasc Surg 58:225–230

Rasmussen PS (1964) Metastases in lung cancer: A study based on series of pulmonary resections. Dan Med Bull 11:60–66

Redpath JL, David RM, Colman M (1978) The effect of Adriamycin on radiation damage to mouse lung and skin. Int J Radiat Oncol Biol Phys 4:229–232

Regato JA del, Spjut HJ (1977) Lung. In: Ackerman and del Regato's Cancer. Diagnosis, Treatment, and Prognosis. Mosby, St Louis, pp 366–409

Renault P, Verley JM (1973) Les tumeurs carcinoides des bronches. Structure (microscopie optique et électronique); nosologie. Rev Franç Mal Resp 1:211–238

Renovanz H-D (1978) Surfactant and respiratory distress syndrome. Prax Pneumol 32:443–466

Reynolds RD, Pajak ThF, Greenberg BR, Shirley JH, Lucas RN, Hill RP, Schacht LR (1978) Lung cancer as a second primary. Cancer 42:2887–2893

Reynolds RD, Pajak ThF, Bateman JR, Greenberg BR, Sun NCS, Frank JG, Shirley JH, Lucas RN, O'Dell SE (1979) Considerations in designing and analyzing surgical adjuvant study in resected stage I and II carcinoma of the lung. Cancer 44:1201–1210

Rhomberg W (1980) Probleme der kumulativen Toxizität von Radiotherapie und zytostatischer Chemotherapie beim Bronchialkarzinom. Onkologie 3:97–101

Richardson RL, Greco FA, Oldham RK, Liddle GW (1978) Tumor products and potential markers in small cell lung cancer. Semin Oncol 5:253–262

Richelme H, Balive B, Bourgeon A, Ferrari C, Namer M, Chauvel P, Aubanel JM, Knecht JT, Boublil JL, Lalanne CM (1979) Actuarial survival of 350 cases of bronchial carcinoma treated by surgery. EORTC-Symposium on Progress and Perspectives in Lung Cancer Treatment. Brüssel, 3.–5. Mai

Richmond JD (1958) Physical factors in lung therapy. Am J Roentgenol 79:484–487

Rienhoff WF, Taalbert GA, Woods S (1965) Bronchogenic carcinoma: A study of cases treated at John Hopkins Hospital from 1933–1958. Ann Surg 161:674–687

Rimington J (1971) Smoking, chronic bronchitis and lung cancer. Br Med J 2:373–374

Ringleb D, Heidenreich R (1970) Gießener Ergebnisse der Strahlenbehandlung bei Bronchuskarzinom 1962–1967: Ortho- und Megavoltbehandlung, unterbrochene Serienbestrahlung und radiologisch zytostatische Therapie. Strahlentherapie 139:635–651

Rissanen PM, Tikka U, Holsti LR (1968) Autopsy findings in lung cancer treated with megavoltage radiotherapy. Acta Radiol Ther 7:433–442

Ritz E, Andrassy K, Tschöpe W (1976) Klinisch-nephrologische Probleme bei malignen Tumoren und Paraproteinämien. Therapiewoche 26:1849–1855

Ritzow H (1968) Über die Lungenfunktionsanalyse vor operativer und radiologischer Behandlung des Bronchialkarzinoms. Radiobiol Radiother (Berl) 9:659–666

Robillard P, Barrellier P, Quint R (1979) Adjuvant radiotherapy to surgery in lung cancer treatment. EORTC-Symposium on Progress and Perspectives in Lung Cancer Treatment. Brüssel, 3.–5. Mai

Robin E, Bitran JD, Golomb HM, Newman S, Hoffman PC, Desser RK, DeMeester TR (1982) Prognostic factors in patients with non-small cell bronchogenic carcinoma and brain metastases. Cancer 49:1916–1919

Robinson E, Bartal A, Cohen Y, Haasz R, Mekori T (1977) Treatment of lung cancer by radiotherapy, chemotherapy, and methanol extraction residue of BCG (MER). Clinical and immunological studies. Cancer 40:1052–1059

Roeslin N, Kauny Y, Oudet P, Witz JP (1978) Langzeitüberlebende Bronchuskarzinompatienten nach kombinierter Behandlung mit Operation und Radionukliden. Poumon Coeur 34:359–362

Roscoe P, Pearce S, Lugate S, Horne NW (1977) A controlled trial of BCG immunotherapy in bronchogenic carcinoma treated by surgical resection. Cancer Immunol Immunother 3:115–118

Rosenman J, Choi NC (1982) Improved quality of life of patients with small-cell carcinoma of the lung by elective irradiation of the brain. Int J Radiat Oncol Biol Phys 8:1041–1043

Ross WM (1971) Radiosensitizers. In: Deeley TJ (ed) Carcinoma of the bronchus. Butterworth, London

Rostom AY, Morgan RL (1978) Results of treating primary tumours of the trachea by irradiation. Thorax 33:387–393

Roswit B, White DC (1977) Severe radiation injuries of the lung. Am J Roentgenol 129:127–136

Roswit B, Kaplan G, Jacobson HG (1953) The superior vena cava obstruction in bronchogenic carcinoma. Radiology 61:722–737

Roswit B, Higgins CA, Shields W, Keehn RJ (1970) Preoperative radiation therapy for carcinoma of the lung – Report of a National V.A. controlled study. In: Frontiers of Radiation Therapy and Oncology 5. Karger, Basel

Rotte KH (1966) Zum Verhalten der Serumeiweißfraktionen bei Kranken mit Bronchialcarcinomen während der Strahlentherapie. Arch Geschwulstforsch 27:230–235

Rottkay P von (1976) Kombinierte Chemo- und Radiotherapie des kleinzelligen Bronchialkarzinoms. Bedeutung der Ganzhirnbestrahlung. Roentgenberichte 5:234–240

Rubin Ph (1966) Predictability of survival in the individual patient with lung cancer. JAMA 195:1036–1037

Rubin Ph (1974) Lung cancer: Histopathologic analysis as related to treatment policy in radiation response. Frontiers of Radiation Therapy and Oncology 9. Karger, Basel

Rubin Ph (1979a) Adjuvant radiotherapy to surgery EORTC-Symposium on Progress and Perspectives in Lung Cancer Treatment. Brüssel, 3.–5. Mai

Rubin Ph (1979b) The radiotherapeutic approach: Reappraisal and prospects. In: Muggia F, Rozencweig M (eds) Lung Cancer. Progress in Therapeutic Research. Raven, New York

Rubin Ph, Andrews J (1968) Response of radiation pneumonitis to corticosteroids. Am J Roentgenol 79:453–464

Rubin Ph, Ciccio S (1971) High daily dose for rapid decompression. In: Deeley TJ (ed) Carcinoma of the bronchus. Butterworth, London

Rubin Ph, Green J, Holzwasser G, Gerle R (1963) Superior vena caval syndrome. Radiology 81:388–401

Rubin Ph, Ciccio S, Setisarn B (1970) The controversial status of radiation therapy in lung cancer. Proc 6th National Cancer Conference. Lippincott, Philadelphia

Rubin Ph, Perez CA, Keller B (1976) The logical basis of radiation treatment policies in the multidisciplinary approach to lung cancer. In: Israel L, Chahinian AP (eds) Lung Cancer. Natural History, Prognosis, and Therapy. Academic Press, New York

Rubin Ph, Siemann D, Shapiro D, Finkelstein J, Penney D, Gregory P (1980) Dose-effect relationship for surfactant alveolar levels after pulmonary irradiation. Int J Radiat Oncol Biol Phys 6:1359

Rubin Ph, Siemann D, Shapiro D, Finkelstein J, Penney D (1981) The early release of surfactant as a predictor of later lethal radiation pneumonitis. Int J Radiat Oncol Biol Phys 7:1283

Ruckdeschell JC, Baxter DH, McKneally MF, Killam DA, Lunia SL, Horton J (1979) Sequential radiotherapy and Adriamycin in the management of bronchogenic carcinoma: The question of additive toxicity. Int J Radiat Oncol Biol Phys 5:1323–1328

Ruckdeschell JC, McKneally MF, Devore C (1980) Regional immunotherapy fails to improve the response to combined radiation and chemotherapy in patients with stage III non-oat cell bronchogenic carcinoma confined to the thorax. A controlled comparison. Proc AACR, ASCO 21:374

Ruckes J, Stallkamp B (1967) Über ein ungewöhnlich großes Neurinom der Lunge. Zentralbl Allg Path Path Anat 110:306–313

Sahu SC, Lynn SW (1980) A high-molecular-weight alveolar glycoprotein on human amniotic fluid. Lung 157:71–79

Sakula A (1974) Multiple primary carcinomas of respiratory tract: Primary carcinoma of larynx followed by primary carcinomas involving two lungs consecutively. Br J Dis Chest 68:128–136

Salazar OM, Creech RH (1980) "The state of the art" toward defining the role of radiation therapy in the management of small cell bronchogenic carcinoma. Int J Radiat Oncol Biol Phys 6:1103–1117

Salazar OM, Houtte PJ van (1981) Once-a-week radiation treatment for advanced lung cancer. Proc of the 23rd Annual ASTR Meeting, Miami Beach, Oct 1981

Salazar OM, Zagars G (1981) Radiation therapy – New approaches. In: Livingston RB (ed): Lung Cancer I. Nijhoff, Den Haag Boston London

Salazar OM, Rubin Ph, Brown JC, Feldstein ML, Keller BE (1976a) Predictors of radiation response in lung cancer. Cancer 37:2636–2650

Salazar OM, Rubin Ph, Brown JC, Feldstein ML, Keller BE (1976b) The assessment of tumor response to irradiation of lung cancer: Continuous versus split-course regimes. Int J Radiat Oncol Biol Phys 1:1107–1118

Salazar OM, Rubin Ph, Keller B, Scarantino C (1978) Systemic (half-body) radiation therapy: Response and toxicity. Int J Radiat Oncol Biol Phys 4:937–950

Salzer G (1967) Klinische Überlegungen zur Histologie des Bronchuskarzinoms. Das Fiasko der Klassifizierung. Thoraxchirurgie 15:121–124

Sambrook DK (1971) Fractionation technique. In: Deeley TJ (ed) Carcinoma of the bronchus. Butterworth, London

Sampiere VA (1980) Radiation measurements and dosimetric practices. In: Fletcher GH (ed) Textbook of radiotherapy. Lea & Febiger, Philadelphia, p 1

Samuels ML, Johnson DE, Holoye PY, Lanzotti VJ (1976) Large-dose Bleomycin therapy and pulmonary toxicity. A possible role of prior radiotherapy. JAMA 235:1117–1120

Sanderson DR (1979) Early detection of lung cancer. EORTC-Symposium on Progress and Perspectives in Lung Cancer Treatment. Brüssel, 3.–5. Mai 1979

Sandison AG, Falkson G, Fichardt T, Savange DJ (1967) A statistical evaluation of the treatment of 215 patients with advanced bronchial cancer managed by telecobalt therapy alone and in combination with various cancer chemotherapeutic agents. S Afr J Radiol 5:21–27

Sauer HJ, Wilmanns W (1980) Internistische Therapie maligner Erkrankungen. Urban & Schwarzenberg, München Wien Baltimore

Sauer R, Hünig R (1975) Die Strahlentherapie von Hirnmetastasen. Strahlentherapie 150:109–120

Saunders KB, Rudolf M, Banks RA, Riordan JF (1978) Central airways obstruction in carcinoma of the bronchus treated by radiotherapy: A study of pulmonary function. Br J Radiol 51:286–290

Saunders MI, Anderson P, Dische St, Martin WMC (1982) A controlled clinical trial of Misonidazole in the radiotherapy of patients with carcinoma of the bronchus. Int J Radiat Oncol Biol Phys 8:347–350

Sause WT, Sweeney RA, Plenk HP, Thomson JW (1981) Radiotherapy of bronchogenic carcinoma. Radiology 140:209–212

Saxena VS, Hendrickson FR, Jensik RJ, Faber P (1972) Conservative surgery following preoperative radiation therapy of lung cancer. Am J Roentgenol 114:93–98

Scarantino Ch (1981) Improved survival after half body irradiation and Cyclophosphamide in non-small cell bronchogenic carcinoma. Proc 23rd Annual ASTR-Meeting, Miami Beach, Oct 1981

Scarantino Ch, Maulsby GO (1980) Pulmonary toxicity after upper half-body irradiation and Cyclophosphamide. Int J Radiat Oncol Biol Phys 6:1402–1403

Scarantino Ch, Wilson G, Rubin Ph, Salazar OM (1978) The optimum radiation schedule in superior vena caval obstruction: Importance of 99mTc scintangiograms. Proc 20th Annual Meeting of ASTR, Los Angeles/Calif, Oct/Nov

Scarantino Ch, Salazar OM, Rubin Ph, Wilson G, McIntosh P (1979) The optimum radiation schedule in treatment of superior vena caval obstruction: Importance of 99m-Tc-scintangiograms. Int J Radiat Oncol Biol Phys 5:1987–1995

Schildberg FW, Valesky A, Stelter JW (1980) Behandlung tumorbedingter und narbiger Trachealstenosen. Muench Med Wochenschr 122:865–868

Schmid de Gruneck JM, Naef AP, Baumann RP (1977) Bronchialadenome. Schweiz Med Wochenschr 107:259–266

Schmidt CG (1976) Die Entstehung der Essener Tumorklinik. MD-GBK 13:3–7

Schmidt CG (1979) Kurative Aspekte in der Chemotherapie des kleinzelligen Bronchialkarzinoms. AIO-Symposium, Marburg, 11. und 12. Okt 1979

Schmitt HE (1967) Hämangioendotheliosarkom der Trachea. Fortschr Roentgenstr 106:469–470

Schmitz W (1973) Soziale Faktoren im Krebsgeschehen (untersucht am Magen-, Bronchial-, Collum- und Mammakarzinom). Oeffentl Ges-Dienst 35:289–307

Schultz HP, Overgaard M, Sell A (1980) Inoperable lung cancer treated by X-ray therapy and combination chemotherapy with CCNU, Adriamycin and Vinblastine. Int J Radiat Oncol Biol Phys 6:1071–1074

Schulz U, Niederle N, Seeber S (1981) Zum Problem zusätzlicher strahlentherapeutischer Maßnahmen bei der chemotherapeutischen Behandlung des kleinzelligen Bronchialkarzinoms: Analyse von Rückfallmustern. Strahlentherapie 157:628–632

Schulze W (1974) Geschwülste der Bronchien, Lungen und Pleura. In: Diethelm L, Olson O, Stnad F, Vieten H, Zuppinger A (Hrsg) Handbuch der Med Radiol, Bd IX/4. Springer, Berlin Heidelberg New York

Schumacher W (1967) Neue strahlenbiologische Erkenntnisse zur Verbesserung der Strahlentherapie. Strahlentherapie 64:122–129

Schumacher W (1974) Neue Möglichkeiten der Radionuklidtherapie ausgedehnter Tumoren von Thoraxwand, Lunge, Vulva, Blase, Rektum und anderen Lokalisationen. In: Pabst HW (Hrsg) Nuklearmedizin. Ergebnisse in Technik, Klinik und Therapie. Schattauer, Stuttgart New York

Schumacher W (1975) Elektronentherapie des Bronchuskarzinoms. Deutscher Röntgenkongreß, Berlin, 1.–3. Mai 1975

Schumacher W (1976) The use of high-energetic electrons in the treatment of inoperable lung- and bronchogenic carcinoma. In: Kramer S, Suntharalingam N, Zinninger GF (eds) High-energy photons and electrons: Clinical applications in cancer management. Wiley, New York

Scott WP (1975) Simplified interstitial therapy technique ("Vicryl" 125-J) for unresectable lung cancer. Radiology 117:734–735

Scruggs H, El-Mahdi A, Marks RD, Constable WC (1974) The results of split-course radiation therapy in cancer of the lung. Am J Roentgenol 121:754–760

Seal RME (1971) Pathology of lung cancer. In: Deeley TJ (ed) Carcinoma of the bronchus. Butterworth, London

Sealy R (1979) Combined radiotherapy and chemotherapy in non-small cell carcinoma of the lung. In: Muggia F, Rozencweig M (eds) Lung cancer: Progress in Therapeutic Research. Raven, New York

Sealy R, Lagakos St, Barkley Th, Ryall R, Tucker RD, Lee RE, Ehlers G (1982) Radiotherapy of regional epidermoid carcinoma of the lung: A study in fractionation. Cancer 49:1338–1345

Seeber S (1979) Die Kombination von Adriamycin, Cyclophosphamid und Vincristin mit Radiotherapie beim kleinzelligen Bronchialkarzinom. AIO-Symposium, Marburg, 11. und 12. Okt 1979

Seeber S, Schmidt CG, Holfeld H, Scherer E (1977) Integrale Behandlung (Chemo- und Radiotherapie) des inoperablen Bronchialkarzinoms. Dtsch Med Wochenschr 102:147–152

Seeber S, Schilcher RB, Swosdyk P, Scheulen ME, Schmidt CG, Holté H, Scherer E (1979) Combined modality treatment of small cell bronchogenic carcinoma. EORTC-Symposium on Progress and Perspectives in Lung Cancer Treatment. Brüssel, 3.–5. Mai 1979

Seeber S, Niederle N, Schilcher RB, Schmidt CG (1980) Adriamycin, Cyclophosphamid und Vincristin ("ACO") beim kleinzelligen Bronchialkarzinom. Verlaufsanalyse und Langzeitergebnisse. Onkologie 3:5–11

Selawry OS (1976) On chemotherapy of lung cancer. In: Israel L, Chahinian AP (eds) Lung cancer natural history, prognosis, and therapy. Academic Press, New York

Selawry OS (1977) Chemotherapy in lung cancer. In: Straus MJ (ed) Lung cancer. Grune & Stratton, New York

Selawry OS, Hansen HH (1973) Lung cancer. In: Holland JF, Frei E (eds) Cancer medicine. Lea & Febinger, Philadelphia

Senn HJ (1976) Vortrag auf 13. Stuttgarter Fortbildungskongreß für praktische Medizin. 4.–7. Nov 1976

Serrou B, Dubois JB, Pourquier H, Pujol H, Greillier Ph, Michel FB (1979) Results of a randomized trial using chemo-immunotherapy in the treatment of inoperable lung cancers. EORTC-Symposium on Progress and Perspectives in Lung Cancer. Brüssel, 3.–5. Mai 1979

Serrou B, Cupissol D, Favier F, Michel FB (1981) Opposite results in two randomized trials evaluating the adjunct value of peripheral intravenous nutrition in lung cancer patients. In: Salmon SE, Jones StE (eds) Adjuvant Therapy of Cancer III. Grune & Stratton, New York London Toronto Sydney San Francisco

Seydel HG, Gmelich JT (1975) The history of diagnosis and treatment of cancer of the lung. In: Seydel HG, Chait A, Gmelich JT (eds) Cancer of the lung. Wiley, New York London Sydney Toronto

Seydel HG, Maun J (1969) Pulmonary fibrosis following radiotherapy for bronchogenic carcinoma and Hodgkins disease. Md State Med J 18:61–62

Seydel HG, Chait A, Gmelich JT (1975) Cancer of the lung. Wiley, New York London Sydney Toronto

Seydel HG, Creech RH, Mietlowski W, Perez C (1978) Radiation therapy in small cell lung cancer. Semin Oncol 5:288–298

Seydel HG, Creech RH, Mietlowski WL, Perez CA (1979) Preliminary report of a cooperative randomized study for the treatment of localized small cell lung carcinoma. Int J Radiat Oncol Biol Phys 5:1445–1447

Shank B, Natale R, Hilaris BS, Wittes RE (1981) Treatment of small cell carcinoma of the lung with combined high dose mediastinal irradiation, whole brain prophylaxis and chemotherapy. Int J Radiat Oncol Biol Phys 7:469–475

Sherman DM, Neptune W, Weichselbaum R, Order StE, Piro J (1978) An aggressive approach to marginally resectable lung cancer. Cancer 41:2040–2045

Sherman DM, Weichselbaum R (1981) The use of pre-operative radiation therapy in the treatment of lung carcinoma. In: Livingstone RB (ed) Lung cancer I. Nijhoff, Den Haag Boston London

Sherman DM, Weichselbaum R, Hellman S (1981) The characteristics of long term survivors of lung cancer treated with radiation. Cancer 47:2575–2580

Shields ThW (1972) Preoperative radiation therapy in the treatment of bronchial carcinoma. Cancer 30:1388–1394

Shields ThW (1975) Interstitial or external irradiation for non-resectable carcinoma of the lung. Ann Thorac Surg 20:590–592

Shields Th W (1979a) Classification and prognostic factors in lung cancer. EORTC-Symposium on Progress and Perspectives in Lung Cancer Treatment. Brüssel, 3.–5. Mai 1979

Shields ThW (1979b) Diskussionsbeitrag. EORTC-Symposium on Progress and Perspectives in Lung Cancer Treatment. Brüssel, 3.–5. Mai 1979

Shields ThW, Higgins G, Lawton R, Heilbrun A, Keehn RJ (1970) Preoperative X-ray therapy as an adjuvant in the treatment of bronchogenic carcinoma. J Thorac Cardiovasc Surg 59:49–59

Shields ThW, Humphrey EW, Higgins GA, Keehn RJ (1978) Long-term survivors after resection of lung carcinoma. J Thorac Cardiovasc Surg 76:439–445

Simpson JR, Perez CA, Phillips ThL, Concannon JP, Carella RJ (1980) Large fractionation radiotherapy plus Misonidazole in the treatment of advanced lung cancer: Report of a phase I/II trial. Int J Radiat Oncol Biol Phys 6:1391

Simpson JR, Perez CA, Phillips ThL, Concannon JP, Carella RJ (1982) Large fractionation radiotherapy plus Misonidazole for treatment of advanced lung cancer: Report of a phase I/II trial. Int J Radiat Oncol Biol Phys 8:303–308

Sinclair DJ, Gravelle IH (1967) Abdominal presentation of bronchogenic carcinoma. Br J Radiol 40:441–445

Sinner WN (1979) Pulmonary neoplasms diagnosed with tranthoracic needle biopsy. Cancer 43:1533–1540

Slawson RG, Scott RM (1979) Radiation therapy for asymptomatic patients with lung cancer. Proc AACR 20:420

Slawson RG, Scott RM (1980) Radiation therapy for patients with asymptomatic lung cancer. Radiology 135:481–484

Smart J (1966) Can lung cancer be cured by irradiation alone? JAMA 195:1034–1035

Smith L, Parnsingha T (1969) Post-irradiation surgery for bronchogenic carcinoma. Thorax 24:457–460

Smith RA (1969) Bronchial carcinoid tumors. Thorax 24:43–50

Sobbe A, Mayer G (1969) Alveolarzellkarzinom. Fortschr Roentgenstr 111:541–551

Soble AR, Perry H (1977) Fatal radiation pneumonia following subclinical busulfan injury. Am J Roentgenol 128:15

Sommer B, Stelter W, Mayr B, Gebauer A (1981) Die Computertomographie in der Diagnostik des Bronchialkarzinoms. 62. Deutscher Röntgenkongreß 9.–11.4.1981

Sontag M, Cunningham JR (1977) Corrections to

absorbed dose calculations for tissue inhomogenities. Med Phys 4:431–436

Spigel StC, Mooney LR (1977) Extreme thrombocytosis associated with malignancy. Cancer 39:339–341

Spittle MF, Bush H, James SE, Hellmann K (1979) Clinical trial of Razoxane and radiotherapy for inoperable carcinoma of the bronchus. Int J Radiat Oncol Biol Phys 5:1649–1651

Stam J, Lopes Cardozo E (1976) Treatment of inoperable carcinoma of bronchus. Lancet I:84–85

Stanford CF (1979) Anticoagulants in the treatment of small cell carcinoma of the bronchus. Thorax 34:113–116

Stanley K (1980) Prognostic factors for survival in patients with inoperable lung cancer. J Natl Cancer Inst 65:25–32

Stanley K, Mietlowski W (1979) Prognostic factors for survival in inoperable lung cancer: An analysis of patients of the Veterans Administration Lung Group. EORTC-Symposium on Progress and Perspectives in Lung Cancer Treatment. Brüssel, 3.–5. Mai 1979

Stark P (1982) Das adenoidzystische Karzinom der Trachea. Fortschr Roentgenstr 136:31–35

Stathopoulos G, Wiltshaw E, Price LA (1976) Quadruple chemotherapy in advanced squamous cell carcinoma of the head and neck. Br J Clin Pract 30:188–189

Statistisches Bundesamt: Mortalität der verschiedenen Krebsformen in der Bundesrepublik 1973

Stefani S, Kerman R, Abbate J (1976) Immune evaluation of lung cancer patients undergoing radiation therapy. Cancer 37:2792–2796

Stevens E, Einhorn L, Rohn R (1979) Treatment of limited small cell lung cancer. Proc AACR 20:435

Stewart P, Bagley C, Einstein A, Rudolph R (1980) Intensive drug therapy for small cell bronchogenic carcinoma. Proc AACR and ASCO 21:455

Stigliani R, Scilabra G (1968) Sui tumori muscolari primitivi del polmone. Arch De Vecchi Anat Patol 51:447–472

Strashinin AI, Rabinovich RM, Diatlova NN, Gladinova TS, Dianina ES (1975) Schädigung der Lungen nach Bestrahlung und kombinierter Behandlung des Bronchuskarzinoms. Med Radiol (Mosk) 20:24–31

Straus MJ (1974) The gross characteristics of lung cancer and its application to treatment designed. Semin Oncol 1:167–174

Strauss BL, Matthews MJ, Cohen MH, Simon R, Tejada F (1977) Cardiac metastases in lung cancer. Chest 71:607–611

Sugar St, Le Veen HH (1979) A histopathologic study on the effects of radiofrequency thermotherapy on malignant tumors of the lung. Cancer 43:767–783

Svanberg L (1974) Preoperative combined Bleomycin and radiation therapy in the treatment of bronchogenic carcinoma. XI. Internationaler Krebskongreß. Florenz, Okt 1974

Svarcer V, Fowler JF, Deeley TJ (1965) Exit doses for lung fields measured by lithium fluoride thermoluminescence. Br J Radiol 38:785–788

Takegawa Y (1977) Studies of preoperative and postoperative irradiation in patients with carcinoma of the lung. Nippon Acta Radiol 37:768–777

Takita H, Takaada M, Minowada J, Hahn T, Edgerton F (1978) Adjuvant immunotherapy of stage III lung carcinoma. In: Terry WD, Windhorst D (eds) Immunotherapy of Cancer: Present Status of Trials in Man. Raven, New York

Takita H, Edgerton F, Marabella P, Conway D, Harguindey S (1981) Platinum-based combination chemotherapy in non-small cell lung carcinoma. Cancer 48:1528–1530

Tao LC, Delarue NC, Sanders D, Weisbrod G (1978) Bronchioloalveolar carcinoma. A correlative clinical and cytologic study. Cancer 42:2759–2767

Tenczynski TF, Valdivieso M, Hersh EM, Khalil KG, Mountain CF, Bodey GP (1978) Chemoimmunotherapy of small cell bronchogenic carcinoma. Proc AACR and ASCO 19:376

Togo M (1975) Basic and clinical studies on combined therapy with surgery and irradiation of lung cancer. J Tokyo Med Coll 33:521–534

Trovo MG, Tirelli U, de Paoli A, Franchin G, Roncadin M, Magri MD, Galligioni E, Veronesi A, Tumolo S, Carbone A, Grigoletto E (1982) Combined radiotherapy and chemotherapy with Cyclophosphamide, Adriamycin, Methotrexate, Procarbazine (CAMP) in 64 consecutive patients with epidermoid bronchogenic carcinoma, limited disease: A prospective study. Int J Radiat Oncol Biol Phys 8:1051–1054

Trowbridge RC, Brown J, Kennedy BJ, Vosika GJ (1977) CCNU-Adriamycin chemotherapy in bronchogenic carcinoma. Proc ASCO 18:304

Tsunemoto H, Umegaki Y, Kutsutani Y, Arai T, Morita S, Kurisu A, Kawashima K, Maruyama T (1980) Results of clinical applications of fast neutrons in Japan. In: Barandsen GW, Broerse JJ, Breur K (eds) High-LET Radiations in Clinical Radiotherapy. Pergamon-Press, Oxford New York Toronto Sydney Paris Frankfurt

Tsygankov AT, Dorfman MV, Lur'e-Pokrovskaia T, Chernichenko V, Li chenko AM (1976) Auswirkung der präoperativen Bestrahlung auf Ventilation und Perfusion bei Patienten mit einem Bronchuskarzinom. (in Russisch) Med Radiol (Mosk) 21:22–28

Tubiana M (1980) Les associations radiothérapie-chimiothérapie. J Eur Radiother 1:107–114

Tucker RD, Sealy R, van Wyk C, Soskolne CL, le Roux PLM (1973) A clinical trial of Methotrexate and radiation therapy for squamous cell carcinoma of the lung. Cancer Chemoth Rep 4:157–158

Tulloh ME, Maurer LH, Forcier RJ (1977) A randomized trial of prophylactic whole brain irradiation in small cell carcinoma of the lung. Proc AACR 18:268–274

Twiford ThW, Zornoza J, Libshits H (1978) Recurrent spontaneous pneumothorax after radiation therapy to the thorax. Chest 73:387–388

UICC (Union Internationale Contre le Cancer): (1979) TNM-Klassifikation der malignen Tumoren. Springer, Berlin Heidelberg New York

Ultmann JE, Phillips ThL, Flye MW (1982) Treatment of metastatic cancer: Treatment of metastatic cancer to lung. In: DeVita Jr VT, Hellman S, Rosenberg StA (eds) Cancer. Principles and practice of oncology. Lippincott, Philadelphia Toronto

Vagner RI, Gremilov VA, Barchuk AS, Baikova VS (1979) Operative und kombinierte Behandlung des Bronchuskarzinoms. Vopr Onkol 23:68–73

Valdivieso M, Bodey G, Barkley HT, Benjamin R, Mountain CF (1980) Randomized evaluation of intravenous hyperalimentation during intensive chemotherapy for small cell lung cancer. Proc AACR and ASCO 21:461

Vanderhoeft P (1980) Surgery for bronchogenic carcinoma. Review of all cases observed between 1966 and 1978. 21. Tagung der Österreichischen Gesellschaft für Chirurgie. Wien 4.–7. Juni

Viehweger G (1973) Kombinierte Behandlung des Bronchialcarcinoms. Radiologische Übersicht. Chirurg 44:352–356

Viereck H-J (1971) Ergebnisse der Behandlung des Bronchialcarcinoms: Operative Behandlung in Kombination mit Telekobaltbestrahlung. Pneumonologie 145:143–146

Viereck H-J, von Babo H, Kleinschmidt W (1965) Zur Telekobaltbestrahlung des Bronchialkarzinoms bei gleichzeitiger Lungentuberkulose. Strahlentherapie 128:329–333

Vieta JO, Maier HC (1957) The treatment of adenoid cystic carcinoma (cylindroma) of the respiratory tract by surgery and radiation therapy. Dis Chest 31:1–19

Vincent RG, Chu TM (1973) Carcinoembryonic antigen in patients with carcinoma of the lung. J Thorac Cardiovasc Surg 66:320–328

Vincent RG, Takita H, Lane WW (1976) Surgical therapy of lung cancer. J Thorac Cardiovasc Surg 71:581–591

Vincent RG, Pickren JW, Lane WW, Bross J, Takita H, Houten L, Gutierrez S, Rzepka Th (1977) The changing histopathology of lung cancer. Cancer 39:1647–1655

Vogl StE, Mehta CR, Cohen MH (1979) MACC chemotherapy for adenocarcinoma and epidermoid carcinoma of the lung. Low response rate in a cooperative group study. Cancer 44:864–868

Vogt-Moykopf I (1979) Operative Möglichkeiten beim Bronchialkarzinom. AIO-Symposium, Marburg, 11. und 12. Okt

Wara WM, Phillips ThL, Margolis LW, Smith V (1973) Radiation pneumonitis: A new approach to the derivation of time-dose factors. Cancer 32:547–552

Warram J (1975) Preoperative irradiation of cancer of the lung: Final report of a therapeutic trial. A collaborative study. Cancer 36:914–925

Watson W, Berg J (1962) Oat cell lung cancer. Cancer 15:759–768

Weiss W (1973) The growth rate of bronchogenic carcinoma. Is it constant? Cancer 32:167–171

Weiss W (1974) Operative mortality and five-year survival rates in men with bronchogenic carcinoma. Chest 66:483–487

Weiss W, Boucot KR, Copper DA (1971) The Philadelphia pulmonary neoplasm research project. Survival factors in bronchogenic carcinoma. JAMA 216:2119–2123

Wellens W, Mussgnug G, Habets L, Schäfer E, Westerhausen M (1980) Die Kombination Ifosfamid/VP 16-213 bei der Therapie des kleinzelligen Bronchialkarzinoms und anderer Malignome. In: Burkert H, Nagel GA (Hrsg) Neue Erfahrungen mit Oxazaphosphorinen unter besonderer Berücksichtigung des Uroprotektors Uromitexan. Karger, Basel München Paris London New York Sydney

White JE, Boles M (1981) The role of radiation therapy in the treatment of regional non-small cell carcinoma of the lung. In: Livingston RB (ed) Lung cancer I. Nijhoff, Den Haag Boston London

White JE, Chen T, Reed R, Mira J, Stuckey WJ, Weatherall Th, O'Bryan R, Samson MK, Seydel G (1982) Limited squamous cell carcinoma of the lung: A Southwest Oncology Group randomized study of radiation with or without Doxorubicin chemotherapy and with or without Levamisole immunotherapy. Cancer Treat Rep 66:1113–1120

Whitfield AGW, Bond WH, Kunkler PB (1963) Radiation damage to thoracic tissues. Thorax 18:371–380

Wichert P v (1978) Klinik und Diagnostik des Bronchialcarcinoms. In: Georgii A (Hrsg) Verhandlungen der Deutschen Krebsgesellschaft, Bd 1. Fischer, Stuttgart New York

Wilkins EW Jr, Scaunell JG, Craver JG (1978) Four decades of experience with resections for bronchogenic carcinoma at the Massachusetts General Hospital. J Thorac Cardiovasc Surg 76:364–368

Williams C, Alexander M, Glatstein EJ, Daniels JR (1977a) Role of radiation therapy in combination with chemotherapy in extensive oat cell cancer of the lung: A randomized study. Cancer Treat Rep 61:1427–1431

Williams C, Alexander M, Glatstein E, Daniels JR (1977b) Treatment of oat cell carcinoma of the lung. Stanford experience 1972–1976. In: Salmon SE, Jones StE (eds) Ajuvant therapy of cancer. Elsevier, Amsterdam

Winkel K zum (1967) Die Probleme der Strahlentherapie des Bronchialkarzinoms. Hippokrates
38:67–72

Wittes RE, Hopfan S, Hilaris B, Golbey RB, Me-
lamed M, Martini N (1977) Oat cell carcinoma
of the lung. Combination treatment with radiotherapy and Cyclophosphamide, Adriamycin,
Vincristine, and Methotrexate. Cancer
40:653–659

Wright P, Feld R, Mountain C, Cooper J, Eagan
R, Ginsberg R, Gail M, Hill L, Carmack Holmes
E, Lukeman J, McGuire W, Oldham R, Pearson
G (1981) A prospective double-blind clinical trial
of intrapleural Bacillus Calmette Guerin (BCG)
in patients with stage I non-oat cell lung cancer.
In: Salmon SE, Jones StE (eds) Adjuvant Thera-
py of Cancer III. Grune and Stratton, New York
London Toronto Sydney San Francisco

Wybran J, Rocmans P, Vanderhoeft P (1979) Immunological status in lung cancer. EORTC-Symposium on Progress and Perspectives in Lung Cancer Treatment. Brüssel, 3.–5. Mai 1979

Wynder EL, Covey LS, Mabuchi K (1973) Lung cancer in women: Present and future trends. J Natl
Cancer Inst 51:391–401

Yamamura Y, Sakatani M, Ogura T, Azuma I (1979)
Adjuvant immunotherapy of lung cancer with
BCG cell wall skeleton (BCG-CWS). Cancer
43:1314–1319

Zacharski LR, Henderson WG, Rickles FR, Forman
WB, Cornell CJ, Forcier R, Edwards R, Headley
E, Kim SH, O'Donnel JR, O'Dell R, Tornyos
K, Kwaan HC (1981) Effect of warfarin on sur-
vival in small cell carcinoma of the lung. Veterans
Administration Study No. 75. JAMA
245:831–835

Zeidler D (1974) Das Bronchialkarzinom. Diagnostik
und Behandlung. Röntgenblätter 27:199–204

Zeidler D, Linder F (1973) Das Bronchialkarzinom,
eine retrospektive Studie bei 2200 Patienten.
Dtsch Med Wochenschr 98:1099–1104

Zschick H, Kober B (1967) Sektionstatistische Untersuchungen zur Metastasierung des Bronchialkarzinoms. Arch Geschwulstforsch 30:126–134

Namenverzeichnis – Author Index

Die *kursiv* gesetzten Seitenzahlen beziehen sich auf die Literatur
Page numbers in *italics* refer to the bibliography

Sachverzeichnis

(Deutsch — Englisch)

Bei gleicher Schreibweise in beiden Sprachen sind die Stichwörter nur einmal aufgeführt

Subject Index

(English — German)

Where English and German spelling of a word is identical, the German version is omitted